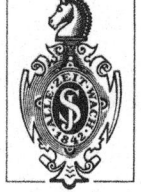

M. Hansmann, D. Koischwitz
H. Lutz, H.-G. Trier (Hrsg.)

Ultraschalldiagnostik '86

Drei-Länder-Treffen Bonn

10. Gemeinsame Tagung der deutschsprachigen
Gesellschaften für Ultraschall in der Medizin

Mit 348 Abbildungen

Springer-Verlag Berlin Heidelberg New York
London Paris Tokyo

Prof. Dr. Manfred Hansmann
Universitäts-Frauenklinik
Sigmund-Freud-Str. 25
5300 Bonn 1

Prof. Dr. Dietmar Koischwitz
Städtische Krankenanstalten
Lutherplatz 40
4150 Krefeld

Prof. Dr. Harald Lutz
Krankenhauszweckverband Bayreuth
Preuschwitzer Str. 101
8580 Bayreuth

Prof. Dr. Hans-Georg Trier
Augenklinik und Poliklinik
Abbestraße 2
5300 Bonn-Venusberg

Die Anschriften der Verfasser können bei den Herausgebern angefordert werden.

CIP-Kurztitelaufnahme der Deutschen Bibliothek:
Ultraschalldiagnostik ...: Drei-Länder-Treffen / ... Gemeinsame Tagung d. Deutschsprachigen Ges. für Ultraschall in d. Medizin. – Berlin; Heidelberg; New York; London; Paris; Tokyo: Springer
Bis 9. 1985 im Verl. Thieme, Stuttgart, New York. – Bis 9. 1985, Kongressname: Gemeinsame Tagung d. Deutschsprachigen Ges. für Ultraschalldiagnostik. – Teilw. u.d.T.: Ultraschalldiagnostik in der Medizin
NE: Gemeinsame Tagung der Deutschsprachigen Gesellschaften für Ultraschall in der Medizin; Gemeinsame Tagung der Deutschsprachigen Gesellschaften für Ultraschalldiagnostik; Ultraschalldiagnostik in der Medizin
10. 1986. Bonn '86.
[Hauptbd.]. – 1987.

ISBN-13: 978-3-642-72778-8   e-ISBN-13: 978-3-642-72777-1
DOI: 10.1007/978-3-642-72777-1

Satz: Brühlsche Universitätsdruckerei, Gießen;
2121/3020-543210

Vorwort

Das 10. Dreiländertreffen in Bonn hat mit Erfolg den 1976 in Heidelberg begonnenen Weg der gemeinsamen Jahrestagung der deutschsprachigen Gesellschaften fortgesetzt und damit nach Stationen in Wien, Davos, Böblingen, Graz, Bern, Erlangen, Innsbruck und Zürich eine Tradition begründet, die im Jubiläumscharakter der Veranstaltung ihren Ausdruck fand. Über 1500 aktive Teilnehmer hatten Gelegenheit, über 350 ausgesuchte wissenschaftliche Vorträge zu besuchen und sich einen aktuellen Überblick über das Neueste auf dem Gebiet der Ultraschalldiagnostik zu verschaffen. Dabei hat der erstmals in Form eines Supplements vorliegende Abstraktband (Ultraschall in Klinik und Praxis) als Wegweiser rasch Freunde und Anerkennung gefunden. Das vorliegende Buch stellt sich nun die Aufgabe, den Ertrag des 10. Dreiländertreffens in Bonn mit Zahlen und Fakten auszuweisen, die vorgetragenen Ergebnisse und Beobachtungen transparent zu machen und in ihrem Wirkungsgrad zu vertiefen. Hervorzuheben ist in diesem Zusammenhang, daß durch den weit gefaßten Themenkreis ein wirklich repräsentativer Querschnitt über neue Entwicklungen aus nahezu allen Fachgebieten vorliegt. Es bietet dementsprechend dem geneigten Leser Gelegenheit, über sein im klinischen Alltag vielleicht etwas beschränktes Sichtfeld einen Blick über den Zaun zu werfen und damit die notwendige Übersicht über das sich rasant ausbreitende Anwendungsspektrum der Ultraschalldiagnostik in allen Bereichen zu erhalten. Darüber hinaus sollte nicht vergessen werden, daß vieles, was beim „Nachbar" geht, auch Anregung bietet, im eigenen Garten „neu" zu pflanzen.

Die Gestaltung des Buches im ansprechenden Fotosatz ist kein Zufall, sondern entspricht der Absicht der Herausgeber und auch des Verlages, die Arbeit aller Autoren, die oft nur unter besonderem Aufwand ihre letzten Ergebnisse zur Verfügung stellen konnten, mit Dank – nicht zuletzt auch in gebührender Form zu würdigen.

Bonn, im Oktober 1987   M. Hansmann

Komitee für das wissenschaftliche Programm

Prof. H. Bartels, Göttingen Prof. Dr. H. Lutz, Bayreuth
Prof. Dr. H. Czembirek, Wien Prof. Dr. R. Otto, Zürich
Prof. Dr. M. Hansmann, Bonn Dr. M. Ramzin, Basel
Dr. H.-D. Henner, Zug Dr. A. Staudach, Salzburg
Dr. G. Judmaier, Innsbruck Prof. Dr. H.-G. Trier, Bonn
Prof. Dr. D. Koischwitz, Krefeld Prof. Dr. D. Weitzel, Wiesbaden

Redaktionelle Bearbeitung

Dr. U. Gembruch, Bonn   Dr. R. Bald, Bonn

Inhaltsverzeichnis

Festvortrag

Echoortung bei Fledermäusen – Ultraschall als Orientierungshilfe
U. SCHMIDT 3

Innere Medizin

Milzvergrößerung bei der Ultraschalluntersuchung
J. RIEHL und H. KIERDORF 11

Vergleichende Darstellung retro- und intraperitonealer vergrößerter Lymphknoten
im Sonogramm, Computertomogramm und in der MR-Tomographie
W. DEWES, T. KRAHE, N. JÄGER, N. LEIPNER, O. LEISS, I. H. HARTLAPP UND L. HEUSER . . 15

Vergleich der Sonographie und Computertomographie bei retroperitonealen Abszessen
X. PAPACHARALAMPOUS, B. WISSNER, A. BECK und K. H. HAUNSTEIN 18

Sonographie zur Erfassung maligner abdominaler Tumoren bei geriatrischen Patienten
H. DOROBISZ und J. R. SCHEIDEGGER 20

Verbessert Metoclopramid die Wirkung von Dimeticon (Ceolat) bei der Vorbereitung
zur abdominellen Sonographie?
K. U. STURM, S. E. MIEDERER, W. DEWES und F. CHRIST 24

Leber

Welche Bedeutung haben sonographisch entdeckte Lebertumoren?
H. WEISS, S. VORBECK, A. WEISS und C. KRAHL 29

Echokontrastsonographie der Leber: Erste klinische Ergebnisse
K. FRANK, U. HÖHNE, K. J. KLOSE, F. P. KUHN, P. LINDNER, R. SCHLIEF und M. THELEN . 33

Sonographie der intraabdominellen Ausbreitung der Echinokokkose
und ihrer Komplikationen
C. GÜCKEL, D. BEYER und R. LORENZ 37

Ultraschalldiagnostik bei parenchymatösen Lebererkrankungen
S. OEDEGAARD und O. D. LAERUM 39

Benigne fokale Leberläsionen; Differtentialdiagnosen und Stellenwert der Sonographie
im Vergleich zu anderen bildgebenden Verfahren
M. WEDLER und W. TENBIEG 42

Häufigkeit und Bedeutung zystischer Leberveränderungen
H. WEISS, B. WALLACHER und A. WEISS 45

Zur klinischen Bewertung der US-Diagnose: Fettleber
H.-J. Maurer   48

Kasuistik der primären diffusen Peliosis hepatis
H. Schneider, K. Seitz, R. Inninger und G. Rettenmaier   51

Wertigkeit der lokalen Texturanalyse bei diffusen Leberkrankheiten
E. Schuster, P. Knoflach, K. Huber und G. Grabner   55

Sonographisch faßbare Langzeitveränderungen an der Leber nach Transplantation
W. Vogel, H. Kathrein, R. Margreiter, O. Dietze, B. Dietze und G. Judmaier . . .   59

Die Bedeutung der Sonographie für die Therapie pyogener Leberabszesse
H. H. Faust, J. Vögtlin und K. Gyr   62

Gallenwege

Prognose und Entartungstendenz sonographisch entdeckter polypöser
Gallenblasenveränderungen
H. Weiss, A. Völker und A. Weiss   69

Gallenblasenpolypen: Sonographischer Zufallsbefund ohne therapeutische Konsequenz?
E. Fröhlich, F. Migeod, P. Frühmorgen, K. Leber und U. Rühl   73

Cholezystitis und Pericholezystitis als septische Komplikation akuter Leukosen
und maligner Lymphome
A. Weiss und H. Weiss   76

Gallenblasenwanddicke bei nichtbiliären Erkrankungen
M. Wegener, G. Börsch, J. Schneider und B. Wedmann   80

Ceruletidinduzierte Gallenblasenkontraktion bei Beatmungspatienten
N. Börner, C. Kelbel, H. J. Steinhardt und L. S. Weilemann   83

Prospektive Cholestasestudie I. Methodenvergleich Klinik, Sonographie,
Choleszintigraphie und ERC
G. Börsch, M. Wegener, J. Schneider, K. H. Beckers und M. Kissler   86

Prospektive Colestasestudie. II. Untersuchungen zur diagnostischen Strategie
G. Börsch, M. Wegener, G. Schmidt, B. Wedmann und K. H. Beckers   89

Pankreas

Pankreassonographie oder -Sondentest?
J. A. Bönhof, A. K. Schwarzkopf und H. Schmidt   95

Therapie von Pankreaspseudozysten durch Serienpunktion
W. D. Strohm, D. Redelin und W. Kurtz   98

Problematik der Rezidivdiagnostik des Pankreaskarzinoms
A. Guthoff, B. Rothe und R. Klapdor   102

Erfahrungen mit dem sonographischen Sekretintest in der Pankreasdiagnostik
J. Glaser, B. Högemann, Th. Krummenerl und U. Gerlach   106

Sonomorphologie der akuten Pankreatitis unter Berücksichtigung des Schweregrades
W. Habscheid   109

Magen, Darm

Magenentleerungszeit bei Refluxösophagitis
G. MATHIS, H. BERTOLINI und G. SUTTERLÜTTI 115

Sonographische Diagnostik bei Colitis ulcerosa
H. WORLICEK, H. LUTZ und B. THOMA 118

Sonographie des flüssigkeitsgefüllten Magens
H. WORLICEK 122

Diagnostik entzündlicher und tumoröser Dickdarmerkrankungen durch Kolonsonographie
B. LIMBERG 126

Gefäße, Herz

Echokardiographische Darstellung von zwei primären Leiomyosarkomen des Herzens
H. SCHLÄPFER, J. GROSS, J. GABATHULER, P. URBAN, R. LERCH, L. v. SEGESSER und
W. RUTISHAUSER 131

Dopplersonographischer Nachweis der Wirksamkeit von Venenpumpen
O. RULAND, M. BOSIERS, N. BORKENHAGEN, W. PIRCHER und J. HEMBLING 135

Das Histiogramm des Okklusionsmaterials – ein neuer Prognoseparameter der
thrombolytischen Therapie bei tiefer Beinvenenthrombose
P. MEYER, G. RUDOFSKY und F. NOBBE 138

Duplex-Sonographie zur Verlaufsbeobachtung venöser Thrombosen
N. BÖRNER, C. KELBEL und L. S. WEILEMANN 140

Die sonographische Beurteilung der Funktionsfähigkeit extra-intrakranieller Anastomosen
S. BIEDERT, R. WINTER, H. BETZ und R. REUTHER 143

Beeinflussung des Ultraschallsignals durch die Schädelkalotte
F. RIES und D. MOSKOPP 147

Neurochirurgische Anwendungsmöglichkeiten der transkraniellen Doppler-Sonographie
D. MOSKOPP und F. RIES 152

Dreidimensionale Doppler-Sonographie der intrakraniellen Hirnarterien
M. HENNERICI, W. RAUTENBERG, A. SCHWARTZ und G. SITZER 155

Indikationsstellung der A. carotis externa-Rekonstruktion durch dopplersonographische
Diagnostik
O. RULAND, M. BOSIERS, N. BORKENHAGEN und A. HOLZGREVE 159

Die Dopplerfrequenzanalyse in der Beurteilung des M. Raynaud
P. HUBER. R. KRISTEN, H. ERASMI und H. SCHELLONG 162

Sekundärprophylaxe nach Thrombendarteriektomie der A. carotis mit
Acetylsalicylsäure (ASS): Untersuchungen mit einem hochauflösenden
Ultraschall-Real-time-Duplex-Scan
L. MAROSI, H. EHRINGER, G. KRETSCHMER, CH. MAROSI und R. SCHÖFL 167

Das Subclavian-steal-Syndrom und dessen dopplersonographische Diagnostik
O. RULAND, M. BOSIERS, N. BORKENHAGEN und C. FIEDLER 170

Die Anatomie der Karotisgabel – Ein Beitrag zur Real-time-Sonographie der
extrakraniellen A. carotis
R. TISMER und J. BÖHLKE 173

Duplexdopplersonographie zum Nachweis von Ösophagusvarizen
B. SCHWAIGHOFER, U. HAY, F. FRÜHWALD, N. GRITZMANN und F. KAINBERGER 177

Thrombotische Veränderungen im Pfortadersystem
K. SEITZ und G. RETTENMAIER 180

Dopplersonographische Befunde bei portaler Hypertension
H. UMEK, E. DÜNSER und W. RICHTER 184

Duplexsonographische Untersuchung des portalen Blutflusses nach akuter
Nitroglyzeringabe
K. SEITZ und E. BÄRLIN 188

Ultraschallkontrolle der Katheterdilatation
A. BECK, G. GROSSER, A. HELLWIG und X. PAPACHARALAMPOUS 190

Ultraschallgesteuerte Kontrolle der lokalen Lyse
A. BECK, G. GROSSER, A. HELLWIG und X. PAPACHARALAMPOUS 193

Darstellung erworbener Aneurysmen und AV-Fisteln der unteren Extremität
mit IV-DSA und Sonographie
W. GROSS-FENGELS, D. BEYER, R. LORENZ und R. KRISTEN 196

Doppler-Frequenzanalyse nach Carotisdesobliteration
R. KRISTEN, P. HUBER und H. ERASMI 200

Radiologische Diagnostik beim abdominellen Aortenaneurysma
TH. HARDER, O. KÖSTER, L. ORELLANO und A. STEUDEL 202

Wertigkeit der Duplex-Sonographie in der abdominellen Diagnostik
R. KUBALE, B. BLUHME, L. GRAF, W. SCHULZE und W. HEIDRICH 206

Duplexsonographie in der Bestimmung der Vaskularisation von soliden Tumoren
N. GRITZMANN, D. TSCHOLAKOFF, F. KARNEL und B. SCHWAIGHOFER 211

Urologie

Sonodiagnostik des Skrotalinhaltes mit neuem Small-Parts-Kopf
T. WIDMANN und D. BACH 217

Sonographische Diagnostik von Hodenlymphomen
U. RÜTHER, H.-M. REINOLD, P. JIPP und F. EISENBERGER 220

Sonographische Verlaufskontrolle eines ausgedehnten, im kleinen Becken lokalisierten
extragonadalen Keimzelltumors
U. RÜTHER, K. BÄUERLE, P. JIPP und F. EISENBERGER 223

Subklinische Varikozelen: Plattenthermographie vs. Duplexsonographie
J. HALLER, N. GRITZMANN, W. KUMPAN, G. SOMMER und CH. HEROLD 225

Sonographisch-thermographische Verlaufskontrolle nach Sklerotherapie der Varikozele:
Ergebnisse und Verbesserung der Therapiemethode
F. FOBBE, B. HAMM, TH. BERGER und R. SÖRENSEN 228

Wertigkeit der transurethralen Sonographie und der Computertomographie beim Staging
des Harnblasenkarzinoms
N. JAEGER, V. NICOLAS, H.-H. SCHOLAUT und T. HARDER 232

Transrektale Prostatasonographie des suspekten Palpationsbefundes
B. FRENTZEL-BEYME 237

Suprapubische vs. transrektale Prostatasonographie – gelingt die Abgrenzung
nicht palpabler Karzinome?
R. Lorenz, D. Beyer und E. Allhoff 240

Die klinische Relevanz sonoanatomischer Vergleichsuntersuchungen an der Niere
H. G. Zilch, P. Held und P. Posel 242

Das asymptomatische, zufällig entdeckte Nierenzellkarzinom – der Einfluß
der sonographischen Früherkennung auf die Prognose
U. Engelmann, H. v. Wallenberg, P. Faber, G. H. Jacobi und R. Hohenfellner . . . 244

Der echodichte Nierentumor
E. Fröhlich, B. M. Mende, P. Frühmorgen, H. Mannel, J. Treichel und P. Vierling . 248

Sonographie und Computertomographie des Nierenbefalls beim malignen Lymphom
R. Lorenz, D. Beyer und U. Mödder 251

Differenzierung von Tumoren der Niere bzw. des Prostatakarzinoms von der -hyperplasie
mittels lokaler Texturanalyse
E. Schuster, Chr. Kratzik, A. Hainz, D. Rennmayr, W. Kuber und G. Lunglmayr . 253

Vergleichende Untersuchung von Ultraschall (US) und Magnetischer Resonanz (MR)
an der Niere
H. G. Zilch 257

Alkohol-Nierenzysten-Embolisation durch ständige Ultraschallkontrolle
I. Drinkovic, N. Kos, Z. Vidakovic, M. Hromadko und M. Sabljar 259

Sonographie und Gallium-67-Szintigraphie bei septischen Komplikationen
von Nierenzysten
H. Bihl, M. L. Sautter-Bihl und G. Riedasch 261

Akute und chronisch entzündliche Nierenerkrankungen im Sonogramm
W. Fiegler, B. Fessler, D. Kampf, C. Zwicker und R. Felix 264

Beurteilung der Nierentransplantatfunktion mittels Duplexsonographie
B. Schwaighofer, F. Kainberger, F. Frühwald, N. Gritzmann und D. Tscholakoff . 267

Erste Erfahrungen der duplexsonographischen Abstoßungsdiagnostik
bei Nierentransplantaten
B. Schwaighofer, O. Traindl, R. Stiglbauer, F. Karnel und F. Kainberger 270

Sonographisch gesteuerte perkutane antegrade Pyelographie nach Nierentransplantation
D. Bach, T. Frieling, H. Lübke, R. M. Jungblut, W. Sandmann und B. Grabensee . . 273

Perirenale Raumforderungen nach Nierentransplantation
W. Petritsch, H. Pristautz, B. Eber, F. Schreiber, H. Pogglitsch, E. Ziak, H. Steiner
und P. Petritsch 275

Wie zuverlässig kann die sonographische Beurteilung des Nierentransplantates erfolgen?
D. Bach, T. Frieling, W. Berges, P. Heering und B. Grabensee 279

Sonographische Uretersteindiagnostik
U. Hege und K. Seitz 282

Akutdiagnostik während der Nierenkolik, Verzicht auf Urogramm und
Isotopennephrogramm
P. Strauven, M. Meyer-Schwickerath und R. H. Ringert 286

Die sonographischen Veränderungen des oberen Harntraktes bei Graviden
mit Beschwerden der Nieren
G. S. Prapas und G. S. Zervoulakos 289

Die Wertigkeit des Diuresesonogramms zur Abklärung funktionell wirksamer subpelviner
Ureterstenosen
A. HAINZ, N. NÜRNBERGER, CH. KRATZIK und K. KLETTER 294

Die Darstellung des Ureters auf dem Niveau der Iliakakreuzung – Ein Beitrag
zur sonographischen Differentialdiagnose der Harnstauungsniere
R. TISMER, M. FISSENEWERT und V. WESTERMANN 297

Gynäkologie, Geburtshilfe, Mamma

Die Beurteilung des Endometriums im Ultraschall
B. SCHURZ, W. EPPEL, M. METKA und E. REINOLD 303

Sonographische Darstellung funktioneller Zervixveränderungen im Rahmen
der Sterilitätsabklärung
W. EPPEL, B. SCHURZ, W. KNOGLER, J. HUBER und E. REINOLD 306

Embryonale Entwicklung nach Ultraschallbehandlung von Einzell-Mäuseembryonen
nach In-vitro-Fertilisation
D. WEISNER, S. ÖZEDEMIR und H. W. MICHELMANN 309

Vergleich zwischen laparoskopischer und transvaginaler Follikelpunktion im Rahmen
des IVF-Programmes
B. SCHURZ, J. HUBER und E. REINOLD 312

Erfahrungsbericht über die vaginale Follikelpunktion im Rahmen des IVF-Programmes
H.-R. TINNEBERG, D. WEISNER und L. METTLER 315

Vorteile der ultraschallgeführten hohen intrakavitären Insemination (ICI)
U. DEICHERT, M. KLAFKI, G. BRECHNITZ und E. DAUME 318

Hinweiszeichen auf eine fortgeschrittene, alte Extrauteringravidität im Ultraschallbild
R. RUDELSTORFER und G. BERNASCHEK 321

Vor- und Nachteile verschiedener Scannertypen in der geburtshilflich-gynäkologischen
Endosonographie
G. BERNASCHEK 324

Vaginosonographie und abdominelle Ultraschalltechnik: Ein diagnostischer und
methodischer Vergleich
R. RUDELSTORFER und G. BERNASCHEK 328

Vaginale Sonographie der Frühgravidität
A. REMPEN und A. FEIGE 331

Vorteile der Vaginosonographie in der Frühschwangerschaftsdiagnostik
L. W. POPP und S. LEMSTER 333

Vaginalscanning – Neue Dimensionen im gynäkologischen Ultraschall?
V. DUDA, CH. BOG, CH. THEIN, G. RODE und K.-D. SCHULZ 337

Bedeutung und Grenzen der Zystosonographie und Zystoskopie
H. KÖLBL und G. BERNASCHEK 341

Anwendungsbereiche der Perinealsonographie in der Gynäkologie
E.-M. GRISCHKE, P. DIETZ, R. BOOS und W. SCHMIDT 344

Ultraschalldiagnostik in der Routine der Schwangerengrundbetreuung in der DDR
H. BAYER und R. BOLLMANN 347

Leitsymptome ultraschalldiagnostizierter pränataler Fehlbildungen (1982–1986)
E. SCHWÖBEL, K. VETTER und A. HUCH 353

Die Stellung der sonographischen fetalen Mißbildungsdiagnostik im geburtshilflichen
Management
Ch. Bog, V. Duda, K. Göldner, B. J. Hackelöer und K.-D. Schulz 356

Nabelschnuranomalien – Hinweiszeichen für das Vorliegen fetaler Entwicklungsstörungen
J. Wisser, T. Strowitzki, R. Knitza und C. Zietz 360

Sonoanatomische Untersuchungen zum Nachweis oder Ausschluß kindlicher
Fehlbildungen im zweiten Schwangerschaftstrimester
K. Meinel 363

Extremitätenwachstum bei dystrophen Kindern
D. Weisner, W. Scheck und C. Müller 369

Ultraschall in der pränatalen Diagnostik fetaler Mißbildungen; eine Darstellung
anhand von Fallberichten
V. Dörfler, E. Fenzl, G. Wais und C. Schuster 372

Das zystische Hygroma colli des Feten
U. Gembruch, M. Hansmann und R. Bald 375

Die intrauterine Therapie fetaler Tachyarrhythmien
U. Gembruch, M. Hansmann, R. Bald und D. A. Redel 380

Erkennung von fetalen Nierenfehlbildungen unter besonderer Berücksichtigung
von Nierenwachstumskurven
J. E. A. Müller, D. Pruggmeyer, D. Mosny, P. Kozlowski und R. Terinde 384

Die fetale supravesikale Stenose: Diagnostik und Normwerte
G. Bernaschek und A. Schaller 387

Pränatale Funktionsdiagnostik bei obstruktiven Uropathien des Feten
W. Holzgreve, D. B. v. Bassewitz, K. Ullrich und P. Miny 391

Die pränatale Ultraschalldiagnose von 6 Fällen eines Meckel-Syndroms
H. Hoffbauer, M. Vogel, G. Stoltenburg-Didinger und J. E. Tapia 397

Pränatale Ultraschalldiagnostik der autosomal-rezessiv erblichen polyzystischen
Nierenerkrankung (Typ Potter I)
K. Zerres, M. Hansmann, R. Mallmann und U. Gembruch 400

Pränatale Diagnostik fetaler Extremitätenfehlbildungen mittels Ultraschall
E. Merz 404

Doppelseitige Relaxatio diaphragmatica Überlebenschance durch pränatale Diagnostik
D. Weisner, W. Mengel, H. Schröder und A. Fiestas-Hummler 407

Reversible Hirnventrikelerweiterung im II. Trimenon – Problem der Prognosestellung
G. Bender, R. Scheuermann und G. Leyendecker 409

Sonographische Hinweise auf Triploidie
P. Tschumi, A. Haenel und M. Ramzin 412

Ultraschallbefunde bei Schwangerschaften mit Triploidie
M. Brück, D. Weisner, R.-P. Stein und W. Grote 415

Zwischenbilanz der ersten 3500 Amniozentesen zur pränatalen Diagnostik
an der Universitäts-Frauenklinik Kiel
U. Krieg, H. Anger, D. Weisner und C. Argiriou 419

Fetale Blutgewinnung zur Diagnostik und Therapie unter Ultraschallkontrolle
J. Keckstein, W. D. Jonatha, S. Tschürtz und R. Terinde 423

Einflußgrößen auf den uteroplazentaren Blutfluß, gemessen im gepulsten
Ultraschall-Doppler-Verfahren
B. ARABIN, P. L. BERGMANN, J. GIFFEI und E. SALING 426

Die klinische Bedeutung der Pulsdopplerflußmessung in der Geburtshilfe
W. D. SKODLER, K. PHILIPP, N. PATEISKY und R. SAGL 430

Doppler-Flow-Untersuchungen bei intrauterinen Wachstumsretardierungen
und unauffälligen Schwangerschaften
W. SCHMIDT, W. RÜHLE, W. BRAUN und R. BOOS 432

Doppler-Blutflußmessungen an der uteroplazentofetalen Einheit bei fetaler
Wachstumsretardation
K. VETTER, S. BAER, F. FALLENSTEIN, R. HUCH und A. HUCH 435

Der Zusammenhang zwischen Plazentadurchblutung und Neugeborenengewicht
R. SAGL, W. D. SKODLER, K. PHILIPP, N. PATEISKY und E. REINOLD 437

Die sonographische Früherkennung des Mammakarzinoms
D. G. KIEBACK, C. C. KIEBACK und K. H. PFEIFFER 439

Häufigkeit und Ursache mammasonographischer Fehldiagnosen
D. G. KIEBACK, C. C. KIEBACK und K. H. PFEIFFER 443

Sonographische Diagnose klinisch okkulter Mammatumoren
TH. GYR, A. C. ALMENDRAL und D. MEIER 448

Die Bedeutung ausgewählter seltener Befunde für die mammasonographische
Differentialdiagnose
D. G. KIEBACK, B. GERLACH, C. C. KIEBACK und TH. SCHUMACHER 451

Gibt es sonographische Korrelate im Real-time-Sonogramm für Mikrokalzifikationen
der Mamma?
W. LEUCHT, E. KRAPFL, D. RABE, K. D. HUMBERT und W. SCHMIDT 456

Einführung in die Doppler-Analyse zur Mammadiagnostik
H. MADJAR und H. SCHILLINGER 459

Wert der Sonographie in der präoperativen Diagnostik des multizentrischen/
multifokalen Mammakarzinoms
R. ERNST, A. WEBER, S. VON LIEBE und J. FRIEMANN 463

Ergebnisse des CW-Dopplers in der Mammadiagnostik
H. MADJAR, H. SCHILLINGER, CH. WILHELM, A. PFLEIDERER und H. G. HILLEMANNS . . . 468

Anwendungsmöglichkeiten des Farb-Dopplers bei der Abklärung von Mammatumoren
W. LEUCHT, B. KÖSTERING und W. SCHMIDT 472

Standardisierte Axillasonographie bei Mammakarzinompatientinnen durch die
Einführung von Referenzebenen
V. DUDA, CH. BOG, B. LUDWIKOWSKI, G. LAUTH und K.-D. SCHULZ 475

Ultraschallgeleitete Markierung von Mammatumoren
P. FITZAL und G. WOLF 479

Ultraschall als diagnostisches Mittel bei der Punktion von Mammatumoren
vs. Röntgenkontrolle
B. LUDWIKOWSKI, V. DUDA, G. LAUTH, B.-J. HACKELÖER, K.-D. SCHULZ 480

Pädiatrie

Sonographische und radiologische Untersuchung der Säuglingshüfte im Vergleich
H.-R. CASSER und H. J. VEHR 485

Schädelsonographie beim Risikoneugeborenen: sonographische Befunde und
Entwicklungsprognose
G. BERNERT, J. FERTL, A. ROSENKRANZ und G. ZODER 489

Die Ultraschalluntersuchung des distalen Femurepiphysenkernes im Neugeborenenalter
K. SCHUNK, W. KRAUS und R. BOOR 493

Sonographie bei cerebralen Malformationen
G. ZODER und D. TSCHOLAKOFF 497

Gibt es Differenzen zwischen den radiologischen und sonographischen Befunden
der Säuglingshüfte?
H. GLUCH und W. SKRIPITZ 500

Hydrozephalus und Ventrikulomegalie bei Reifungsstörungen des Gehirns im
Neugeborenenalter – klinische, sonographische und neuroradiologische Aspekte
J. H. LU, R. MIELKE, D. EMONS und S. KOWALEWSKI 504

Periventrikuläre Läsionen: Inzidenz, Sonographie und Prognose
G. ZODER, G. BERNERT, J. FERTL und A. ROSENKRANZ 507

Sonographische Verlaufskontrolle pränatal diagnostizierter obstruktiver Uropathien
R. MALLMANN, D. EMONS, M. HANSMANN, P. BRÜHL und S. KOWALEWSKI 510

Dopplersonographische Flußparameter in der A. cerebri anterior im Säuglingsalter
K. H. DEEG 515

Duplexsonographisches Strömungsprofil der Vena portae bei kindlicher hepataler
Dysfunktion
G. SOMMER, K. VERGESSLICH, J. HALLER, W. PONHOLD und M. GÖTZ 521

Chirurgie

Sonographie beim kritisch kranken Patienten
N. BÖRNER, C. KELBEL und H. J. STEINHARDT 527

Sonographie bei akuter Appendizitis
E. DORINGER, M. FEURSTEIN und H. J. SCHMOLLER 530

Peri- und intraoperative Ultraschalldiagnostik der Leberechinokokkose und Leberegel
A. EL MOUAAOUY, G. BREUCHA und R. ARLT 534

Sonographische Verlaufskontrolle der Lebermetastasen unter regionaler
Perfusionschemotherapie
A. EL MOUAAOUY, G. BREUCHA und HEER 538

Der Ductus hepatocholedochus nach Cholezystektomie.
Sonographische Nachuntersuchung an 101 Patienten
W. FRANK, B. SCHWAIGHOFER, W. PICHLER, N. GRITZMANN UND H. JANTSCH 542

Diagnose und therapeutische Strategie der akuten Sigmadivertikulitis anhand
der Sonographie
G. MEISER, K. MEISSNER und P. SATTLEGGER 545

Das postoperative akute Abdomen: die Sonographie als therapeutische Entscheidungshilfe
G. MEISER und K. MEISSNER 549

Die echtzeitsonographische Ortung von Schrittmachersonden – eine Entscheidungshilfe
bei Dysfunktion und Komplikation
P. MEYER, G. RUDOFSKY, F. NOBBE und M. STAUCH 553

Interventionelle Sonographie

Sonomorphologische Verlaufskontrollen intraabdominaler Abszesse
C. JAKOBEIT 557

Nutzen und Risiko ultraschallgeführter perkutaner Punktionen
T. FRIELING, D. BACH, H. LÜBKE, W. BERGES, J. F. ERCKENBRECHT, M. WIENBECK und
G. STROHMEYER 559

Ultraschalldiagnostik und Feinnadelpunktionen pleuraler, pulmonaler und mediastinaler
Prozesse
W. BLANK, B. BRAUN und E. GEKELER 562

Ultraschallgeleitete Gewebeentnahme mit der Schneidbiopsiekanüle –
Indikationen, Ergebnisse, Risiken
R. CH. OTTO, F. ANTONUCCI, E. KOCH und H. BURGER 566

Immunzytologische Untersuchungen von ultraschallgezielten Feinnadelpunktaten
J. HASTKA, A. WEISS und H. WEISS 570

Therapie von Leberabszessen – Punktieren oder Drainieren?
H. WEISS, B. WALLACHER und A. WEISS 573

Ultraschallgezielte Feinnadelpunktion malignitätsverdächtiger Leberläsionen
im Vergleich zu histologischen Ergebnissen
H. KATHREIN, CH. PRIOR, G. MIKUZ, W. VOGEL und G. JUDMAIER 576

Kopf, Hals

Sonographische Halsanatomie und ihre klinische Relevanz
N. GRITZMANN, H. CZEMBIREK, P. HAJEK und F. FRÜHWALD 583

Sonographische Rezidivdiagnostik maligner zervikaler Raumforderungen
N. GRITZMANN, F. KARNEL, F. FRÜHWALD, W. FRANK und B. SCHWAIGHOFER 586

Sonographie bei nichttumorösen Speicheldrüsenerkrankungen
H. SCHURAWITZKI, N. GRITZMANN, F. KARNEL und J. KRAMER 589

Sonographie des Whartin-Tumors der Ohrspeicheldrüse
N. GRITZMANN, F. KARNEL, R. TÜRK und H. SCHURAWITZKI 592

Vergleich der Wertigkeit von CT und Ultraschall zum Staging von Zungen- und
Tonsillenkarzinomen
F. FRÜHWALD, N. GRITZMANN, B. SCHWAIGHOFER, F. KAINBERGER und F. KARNEL . . . 595

Sonoanatomie der mimischen Muskulatur und Vergleich des Darstellungsumfanges
mit CT und UR
F. FRÜHWALD, B. BALOGH, W. MILLESI, L. WICKE, A. NEUHOLD und B. SCHWAIGHOFER . 600

Klinische Bedeutung der sonographischen Analyse der mimischen Muskulatur
F. FRÜHWALD, W. MILLESI, B. BALOGH, H. MILLESI, N. GRITZMANN und R. STIGLBAUER . 603

Die Ultraschalldopplersonographie als Hilfsmittel für gefäßgestielte Lappenplastiken
in der Mund-Kiefer-Gesichtschirurgie
H. W. KRANNICH, E. KRÜGER und K. KRUMHOLZ 607

Hochauflösende Real-time-Sonographie beim malignen Melanom
B. SCHWAIGHOFER, H. POHL-MARKL, F. FRÜHWALD, P. HÜBSCH und E. M. KOKOSCHKA . 610

Szintigraphie und Sonographie bei der Schilddrüsenautonomie
W. BECKER, W. BÖRNER und G. GRUBER 613

Die Sonographie der Halsregion bei der Verlaufskontrolle
des Schilddrüsenkarzinoms
H. FRITZSCHE, H. HUGL, M. KARGL und P. WEISS 617

Zur Problematik des kompensierten autonomen Knotens bei unauffälligem TRH-Test
U. BRAUN, E. HABSBURG, K. STELLAMOR und A. KROISS 621

Der Wert der Sonographie für die Schilddrüsenchirurgie
W. THALER 623

Vergleichende Untersuchungen der Schilddrüse mit bildgebenden Verfahren:
Ultraschall, Szintigraphie und MR-Tomographie (MRT)
P. HELD, H. G. ZILCH, W. BAUMGARTL und TH. AUBERGER 626

Orthopädie

Die sonographische Diagnostik der Schultergelenksinstabilität
N. M. HIEN und P. SEDLMEIER 631

Sonographie des Schultergelenks
A. WEBER, A. HEDTMANN und J. BRANDT 638

Sonographie bei paraartikulären Erkrankungen der Schulter
L. LÖFFLER, A. ENGLHARD und W. KEYL 641

Morbus Perthes, Epiphysiolysis capitis femoris und Coxitis in
der sonographischen Darstellung
U. HARLAND 645

Die Sonographie in der Extensionsrepositionsbehandlung bei Hüftluxation
A. WEBER und R. STEFFEN 650

Das sonographische Bild der Koxitis
U. DÖRR, M. ZIEGER und R. D. SCHULZ 653

Sonographie des Kniegelenks: Normalbefunde, Veränderungen bei rheumatoider Arthritis,
Verlaufskontrollen nach Radiosynoviorthese
G. MIELKE, A. BRANDRUP-LUKANOW, CH. UTECH, K. BANDILLA, P. HIGER und E. G. LOCH 656

Meniskussonographie
CH. SOHN 660

Sonographische Achsenbestimmungen am Skelett
U. HARLAND 662

Möglichkeiten und Grenzen der Weichteilsonographie in der Orthopädie
L. LÖFFLER 668

Quantitative Ultraschalluntersuchungen am Skelettmuskel bei degenerativen Myopathien
im Erwachsenenalter
C. D. REIMERS, M. SCHMIDT-ACHERT, W. MÜLLER, W. HELDWEIN und D. PONGRATZ . . . 673

Kalkulation der Gesamtkörperfettmasse durch Ultraschallmessung
J. G. WECHSLER, W. SWOBODNIK, H. WENZEL, F. LUDWIG und H. DITSCHUNEIT 677

Ultraschallgesteuerte Punktionen von skelettdestruierenden Prozessen
E. KOCH und R. OTTO 681

Erweiterter Einsatz der Sonographie am Bewegungsapparat – Punktion und Injektion
H.-J. VEHR und H.-R. CASSER 684

Polyartikuläre Synovialzystenbildung bei entzündlich-rheumatischen Erkrankungen
im Ultraschallbild
H. SATTLER 687

Sonographische Darstellung von Weichteilverletzungen am Bewegungsapparat
des Leistungssportlers
K. HALBHÜBNER und H. MELLEROWICZ 689

Physik

Computersonographie in der inneren Medizin
J. A. BÖNHOF und P. LINHART 695

Die Charakterisierung von Geweben durch Dämpfungs- und Streuparameter
P. NAUTH, E.-G. LOCH, P. PFANNENSTIEL und W. V. SEELEN 697

Ultraschallsystem zur quantitativen Gewebebeschreibung
H. GROHS, H. J. WELSCH, R. M. SCHMITT und M. BIEBINGER 700

Diffraktion und ihre Bedeutung für die computerunterstützte B-Bild-Analyse
A. LORENZ, J. VOLK, I. ZUNA, U. RÄTH, W. J. LORENZ und G. VAN KAICK 704

Echtzeitultraschalltransmissionsbilder von Extremitäten – eine neue Art der Darstellung
B. GRANZ und R. OPPELT 708

Artefakte und Störfaktoren – methodische Probleme des Ultraschalls
W. FIEGLER, B. FESSLER, C. ZWICKER, H. HUBEN und R. FELIX 712

Qualitätssicherung bei A- und B-Bildgeräten mittels elektrischer Testsignale
H. G. TRIER und R. REUTER 714

Schriftliche Befunddokumentation in der Sonographie
J. RIEHL und H. KIERDORF 718

Poster

Fokale Leberveränderungen nach mehrjähriger Einnahme von Ovulationshemmern
R. BÜCHSEL, G. HAGMANN, H. BRAMBS, H. WIETHOLTZ und S. MATERN 723

Differentialdiagnose sonographisch festgestellter fokaler Leberbefunde –
Beitrag zur Vereinfachung der Diagnostik
M. G. WILLEMS, H. EBINGER und G. WOLF 726

Diagnostik und Therapie zentraler Gallengangskarzinome
C. K. FRÜH, A. GUTHOFF, H. BÜTZOW und B. ROTHE 729

Akute Dünndarmwandeinblutung bei Hämophilie A
W. HABSCHEID und S. MARCIN 733

Tuberkulose der Pankreasregion
W. HABSCHEID 736

Das komplizierte peptische Ulkus als Ursache eines akuten Abdomens –
sonographische Befunde und Diagnostik
G. MEISER, K. MEISSNER und P. SATTLEGGER 739

Nierensonogramm und anatomisches Schnittbild – eine Hilfe zur Detailbeurteilung
H. G. ZILCH, F. W. BAUMGARTL und P. POSEL 744

Renale und perirenale Detailstrukturen im Sonogramm und Kernspintomogramm
H. G. ZILCH, P. HELD, F. W. BAUMGARTL und F. WEIGERT 746

T-Staging des Prostatakarzinoms; Sonographie vs. MRI
A. BOCKISCH, N. JAEGER, H. G. SCHMITZ, B. HÜNERMANN, H. J. BIERSACK, W. VAHLENSIEK
und C. WINKLER 748

Der Sonographiebefund nach Orchidoepididymitis in Korrelation zu Hormonstatus
und Spermiogramm
A. EGGERATH, C. JULIER und R. FRIEDRICHS 751

Ultraschalldiagnostik des Penis
B. HAMM 753

Ein neues Verfahren zur Formbewertung von Strömungskurven in der Geburtshilfe –
Mathematische Herleitung und pathophysiologische Bedeutung
M. GONSER 757

Ultraschalldiagnostik eines Lymphangioma colli congenitum
W. SCHECK, D. WEISNER, U. KRIEG und W. GROTE 761

Ultraschalldiagnostizierte Urethralstenose
A. FIESTAS-HUMMLER und D. WEISNER 764

Pränataldiagnostik einer Enzephalozele mit einem großen Defekt in der frontalen Kalotte
R.-P. STEIN, D. WEISNER und M. BRÜCK 767

Ultraschalldiagnostizierte Osteogenesis imperfecta
A. FIESTAS-HUMMLER und D. WEISNER 770

Grundbegriffe zur Beschreibung von B-Bild-Sonogrammen
J. A. BÖNHOF 773

Befunddokumentation per Computer
S. PH. MEAIRS und J. A. BÖNHOF 777

Festvortrag

Echoortung bei Fledermäusen – Ultraschall als Orientierungshilfe

U. Schmidt

Ultraschall, das Medium, mit dessen Hilfe der Arzt einen Tumor diagnostiziert oder einen Fetus im Mutterleib betrachtet, benutzt die Fledermaus, um sich in der Dunkelheit zurechtzufinden. Das Prinzip eines Sonographen und das Prinzip der Echoortung ähneln sich in vielerlei Hinsicht. In beiden Fällen wird ein Ultraschallsignal erzeugt, das von den Geweben, resp. den Gegenständen der Umgebung teils absorbiert, z. T. aber auch reflektiert wird. Aus den von einem Sensor aufgenommenen reflektierten Schallwellen setzt die Elektronik des Sonographen ein Bild des untersuchten Organs zusammen, bei der Fledermaus sind es hochspezialisierte Neurone in den akustischen Zentren, die das vom Ohr empfangene Echo mit dem ausgesandten Ortungslaut verrechnen und daraus Information über die Umwelt gewinnen.

Obwohl auch Fledermäuse meist recht gut entwickelte Augen besitzen, und auch die übrigen Sinne durchaus funktionsfähig sind, stellt bei ihnen das Echoortungssystem das bei weitem wichtigste Orientierungssystem dar. Die Anforderungen, die an die Echoortung gestellt werden, sind bei den einzelnen Spezies sehr unterschiedlich. Bei allen Arten muß die Ultraschallorientierung gewährleisten, daß im Flug Hindernisse wahrgenommen und in den Tagesquartieren geeignete Ruheplätze gefunden werden. Bei vielen Arten wird zusätzlich die Nahrung mit Hilfe der Echoortung detektiert und identifiziert.

Fledermäuse sind eine recht heterogene Tiergruppe, die sich an die unterschiedlichsten ökologischen Nischen angepaßt hat. Am augenfälligsten wird die Vielfalt, wenn man das Nahrungsspektrum betrachtet. Bei uns in den gemäßigten Breiten ernähren sich alle Fledermäuse ausschließlich von Insekten. In den Tropen, der eigentlichen Heimat der Chiropteren, gibt es fast nichts Genießbares, das nicht auch spezialisierten Fledermäusen als Nahrung dienen kann. In Südamerika finden sich beispielsweise Fledermäuse, die Früchte oder Nektar und Pollen fressen, Fische oder Frösche fangen oder ausschließlich vom Blut anderer Säugetiere leben.

Die größten Leistungen werden der Echoortung bei den insektenfressenden Fledermäusen abverlangt, aber auch bei ihnen hat jede Art ihre spezifischen Orientierungsprobleme zu bewältigen. Eine Spezie, die hoch über dem Boden bei großer Fluggeschwindigkeit winzige Mücken fängt, benötigt ein anderes Ortungssystem als eine Fledermaus, die aus dem verwirrend vielfältigen Echogemisch der Blätter und Zweige eines dichten Gebüsches das Echo kleiner Nachtfalter herausfiltern muß.

Ultraschalldiagnostik 86
Herausgegeben von M. Hansmann u. a.
© Springer-Verlag

So vielfältig wie die Anforderungen, die an die Echoortung gestellt werden, so unterschiedlich sind auch die Ortungssysteme, eine Tatsache, die schon in der Vielfalt der Ortungslauttypen zum Ausdruck kommt. Es gibt Fledermausarten, deren Ortungslaute durch eine mehr oder weniger gleichbleibende Frequenzmodulation während des gesamten Lautes gekennzeichnet sind und bei denen dementsprechend innerhalb weniger Millisekunden ein breites Frequenzband überstrichen wird; bei anderen Arten sind die Laute frequenzkonstant. Die Laute können harmonisch aufgebaut sein oder aus einem einzigen Frequenzanteil bestehen. Ihr Frequenzbereich liegt gewöhnlich zwischen 30 und 120 kHz; es gibt aber auch Arten, deren Laute 160 kHz erreichen und andere, bei denen Frequenzanteile in den menschlichen Hörbereich fallen. Verglichen mit Ultraschallsonographen sind Fledermauslaute fast niederfrequent zu nennen. Die verschiedenen Ortungslauttypen besitzen unterschiedliche physikalische Eigenschaften, die für diverse Ortungsprobleme ausgenutzt werden können. Technisch betrachtet haben wir es mit verschiedenen Gerätetypen zu tun, die für unterschiedliche Anwendungsbereiche ausgelegt sind. Fledermauslaute sind jedoch nichts Starres, sondern sie werden den verschiedenen Orientierungssituationen angepaßt und verändert. Ich möchte diese Anpassungen anhand zweier Beispiele erläutern.

Die Zwergfledermaus (*Pipistrellus pipistrellus*), mit ca. 5 g Körpergewicht unsere kleinste einheimische Fledermausart, fängt im Fluge kleine Insekten, die sie allein mit Hilfe der Echoortung aufspürt. Beim Insektenfang setzt sie kurze (4 bis 6 ms), frequenzmodulierte Laute ein. Die Abb. 1 zeigt in vier fortlaufenden Sonagrammbändern die Ortungslaute, die bei der Detektion und dem Fang eines Insekts abgegeben wurden. Der gesamte registrierte Zeitraum beträgt nur 1,5 s. In dieser kurzen Zeitspanne wurde das Insekt entdeckt, gefangen und gefressen. Beim Suchen der Beute (oberste Reihe) wird pro Flügelschlag, ca. alle 100 ms, ein Laut ausgestoßen. Mit dem Ortungslaut A bekam die Fledermaus Echokontakt mit dem Insekt; die Entfernung zur Beute betrug 1,5 bis 2 m. Sobald ein interessierendes Echo am Ohr eintrifft, erhöht die Fledermaus die Lautfolge um etwa

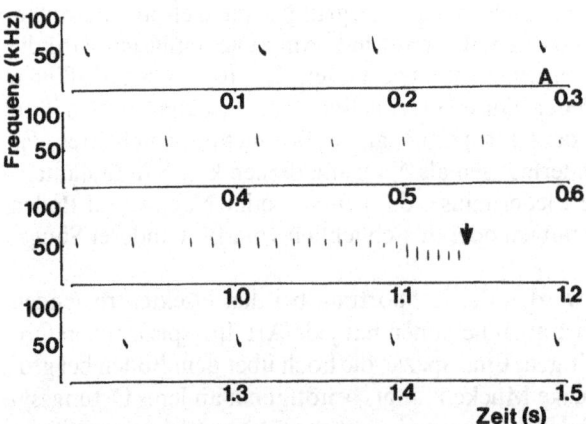

Abb. 1. Ortungslautsequenz einer Zwergfledermaus (*Pipistrellus pipistrellus*) beim Fang eines Insekts. Die Laute sind als Sonagramme (Frequenz-Zeit-Struktur) dargestellt. Der Pfeil symbolisiert den ungefähren Zeitpunkt des Ergreifens der Beute (Freilandaufnahme von G. Joermann, Zool. Inst. Bonn).

das Doppelte (zweite Reihe); kurz vor dem Ergreifen des Insekts wird eine Salve sehr schnell aufeinanderfolgender Laute ausgestoßen (Wiederholungsrate ca. 100 Laute/s). In der darauffolgenden kurzen Pause wurde das Insekt verschlungen und anschließend sofort mit neuen Suchlauten nach weiterer Beute Ausschau gehalten.

Während der Fanghandlung verändert sich zum einen das Muster der Lautaussendung – die Ortungslaute folgen bei Annäherung an das Insekt sehr viel schneller aufeinander – es verändert sich aber auch die Struktur der Laute selbst. Vor allem die Lautdauer wird von der Orientierungssituation beeinflußt: In der Suchphase lassen sich relativ lange Laute registrieren (ca. 6 ms), je mehr sich die Fledermaus dem Ziel nähert, desto kürzer werden die Laute (vor dem Ergreifen der Beute beträgt die Lautdauer ca. 1 ms). Auch der überstrichene Frequenzbereich bleibt nicht konstant.

Welche Vorteile bieten diese Veränderungen für die Orientierung? Man muß bedenken, daß bei der Echoortung jeder einzelne Laut nur eine sehr begrenzte, punktuelle Information über die Umwelt liefert. Anders als beim Sehen, bei dem ein kontinuierliches Bild aufgenommen wird, muß bei der Echoortung das akustische Raumbild aus vielen, in zeitlichen Abständen eintreffenden Einzelbildern mosaikartig zusammengesetzt werden. Durch die Erhöhung der Lautfolge kann mehr Information über biologisch interessante Objekte, z. B. die Beute, gesammelt werden. Beim Insektenfang muß die Fledermaus vor allem die Richtung und die exakte Entfernung zum Ziel ermitteln können. Die festgestellten Lautveränderungen erleichtern vor allem die Entfernungsdetektion. Als Maß für die Entfernung bewertet die Fledermaus die Zeit, die zwischen der Aussendung des Lautes und dem Eintreffen des Echos vergeht. Bei einem 1 m entfernten Gegenstand dauert es etwa 6 ms, bis das Echo am Ohr eintrifft. Je mehr sich die Fledermaus dem Ziel nähert, desto schneller können die Laute abgegeben werden, ohne daß das zurückkehrende Echo vom nachfolgenden Ortungslaut überdeckt wird. Je mehr Laute jedoch pro Zeiteinheit ausgestoßen werden, desto kürzer müssen diese sein, damit sich Ortungslaut und zugehöriges Echo nicht überlappen. Eine Verkürzung des Lautes ist dementsprechend die Voraussetzung für die Detektion sehr naher Objekte. Für die Detektion eines Insekts aus größerer Entfernung sind dagegen lange Laute vorteilhaft. Durch die starke Dämpfung des Ultraschalls in der Luft

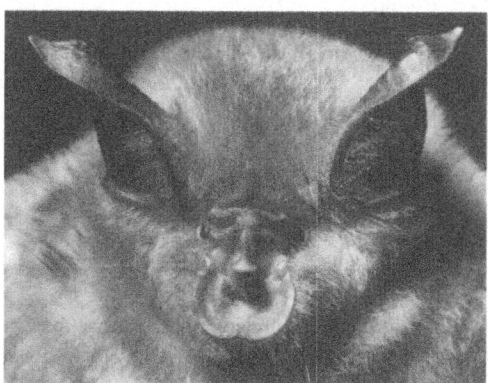

Abb. 2. Porträt der Großen Hufeisennase (*Rhinolophus ferrumequium*)

ist die Reichweite der Echoortung sehr begrenzt. Sie wird natürlich von der Energie der Signale beeinflußt: Je energiereicher der Laut, desto größer die Entfernung, aus der ein Objekt geortet werden kann. Die Verlängerung des Lautes stellt somit eine Möglichkeit dar, die Energie des Signals zu erhöhen.

Von Natur aus sehr lange, energiereiche Laute besitzen die Hufeisennasen, Fledermäuse, die früher in Mitteleuropa sehr häufig waren, seit einigen Jahren aber in Deutschland als ausgerottet gelten können. Hufeisennasen stoßen ihre Ortungslaute durch die Nasenlöcher aus, die von einem kompliziert geformten Nasenaufsatz umgeben sind (Abb. 2). Kennzeichnend für ihre Laute ist der lange, konstante Frequenzanteil (die Lautdauer kann bis zu 100 ms betragen). Für das Messen der Entfernung eignet sich so ein gleichbleibender Ton wenig (für diese Aufgabe besitzen die Laute einen kurzen, frequenzmodulierten Endteil, der in Bau und Funktion den Ortungslauten der Zwergfledermaus gleicht); eine konstante Frequenz kann jedoch als Meßsignal für das Erkennen von Bewegungen eingesetzt werden.

Wenn sich eine ortende Fledermaus auf ein Objekt zubewegt, so ist das von dem Gegenstand zurückgeworfene Echo höherfrequent als der ausgesandte Ortungslaut. Dieser Dopplereffekt ist bei konstantfrequenten Lauten sehr distinkt. Die Frequenzabweichung ist abhängig von der Fluggeschwindigkeit und der Aussendefrequenz. Als Beispiel sind in Abb. 3 die Veränderungen bei einer mit 5 m/s fliegenden Großen Hufeisennase (*Rhinolophus ferrumequinum*) aufgezeichnet. Unbeeinflußte Ortungslaute besitzen bei dieser Art einen konstanten Frequenzanteil von ca. 83 kHz. Taucht im Flug plötzlich ein Echo auf, hier wird es vom 2. Laut erfaßt, so liegt die Echofrequenz bei 85,5 kHz. Diese 2,5 kHz Dopplerverschiebung des Echos werden nicht nur wahrgenommen, die Hufeisennase reagiert auch sofort mit einer Absenkung der Frequenz des Ortungslautes um den gleichen Betrag, was dazu führt, daß die folgenden Echos wieder die Referenzfrequenz besitzen (Schnitzler 1968). Diese Doppler-Shift-Kompensation hat zur Folge, daß das Echo des angeflogenen Objekts in ein akustisches Sensitivitätsmaximum fällt; d. h. bei 83 kHz werden auch sehr wenig intensive Schallereignisse,

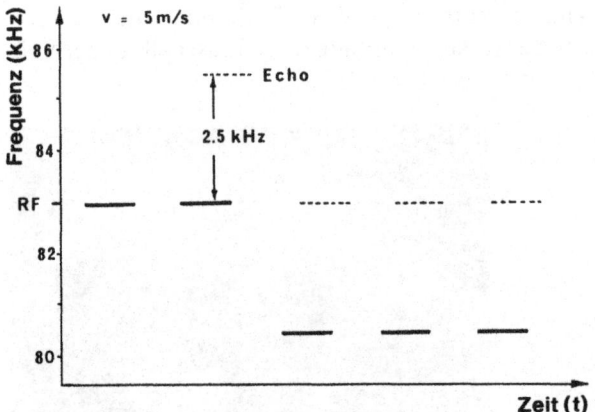

Abb. 3. Schema der Dopplereffektkompensation am Beispiel einer mit 5 m/s fliegenden Großen Hufeisennase. Ortungslaute ausgezogen; Echos punktiert; RF Frequenz unbeeinflußter Ortungslaute (Erklärung s. Text)

z. B. leise Echos, wahrgenommen. Schon bei kleinen Frequenzabweichungen fällt das akustische Signal in Bereiche geringer Hörempfindlichkeit (Neuweiler 1970). Technisch gesehen liegt hier ein sehr steiles Filter vor; man könnte auch von einer akustischen Fovea sprechen.

Spezialisierungen wie die Doppler-Shift-Kompensation und die Ausbildung einer akustischen Fovea lassen vermuten, daß an das Echoortungssystem der Hufeisennase Anforderungen gestellt werden, mit denen z. B. eine Zwergfledermaus nicht konfrontiert wird. Vergleicht man die Nahrungsstrategien beider Arten, so stellt man fest, daß Zwergfledermäuse im freien Luftraum jagen, Hufeisennasen dagegen die Insekten bevorzugt zwischen Büschen und Bäumen fangen; die Ortungssysteme müssen diese unterschiedlichen Orientierungsprobleme bewältigen können. Wird ein fliegender Nachtfalter von dem langen, konstantfrequenten Laut einer Hufeisennase erfaßt, so reflektiert er ein sehr komplexes Echo. Durch den Flügelschlag wird die Amplitude des Echos verändert, und, durch den Dopplereffekt, die Frequenz rhythmischen Modulationen unterworfen (Schnitzler 1978). Die Hufeisennase kann anhand dieser Frequenz- und Amplitudenmodulationen im Echo ein fliegendes Insekt erkennen. Sowohl im Colliculus inferior als auch im auditiven Cortex wurden Neurone gefunden, die auf solche Echoparameter ansprechen (Schuller 1984).

Wo liegt nun der ökologische Nutzen, den die Hufeisennasen aus ihren konstantfrequenten Lauten ziehen? Im freien Luftraum ist das Echo eines Insekts das einzige Echo, das die Fledermaus empfängt. Bei einer Hufeisennase, die sich einem hoch in der Luft fliegenden Nachtschmetterling nähert, wird dessen Echo dopplerverschoben und, durch den Flügelschlag des Insekts, frequenzmoduliert sein (Abb. 4). Beim Jagen zwischen Bäumen kommen von den Zweigen und Blättern eine Vielzahl sich überlappender Echos am Ohr der Fledermaus an. Sie sind durch die Bewegung der Hufeisennase ebenfalls dopplerverschoben, entsprechen aber ansonsten dem Ortungslaut. Von diesen Störechos hebt sich das fliegende Insekt durch die rhythmischen Frequenzmodulationen ab und ist als Beute erkennbar. Durch ihre konstantfrequenten Ortungslaute erschließen sich den Hufeisennasen Jagdreviere, die Fledermäusen mit kurzen, frequenzmodulierten Lauten verschlossen bleiben.

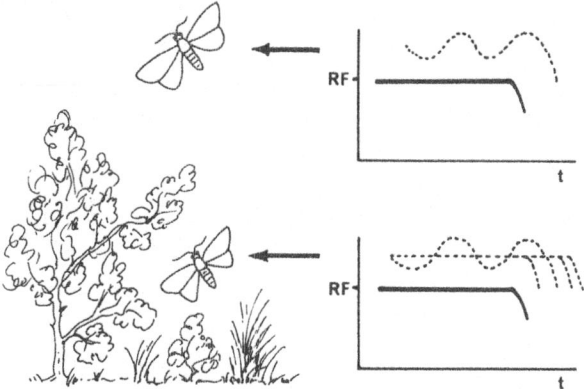

Abb. 4. Vergleich der Echos (punktiert), die von einem im freien Luftraum bzw. zwischen Vegetation fliegenden Nachtfalter reflektiert werden

Literatur

Neweiler G (1970) Neurophysiologische Untersuchungen zum Echoortungssystem der Großen Hufeisennase *Rhinolophus ferrum equinum* Schreber, 1774. Z Vergl Physiol 67:273–306

Schnitzler HU (1968) Die Ultraschall-Ortung der Hufeisen-Fledermäuse (Chiroptera – Rhinolophidae) in verschiedenen Orientierungssituationen. Z Vergl Physiol 57:376–408

Schnitzler HU (1978) Die Detektion von Bewegungen durch Echoortung bei Fledermäusen. Verh Dtsch Zool Ges, Gustav Fischer, Stuttgart, pp 16–33

Schuller G (1984) Natural ultrasonic echoes from wing beating insects are encoded by collicular neurons in the CF-FM bat, *Rhinolophus ferrumequinum*. J Comp Physiol A 155:121–128

Innere Medizin

Milzvergrößerung bei der Ultraschalluntersuchung

J. Riehl und H. Kierdorf

Einleitung

Die sonographisch bestimmte Milzgröße korreliert hinreichend mit Größenbe-stimmungen, die durch pathologisch-anatomische Untersuchungen gewonnen worden sind.

Wegen der variablen Geometrie der Milz empfiehlt sich bei der Sonographie zur standardisierten Bestimmung der Organgröße die gleichzeitige Messung meh-rerer Organachsen. In der klinischen Routine genügt die Angabe lediglich einer Milzachse den praktischen Bedürfnissen. Untersuchungen über den Wert der so bestimmten Milzgröße wurden jüngst vorgelegt [1].

Wir haben die sonographische Größenbestimmung der Milz an einem großen Patientenkollektiv systematisch durchgeführt und die Ergebnisse den klinischen Diagnosen gegenübergestellt. Die gleichzeitig beobachteten sonopathologischen Befunde an weiteren Organen wurden erfaßt und ihre Beziehung zum Untersu-chungsbefund der Milz diskutiert.

Patienten und Methode

Bei 2 301 Patienten wurde eine sonographische Beurteilung der Milz im Rahmen einer ausführlichen Untersuchung des Abdomens vorgenommen. Die Sonogra-phien wurden von 2 erfahrenen Untersuchern im Zeitraum 10/85 bis 9/86 bei sta-tionären und ambulanten Patienten der Abteilung Innere Medizin II des Klini-kums der RWTH Aachen durchgeführt. Die Untersuchungsergebnisse wurden unmittelbar nach der Untersuchung mit Hilfe eines Personalcomputers und ei-nem für die Anwendung in der Sonographie entwickelten Programms codiert und für statistische Untersuchungen abgespeichert.

Die Darstellung der Milz erfolgte in Rücken- oder Rechtsseitenlage unter An-wendung von Flanken- und linksseitigen Subcostalschnitten sowie Schnitten zur organadaptierten Organuntersuchung. Die Bestimmung der Milzgröße erfolgte durch Messung der größten darstellbaren Organachse.

Die Nennfrequenz der verwendeten Sektorschallköpfe betrug 3,5 Mhz. Die klassierten Organlängsachsen (bis 11 cm, 11–15 cm, 15–20 cm, über 20 cm) wur-den mit dem klinischen Bild verglichen. Hierzu wurden folgende 5 Diagnosegrup-pen (DG) zusammengestellt, die in unterschiedlichem Ausmaß mit fakultativer oder obligater Vergrößerung der Milz einhergehen:

Ultraschalldiagnostik 86
Herausgegeben von M. Hansmann u. a.
© Springer-Verlag

DG 1: Erkrankungen ohne Verdacht auf Mitbeteiligung der Milz (n = 1 255).
DG 2: Infektionen (n = 135) (Hepatitis, Mononukleose, Endokarditis, Malaria, Tuberkulose, septische Krankheitsbilder, unklare Fieberzustände).
DG 3: Hämatologische und Hämatoonkologische Erkrankungen (n = 269) (M. Hodgkin, Non-Hodgkin-Lymphome, Plasmozytome, myeloproliferative Syndrome, akute Leukosen, hämolytische Anämien, M. Werlhof).
DG 4: Malignome (n = 262) (außer hämatoonkologischen Erkrankungen).
DG 5: andere Erkrankungen mit fakultativer Milzvergrößerung (n = 274) (Leberzirrhose, Kollagenosen, Amyloidose, schwere Rechtsherzinsuffizienz).

Ergebnisse

Bei 2 301 Untersuchungen erfolgte eine systematische Untersuchung des Abdomens. Die Milz konnte in 2 195 Fällen (1 241 männliche Patienten, 1 060 weibliche Patienten, mittleres Lebensalter 43,3 Jahre) ausreichend dargestellt und eine Größenbestimmung vorgenommen werden. Bei 106 Untersuchungen war die Größenmessung der Milz nicht möglich (unvollständige Darstellbarkeit der Milz: 61 Patienten, Splenektomie: 45 Patienten).

Tabelle 1 zeigt die Verteilung der größten Organlängsachsen. Die absoluten und relativen Häufigkeiten der Milzgrößen in den verschiedenen Diagnosegruppen sind in Tabelle 2 dargestellt.

Sonographische Untersuchungen bei Patienten, bei denen aufgrund der Erkrankung eine Milzvergrößerung nicht zu erwarten war (DG 1), zeigen in 94,8% der Fälle Milzgrößen unter 11 cm. Bei 5% der Untersuchten betrugen die Milz-

Tabelle 1. Verteilung der größten Organlängsachsen

Milzgröße	n	%
Bis 11 cm	1921	87,5
11–15 cm	161	7,3
15–20 cm	76	3,5
Über 20 cm	37	1,7

Tabelle 2. Milzgrößen in verschiedenen Diagnosegruppen

Sonographische Zusatzbefunde	Milzgröße	
	Bis 11 cm	Über 11 cm
Lebervergrößerung	672 (39,9%)	195 (71,2%)[a]
Parenchymverdichtung	630 (32,7%)	160 (58,4%)[a]
Abdominelle Lymphome	11 (0,5%)	15 (5,5%)[a]
Aszites	15 (0,7%)	8 (2,9%)[b]

[a] $p < 0,001$
[b] $p < 0,01$

Tabelle 3. Milzgrößen bei unterschiedlichen Diagnosegruppen

Milzgröße	DG 1	DG 2	DG 3	DG 4	DG 5	Summe
Bis 11 cm	1192	101	174	240	214	1921
	62,1%	5,3%	9,1%	12,5%	11,1%	100%
11–15 cm	63	14	37	17	39	161
	39,1%	8,7%	23,0%	10,6%	18,6%	100%
15–20 cm	–	19	29	4	24	76
	0,0%	25,0%	38,2%	5,3%	31,6%	100%
Über 20 cm	–	1	29	1	6	37
	0,0%	2,7%	78,4%	2,7%	16,2%	100%
Total	1255	135	269	262	274	2195

durchmesser zwischen 11 und 15 cm. Milzgrößen über 15 cm, wurden in der Krankheitsgruppe 1 (DG 1) nicht beobachtet.

77,7% der Untersuchten, die an Erkrankungen mit fakultativer Milzvergrößerung litten, zeigten Milzgrößen unter 11 cm. Die Bestimmung der Milzgröße war damit in diesen Fällen diagnostisch nicht richtungsweisend.

Patienten mit Milzgrößen unter 11 cm (n = 1 921) zeigten in 37,9% der Fälle eine Erkrankung mit fakultativer Milzbeteiligung. Dieser Anteil betrug bei 161 Patienten mit Milzgrößen zwischen 11 und 15 cm 60,9%. Bei Milzgrößen über 15 cm (n = 113) lag in allen untersuchten Fällen eine Erkrankung vor, bei der eine Milzvergrößerung erwartet werden mußte (Tabelle 3).

29 von 37 Beobachtungen mit Milzgrößen über 20 cm im größten Durchmesser betrafen Patienten mit hämatologischen bzw. hämatoonkologischen Erkrankungen.

Bei nachgewiesener Milzgröße über 11 cm fanden sich als sonographische Begleitbefunde signifikant gehäuft Vergrößerungen und Verdichtungen der Leber, intraabdominelle Lymphome sowie Flüssigkeitsansammlungen in der freien Bauchhöhle (Tabelle 3).

Diskussion

Zur sonographischen Beurteilung der Milzgröße wird nach neueren Untersuchungen neben der Bestimmung mehrerer Organachsen die Messung der Milzdikke empfohlen [1]. In der vorliegenden Untersuchung haben wir jeweils den größten Organdurchmesser zugrunde gelegt. Der Vorteil dieses Verfahrens besteht in der eindeutigen Definition, die erfahrungsunabhängig nachvollzogen werden kann und keine Probleme bei Form- und Lagevarianten der Milz bietet. Unter Berücksichtigung dieser Methode wurden 94,8% der sonographisch durchgeführten Größenbestimmungen der Milz bei Patienten mit Erkrankungen ohne Milzbeteiligung als normal (entsprechend eines größten Organlängsdurchmessers bis 11 cm) eingeschätzt. Die normal große Milz wird in unserem Untersuchungsgut jedoch auch bei nahezu 80% jener Erkrankungen mit fakultativer Milzvergrößerung nachweisbar.

Die Milzvergrößerung als klinisches Symptom wird bei einer Reihe von Erkrankungen mit unterschiedlich hoher Inzidenz bestätigt. In allen Fällen eines Organdurchmessers von über 15 cm ist im untersuchten Kollektiv eine Erkrankung mit fakultativer Milzvergrößerung bekannt. Beim Nachweis einer entsprechenden Milzvergrößerung sollte daher in diesen Fällen eine weiterführende Diagnostik [3] und engmaschige Beobachtung des Patienten veranlaßt werden.

Die diagnostische Wertigkeit einer Milzgröße zwischen 11 und 15 cm ist kritisch zu beurteilen [2]. Von einer Splenomegalie sollte nur gesprochen werden, wenn eine krankhafte Ursache der Organvergrößerung erkannt werden kann. Das um fast 25% häufigere Auftreten von Erkrankungen mit Milzbeteiligung in dieser Größenklasse rechtfertigt eine weiterführende Diagnostik.

Unsere Untersuchungen zeigen eine statistisch signifikante Häufung von Beziehungen zwischen Milzvergrößerung und weiteren sonographischen Befunden (Lebervergrößerung- und Parenchymverdichtung, Aszites, Lymphome).

Literatur

1. Doll M, Schölmerich M, Spamer C, Volk BA, Gerok W (1986) Klinische Bedeutung der sonographisch festgestellten Splenomegalie. Dtsch med Wschr 111:887–891
2. Schneider WA, Heimpel A (1984) Splenomegalie gestern und heute. Dtsch med Wschr 109:83–86
3. Schölmerich J (1986) Diagnostische Maßnahmen bei Splenomegalie. Dtsch med Wschr 111:903–905

Vergleichende Darstellung retro- und intraperitonealer vergrößerter Lymphknoten im Sonogramm, Computertomogramm und in der MR-Tomographie

W. Dewes, T. Krahe, N. Jäger, N. Leipner, O. Leiß, J. H. Hartlapp und L. Heuser

Einleitung

In einer vergleichenden Untersuchung wurden 116 Patienten der Universitätskliniken Bonn mit vergrößerten Lymphknoten bei histologisch gesicherter Grunderkrankung sonographiert – soweit die Lymphome einer Ultraschalluntersuchung zugänglich waren –, computertomographiert und kernspintomographiert. 74 Patienten hatten Lymphome im Thoraxraum bei Bronchialkarzinomen, malignen Lymphomen und Sarkoidosen, 42 Patienten hatten intra- und retroperitoneale Lymphknotenvergrößerungen bei folgenden Grunderkrankungen: 15 Patienten litten an Hodentumoren, 19 Patienten hatten maligne Lymphome, 8 Patienten hatten andere maligne Tumoren wie NN-Ca., Harnblasen-Ca. oder Hypernephrome. Die Ultraschalluntersuchungen und die Computertomographie (CT) wurden in üblicher Weise durchgeführt. Die kernspintomographischen Untersuchungen des Abdomens erfolgten in Bauchlage des Patienten um die Atembewegung der Bauchdecke abzuschwächen. Zur Ruhigstellung des Darms wurden 3 Suppositorien Buscopan appliziert. In den ersten 5 Monaten dieses Jahres wurde die Kernspintomographie (MRT) mit 0,5 Tesla, ab Juli 1986 mit 1,5 Tesla Feldstärke durchgeführt.

Ergebnisse

Große Lymphome, die intra- und retroperitoneal gelegen sind, ließen sich mit allen 3 Methoden eindeutig identifizieren. Vergrößerte Lymphknoten des mittleren und unteren Abdomens und Retroperitoneums bis zu einem Durchmesser von 3 cm waren mittels der MRT und CT eindeutiger von den Gefäßen und Darmstrukturen abzugrenzen, als dies mit der Sonographie möglich war. Vergrößerte Lymphknoten im Bereich des Leberhilus waren sonographisch eindeutiger zu erkennen, da sowohl die bei der CT bekannten Artefakte durch Kontrastsprünge als auch die bei der MRT teilweise deutlichen Bewegungsartefakte bedingt durch die Atembewegung der Bauchdecke entfallen.

Bei sämtlichen Patienten wurde durch Messungen der T1- und T2-Zeiten des Gewebes über eine definierte Region of Intrest von 1 cm^2 versucht, charakteristische Relaxationszeiten für einzelne Gruppen von vergrößerten Lymphknoten zu bestimmen. Die MR-tomographischen Ergebnisse – anhand von 42 Patienten mit abdominellen Lymphknotenvergrößerungen, einer Gruppe von Patienten mit

Tabelle MR-tomographische Ergebnisse

Diagnose	n (0,5/1,5)	T1 (0,5) ms	T1 (1,5) ms	T2 (0,5) ms	T2 (1,5) ms	Morphologische Qualität im MRT
Chron. entzündl. Lymphome bei Sarkoidose	35 (23/12)	640 610–710	700 590–820	78 68–100	72 55–90	Sehr homogen (Thorax)
Niedrig maligne Lymphome	14 (9/5)	890 830–1050	970 910–1150	87 78–94	90 75–110	Homogen (Abdomen)
Höher maligne Lymphome und Lymphknotenmetastasen	28 (20/8)	930 850–1120	1170 980–1320	105 83–145	115 88–145	Teilweise inhomogen (Abdomen)
Akut entzündl. Lymphknoten	2 (–/2)	–	1550/1527	–	110/115	Sehr homogen (Hals)

Hodentumorpatienten vor Salvage-Lymphadenektomie, $n = 15$, T1- und T2-Zeiten in ms

Vor Chemotherapie		Nach Chemotherapie	
T1 (0,5)	T1 (1,5)	T1 (0,5)	T1 (1,5)
950–1100	1150–1230	–	670–830
T2 (0,5)	T2 (1,5)	T2 (0,5)	T2 (1,5)
98–124	88–140	–	54–79

Lymphomen bei histologisch gesicherter Sarkoidose gegenübergestellt – sind in der Tabelle zusammengefaßt.

Ein weiterer interessanter Aspekt der kernspintomographischen Untersuchungen von Lymphomen ist die Änderung der Relaxationszeiten nach Therapie. Hier soll stellvertretend die Gruppe der malignen Keimzelltumoren angeführt werden, bei denen präoperativ gemessenen T1- und T2-Werte in Korrelation zu den histologischen Ergebnissen gesetzt werden konnten. Es wurden 21 Untersuchungen bei 15 Patienten durchgeführt. Bei 9 Patienten konnten quantitative Messungen vorgenommen werden, bei 7 der 9 Patienten korrelierten die kernspintomographischen Messungen mit dem histologischen Ergebnis des Dissekats, bei 2 Patienten steht die Operation in nächster Zeit an (Tabelle 1).

Diskussion

Wichtig erscheint uns die Tatsache, daß die gemessenen T1- und T2-Zeiten bei vergrößerten Lymphknoten nicht ohne weiteres auf die Primärtumoren und charakteristisch erscheinende Relaxationszeiten bei Lymphomen auf andere Tumoren übertragen werden können. Dies liegt insbesondere an der Tatsache, daß Lymphome im allgemeinen umgebungsfixiert sind und bewegungsbedingte Meßfehler entfallen. Bewegungsartefakte ausgehend von anderen Strukturen, beispielsweise dem Darm, der Aorta oder der Atemexkursion der Bauchdecke, können durch geeignete Wahl der Präparationsrichtung ausgeschaltet werden. Ferner sind Lymphome in der Regel im Körperkern gelegen und so temperaturunabhängig. Perfusionsbedingt falsche Meßergebnisse oder Blutflußartefakte entfallen bei vergrößerten Lymphknoten ebenfalls. Schließlich können die gemessenen Relaxationszeiten nicht auf andere MR-Tomographen übertragen werden. Dies liegt insbesondere in der Tatsache begründet, daß die Einflüsse auf die T1- und T2-Zeiten wie die Feldstärke oder die genaue Form der Hochfrequenzimpulse und der Feldgradienten von Gerät zu Gerät verschieden sind.

Insgesamt zeigen jedoch unsere Untersuchungen, daß die MR-Tomographie Ansätze zur Gewebsdifferenzierung bei vergrößerten Lymphknoten bietet, die im Verlauf weiterer Untersuchungen bestätigt werden müssen, wobei die Möglichkeiten der Änderung der Relaxationszeiten im Verlauf einer Therapie vielversprechend erscheinen.

Literatur

1. Levitt RG, Glazer HS, Roper CL, Lee JKT, Murphy WA (1985) Magnetic resonance imaging of mediastinal and hilar masses: Comparison with CT. AJR 145:9–14
2. Steinbrich W, Beyer D, Mödder U (1985) Möglichkeiten der Lymphomdiagnostik mit der MR-Tomographie – ein Vergleich mit anderen bildgebenden Verfahren. Radiologe 25:199–205
3. Gamsu G, Stark DD, Webb WR, Moore EH, Sheldon PE (1984) Magnetic resonance imaging of benigne mediastinal masses. Radiology 159:709–713
4. Krestin GP, Friedmann G, Steinbrich W (1986) Präoperatives Staging des Bronchialkarzinoms. Fortschr Röntgenstr 144:294–299
5. Dooms CC, Hricak H, Moseley ME, Bettles K, Fisher M, Higgins CB (1985) Characterisation of lymphadenopathy by magnetic resonance relaxation times: preliminary results. Radiology 155:691–697
6. Schulthess GK von, McMurdo K, Tscholakoff D, Geer G de, Gamsu G, Higgins CB (1986) Mediastinal Masses: MR Imaging. Radiology 158:289–296
7. Ross JS, O'Donovan PB, Novoa R, Mehta A, Buonocore E, Mac Intyre WJ, Galish JA, Ahmad M (1984) Magnetic resonance of the chest: Initial experience with imaging and in vivo T1 and T2 calculations. Radiology 152:95–101
8. Kurtz D, Dwyer A (1984) Isosignal contours and signal gradient as an Aid to Choosing MR Imaging Techniques. J Comput Assist Tomogr 8:819–828
9. Dewes W, Träber F, Gieseke J, Uexküll-Güldenband V von (1986) Zur Diagnostik von Lymphomen in MR-Tomogramm. Fortschr Röntgenstr 145:560–564

Vergleich der Sonographie und Computertomographie bei retroperitonealen Abszessen

X. Papacharalampous, B. Wissner, A. Beck und K. H. Haunstein

Die klinische Diagnose eines retroperitonealen Abszesses bereitet wegen der oft nicht eindeutigen Symptomatik zum Teil große Schwierigkeiten. Eine schnelle Diagnose und Therapie ist jedoch wegen der Gefahr einer Sepsis von großer Bedeutung. Im Gegensatz zur konventionellen Röntgendiagnostik, die nur indirekte Zeichen zeigt, ist mittels Sonographie und Computertomographie die Darstellung eines retroperitonealen Abszesses möglich.

In den letzten 6 Jahren wurden im Institut für Röntgendiagnostik der Universität Freiburg 42 Patienten mit retroperitonealen Abszessen sowohl sonographisch als auch computertomographisch untersucht.

Die meisten retroperitonealen Abszesse wurden postoperativ oder nach interventionellen Eingriffen beobachtet (19). Seltener konnten Abszesse als Folge einer Spondylitis und Gelenkentzündungen (7), einer Pankreatitis (4) oder eines M. Crohn (4) festgestellt werden (Tabelle 1).

Häufigste Lokalisationen in unserem Patientengut waren Abszesse im M. iliopsoas (23) und im perirenalen Raum (6) (Tabelle 2).

Tabelle 1. Retroperitonealer Abszeß ($n = 42$)

Postoperativ, nach interventionellen Eingriffen	19
Spondylitis, Sakroileitis, Coxitis	7
Unklare Genese	4
Pankreatitis	4
M. Crohn	4
Spontane Ruptur des Hohlraumsystems bei Nierensteinen	2
Infiziertes Hämatom, Lymphozele	2

Tabelle 2. Lokalisation der Abszesse ($n = 42$)

M. psoas, M. iliopsoas, M. iliacus	23
Paranephritisch	6
Prävertebral	5
Pankreas, peripankreatisch	4
Niere, Nierenlager	2
Retroduodenal	1
Paracolisch (C. descendens)	1

Ultraschalldiagnostik 86
Herausgegeben von M. Hansmann u. a.
© Springer-Verlag

Für die Darstellung von retroperitonealen Abszessen ergibt sich für den Ultraschall eine Sensitivität von 78,5% (42/33), wobei alle Abszesse (42) computertomographisch nachgewiesen waren.

Für die Diagnose von retroperitonealen Abszessen in Zusammenhang mit dem klinischen Bild ergibt sich für die Sonographie eine Spezifität von 59,5%. Dagegen liegt sie für die Computertomographie mit 83,4% deutlich höher. In den nicht eindeutig diagnostizierten Fällen wurde 4mal (9,5%) die Diagnose durch perkutane Punktion gesichert und 3mal (7,1%) operativ.

Daraus ergibt sich aus unserer Sicht folgendes Vorgehen:

Aufgrund der schnellen Durchführbarkeit, eventuell mit einem transportablen Gerät am Bett des Patienten, ohne große Belastung, steht die Sonographie an erster Stelle im diagnostischen Spektrum bei retroperitonealen Abszessen.

Dagegen läßt die Computertomographie in unklaren Fällen eine bessere anatomische Zuordnung und Ätiologie erkennen. Durch Nachweis einer verdickten Kapsel und Gaseinschlüssen kann sie die Diagnose eindeutig sichern.

Im Gegensatz zu intraperitonealen Abszessen ist die sonographische Beurteilung hinsichtlich Ausdehnung und Ätiologie eines Abszesses im Retroperitonealraum deutlich schwieriger. Selbstverständlich kann eine ultraschallgezielte Punktion die Verdachtsdiagnose sichern. Wenn eine chirurgische Sanierung ansteht, sollte nach Möglichkeit eine Computertomographie durchgeführt werden, da sich Zahl und Plazierung der Drainagen und die kausale Therapie vom computertomographischen Befund her leichter ableiten läßt.

Literatur

1. Feuerbach S, Gullotta U, Reiser M, Ingianni G (1980) Röntgensymptomatik intraabdomineller Abszesse im Computertomogramm. Fortschr Röntgenstr 133(3):296–298
2. Gerzof SG, Johnson WC (1984) Radiologic aspects and treatment of abdominal abscesses. Surgical clinics of North America 64(1):53–65
3. Korobkin M, Callen PW, Filly RA, Hoffer PB, Shimshak RR, Kressel HY (1978) Comparison of computed tomography, ultrasonography, and gallium – 67 scanning in the evaluation of suspected abdominal abscess. Radiology 129:89–93
4. Kressel HY, Filly RA (1978) Ultrasonographic appearance of gas-containing abscesses in the abdomen. AJR 130:71–73

Sonographie zur Erfassung maligner abdominaler Tumoren bei geriatrischen Patienten

H. Dorobisz und J. R. Scheidegger

Einleitung

Bei geriatrischen Patienten ist die initiale klinische Beurteilung wegen altersbedingter vielseitiger und oft unspezifischer Beschwerden schwierig. Das Spektrum der zu erwartenden Erkrankungen vergrößert sich mit zunehmendem Alter, insbesondere steigt auch die Inzidenz an malignen Neoplasien. Mit der Sonographie verfügt man über eine Untersuchungsmethode, die im abdominellen Bereich die Beurteilung mehrerer Organsysteme ermöglicht. Ziel dieser Arbeit ist, den Stellenwert der Ultrasonographie bei Diagnosestellung und bei Therapiefestlegung maligner Erkrankungen zu ermitteln.

Material und Methode

Im Zeitraum von 1984 bis 1985 wurden bei insgesamt 5500 sonographischen Untersuchungen rund 1500 Patienten von über 65 Jahren abgeklärt. Der Anteil geriatrischer Tumorpatienten betrug ca. 20%. Dabei wurden bei zwei Dritteln Verlaufskontrollen bei bereits bekannten Tumorleiden vorgenommen, während bei einem Drittel, d.h. 97 Patienten, ein malignes Neoplasma neuentdeckt wurde. Von der letztgenannten Gruppe, 49 Männer und 48 Frauen, wurden die sonographischen Diagnosen und die Resultate von ultraschallgeführten Feinnadelpunktionen (FNP) retrospektiv ausgewertet. Diese wurden mit den initialen klinischen Verdachtsdiagnosen und den Befunden der nachfolgenden gezielten Abklärungen korreliert. Insbesondere wurden radiologische Spezialuntersuchungen, wie CT, Angiographie und ERCP, bezüglich relevanter Zusatzinformationen bewertet.

Tabelle 1. Sonographische Lokalisation der Raumforderungen ($n = 97$)

	n	%
Lebermetastasen	33	34
Nieren	21	22
Pankreas	16	16
Leber und Gallenwege	13	14
Genitaltumoren	9	9
Andere	5	5

Ultraschalldiagnostik 86
Herausgegeben von M. Hansmann u. a.
© Springer-Verlag

Von den 97 neuentdeckten Neoplasien konnte in $^2/_3$ der Primärtumor sonographisch lokalisiert werden, ein Drittel der malignen Neoplasien manifestierte sich als Lebermetastasen ohne sonographisch faßbaren Primärtumor (Tabelle 1). Die Analyse der Resultate wird an den vier zahlenmäßig größten Gruppen vorgenommen. Die diagnostische Relevanz der mittels Ultraschall und FNP erhobenen Befunde wurde anhand von 2 Gruppen definiert. „Wegweisend" galt das Erkennen einer malignomverdächtigen Raumforderung, „definitiv diagnostisch" der zusätzliche zytologische Malignitätsnachweis oder Evidenz von Lymphknoten- oder Lebermetastasen.

Resultate

Die größte Gruppe bildeten die *Nierentumoren* (20 Nierenkarzinome, 1 Urothelkarzinom) (Tabelle 2). In ca. einem Drittel der Fälle wurde der Tumor zufällig entdeckt, bei rund der Hälfte bestand ein Tumorverdacht, meist aufgrund einer vorgängig angefertigten Urographie. In 4 Fällen lagen bereits vergrößerte regionäre Lymphknoten vor. Eine definitive Diagnose gelang hier 5mal. Insgesamt wurden 19 Nachuntersuchungen durchgeführt. Computertomographie und Angiographie ergaben in 13 von 18 Fällen Mehrinformationen zur prätherapeutisch wichtigen Stadieneinteilung. Bei 8 Patienten wurde in kurativer Absicht eine Operation vorgenommen.

Die *Pankreaskarzinome* (Tabelle 2) manifestierten sich fast ausschließlich durch eine eindeutige klinische Tumorsymptomatik, Ikterus und z. T. durch palpable Raumforderung. In 12 von 16 Fällen lagen gleichzeitig Lebermetastasen vor. Die 8 durchgeführten Folgeuntersuchungen (5 CT, 2 ERCP, 1 PTC) ergaben keine wesentlichen Zusatzinformationen und dienten lediglich einer genaueren Übersicht über die pathologisch-anatomischen Verhältnisse. Es wurden nur palliative Therapien vorgenommen.

Tabelle 2. Genaue Erläuterungen s. Text

	Nieren $n=21$	Pankreas $n=16$	Leber Gallenw. $n=13$	Leber- metastase $n=33$
Klinik:				
Zufallsbefund	6	0	1	0
Unspezifisch	4	1	3	12
Tumorverdacht	11	15	9	21
Sonographie:				
Definitiv diagnostisch	5	10	5	2
Wegleitend	16	6	8	31
Folgeuntersuchungen:				
Relevante Zusatzinformationen	13/19	0/9	1/4	11/28
Therapie:				
Operation	8	5	1	3
Chemotherapie	1	1	1	2
Embolisation	1	0	0	0

Tabelle 3. Lebermetastasen: Tumorursprung
($n = 33$)

Keine Organzuordnung	17
Kolonkarzinom	9
Magenkarzinom	2
Bronchuskarzinom	2
Pankreaskarzinom	1
Cholangiokarzinom	1
Nebennierenkarzinom	1

Bei den Tumoren der *Leber und Gallenwege* (10 Hepatome, 3 Gallenwegskarzinome) (Tabelle 2) bestand initial häufig ein Tumorverdacht, insbesondere bei bekannter vorbestehender Leberzirrhose. In 4 von 13 Fällen war das Tumorleiden generalisiert. Wegen der meist fehlenden kurativen Therapiemöglichkeiten wurden nur wenige Zusatzuntersuchungen (3 CT, 1 PTC) durchgeführt. Wesentliche Informationen wurden nur im Falle des Cholangiokarzinomes mittels PTC gewonnen.

Bei den *Lebermetastasen* (33 Fälle) (Tabellen 2 u. 3) war in 12 Fällen die Klinik trotz des fortgeschrittenen Tumorleidens unspezifisch. In 11 von 17 Fällen wurde in Anbetracht des Patientenalters und des generalisierten Leidens auf eine weitere Abklärung bewußt verzichtet, in 6 weiteren Fällen konnte trotz Folgeuntersuchungen der Tumorursprung nicht ermittelt werden. Bei den 11 gastrointestinalen Tumoren konnte mittels Endoskopie oder Kontrastmitteluntersuchungen bei 6 Patienten der Primärtumor nachgewiesen werden. Die 5 übrigen werden erst autoptisch verifiziert. Die 6 angefertigten Computertomographien ergaben lediglich beim Fall des Pankreaskarzinomes Hinweise auf den Primärtumor. Die Laparoskopien erlaubten in 3 Fällen den bioptischen Malignitätsnachweis, jedoch nicht das Auffinden des Primärtumors. Es wurden 3 Palliativoperationen am Kolon vorgenommen, meist jedoch erfolgte, auch bei später nachgewiesenem Primärtumor, keine tumorspezifische Therapie.

Die *Feinnadelpunktionen* (n = 49) ermöglichten den Malignitätsnachweis und teilweise eine eindeutige Organ- bzw. Organgruppenzuordnung des Primärtumors. Die Punktionen ergaben bei den Nierentumoren lediglich 5 von 9mal zytologisch verwertbares Material, in den übrigen Fällen waren die Punktionen 34 von 40mal diagnostisch. Die Zytomorphologie war bei 4 von 5 Nierenkarzinomen und 5 von 5 Hepatomen eindeutig tumorspezifisch.

Diskussion

Aus den vorliegenden Resultaten wird ersichtlich, daß die Beschwerden mit dem zum Teil fortgeschrittenen Tumorleiden nur ungenau korrelierten. In den Fällen von Nierenkarzinom lag in knapp einem Drittel ein Zufallsbefund vor. Bei klinischem Tumorverdacht (Gewichtsabnahme, Verschlechterung des Allgemeinzustandes usw.) konnte eine Organzuordnung des vermuteten Malignoms nur zum Teil erfolgen. Andererseits diente die Sonographie bei Pankreas- und primären

Lebertumoren zur Bestätigung eines klaren, organbezogenen Tumorverdachts. Lediglich in den Fällen der Nierenkarzinome wurden operative Eingriffe in kurativer Absicht vorgenommen. Zur Erhärtung der Diagnose und zur präoperativ wichtigen Erfassung der Tumorausdehnung erwiesen sich weitere Abklärungen mittels CT und Angiographie als wertvoll. Im Falle der Pankreas- und Gallenwegskarzinome, bei denen lediglich palliative Eingriffe zur Gallendrainage und Wiederherstellung der gastrointestinalen Passage erfolgten, ermöglichten CT, ERCP und PTC eine genauere Übersicht über die pathologisch-anatomischen Verhältnisse. Bei den Fällen mit primärem oder sekundärem malignem Leberbefall wurde aufgrund des fortgeschrittenen Tumorleidens, bei fehlenden therapeutischen Konsequenzen, auf eine weitere Abklärung meistens verzichtet. Die Feinnadelpunktionen bei sonographischem Malignomverdacht erweisen sich als wertvoll. Es wurde nicht nur innerhalb kurzer Zeit auf eine wenig invasive Art der Malignitätsnachweis erbracht, häufig konnte aufgrund der Zytomorphologie eine Organ- bzw. Organgruppenzuordnung vorgenommen werden.

Zusammenfassung

Die Sonographie ist eine effektive Methode zur nicht-invasiven Abklärung abdominaler Tumoren bei alten Patienten. Raumforderungen können mittels sonographischer Primärabklärung erkannt und lokalisiert werden. Kombiniert mit einer Feinnadelbiopsie ist weiterhin eine artdiagnostische Zuordnung möglich. Der gezielte Einsatz notwendiger Folgeuntersuchungen bringt Zeitersparnis sowie Kostenreduktion und verringert die Patientenbelastung. Mit dem sonographischen Nachweis eines generalisierten Tumorleidens kann aufgrund der fehlenden kurativen Möglichkeiten auf unnötige und umfangreiche Zusatzuntersuchungen meist verzichtet werden.

Verbessert Metoclopramid die Wirkung von Dimeticon (Ceolat) bei der Vorbereitung zur abdominellen Sonographie?

K. U. Sturm, S. E. Miederer, W. Dewes und F. Christ

Intestinale Gasansammlungen beeinflussen die abdominelle Sonographie ungünstig und lassen bei starkem Meteorismus oft nur eine eingeschränkte Beurteilung zu. Da die Schallwellenwiderstände von Luft und Weichteilen stark differieren, kommt es beim Auftreffen des Schalls auf Luftansammlungen zu Totalreflexionen, so daß die dahinterliegenden Strukturen nicht dargestellt werden können. Während sich größere Luftblasen mit ihrer umschriebenen Schallauslöschung weniger störend bemerkbar machen, führen kleinere Luftbläschen aufgrund der Vielfalt der durch sie bewirkten akustischen Artefakte zu einer größeren Beeinträchtigung der sonographischen Untersuchung [4].

Mit Hilfe entschäumend wirkender Substanzen vom Typ des Dimeticons wird versucht, die sonographische Darstellung abdomineller Organe zu verbessern. In mehreren Untersuchungen konnte gezeigt werden, daß Dimeticon enthaltende Präparate in der Lage sind, bei Applikation am Vorabend der Untersuchung die Qualität der sonographischen Untersuchungsergebnisse zu verbessern [2, 3].

Eine Steigerung der gastrointestinalen Motilität läßt ebenfalls über einen beschleunigten Gasabtransport eine Verbesserung der Untersuchungsbedingungen erwarten. Der Dopaminantagonist Metoclopramid beschleunigt die Magenentleerung und moduliert peristaltische Bewegungen im oberen Gastrointestinaltrakt. Möglicherweise werden dadurch Entschäumer besser verteilt und zugleich Luftansammlungen beschleunigt abtransportiert.

Es wurde daher in einer kontrollierten klinischen Studie untersucht, ob die Kombination von Metoclopramid und Dimeticon die Untersuchungsbedingungen gegenüber einer einfachen Verabreichung von Dimeticon verbessert.

Methodik

In einer randomisierten, doppelblind angelegten Studie wurden 40 Patienten 6 Tabletten Dimeticon (80 mg) und 40 Patienten 6 Tabletten Dimeticon (80 mg) und Metoclopramid (3 mg) am Vorabend der Untersuchung verabreicht. Die Patienten wurden unabhängig von der klinischen Verdachtsdiagnose in die Studie mit einbezogen. Die Untersuchungen erfolgten am nüchternen Patienten zwischen 8.30 und 13.00 Uhr. Eine Beurteilung der Untersuchungen erfolgte organbezogen (Leber, Milz, linke Niere, rechte Niere, Pankreas, große abdominelle Gefäße und Lymphknoten) nach den Noten 1 bis 5 (1 = sehr gut; 2 = gut; 3 = befriedigend; 4 = mangelhaft; 5 = ungenügend). Aufgrund des variablen Füllungszustandes der Harnblase bei den einzelnen Patienten wurde auf die Beurteilung der Darstellbarkeit von Organen des kleinen Beckens bei der Auswertung verzichtet.

Als Hauptvariable wurde die Summe der Beurteilungen für die zur Auswertung kommenden 6 Körperregionen berechnet. Mit dem Student-t-Test für unabhängige Beobachtungen wurde die Variable in den beiden Behandlungsgruppen verglichen.

Ergebnisse

In Tabelle 1 sind die Durchschnittsnoten getrennt nach den zur Auswertung kommenden Körperregionen für die beiden Patientenkollektive aufgeführt. Außerdem ist die Anzahl der organbezogenen Untersuchungen aufgeführt, die mit der Note 4 oder 5 bewertet wurden.

Tabelle 1. Organbezogene Durchschnittsnoten der Beurteilbarkeit der beiden untersuchten Patientenkollektive. In Klammern ist die Anzahl der Patienten aufgeführt, bei denen das jeweilige Organ nicht ausreichend beurteilt werden konnte (Note 4 oder 5)

Körperregion	Dimeticon	Dimeticon + Metoclopramid
Leber	2,11 (1)	2,17 (4)
Milz	2,00 (1)	2,29 (1)
Rechte Niere	2,11 (1)	2,22 (4)
Linke Niere	2,25 (2)	2,43 (4)
Pankreas	2,61 (11)	2,97 (7)
Große Gefäße und Lymphknoten	2,86 (11)	3,09 (11)

Die statistische Auswertung der Hauptvariablen, welche als Summe der Bewertungen der einzelnen Körperregionen definiert wurde, nach dem Student-t-Test für unabhängige Beobachtungen, zeigt keine signifikanten Unterschiede zwischen den beiden Patientengruppen ($t = 0,65$; $FG = 81$; $p = 0,5$). Die Patientengruppe, welche zusätzlich mit Metoclopramid vorbereitet wurden, weist sogar geringfügig schlechtere Durchschnittsnoten für alle ausgewerteten Körperregionen auf, welche jedoch statistisch nicht signifikant sind.

Die organbezogene Versagerquote – Beurteilung nur mangelhaft oder unzureichend möglich (Note 4 oder 5) – betrug für die Leber, die Milz und die Nieren bei alleiniger Vorbereitung mit Dimeticon weniger als 5%, bei zusätzlicher Verabreichung von Metoclopramid weniger als 10%. Für die Pankreasregion und die retroperitoneal gelegenen großen Gefäße ergaben sich deutlich schlechtere Ergebnisse. Hier konnte durchschnittlich in ca. 25% der Fälle keine ausreichende Beurteilung erfolgen, wobei sich hier geringe Vorteile in der Beurteilung des Pankreas bei der zusätzlichen Verabreichung von Metoclopramid ergaben.

Diskussion

Die Ergebnisse der Untersuchung zeigen, daß die kombinierte Gabe von Metoclopramid und Dimeticon gegenüber der einfachen Verabreichung von Dimeticon am Vorabend der Untersuchung zu keiner Verbesserung der sonographischen Beurteilbarkeit der abdominellen Organe führt. Im Gegenteil führte die zusätzliche Gabe von Metoclopramid sogar zu einer geringfügigen Verschlechterung der organbezogenen Durchschnittsnoten, welche jedoch statistisch nicht signifikant ist.

Des weiteren bestätigt diese Untersuchung die bekannte gute sonographische Beurteilbarkeit der Leber, Milz und der Nieren (2). Diese sind aufgrund ihrer anatomischen Lage nur selten durch störende Darmgasüberlagerungen in ihrer Beurteilungsfähigkeit eingeschränkt. Erwartungsgemäß waren Pankreasregion und Region der großen Gefäße durchweg schlechter beurteilbar. Ihre retroperitoneale Lage und der vorgelagerte Magen-Darm-Trakt erschweren bei großen Mengen Darmgas ihre sonographische Beurteilung.

Von großem klinischen Interesse ist insbesondere die Zahl der Untersuchungen, bei denen eine ausreichende Beurteilbarkeit bestimmter Organe nicht möglich war und somit je nach klinischer Relevanz weitere ergänzende bildgebende Verfahren (z. B. Computertomographie) nötig wurden (Note 4 oder 5). Während die Versagerquoten für die Beurteilung der Leber, der Milz und der Nieren mit weniger als 10% bei zusätzlicher Verabreichung von Metoclopramid und von weniger als 5% bei alleiniger Gabe von Dimeticon als gering einzuschätzen sind, sind Pankreasregion und die Region der retroperitoneal gelegenen großen Gefäße in ca. 25% der Fälle weitaus häufiger nur unzureichend beurteilbar. Dabei zeigten sich geringe Vorteile bei der zusätzlichen Verabreichung von Metoclopramid in der Beurteilung der Pankreasregion.

Während andere Studien [2, 3] gezeigt haben, daß eine Prämedikation am Vorabend der sonographischen Untersuchung mit Dimeticon-Präparaten die sonographische Beurteilbarkeit des Abdomens verbessert, läßt die vorliegende Untersuchung eine zusätzliche Verabreichung von Metoclopramid nicht als sinnvoll erscheinen. Die Untersuchungsbedingungen werden dadurch nicht verbessert, sondern sogar gering, statistisch jedoch nicht signifikant, verschlechtert.

Literatur

1. Brockmann WP (1983) Sonographie des Abdomens: Patientenvorbereitung mit Polysiloxan-Präparaten. DMW 108:1493
2. Gladisch R, Elfner R, Massner B, Ulrich H (1985) Prämedikation zur abdominellen Sonographie – Vergleich der Wirksamkeit zweier Dimeticon-Präparate. Ultraschall 6:114–117
3. Lembcke B, Kehl A, Lankisch PG (1985) Führt die Einnahme entblähender Substanzen zu einer verbesserten Bildqualität der abdominellen Sonographie? Z Gastroenterol 23(11):628–631
4. Rettenmeier G (1983) Vorbereitung zur Abdominalsonographie. DMW 108:598

Leber

Welche Bedeutung haben sonographisch entdeckte Lebertumoren?

H. Weiss, S. Vorbeck, A. Weiss und C. Krahl

Kaum ein Patient einer internistischen Klinik, der nicht im Laufe seines stationären Aufenthaltes einer sonographischen Untersuchung des Abdomens unterzogen würde.

Bei dieser Untersuchung werden zufällig Befunde unterschiedlicher Relevanz erhoben. 1983 hat Krämer [2] vor diesem Kreis gezeigt, daß bei beschwerdefreien Patienten in über 40% der Fälle mit zufällig entdeckten pathologischen Veränderungen zu rechnen ist. Nur in 0,2% der Fälle werden jedoch maligne Tumoren entdeckt. In einer anderen Arbeit beschreibt derselbe Autor [1], daß nur 46% der sonographischen Verdachtsdiagnosen von Lebertumoren schließlich auch zuträfen. Wir selbst haben bereits in mehreren Untersuchungen auf die Inzidenz und Verteilung benigner und maligner Veränderungen der Leber hingewiesen, die z. T. erwartet und nicht erwartet entdeckt worden sind [3–5].

Um eine abschließende Wertung unserer eigenen Ergebnisse zu dieser Fragestellung durchführen zu können, wie sinnvoll nämlich eine generelle Ultraschalluntersuchung jedes Patienten sei, haben wir die 75 840 Patientendaten der Jahre 1979 bis 1984 der Medizinischen Kliniken in Mannheim aufgearbeitet. Die dabei erhobenen Befunde wurden als richtig angesehen, sofern sie durch histologische, endoskopische oder eindeutige radiologische Vergleichsuntersuchungen bestätigt waren. Die nicht eindeutig geklärten Veränderungen wurden ausgeklammert, soweit nicht durch Kontaktnahme mit Hausärzten und Patienten eine später erfolgte Bestätigung der Diagnose durch Kontrolluntersuchungen, Vergleichsuntersuchungen oder in wenigen Fällen durch den Verlauf gewährleistet war.

Es waren in dem beschriebenen Zeitraum 1 382mal umschriebene solide Leberveränderungen diagnostiziert worden (1,8%) (Tabelle 1). Davon waren 1 161 Veränderungen Metastasen eines bereits bekannten Primärtumors oder die ausgedehnte Metastasierung eines unbekannt gebliebenen Primärtumors (1,5%). Neu entdeckte, d. h. zu Beginn der sonographischen Untersuchung nicht erwarte-

Tabelle 1. Lebertumoren 1979–1984 (Med. Kliniken Mannheim)

	n	%
Gesamtzahl der Untersuchungen	75 840	
Umschriebene solide Leberveränderungen	1 382	1,8
Metastasen bekannter Tumoren	1 161	1,5
Neu entdeckte Veränderungen	221	0,3

Ultraschalldiagnostik 86
Herausgegeben von M. Hansmann u. a.
© Springer-Verlag

Tabelle 2. Klärung sonographisch zufällig gefundener solider Leberveränderungen (n = 180)

	n	%
Ohne Befund bei Kontrollen (0,8% aller Unters.)	35	19,5
Filiae	59	32,8
Adenome	5	2,8
Prim. Leberzell-Ca.	8	4,4
Zysten	26	14,4
Echinoccocuszysten	2	1,1
Abszesse	1	0,5
Hämangiome, benigne	23	
Hämangiome, maligne	1	13,3

te umschriebene Veränderungen wurden bei 221 Patienten (0,3%) gefunden. Bei 10 dieser Patienten war der Befund nicht eindeutig reproduzierbar, bei 31 Patienten konnten die Lebensdaten nicht weiter verfolgt werden. Es blieben zur Bearbeitung die Daten von 180 Patienten übrig. Handelte es sich bei den Veränderungen um Prozesse, die nicht eindeutig als maligne zu erkennen waren, wurde das von uns früher vorgestellte diagnostische Stufenprinzip bis zur Klärung der umschriebenen Veränderungen eingesetzt [4]. Bei Veränderungen, die malignomverdächtig erschienen, wurde die Diagnose durch Feinnadelbiopsie oder laparoskopisch gezielte Biopsie gesichert, der Primärtumor gesucht. Bei 59 Patienten (32,8%) ließen sich auf diese Weise Metastasen der Leber finden. Bei 26 Patienten (14,4%) wurde der erhobene Befund als kleine Zyste verifiziert (Tabelle 2). Bei 35 Patienten war bei Kontrolluntersuchungen die umschriebene Veränderung verschwunden, so daß es sich um zonale Verfettungen oder Artefakte gehandelt haben muß. Adenome wurden bei 5 Patienten (2,8%), primäre Leberzellkarzinome bei 8 Patienten (4,4%), Hämangiome (Abb. 1) bei 24 Patienten gefunden. Die übrigen Befun-

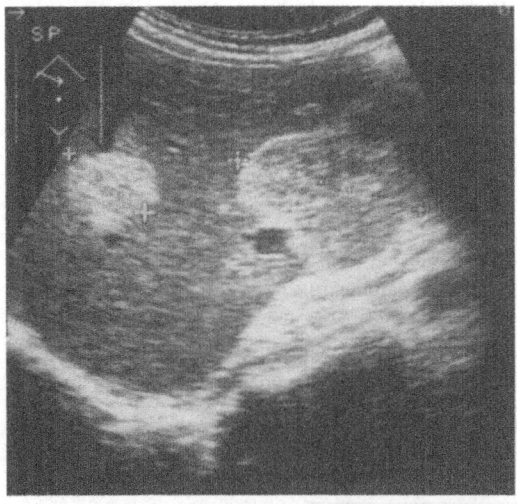

Abb. 1. Inzidentalome der Leber, durch Blutpoolszintigraphie und Bolus-CT als Leberhämangiome bestätigt

Tabelle 3. Klärung sonographisch zufällig gefundener solider
Leberveränderungen ($n = 180$)

	n	%
Regeneratknoten LZ	7	3,9
Gallenblasen-NPL (invas.)	3	1,7
Magen-NPL (invas.)	1	0,5
Sarkom	1	0,5
Leberinfarkt	1	0,5
FNH	1	0,5
Riedel-Lappen	2	1,1
Zonale Verfettung	2	1,1
Artefakt	2	1,1
Maligne Tumoren gesamt	73	40,6

de wurden selten erhoben: 3 Gallenblasenkarzinome, 7 Regeneratknoten bei Leberzirrhose, 2 zonale (Tabelle 3) Verfettungen, 2 Echinokokkuszysten, 1 Abszeß,
1 FNH (Tabelle 3). Die aufgrund der zufällig entdeckten Lebermetastasen einge-
leitete Suche nach dem Primärtumor führte bei 9 Patienten (15,2%) nicht zu der
Diagnose des Primärtumors, bei 8 Patienten lag ein Magenkarzinom, bei 7 ein
Pankreas-, bei 7 ein Bronchial- und bei 6 Patienten ein Rektumkarzinom vor, bei
nur 5 Patienten jeweils ein Mamma- und ein Kolonkarzinom, bei 4 ein Ovarialkarzinom. Der Anteil der umschriebenen soliden Leberveränderungen an der Gesamtzahl der Untersuchungen entspricht mit 1,8% etwa den Angaben aus unseren früheren Arbeiten und der Literatur.

Zusammenfassung

Der Wert der Sonographie für das Staging von Tumoren ist unbestritten. Daneben wird eine Vielzahl von pathologischen Befunden anläßlich klinischer sonographischer Untersuchungen entdeckt. Diese sind zwar nur z. T. von Relevanz.
Ihre Kenntnis ist jedoch für Kontrolluntersuchungen unter vielleicht veränderten
Bedingungen von erheblichem Wert. Unter 180 zufällig entdeckten soliden Leberveränderungen waren nur 19,5% nicht mehr reproduzierbar. Alle anderen Veränderungen (80,5%) entsprachen morphologisch definierten Raumforderungen. In
56,7% waren solide Tumoren der Leber nachweisbar. In 40,6% der Fälle entsprachen diese Veränderungen malignen Prozessen. In 62,2% hatten die entdeckten
Veränderungen Konsequenzen für die Therapie des Patienten. Die Daten sprechen für sich. Sie bestätigen den Wert des frühzeitigen Einsatzes der sonographischen Diagnostik und legitimieren die generelle sonographische Untersuchung
stationärer Patienten.

Literatur

1. Dobrinski W, Kremer H, Schreiber MA (1985) Sonographie – welche invasiven diagnostischen Maßnahmen vermindert und welche induziert sie? Ultraschalldiagnostik 84. G. Thieme 7–8
2. Kremer H, Schreiber MA, Zöllner N (1984) Kann man die routinemäßige Sonographie als (gesetzliche) Früherkennungsmaßnahme empfehlen? Ultraschalldiagnostik 83. G. Thieme 283–285
3. Meissner J, Deck G. Krakow B (1980) Besteht eine Korrelation zwischen sonographischen und histologischen Kriterien bei Lebermetastasen? Ultraschalldiagnostik in der Medizin. G. Thieme 104–105
4. Weiss H, Weiss A, Wetzel E, Ranft K, Nägele E (1985) Die Sonographie in der Diagnostik umschriebener entzündlicher und tumoröser Leberveränderungen. Ultraschalldiagnostik 84. G. Thieme 44–45
5. Weiss H, Weiss A (1986) Präoperativer Ausschluß und Nachweis von Lebermetastasen. Therapiewoche 36 1252–1257

Echokontrastsonographie der Leber: Erste klinische Ergebnisse

K. Frank, U. Höhne, K. J. Klose, F. P. Kuhn, P. Lindner, R. Schlief
und M. Thelen

Einführung

Ende der 60er Jahre berichteten Gramiak, Schah und Kramer [1], daß intravenös injiziertes Indocyanin-Grün das rechte Herz für kurze Zeit echogen erscheinen läßt. Von den seither teils experimentell, teils klinisch erprobten Substanzen hat sich die von Schering in den letzten Jahren entwickelte (Echovist) in mehr als 500 klinischen Prüfungen als die effektivste erwiesen. Im Rahmen dieser Untersuchungen kam es bei Patienten mit Rechts-links-Shunt zum Übertritt von Echovist in den großen Kreislauf, ohne daß dabei unerwünschte Wirkungen aufgetreten wären. Nebenwirkungen, die die Anwendung im arteriellen System ausgeschlossen hätten, waren auch in den vorklinischen Studien nicht beobachtet worden.

Im Rahmen der hier vorgestellten Pilotstudie sollte nun geprüft werden, inwieweit die Ultraschalldiagnostik umschriebener Leberveränderungen durch die Injektion von Echovist in den Truncus coeliacus dahingehend beeinflußt wird, daß zusätzliche Informationen über Ausdehnung, Beschaffenheit und Gefäßversorgung der Herde gewonnen werden.

Methode

10 Patienten, erwachsene Männer und Frauen, wurden ausgewählt, nachdem zuvor der betreuende Kliniker die Indikation zur Coeliacographie gestellt hatte. Alle Patienten hatten sonographisch erkennbare umschriebene Leberveränderungen. Wegen der im Untersuchungszeitraum noch nicht abgeschlossenen Teratogenitätsprüfungen wurden Frauen mit gegebener Konzeptionsfähigkeit ausgeschlossen. Der Vollständigkeit halber sei erwähnt, daß auch die Galaktosämie eine Kontraindikation darstellt, wenngleich damit bei der Untersuchung Erwachsener nicht zu rechnen ist. Patienten mit schwerem Leberparenchymschaden wurden ebenfalls von der Studie ausgenommen.

Zu Beginn der Coeliacographie wurde nach Plazierung eines F-7-Side-Winder-Katheters im Truncus coeliacus Echovist in vier Einzelapplikationen verabreicht (Tabelle 1). Unmittelbar nach jeder Injektion wurde der Katheter mit 10 ml physiologischer Kochsalzlösung gespült. Vor jeder Injektion wurde der zu untersuchende Herd sonographisch aufgesucht und die Echogenität der Leber unter Injektion im Ultraschallbild beobachtet. Der Patient wurde aufgefordert, den Atem in für die Bildgebung günstiger Atemlage so lange wie möglich an-

Ultraschalldiagnostik 86
Herausgegeben von M. Hansmann u. a.
© Springer-Verlag

Tabelle 1. Echovist-Applikation

Suspension [mg/ml]	Menge [ml]	Osmolalität [mosmol/kg]
300	10	2475
400	5	3600
400	10	3600
300/400	10	2475/3600

zuhalten. Während bei den ersten 6 Patienten die Injektion mit einem maximalen Flow vorgenommen wurde, wurde bei den letzten 4 Patienten mit einem Flow von 1 ml/s injiziert. Vor Beginn der Untersuchung, sowie 40 min nach der letzten Injektion bzw. vor der Angiographie und 24 Std später wurden Leberenzyme, Pankreasfermente sowie Glukose im Serum bestimmt. Ferner wurden Blutdruck, Puls und EKG vor, während und 24 Std nach der Untersuchung überprüft. Nach jeder Serie wurde der Patient nach subjektiven Wahrnehmungen unter Echovist-Applikation befragt. Unerwünschte Begleitreaktionen wurden aufgezeichnet.

Ergebnisse

Zehn Patienten wurden untersucht, 4 Frauen und 6 Männer im Alter zwischen 38 und 68 Jahren (mittleres Alter 53,3 Jahre). Die klinischen Indikationen zu den Untersuchungen sind in Tabelle 2 zusammengestellt. Die 3 Patienten mit bekannten Leberfiliae wurden vor Leberresektion respektive lokaler Chemotherapie untersucht. Die Echovist-Applikationen wurden insgesamt gut vertragen, lediglich bei einem Patienten trat unter der ersten Injektion eine schüttelfrostartige Exzitation auf, die der Patient selbst als psychisch bedingt wertete. Nach Gabe von 15 mg Midazolum i.v. sistierten diese Beschwerden zunächst, traten aber unter der Angiographie in abgeschwächter Form erneut auf. Sechs Patienten bemerkten die Injektion überhaupt nicht, 2 Patienten berichteten über ein leichtes allgemeines, einer über ein retrosternales Wärmegefühl. Ein Patient bemerkte ein leichtes Kribbeln im Epigastrium.

Der Einfluß von Echovist auf die Abgrenzbarkeit der umschriebenen Leberveränderungen war unterschiedlich. Sie reichten von Maskierung der Herde durch die Zunahme der Echogenität der umgebenden Leber (n = 5) bis hin zu deutlich besserer Abgrenzbarkeit unter Echovist (n = 3). In 2 Fällen änderte sich die Abgrenzbarkeit der Leberläsion unter Echovist nicht. In 5 Fällen kam es zu einer disseminierten Zunahme der Echogenität mit Vergröberung des Echomu-

Tabelle 2. Indikation zur Untersuchung

Sonographisch weißer Lebertumor	4
Primärer Lebertumor	3
Verdacht auf Leberfiliae	3

sters, 4mal wurde das Echomuster der Leber scheckig mit konfluierten Arealen größerer Echogenität in allen Leberabschnitten. In einem Fall nahm die Echogenität der Leber nur gering zu. Die Position des Katheters im Truncus coeliacus war in keinem Fall sonographisch darzustellen. Im Leberhilus war die Arteria hepatica in der Hälfte der Fälle unter Kontrastmittelgabe gut von der Vena portae und dem Ductus choledochus abzugrenzen. Die intrahepatischen Gefäße waren 6mal gut abgrenzbar, in 2 dieser Fälle hiervon waren Leberarterien in ihrer Verzweigung sogar bis in die Peripherie abgrenzbar.

Ein Beispiel soll im folgenden die Ergebnisse illustrieren:
Bei einem 60jährigen Patienten mit Leberzirrhose bei bekannter Hepatitis B war sonographisch ein echoarmer Herd im rechten Leberlappen kaudal dorsal aufgefallen. Klinisch bestand der Verdacht auf ein primäres Leberzellkarzinom. Nach Injektion von Echovist in allen 4 Serien, am besten jedoch nach Gabe von 10 ml in einer Konzentration von 300 mg/ml Suspension, zeigte sich eine deutliche Zunahme der Echogenität des Herdes über einen Zeitraum von ca. 30 s (Abb. 1–3). Dadurch kam es zu einer deutlichen Kontrastanhebung im Vergleich zum umgebenden Lebergewebe. Angiographisch waren in diesem Bereich unregelmäßig verlaufende Gefäße nachweisbar. Auch computertomographisch blieb die Läsion nach Kontrastmittelgabe hypodens im Vergleich zum umgebenden Leberparenchym. Bioptisch konnte ein primäres Leberzellkarzinom nicht gesichert werden, Labor und Klinik und Verlauf legen die Diagnose jedoch nahe. Es ist hervorzuheben, daß in diesem Fall Angiographie und Sonographie die Vaskularisation des Herdes konträr beurteilen. Wir werten dies als Hinweis darauf, daß Röntgenkontrastmittel und Echovist die anteilige Perfusion des Leberparenchyms aus dem arteriellen und portalen Stromgebiet unterschiedlich beeinflussen.

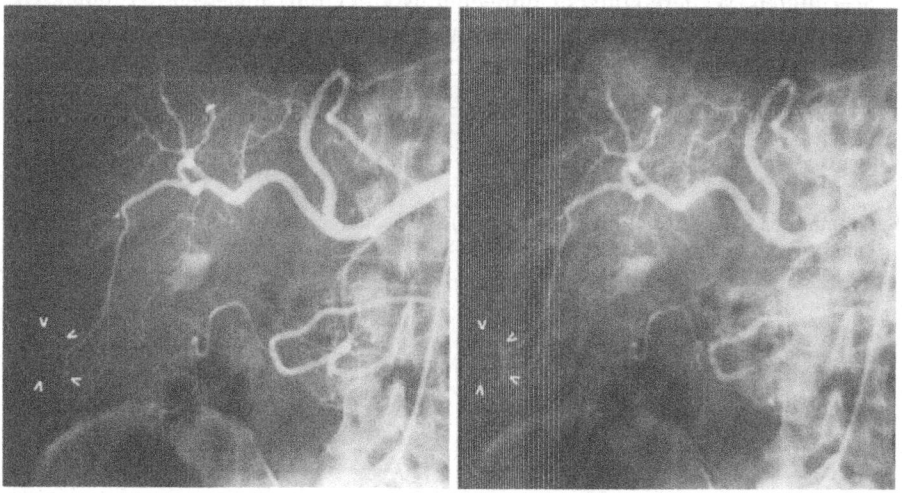

a   b

Abb. 1 a, b. Zöliakographie, Bilder aus der arteriellen Phase (**a**) und der frühen Parenchymphase (**b**). Dorsal kaudal im rechten Leberlappen unregelmäßig verlaufende Gefäße. Fleckförmige Kontrastmittelanreicherungen i. S. einer Parenchymographie in der Spätphase fehlten.

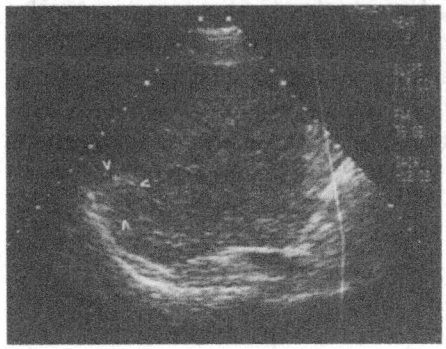 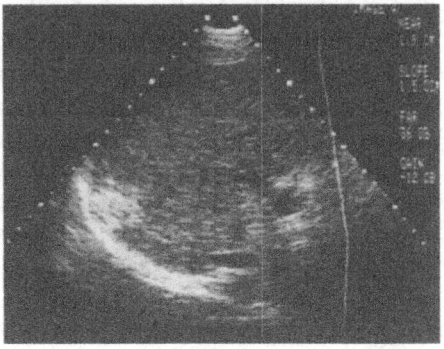

Abb. 2. Echokontrastsonographie. Unmittelbar vor der Injektion von Echovist mäßig abgrenzbarer minder echogener Herd im rechten Leberlappen zwerchfellnah

Abb. 3. Echokontrastsonographie. Nach Injektion von Echovist starke Zunahme der Echogenität im Herd, der für ca. 20 s weiß erscheint

Zusammenfassung

Aufgrund der begrenzten Fallzahl erlaubt die Untersuchung keine verallgemeinernden Aussagen. Folgendes Resümee kann jedoch gezogen werden:

1. Der diagnostisch günstigste Kontrasteffekt erschien uns bei einer Konzentration von 300 mg/ml Suspension und einer Injektionsgeschwindigkeit von max. 1 ml/s gegeben.
2. Die Applikationen wurden von den Patienten mit Ausnahme geringgradiger, vorübergehender subjektiver Mißempfindungen gut vertragen.
3. Bei der Beurteilung der Perfusion umschriebener Leberveränderungen kamen Angiographie und Echokontrastsonographie teilweise zu unterschiedlichen Resultaten. Weitere Untersuchungen müssen klären, inwieweit der diagnostische Zugewinn durch die Echokontrastsonographie den routinemäßigen Einsatz von Echovist in Ergänzung der Leberangiographie rechtfertigt.

Literatur

1. Gramiak R, Schah PM, Kramer DH (1969) Ultrasound cardiography: Contrast studies in anatomy and function. Radiology 92:939–948

Sonographie der intraabdominellen Ausbreitung der Echinokokkose und ihrer Komplikationen

C. Gückel, D. Beyer und R. Lorenz

Durch die wachsende Zahl von Ausländern aus Ländern des Mittelmeerraumes, in denen die zystische Echinokokkose endemisch ist, tritt auch in Deutschland diese Erkrankung häufiger in Erscheinung. Insbesondere werden neben der Leberechinokokkose zunehmend andere abdominelle Lokalisationen und prolongierte, komplizierte Krankheitsverläufe beobachtet.

Nach der in 50–75% betroffenen Leber und der mit 15–30% am zweithäufigsten befallenen Lunge stellen Nieren (4%), Milz (3%) und seltener der Peritonealraum (1%) die weiteren sonographisch faßbaren abdominellen Lokalisationen dar [1, 4]. Zu den Verlaufskomplikationen zählen die Infiltration benachbarter Organe (Zwerchfell, rechte Niere) durch eine Leberhydatide, die Kompression oder Infiltration von Gallengängen und die traumatische oder iatrogene sekundäre Peritonealechinokokkose.

Das infiltrative Einwachsen einer peripheren Leberhydatide in das Zwerchfell, eventuell mit sekundärer Pleuraechinokokkose, kann sonographisch nur aufgrund der Zystenlokalisation vermutet werden. Die Infiltration der rechten Niere ist durch die aufgehobene Atemverschieblichkeit zwischen Leber bzw. Leberzystenkonglomerat und Niere gekennzeichnet. Falls die fortschreitende Infiltration zu einer Ruptur der Echinokokkuszyste in das Nierenbeckenkelchsystem führt, kommt es zur Ausschwemmung von Skolizes und Tochterzysten in die ableitenden Harnwege mit Hämaturie und Nierenkoliken. Die Entwicklung einer Hydronephrose bei persistierender Harnstauung kann die sonographische Abgrenzung von Echinokokkuszystenkonglomerat und hydronephrotischer Niere unmöglich machen (Abb. 1).

Eine weitere mit bis zu 16% die häufigste Komplikation stellt die Gallengangskompression oder -infiltration durch eine Leberhydatide dar [3]. Der Nachweis einer posthepatischen Cholestase legt daher den dringenden Verdacht auf eine Gallengangsinfiltration mit intrabiliärer Zystenruptur nahe. Der sichere Nachweis dieser Komplikation gelingt durch die Darstellung eines dilatierten, auf die Leberhydatide zulaufenden intrahepatischen Gallengangs (Abb. 2). Ein weiterer wichtiger Hinweis besteht in dem Nachweis eines galligen Flüssigkeitssaumes zwischen Echinokokkuszystenmembran und umgebendem adventitiellem Granulationsgewebe des Parasitenträgers ähnlich dem "sign of detachment" bei der Lungenechinokokkose.

Die sekundäre peritoneale Echinokokkose kann traumatisch und soll in 20% iatrogen intraoperativ verursacht sein [2]. Insbesondere bei postoperativen Verlaufskontrollen ist daher auf diese Komplikation zu achten. Entsprechend den in-

Ultraschalldiagnostik 86
Herausgegeben von M. Hansmann u. a.
© Springer-Verlag

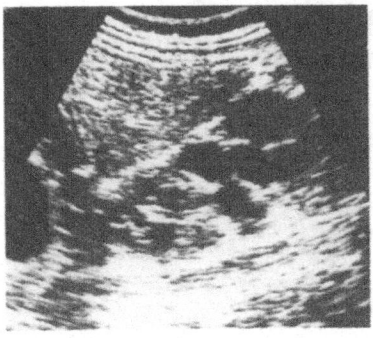
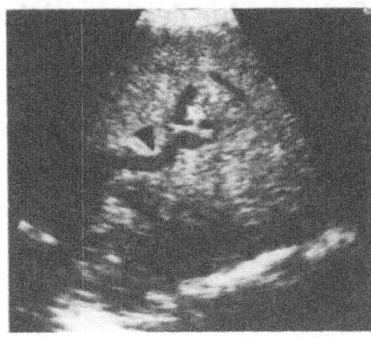

Abb. 1   **Abb. 2**

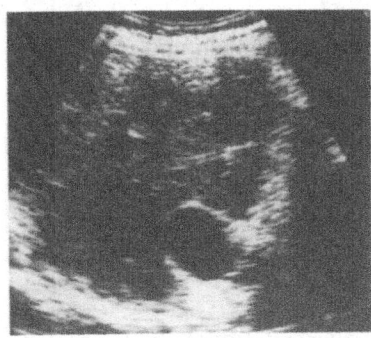

Abb. 3

Abb. 1. Infiltration der rechten Niere durch eine Leberhydatide mit Einbruch in das Nierenbeckenkelchsystem und Ausbildung einer Hyronephrose

Abb. 2. Leberechinokokkose mit Gallengangsinfiltration. Dilatierter, auf die Leberhydatide zulaufender intrahepatischer Gallengang (▶)

Abb. 3. Sekundäre Peritonealechinokokkose mit Impression des Leberparenchyms

traabdominellen Ausbreitungswegen sind der hepatorenale Rezessus und die Excavatio recto-vesicalis die typischen Lokalisationen, wobei im hepatorenalen Rezessus die Differenzierung von einer Leberhydatide durch den Nachweis einer Impression des Leberparenchyms durch die peritoneale Zyste gelingt (Abb. 3).

Literatur

1. Cockshott P, Middlemiss H (1979) Clinical radiology in the tropics. Churchill Livingstone, Edinburgh
2. Goller W, Belloso R, Aliano A, Nusspaumer F, Suiffet W (1976) Die Leberechinokokkose und ihre Komplikationen. Langenbecks Arch Chir 341:219–230
3. Kattan YB (1977) Intrabiliary rupture of hydatide cyst of the liver. Ann of the Roy Coll of Surg of Engl 59:108–114
4. Reeder MM, Palmer PES (1981) The radiology of tropical diseases. Williams & Wilkins, Baltimore

Ultraschalldiagnostik bei parenchymatösen Lebererkrankungen

S. Oedegaard und O. D. Laerum

Material und Methode

Bei 23 Männern und 27 Frauen mit Verdacht auf eine parenchymatöse Lebererkrankung wurde eine Sonographie durchgeführt (Gerätetyp Toshiba SAL 20, linearer Schallkopf mit Frequenz 2.4 MHz), danach erfolgte eine Leberblindpunktion nach der Methode von Menghini.

Ultraschallklassifizierung

Eine normale Leber hat eine glatte Oberfläche und eine homogene Echostruktur, die Ähnlichkeit mit dem Nierenparenchym aufweist. Die sonographischen Hauptkriterien, um die Diagnose einer parenchymatösen Lebererkrankung zu stellen, waren: veränderte Echodichte und Schalleitung, Änderung der Organgröße, Form und Oberfläche. Falls das Lebergewebe eine homogene Erhöhung von feinen, dichten Echos im Vergleich zum Nierenparenchym zeigt, eventuell in Kombination mit einer Vergrößerung und Formveränderung der Leber sowie erhöhte Schalldämpfung, dann kann eine Fettleber angenommen werden. Fibrotische Veränderungen weisen oft grobe, oft unsystematisch angeordnete, hyperechoische, streifenförmige Veränderungen auf. Bei einer fortgeschrittenen Fibrose können Formveränderungen und Organschrumpfung der Leber entstehen. Abgegrenzte Knoten, wie auch eine unregelmäßige Leberoberfläche, können gesehen werden. Diese Befunde deuten auf eine Zirrhoseentwicklung hin. Bei einer diffusen Krebsinfiltration der Leber sieht man oft eine inhomogene Echoverteilung, die oft nur schwer von einer benignen parenchymatösen Lebererkrankung unterschieden werden kann.

Bioptische Klassifizierung

Die bioptischen Befunde wurden in 5 Klassen eingeteilt: 1) Normalbefund, 2) Steatose, 3) Fibrose, 4) Zirrhose und 5) andere Befunde. Die Biopsien der Gruppen 2–5 zeigten oft Kombinationsbefunde. Die histologische Beurteilung wurde nach gewöhnlichen Kriterien durchgeführt.

Ultraschalldiagnostik 86
Herausgegeben von M. Hansmann u. a.
© Springer-Verlag

Berechnungen

Die sonographische Spezifität (P = D/C) entspricht dem Verhältnis zwischen Zahl der Patienten mit einer bestimmten Diagnose/Krankheit (D) und Zahl der Patienten mit Ultraschallbefund, vereinbar mit dieser Diagnose (C). Die Sensitivität (P = C/D) entspricht dem Verhältnis zwischen einem positiven Sonographiebefund (= C) und dem Vorliegen einer Krankheit (D = histologischer Befund).

Ergebnisse

Die Sonographie der Leber ergab bei 33 Patienten einen pathologischen Befund. Bei 32 von diesen Patienten wurden pathologische Biopsien gefunden. Bei insgesamt 45 Patienten wurden pathologische Veränderungen bei den Biopsien gefunden, die Sonographie war normal bei 13 von diesen Patienten. Dies ergibt eine Spezifität von 97% und Sensitivität von 71% zu der Frage unnormales/normales Lebersonogram bei Verdacht auf eine parenchymatöse Lebererkrankung, ohne Rücksicht auf eine spezifische Diagnose (Tabelle 1). Die Tabelle 2 zeigt die Zahl der Biopsiebefunde in den verschiedenen Gruppen. Wegen Biopsien mit gemischten Befunden ist die Zahl der Befunde nicht mit der Patientenzahl identisch. Diese Tabelle gibt die Sensitivität der Sonographie wieder. In der Gruppe „andere" wurden hauptsächlich histologisch leichte Veränderungen gesehen, die man mit der Sonographie zu entdecken kaum erwarten kann. Die Tabelle 3 zeigt den Sonographiebefund mit zugehörigen bioptischen Befunden. Diese Tabelle zeigt die Spezifität der Sonographie.

Tabelle 1. Ultraschall- und Biopsiebefunde bei parenchymatösen Lebererkrankungen

Biopsiebefund	Ultraschallbefund		
	Normal	Pathologisch	
Normal	4	1	5
Pathologisch	13	32	45
Total	17	33	50

Tabelle 2. Biopsiebefunde mit korrespondierenden Ultraschallbefunden

	Biopsie- befund	Sonographie- befund	Sensitivität (%)
Normal	5	4	80
Steatose	22	16	73
Fibrose	8	5	63
Zirrhose	9	6	67
Andere	17	1	6

Tabelle 3. Ultraschallbefund mit korrespondierenden Biopsie-befunden

	Sonographie-befund	Biopsie-befund	Spezifität (%)
Normal	17	4	24
Steatose	16	16	100
Fibrose	11	5	45
Zirrhose	11	6	55
Andere	3	2	67

Zusammenfassung

Sonographie zeigt eine hohe Spezifität und mäßige Sensitivität, wenn man eine pathologische von einer normalen Leberstruktur unterscheiden will. Mit Ausnahme der Fettleber kann die Ultrasonographie aber eine spezifische Diagnose bei dieser Fragestellung oft nur schwierig erkennen. Die Sonographie kann aber wertvolle Aussagen über die Leber ergeben, insbesondere bei Patienten, die nicht biopsiert werden können oder falls der Biopsiebefund unklar ist. Beide Methoden können sich ergänzen.

Benigne fokale Leberläsionen;
Differentialdiagnose und Stellenwert der Sonographie im Vergleich zu anderen bildgebenden Verfahren

M. Wedler und W. Tenbieg

Im Rahmen einer retrospektiven Studie überprüften wir die Treffsicherheit der sonographischen Primärdiagnose einer benignen fokalen Leberläsion (BFL) – Zysten haben wir ausgeklammert – an 47 Patienten (29 Frauen, 18 Männer) aus dem Zeitraum von 1981–1986. 42 Patienten hatten eine Läsion, 5 Patienten 2–3 Läsionen. Die Größe der Läsion war durchschnittlich 5–7 cm. Das Patientenalter betrug im Durchschnitt 54 (25–82) Jahre. Bei systematischer Erfassung eines Jahrgangs ergab sich bei 4739 abdominellen Ultraschalluntersuchungen eine Häufigkeit von 0,57%. Zur Differenzierung wurden bei 33 von 47 Patienten (70,2%) zusätzlich bildgebende Verfahren (27mal) und morphologische Methoden (10mal, Schneidnadelbiopsie, Operation, Laparoskopie und Sektion) durchgeführt. Nachuntersucht wurden sonographisch und klinisch 35 Patienten.

Tabelle 2 zeigt die zusätzlich angewendeten bildgebenden Verfahren und ihre diagnostische Relevanz. Diagnostisch relevant bedeutet, daß die Diagnose durch diese Methode mit einem eindeutigen Befund gesichert wurde. Bei der Angio-CT-Untersuchung wurde 5mal die Diagnose einer Metastase gestellt. Ein falsch-negativer Befund ergab sich bei 5 Untersuchungen, und zwar bei allen Läsionen gleich bzw. kleiner als 2 cm.

Tabelle 1. Indikation zur sonographischen Untersuchung

	n	%
Lebererkrankung	4	8,6
Oberbauchbeschwerden	7	14,9
Tumorstaging	15	31,9
Zufallsbefund	21	44,6

Tabelle 2. Zusätzlich bildgebende Verfahren bei BFL

Untersuchungsmethode	Anzahl n	Diagnostische Relevanz	[%]
Angio-CT	27	9	33,3
Angiographie	9	5	55,5
Sequenzszintigraphie	5	0	0
Gesamt	41	14	34

Ultraschalldiagnostik 86
Herausgegeben von M. Hansmann u. a.
© Springer-Verlag

Tabelle 3. Differenzierung der BFL

Diagnose	$n=22$	[%]	Größe [cm]	Echo-dicht
Hämangiom	17	77,3	4,5	17
Adenom	3	13,7	7,0	1
FNH	1	4,5	5,0	1
Metastase	1	4,5	3,0	1

Tabelle 3 zeigt die Differenzierung der BFL, die bei 22 Patienten durch die Zusatzuntersuchungen gelang, und ihren echomorphologischen Befund.

Insbesondere zeigen die *Hämangiome* durch ihr kavernöses, teilweise thrombosiertes Maschenwerk häufig eine *charakteristische Echomorphologie:*

Rasterartige streifenförmige echogene Feinstruktur; Einschluß echoärmerer Anteile; Kontakt zu Lebervenen; zarter oder fehlender echoarmer Randsaum; scharfe oder unscharfe Abgrenzbarkeit.

35 Patienten haben wir nach durchschnittlich 1,6 (½–5) Jahren sonographisch und klinisch nachuntersuchen können. Bei 33 Patienten zeigte sich keine Struktur-, Kontur- und Größenänderung. Eines der Adenome war nach Absetzen der Antikonzeptiva kleiner und echodichter und eine andere Läsion kleiner geworden.

Zusammenfassung und Diskussion

1. In einem nicht ausgewählten Kollektiv fanden wir benigne strukturierte Leberläsionen in einer Häufigkeit von 0,6%. In 45% war es ein Zufallsbefund. Bestätigt wird somit die Bedeutung der Sonographie in der Primärdiagnostik von fokalen Läsionen mit einer Sensivität von 70–90% [6]. Bemerkenswert ist andererseits der Befund einer BFL bei den 15 Tumorpatienten (32%).
2. Bei den 22 differenzierten BFL fand sich erwartungsgemäß als häufigste Veränderung ein Hämangiom (77%) mit einer autoptischen Inzidenz von 0,4–7,3% [1, 3].
3. Wir konnten bestätigen, daß bei erfahrenem Untersucher und guter Gerätetechnik die Treffsicherheit hinsichtlich der Diagnose einer benignen fokalen Läsion, insbesondere der Hämangiome aufgrund des sonomorphologischen Befundes, sehr hoch ist [7, 8]. Nur in einem Fall ergab sich eine Fehldiagnose. Der diagnostische Zugewinn durch andere bildgebende Verfahren war erstaunlich gering und ergab in einer größeren Anzahl die Fehldiagnose einer Metastase. Die dynamische Angio-CT ergibt vor allem beim kavernösen Hämangiom eine definitive Diagnose durch charakteristisches KM-Verhalten [5]. Bei Läsionen kleiner als 2 cm ist die Sonographie deutlich überlegen. Das schlechte Abschneiden der Sequenzszintigraphie liegt möglicherweise an der niedrigen Untersuchungszahl [2].
4. Überprüft wurde die sonographisch gestellte Primärdiagnose durch Kontrolluntersuchungen bei 35 Patienten mit einer mittleren Nachbeobachtungszeit

von 1,6 (½–5) Jahren. Bis auf Läsionen mit Größenabnahme – eine davon nach Absetzen von Antikonzeptiva [4] – war der sonomorphologische Befund unverändert. Für eine maligne Entartung ergab sich echomorphologisch und klinisch kein Anhalt.

Schlußfolgerung

Aufgrund dieser Ergebnisse schlagen wir folgendes Vorgehen im klinischen Alltag vor:

1. Bei nichthämangiomtypischen Strukturen ist die histologische Sicherung durch die ultraschallgeführte Feinnadelpunktion, am geeignetsten durch die Schneidbiopsie, notwendig. Bei einer fokalen nodulären Hyperplasie werden sonographische Verlaufskontrollen empfohlen. Entschließt man sich nach Sicherung eines Adenoms, wobei Größe, Lagebeziehung und klinische Patientendaten mit in die Überlegungen einbezogen werden müssen, nicht zu einem operativen Vorgehen, so führen wir auch hier nach Absetzen der Antikonzeptiva engmaschige Verlaufskontrollen durch.

2. Bei echomorphologisch charakteristischem Befund eines Hämangioms und fehlenden Tumorparametern Verzicht auf weitere Zusatzuntersuchungen.

3. Bei einem hämangiomverdächtigen, nicht ganz charakteristischen Befund kann die Angio-CT durch das typische Kontrastmittelverhalten ein Hämangiom beweisen. Es ist uns ein Anliegen, die besonderen Möglichkeiten der Sonographie herauszustellen, die als einziges bildgebendes Verfahren bei der häufigsten benignen Leberläsion, dem Hämangiom, bereits in der Primärdiagnostik ohne Kontrastmittelapplikation für das weitere Vorgehen wegweisend ist.

Literatur

1. Altmann HW (1984) Neubildungen der Leber. Verl Dtsch Krebs Ges Gustav Fischer Verlag, Stuttgart New York 5:423–435
2. Creutzig H, Brölsch C, Gratz K, Neuhaus P, Müller S, Schober O, Lang W, Hundeshagen H, Pichlmeyr R (1984) Nuklear-medizinische Differentialdiagnostik intrahepatischer Raumforderungen. Dtsch med Wschr 109:861–863
3. Edmondson HA (1958) Tumors of the liver and bileducts. In: Atlas of Tumor Pathology, sec 7, fasc 25, Washington DC, Armed Forces Institute of Pathology, S 113–115
4. Edmondson HA, Reynolds TB, Henderson B, Benton B (1977) Regression of liver cell adenomas associated with oral contraceptives. Ann Intern Med 86/2:180–182
5. Haertel M (1980) Das kavernöse Hämangiom im Computertomogramm. RöFo 133/4:379–381
6. Lewis FE (1984) Screening for diffuse and focal liver disease: the case for hepatic sonography. J Clin Ultrasound 12:67–73
7. Mirk PM, Rubaitelli L, Bazzochi M (1982) Ultrasonographic patterns in hepatic hemangioma. J Clin Ultrasound 10:373–376
8. Onodera H, Ohta K, Oikawa M, Abe M, Kanno T, Yoda B, Goto Y (1983) Correlation of the real-time ultrasono graphic appearance of hepatic hemangiomas with angiography. J Clin Ultrasound 11:421–425

Häufigkeit und Bedeutung zystischer Leberveränderungen

H. Weiss, B. Wallacher und A. Weiss

Zysten der Leber sind mit neueren Geräten ab 0,5 cm Größe nachweisbar. Die zystischen Erweiterungen von Gruppen persistierender intralobulärer Gallengänge [6] sind als harmlose Mißbildungen erst dadurch interessant geworden, daß sie einerseits sonographisch gut nachweisbar sind und andererseits von Echinokokkuszysten abgegrenzt werden müssen [2]. Beschwerden verursachen sie selten, maligne Zysten sind eine Rarität [8]. Die Häufigkeit kongenitaler zystischer Leberveränderungen wird in Sektionsbefunden zwischen 0,14 und 0,7% angegeben [5]. 1979 haben wir in diesem Kreis über die Häufigkeit sonographisch nachgewiesener zystischer Leberveränderungen berichtet [7]. Anhand von 11 835 sonographischer Untersuchungen waren damals bei 52 Patienten zystische Veränderungen der Leber diagnostiziert worden (0,44%). Kremer hat in einer Zusammenstellung bei 5 720 klinisch gesunden Personen in 0,8% der Fälle Zysten der Leber gefunden [4].

Die folgende Untersuchung gilt der Frage, wie häufig zystische Leberveränderungen in einem größeren Krankengut nachzuweisen sind, welche Bedeutung die jeweiligen Zysten für den Träger haben, wie häufig Echinokokkuszysten anzutreffen sind und wie genau die Sonographie in der Diagnostik und der Differentialdiagnostik liquider Veränderungen der Leber ist.

Es wurden die Untersuchungen der 3 medizinischen Kliniken des Klinikums Mannheim von 1979 bis 1984 retrospektiv ausgewertet (Tabelle 1). Es handelte sich um 75 840 Einzeluntersuchungen der Leber. In 399 Fällen (0,52%) wurden Zysten der Leber entdeckt. In 43 weiteren Fällen (0,06%) wurde der Verdacht auf das Vorliegen einer Echinokokkose gestellt. 221 Zysten waren solitär (Abb. 1), 178 multipel anzutreffen. Bei 96 Patienten bestanden gleichzeitig Zysten der Nieren. Eine Punktion der eindeutigen kongenitalen Leberzysten oder Zystenlebern wurden nur in einzelnen Fällen zur Entlastung den Magen-Darm-Kanal oder die Gallenblase bedrängender Zysten durchgeführt. Punktiert wurde auch, wenn die Differentialdiagnose zu einem reflexarmen Tumor nicht eindeutig zu stellen war. Über den Nachweis zweier maligner Leberzysten haben wir an anderer Stelle be-

Tabelle 1. Leberzysten 1979–1984 (Med. Kliniken Mannheim)

Gesamtzahl der Untersuchungen	75 840
Zysten	399 (0,52%)
Verd. Echinokokkus	43 (0,06%)

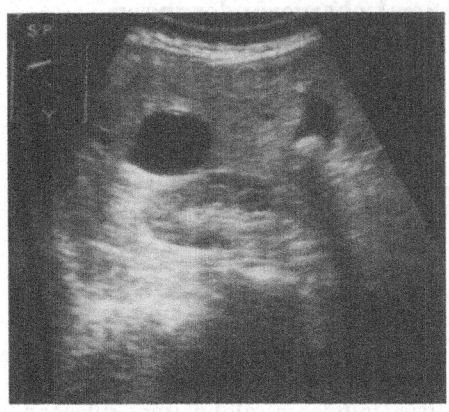

Abb. 1. Solitäre kongenitale Leberzyste im rechte Leberlappen. Außerdem: Cholelithiasis

richtet [8]. Es handelt sich hierbei um eine Seltenheit, insgesamt sind bisher 35 Beobachtungen dieser Art mitgeteilt worden. Der Verdacht auf das Vorliegen einer Echinokokkuszyste [1–3] wurde in allen Fällen serologisch überprüft, in 17 Fällen war die Serologie positiv, in 6 Fällen war sie negativ. Durch die Punktion der Zyste konnte eine zwar atypisch geformte, jedoch nicht parasitäre, d. h. kongenitale Zyste, nachgewiesen werden. In einem Fall lag ein karvernöses Hämangiom vor, das fälschlich für eine Echinokokkuszyste gehalten worden war. Dieses wurde nicht punktiert. Bei negativer Serologie wurde die ebenfalls in Betracht gezogene Differentialdiagnose angiographisch bestätigt. Unter den 17 Echinokokkuszysten waren 15 durch IHAT, 8 durch IFT und 11 durch KBR bestätigt worden. In jedem der 17 Fälle war zumindest eine der 3 Reaktionen positiv.

Bezüglich der Sensitivität des Nachweises zystischer Veränderungen fällt auf, daß bei anwachsender Untersuchungszahl ein nur geringgradiges Ansteigen des Zystenanteils gefunden wurde. Auch die Gesamtzahl ist mit 0,52% der untersuchten Lebern seit 1979 nur wenig angestiegen. Dies ist verwunderlich, da doch die zunehmende Qualität der Untersuchungsgeräte eine bessere Darstellbarkeit zystischer, auch kleiner Veränderungen zunehmend erlaubt. Andererseits sind gerade zystische Veränderungen mit den früheren Real-time-Geräten vom Typ Vidoson mit großer Sicherheit ab 1–1,5 cm nachzuweisen gewesen.

Der Verdacht, daß die klinisch irrelevanten kleinen Leberzysten evtl. bei zunehmender Routine nicht mehr jeweils erwähnt worden sind, liegt nahe, ist aber unbegründet. Der Grund für diese Tatsache liegt darin, daß erstens 50% der Zysten ohnehin multipel waren und die hinzukommenden nicht gesondert erwähnt wurden und zweitens neu zu erwartende Zysten in der Größenordnung zwischen

Tabelle 2. Serolog. Diagnostik von Echinokokkuszysten ($n = 17$)

	Positiv	Negativ
KBR	11 (64,7%)	6 (35,3%)
IHAT	15 (94,0%)	1 (6,0%)
IFT	8 (100,0%)	– (–)

0,5 und 1 cm lagen, so daß rein numerisch ein Mengenzuwachs von mehr als 0,08% nicht zu erwarten war.

Zusammenfassung

Die Untersuchungen zeigen, daß zystische Leberveränderungen innerhalb des klinischen Krankengutes in 0,52% der Fälle vorkommen. Echinokokkuszysten sind selten, sofern nicht eine Überrepräsentanz bestimmter südländischer Bevölkerungsgruppen vorliegt. Im eigenen Untersuchungsgut waren schließlich eindeutig verifizierbare Echinokokkuszysten nur in 0,02% der Fälle nachweisbar. Das Ansteigen der Inzidenz der Leberzysten von 1979 bis 1984 ist durch die Zunahme der Gerätequalität erklärt. Trotz der geringen Konsequenz des Nachweises von Leberzysten sollten diese sorgfältig dokumentiert werden als Grundlage späterer Kontrolluntersuchungen.

Literatur

1. Disko R (1977) Epidemiologie, Diagnose und Therapie der Echinokokkose. Ther d Gegenw 116:226–258
2. Hadidi A (1982) Sonographie of hepatic echinococcal cysts. Gastrointest Radiol 7:349–354
3. Hess U, Eckert J, Föhlich A (1974) Vergleich serologischer Methoden für die Diagnose der zystischen und alveolären Echinococcose des Menschen. Schweiz med Wschr 104:853–857
4. Kremer H, Schreiber MA, Zöllner N (1984) Kann man die routinemäßige Sonographie als (gesetzliche) Früherkennungsmaßnahme empfehlen? Ultraschalldiagnostik 83. Thieme 283–285
5. Melnick PJ (1955) Polycystic liver. Arch Pathol 59:162–172
6. Meyenberg H von (1918) Über die Zysten-Leber. Beitr Pathol Anat 64:477–532
7. Weiss H (1980) Häufigkeit und klinische Bedeutung sonographisch verifizierter Zystenlebern und solitärer Leberzysten. Ultraschalldiagnostik in der Medizin. Thieme 110–111
8. Weiss H, Schöll A (1985) Das biliäre Zystadenokarzinom der Leber. Med Klin 80:498–503

Zur klinischen Bewertung der US-Diagnose: Fettleber

H.-J. Maurer

Die pathologisch-anatomisch und histologisch definierte Fettleber kann durch unterschiedliche Noxen entstehen, z. B. Alkohol, Arzneimittel u. a. Nach Absetzen dieser Noxen oder deren Regulation können sich diese Veränderungen wieder zurückbilden; es können aber auch Folgeschäden eintreten, wenn die Noxe bereits zur Schädigung der Leberzellen geführt hat. Mit Hilfe des Ultraschalls (US) konnten erstmals die verschiedenen Gewebselemente der Leber hinsichtlich ihrer Echogenität unterschieden und darauf eine morphologische Leberdiagnostik aufgebaut werden. Da der Fettleber eine größere Bedeutung zukommt, worauf Kornhuber u. Mitarb. mehrfach hingewiesen haben, wurde untersucht, ob und inwieweit die US-Diagnose Fettleber Einfluß auf die weitere Diagnostik und Therapie der betreffenden Patienten ausübt.

Material und Methode [1]

Es wurden 1 782 Patienten beiderlei Geschlechts im Alter von 18–92 Jahren mit Überwiegen der Altersgruppe jenseits des 51. Lebensjahres mittels eines Combison 100 einer Oberbauchsonographie (Real-time-B-scan, 3,5 MHz) unterzogen.

Laborchemisch sind g-Glutamyl-Transpeptidase (gGT), Glutamat-Pyruvat-Transaminase (GPT) und Glutamat-Oxalacetat-Transaminase (GOT) bestimmt worden. [2]

Die histologischen Untersuchungen erfolgten im Pathologischen Institut der Universität Heidelberg (damaliger Direktor: Prof. Dr. Dr. h. c. mult. W. Doerr).

Ergebnisse

Unter den 1 782 Patienten wurde bei 460 (= 25,8%) sonographisch der Befund Fettleber erhoben; soweit möglich, wurde eine Quantifizierung vorgenommen. Bei 270/460 Patienten lag keine Erkrankung vor, die zu einer Erhöhung der GGT-, GPT- und GOT-Werte hätte führen können.

Es wurde jedoch nur bei 26/270 Patienten aufgrund der US-Diagnose eine Leberpunktion durchgeführt. 27 weitere Patienten mit GGT-, GPT- und GOT-er-

[1] Herrn Prof. Dr. R. Hild, Chefarzt der Inneren Abteilung und Herrn P. D. Dr. G. Kolig danken wir für die liebenswürdige Überlassung der Krankengeschichten.
[2] Unter technischer Mitarbeit von B. Maurer, MTA.

höhenden Erkrankungen wurden als Kontrollgruppe für die Treffsicherheit des US-Befundes herangezogen. Die Häufigkeit der Fettleber steigt kontinuierlich bis zum 79. Lebensjahr an. Bei uns überwiegen im Gegensatz zu den Angaben von Hartz u. Kornhuber Frauen (58,3%) gegenüber Männern (41,7%). Bei 12/68 Fällen (=17,6%) konnte die Annahme einer Fettleber histologisch nicht bestätigt werden. Die sonographisch versuchte Quantifizierung der Fettleber blieb unbefriedigend.

Die leberspezifischen Enzymwerte waren bei 138/460 Patienten normal, bei den anderen Patienten waren sie insgesamt oder in unterschiedlicher Kombination erhöht.

Diskussion

Das US-Bild und damit auch die Fettleber können von jedem normalsichtigen oder korrigiertsichtigen Untersucher erkannt werden; die Wertung der erfaßten Echodifferenzen erfährt jedoch eine subjektive Umsetzung, die zu individuellen Unterschieden bei verschiedenen Untersuchern führen kann.

Der von uns beobachtete Anteil von Patienten mit einer Fettleber (ca. 25%) liegt im Rahmen der im Schrifttum angegebenen Häufigkeit. Es ist unzweifelhaft, daß die sonographische Feststellung einer Leberparenchymschädigung i. S. einer Fettleber, nicht unproblematisch ist; dieses Echobild läßt differentialdiagnostisch (Beyer u. Schulze) auch andere Veränderungen, wie z. B. Fibrose (Räth) zu, u. U. kann sich hinter diesem Bild sogar eine diffuse Lebermetastasierung verbergen.

Unter Berücksichtigung dieser Gegebenheiten ist es unserer Ansicht nach erforderlich, den US-Befund Fettleber weiter abzuklären. Dies ist allein schon im Hinblick auf die von Kornhuber und seiner Arbeitsgruppe nachgewiesenen Folgen einer Leberverfettung von erheblicher Bedeutung. Es reicht daher nicht aus, den Befund Fettleber nur zur Kenntnis zu nehmen und klinisch nicht weiter zu beachten.

Zusammenfassung

In unserer Untersuchung ist die klinische Resonanz auf den US-Befund Fettleber außerordentlich gering.

Im Hinblick auf die Rückbildung einer Fettleber ist es erforderlich, diesen Befund histologisch zu entkräften oder zu bestätigen, um eine zielgerichtete Therapie durchführen zu können.

Auch im Hinblick auf die mögliche Mehrdeutigkeit des Echobildes einer Leberparenchymschädigung i. S. einer Fettleber, ist unserer Ansicht nach die weitere Abklärung unumgänglich.

Literatur

Beyer D, Schulze P-J (1983) Leber. In: Bücheler E, Friedmann G, Thelen M (Hrsg) Real-time-Sonographie des Körpers. Thieme, Stuttgart New York

Bolck F, Machnik G (1978) Die Leber. In: Doerr W, Seifert G, Uehlinger E (Hrsg) Anatomie, Bd 10. Springer, Berlin Heidelberg New York

Combes B (1975) Tetracycline in man. In: Gerok W, Sickinger K (ed) l.c

Cottier H (1981) Pathogenese. Springer, Berlin Heidelberg New York

Gerok W (1985) Leber. In: Bock HE, Kaufmann W, Löhr GW (Hrsg): Pathophysiologie, Thieme, Stuttgart New York

Gerok W, Sickinger K (ed) (1975) Drugs and the Liver. Schattauer, Stuttgart New York

Hartz F, Kornhuber HH (1985) Häufigkeit von Fettleber in Deutschland. Eine pathoanatomisch-epidemiologische Untersuchung. Dtsch med Wschr 110:1232

Henkler C, Scheben B, Kornhuber A, Kornhuber HH, Molz KH, Maier V, Swobodnik W, Wechsler JG (1987) Am Anfang des Weges zum Schlaganfall: Insulinrezeptor – Schädigung durch Alkohol und Fettleber – Hyperinsulinismus bei jüngeren Männern. Dtsch med Wschr 112:157–158

Kalow W (1975) Genetic aspects of biotransformation. In: Gerok W, Sickinger K (ed) l.c

Karlson P, Gerok W, Groß W (1978) Pathobiochemie. Thieme, Stuttgart

Klinge O (1984) Leber. In: Remmele W (Hrsg) Pathologie, Bd 2. Springer, Berlin Heidelberg New York Tokyo

Kornhuber HH, Lisson G, Suschka-Sauermann L (1985) Adipositas und Atherosklerose als spezifisch-toxische Alkoholfolgen. Öff. Gesundh.-Wes. 47:488–496

Kull B (1985) Sonographische Fettleberdiagnostik und klinisch-therapeutische Konsequenzen. Dissertation, Heidelberg. Öff Gesundh-Wes 47:488–496

Müting D (1986) Alkohol und Leber. In: Sinn I, v. Gaisberg (Hrsg) Gastroenterologie und Hepatologie in der Praxis. Falk Found, Freiburg/Br

Schenker S, Breen KJ, Heimberg MP (1975) Pathogenesis of tetracycline-induces fatty liver. In: Gerok W, Sickinger K (ed) l.c.

Schmid M (1979) Leber. In: Siegenthaler W (Hrsg) Klinische Pathophysiologie, 4. Aufl. Thieme, Stuttgart

Teschke R (1986) Erkrankungen der Leber durch Arzneimittel. Dtsch Ärzteblatt 83:1856–1866 u. 2686

Thaler H (1973) Die Fettleber und ihre klinische Bedeutung. In: Demling L (Hrsg) Klinische Gastroenterologie. Thieme, Stuttgart

Thaler H: (1984) Die Fettleber: Pathogenese, Klinik und Therapie: In: Tittor W, Schwalbach G (Hrsg) l.c.

Tittor W, Schwalbach G (Hrsg) (1984) Die Leber bei extrahepatischen Erkrankungen und Stoffwechselleiden. Demeter, Gräfelfing

Wannagat L (Hrsg) (1976) Toxische Leberschäden. Thieme, Stuttgart

Ausführliche Darstellung und weitere Literatur

Maurer H.-J. (1987) Klinische Akzeptanz der US-Diagnose: Fettleber. Die Medizinische Welt, im Druck

Kasuistik der primären diffusen Peliosis hepatis

H. Schneider, K. Seitz, R. Inninger und G. Rettenmaier

Die Peliosis hepatis ist ein seltenes Krankheitsbild mit Einblutungen in das Leberparenchym und Ausbildung von Blutseen, die fokal oder diffus über die ganze Leber verteilt auftreten können. Die Peliosis hepatis kann primär endogen oder aber sekundär durch vielfältige exogene Noxen hervorgerufen werden.

Berichtet wird von einem histologisch gesicherten und sonografisch dokumentierten Fall, der durch eine Leberruptur einen letalen Ausgang nahm.

Anamnese

R. H., 65 J., m.

3 Wochen vor stationärer Aufnahme Leistungsknick, Inappetenz und subfebrile Temperaturen. Rezidivierende Abdominalschmerzen, vorwiegend im rechten Oberbauch. Cholezystektomie vor 10 Jahren, Hepatitis und Malaria während des 2. Weltkrieges. Außer Ergotamin und Eisenpräparaten keine Medikamenteneinnahme. Einweisungsdiagnose: V. a. Cholangitis.

Körperlicher Befund

Leicht übergewichtiger Patient (172 cm, 81 kg), Subikterus, keine weiteren Leber-Hautzeichen. Leber palpatorisch deutlich konsistenzvermehrt und vergrößert (18 cm in der rechten Medioclavikularlinie). Milz fraglich tastbar, Druckschmerz im Epigastrium und rechten Oberbauch, geringe prätibiale Ödeme. Temperaturen 37,8 bis 39,2 °C.

Laborbefunde	Bei Aufnahme	Nach 7 Tagen
BKS	5/7	2/5
Quick	0,35	0,27
Thrombo	88	34 G/l
Bili.ges.	2,4	2,35 mg/dl
Hb	9,6	8,6 g/dl
Leuko	7,4	10,1 G/l
GOT/GPT	36/52	34/57 U/l
γ-GT	202	174 U/l

Eiweißelektrophorese unauffällig.

Ultraschalldiagnostik 86
Herausgegeben von M. Hansmann u. a.
© Springer-Verlag

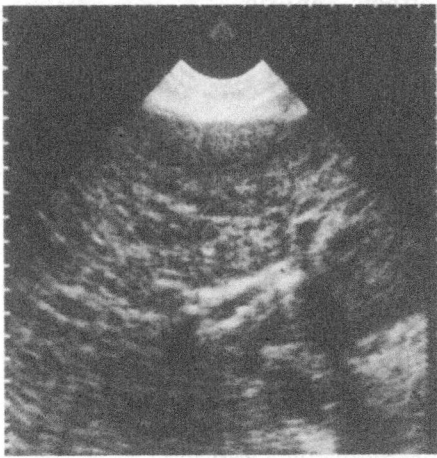 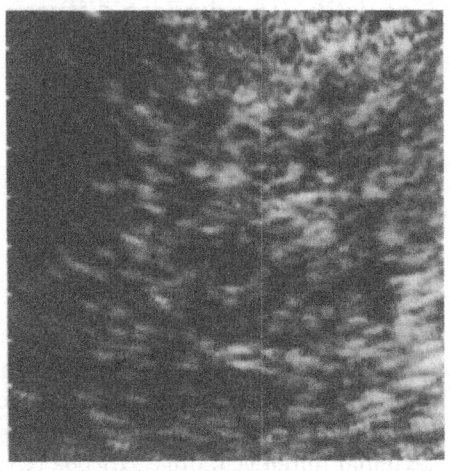

Abb. 1. Subkostaler Schrägschnitt: unregelmäßig verteilte, vorwiegend kleine, echoarme
Formationen

Abb. 2. Ausschnitt aus subkostalem Schrägschnitt: diffus verteilte echoarme Herde in
dichtem Lebermuster

Sonografiebefund

Die Leber ist durchsetzt von echoarmen, unregelmäßig konturierten Herden mit
einer Ausdehnung zwischen 3 mm und 2 cm. Durch die zirkumskripten Veränderungen Abdrängung einzelner Lebergefäße. Weitgehende Auslöschung des normalen Echomusters durch die dichtstehenden, diffus verteilten, echoarmen Areale (Abb. 1 u. 2). Kein sonografischer Hinweis auf ein Malignom in den übrigen
Abdominalorganen. Eine definitive Diagnosestellung war sonografisch nicht
möglich.

Verlauf

Feinnadelpunktion und Laparoskopie wurden wegen zunehmenden Gerinnungs-
störungen nicht durchgeführt (Quick 0,27). Im Laufe einer Woche zunächst lang-
same, dann rapide Verschlechterung des Allgemeinzustandes, zunehmende
Bauchschmerzen. Rasch eintretender Volumenmangelschock; freie Flüssigkeit im
Abdomen. Trotz rascher Blut- und Volumensubstitution Exitus letalis.

Obduktionsbefund

1100 ml blutige Flüssigkeit in der Peritonealhöhle. 3400 g schwere Leber mit 2
großen, zur Oberfläche hin rupturierten, zystischen Veränderungen. An der
Schnittfläche zahlreiche, bis erbsengroße, blutgefüllte, kavernöse Bezirke. 270 g
schwere Milz mit ebenfalls multiplen, bis kirschkerngroßen zystischen Veränderungen. Kein Malignom.

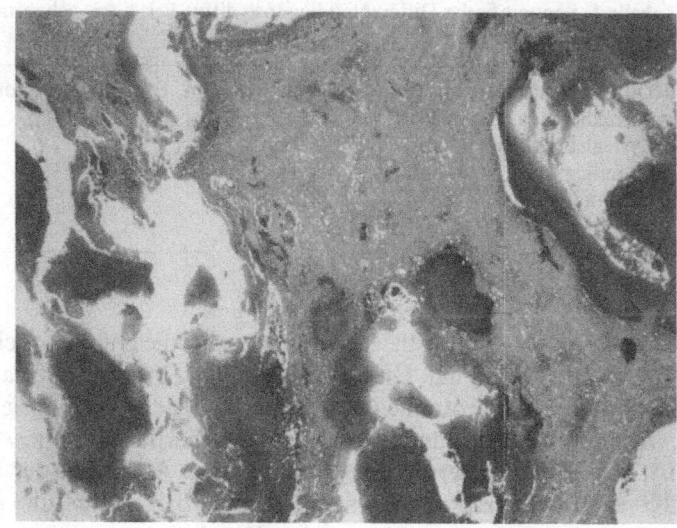

Abb. 3. Peliosis hepatis in HE-Färbung: Konfluierende Blutseen mit Ruptur der Organarchitektur

Histologischer Befund

Typisches Bild einer Peliosis hepatis mit multiplen, prall mit Erythrozyten angefüllten Hohlräumen. In den einzelnen Leberparenchymabschnitten unterschiedlich stark ausgeprägte Sinusdilatation, größere Areale untergegangener Hepatozyten mit Gitterfaserschwund bzw. Untergang (Abb. 3).

Diskussion

Das seltene Krankheitsbild der Peliosis hepatis wurde erstmals 1861 beschrieben [1]. Pathognomonisch sind ausgedehnte Einblutungen in das Leberparenchym bereits makroskopisch als zystische Hohlräume erkennbar.

Neuere elektronenmikroskopische Untersuchungen haben Endothelläsionen an den Wänden der Lebersinus nachgewiesen [2], durch die es zum Erythrozytenaustritt in das Leberparenchym kommt.

Nur selten ist die primäre Verlaufsform ohne erkennbare exogene Noxe. Bei den 35 bis 1950 veröffentlichten Fällen lag in ca. 75% eine Tuberkulose vor [3]. In den Jahren 1951 bis 1981 wurden 152 weitere Fälle veröffentlicht, von denen nur noch 7 eine Tuberkulose hatten [4]. In ca. 50% dieser Fälle bestand ein malignes Grundleiden. Circa 70% hatten eine Therapie mit Steroiden, 17α-alkylierten Androgenen, Östrogenen, Gestagenen, Glukokortikoiden, Zytostatika oder Immunsuppressiva erhalten. Seltener lagen auch andere Erkrankungen vor wie Alkoholismus, Sepsis, Pneumonie, Nephritis oder Thorotrastose [4]. In jüngster Zeit wurden 2 Fälle bei AIDS mitgeteilt [5].

1964 berichtete erstmals Caroli von einer in vivo mittels Biopsie unter laparoskopischer Sicht diagnostizierten Peliosis hepatis [6]. Bis 1982 sind dann bereits

Tabelle 1. Sonografische Differentialdiagnose diffus verteilter, echoarmer Leberveränderungen

- Diffuse Metastasierung (z. B. malignes Melanom, Bronchialkarzinom)
- Abszedierende Cholangitis
- Zystenleber (kleinzystisch)
- Granulomatöse Veränderungen
- Hämangiomatose
- Peliosis hepatis

62 Fälle in vivo diagnostiziert worden, wobei die Diagnosesicherung jeweils histologisch zu erfolgen hat. Die Diagnosestellung erfolgte mit Laparoskopie (n = 36), explorativer Laparotomie (n = 13), perkutaner Leberbiopsie (n = 5), hepatischer Arteriografie (n = 7) und transjugularer Leberpunktion (n = 1).

Mit der Verbesserung der physikalischen Auflösung der Ultraschallgeräte ist die Peliosis hepatis sonografisch darstellbar, wenn die pathognomonischen Blutseen im Leberparenchym einen Durchmesser von wenigen Millimetern bis Zentimetern erreichen.

Die Peliosis hepatis muß als seltene Differentialdiagnose bei sonografischer Darstellung fokaler Leberveränderungen in Betracht gezogen werden, neben häufigeren Ursachen wie diffuser Metastasierung (z. B. malignes Melanom oder Bronchialkarzinom), abszedierender Cholangitis, Zystenleber (kleinzystisch), granulomatösen Veränderungen und Hämangiomatosen (Tabelle 1).

Der vorgestellte Fall einer Peliosis hepatis gehört zu den seltenen Verläufen (ca. 5%), bei denen die Peliosis zur unmittelbaren Todesursache führte. Da keiner der bekannten ätiologischen Faktoren nachzuweisen war, ist anzunehmen, daß es sich hier um einen der seltenen primären Peliosis hepatis-Fälle gehandelt hat.

Literatur

1. Wagner E (1861) Fall von Blutcysten der Leber. Arch Heilk 2:369–370
2. Zafrani ES, Cazier A, Baudelot AM, Feldmann G (1984) Ultrastructural lesions of the liver in human peliosis. Am J Pathol 114:349–359
3. Zak FG (1950) Peliosis hepatis. Am J Pathol 26:1–15
4. Spech HJ, Liehr H (1982) Peliosis hepatis. Eine klinische Bestandsaufnahme. Z Gastroenterologie 20:710–721
5. Czapar CA, Weldon-Linne CM, Moore DM, Rdone DP (1986) Peliosis hepatis in the acquired immunodeficiency syndrome. Arch Pathol Lab Med 110(7):611–613
6. Caroli J, Julien C, Albano O (1964) Péliose hépatique et plasmosarcomatose splénique. Premiére observation reconnue «in vivo». Sem Hôp, Paris 40:1709–1720

Wertigkeit der lokalen Texturanalyse bei diffusen Leberkrankheiten

E. Schuster, P. Knoflach, K. Huber und G. Grabner

Einleitung

Wir verwenden seit 1985 die Methode der lokalen Texturanalyse mit dem Ziel, diffuse Leberkrankheiten objektiv zu differenzieren. Um die diagnostische Aussagekraft dieser Methode zu evaluieren, haben wir insgesamt 132 Bilder von Patienten mit gesicherter hepatologischer Diagnose (Zirrhose, Hepatitis, Fettleber, normale Leber) ausgewertet.

Methode

Um 2 Gewebestichproben auf ihre texturmäßige Übereinstimmung bzw. Divergenz zu überprüfen, wird jeweils ein rechteckiger Ausschnitt von beiden Geweben zufällig interaktiv am Bildschirm ausgewählt, und dann für alle Punkte aus beiden Gewebestichproben bestimmte lokale Textureigenschaften berechnet. Das Analysesystem markiert in der Folge in beiden Gewebestichproben jene Bildpunkte, deren zugeordnete lokale Textureigenschaften nicht innerhalb eines Normbereiches um den mittleren Texturwert beider Gebiete liegen. Das so entstehende Muster wird dann nach ihrem Häufungsgrad in einem der beiden Gewebe als „gleichartige Textur" und somit gleiche Diagnose bzw. als „unterschiedliche Textur" oder gleichbedeutend damit als verschiedener Gewebezustand klassifiziert.

Bei dieser Studie erfolgte diese Beurteilung „blind", da sie von Studenten der Informatik durchgeführt wurde, die keine Information über die gesicherten klinischen Diagnosen hatten.

Datenmaterial

Von den aufgenommenen und gespeicherten 132 Bildern könnten sinnvoll 6 240 Paare ausgewählt werden, um die Trennschärfe zwischen verschiedenen Zuständen der Leber zu bestimmen bzw. die Nicht-Trennbarkeit von Aufnahmen desselben Zustands zu überprüfen. Von diesen 6 240 sinnvollen Kombinationen wurden für diese Studie 122 Paare zufällig ausgewählt.

Ergebnisse

Normale Leber

Bei der Erkennung von normaler bzw. diffus erkrankter Leber (52 Fälle) hatte die Methode der lokalen Texturanalyse eine Gesamttrefferrate von 96,15%. Alle Vergleiche von gesunder mit erkrankter Leber führten zu einer Trennung, d.h. keine gesunde Leber wurde irrtümlich als krank klassifiziert. Bei der Differenzierung diffus erkrankten Lebergewebes von normaler Leber (36 Fälle) wurde bis auf 2 Fälle (jeweils Fettleber) ein texturmäßiger Unterschied festgestellt.

Fragestellung: Gesundes Lebergewebe?

Klassifikation nach der gesicherten Diagnose	Klassifikation nach der lokalen Texturanalyse		Summe
	Verschiedene Textur	Gleiche Textur	
Verschiedene Diagnosen	34	2	36
Gleiche Diagnosen	0	16	16
Summe	34	18	52

$$\text{Sensitivität} = \frac{\text{Zahl: gesunde Leber richtig erkannt}}{\text{Zahl: Vergleiche mit gesunder Leber}} = \frac{16}{16} = 100\%$$

$$\text{Spezifizität} = \frac{\text{Zahl: erkrankte Leber richtig erkannt}}{\text{Zahl: Vergleiche mit erkrankter Leber}} = \frac{34}{36} = 94,44\%$$

Fettleber

Bei der Erkennung von Fettlebern bzw. Nicht-Fettlebern (42 Fälle) erreichte die lokale Texturanalyse eine Gesamttrefferrate von 90,47%. Bei insgesamt 30 Vergleichen konnte eine Fettleber lediglich einmal nicht von einer Hepatitis, zweimal nicht von einer gesunden Leber und einmal nicht von einer Zirrhose differenziert werden.

Fragestellung: Fettleber?

Klassifikation nach der gesicherten Diagnose	Klassifikation nach der lokalen Texturanalyse		Summe
	Verschiedene Textur	Gleiche Textur	
Verschiedene Diagnosen	26	4	30
Gleiche Diagnosen	0	12	12
Summe	26	16	42

$$\text{Sensitivität} = \frac{12}{12} = 100\% \qquad \text{Spezifizität} = \frac{26}{30} = 86,66\%$$

Hepatitis

Bei der Erkennung von Hepatitis bzw. Nicht-Hepatitis (48 Fälle) war die Gesamttrefferrate 97,91%. Nur einmal konnte die Hepatitis nicht von einer Fettleber differenziert werden. Als medizinisch besonders relevant scheint aber die sichere Abtrennung von der normalen Leber, die mit konventioneller Ultraschalluntersuchung nicht möglich ist.

Fragestellung: Hepatitis?

Klassifikation nach der gesicherten Diagnose	Klassifikation nach der lokalen Texturanalyse		Summe
	Verschiedene Textur	Gleiche Textur	
Verschiedene Diagnosen	31	1	32
Gleiche Diagnosen	0	16	16
Summe	31	17	48

$$\text{Sensitivität} = \frac{16}{16} = 100\% \qquad \text{Spezifizität} = \frac{31}{32} = 96,87\%$$

Zirrhose

Bei der Erkennung von zirrhotischer bzw. nicht-zirrhotischer Leber (42 Fälle) hatte die lokale Texturanalyse eine Gesamttrefferrate von 92,85%. In einem Fall konnte die Zirrhose nicht von einer Fettleber abgegrenzt werden und in 2 Fällen ergab der Vergleich mit einer anderen Zirrhose einen Unterschied.

Fragestellung: Zirrhose?

Klassifikation nach der gesicherten Diagnose	Klassifikation nach der lokalen Texturanalyse		Summe
	Verschiedene Textur	Gleiche Textur	
Verschiedene Diagnosen	25	1	26
Gleiche Diagnosen	2	14	16
Summe	27	15	42

$$\text{Sensitivität} = \frac{14}{16} = 87,5\% \qquad \text{Spezifizität} = \frac{25}{26} = 96,15\%$$

Zusammenfassung

Die Ergebnisse dieser Studie zeigen, daß
1. verschiedene Gewebezustände der Leber verläßlich voneinander mittels ihrer lokalen Textureigenschaften getrennt werden können, und

2. gleiche Gewebezustände der Leber bei einer Klassifikation nach ihren lokalen Textureigenschaften auch als gleichartig diagnostiziert wurden.

Die konsistenten Ergebnisse über verschiedene Schnittführungen, Patienten, Lagen der Gewebestichproben und Geräteeinstellungen zeigen, daß diese Faktoren keinen entscheidenden Einfluß auf die grundsätzlichen Verteilungsmuster und somit auf die Klassifikation haben.

Sonographisch faßbare Langzeitveränderungen an der Leber nach Transplantation

W. Vogel, H. Kathrein, R. Margreiter, O. Dietze, B. Dietze und G. Judmaier

Die Organtransplantation gewinnt zunehmend an Bedeutung in der Behandlung unheilbar Leberkranker. Aufgrund der Fortschritte auf dem Gebiet des operativen und postoperativen Managements steigt die Zahl der langzeitüberlebenden Patienten ständig. Damit nimmt auch die Herausforderung in der Differentialdiagnostik von Spätkomplikationen nach Lebertransplantation zu. Der Stellenwert der sonographischen Untersuchung des Organs ist im Nachweis von Veränderungen der Organform, der Gefäße und Gallenwege klar definiert. Die Interpretation von Parenchymänderungen muß aufgrund des technischen Fortschritts laufend neu formuliert werden.

Die Bedeutung der Sonographie in der Diagnostik von Hämatomen, Gallenlecks, Flüssigkeitsansammlungen oder Abszessen in der postoperativen Phase ist dokumentiert [1, 2]. Der Wert der Untersuchung in der Langzeitbeobachtung von Lebertransplantierten ist allerdings wenig erarbeitet. Insbesondere fehlen Informationen zum Normalbefund als Voraussetzung zum Verständnis pathologischer Veränderungen. Wir haben deshalb prospektiv 11 Patienten im Rahmen ambulanter Routinekontrollen verlaufssonographiert.

Patienten und Methodik

Klinische Details sind in Tabelle 1 wiedergegeben. Alle Patienten waren mehrfach in unregelmäßigen Abständen untersucht worden. Der zeitliche Abstand von der Operation betrug 5 bis 30 Monate. Die Untersuchungen wurden mit einem 3,5 Mhz-Schallkopf an einem Hitachi EUB 340 durchgeführt. Das Organ war umfassend von 3 erfahrenen, unabhängigen Untersuchern sonographiert worden. Die Abstoßungsprophylaxe wurde bei allen Patienten durch Behandlung mit Prednisolon (10–15 mg/d) und Cyclosporin A (Vollblutspiegel 300–500 ng/ml) durchgeführt. Sieben Patienten wurden in der Beobachtungsperiode leberbiopsiert. Bei jeder Untersuchung waren Leberwerte sowie die Entzündungsparameter erhoben worden.

Ergebnisse

Sonographisch war die Organgröße bei allen Patienten gleichbleibend, die Form plump, der Unterrand stumpf. Das Reflexmuster der Leber war grob, homogen,

Ultraschalldiagnostik 86
Herausgegeben von M. Hansmann u. a.
© Springer-Verlag

Tabelle. Klinische Daten zu den untersuchten lebertransplantierten Patienten. OLT: Orthotope Lebertransplantation; TX: Transplantation; CI: Cirrhose; HCC: Hepatocelluläres Carcinom; CHOL.-CA: Cholangio-Carcinom; PBC: Primäre, biliäre Cirrhose

OLT	Alter	TX-Indikation	Monate P.OP	HISTO/ Klinik
5	42	META-Leber	30	o. B.
11	27	CI	30	CAH-B
19	56	CI-HCC	8	„Normal"
21	50	CI	12	CAH-B
22	44	CI	14	o. B.
23	28	CHOL.-CA	11	„Normal"
24	40	CHOL.-CA	11	CPN-NANB
25	49	PBC	9	Abstoßung
26	50	CI	9	o. B.
28	55	CI	6	„Normal"
29	44	CI	5	Chron. Abst.

verhältnismäßig dicht, wobei vor allem peripher unregelmäßig verteilte, harte Echos auffielen, die tubuläre Strukturen begleiten (Abb. 1). Als weiteres Phänomen wiesen alle Patienten eine reflexfreie Zone unterschiedlichen Ausmaßes um das Ligamentum teres hepatis auf, die bioptisch klare Flüssigkeit enthielt (Abb. 1). Bei allen Patienten war die Pfortaderanastomose als umschriebene Einschnürung klar zu definieren. Die Choledochusanastomose ließ sich in der Regel als Verlaufsunregelmäßigkeit vermuten. Die Arteria hepatica war der Untersuchung am wenigsten zugänglich.

Die histologische Untersuchung zeigte in 3 Fällen normales Lebergewebe. Zweimal war der Befund einer chronisch-aktiven Hepatitis, einmal Veränderungen einer chronisch-persistierenden Hepatitis, einmal einer chronischen Abstoßung erhoben worden. Bei einem Patienten war klinisch eine Abstoßung diagno-

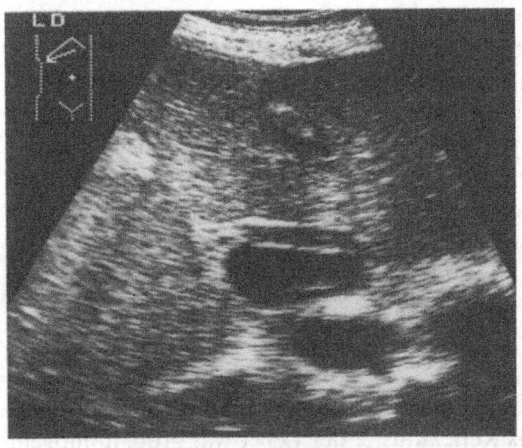

Abb. 1. Erläuterungen s. Text

stiziert worden. Die restlichen 3 Patienten waren bei allen Kontrollen klinisch und laborchemisch unauffällig.

Diskussion

Der bemerkenswerte Befund, daß alle Lebern sonomorphologisch den Befund eines Leberparenchymschadens („Post-transplantations-LPS") boten, ist anhand der vorliegenden Information nur spekulativ zu deuten. Die hohe Signifikanz des Befundes läßt die Ursache eher in den spezifischen, alle Patienten vereinenden, pathophysiologischen Gegebenheiten als in individuellen Faktoren vermuten. Als zugrundeliegende Veränderungen sind die Folgen reparativer Prozesse nach ischämischen, toxischen und/oder entzündlich-immunologischen Prozessen zu diskutieren. In diesem Zusammenhang erscheint die histologische Beobachtung umschriebener Verdickungen kleiner Gallenwege besonders interessant. Diese Strukturen sind offenbar das primäre Ziel von z. T. subklinischen Abstoßungsprozessen, deren Folge konzentrische Fibrosen sein können. Diese Befunde können vielleicht das Bild des „Post-Transplantations-LPS" erklären. Der beobachtete Flüssigkeitssaum um das Ligamentum teres hepatis dürfte am ehesten durch die mechanische Belastung dieser Region erklärt sein.

Diese Ergebnisse zeigen zusammenfassend, daß die transplantierte Leber selbst bei klinisch unkompliziertem Langzeitverlauf ein abnormes Echomuster zeigt, das sich offenbar bei gleichzeitig vorliegender Entzündung und/oder Abstoßung nicht wesentlich ändert. Die Sonographie kann somit nach unserer Meinung keinen wesentlichen Beitrag in der Definition von Abstoßungskrisen leisten.

Literatur

1. Gebel M, Doerris F, Lauchhardt W, Neuhaus P, Ringe P, Pichlmayr R, Schmidt FW (1985) Wert der Sonographie für die Überwachung von Lebertransplantaten. Ultraschalldiagnostik 1985:351
2. Segel MC, Zajko AB, Bowen A, Skolnick ML, Bron KM, Penkrot RJ, Slasky BS, Starzl TE (1986) Doppler ultrasound as a screen for hepatic artery thrombosis after liver transplantation. Transplantation 4:539–541

Die Bedeutung der Sonographie für die Therapie pyogener Leberabszesse

H. H. Faust, J. Vögtlin und K. Gyr

Die Häufigkeit pyogener Leberabszesse blieb innerhalb der letzten 6 Jahrzehnte konstant bei 0,29–1,47% der Autopsien [1]. Wegen der prognostischen Bedeutung der Frühdiagnose und neuer therapeutischer Gesichtspunkte wurden die Krankengeschichten von 27 Patienten analysiert, die zwischen 1974 und 1984 mit dieser Diagnose im Universitätsklinikum Basel hospitalisiert waren. Infolge der uncharakteristischen Symptomatik und der zu Beginn des Zeitraums eingeschränkten Nachweismöglichkeiten von Abszessen mit bildgebenden Systemen erfolgte die Diagnose zunächst vorwiegend intraoperativ oder postmortal. Dies änderte sich entscheidend durch den Einsatz des Ultraschalls und der Computertomographie.

Das mittlere Alter der 14 Männer und 13 Frauen betrug 61 Jahre. Zwischen den ersten Symptomen und der Krankenhausaufnahme lagen ein Tag bis 7 Monate, im Mittel 27 Tage, zwischen der Aufnahme und der Diagnose 0–25 Tage, im Mittel 10 Tage. Bei allen Patienten bestand Fieber, bei $^4/_5$ Oberbauchschmerz, bei mehr als der Hälfte Erbrechen, Gewichtsverlust, Ikterus und eine Hepatomegalie. Die Laboruntersuchungen ergaben unspezifische Resultate.

Amöbenabszesse wurden wegen der fast hundertprozentigen Sensitivität des serologischen Nachweises und der hohen Wirksamkeit der Gewebsamöbizide nicht in die Studie einbezogen.

Spezifische Infektionskrankheiten wie Tuberkulose, Lues und Bruzellose führen nur extrem selten zu Leberabszessen. Ursächlich ließen sich folgende Infektionswege abklären: 4mal portale Pyämien, bei 2 Patienten infolge von Divertikulitis, 11mal eine extrahepatische Cholostase, davon 5mal durch Gallenwegskonkremente (Abb. 1 u. 2), 5mal infolge obstruierender Karzinome und 1mal durch ein Adenom. 4mal ließ sich eine Infektion per continuitatem nachweisen, z. B. 8 Tage nach Operation bei Pyosalpinx über den rechten parakolischen Raum.

Als Prädispositionen bestanden bei $^2/_3$ der Patienten immunsuppressive Therapien, Diabetes mellitus, Leberzirrhose, Arteriosklerose mit Angina abdominalis, multiple Lungenembolien sowie Neoplasien, 2mal mit infizierten Lebermetastasen.

Von 19 sonographierten Patienten zeigten 17 positive Befunde. Ähnlich ergaben 14 Computertomographien 6mal den dringenden Verdacht und 8mal den Nachweis eines Abszesses durch Flüssigkeitsspiegel oder Kontrastmittelanreicherung der Abszeßwand.

Sonographisch bestanden zunächst echoleere, unregelmäßig berandete, später echoarme bis echodichte, gut abgesetzte Raumforderungen. Die Differentialdia-

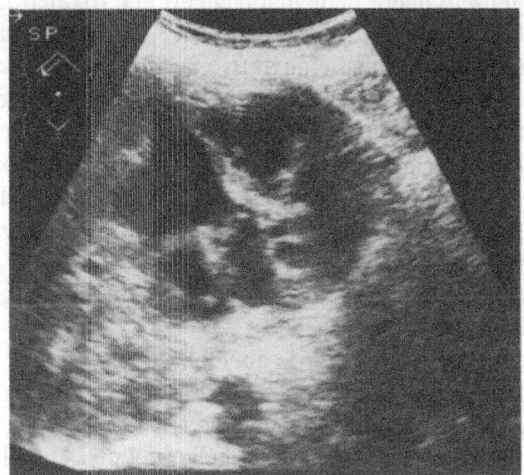

Abb. 1. 10 Tage hohes Fieber, cholostatischer Ikterus, St. n. Cholezystektomie vor 6 Jahren: Multiple Abszesse im rechten Leberlappen, Aufweitung intra- und extrahepatischer Gallengänge sowie des D. Wirsungianus als Zeichen einer Abflußbehinderung

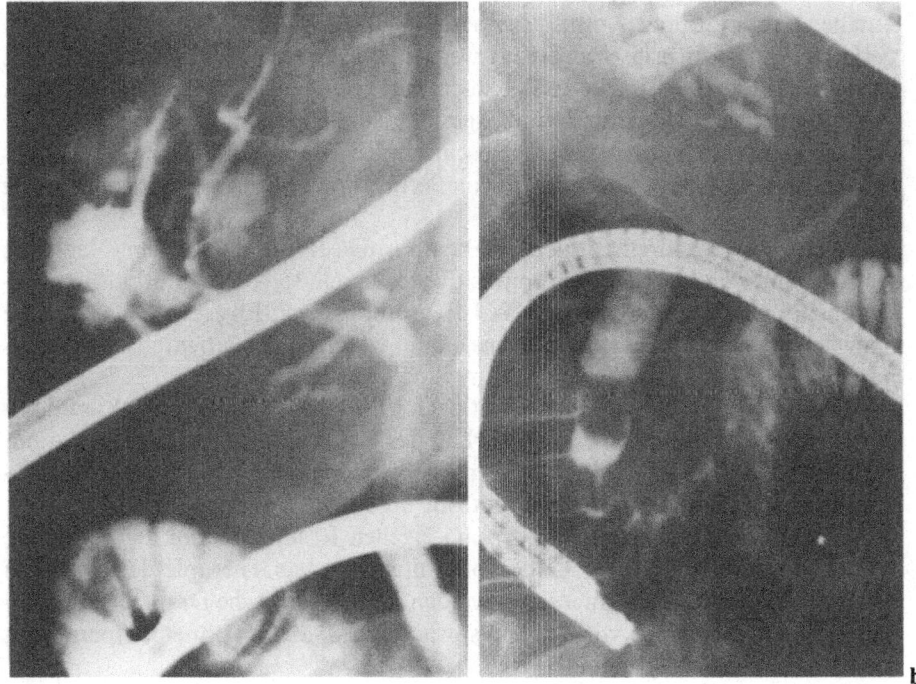

a   b

Abb. 2 a, b. ERCP: Präkapilläres Konkrement, kleinere Konkremente leberwärts davon, cholangitische Abszesse im rechten Leberlappen

gnose schließt dementsprechend alle fokalen Leberveränderungen ein. Bei nahe beieinander gelegenen multiplen Abszessen (Abb. 1) bzw. eventuell verkalkter Abszeßmembran ist eine aktive Echinokokkose serologisch auszuschließen, vor allem vor einer Punktion. Der Abgrenzung gegen Metastasen und Hepatome erfolgt im Kontext mit der Klinik, z. B. durch Primärtumornachweis. Leberzysten können nach Einblutung differentialdiagnostische Schwierigkeiten bereiten.

Da pathognomonische sonographische Merkmale fehlen, ist eine ultraschallgezielte Punktion indiziert; nicht nur zur Diagnose. Die Therapie pyogener Leberabszesse war lange eine Domäne der Chirurgie. Auch nach Einführen der Antibioticis betrug die Letalität operierter pyogener Leberabszesse jedoch noch 14,8–34% [82, 3].

Bereits 1953 wurde über Therapieerfolge bei 14 konservativ behandelten solitären Leberabszessen nach Punktion, Antibiotikainstillation und parenteraler Antibiotikagabe berichtet [4]. Seit 1979 wurden insgesamt 48 Erfolge bei 51 durch Punktion und Antibioticis behandelten Leberabszessen beschrieben. Meistens erfolgte eine Punktion zur bakteriologischen Abklärung, selten mehrfache Punktionen und noch seltener zusätzliche Drainagen. Aufgrund der Veröffentlichungen scheint die Aspiration – bezüglich Erfolg und Vermeidung von Blutungen und Peritonitis – der Drainage überlegen zu sein. Diesen Resultaten steht eine Publikation von 1985 entgegen [5]. Ihr zufolge waren bei 14 Patienten nur einmal die perkutane Aspiration und Antibiotikatherapie erfolgreich: 2mal mußte zusätzlich perkutan, 5mal chirurgisch drainiert werden. 6 Patienten verstarben. Allerdings hatten 2 der Patienten infizierte Echinococcuszysten und 11 Komplikationen der Punktion. Ferner waren nur 2 von insgesamt lediglich 7 Kulturen positiv.

Unter unseren Patienten verstarb einer nach computertomographisch kontrolliert angelegter Drainage infolge von Perforation und eitriger Peritonitis trotz anschließender Operation.

17 von 19 Abszeßpunktionen ergaben positive Resultate mit dem Nachweis von 18 gramnegativen und 17 grampositiven Keimen. 15 von 20 Blutkulturen waren positiv mit 24 gramnegativen und 10 grampositiven Erregern. 8mal wurden obligate Anaerobier nachgewiesen. Insgesamt waren bei 22 Patienten die Abszeßpunktionen in 90% und die Blutkulturen in 75% positiv.

Eine Antibiotikatherapie sollte erst nach Materialentnahme zur bakteriologischen Abklärung einsetzen und vor Erhalt des Resultats grampositive und gramnegative Keime sowie Aerobier und Anaerobier abdecken. Vor Absetzen der Antibioticis ist eine sonographische Kontrolle durchzuführen.

Aufgrund der publizierten [6, 7] und eigenen Resultate kann die perkutane Aspiration mit systemischer Gabe von Antibioticis als Therapie der Wahl bei pyogenen Leberabszessen angesehen werden. Die chirurgische Drainage ist therapieresistenten Abszessen vorbehalten sowie solchen, die mit ohnehin·operativ zu sanierenden Grundleiden einhergehen.

Literatur

1. Perera MR, Kirk A, Noone P (1980) Presentation, diagnosis and management of liver abscess. Lancet 11:629–631

2. Satiani B, Davidson ED (1978) Hepatic abscesses. Improvement in mortality with early diagnosis and treatment. Am J Surg 135:647–650
3. Pitt HA, Zuidema GD (1975) Factors influencing mortality in the treatment of pyogenic hepatic abscess. Surg Gynecol Obstet 140:228–234
4. McFadzean AJS, Chang KPS, Wong CC (1953) Solitary pyogenic abscess of the liver treated by closed aspiration and antibiotics. A report of 14 consecutive cases with recovery. Br J Surg 41:141–152
5. McCorkell SJ, Niles NL (1985) Pyogenic liver abscesses. Another look at medical management. Lancet 803–806
6. Berger LA, Osborne DR (1982) Treatment of pyogenic liver abscesses by percutaneous needle aspiration. Lancet 1:132–134
7. Herbert DA et al. (1982) Pyogenic liver abscess: Successful nonsurgical therapy. Lancet 1:134–136

Gallenwege

Prognose und Entartungstendenz sonographisch entdeckter polypöser Gallenblasenveränderungen

H. Weiss, A. Völker und A. Weiss

Durch die Geräteverbesserungen der letzten Jahre werden zunehmend wandständige kleine bis winzige Gallenblasenveränderungen sonographisch entdeckt, die in ihrer prognostischen Bedeutung bisher unklar sind [1]. Neben bekanntermaßen harmlosen Cholesterinpolypen (Abb. 1) sind Adenome der Gallenblasenwand und kleine Karzinome ebenfalls als Gallenblasenwandveränderungen erkennbar, die in diesem Größenbereich sonographisch nicht voneinander unterschieden werden können [1–6]. Soll deshalb jede polypöse Wandveränderung der Gallenblase eine Cholezystektomie nach sich ziehen, um einer evtl. karzinomatösen Entartung eines evtl. Adenoms vorzubeugen oder um eine frühzeitige Therapie eines bereits karzinomatös entarteten Polypen zu erreichen, oder kann man zumindest bei sehr kleinen Polypen abwarten [3]? Zur Beantwortung dieser Frage haben wir die 75 840 sonographischen Untersuchungen der III Med. Kliniken in Mannheim in den Jahren 1979 bis 1984 retrospektiv ausgewertet. Wir haben das Schicksal der Patienten verfolgt, bei denen während dieser Untersuchungen Gallenblasenpolypen festgestellt worden sind. Ist eine Operation der Patienten nicht erfolgt, haben wir die Hausärzte angeschrieben und um Mitteilung über den weiteren Verlauf der polypösen Gallenblasenwandveränderungen gebeten. Sofern die Hausärzte selbst keine Ultraschalldiagnostik betrieben oder über die weiteren Verläufe nicht informiert waren, haben wir die Patienten zu einer Nachuntersuchung aufgefordert.

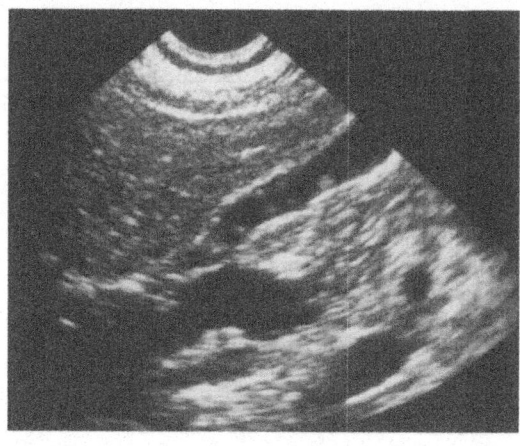

Abb. 1. Cholesterolpolypen der Gallenblase

Ultraschalldiagnostik 86
Herausgegeben von M. Hansmann u. a.
© Springer-Verlag

Tabelle 1. Sonographische Verdachtsdiagnosen (Med. Kliniken Mannheim) 1978–1984

GB-Wandveränderungen gesichert	252 (100 %)	(75 840 Untersuchungen)
GB-Polypen	112 (44,4%)	
GB-NPL	100 (39,7%)	
GB-Polyp/DD Cholelithiasis	32 (12,7%)	
GB-NPL/DD Cholelithiasis	8 (3,2%)	

Unter den 75 840 Untersuchungen waren insgesamt 252 umschriebene Gallenblasenveränderungen (0,33%) gefunden worden (Tabelle 1). In 112 Fällen wurde dabei der Verdacht auf das Vorliegen eines Gallenblasenpolypen geäußert (44,4%), in 100 Fällen wurde ein Gallenblasenkarzinom vermutet, in 32 Fällen war die Differentialdiagnose Polyp/Cholelithiasis nicht eindeutig zu stellen und in 8 Fällen die Diagnose NPL/Cholelithiasis.

Bei Verdacht auf das Vorliegen eines Gallenblasenkarzinoms wurde der Patient kurzfristig nachuntersucht und möglichst bei Bestätigung der Diagnose cholezystektomiert. Die Diagnose konnte in 49 Fällen (0,06% aller Patienten) gesichert werden. In einer früheren Arbeit hatten wir bei 22 000 Patienten 22 Gallenblasenkarzinome festgestellt [4]. Die Arbeitsgruppe um Rettenmaier berichtet über 16 Gallenblasenkarzinome bei 16 000 Untersuchungen [4]. Bei 22 der Patienten war der Tumor erst postmortal bestätigt worden, 2 Patienten wurden operiert, 24 waren inoperabel entlassen worden (Tabelle 2). Ein Patient wurde chemotherapiert. An einem in die Gallenblasenregion einwachsenden Tumor anderer Genese verstarben 8 Patienten. Fünf Patienten waren ohne endgültige Diagnose verstorben, bei 12 Patienten konnte der Befund bei Kontrolle nicht mehr sicher reproduziert werden und war bei Verlaufsuntersuchungen dann negativ. Bei 10 Patienten waren keine weiteren Daten zu erfragen, weitere 7 Patienten waren verstorben, ohne daß ein Karzinom vorher ausgeschlossen werden konnte. Bei 9 Patienten war intraoperativ lediglich eine Cholelithiasis zu finden. Bei zusätzlich 8 Patienten war sonographisch die Differentialdiagnose nicht eindeutig zu stellen, ob neben einer Cholelithiasis nicht doch noch ein Gallenblasen-NPL vorläge. Dieser Befund wurde bei 4 Patienten operativ überprüft und es wurde

Tabelle 2. Sonographische Diagnose GB-NPL

GB-NPL	gesichert	49 (0.06% aller Patienten)
	verstorben	22
	operiert	2
	inoperabel	24
	unter Chemotherapie	1
Cholelithiasis		9
Verstorben ohne endgültige Diagnose		5
Endgültig negativer Befund		12
Ohne weitere Information		10
Verstorben mit negativer Diagnose		7
Verstorben an anderem Tumor		8
		100

Tabelle 3. Endgültige Diagnose bei 252 Patienten mit GB-Tumoren

Polypen	39 (15,5%)
GB-NPL	49 (19,4%)
Cholelithiasis	55 (21,8%)
Endgültig negativer Befund	30 (11,9%)
Nicht überprüfbar (vorher verstorben: 19)	70 (27,8%)
(ohne weitere Informationen: 51)	
Sonstiges	9 (3,6%)

nur eine Cholelithiasis gefunden. Bei 3 Patienten war bei Kontrollen der Tumor-verdacht nicht mehr eindeutig. Es hatte sich wohl um Cholezystitiden gehandelt. Bei einem Patienten war eine weitere Information nicht zu erhalten.

Polypen wurden bei 39 Patienten reproduzierbar gefunden (Tabelle 3), bei 55 Patienten wurde bei Kontrolle eine Cholelithiasis gefunden, bei 30 Patienten überhaupt kein pathologischer Befund. Bei 70 Patienten war eine Verlaufsunter-suchung nicht möglich. Einundfünfzig Patienten entzogen sich einer weiteren Diagnostik, 19 waren verstorben. Von den zunächst vermuteten 112 Polypen konnten also nur 39 als solche bestätigt werden, dabei waren 2 durch Cholezyst-ektomie nachgewiesen, 36 waren bei Kontrolluntersuchungen unverändert groß, 3 hatten an Größe zugenommen, davon einer um 3 mm, einer um 2 mm, ein Polyp um 1 cm innerhalb von 4 Jahren. Eine tumoröse Entartung eines sonographisch entdeckten Polypen ist nicht nachgewiesen worden. Sechzehn Patienten waren mit gesicherten Polypen, aber an einer anderen Grundkrankheit verstorben, bei 32 Patienten war eine weitere Information nicht erhältlich. Differentialdiagno-stisch war die Unterscheidung bei 32 Patienten schwierig, ob ein Polyp oder eine Cholelithiasis oder nur eines von beiden vorläge. Cholezystektomiert wurden 17 Patienten, davon hatten 16 eine Cholelithiasis, 1 Patient einen Polypen, bei 3 Patienten war eine Cholelithiasis nachweisbar, bevor sie an einer anderen Grundkrankheit verstarben. Zwei weitere Patienten hatten eine Cholelithiasis und keinen Polypen, als wir sie dieses Jahr nachuntersuchten. Die Polypengröße war verschieden, sie lag zwischen 2 mm und 15 mm, wobei die später nicht repro-duzierbaren Polypen überwiegend in der Gruppe mit Größen unter 0,7 mm lagen. Es sind 5 Polypen in der Größenordnung über 12 mm gefunden worden, ohne daß einer dieser Polypen innerhalb eines Untersuchungsintervalls von 2–5 Jahren entartet wäre [3]. Das Alter der Patienten lag zwischen 21 und 96 Jahren, durch-schnittlich 60,6 Jahre, das Verhältnis von Männer zu Frauen war 55 zu 62, das Alter der Patienten, bei denen ein Gallenblasenpolyp bestätigt wurde, lag durch-schnittlich bei 67,3 Jahren. Hier war das Altersverhältnis ausgeglichen.

Zusammenfassung

Bei 0,3% der Patienten werden tumoröse Wandveränderungen der Gallen-blase nachgewiesen. Polypen sind überwiegend Cholesterolpolypen der Gallen-blasenwand, weniger häufig Adenome. Eine maligne Entartung der von uns in den Jahren 1979 bis 1984 nachgewiesenen Gallenblasenpolypen ist bisher nicht zu beobachten gewesen. Eine Größenzunahme war nur in 3 Fällen festzustellen. Die Ergebnisse zeigen, daß im Falle zufällig entdeckter, asymptomatischer Gallenblasenpolypen unter 1 cm eine abwartende Haltung mit regelmäßigen Kontrolluntersuchungen der Gallenblase gerechtfertigt ist. Diese Veränderungen bedürfen nicht primär einer operativen Intervention.

Literatur

1. Heyder N, Lutz H, Giede J, Hoffmann K (1984) Polypoide Läsionen der Gallenblasenwand. Ultraschalldiagnostik 83. G. Thieme 202–204
2. Izumi N, Koyama W, Irie T, Miyakawa H, Ito Y, Kanayama M, Hasumura Y, Takeuchi J (1985) Ultrasonography and computed tomography in adenomyomatosis of the gallbladder. Acta Radiol Diagn 26:689–692
3. Kozuka S, Tsubone M, Yasui A, Hachisuka K (1982) Relation of adenoma to carcinoma in the gallbladder. Cancer 50:2226–2234
4. Reising KD, Seitz HH, Rettenmaier G (1980) Sonographische Befunde bei Gallenwegskarzinomen. In: Hinselmann M, Anliker M, Meudt R (Hrsg) Ultraschalldiagnostik in d. Med. G. Thieme 27–28
5. Weiss H (1979) Sonographischer Nachweis des Gallenblasenkarzinoms. Med Welt 30:1892–1895
6. Weiss H, Deck G, Weiss A, Rethel R (1981) Das Gallenblasenkarzinom: Erlaubt die Sonographie eine rechtzeitige Diagnose? Therapiewoche 31:8547–8552

Gallenblasenpolypen: Sonographischer Zufallsbefund ohne therapeutische Konsequenz?

E. Fröhlich, F. Migeod, P. Frühmorgen, K. Leber und U. Rühl

Einleitung

Die seltenen polypoiden Läsionen der Gallenblase sind in aller Regel ein sonographischer Zufallsbefund. Vor dem Hintergrund der auch für die Gallenblase wahrscheinlichen Adenom-Karzinom-Sequenz [8] ergibt sich das Problem der präoperativen Differenzierung in Tumoren und Pseudotumoren. Potentiell maligne Adenome oder Karzinome sollten rechtzeitig reseziert, Patienten mit Pseudotumoren ohne Entartungstendenz hingegen keinem Operationsrisiko ausgesetzt werden.

Patienten und Methode

Einundzwanzig Patienten (5 Frauen, 16 Männer) zeigten sonographisch singuläre (n=12) oder multiple (n=9) polypoide Gallenblasenläsionen von 1–60 mm Größe. 1/21 Pat. fiel aus der Nachbeobachtung aus (Tod ohne Sektion). Bei 9/20 konnte die Diagnose operativ, bei 11/20 Pat. durch sonographische Verlaufskontrolle von 8–51 (Mittel 22) Monaten überprüft werden.

Ergebnisse

Keiner der 11/20 verlaufskontrollierten Polypen mit einer Größe von 1–40 mm zeigte eine Größenzunahme. Bei 1/11 war ein Wechsel von singulär zu multipel aufgetreten, in 2/11 Fällen war der singuläre Polyp nicht mehr darstellbar. Der 4 cm große Polyp war flach, beetartig und auch nach fast 3 Jahren größenkonstant (keine Cholezystektomie wegen kardiovaskulärer Risikofaktoren).

Bei 9/20 Cholezystektomiepatienten fanden sich histologisch und makroskopisch 2 Tumoren und 7 Pseudotumoren. Unter 5 mm Größe waren die Adenomyomatose, Mucosafalten bei Stein und die polypöse Cholesterose. Größer als 1 cm war ein papilläres Adenom mit fokaler Epithelatypie. Über 2 cm Größe fand sich ein 3 × 4 cm großes Gallenblasenkarzinom in einer steinfreien Gallenblase ohne Infiltration der Umgebung. In der Größe über 2 cm waren jedoch auch 4 tumorähnliche, wandadhärente Sludge-Bildungen, die niemals präoperativ als Sludge identifiziert wurden. An prädisponierenden Faktoren des Sludges fanden sich 2mal eine Leberzirrhose und 2mal eine Zystikusobstruktion durch ein Konkrement. Bei den 2 Zirrhosepatienten hatte eine präoperative i. v.-

Cholangiographie bei positivem Cholezystogramm keine Raumforderung erkennen lassen.

Diskussion

Die sonographisch erkannte polypoide Gallenblasenwandläsion stellt den Untersucher vor eine schwierige Aufgabe:

1. Welche Befunde sprechen für ein polypoid-wachsendes Gallenblasenkarzinom (Frühkarzinom?) [7, 12, 14] oder für ein Gallenblasenadenom als präkanzeröse Läsion [2, 8, 13] und damit für die Operation?
2. Welche Befunde sprechen für das Vorliegen eines Gallenblasenpseudotumors und damit gegen die Operation?
3. Wie hoch ist das altersbezogene Cholezystektomierisiko?

Ad 1. Gallenblasenfrühkarzinome von nur 5 mm Größe [6] und Adenome ab 3 mm [8] wurden beschrieben, so daß die Größe der Gallenblasenläsion als Operationskriterium allein nicht hinreichend ist. Gallensteine sind bei 50–80% aller Gallenblasenkarzinome nachweisbar, jedoch nur 2–4% der Gallensteinträger entwickeln ein Gallenblasenkarzinom [7, 14, 16]. (Das Frühkarzinom unseres Untersuchungskollektives war nicht mit einer Cholezystolithiasis assoziiert).

Ad 2. Die in 3–20% im Operationsgut ohne Steine vorkommende polypöse Cholesterose der Gallenblase [1, 2] ist gekennzeichnet durch multiple, 2–10 mm große Polypen [9], im Einzelfall bis 15 mm Größe [17].

Die in etwa 2% im Operationsgut vorkommende Adenomyomatose [11] ist erkenntlich an multiplen, 1–2 mm großen Polypchen auf einer lokal wandverdickten Gallenblase, überwiegend im Fundus [5, 10].

Ein sonographischer Problemfall ist die als polypoide Läsion imponierende, tumorartige, fest an der Wand haftende Sludge-Bildung. Wegen einer Polypengröße von 2–6 cm wurden 4 Patienten unseres Krankengutes deswegen fälsch-

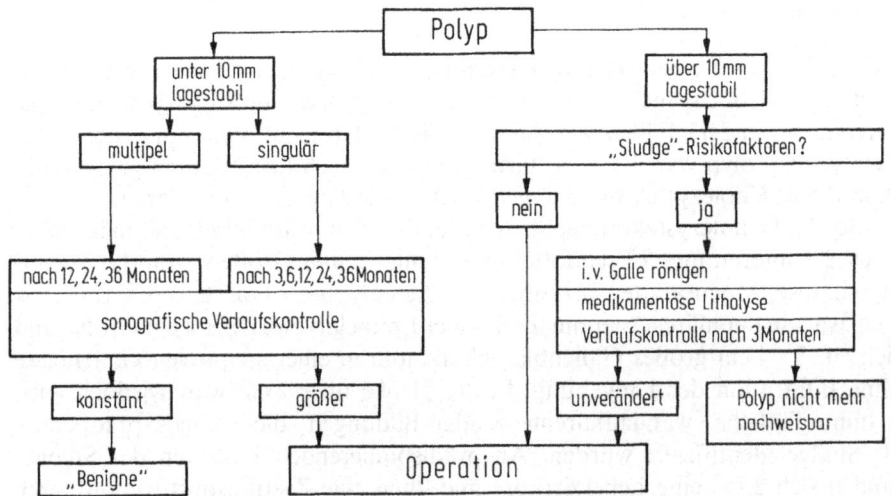

Abb. 1. Vorschlag zur präoperativen Diagnostik zum Ausschluß von Pseudotumoren

licherweise cholezystektomiert. Daher ist, wenn der Polyp nach Umlagerung seine Form und Lage nicht verändert, bei Patienten mit Zuständen funktioneller oder mechanischer Galleabflußstörung, also bei Risikofaktoren für Sludge- bildung, eine präoperative Differenzierung erforderlich. Hierfür bieten sich ein Cholecystogramm und eine medikamentöse Cholelitholyse mit Kontrollsono- grafie nach 3 Monaten an [3, 15].

Ad 3. Die altersbezogene Mortalität nach Cholezystektomie wird bei Patienten unter 60 Jahren mit 0,5%, bei älteren Patienten bis zu 7,5% angegeben. In unse- rem Krankenhaus betrug die Mortalität nach Cholezystektomie 1982 bis 1983 2,6% (16/616 Patienten) mit einem Alter von 69–96 Jahren (Durchschnittsalter 78 Jahre).

In Anlehnung an andere Autoren [4] sehen wir vorläufig die Indikation zur Cholezystektomie wegen Gallenblasenpolypen bei Vorliegen folgender Kriterien:
1. Solitärpolyp über 10 mm;
2. Polyp bei Cholecystolithiasis.

Literatur

1. Bolck F, Machnik G (1978) Leber und Gallenwege. In: Doerr W, Seifert G, Uehlinger E (Hrsg) Spezielle pathologische Anatomie. Springer, Berlin Heidelberg New York
2. Christensen AH, Ishak KG (1970) Benign tumors and pseudotumors of the gallbladder. Arch Path 90:423–432
3. Eberle F, Rettenmaier G (1984) Gallenblasen-„Sludge": Ein sonographisch erkennbares Sta- dium der Lithogenese. Z Gastroenterologie 22:82–87
4. Heyder N, Lutz H, Rödl W, Giedl J (1984) Polypoide Läsionen der Gallenblasenwand. DMW 109:1068–1072
5. Jenett M, Dohrmann E (1984) Adenomyomatose und Cholesterinpolypen der Gallenblase. Fortschr Röntgenstr 140, 5:524–531
6. Koga A, Yamauchi S, Izumi Y, Hamanaka N (1985) Ultrasonographic detection of early and curable carcinoma of the gallbladder. Br J Surg 72/9:728–730
7. Koga A, Yamauchi S, Nakayama F (1985) Primary carcinoma of the gallbladder. Am Surg 51/9:529–533
8. Kozuka S, Tsubone M, Yasui A, Hachisuka K (1982) Relation of adenoma to carcinoma in the gallbladder. Cancer 50:2226–2234
9. Lammer J, Kann V, Steiner H (1984) Sonographisches Bild der Cholesterolose der Gallen- blase. Digital Bilddiagn 4/1:23–25
10. Lorenz R, Beyer D, Junginger T, Arnold G (1982) Bildgebende Diagnostik fokaler Läsionen der Gallenblasenwand. Fortschr Röntgenstr 137, 5:495–502
11. Meguid MM, Aun F, Bradford ML (1984) Adenomyomatosis of the gallbladder. The American Journal of Surgery 147:260–262
12. Reifferscheidt M (1959) Das Karzinom der extrahepatischen Gallenwege. Münch med Wschr 101:272
13. Sato H, Mizushima M, Ito J, Doi K (1985) Sessile adenoma of the gallbladder. Reappraisal of its importance as a precancerous lesion. Arch Pathol Lab Med 109/1:65–69
14. Sons HU, Borchard F, Joel BS (1985) Carcinoma of the gallbladder: autopsy findings in 287 cases of review of the literature. J Surg Oncol 28/3:199–206
15. Tiedemann KH, Haendle H, Huegel A (1985) Sludge-Phänomen der Gallenblase. Med Welt 36:1458–1462
16. Tinsley AR, Mulkerin LE, Linde JN v d, Todd DW (1975) Polypoid lesions of the acalculous gallbladder. Southern Medical Journal 68/8:958–962
17. Vogelberg KH (1985) Gallenblasenpolypen: Abgestoßene Gewebepartikel in der Galle si- chern die Diagnose. Med Klin 80/4:99–101

Cholezystitis und Pericholezystitis als septische Komplikation akuter Leukosen und maligner Lymphome

A. Weiss und H. Weiss

Die klinischen Kriterien einer akuten Cholezystitis sind bekannt, bereits durch Palpation kann ein schmerzhafter Gallenblasenhydrops diagnostiziert werden. Die sonographischen Kriterien der akuten Cholezystitis bestehen in einer unscharfen Begrenzung des zumeist vergrößerten Organs, in der zwiebelschalenartig angeordneten Wandverdickung, wobei sich reflexreiche und reflexarme Strukturen lamellär übereinander schichten [2, 3, 4]. Der Inhalt der Gallenblase kann bei einem Gallenblasenempyem reflexreich werden, bei gezielter Einfingerpalpation zeigt sich auch hier eine erhebliche Druckschmerzhaftigkeit. Häufig findet man neben der unscharfen Organbegrenzung auch geringe Flüssigkeitsansammlungen an der Leberunterseite sowie an die Gallenblase angrenzend.

Eine akute Cholezystitis ist ein relativ häufiges Krankheitsbild, das in etwa 90% der Fälle mit einer Cholezystolithiasis einhergeht. Zur Pathogenese kennen wir nach Doerr 3 Formen: 1. Die aszendierende Infektion aus dem Darm und 2. die deszendierende Infektion: Hierbei ist eine Ausscheidungscholezystitis gemeint, wobei die Erreger im Sinne einer Bakteriocholie in die Gallenflüssigkeit ausgeschieden werden. Rabl und Seelemann konnten dies im Jahre 1956 experimentell an Meerschweinchen zeigen, nach i.v. Applikation von Enterokokken fanden sich wenige Minuten später diese Erreger in der Galle im Sinne einer Bakteriocholie (zitiert bei [1]). Als 3. pathogenetische Möglichkeit ist die tryptische Wandentzündung bei Pankreatitis bekannt.

Bei den sonographischen Untersuchungen onkologischer Patienten in den letzten Jahren fiel uns die Häufung akuter Cholezystitiden auf. Wir gingen daher der Frage nach der Häufigkeit und nach der Pathogenese der akuten Cholezystitis bei onkologischen Patienten nach. In den Jahren 1982–1986 haben wir unter 20 125 sonographischen Oberbauchuntersuchungen insgesamt 87mal eine akute Cholezystitis diagnostiziert. Unter diesen 87 Patienten mit akuter Cholezystitis fanden sich 62 Patienten mit nicht onkologischen Erkrankungen und 25 Patienten mit onkologischen Erkrankungen. Betrachtet man das Kollektiv mit akuter Cholezystitis ohne onkologische Primärerkrankung, so findet man bei 55 dieser 62 Patienten, d. h. in 88,7% eine zugrundeliegende Cholezystolithiasis. Nur 7 von 62 Patienten wiesen keine Cholezystolithiasis auf. Hierbei handelte es sich in 6 Fällen um eine tryptische Cholezystitis auf dem Boden einer Pankreatitis, bei 1 Patienten fanden wir eine Agranulozytose. Bei den 25 Patienten mit onkologischen Primärerkrankungen, die eine zusätzliche Cholezystitis erlitten, fanden wir in 6 von 25 Fällen eine Cholezystolithiasis, in 19 von 25 Fällen, d. h. in 76% der Fälle fand sich keine Cholezystolithiasis. Aus diesem Zahlenverhältnis läßt sich

Tabelle 1. Pathogenese der akuten Cholezystitis

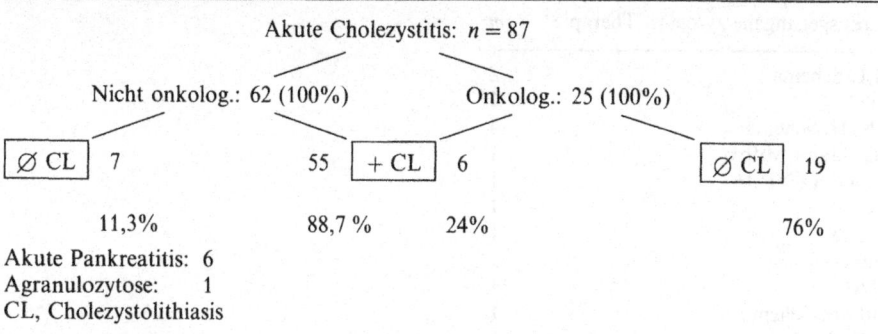

Akute Pankreatitis: 6
Agranulozytose: 1
CL, Cholezystolithiasis

die verschiedene Pathogenese der akuten Cholezystitis onkologischer Patienten gegenüber nicht onkologischer Patienten vermuten (Tabelle 1).

Bei den Grunderkrankungen der onkologischen Patienten handelte es sich vorwiegend um Patienten mit Leukämien und Non-Hodgkin-Lymphomen. Außerdem fanden sich 6 lokoregionäre Tumoren, d. h. solche, die durch Kompression oder Penetration eine akute Cholezystitis hervorriefen, wie z. B. ein Pankreaskopfkarzinom. Diese örtlichen Tumoren haben wir aus der weiteren Betrachtung daher ausgeklammert (Tabelle 2).

Es liegt nahe, die Ursache der akuten Cholezystitis in der vorausgegangenen zytostatischen Therapie zu suchen, diese wurde auch bei 14 der 19 Patienten durchgeführt. Bei 1 Patienten ging eine Strahlentherapie voraus, 4 Patienten hatten keine Zytostase vor Auftreten der akuten Cholezystitis erhalten. Es fiel auf, daß darunter 5 Patienten waren, die zuvor mit mittelhoch dosierten Methotrexatdosen behandelt wurden. Alle 5 Patienten hatten im Sonogramm neben den Zeichen der akuten Cholezystitis auch das Bild eines Ileus mit dilatierten Darmschlingen und vermehrter Flüssigkeit in Dünn- und Dickdarm geboten. Hierbei spielt der direkte toxische Einfluß des Zytostatikums auf die Epithelien des Ga-

Tabelle 2. Akute Cholezystitis bei onkologischen Patienten

Grunderkrankung	n
ALL	5
AML	2
CLL	2
PLL	1
CML	2
CML + Hodenca.	1
LG	1
NHL-H	2
Bronchialca.	1
Magenca.	1
Hirntumor	1
(lokoreg. Tumor	6)

Tabelle 3. Akute Cholezystitis ($n = 19$)

Vorausgegangene zytostat. Therapie	n
ALL-Schema	2
TAD	1
B-NHL-Schema	4
HD-Arac + Mitox.	1
Cisplatin + VP 16	1
Arac-L	1
Myleran	1
Leukeran	1
FAM	1
Einhorn-Schema	1
Radiatio	1
$\emptyset$ Chemotherapie	4

strointestinaltraktes im Sinne einer generalisierten Mukositis eine wesentliche Rolle (Tablle 3).

Von den 4 nicht-zytostatisch vorbehandelten Patienten, die eine akute Cholezystitis ausbildeten, fand sich nur 1 Patient mit einer zusätzlichen Cholezystolithiasis, so daß die zytostatische Therapie alleine auch nicht als Ursache der gehäuft auftretenden, akuten Cholezystitis bei onkologischen Patienten in Frage kommt.

Zehn der 19 onkologischen Patienten, die eine akalkulöse Cholezystitis entwickelten, wiesen eine Granulozytenzahl unter $1\,000/\text{mm}^3$ auf. So wird es verständlich, daß bei diesen granulozytopenischen Patienten leichter eine banale Infektion, z. B. über einen venösen Zugang, zur Generalisierung und damit zur Sepsis führt in der eingangs beschriebenen Art zur septischen Ausscheidungscholezystitis. In der Blutkultur fanden wir als Erreger 3mal Staphylokokken, 1mal Pseudomonas, 1mal Campylobacter jejuni. Im Stuhl ließen sich 2mal Clostridium difficile nachweisen. Bei den restlichen Patienten konnte kein Erreger isoliert werden.

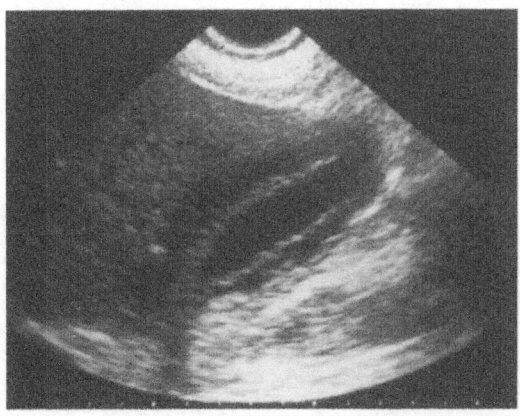

Abb. 1. Akute akalkulöse Pericholezystitis Längsschnitt re. Oberbauch

Die Überlebenszeit der onkologischen Patienten nach der sonographischen Diagnosestellung der akuten Cholezystitis lag bei 10 von 19 Patienten unter 10 Tagen. Bei 9 Patienten über 30 Tagen, unter diesen 9 fanden sich alle 6 eingangs erwähnten Patienten mit einer Cholezystolithiasis.

Zusammenfassung

Die sonographische Diagnose einer akalkulösen Cholezystitis bei onkologischen Patienten bedeutet ein Signum malum . Die Cholezystitis kann auf dem Boden direkter toxischer Epithelschädigung durch die vorangegangene zytostatische Therapie entstehen oder als septische Ausscheidungscholezystitis, wobei die Sepsis durch eine Granulozytopenie, entweder grundkrankheits- oder zytostatisch bedingt, begünstigt wird.

Literatur

1. Doerr W (1978) Spezielle pathologische Anatomie II. Springer, Berlin Heidelberg New York 285
2. Lutz H (1978) Ultraschall in der inneren Medizin. Springer, Berlin Heidelberg New York 69
3. Marchal G, Crolla D, Baert AL, Fevery J, Kerremans R (1978) JCU 6:177
4. Walther B, Kremer H, Zöllner N (1980) Ultraschalldiagnostik in der Medizin. Thieme, Stuttgart New York 23

Gallenblasenwanddicke bei nichtbiliären Erkrankungen

M. Wegener, G. Börsch, J. Schneider und B. Wedmann

In verschiedenen prospektiven Studien mit konsekutiver chirurgischer Messung der Gallenblasenwanddicke (GWD) konnte gezeigt werden, daß die Ultrasonographie eine auf 1–1,5 mm genaue Messung der GWD in über 90% der Fälle erlaubt. 97% gallengesunder Menschen weisen sonographisch eine GWD unter 3 mm auf. Eine verdickte Gallenblasenwand findet sich vornehmlich bei der akuten oder chronischen Cholezystitis und korreliert hierbei gut mit dem histologisch dokumentierten Ausmaß der Wandentzündung. Der Befund einer verdickten Gallenblasenwand ist jedoch nicht spezifisch für eine primäre Cholezystopathie: Auch bei extrabiliären Erkrankungen wie Hypalbuminämie, Leberzirrhose, Aszites und portaler Hypertension sowie bei akuter Virushepatitis oder chronischer Rechtsherz- oder Niereninsuffizienz ist überwiegend in retrospektiven Studien oder anekdotischen Fallberichten über eine erhöhte GWD berichtet worden. Darüber hinaus gilt es zu beachten, daß die Gallenblasenkontraktion entweder postprandial, nach pharmakologischer Stimulation oder auch im Initialstadium einer akuten Virushepatitis mit einer Verdickung der Gallenblasenwand verknüpft ist. Die folgende prospektive Studie sollte daher durch die gleichzeitige sonographische Erfassung der GWD und der Gallenblasenvolumina prüfen, welche primär nichtbiliären Erkrankungen mit einer erhöhten GWD einhergehen und insbesondere ob diese erhöhte GWD bei den genannten nichtbiliären Erkrankungen auf einer tatsächlichen Zunahme der GWD beruht oder lediglich einer inkompletten Gallenblasenkontraktion zuzuschreiben ist.

Methodik

Zwischen April 1985 und Februar 1986 wurden insgesamt 93 Patienten (45 Frauen und 48 Männer) ohne klinischen oder sonographischen Anhalt für eine Erkrankung des biliären Systems nach folgenden Einschlußkriterien ausgewählt: Gruppe 1 mit 19 Patienten, bei denen wiederholt eine Hypalbuminämie mit Albuminspiegel unter 3,0 g/dl registriert wurde. Gruppe 2 mit 12 Patienten, bei denen histologisch eine Leberzirrhose dokumentiert wurde. Gruppe 3 mit 10 Patienten, bei denen eine akute Virushepatitis Typ A, B oder Non-A-Non-B diagnostiziert wurde. Gruppe 4 mit 10 Patienten mit chronischer Niereninsuffizienz und wiederholter Messung von Serumkreatininspiegeln über 2,0 mg/dl – im Mittel 4,52 mg/dl. Gruppe 5 mit 8 Patienten, die die klinischen Zeichen einer manifesten chronisch kongestiven Rechtsherzinsuffizienz bei KHK oder Kardiomyopathie

Ultraschalldiagnostik 86
Herausgegeben von M. Hansmann u. a.
© Springer-Verlag

boten. Gruppe 6 mit 14 Patienten, mit einem Diabetes mellitus Typ I oder II und Plasmaglukosewerten über 200 mg/dl im BZ-Tagesprofil. 20 Patienten ohne eine der oben genannten Erkrankungen dienten als Kontrollkollektiv. Die Gallenblasenwanddicke und -volumina wurden nach einer mindestens 10stündigen Nüchternperiode mit 3,75 MHz-Schallköpfen (Sektor- und Linearscan) bestimmt, die Gallenblasenvolumina wurden nach der nach Everson modifizierten Formel: $\pi \cdot a \cdot b \cdot c/6$ errechnet. Statistische Berechnungen wurden mit dem T-Test für unabhängige Stichproben durchgeführt.

Ergebnisse

Die GWD schwankte in der Kontrollgruppe zwischen 1 und 3 mm und lag im Mittel bei 2,28 mm. Mit einem Mittelwert von 2,25 mm unterschied sich die GWD bei 14 Patienten mit Diabetes mellitus nicht von der der Kontrollgruppe. Eine signifikant erhöhte GWD fanden sich in der Niereninsuffizienzgruppe mit einem Mittelwert von 3,45 mm, in der Hypalbuminämiegruppe ($\bar{x} = 4{,}16$ mm), in der Rechtsherzinsuffizienzgruppe ($\bar{x} = 5{,}25$ mm), bei Patienten mit akuter Virushepatitis ($\bar{x} = 5{,}35$ mm) und Leberzirrhose ($\bar{x} = 6{,}83$ mm). Die größten Gallenblasenvolumina wurden in der Leberzirrhose-($\bar{x} = 29{,}34$ ml) und Hepatitisgruppe ($\bar{x} = 29{,}49$ ml) gefunden, unterschieden sich jedoch, ebenso wie die Volumina der anderen Patientengruppen, nicht signifikant von der Kontrollgruppe ($\bar{x} = 24{,}29$ ml). Auffällig ist, daß in allen Gruppen mit erhöhter GWD zwar signifikant erniedrigte Albuminspiegel dokumentiert wurden, daß aber die Häufigkeit der Gallenblasenwandverdickung nicht mit dem Ausmaß der Hypalbuminämie korrelierte. So lag das Ausmaß und die Häufigkeit der Gallenblasenwandverdickung in der Hypalbuminämiegruppe mit den niedrigsten Albuminwerten deutlich unter den Werten, die in der Hepatitis- oder Leberzirrhosegruppe erreicht wurden.

Diskussion

Hieraus folgern wir in Übereinstimmung mit anderen Autoren, daß die Gallenblasenwandverdickung einerseits auf einer Erniedrigung der Albuminspiegel beruht, daß aber andererseits verschiedene zusätzliche Faktoren pathogenetisch an der Zunahme der GWD beteiligt sein müssen. In der Literatur wurde z. B. eine Korrespondenz zwischen GWD und Durchmesser der Portalvene als ungefähres Maß des portalen Venendruckes beobachtet. Neben der portalen Venen- oder Lymphstauung bei Leberzirrhose wird eine direkte inflammatorische Beteiligung der Gallenblasenwand bei der akuten Virushepatitis oder ein Gallenblasenwandödem bei Rechtsherz- oder Niereninsuffizienz diskutiert, doch kommt diesen pathogenetischen Überlegungen lediglich hypothetische Bedeutung zu.

Schlußfolgerungen

Mit der vorliegenden Studie konnte gezeigt werden, daß verschiedene nichtbiliäre Erkrankungen wie Leberzirrhose, akute Virushepatitis, Rechtsherzinsuffizienz, Hypalbuminämie und chronische Niereninsuffizienz regelmäßig bis häufig mit einer Verdickung der Gallenblasenwand einhergehen, und daß die Zunahme der GWD bei diesen extrabiliären Erkrankungen nicht auf einer inkompletten Gallenblasenkontraktion beruht.

Ceruletidinduzierte Gallenblasenkontraktion bei Beatmungspatienten

N. Börner, C. Kelbel, H. J. Steinhardt und L. S. Weilemann

Einleitung

Gallenblasensediment ist ein häufiger sonographischer Befund bei Patienten auf der Intensivtherapiestation [3]. Die nahrungsabhängige Cholezystokininfreisetzung gilt als wesentlicher physiologischer Stimulus der Gallenblasenkontraktion. Parenterale Ernährung führt durch die fehlende CCK-Freisetzung zur Gallenblasenatonie, die als ein pathogenetischer Faktor der Sludgebildung gilt [2, 3]. Zusätzlich erscheint es denkbar, daß die notwendige Medikation zur kontrollierten Beatmung die Gallenblasenatonie verstärkt [4].

Ceruletid zeigt chemisch enge Verwandtschaft zu dem gastrointestinalen Hormon Cholezystokinin und wirkt auf molarer Ebene 3mal stärker als das körpereigene Hormon. Klinisch wird es in der Gallenblasendiagnostik und zur Behandlung der Darmatonie verwendet [1].

Zielsetzung

In der vorliegenden Studie soll der Einfluß der Medikation zur kontrollierten Beatmung bei parenteral ernährten Patienten auf die Ceruletidinduzierte Gallenblasenkontraktion geprüft werden.

Patienten und Methode

Untersucht wurden 18 Patienten (f:m = 10:8, Alter $44,4 \pm 12,8$ J.), bei denen wegen einer Darmatonie oder zur Einleitung einer forcierten Diarrhö nach Intoxikation eine Ceruletidinfusion zur Darmstimulation induziert war. Ausgeschlossen wurden Patienten mit Lebererkrankungen, Gallensteinen und Kontraindikationen gegen Ceruletid. Die Patienten wurden seit $7,25 \pm 5,9$ Tagen vollständig parenteral ernährt. Gruppe I (n = 10) wurde kontrolliert beatmet. Die Sedierung erfolgte mit Midazolam, „lytischer Mischung" und/oder Fetanyl. Die Kontrollgruppe II (n = 8) hatte keine sedierende Medikation.

Die Gallenblasenfläche wurde sonographisch in der größten Organlängsachse planimetrisch bestimmt. Ceruletid (40 µg) wurde als Kurzinfusion über 15 min verabreicht. Die Gallenblasenflächen wurden vor (F_o) und nach Ende der Kurz-

Ultraschalldiagnostik 86
Herausgegeben von M. Hansmann u. a.
© Springer-Verlag

infusion in 10minütigen Abständen gemessen. Als Maß der Gallenblasenkontraktilität wurde die Flächenabnahme in Prozent der Ausgangsfläche (F_o) gewertet.

Ergebnisse

Bei 13 der 18 Patienten (72,2%) war vor Beginn der Ceruletidstimulation sonographisch Gallenblasensediment nachweisbar (Gruppe I 10/10, Gruppe II 3/8). Die maximale Flächenabnahme in Gruppe I war mit $23,5 \pm 7,1\%$ signifikant geringer als in der Kontrollgruppe ($49,5 \pm 10,8\%$). Das Kontraktionsmaximum wurde in Gruppe I 25 ± 12 min nach Ende der Ceruletidinfusion erreicht (Gruppe II: $13,75 \pm 7,4$ min). In beiden Gruppen fällt eine deutliche Abhängigkeit der Kontraktion von der Größe der Gallenblase auf (Tabelle 1). Kleine Organe ($F_o < 18$ cm^2, Gruppe B) kontrahieren in beiden Gruppen gut (F_{min}: Gr. I $64,5 \pm 8,5\%$; Gr. II $76,2 \pm 6\%$). Große Gallenblasen ($F_o > 18$ cm^2 Gruppe A) kontrahieren in beiden Kollektiven signifikant geringer (F_{min} Gruppe I $13,8 \pm 2,4\%$, Gruppe II $22,8 \pm 4,6\%$). Bei den Beatmungspatienten kontrahiert die Gallenblase in beiden Untergruppen schlechter im Vergleich zu den Kontrollen (Abb. 1).

Tabelle 1. Ergebnisse der Kontraktilitätsmessungen

Gruppe		PE ($\bar{x}$ (d))	F_o ($\bar{x}$ (cm^2))	F_{min} (%)
I	$n = 10$	$8,1 \pm 5,4$	$27,23 \pm 12,2$	$23,5 \pm 7,1$
A:	$n = 8$	$8,6 \pm 6$	$31,0 \pm 10,4$	$13,8 \pm 2,4$
B:	$n = 2$	$6 \pm 1,4$	$12,0 \pm 1,9$	$64,5 \pm 8,5$
II	$n = 8$	$6,25 \pm 7,2$	$19,4 \pm 9,7$	$49,5 \pm 10,8$
A:	$n = 4$	$9,4 \pm 9,4$	$27,5 \pm 6,5$	$22,8 \pm 4,6$
B:	$n = 4$	$3,0 \pm 1,6$	$12,1 \pm 3,9$	$76,2 \pm 6$

PE, Parenterale Ernährung; F_o, GB-Fläche vor Ceruletid; F_{min}, Max. Flächenabnahme in % vob F_o

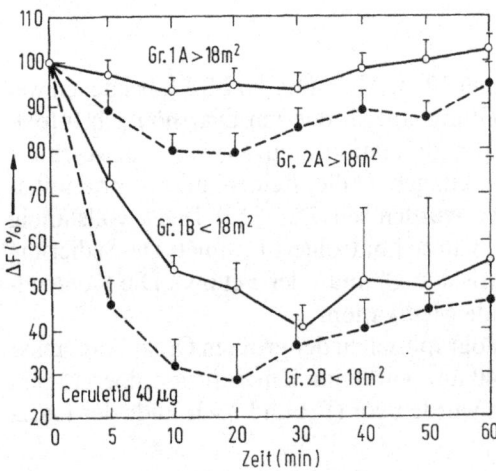

Abb. 1. Ceruletidinduzierte Gallenblasenkontraktion. Bei Beatmungspatienten (*Gr. 1*) und Patienten unter parenteraler Ernährung (*Gr. 2*) in Abhängigkeit von der Gallenblasengröße (*A/B*)

Bei 2 Patienten mit guter Gallenblasenkontraktion ließ sich sonographisch im weiteren Verlauf kein Sediment mehr nachweisen.

Wertung

Die ceruletidinduzierte Gallenblasenkontraktion zeigt in beiden Untersuchungsgruppen eine deutliche Abhängigkeit von der Organgröße. Die Ursache dieser veränderten Gallenblasenkinetik ist noch unklar. Denkbar ist, daß zusätzlich zur fehlenden CCK-Stimulation nervale Einflüsse die Kontraktilität hemmen. Bei Patienten mit paralytischem Ileus besteht im allgemeinen ein erhöhter Sympathikotonus. Adrenerge Stimulation führt auch zur Erschlaffung der Gallenblase, so daß möglicherweise die erhöhte Sympathikusaktivität die unter parenteraler Ernährung normale Gallenblasenatonie verstärkt [3].

Der zeitliche Ablauf der Gallenblasenkontraktion sowie die maximale Flächenabnahme nach Ceruletidstimulation ist bei Patienten mit kontrollierter Beatmung signifikant zur Kontrollgruppe verzögert. Möglicherweise sind hierfür anticholinerge Nebenwirkungen der Medikation zur kontrollierten Beatmung (z. B. Promethazin) verantwortlich.

Zusammenfassend scheint die physiologische Gallenblasenatonie unter parenteraler Ernährung von nervalen Einflüssen nicht unwesentlich beeinflußt zu werden. Dabei spielen wahrscheinlich adrenerge Stimulation sowie cholinerge Hemmung eine Rolle [4].

Literatur

1. Erspamer V (1970) Progress report: Cerulein. GUT 11:79–87
2. LaMorte W, Schoetz D, Birkett D, Williams J (1979) The role of the gallbladder in the pathogenesis of cholesterol gallstones. Gastroenterology 77:580–592
3. Messing B, Bories C, Kunstlinger F, Bernier J (1983) Does total parenteral nutrition induce gallbladder sludge formation and lithiasis? Gastroenterology 84:1012–1019
4. Schmidt G, Börsch G, Wegener M, Bergbauer M (1986) Die Regulation der Gallenblasenmotilität. Innere Med 3:98–102

Prospektive Cholestasestudie I. Methodenvergleich Klinik, Sonographie, Choleszintigraphie und ERC

G. Börsch, M. Wegener, J. Schneider, K. H. Beckers und M. Kißler

Einleitung

Trotz der Fülle der klinischen Cholestaseliteratur mangelt es an umfassenden prospektiven vergleichenden Studien unter gleichzeitiger Einbeziehung mehrerer für die Cholestasediagnostik relevanter Verfahren [3, 4]. Aus diesem Grund wurden 209 konsekutive Patienten mit laborchemisch definierter Cholestase in eine prospektive diagnostische Studie zum Methodenvergleich aufgenommen.

Material und Methodik

Bei allen Patienten erfolgte eine standardisierte Anamnese- und Befunderhebung („Klinik": n = 209) und bei Teilgruppen eine sonographische Untersuchung („Sono": n = 202; 3,5 MHz-Linear-Array-Schallkopf, Toshiba SAL 30A), eine Choleszintigraphie („CS": n = 114; Hepatobida, Nuclear GmbH, Grenzach-Wyhlen) sowie eine ERC (n = 93). Als obere sonographische Normgrenze der Gallengangsweite wurden 7 mm akzeptiert. Nuklearmedizinisch galt eine fehlende Nuklidanreicherung im Dünndarm innerhalb von 60 min nach Aktivitätsinjektion als Hinweis auf eine mechanische biliäre Obstruktion. Die Resultate der klinischen Beurteilung und der 3 bildgebenden Verfahren wurden verglichen in der Untergruppe von 51 Patienten, in der alle 4 Diagnoseverfahren vollzählig zur Anwendung gekommen waren und ein verwertbares diagnostisches Ergebnis gezeigt hatten. Als Vergleichskriterien dienten die testspezifischen Größen Sensitivität und Spezifität mit den hieraus abgeleiteten Parametern positiver (LRpos; "likelihood ratio") und negativer (LRneg) Wahrscheinlichkeitsfaktor und Youden-Index sowie die prävalenzabhängigen Größen positiver (PVpos) und negativer (PVneg) prädiktiver Wert. Diese werden andernorts ausführlich beschrieben und diskutiert [1].

Ergebnisse und Diskussion

In Tabelle 1 sind die Resultate in der Testpopulation von 51 Patienten mit vollständigem diagnostischem Status dargestellt. Die Prävalenz der mechanischen Cholestase in diesem Krankengut betrug 30/51 (58,8%):

Ultraschalldiagnostik 86
Herausgegeben von M. Hansmann u. a.
© Springer-Verlag

Tabelle 1. Resultate der einzelnen Untersuchungsmethoden

Parameter	Klinik	Sono	CS	ERC
Sensitivität	90,0	73,3	73,3	100
Spezifität	33,3	90,4	66,6	100
LRpos	1,4	7,6	2,2	43
LRneg	0,30	0,30	0,40	0,02
Youden-Index	23,3	63,7	39,9	100
PVpos	65,9	91,7	75,8	100
PVneg	70,0	70,4	63,6	100

Schon die alleinige klinische Diagnostik erreichte somit eine relativ hohe Sensitivität von 90% für die Erfassung der mechanischen Cholestase, eine geringe Spezifität von 33,3% zeigte aber die Grenzen einer alleinigen klinischen Diagnosefindung auf. Die Sonographie war das überlegene nichtinvasive Diagnoseverfahren, erkennbar an einer großen LRpos von 7,6, einer relativ kleinen LRneg von 0,30 und einem hohen Youden-Index von 63,7%. Sie schnitt in jedem Parameter deutlich besser ab als die Choleszintigraphie, abgesehen von einer gleichrangigen Sensitivität von 73,3%. Bei allen Patienten diente die invasive ERC neben etwaigen intraoperativen Befunden als Referenzmethode.

Die der Sonographie unterlegenen Ergebnisse der Choleszintigraphie waren nicht etwa eine Schwäche dieser individuellen Studie, sie entsprachen vielmehr den prospektiv gewonnenen Daten anderer Autoren [3, 4]. Auch aus den Mitteilungen einer nuklearmedizinisch/gastroenterologischen Studie lassen sich keine wesentlich günstigeren Testdaten errechnen: Sensitivität 73,7%, Spezifität 76,9%, LRpos 3,2, LRneg 0,34, Youden-Index 50,6%, PVpos 82,4%, PVneg 66,7%, bei einer Prävalenz der mechanischen Cholestase von 59,3% [2]. Die Computertomographie wurde in dieser Studie nicht eigens untersucht. Bei Berücksichtigung von Angaben aus der Literatur dürfte ihre diagnostische Mächtigkeit in der Cholestasediagnostik etwa derjenigen der Sonographie entsprechen, die LRpos liegt bei 9,0, die LRneg bei 0,40 [4].

Schlußfolgerungen

1. Bereits die klinische Beurteilung ist ein Verfahren von hoher Sensitivität, aber geringer Spezifität und damit insgesamt begrenzter diagnostischer Leistungsfähigkeit in der Erfassung der mechanischen biliären Obstruktion.
2. Die Sonographie ist, im Vergleich zur Choleszintigraphie, gestützt auf die Parameter zur Wahrscheinlichkeitsanalyse diagnostischer Tests, in der Differentialdiagnose der Cholestase weit überlegen.
3. Auch unter den Bedingungen einer prospektiven vergleichenden Studie unter Verwendung moderner Verfahren zur Testevalierung bestätigt sich damit die Vorrangstellung der Sonographie in der nichtinvasiven Cholestasediagnostik.

Literatur

1. Börsch G, Wegener M, Schmidt G, Coenen C, Glocke M (1986) Differentialdiagnose der Cholestase durch Anamnese und Befund: moderne Methoden zur Ergebnisanalyse. Med Klin 81:738–744
2. Lieberman DA, Krishnamurthy GT (1986) Intrahepatic versus extrahepatic cholestasis. Discrimination with biliary scintigraphy combined with ultrasound. Gastroenterology 90:734–743
3. Matzen P, Malchow-Moller A, Brun B, Gronvall S, Haubek A, Henriksen JH, Laursen K, Lejerstofte J, Stage P, Winkler K, Juhl E (1983) Ultrasonography, computed tomography, and cholescintigraphy in suspected obstructive jaundice – a prospective comparative study. Gastroenterology 84:1492–1497
4. O'Connor KW, Snodgrass PJ, Swonder JE, Mahoney S, Burt R, Cockerill EM, Lumeng L (1983) A blinded prospective study comparing four current noninvasive approaches in the differential diagnosis of medical versus surgical jaundice. Gastroenterology 84:1498–1504

Prospektive Cholestasestudie
II. Untersuchungen zur diagnostischen Strategie

G. Börsch, M. Wegener, G. Schmidt, B. Wedmann und K. H. Beckers

Einleitung

Die wissenschaftliche Cholestaseliteratur enthält überwiegend Untersuchungen zum reinen Methodenvergleich wie Sonographie versus CT und andere. Seltener, aber mindestens ebenso wichtig sind Versuche, Diagnosestrategien zu bewerten. Hierbei kommt es nicht allein auf den absoluten Aussagewert einer Methode an, sondern vor allem auf ihre relative diagnostische Bedeutung an der jeweiligen Stelle einer Kette von Tests, an der die Methode eingesetzt wird. In der Cholestasediagnostik beginnt die diagnostische Kette stets mit der klinischen Beurteilung, an die sich die hepatobiliäre Ultrasonographie anschließt. Für das weitere Vorgehen stehen dann noch die nichtinvasive Computertomographie und Choleszintigraphie sowie die invasive ERC und PTC zur Verfügung. Für die Entwicklung einer rationellen Diagnosestrategie bei Cholestasen sind vor allem 2 Fragekomplexe zu klären: 1. Wie weit muß die Kette der zur Verfügung stehenden Diagnoseverfahren ausgeschöpft werden, wenn bereits die klinische Beurteilung (Klinik) und Ultrasonographie (US) übereinstimmend für bzw. gegen eine mechanische biliäre Obstruktion sprechen? 2. Welche weitere Reihenfolge der Diagnoseverfahren ist rationell, wenn sich aus Klinik und Ultraschall divergierende Beurteilungen hinsichtlich einer mechanischen Cholestase ergeben?

Patienten und Methoden

Zur Beantwortung dieser Fragestellungen wurden die Daten einer prospektiven Cholestasestudie an 209 Patienten herangezogen und hieraus die Ergebnisse von 112 Patienten mit gleichzeitiger klinischer, sonographischer (US) und choleszintigraphischer (CS) Befunderhebung in Form einer dreidimensionalen Kontingenztafel [1] analysiert. In solchen n-dimensionalen Kontingenztafeln werden die Ergebnisse von n (hier: 3) Diagnoseverfahren in Übereinstimmung mit der Vierfelder-Methode nach richtigpositiv (rp), falschpositiv (fp), falschnegativ (fn) und richtignegativ (rn) sortiert. Sie erlauben eine einfache Analyse der komplexen sequentiellen Befundmuster mehrgliedriger Testketten [1].

Ultraschalldiagnostik 86
Herausgegeben von M. Hansmann u. a.
© Springer-Verlag

Ergebnisse und Diskussion

56 positiven klinischen Befunden (39/56 rp) standen 27 positive (25/27 rp), 24 negative (15/24 rn) und 5 nicht eindeutige sonographische Befunde gegenüber. 56 negative klinische Befunde waren 6mal mit positiven (6/6 rp) und 50mal mit negativen (49/50 rn) sonographischen Beurteilungen assoziiert. 77 übereinstimmende klinische und sonographische Diagnosen waren also 74/77mal (96,1%) korrekt. Stimmten Klinik und US überein, dann hatte ein positiver US-Befund einen Vorhersagewert (positiver prädiktiver Wert PVpos) von 92,6% und ein negativer US-Befund einen Vorhersagewert PVneg von 98,0%. Bei den 35 diskrepanten Befunden ergab die Sonographie 21/35mal (60,0%) und die Klinik 14/35mal (40,0%) das korrekte Resultat. Die CS hatte in dieser letzten Gruppe nur 25/35mal (71,4%) rp oder rn Ergebnisse.

Damit ist die erste Fragestellung bereits vollständig und die zweite teilweise beantwortet. Ein übereinstimmend positiver oder negativer klinischer und sonographischer Befund ist in einem hohen Ausmaß korrekt (hier: 96,1%) und macht weitere Diagnoseverfahren zur reinen Differenzierung zwischen intra- und extrahepatischer Cholestase entbehrlich, allenfalls aus therapieassoziierten Indikationen können zusätzliche Diagnosemaßnahmen wie direkte Cholangiographien erforderlich werden. Die Choleszintigraphie ist kein geeignetes Verfahren, um diskrepante Befunde bei Klinik und US verläßlich zu klären. Wie konkret in einer solchen Situation vorgegangen werden soll, läßt sich anhand der eigenen Daten mit Wahrscheinlichkeitsanalysen veranschaulichen (Tabelle 1).

Dabei wird der Wahrscheinlichkeitsfaktor LRpos bzw. LRneg (positive bzw. negative "likelihood ratio" [2]) der einzelnen Testverfahren benutzt, um aus a-priori-Wahrscheinlichkeitsquoten für das Vorliegen einer mechanischen Obstruktion die a-posteriori-Wahrscheinlichkeitsquoten bei positivem bzw. negativem Testergebnis zu berechnen. So sei in einer konkreten Diagnosesituation die Wahrscheinlichkeitsquote für mechanische Cholestase aufgrund der klinischen Befunde 2,3:1 entsprechend 70%. Eine positive Sonographie erhöht diese Quote auf 2,3·7,6:1 oder 17:1 entsprechend 94,6%, eine negative Sonographie verringert die Quote auf 2,3·0,3:1 oder 0,7:1 entsprechend 41,2%. Aus Tabelle 1 ist ersichtlich, daß eine nachgeschaltete Choleszintigraphie unabhängig vom Ergebnis zu nur geringfügig modifizierten Diagnosewahrscheinlichkeiten führen würde. Auch der Ersatz der CS durch die CT würde keinesfalls die hohen a-posteriori-

Tabelle 1. Wahrscheinlichkeitsquote für eine mechanische Cholestase aufgrund der jeweiligen Untersuchungsergebnisse

Klinik a priori	Sonographie		Lebersequenzszinti- graphie		CT statt CS	
	LR + 7,6	LR − 0,30	LR + 2,2	LR − 0,40	LR + 9,0	LR − 0,40
2,3:1 = 0,697	+:17 :1 = 0,946		+:37 :1 = 0,974		+:153 :1 = 0,994	
			−: 6,8 :1 = 0,872		−: 6,8 :1 = 0,872	
	−: 0,7:1 = 0,412		+: 1,5 :1 = 0,606		+: 6,3 :1 = 0,863	
			−: 0,28:1 = 0,219		−: 0,28:1 = 0,219	

Krankheitswahrscheinlichkeiten schaffen, wie sie in der Cholestasediagnostik zu fordern und auch erreichbar sind. Dies entspricht dem Grundsatz, daß Diskrepanzen bei Verfahren mit geringer bis mittlerer diagnostischer Mächtigkeit nur durch Tests mit hoher Aussagefähigkeit zu klären sind. Eine solche Mächtigkeit in der Cholestasediagnostik haben, gemessen an den Wahrscheinlichkeitsfaktoren, nur die Verfahren der direkten Cholangiographie.

Schlußfolgerungen

1. Bei übereinstimmenden klinischen und sonographischen Befunden ist das jeweilige Ergebnis mit großer Wahrscheinlichkeit (hier: 96,1%) korrekt und macht weitere Tests zur reinen Differentialdiagnose entbehrlich, allenfalls aus therapie-assoziierten Indikationen wie Klärung von exakter Höhe, Ursache und Ausmaß einer Obstruktion sowie ihrer Eignung zur Endotherapie können zusätzliche Diagnosemaßnahmen erforderlich werden.
2. Bei diskrepanten klinischen und sonographischen Befunden kann die diagnostische Klärung nur von Methoden mit großer Aussagefähigkeit erwartet werden. Diese wird von der CS und, gemessen an ihren Wahrscheinlichkeitsfaktoren, auch von der Computertomographie nicht erreicht. Bei klinischer Relevanz erscheinen hier vielmehr unmittelbar die Methoden der direkten Cholangiographie (ERC, PTC) indiziert.

Literatur

1. Börsch G, Wegener M, Wedmann B, Kissler M, Glocke M (1988) Clinical evaluation, ultrasound, cholescintigraphy, and endoscopic retrograde cholangiography in cholestasis: a prospective comparative clinical study. J Clin Gastroenterol (in press)
2. Börsch G, Wegener M, Schmidt G, Coenen C, Glocke M (1986) Differentialdiagnose der Cholestase durch Anamnese und Befund: Moderne Methoden zur Ergebnisanalyse. Med Klin 81:738–744

Pankreas

Pankreassonographie oder -Sondentest?

J. A. Bönhof, A. K. Schwarzkopf und H. Schmidt

Fragestellungen

Mit modernen und guten Sonographiegeräten läßt sich das Pankreas bei einer ausgereiften Untersuchungstechnik [1] meist gut, mindestens jedoch ausreichend beurteilen.
- Ergibt sich aus dem Fortschritt der Gerätetechnik eine Änderung bezüglich der Indikation zu einem Pankreassondentest?
- Kann man, wenn der Verdacht auf eine Pankreaserkrankung vorliegt und sonographisch kein pathologischer Befund nachgewiesen wird, auf die Durchführung eines Sondentests verzichten?
- Oder umgekehrt: Kann bei einem normalen Ergebnis der Pankreassonde auf die Sonographie verzichtet werden?

Methodik

Von den im Zeitraum Dezember 1982 bis August 1985 von einem Untersucher sonographierten, vorwiegend ambulanten Patienten hatten 181 eine Pankreassonographie *und* einen Pankreasfunktionssondentest. Bei 6 Patienten konnten keine Sonogramme gewonnen werden, somit war ein Vergleich der Ergebnisse der unterschiedlichen Verfahren bei 175 Patienten möglich. (Anzumerken ist, daß im gleichen Zeitraum ca. 10% aller Pankreassondentests nicht durchgeführt werden konnten.)

Die Befunde der Ultraschalluntersuchung und des Sondentests wurden retrospektiv mit den Diagnosen der abschließenden Arztbriefe in Beziehung gesetzt.
- Bei der Sonographie wurde auf folgende Kriterien geachtet: Gangweite, Echomuster, Organgröße und -form, umschriebene Veränderungen.
- Der Sondentest wurde gemäß des Ausstoßes der Enzyme, des Bikarbonats und Sekretvolumens bewertet (vermindert bei eingeschränkter exokriner Funktion, normal und hoher Output evtl. im Sinne eines Reizzustandes). Zusätzlich fanden Lipase und Amylase im Serum nach Provokation mit Sekretin Berücksichtigung (eine Erhöhung wurde ebenfalls als Reizzustand interpretiert). Der Terminus Reizzustand bezieht sich nicht auf die exokrine Pankreasfunktion und bezeichnet keinen allgemein als pathologisch anerkannten Befund.

Ultraschalldiagnostik 86
Herausgegeben von M. Hansmann u. a.
© Springer-Verlag

Ergebnisse

1. *Normalbefunde* der Sonographie und des Sondentests.
   a) Sonographisch ergab sich in 141 Fällen ein normaler, in 13 Fällen ein unklarer und in 21 Fällen ein pathologischer Befund.
   b) Demgegenüber ermittelte der Sondentest 91 gesunde und 35 kranke Patienten. 6mal wurde ein hoher Enzymoutput festgestellt. Der Provokationstest zeigte in 43 Fällen eine Fermententgleisung.
2. Die *Übereinstimmung* der diagnostischen Verfahren untereinander ist auffallend gering, wenn Grenzbefunde schon als pathologisch angesehen werden, wie z. B. ein hoher Output an Enzymen.
   a) Ausgehend von 141 normalen sonographischen Befunden zeigt der Sondentest nur in 82 Fällen ein übereinstimmendes Ergebnis. Sechsmal findet sich ein hoher Output und in 24 Fällen eine exokrine Funktionseinschränkung; der Evokationstest zeigt in 29 Fällen eine Fermententgleisung.
   b) Von den 91 Patienten mit normalem Sondentest (keine Einschränkung der exokrinen Funktion und kein Reizzustand) ergibt sich bei 82 übereinstimmend ein normaler Sonographiebefund, zweimal ein unklarer Befund und in 7 Fällen fanden sich pathologische Veränderungen, darunter 2 Tumoren!
      Geht man nur von den sicher pathologisch zu wertenden Befunden aus (Tumor, chronische Pankreatitis), so ergeben die Diagnoseverfahren häufiger übereinstimmend einen pathologischen Befund.
   c) Von 21 eindeutig pathologischen Sonographiebefunden zeigte der Sondentest nur in 33% eine eingeschränkte exokrine Funktion. In 7 Fällen ergab sich eine Pankreasreizung, die übrigen 7 hatten einen normalen Sondenbefund – darunter 2 der 3 Patienten mit Tumoren.
   d) Betrachtet man umgekehrt die 35 sicher pathologischen Sondentests (eingeschränkte exokrine Funktion), ist der Sonographiebefund in 24 Fällen normal gewesen. 4 Sonographiebefunde waren unklar, 7 wurden als pathologisch bewertet.
3. Beim Vergleich der Ergebnisse der beiden diagnostischen Verfahren und der *Arztbriefdiagnose* ergibt sich das folgende Bild:
   a) Vergleicht man den Sondenbefund mit der Arztbriefdiagnose, unter Einschluß der Pankreasreizungen, findet man eine Übereinstimmung in 80% der Fälle.
   b) 72% der sonographischen Diagnosen werden vom Arztbrief übernommen.
   c) In den Fällen, wo Sonographie und Sonde übereinstimmen – gleichgültig, ob normaler oder pathologischer Befund – akzeptiert der Arztbrief in 97% der Fälle diese Diagnose.

Folgerungen

– Besteht klinisch ein begründeter Verdacht auf eine Pankreaserkrankung, so schließt ein normaler oder nicht sicher pathologischer Ultraschallbefund des

Pankreas eine Pankreasaffektion nicht aus. Der Pankreassondentest kann diese Fälle aufdecken. – Umgekehrt schließt auch ein normaler Funktionstest einen pathologischen Pankreasbefund – z. B. einen Tumor – nicht aus.

– Die Fortschritte in der Gerätetechnik (Stand bis 1985) haben die Indikationen zur Pankreassondenuntersuchung nicht verändert.

– Die beiden Verfahren erfassen unterschiedliche Aspekte der Pankreasdiagnostik, sie sind keine konkurrierenden, sondern einander ergänzende Verfahren.

Literatur

1. Bönhof JA (1986) Pankreassonographie – Untersuchungstechnik. Schweiz Rundschau Med (Praxis) 75:1519–1524

Therapie von Pankreaspseudozysten durch Serienpunktion

W. D. Strohm, D. Redelin und W. Kurtz

Die Alternative zur Operation von Pankreaspseudozysten (PPZ) besteht in der ultraschallgezielten Punktion oder in der perkutanen Drainage. Der Effekt einer einmaligen Punktion von PPZ ist jedoch gering, da sich PPZ in der Regel innerhalb von Stunden oder von wenigen Tagen wieder auffüllen. In der folgenden Untersuchung wurde daher geprüft, ob es gelingt, PPZ zur Rückbildung zu bringen, wenn man die Punktion nur oft genug wiederholt; das heißt, ob die Serienpunktion als alternative Behandlungsform empfohlen werden kann.

Patienten und Methoden

In die Untersuchung wurden 20 Patienten einbezogen. Das Verhältnis männlich zu weiblich war 12:8. Das Alter der Patienten lag zwischen 32 und 81 Jahren mit einem Median von 42 Jahren. Sämtliche Patienten wurden vor der Punktionsbehandlung mindestens ein halbes Jahr lang sonographisch überwacht. Spontane Rückbildungstendenzen wurden damit bei allen Patienten ausgeschlossen. Die Genese der PPZ war bei 14 Patienten alkoholtoxisch. Bei 4 Patienten war die PPZ die Folge einer nicht-alkoholtoxischen Pankreatitis. Bei 2 Patienten war die Genese unbekannt. Die Diagnose der chronischen Pankreatitis wurde durch die ERCP in 14 Fällen, in allen Fällen durch erhöhte Amylaseaktivitäten, durch den Nachweis von Verkalkungen und durch eingeschränkte Pankreasfunktion (Chymotrypsin, Pankreolauryltest) gestellt. Die Symptomatik der Patienten war unterschiedlich. Bei 4 Patienten bestand eine Cholestase, bei 11 wurden Schmerzen und Druckgefühl angegeben. Bei 5 Patienten bestanden keine Beschwerden.

Die Punktionen wurden mit einer 7 cm × 0,9 mm Punktionsnadel neben dem steril abgedeckten Ultraschallapplikator durchgeführt. Dabei wurde darauf geachtet, daß Leber und Kolon außerhalb des Punktionsweges lagen. Als Ultraschallgeräte wurden Linearscanner bzw. Curved-array-Scanner mit einer Frequenz von 2,2 bzw. 3,5 MHz verwendet. Das Zystensekret wurde auf Amylase, Lipase, LDH, Zellen und bakterielles Wachstum untersucht.

Ergebnisse

Die Ausgangsgröße der PPZ lag zwischen 20 und 1 400 ml mit einem Median von 250 ml. Zehn der PPZ lagen im Pankreaskopf-, 5 im Pankreaskorpus- und 5 im

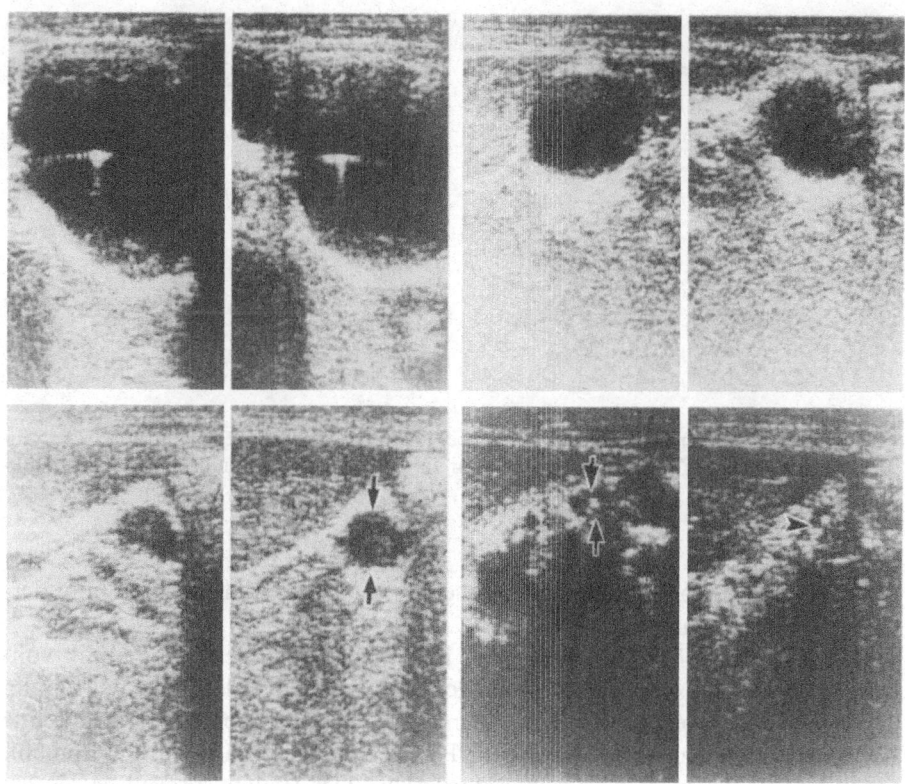

Abb. 1. Rückbildung einer PPZ durch Serienpunktionen über einen Zeitraum von 18 Monaten

Kaudabereich. Bei den 15 von 20 Patienten wurde eine Verkleinerung der Zyste festgestellt. Elf dieser 15 Patienten zeigten eine komplette Rückbildung der PPZ oder eine nicht behandlungsbedürftige Restzyste mit einem Volumen von 5 ml (Abb. 1 u. 2). In einer Nachbeobachtungsphase von mindestens einem halben Jahr wurde bei diesen Patienten kein Rezidiv beobachtet. Zur Behandlung dieser Patienten waren 2 bis 58 Punktionen mit einem Median von 10 Punktionen erforderlich. Die Behandlungsdauer betrug 6 bis 32 Monate mit einem Median von 12 Monaten. Bei 4 Patienten wurde nur eine inkomplette Rückbildung erreicht, da die Zysten noch eine Wiederauffüllungstendenz aufwiesen und die Therapie noch nicht abgeschlossen war. Das Zystenvolumen dieser 4 Patienten lag zwischen 140 und 1 400 ml mit einem Median von 537,5 ml. Die Punktionshäufigkeit lag zwischen 9 und 27 Punktionen mit einem Median von 11,5. Die Therapiedauer lag zwischen 4 und 20 Monaten mit einem Median von 10 Monaten. Die Erfolgsrate der Serienpunktion beträgt mit 15/20 Patienten 75%.

Fünf Patienten profitierten nicht von der Punktionsbehandlung. Bei ihnen wurde eine Operation mit innerer Drainage durchgeführt. Zwei von diesen 5 Patienten haben die Therapie nach 3 bzw. 5 Punktionen abgelehnt. Bei 3 Patienten wurde die Serienpunktion nach 3 Punktionen abgebrochen. Zwei dieser 3 Patienten hatten ein polyzystisches Pankreas mit deutlich ausgeprägter entzündlicher

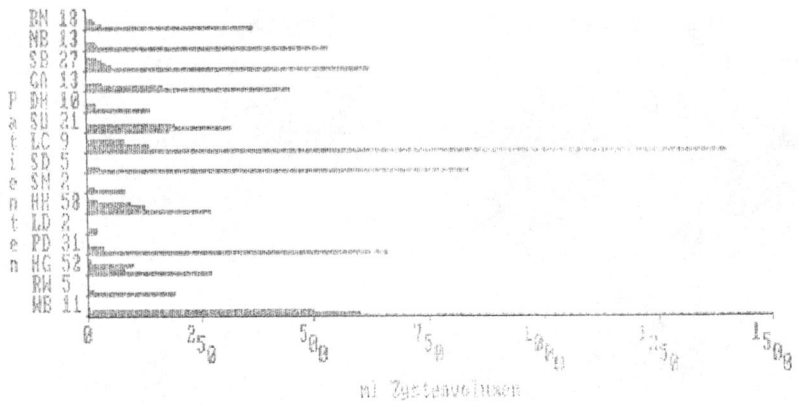

Abb. 2. Zystenvolumina unter Serienpunktion bei 15 erfolgreich behandelten Patienten. Die Säulen geben das mittlere Zystenvolumen in ½ Jahr an. Zahlen hinter den Initialen geben die Punktionshäufigkeit an

Aktivität. Der 3. Patient hatte eine Riesenzyste entwickelt, die nicht abpunktierbaren Detritus enthielt.

Bei den 15 erfolgreich behandelten Patienten wurde die Symptomatik vollständig beseitigt. Insbesondere konnte der Ikterus bzw. die Cholestase vollständig zur Rückbildung gebracht werden. Als Komplikation traten bei 1 Patient eine Blutung (Volumen ca. 35 ml) und bei 3 Patienten Schmerzen nach Punktion auf. Eine spezielle Therapie war nicht erforderlich. Der Heilungsprozeß wurde bei 3 Patienten durch Instillation von Ethoxysklerol gefördert. Allerdings kam es dabei bei 2 Patienten zu einer leichten entzündlichen Reaktion mit passagerer Pankreatitis, die spontan abklang.

Schlußfolgerung

Bei der Pankreaspseudozyste handelt es sich um ein progredientes Krankheitsbild mit Zunahme der Zystengröße, der Beschwerden und des Risikos. Durch die ersten Punktionen wird die Zyste entlastet und der Zysteninnendruck vermindert. Zwar kommt es nach den Punktionen zur Wiederauffüllung, aber durch wiederholte Punktion wird eine Zunahme der Zyste auf das Ausgangsvolumen verhindert. Damit kann das Risiko eines progredienten Prozesses mit den Komplikationen wie Perforation, Einblutung, Cholestase und Verdrängungserscheinungen durch die Serienpunktion deutlich gesenkt werden. Bei den meisten Patienten wird die Zyste sogar zur Rückbildung gebracht.

Der Wirkungsmechanismus bei der Rückbildung von Pseudozysten unter Serienpunktion ist vermutlich komplex. Das rasche Wiederauffüllen von Pseudozysten erklärt sich durch den Pankreasganganschluß und durch einen hohen Sekretionsdruck. Wenn der Sekretionsdruck höher ist als die Wandspannung der Zystenwand, kommt es zur Zunahme der PPZ-Größe. Im Laufe der Serienpunktion retrahiert und festigt sich die bindegewebige Zystenwand. Offenbar obliterieren dabei die zuführenden Pankreasgänge. Es ist anzunehmen, daß die Kontraktionsbereitschaft der bindegewebigen Zystenwand durch die ständige Druckentlastung während der Serienpunktion gefördert wird, was letztlich zur Schrumpfung der Zyste führt.

Der Behandlungsverlauf ist stark unterschiedlich und im Einzelfall ungewiß. Die Rückbildung der Pseudozysten ist nicht von der Pankreaspseudozystengröße oder von der Punktionsfrequenz abhängig. Wenn man auch in einigen Fällen einen relativ langwierigen Verlauf und eine große Anzahl von Punktionen in Kauf nehmen muß, kann die Serienpunktion der PPZ wegen ihrer hohen Effizienz und ihrer Risikoarmut sehr empfohlen werden. Durch die Serienpunktionsbehandlung läßt sich die Zahl der meist notwendigen Operationen mit der Anlage einer inneren Drainage erheblich vermindern. Die Effizienz und das Risiko der äußeren Zystendrainage werden zur Zeit untersucht.

Literatur

1. Agha FP (1984) Spontaneous resolution of acute pancreatic pseudocysts. Surg Gynecol Obstet 158:22–26
2. Aranha GV, Prinz RA, Esguerra AC, Greenlee HB (1983) The nature and course of cystic pancreatic lesions diagnosed by ultrasound. Arch Surg 118:486–488
3. Bradley EL, Clements Jr JL, Gonzales AC (1979) The natural history of pancreatic pseudocysts: a unified concept of management. Am J Surg 137:135–141
4. Crass RA, Way LW (1981) Acute and chronic pancreatic pseudocysts are different. Am J Surg 142:660–663
5. Gebhardt J, Mundhenk K, v Klinggräff G, Slotty M (1978) Sonographische Langzeitkontrolle von Pankreaspseudozysten. Dtsch med Wschr 103:1941–1942
6. Sarles JC, Salasc B, Delecourt P, Nacchiero M, Gaeta L (1982) Cysts complicating chronic pancreatitis: result of treatment. Gastroenterol Clin Biol 6:857–862
7. Wade JW (1985) Twenty-five year experience with pancreatic pseudocysts. Am J Surg 149:705–708

Problematik der Rezidivdiagnostik des Pankreaskarzinoms

A. Guthoff, B. Rothe und R. Klapdor

Ultraschall (US), Computertomographie (CT) und serologische Tumormarker (TM) lassen heute die Diagnose eines Pankreaskarzinomrezidivs meist schon vor Einsetzen einer klinischen Symptomatik zu. Wir fragten nach dem Stellenwert der Methoden und untersuchten, ob sich für Rezidive typische Strukturen und Lokalisationen beschreiben lassen.

Patienten

Von 1983–1986 beobachteten wir 18 Patienten, deren Pankreaskarzinome der Stadien T1N0M0-T2DN1M0 [2] reseziert worden waren (16 Whipple-Op. mit Pankreaskopfresektion, 1 × mit Linksresektion, 1 × totale Duodenopankreatektomie). Die Radikalität der Operationen wurde bei 17/18 Tumoren histopathologisch bestätigt, nur bei einem Patienten war der Rand des Resektates nicht tumorfrei.

Die Bestätigung des Tumorrezidivs erfolgte durch kontinuierlich ansteigende TM-Spiegel, in 2 Fällen durch Reoperation und im weiteren durch den klinischen Verlauf (13 Patienten verstarben im Beobachtungszeitraum, davon 2 Obduktionen).

Methoden

Alle Untersuchungen erfolgten postoperativ in etwa 4wöchigen Abständen, US mit den Sektorscannern Combison 111s und 320 der Fa. Kretztechnik, CT mit dem Somatom 2N/N der Fa. Siemens. Bei den CT-Untersuchungen wurde regelhaft Konstrastmittel oral gegeben, oft zusätzlich Glukagon i.v. zur retrograden Füllung der biliodigestiven Anastomose, fakultativ erhielten die Patienten außerdem galle- und nierengängiges Kontrastmittel.

Die TM CA19-9, CA125 und CEA wurden mit Hilfe kommerziell erhältlicher Assays bestimmt.

Ergebnisse

Schwierigkeiten in der Beurteilung eines Situs nach Resektion am Pankreas ergaben sich durch die veränderte intestinale Topographie, für den US auch durch

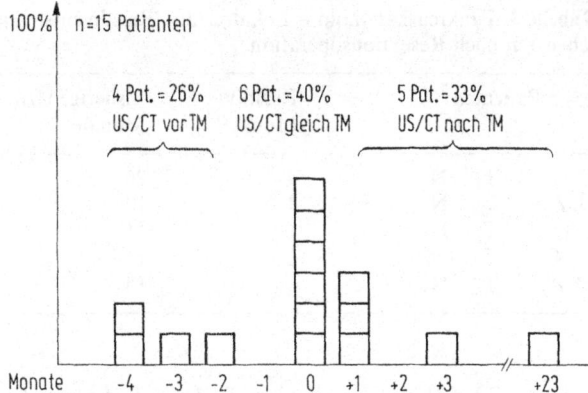

Abb. 1. Pankreaskarzinom – Lokalrezidivdiagnostik, Methodenvergleich US-CT-Tumormarker

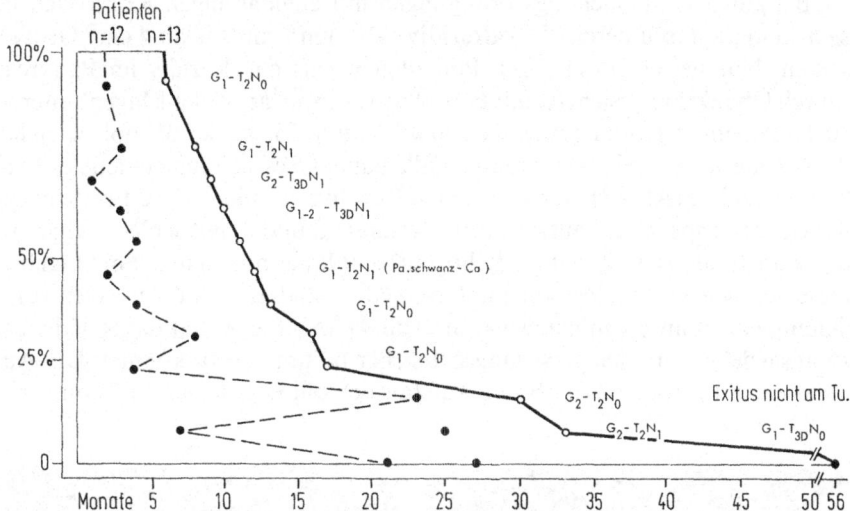

Abb. 2. Pankreaskarzinom – Lokalrezidiv. *Rezidiventstehungszeit* (-----) und *Überlebenszeit* (———) nach Resektionsoperationen

Verbände, Wunden und Meteorismus, für das CT dagegen vor allem durch Metallclips und Kachexie der Patienten. 2/18 Lokalrezidiven wurden sonographisch nicht diagnostiziert gegenüber 1/18 im CT. Beiden Methoden in Kombination entging nur ein einziges Lokalrezidiv, entsprechend 5,6%. Demgegenüber fehlte ein Anstieg des Tumormarkers CA19-9 bei 4 Rezidiven und auch bei kombiniertem Einsatz aller drei Tumormarker blieben 2/18 (11%) unentdeckt. 40% der Lokalrezidive wurden von bildgebenden Verfahren und Tumormarkern zum gleichen Zeitpunkt entdeckt, 25% wurden durch CT/US bis zu 4 Monaten früher gesehen, in 33% wiederum war der Anstieg der Tumormarkerspiegel führend (Abb. 1).

Aus Abb. 2 und Tabelle 1 wird ersichtlich, daß nach 8 Monaten bereits 16/18 Patienten Tumorrezidive hatten. Die lange Überlebenszeit des Patienten mit pri-

Tabelle 1. Pankreaskarzinom – Lokalrezidiv. Rezidiventstehungszeit und Überlebenszeit nach Resektionsoperation

$n = 5$ Patienten			Rezidiv Monate	Bisherige ÜLZ Monate	Chemotherapie
C. H.	T_1	N_0	5	20	+
H. Z.	T_2	N_1	4	12	+
J. St.	T_2	N_1	1	11	+
E. N.	T_{3D}	N_0	2	11	–
M. K.	T_{3D}	N_1	6	15	–

märem G2-T2N1-Tumor nach frühem Lokalrezidiv sehen wir im Zusammenhang mit einer Chemotherapie, in deren Verlauf sich die erhöhten Tumormarkerspiegel über 1,5 Jahre im Normbereich hielten.

Bei guten Untersuchungsbedingungen mit engmaschigen Kontrollen ließen sich sonographisch bereits Lokalrezidive ab 1 cm², mit CT ab 4 cm² Größe darstellen. Nur bei einem einzigen Patienten wuchs das Rezidiv im Pankreasrest (durch Obduktion gesichert) mit konsekutiver Infiltration der Magenhinterwand. 10/17 Patienten hatten erstes Tumorwachstum dorsal der V. portae nahe der A. mesenterica superior. In 2 dieser Fälle handelte es sich um eindeutige Lymphknotenrezidive (Abb. 3), die restlichen 8 Rezidive erschienen in 2 Formen: entweder circumscript oder, häufiger, diffus wachsend und damit schlecht abgrenzbar, um so mehr als sie sich in ihrer Echogenität anfangs nur wenig vom umgebenden mesenterialen Fettbindegewebe unterschieden, so daß exakte Aussagen zur Ausdehnung nicht immer möglich waren (Abb. 4). In 6 Fällen war das Rezidiv bereits zu ausgedehnt, um den Ursprungsort sicher bestimmen zu können: Die Ausbildung einer Pfortaderthrombose, Aufstau der biliodigestiven Anastomose und/

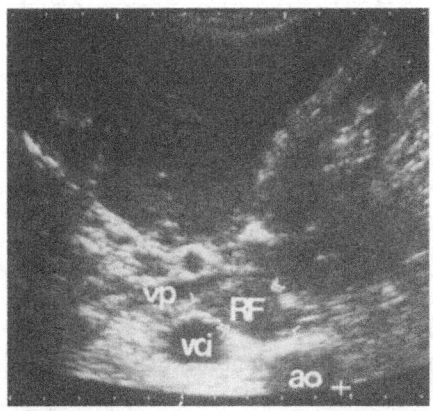 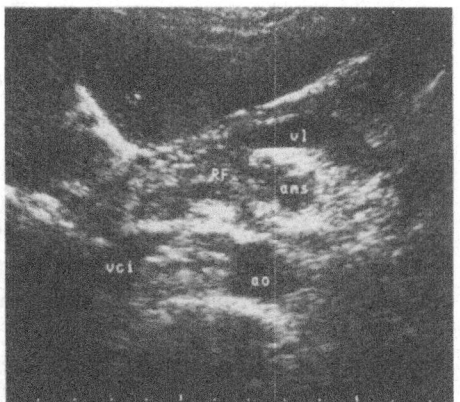

Abb. 3   **Abb. 4**

Abb. 3. Lymphknotenrezidiv dorsal der V. portae (vp), diese imprimierend

Abb. 4. Diffus wachsendes Lokalrezidiv eines Pankreaskarzinoms. *vl* V. lienalis, *ams* A. mesenterica superior, *vci* V. cava, *ao* Aorta, *RF* Raumforderung

oder eine mesenteriale Infiltration entsprachen jedoch dem Verlauf bei den vorbeschriebenen 10 Patienten.

Nur einmal sahen wir eine geringe Leberfilialisierung vor dem Nachweis des Lokalrezidivs. Auch im weiteren Verlauf kam es nur bei 16% der Patienten zu multiplen Lebermetastasen. Die meisten Patienten verstarben an den Folgen des lokalen Tumorwachstums.

Zusammenfassung

Bei Patienten, deren Pankreaskarzinom reseziert wurde, kommt es in der Regel bereits nach 4–8 Monaten zu einem erneuten Tumorwachstum. Dieses tritt in Form eines Lokalrezidivs auf, das seinen Ursprung zumeist dorsal der Vena portae in dem zuvor vom Processus uncinatus eingenommenen Gebiet nimmt. Als Entstehungsweisen kommen in Betracht: 1. perineurale Ausbreitung, 2. direkte Infiltration des retroperitonealen Fettbindegewebes, 3. Wachstum entlang der Lymphspalten; nur selten sahen wir: 4. Lymphknotenrezidive und 5. Tumorwachstum im Restpankreas. Dies steht in Einklang mit Beobachtungen von Heiken [1] und Klöppel [3].

Sonographisch können bereits Rezidive von 1 cm^2 dargestellt werden. Ein kombinierter Einsatz von Tumormarkern und morphologisch-bildgebenden Verfahren beschleunigt und sichert die Diagnose eines Lokalrezidivs.

Literatur

1. Heiken JP, Balfe DM, Picus D, Scharp DW (1984) Radical pancreatectomy – postoperative evaluation by CT. Radiology 153:211
2. Klapdor R (1985) TNM-Klassifikation, Staging und Prognose des Pankreaskarzinoms. Dtsch med Wschr 111:229
3. Klöppel G Multicentric involvement of adenocarcinoma of the head of the pancreas. Pancreas, in press

Erfahrungen mit dem sonographischen Sekretintest in der Pankreasdiagnostik

J. Glaser, B. Högemann, Th. Krummenerl und U. Gerlach

Einleitung

Sekretin, ein in der Darmschleimhaut gebildetes Hormon, stimuliert physiologisch die Wasser- und Bikarbonatsekretion des Pankreas. Das Flüssigkeitsvolumen in den Ausführungsgängen nimmt in der Folge zu. Gleichzeitig kommt es, Ergebnissen manometrischer Untersuchungen zufolge [2], in den ersten 5 min nach Sekretinstimulation zu einer Tonuserhöhung des M. sphincter Oddii, die erst nach etwa 5–6 min nachläßt, um schließlich eine deutliche Tonusverminderung einzuleiten. Dementsprechend wird sonographisch beim gesunden Menschen in den ersten 5–6 min nach intravenöser Sekretininjektion eine deutliche Kaliberzunahme des Pankreashauptganges beobachtet [1, 3]. Nach ersten Mitteilungen wird eine solche sekretininduzierte Gangdilatation bei chronischer Pankreatitis in der Regel nicht festgestellt [3, 4]. Ursache könnte die bei chronischer Pankreatitis regelmäßig vorhandene periductale Fibrose mit starrer Fixation des Ganges sein. Ob eine Verminderung der hydrokinetischen Organfunktion ebenfalls von Bedeutung ist, scheint unsicher. In einer Folgeuntersuchung führten die Autoren den sonographischen Sekretintest nun bei 18 Patienten mit der Verdachtsdiagnose einer chronischen Pankreatitis durch.

Methoden

Die Untersuchungen wurden mit einem elektronischen 3,5 MHz-Sektorschallkopf (Gerät Picker LSC 7000) vorgenommen.

Die Pankreasgangweite wurde jeweils oberhalb der Aorta mit einem maßstabgerechten Lineal auf 0,5 mm genau gemessen, und zwar vor sowie wiederholt während der ersten 10 min nach intravenöser Injektion von 1 C.U. Sekretin/kg KG. Wenn die sonographisch gemessene Pankreasgangweite primär 4 mm überschritt, wurde der Sekretintest nicht durchgeführt.

Das Patientenkollektiv bestand aus 12 Frauen und 6 Männern bei einer Altersverteilung von 19–66 (Median 45) Jahren. Diese Patienten litten unter Oberbauchschmerzen und/oder Gewichtabnahme bzw. Durchfall. Es bestand differentialdiagnostisch der Verdacht auf eine chronische Pankreatitis, die exakte Diagnose war zum Zeitpunkt der sonographischen Untersuchung noch nicht gesichert.

Ultraschalldiagnostik 86
Herausgegeben von M. Hansmann u. a.
© Springer-Verlag

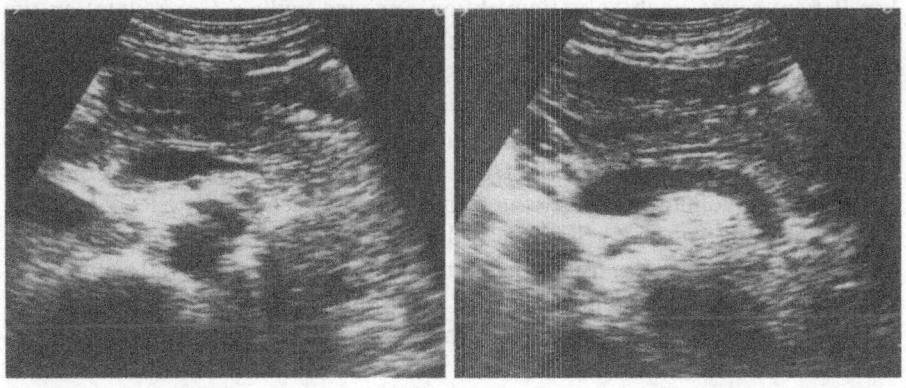

a b

Abb. 1 a, b. Oberbauchquerschnitt. **a.** Pankreasgang vor Sekretininjektion, **b.** Pankreasgang 3 min nach Sekretininjektion: deutliche Kaliberzunahme

Ergebnisse

Zwölf von 18 Patienten zeigten ein normales Ergebnis des sonographischen Sekretintests mit Gangerweiterungen um 1,5–2,5 mm. Bei diesen Personen war der durchschnittliche Pankreasgangdurchmesser 1,7 mm vor und 3,7 mm innerhalb der ersten 5 min nach Sekretininjektion, die relative Erweiterung betrug demnach etwa 120%. Bei keinem dieser Patienten ergab die weitere Diagnostik eine Pankreaserkrankung, im Zweifelsfall wurde eine ERCP durchgeführt. Bei den 12 pankreasgesunden Personen fanden sich folgende Diagnosen: Colon irritabile (n = 4), Gastritis bzw. Ulcus ventriculi (n = 3), Cholezystitis (n = 1), Laktoseintoleranz (n = 1), Lambliasis (n = 1), Kolonkarzinom (n = 1), ungeklärt (n = 1).

Die Testergebnisse der übrigen 6 der 18 Patienten sind in Tabelle 1 aufgeführt:

Tabelle 1. Sonographischer Sekretin-Test bei Patienten mit Pankreaserkrankungen oder -anomalien

Alter	Ge-schlecht	Pankreasgangweite		Erweite-rung	Diagnose
		Vor S.	Nach S.		
56 J.	M	2,0	3,0	1,0 mm	ERCP: Pankreas anulare
57 J.	W	2,0	2,5	0,5 mm	ERCP: chron. Pankreatitis, Grad I
43 J.	W	2,0	2,5	0,5 mm	ERCP o. B., Z. n. Pankreatitis, LED
59 J.	W	3,0	3,0	0 mm	ERCP: chron. Pankreatitis, Grad II
20 J.	M	1,5	1,5	0 mm	ERCP abgelehnt, rez. Amylase – und Lipaseanstiege
31 J.	W	3,5	3,5	0 mm	ERCP o. B., rez. Amylase – und Lipaseanstiege

Ein Patient zeigte nach Sekretininjektion nur eine mäßige Gangdilatation um
1 mm (50%). Die ERCP ergab ein Pankreas anulare ohne Entzündungszeichen.
Zwei Patienten wiesen nach Sekretinstimulation eine Erweiterung um nur 0,5 mm
(25%) auf. Hier wurde mittels ERCP einmal eine chronische Pankreatitis im Stadium I gesichert, bei dem anderen Patienten mit normaler ERCP war 2 Jahre zuvor eine akute Pankreatitis abgelaufen. Bei 3 Patienten wurde nach Sekretininjektion keine Gangdilatation beobachtet. In einem Fall sicherte die ERCP hier eine
chronische Pankreatitis im Stadium II, bei den beiden anderen Personen waren
über einen längeren Zeitraum rezidivierende Erhöhungen der Amylase- und Lipa-
sespiegel festgestellt worden. Die ERCP war einmal unauffällig, in dem zweiten
Fall wurde die Einwilligung zu dieser Untersuchung nicht gegeben.

Diskussion

Die Ergebnisse belegen, daß ein normaler Befund im sonographischen Sekretintest – also eine deutliche Pankreasgangerweiterung nach Sekretinstimulation –
das Vorliegen einer chronischen Pankreatitis unwahrscheinlich macht. Bei einer
chronischen Pankreasentzündung, die in den beschriebenen Fällen entweder
durch ERCP oder durch rezidivierende Amylase- und Lipaseanstiege in Verbindung mit typischer Anamnese diagnostiziert wurde, findet sich eine verminderte
bzw. fehlende Pankreasgangdilatation nach Sekretinreiz. Ob Pankreasanomali-
en, wie das hier beobachtete Pankreas anulare, ebenfalls mit einer verminderten
Pankreasgangerweiterung einhergehen, müssen weitere Untersuchungen zeigen.

Literatur

1. Bolondi L, Gaiani S, Gullo L, Labo G (1984) Secretin administration induces a dilatation of
   main pancreatic duct. Dig Dis Sci 29:802–808
2. Geenen JE, Hogan WJ, Dodds WJ, Stewart ET, Ardorfer RC (1980) Intraluminal pressure
   recording from the human sphincter of Oddi. Gastroenterology 78:317–324
3. Glaser J, Esser W, Holtmannspötter K (1985) Sonographische Darstellung des Pankreasgan-
   ges vor und nach Sekretinstimulation: hilfreich in der Diagnose der chronischen Pankreatitis.
   Ultraschall 6:106–109
4. Glaser J, Högemann B, Krummenerl T., Husen N van, Gerlach U (1986) A sonographic secretin test in diagnosis of chronic pancreatitis. Dig Dis Sci 31:Suppl 69

Sonomorphologie der akuten Pankreatitis unter Berücksichtigung des Schweregrades

W. Habscheid

Einleitung

Die akute Pankreatitis (aP) gilt zu Recht als tückische Erkrankung. Charakteristischerweise ist eine Abschätzung des Schweregrades und somit der Prognose anhand des klinischen Bildes zum Zeitpunkt der Aufnahme des Patienten schwierig [4]. Ranson hat anhand eines großen Patientengutes mit Hilfe einer Faktorenanalyse objektive Parameter erarbeitet, welche eine relativ sichere Prognosestellung für den Individualfall ermöglichen [6] (s. Tabelle 1). Bei einer wachsenden Summe der in 2 Gruppen bei Aufnahme und nach 48 Std. erfüllten Kriterien (RK) verschlechtert sich die Prognose zunehmend. Ziel unserer Untersuchungen war es, im Rahmen einer prospektiven Studie sonographisch nachweisbare Veränderungen bei aP in Korrelaten zur Summe der pro Patient ermittelten RK zu stellen.

Tabelle 1

___

Bei Aufnahme:

    Alter über 55 Jahre
    Glukose über 200 mg/100 ml
    Leukozytose über 16000/mm^3
    LDH über 350 IU/l
    GOT über 250 U/l

Während 48 Stunden:

    Hämatokritabfall um 10%
    Calcium kleiner 1,8 mmol/l
    Basendefizit größer 4 mval/l
    Harnstoff-N-Anstieg größer 5 mg/100 ml
    geschätztes Volumendefizit größer 6 Liter
    pO_2 kleiner 60 mm Hg

___

Material und Methode

Im Laufe eines Jahres fanden 37 Patienten (24 Männer, 13 Frauen; Durchschnittsalter 41 bzw. 45 J.) Eingang in die Studie. Aufgrund klinischer Kriterien wurde, soweit möglich, eine chronisch rezidivierende Pankreatitis ausgeschlossen.

Ultraschalldiagnostik 86
Herausgegeben von M. Hansmann u. a.
© Springer-Verlag

Eine Ultraschalluntersuchung (Picker LSC 7000) erfolgte routinemäßig zum Zeitpunkt der Aufnahme, am nächsten und übernächsten Tag sowie im weiteren in 7täglichen Abständen bis zur Entlassung. Zusätzliche Untersuchungen wurden je nach klinischem Bedarf durchgeführt.

Ergebnisse

Die sonographische Untersuchung des Patienten mit aP ist nicht nur erschwert durch Darmgasüberlagerung, sondern auch durch die krankheitsbedingte häufig ausgeprägte peripankreatische Exsudation, welche bei verwaschenen Organgrenzen eine Orientierung an den klassischen Leitstrukturen (V. lienalis) trotz guter Einsicht in die Region erschwert. Gelegentlich bietet sich dann dem Untersucher das Bild eines nicht entwirrbaren Konglomerattumors im Mittelbauch, der als solcher erkannt werden muß (Abb. 1).

Weiterhin muß berücksichtigt werden, daß pathologische Veränderungen bei akuter Pankreatitis sich nicht nur am Organ selbst, sondern auch – manchmal krankheitsbestimmend im peripankreatischen Raum abspielen (Abb. 2). Neben der Beurteilung des Pankreas muß somit bei jeder Untersuchung die peripankreatische Region sorgsam mit abgesucht werden.

Sonographische Veränderungen (s. Tabelle 2)

Während in der großen Gruppe der milden Pankreatitiden (0–2 RK, n = 26) als pathologische Veränderung am Organ nur 17mal eine ödematöse Schwellung nachweisbar war, waren bei schwerwiegenden Verlaufsformen in jedem Fall pathologische Organveränderungen sonographisch (Ödem, Nekrose, Konglomerattumor) sichtbar. Bei milder Pankreatitis war bei 5 Patienten eine tryptische Exsudation im peripankreatischen Raum sichtbar, welche bei 4 aufgrund ihrer Persi-

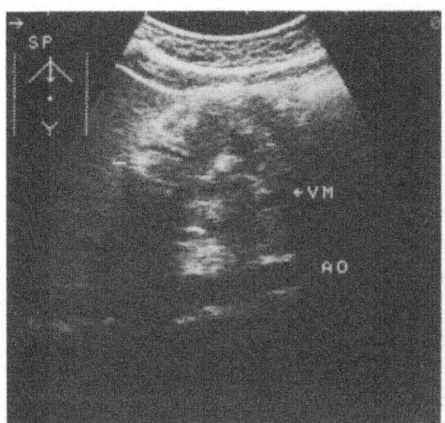 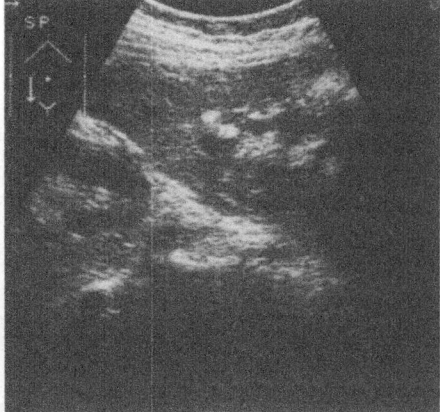

Abb. 1. Konglomerattumor im Mittelbauch bei akuter Pankreatitis

Abb. 2. Nekrosestraße im linken Pararenalraum

Tabelle 2

Sonographische Veränderungen bei akuter Pankreatitis n = 37				
Ranson Krit.:	0–2 n=26	3–4 n=6	5–6 n=4	7– n=1
unauffällig:	9	0	0	0
Pankreas Ödem:	17	2	1	
Nekrosen:	0 17/26	1 6/6	2 4/4	
Konglomerat	0	3	1	
Trypt.Exsud. od.Nekrosen pararenal re:	1	2	3	1
pararenal li:	4	3	3	1
Leberhilus:	0 5/26	2 5/6	3 4/4	1
mesenterial:	0	3	4	1
b. omentalis:	0	0	2	
Pleuraergüsse:	2/26	2/6	2/4	1
Aszites:	5/26	3/6	4/4	1
Ileus:	0	3/6	4/4	1
Cystenbildung:	1/26	2/6	0	

Tabelle 3

	Ranson Krit.	0–2	3–4	5–6	7–
sehr gut:	ganzes Organ bis Schwanz	17	3	3	
gut:	Kopf und Korpus	8	1		
mäßig:	Corpus	1			
schlecht:	keine Einsicht				1
	Konglomerat		3	1	

stenz als Nekrose aufgefaßt werden muß; bei 5 Patienten lag ein rasch reversibler Aszites im Sinne eines peritonealen Reizergusses vor. Bei schwerwiegender Verlaufsform waren in 10 von 11 Fällen peripankreatische tryptische Exsudate sichtbar, ebenso nahmen mit wachsender Schwere der Nachweis von Aszites, Pleuraergüssen und sonographisch nachweisbaren Ileuszeichen zu.

Zur Frage der Untersuchungsqualität s. Tabelle 3.

Diskussion

Ähnlich wie bei dem großen Untersuchungsgut von Ranson [6] erfüllten gut 2/3 der von uns untersuchten Patienten nur 0–2 RK und sind somit einer blanden Verlaufsform zuzuordnen. Dieses große Patientenkollektiv kann mit der Sonographie treffsicher erkannt werden und bedarf keiner weiteren bildgebenden Diagnostik. Bei schwerwiegenden Verlaufsformen nehmen, wie zu erwarten, die pathologischen Veränderungen am Pankreas und im peripankreatischen Raum zu. Eine CT erscheint als fortführende diagnostische Maßnahme dann indiziert, wenn das Organ nur insuffizient einsehbar ist, sich nekrosenverdächtige Parenchymläsionen zeigen, das Organ inmitten eines Konglomerattumors nicht mehr auszumachen ist oder ausgedehnte tryptische Exsudationen im peripankreatischen Raum nachzuweisen sind. Mit Hilfe der kontrastmittelgestützten CT ist aufgrund des Perfusionsverhaltens eine valide Aussage über das Vorliegen von Organnekrosen möglich [1, 5]. Die peripankreatischen Veränderungen (dd.: blandes Exsudat, tryptische Nekrosen) können jedoch nicht weiter spezifiziert werden, so daß hier lediglich das bessere topographische Auflösungsvermögen als Vorteil zu verbuchen ist.

Aufgrund neuerer pathologisch-anatomischer Untersuchungen [2, 3, 7] beginnt die aP häufig mit Parenchymnekrosen in der Organperipherie. Hierbei kommt es zur Abgabe von tryptisch aktivem Sekret in die Umgebung, welches bei Ausdehnung zum Organzentrum zu Organnekrosen führt (nekrotisierende Pankreatitis). Ein Abfließen des Sekretes in den peripankreatischen Raum führt dort je nach tryptischer Aktivität zu mehr oder minder ausgedehnten Nekrosen [Nekrosestraßen (Abb. 2)]. Daß die im Sonogramm sichtbaren peripankreatischen Veränderungen auch bei blande verlaufender Pankreatitis (0–2 RK) nicht immer als inerte ödematöse Infiltration der Umgebung anzusehen sind, läßt sich aus dem Verlauf der von uns beobachteten 4 Fälle schließen: Die Veränderungen waren noch über Wochen nachweisbar und dürften somit Nekrosestraßen entsprochen haben.

Auch bei blander Pankreatitis kommt es gelegentlich zur (nur im Sonogramm nachweisbaren) Aszitesbildung. Dieser imponiert charakteristischerweise bei Punktion bernsteinfarben. Ein gegenüber dem Blut nicht erhöhter Fermentgehalt läßt ebenso wie die rasche Reversibilität ein peritoneales Reizexsudat annehmen. Bei schwerwiegenden Verlaufsformen nimmt der Aszites entsprechend des Schweregrades eine (von McMahon [4] als Prognosekriterium angesehene) zunehmende Dunkelfärbung (toxic broth) mit hohem Fermentgehalt an.

Literatur

1. Block S, Maier W, Clausen C, Nüchler M, Malfertheiner P, Berger HG (1985) Diagnostik der nekrotisierenden Pankreatitis. DMW 110:826–832
2. Klöppel G, Gerkan R v, Dreyer T Pathomorphology of acute pankreatitis. Analysis of 367 autopsy cases and 3 surgical specimen. In: Gyr KE, Singer MV, Sarles H (ed) Pancreatitis-Concepts and classification. Elsevier Science Publishers BV
3. Leger L, Chiche B, Louvre A (1981) Pancreatic necrosis and acute pancreatitis. J Surg 5:315–317
4. McMahon MJ, Playforth M, Pickford JR (1980) A comparative study of methods for the prediction of severity of attacks of acute pancreatitis. Br J Surg 67:22–25
5. Mödder U, Friedmann G, Rosenberger J (1981) Wert der Angio-CT für Stadieneinteilung, Verlaufsbeobachtung und Therapie bei akuter Pankreatitis. Fortschr Röntgenstr 134:22–27
6. Ranson JHC, Rifkind KM, Roses DF (1974) Objective early identification of severe acute pancreatitis. Am J Gastroenterology 61:443–451
7. Strökel S, Schneider HM, Neher M, Dzieniszewski GP, Kümmerle F, Thoenes W (1986) Akute nekrotisierende Pankreatitis. DMW 111:83–87

Magen, Darm

Magenentleerungszeit bei Refluxösophagitis

G. Mathis, H. Bertolini, G. Sutterlütti

Einleitung

Die verzögerte Clearance des oberen Gastrointestinaltrakts spielt in der Pathogenese der gastroösophagealen Refluxkrankheit neben der Inkompetenz des unteren Ösophagussphinkters eine entscheidende Rolle.

Die Magenentleerungszeit kann über Sonde aus der Verdünnung eines Markers errechnet werden, wobei die Fremdkörperwirkung durch Intubation des Magens die Motilität beeinflussen und die Ergebnisse verfälschen kann. Röntgenuntersuchungen mittels Kontrastmittel sind eingeschränkt physiologisch, zudem strahlenbelastend. Letzteres trifft auch auf Radioisotopen-Clearance-Messungen zu, für eine Routinediagnostik in dieser Frage ist die Szintigraphie wohl zu aufwendig. Sonographisch kann der distale Magen nüchtern und flüssigkeitsgefüllt gut dargestellt werden, Peristaltik und Weitertransport von flüssigen Testmahlzeiten sind hinreichend zu verfolgen.

Unsere Frage lautet: Wie ist die sonographisch gemessene Magenentleerungszeit bei Patienten mit Refluxösophagitis im Vergleich zu einer altersstandardisierten Gruppe gesunder Probanden?

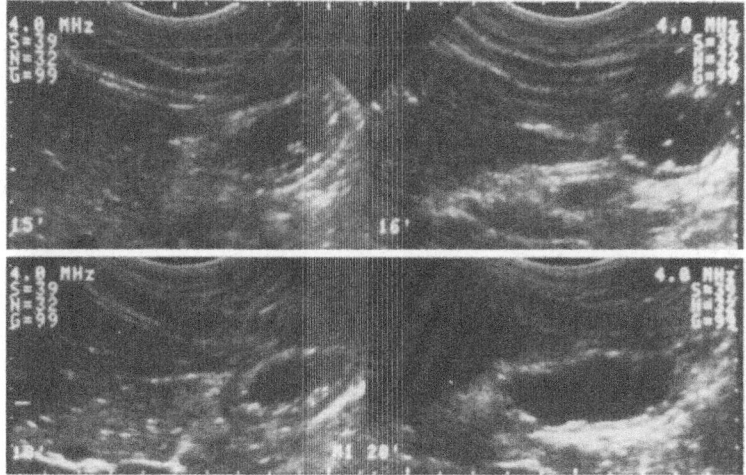

Abb. 1. Sonographische Dokumentation im Verlauf einer Untersuchung

Ultraschalldiagnostik 86
Herausgegeben von M. Hansmann u. a.
© Springer-Verlag

Methodik

Der Proband erhält zwischen 8.00 und 10.00 Uhr morgens 250 ml Wasser mit einem Antacidum vermischt, er bleibt in halbsitzender Lage. Nach 1–3 min läßt sich die Flüssigkeit im distalen Magen als echoarme Struktur nachweisen. Dann werden Weitertransport und Entleerung sonographisch verfolgt.

Patienten mit typischen Beschwerden und endoskopisch verifizierter Refluxösophagitis sind für die Untersuchung qualifiziert, wenn sie keine weiteren Läsionen in Magen und Duodenum aufweisen. Die sekundäre Refluxösophagitis wie bei Schwangerschaft, Kollagenosen, Neuropathien oder Zustand nach Magenoperation gelten als Ausschlußkriterium. Die Kontrollgruppe rekrutiert sich aus Patienten mit unauffälligen endoskopischen Befunden des oberen Gastrointestinums, die in anderer Indikation wie Anämie oder Gewichtsabnahme untersucht wurden.

Ergebnisse

44 Probanden erfüllten die Untersuchungsbedingungen. Bei 24 Patienten mit typischen Beschwerden und endoskopisch gesicherter Refluxösophagitis beträgt die sonographisch gemessene Magenentleerungszeit im Mittel 18,6 min (14–28), ihr mittleres Alter liegt bei 55,5 Jahren (26–85).

In der Kontrollgruppe gesunder Probanden wird eine Magenentleerungszeit von 10,7 min ermittelt (7–14), das mediane Alter beträgt 58,2 Jahre (14–82).

Die Mittelwerte sind nach der Näherungsmethode von Welch hochsignifikant unterschiedlich, die Varianzen weisen eine Irrtumswahrscheinlichkeit von p = 0,01 auf.

Diskussion

Eine verzögerte Clearance des oberen Gastrointestinaltraktes, insbesondere eine verlängerte Magenentleerungszeit, wurden als pathogenetischer Faktor der ga-

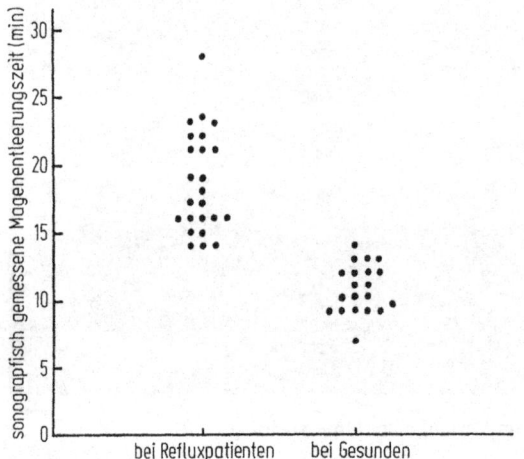

Abb. 2. Magenentleerungszeit bei Refluxösophagitis

stroösophagealen Refluxkrankheit wiederholt postuliert, in mehreren szintigraphischen Untersuchungen auch dokumentiert [4]. Durch die Beschleunigung der Magenentleerung durch motilitätsfördernde Substanzen ist diese von besonderem therapeutischen Interesse.

Sonographische Magenentleerungsuntersuchungen bei Refluxösophagitis liegen nach der verfügbaren Literatur nicht vor. Dabei kommt die Magenmotilität mit der raschen Passage von Flüssigkeiten in die distalen Anteile der sonographischen Untersuchung mit flüssigen Testmahlzeiten gleichsam entgegen. Die Magenentleerungszeit ist sehr variabel und wird durch viele Faktoren wie Menge, Konsistenz, Kalorien-, Fettsäuregehalt und osmotische Wirkung der Nahrung beeinflußt [2]. Weiter hängt sie von der Körperlage ab und nimmt im Laufe des Tages zu. Um vergleichbare Ergebnisse zu erzielen, sind standardisierte Untersuchungsbedingungen erforderlich. Wir haben mit der von Tymper beschriebenen Vorgangsweise in der Kontrollgruppe geringfügig höhere Werte erhalten, wobei das höhere Durchschnittsalter eine Erklärung ist [5]. Mit 250 ml radioisotopenmarkierter Testflüssigkeit hat Valenzuela bei Gesunden und Refluxkranken durchaus vergleichbare Werte erhoben. Kürzlich hat Holt bei 14 Probanden zwischen Ultraschall und Szintigraphie in der Messung der Magenentleerungszeit eine gute Korrelation der beiden Methoden festgestellt [3].

Auffallend ist bei der kontinuierlichen Sonographie des flüssigkeitsgefüllten Magens, daß über eine längere Zeit fast nichts geschieht, die Testmenge unverändert bleibt. Dabei dürfte es sich um die von Akkermans beschriebene Adaptationsphase handeln [1]. Motilitätswirksame Pharmaka verkürzen eben diese Adaptationszeit.

Zusammenfassend kann festgestellt werden, daß die sonographische Untersuchung der Magenentleerungszeit eine weitgehende physiologische, nicht invasive, wenig aufwendige und hinreichend genaue Methode darstellt, eine verzögerte Magenentleerung bei Refluxösophagitis zu diagnostizieren und diese oft recht langwierige Erkrankung gezielter zu behandeln.

Literatur

1. Akkermans LMA, Jacobs F, Hong-Yoe O, Roelofs JMM, Wittelol P (1980) A noninvasive method to quantify antral contractile activity in man and dog. In: Christensen J Gastrointestinal Motility. Ravens-Press, New York
2. Demling L, Lux G (1984) Magenmotilität. In: Demling L (Hrsg) Klinische Gastroenterologie. Thieme, Stuttgart New York, 291–306
3. Holt S, Cervantes J, Wilkinson AA, Wallace JH (1986) Measurement of gastric emptying rate in humans by real-time ultrasound. Gastroenterology 90:918–923
4. McCallum RW, Berkowitz DM, Lerner E (1981) Gastric emptying in patients with gastrooesophageal reflux. Gastroenterology 80:285–291
5. Tympner F, Rösch W (1982) Sonographische Messung der Magenentleerungszeit. Ultraschall 3

Sonographische Diagnostik bei Colitis ulcerosa

H. Worlicek, H. Lutz und B. Thoma

Der sonographische Nachweis von längerstreckigen Darmwandverdickungen gelingt bei M. Crohn in 76 bis 87% der Fälle [2, 3, 5]. Ziel einer prospektiven Studie war es, zu prüfen, wie häufig pathologische Befunde bei Colitis ulcerosa [4] durch Ultraschall im Bereich des Colons nachgewiesen werden können. Dabei sollte geklärt werden, ob Rückschlüsse auf die Lokalisation und Ausdehnung der Erkrankung möglich sind, ob die Aktivität sonographisch beurteilt werden kann und ob Beziehungen der Befunde zur Krankheitsdauer bestehen.

Patienten und Methode

Untersucht wurden 67 Patienten mit einer Colitis ulcerosa proximal vom Rektum und als Vergleichskollektiv 109 Patienten ohne intestinale Erkrankung. Die Untersuchung der nüchternen Patienten erfolgte am frühen Vormittag mit einem hochauflösenden Curved-array-Scanner (LSC 7000, Picker) der Frequenzen 3,5 und 5,0 MHz mit nur geringen Wiederholungsechos. Das Rektum wurde bei der Studie nicht berücksichtigt. Die Befunde wurden nachträglich mit dem endoskopisch-bioptisch bzw. röntgenologisch gesicherten Befall verglichen. In Anlehnung an den "Crohn's Disease Activity Index" nach Best [1] wurden die Patienten bei der Auswertung der Ergebnisse in 3 Aktivitätsgruppen eingeteilt.

Ergebnisse

Darmwandveränderungen fanden sich bei 39 (58,2%) Patienten mit Colitis ulcerosa (Tabelle 1). Bei den Veränderungen handelte es sich um Wandverdickung, erhebliche Echoarmut, auffallend gestreckten Verlauf des Colons mit Wandstarre

Tabelle 1. Pathologische Ultraschallbefunde bei Colitis ulcerosa

Patienten	$n=67$
Darmwandveränderung	39 (58,2%)
Auffallend flüssigkeitsgefüllte Darmschlingen	12 (17,9%)

Ultraschalldiagnostik 86
Herausgegeben von M. Hansmann u. a.
© Springer-Verlag

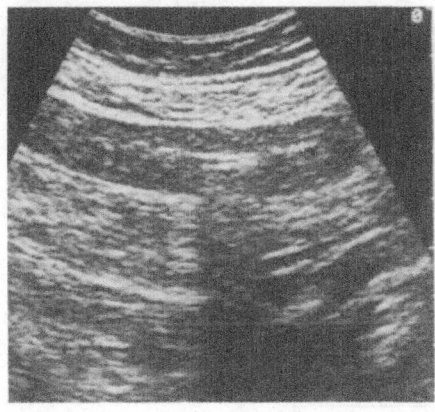 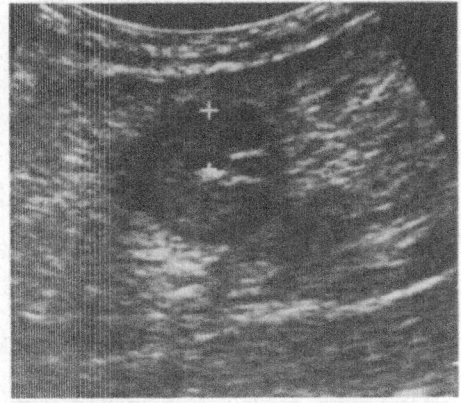

Abb. 1   **Abb. 2**

Abb. 1. Colitis ulcerosa: Colon descendens, Wanddicke ventral 5 mm, Lumen als schmaler Reflexstreifen erkennbar, Längsschnitt

Abb. 2. Colitis ulcerosa: Colon descendens, Wanddicke 8 mm, Querschnitt

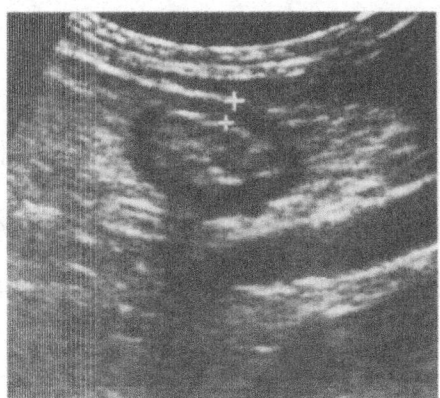

Abb. 3. Colitis ulcerosa mit hochgradiger Pseudopolypose im Colon descendens: schmaler, jedoch auffallend echoarmer Wandsaum (ventral 3 mm), breites, inhomogen echodichtes Zentrum, Querschnitt

bzw. fehlender Peristaltik, Haustrenverlust und Lumeneinengung (Abb. 1 u. 2). Drei Viertel dieser Befunde waren dem Bereich von linker Flexur bis Sigma zuzuordnen. Etwa die Hälfte der Veränderungen ließ sich über eine Länge von 6–20 cm, etwa ein Viertel über mehr als die Hälfte des Colons verfolgen. Bei 14 Patienten (20,9%) lag die Wanddicke zwischen 4 und 5 mm, bei 13 Patienten (19,4%) zwischen 6 und 7 mm und bei 9 Patienten (13,4%) zwischen 8 und 10 mm. Bei 3 weiteren Patienten mit einer Wanddicke von 3 mm wurde der Darm allein aufgrund von Veränderungen wie erheblicher Echoarmut, Wandstarre und gestrecktem Verlauf als pathologisch bewertet. Ein relativ echoarmer, unregelmäßig konturierter Wandsaum von 3–5 mm Breite fand sich zusammen mit einem breiten echodichten Zentrum bei hochgradiger Pseudopolypose (Abb. 3). Eine Beziehung der Befunde zur Aktivität des Krankheitsprozesses zeigte sich insofern, als Wandverdickungen bei fehlender Aktivität in 43,5%, bei mittlerer Akti-

Tabelle 2. Sonographischer Nachweis von
Darmwandveränderungen in Abhängigkeit
von der Aktivität

Aktivitäts-index	Patienten $n=67$	Wand-veränderung
<150	23	10 (43,5%)
150–300	27	15 (55,5%)
>300	17	14 (82,4%)

Tabelle 3. Wanddicke in Abhängigkeit von der Krankheitsdauer
bei 51 Patienten mit Colitis ulcerosa

Krankheitsdauer (Patienten)	<1 Jahr $(n=9)$	1–5 Jahre $(n=12)$	>5 Jahre $(n=30)$
Wandverdickung	5 (55,6%)	6 (50,0%)	16 (53,3%)
Davon 4– 5 mm	1 (11,1%)	3 (25,0%)	6 (20,0%)
6– 7 mm	1 (11,1%)	3 (25,0%)	5 (16,7%)
8–10 mm	3 (33,3%)	–	5 (16,7%)

vität in 55,5% und bei hoher Aktivität in 82,4% der Fälle nachgewiesen wurden
(Tabelle 2). Eine Beziehung der Wanddicke zur Krankheitsdauer konnte dagegen
nicht erkannt werden (Tabelle 3).

Beim Vergleichskollektiv (n = 109) zeigte sich in 5 Fällen eine Wanddicke von
4 mm und in 2 Fällen von 5 mm. Die typischen Veränderungen, wie erhebliche
Echoarmut usw., fehlten hier jedoch. In allen anderen Fällen lag die Wanddicke
bei 3 mm und darunter, sofern sich die Wand überhaupt abgrenzen ließ.

Schlußfolgerungen

1. Bei Colitis ulcerosa besteht eine positive Korrelation zwischen der Nachweis-
   barkeit der Darmwandverdickung und der Aktivität des Krankheitsprozesses.
   Ein zuverlässiger Rückschluß vom sonographischen Bild auf die Aktivität ist
   jedoch nicht möglich.
2. Der Nachweis der Wandverdickung ist beweisend für die Manifestation der
   Erkrankung im entsprechenden Darmabschnitt. Bei einer Wanddicke von 4
   bzw. 5 mm ist allerdings der Nachweis von erheblicher Echoarmut, fehlender
   Peristaltik, auffallend gestrecktem Verlauf usw. Voraussetzung für eine Bewertung als pathologischer Befund. Dies gilt ganz besonders für die an sich
   noch normale Wanddicke von 3 mm.
3. Die vollständige Erfassung der Ausdehnung gelingt nur in einem Teil der Fälle.
4. Die Manifestation einer Colitis ulcerosa kann sonographisch nicht ausgeschlossen werden.

5. Es besteht keine Beziehung zwischen Wanddicke und Krankheitsdauer.
6. Die Methode erscheint in Verbindung mit der Rektoskopie bei hochfloridem Krankheitsbild zur ersten orientierenden Untersuchung, insbesondere zur Rezidivbeurteilung geeignet.

Literatur

1. Best WR, Becktel JM, Singleton JW, Kern F (1976) Development of a Crohn's Disease Activity Index – National Cooperative Crohn's Disease Study. Gastroenterology 70:439–444
2. Gebel M (1983) Sonographie des Magen-Darm-Traktes. Verdauungskrankheiten 1:5–14
3. Sonnenberg A, Erckenbrecht J, Peter P, Niederau C (1982) Detection of Crohn's Disease by ultrasound. Gastroenterology 83:430–434
4. Worlicek H, Lutz H, Thoma B, Heyder N (1985) Possibilities and Limitations of Ultrasonography in Crohn's Disease and Ulcerative Colitis. In: Gill RW, Dadd MJ (Eds) Proceedings of the Fourth Meeting of the World Federation for Ultrasound in Medicine and Biology, Sydney. Pergamon Press, Sydney Oxford New York 166
5. Worlicek H, Lutz H, Matek W (1986) Sonographische Diagnostik bei Morbus Crohn. In: Otto RCH, Schnaars P (Hrsg) Ultraschalldiagnostik 85. Thieme, Stuttgart New York 459–460

Sonographie des flüssigkeitsgefüllten Magens

H. Worlicek

Mit konventioneller transkutaner Ultraschalldiagnostik können wandinfiltrierende Prozesse des Gastrointestinaltraktes nachgewiesen werden. Das gelingt im Bereich des Darmtraktes z. B. bei Morbus Crohn in einem hohen Prozentsatz [1, 6], aber auch im Bereich des Magens, z. B. beim fortgeschrittenen Szirrhus [3, 6]. Eine gezielte sonographische Beurteilung der Magenwand war allerdings bisher lediglich im Rahmen der Ultraschallendoskopie möglich [2, 4]. In einer prospektiven Studie soll deshalb geklärt werden, ob die Füllung des Magens mit Flüssigkeit auch eine transkutane Darstellung umschriebener pathologischer Wandprozesse durch Ultraschall ermöglicht.

Patienten und Methode

Untersucht wurden bisher 68 Patienten, davon 15 mit einem Normalbefund des Magens und 53 mit einer Veränderung der Magenwand. In 19 Fällen war dem Untersucher die Diagnose bekannt, in 46 Fällen wurde der Patient als Verdacht auf eine Magenerkrankung vorgestellt und in 3 Fällen handelte es sich um einen Zufallsbefund. Referenzmethoden waren Gastroskopie, Magen-Darm-Passage, Operationsbefund und histologische Gewebeuntersuchung. Zur Vorbereitung erhielt der nüchterne Patient 500 bis 1 000 ml Orangensaft zu trinken. Währenddessen wurden 20 mg N-Butylscopolaminiumbromid (Buscopan) intravenös appliziert. Die systematische Untersuchung des Magens erfolgte in 5 standardisierten Positionen mit einem Curved-array-Scanner der Frequenzen 3,5 und 5,0 MHz (LSC 7000, Picker). Ziel dieses Vorgehens ist es, sämtliche Magenabschnitte nacheinander von Luft freizuprojizieren [5, 6].

Ergebnisse

Bei der sonographischen Untersuchung des flüssigkeitsgefüllten Magens wurden alle 15 Patienten ohne Magenerkrankung als unauffällig beurteilt (Tabelle 1). Als typisch für den Normalbefund zeigten sich eine gute Aufdehnbarkeit des Magens in allen Abschnitten bei gleichmäßiger Wanddicke und eine kontinuierliche Wandschichtung auch in den Falten. Bei den 53 Patienten mit einer Veränderung der Magenwand wurde diese in 45 Fällen richtig erkannt bzw. richtig beschrieben. Fünf pathologische Befunde wurden nicht erkannt und in 3 Fällen konnte

Ultraschalldiagnostik 86
Herausgegeben von M. Hansmann u. a.
© Springer-Verlag

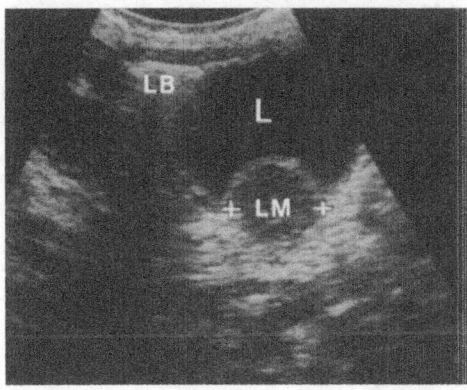 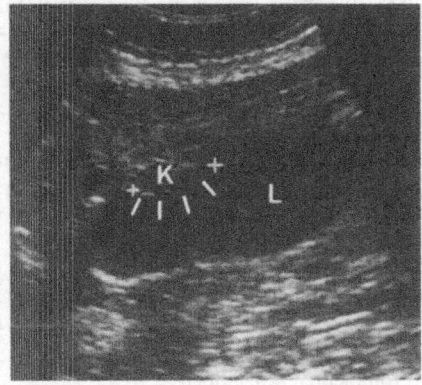

Abb. 1   **Abb. 2**

Abb. 1. LM Submuköses Leiomyblastom (22 mm) der Magenhinterwand, L flüssigkeitsgefülltes Lumen, LB Luftblase mit Schallschatten

Abb. 2. K Adenokarzinom der Magenvorderwand (Durchmesser 21 mm), L flüssigkeitsgefülltes Magenlumen

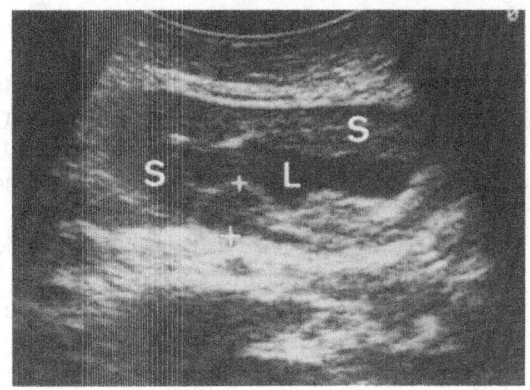

Abb. 3. S Szirrhöses Karzinom mit Wandverdickung bis zu 9 mm, L Lumen eingeengt, Längsschnitt durch proximales Antrum

nur der Verdacht auf einen pathologischen Wandprozeß geäußert werden (Tabelle 1). Die Wanddicke lag bei maligner Infiltration im distalen Antrum über 6 bis 8 mm, in den übrigen Abschnitten über 5 mm. Weitere pathologische Veränderungen waren fehlende Entfaltbarkeit des Lumens bzw. Stenosierung, aufgehobene Wandschichtung, umschriebene Auftreibung einzelner Lamellen, erhebliche Echoarmut der Wand, Wandstarre, fehlendes Verstreichen grober Falten mit homogenem Echomuster, polypoide Formationen und submuköse Raumforderungen. In Abhängigkeit vom Impedanzunterschied zur Umgebung konnten umschriebene Veränderungen bei guten Sichtbedingungen ab einer Größe von 0,5 bis 0,7 cm^2 nachgewiesen werden. Es zeigte sich, daß die Sichtbedingungen im Bereich von Antrum und Übergangsregion besser sind als im Korpus und Fundus. Sowohl die anatomische Lokalisationsbestimmung im Magen als auch die Beurteilung der Ausdehnung pathologischer Prozesse waren zuverlässig möglich.

Tabelle 1. Sonographie des flüssigkeitsgefüllten Magens

	n	Richtiger Befund	Verdacht	Nicht erkannt
Frühkarzinom	2	2		
Lokalisiertes Karzinom	10	7	2	1
Szirrhöses Karzinom	12	11	1	
Leiomyosarkom	3	3		
Lymphom	2	2		
Adenomatöser Polyp	5	3		2
Leiomyom	4	4		
Ulkus mit Randwall	4	2		2
Prominente Lebermetastase	1	1		
Prominenter Milzlappen	1	1		
Riesenfalten	5	5		
Submuköser Prozeß, ungeklärt	4	4		
Kein pathologischer Befund	15	15		
Gesamt	68	60	3	5

Schlußfolgerungen

1. Unter der Voraussetzung einer subtilen Untersuchungstechnik ermöglicht das beschriebene Verfahren die Darstellung von wandinfiltrierenden, submukösen und polypoiden Prozessen der Magenwand in einem hohen Prozentsatz. Die distalen Magenabschnitte sind im allgemeinen besser beurteilbar als die proximalen.
2. Die anatomische Lokalisation umschriebener Prozesse innerhalb des Magens kann zuverlässig bestimmt werden.
3. Das Verfahren ist gut geeignet zur Beurteilung der Ausdehnung wandinfiltrierender Prozesse.
4. Ausgedehnte Wandinfiltrationen bei Szirrhus, Leiomyosarkom und Lymphom können zuverlässig nachgewiesen werden.
5. Der sonographische Ausschluß einer Erkrankung des Magens ist auch nach Füllung mit Flüssigkeit grundsätzlich nicht möglich.
6. Das Verfahren bietet sich als Alternative zur Ultraschallendoskopie an, insbesondere für die Beurteilung wandimprimierender, submuköser und wandinfiltrierender Prozesse.

Literatur

1. Gebel M (1983) Sonographie des Magen-Darm-Traktes. Verdauungskrankheiten 1:5–14
2. Heyder N, Lutz H, Lux G (1983) Ultraschalldiagnostik via Gastroskop. Ultraschall 4:85–91
3. Lutz H, Petzoldt R (1976) Ultrasonic patterns of space occupying lesions of the stomach and the intestine. Ultrasound Med Biol 2:129–132
4. Strohm W, Classen M (1983) Endoskopisch-sonographische Diagnostik der Magenwand. Dtsch med Wschr 108:1425–1427

5. Worlicek H, Lederer P, Lux G (1986) Ultrasonographic evaluation of the wall of the fluidfilled stomach – Case report of a leiomyoblastoma. Hepato-gastroenterol 33:184–186
6. Worlicek H (1987) Kann die Sonographie einen Beitrag zur Diagnostik von entzündlichen und tumorösen Erkrankungen des Magen-Darm-Traktes leisten? In: Gebel M, Majewski A, Brunkhorst R (Hrsg) Sonographie in der Gastroenterologie. Springer, Berlin Heidelberg New York, im Druck

Diagnostik entzündlicher und tumoröser Dickdarmerkrankungen durch Kolonsonographie

B. Limberg

Eine gezielte Diagnostik von Erkrankungen des Dünn- und Dickdarms ist mit der konventionellen Abdominalsonographie nicht möglich. Im Rahmen einer prospektiven Studie wurde untersucht, ob sich durch die Instillation von Flüssigkeit in das Kolon die diagnostische Aussagekraft der Sonographie bei entzündlichen und tumorösen Dickdarmerkrankungen verbessern läßt.

Patienten und Methodik

In einer prospektiven Studie wurden 145 Patienten (Alter 48 ± 12 Jahre) koloskopisch und sonographisch untersucht. Die Sonographie des Kolons wurde vor der Koloskopie durchgeführt. Die Patienten wurden durch die Gabe von 3mal 10 g Magnesiumsulfat und eine orale Flüssigkeitszufuhr von 2,5 l abgeführt. Nach subkutaner Injektion von 20 mg N-Butylscopolaminbromid (Buscopan) wurde den Patienten insgesamt 1 500 ml Wasser in den Dickdarm instilliert. Die sonographische Untersuchung des Dickdarms wurde vom Beginn der Wasserinstillation kontinuierlich mit einem Real-time-Gerät (Picker LSC 7000, 5-MHz-Schallkopf) durchgeführt. Bei der Kolonsonographie wurden die Lumenweite, die Haustrierung, die Schleimhautdicke, die einzelnen Darmwandschichten, die Echostruktur der luminalen Wandschicht, der Nachweis umschriebener oder diffuser Wandverdickungen, intraluminal oder wandständig gelegene Raumforderungen und die Struktur des perikolischen Bindegewebes als Kriterien für die Diagnostik entzündlicher und tumoröser Dickdarmerkrankungen herangezogen.

Ergebnisse

Durch die Installation von Wasser läßt sich bei 90% der Patienten das Kolon vom Beginn des rektosigmoidalen Übergangs bis zum Coecum in seiner gesamten Kontinuität darstellen. Das Darmlumen hat bei dieser Untersuchungstechnik eine Weite von 4–5 cm. Die Haustren ragen als echodichte Lamellen in das Lumen hinein (Abb. 1). Neben der Beurteilung der Lumenweite und der Haustrierung ist auch eine Detailbeurteilung der Darmwand möglich. Sonographisch lassen sich 5 Schichten unterscheiden. Die Gesamtdicke der Darmwand beträgt 4 mm. Kolonpolypen und Kolonkarzinome erscheinen sonographisch als echodichte, in das Darmlumen hineinragende Raumforderungen (Abb. 2). Bei 10 der untersuchten

Ultraschalldiagnostik 86
Herausgegeben von M. Hansmann u. a.
© Springer-Verlag

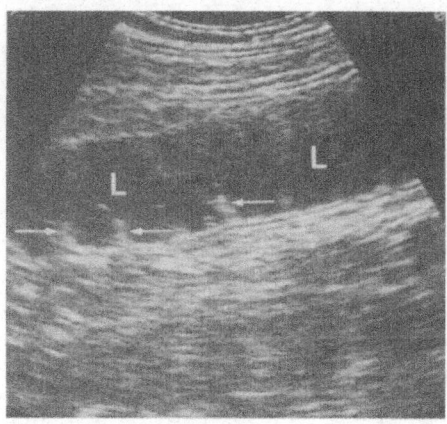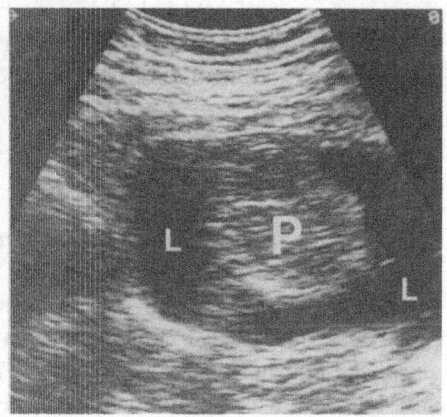

Abb. 1   **Abb. 2**

Abb. 1. Normales Kolon; das flüssigkeitsgefüllte Dickdarmlumen (*L*) stellt sich als echofreie bandförmige Struktur dar. Die Haustren (*Pfeile*) ragen als echoreiche Lamellen in das Dickdarmlumen hinein

Abb. 2. Kolonpolyp; der Polyp (*P*) ragt als echodichte Raumforderung in das Dickdarmlumen (*L*)

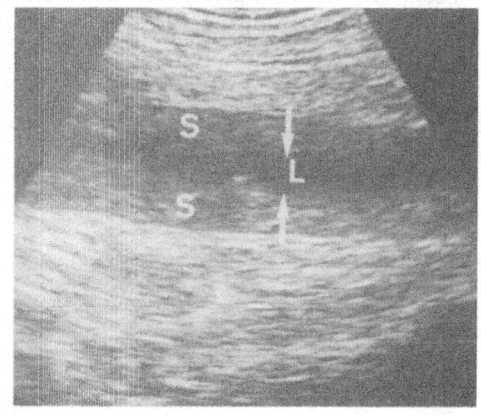

Abb. 3. Morbus Crohn; die Darmwand (*S*) ist auf 1,2 cm verdickt. Eine normale Wandschichtung ist nicht mehr erkennbar. (*L*) das Dickdarmvolumen ist deutlich eingeengt (*Pfeile*)

Patienten wurden ein Kolonkarzinom und bei weiteren 30 Patienten Kolonpolypen koloskopisch diagnostiziert. Durch die Kolonsonographie konnte in 90% der Fälle das Karzinom genau lokalisiert werden, ein falsch positiver Befund wurde nicht erhoben. Ab einer Polypengröße von 7 mm betrug die Sensitivität der Kolonsonographie 89%. Die sonographisch nachgewiesenen Polypen hatten eine Größe von 2,3 ± 1,5 cm und die nicht diagnostizierten Polypen eine Größe von 0,6 ± 0,2 cm.

22 der untersuchten Patienten hatten einen floriden Morbus Crohn. Beim Morbus Crohn ist die Schleimhaut deutlich verdickt (1,0 ± 0,3 cm), eine typische Wandschichtung ist nicht mehr erkennbar, die gesamte Darmwand ist echoarm,

die Haustrierung fehlt (Abb. 3). Diese sonographischen Veränderungen waren bei 19 von 22 Patienten (89%) nachweisbar und gestatteten neben der Diagnose auch eine genaue Lokalisation der entzündlichen Infiltration des Kolons.

Diskussion

Mit der hier dargestellten Methode der Kolonsonographie ist es erstmals möglich, den Dickdarm in seiner gesamten Kontinuität vom Beginn des rektosigmoidalen Übergangs bis zum Coecum sonographisch zu untersuchen. Neben tumorösen Dickdarmerkrankungen können durch die Kolonsonographie auch entzündliche Darmerkrankungen, wie der akute Morbus Crohn, diagnostiziert werden. Die Kolonsonographie kann die Koloskopie und die histologische Differentialdiagnostik entzündlicher Dickdarmerkrankungen nicht ersetzen. Die Koloskopie hat jedoch bei Patienten mit einer floriden entzündlichen Erkrankung des Kolons ein erhöhtes Perforationsrisiko. Unter diesen Bedingungen ist die Kolonsonographie ein erster risikofreier diagnostischer Schritt, nach Besserung der Symptomatik kann auch für den Patienten weniger belastend die weitere koloskopische und histologische Sicherung der Diagnose erfolgen.

Bei der Diagnostik der Kolonkarzinome und größerer Kolonpolypen hat die Kolonsonographie eine hohe Sensitivität. Berücksichtigt man, daß die sonographische Untersuchungstechnik auch im ambulanten Bereich weit verbreitet ist, so könnte hier die Kolonsonographie eine wertvolle Screening-Methode für die Diagnostik von Kolontumoren darstellen.

Gefäße, Herz

Echokardiographische Darstellung
von zwei primären Leiomyosarkomen des Herzens

H. Schläpfer, J. Gross, J. Gabathuler, P. Urban, R. Lerch, L. v. Segesser
und W. Rutishauser

Einleitung

Primäre Herztumoren sind selten. Ihre Häufigkeit im unausgewählten Autopsiegut wird mit unter 0,3% angegeben [6]. In einem Kollektiv von 533 Fällen mit primären Tumoren und Zysten von Herz und Perikard fand McAllister [7] bei Erwachsenen in 26,3% und bei Kindern in 14,6% der Fälle einen malignen Prozeß. Myxome und Zysten bei Erwachsenen, Rhabdomyome bei Kindern waren die häufigsten benignen Tumoren. In der Gruppe der primären Malignome des Herzens wurden bei Erwachsenen nach ihrer Häufigkeit Angiosarkome (30%), Rhabdomyosarkome (20%), Mesotheliome (15%) und Fibrosarkome (10%) festgestellt. Nur in einem einzigen Fall des obigen Kollektives und in weniger als 20 Fällen der Literatur wurde ein primäres Leiomyosarkom diagnostiziert.

Es folgen 2 Fallberichte von echokardiographisch diagnostizierten primären Herztumoren (histologisch Leiomyosarkome), deren klinische Präsentation und Verlauf sehr unterschiedlich waren.

Kasuistik

Erster Fall

Eine 52jährige Hypertonikerin mit unauffälliger Vorgeschichte wurde wegen progredienter Atemnot hospitalisiert. Die leicht adipöse Patientin war in schlechtem Allgemeinzustand, tachyarythmisch, Blutdruck 160/100. Auskultatorisch leise Herztöne ohne Herzgeräusch, die ausgeprägte Lungenstauung verschlechterte sich sofort beim Aufsitzen der Patientin. Keine Zeichen der Rechtsherzinsuffizienz. Das EKG zeigte ein Vorhofflimmern und unspezifische Repolarisationsstörungen, radiologisch fand sich das Bild des Lungenödems bei Kardiomegalie. Das Echokardiogramm deckte eine wenig echodichte Masse auf, die fast den ganzen linken Vorhof ausfüllte (Abb. 1). Die Diagnose eines Herztumors wurde im Computertomogramm bestätigt, die Spätaufnahme der Pulmonalangiographie zeigten einen Füllungsdefekt des massiv dilatierten linken Vorhofes. Es bestand eine pulmonale Hypertonie mit einem Pulmonalismitteldruck von 53 mmHg, die Simultanregistrierung von pulmonalkapillärem Verschlußdruck und linksventrikulärem Druck ergab einen Gradienten von 35 mmHg.

Intraoperativ fand sich ein dem interatrialen Septum aufsitzender gallertartiger Tumor, der den gesamten linken Vorhof ausfüllte und in die linken Lungen-

Ultraschalldiagnostik 86
Herausgegeben von M. Hansmann u. a.
© Springer-Verlag

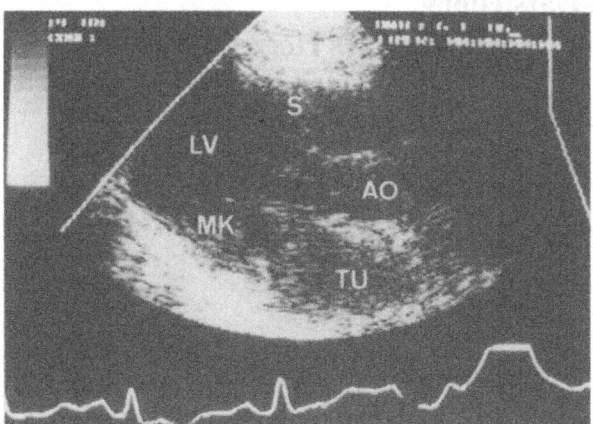

Abb. 1. Fall Nr. 1: Der Tumor (*TU*) füllt fast das ganze linke Atrium aus. Bild: parasternale Längsachse (*MK* Mitralklappe, *LV* linker Ventrikel, *S* Septum, *AO* Aorta)

venen infiltrierte. Perioperativ trat bei der Patientin eine akute Niereninsuffizienz auf, die vorübergehend eine Hämodialysebehandlung notwendig machte. Die histologische Untersuchung des Tumors ergab ein Leiomyosarkom Grad II. Trotz perioperativ negativem Staging verstarb die Patientin 14 Wochen später an einer Hirnmetastase.

Zweiter Fall

Ein bisher gesunder sportlicher 19jähriger Kaufmann wurde wegen Perikarditisverdacht eingewiesen. Bei der klinischen Untersuchung fanden wir ihn in einem reduzierten Allgemeinzustand mit einem Blutdruck von 90/60 und regelmäßigem Puls von 100/min. Die Herzauskultation ergab leise Herztöne und Perikardreiben. Auffällig war eine obere Einflußstauung sowie Hepatomegalie, keine Beinödeme, keine Linksherzinsuffizienz. Das EKG zeigte eine Sinustachykardie, QRS-Steiltyp mit inkomplettem RSB sowie leichte ST-Hebungen in den präkordialen Ableitungen, I, II und avF. Die Thorax-Röntgenaufnahme zeigte eine massive Kardiomegalie mit einer durch abgeflachte Herztaille trianguläre Herzform. Der Ultraschall ergab einen massiven Perikarderguß, hervorgerufen durch einen epikardialen, echodichten, multinodulären Tumor des rechten atrioventrikulären Überganges mit Protrusion in den rechten Vorhof und untere Hohlvene (Abb. 2). Die Koronarographie zeigte eine pathologische Gefäßneubildung mit Ursprung im mittleren Drittel der A. circumflexa. Der rechtsatriale Druck war auf 16 mmHg erhöht.

Wegen Zeichen rasch progredienter Perikardtamponade mußte der Patient 2 Tage später operiert werden: Ein Teil der Wand des rechten Vorhofes sowie der unteren Hohlvene mußten wegen Infiltration durch das Tumorgewebe mitreseziert werden unter Bildung einer Wandplastik durch Perikardgewebe. Der Tumor stellte sich histologisch als primäres Leiomyosarkom des Herzens heraus. Der postoperative Verlauf war komplikationslos. Die Nachbehandlung bestand in einer Chemo- und Radiotherapie. In der mehrmonatigen Beobachtungsdauer fan-

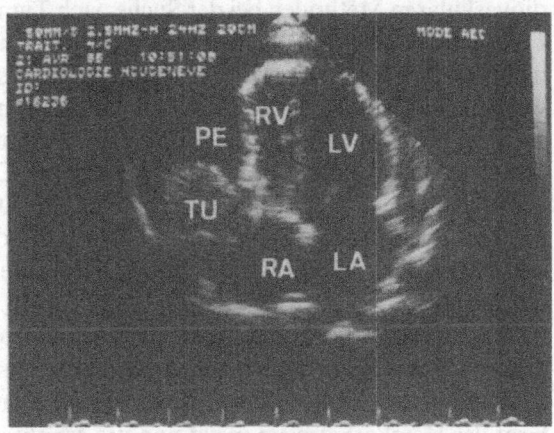

Abb. 2. Fall Nr. 2: Der Tumor (*TU*), umgeben von Perikarderguß *PE*, sitzt dem rechten Atrium *RA* auf. Bild: apikale 4-Kammer-Projektion (*LA*) linkes Atrium, *LV* linker Ventrikel, *RV* rechter Ventrikel

den sich bisher keine Hinweise für Tumormetastasen respektive echokardiographisch für ein Lokalrezidiv.

Diskussion

In beiden Fällen mit sehr unterschiedlichen klinischen Befunden wurde die Diagnose eines primären Herztumors echokardiographisch gestellt. Eine angiographische Zusatzuntersuchung war nur in einem der Fälle notwendig zur präoperativen Abgrenzung des Tumors von der rechten Koronararterie. Die histologische Diagnose war allerdings erst durch offene Biopsie möglich, und nicht aufgrund von Form, Lokalisation, Beweglichkeit oder Echodichte.

Es handelt sich beim primären Leiomyosarkom um einen sehr seltenen Tumor von Herz und Perikard. Die Literatur beschreibt weniger als 20 Fälle mit Vorkommen im rechten Ventrikel [2], linksatrial [11] als auch in den großen Gefäßen [1]. Metastasen kardialer Sarkome werden in 30–68% beschrieben [9].

In einem unserer Fälle führte eine Hirnmetastase 3 Monate postoperativ zum Tode der Patientin trotz initial negativem Staging, beim zweiten war der Verlauf bisher metastasen- und rezidivfrei. – Eine chirurgische Therapie primärer Malignome des Herzens ist bislang nur selten angewendet, respektive erfolgreich geblieben [12]. Beim Leiomyosarkom des Herzens sollte jedoch stets ein eventueller extrakardialer Primärtumor in Uterus, Gastrointestinaltrakt oder großen Gefäßen ausgeschlossen werden.

Schlußfolgerung

Die bidimensionelle Echokardiographie bleibt als nichtinvasive, kostensparende und beliebig repetierbare Untersuchung die zuverlässigste und sensitivste der kardiovaskulären Methoden bei der Suche nach Tumoren von Herz und Perikard [3]. Laut einer Studie der Mayo-Klinik sind vor Einführung des Ultraschalles 16% der Myxome bei Autopsie und 45% als Zufallsbefund intraoperativ gefunden worden, seit der Anwendung der Echokardiographie sind nur 2 Myxome verpaßt worden [11]. Das bidimensionelle Verfahren erlaubt die direkte Darstellung einer peri- oder intrakavitären Masse in ihrer Form, Größe, Lokalisation, Beweglichkeit und Verbindung zu den umgebenden Strukturen. Die sonographische Binnenstruktur läßt keine Schlüsse auf Histologie oder Dignität zu. Hochvaskularisierte Tumoren mit blutäquivalenter Schalldichte können echographisch verpaßt werden [10].

Ergänzende Information und speziellen Nutzen bei der Suche nach extrakardialer, myokardialer und intraperikardialer Tumorausdehnung kann noch die EKG-gesteuerte Computertomographie mit Kontrastmittel bieten [5]. Dagegen birgt der Herzkatheter ein meist unnötig erhöhtes Risiko für den Patienten (Tumorembolisation, Röntgenbelastung).

Literatur

1. Adeyemi EO, Schejbal V (1982) Leiomyosarcoma of the inferior vena cava. A case report with a review of the literature. Postgraduate Medical Journal 58:515–519
2. Bearman RM (1974) Primary Leiomyosarcoma of the heart. Report of a case and review of the literature. Arch Pathol 98:62–65
3. DePace NL, Soulen RL, Kotler MN, Mintz GS (1981) Two dimensional echocardiographic detection of intracardiac masses. Am J Cardiol 48:954–960
4. Donovan VM, Summer W, Hutchins GM (1982) Left atrial leiomyosarcoma. Manifestation as unexplained pulmonary vascular disease. Arch Intern Med 142:1923–1925
5. Godwin JD, Axel L, Adams JR, Schiller NB, Simpson PC Jr, Gertz EW (1981) Computed tomography: A new method for diagnosing tumor of the heart. Circulation 63:448–451
6. Heath D (1968) Pathology of cardiac tumors. Am J Cardiol 21:315–327
7. McAllister HA, Fenoglio JJ (1978) Tumors of the cardiovascular system. In Atlas of tumor pathology. Washington DC: Armed Forces Institute of Pathology, fasc 15, 2nd series
8. Pietro DA (1984) Echocardiographic detection of intracardiac masses. Echocardiography 1:165–184
9. Prichard RW (1951) Tumors of the heart: Review of the subject and report auf 150 cases. Arch Pathol 51:98–128
10. Stewart JA, Warnica JW, Kirk ME, Winsberg F (1979) Left atrial myxoma: False negative echocardiographic findings in a tumor demonstrated by coronary angiography. Am Heart J 98:228–232
11. Sutton MGStJ, Mercier LA, Giuliani ER, Lie JT (1980) Atrial myxomas: A review of clinical experience in 40 patients. Mayo Clin Proc 55:371–376
12. Von Segesser L, Cox J, Gross J, Lerch R, Glassey F, Gisselbaek A, Faidutti B Surgery in primary leiomyosarcoma of the heart (unpublished)

Dopplersonographischer Nachweis der Wirksamkeit von Venenpumpen

O. Ruland, M. Bosiers, N. Borkenhagen, W. Pircher und J. Hembling

Die Bemühungen zur Verbesserung der venösen Blutströmung im Bereich der unteren Extremität sind bekannt. Sie erstrecken sich auf Patienten mit nicht näher definierten Blutumlaufstörungen, wie zum Beispiel nach Unterschenkel- oder Sprunggelenksfrakturen. Ferner zählen zu diesem Patientenkreis auch solche mit venösen Thrombosen. Der Chirurg sieht in besonderer Weise die Beeinflussung des venösen Blutstromes unter dem Blickwinkel der perioperativen Thromboseprophylaxe. Die Thrombosen im Bereich der unteren Extremität sind trotz medikamentöser Therapie, der Frühmobilisierung und trotz Tragen sog. Kompressionsstrümpfe während und nach operativen Eingriffen insbesondere in der Unfallchirurgie nach wie vor gefürchtete Komplikationen. Außerdem könnte eine gezielte Verbesserung des venösen Rückstromes den klinischen Verlauf eines drohenden Logen-Kompressionssyndroms positiv beeinflussen.

Die hier untersuchte Venenpumpe wurde in gleicher Arbeitsgruppe entwickelt und arbeitet nach dem Luftpolster-Kompressions-Prinzip: Das bisher wenig beachtete Venengeflecht unter dem Quergewölbe im Fußwurzel- und Mittelfußbereich (Abb. 1) wird durch ein dort unter der Fußsohle plaziertes Luftpolster bei dessen Füllung komprimiert. Das Blut strömt dann über die Vena tibialis posterior ab.

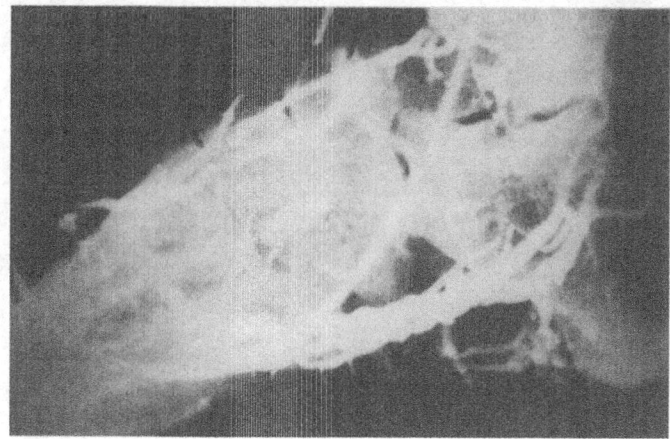

Abb. 1. Venengeflecht der Fußsohle

Ultraschalldiagnostik 86
Herausgegeben von M. Hansmann u. a.
© Springer-Verlag

Die Arbeitsweisen solcher Venenpumpen unterscheiden sich prinzipiell durch die Art der Steuerung der Luftpolsterfüllung, die entweder druck- oder volumengesteuert erfolgt. Außerdem unterscheiden sich die Pumpen in der Geschwindigkeit, mit der die Luftpolster aufgefüllt werden. Die Dauer des jeweiligen Kompressionszyklus kann wie die beiden Phasen Füllen und Kompression bzw. Entleeren und spontane Füllung des Venengeflechtes jeweils vorgewählt werden.

Die so erreichte rhythmische Entleerung des Fußsohlenvenengeflechtes führt zu einer verbesserten venösen Blutströmung. Sie geht mit einer rhythmischen Beschleunigung des Blutstromes in den nachgeschalteten Venen einher. Dies ermöglicht die Kontrolle des erreichten Effektes durch die Doppler-Sonographie.

Unsere dopplersonographischen Untersuchungen trugen wesentlich zu den Konstruktionsmerkmalen der entwickelten Venenpumpe bei. So konnten die Kompressionsdauer, die Pausendauer und die Zyklusfrequenz pro Minute so festgelegt werden, daß der beste Venenfluß resultierte. Die untersuchte Vene war hier die Vena tibialis posterior, da sich der Effekt am deutlichsten nachweisen ließ. Mit dem Duplex-Scan gelang der Nachweis der Venenflußbeschleunigung in der Vena femoralis bei Kompression des Fußsohlen-Venengeflechtes (Abb. 2). Der Blutfluß stieg in dem hier gezeigten Untersuchungsbeispiel von 16 cm/s auf 25 cm/s in dem auf die Kompression folgenden Zeitabschnitt. Der beste Effekt bei den dopplersonographischen Untersuchungen über der Vena tibialis posterior erreichten wir mit einem Kompressionsdruck von 70–80 mmHg im

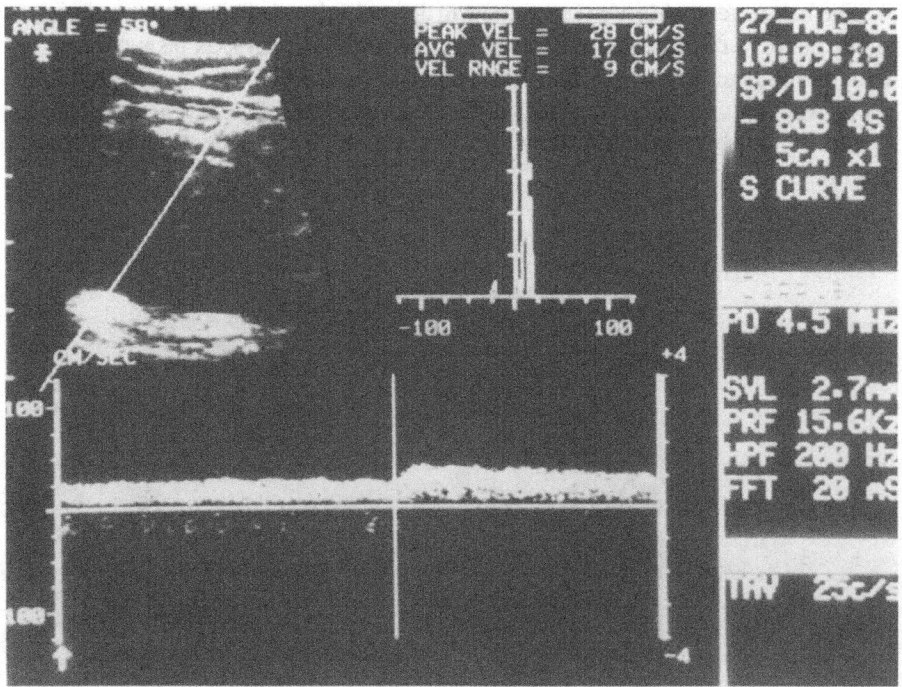

Abb. 2. Beschleunigung des Blutstromes in der Vena femoralis bei Kompression des Fußsohlenvenengeflechtes (senkrechte Balken)

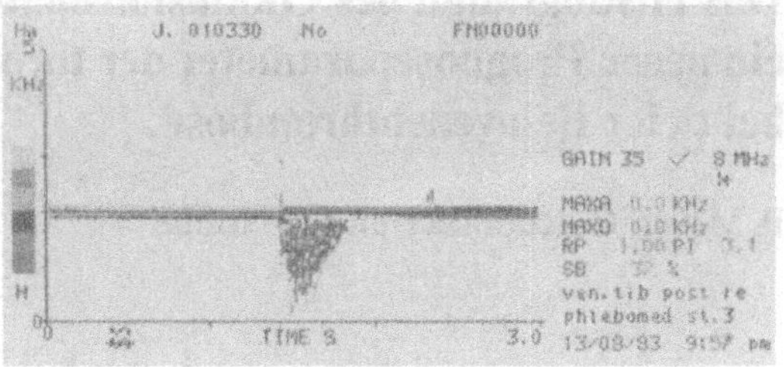

Abb. 3. Beschleunigung des Blutstromes in der Vena tibialis posterior bei Kompression des Fußsohlengeflechtes

angelegten Luftpolster, einer Zyklusfrequenz von 10 Kompressionen/min und einer Kompressionsdauer von 2 s. Dabei ergab sich zwangsläufig eine Pausendauer von 4 s (Abb. 3). Die Füllung des Luftpolsters darf dabei etwas Zeit in Anspruch nehmen, ohne daß dabei der gewünschte Effekt verlorengeht. Eine plötzliche, ruckartige Füllung sollte wegen eines möglichen Gewebetraumas – insbesondere bei Patienten mit Begleitödem im Fußbereich – nicht erfolgen.

Die nach diesen Erkenntnissen konstruierte Venenpumpe wird nun in den klinischen Routineeinsatz gehen, um dann auch dort ihre Effektivität nachzuweisen.

Literatur

1. Altenkämper H (1986) Verbesserung der venösen Rückflußleistung bei venöser Insuffizienz durch Antithrombosestrümpfe, Tempo Medical 11:22–26
2. Schmitz-Huebner U (1983) Neue Entwicklungen auf dem Heparin-Sektor, Klinikarzt 12:37–39
3. Winckler G (1923) Les veines du pied. Arch anat 37:175–184

Das Histiogramm des Okklusionsmaterials – ein neuer Prognoseparameter der thrombolytischen Therapie bei tiefer Beinvenenthrombose

P. Meyer, G. Rudofsky und F. Nobbe

Seit 1981 beschäftigen wir uns gezielt mit der sonographischen Darstellung des tiefen Venensystems der unteren Extremitäten und seiner Erkrankungen. 1982 legten wir unsere direkten und indirekten Kriterien für eine tiefe Venenthrombose vor.

Als direkte Zeichen sahen wir an: die intraluminale Echovermehrung, den negativen Valsalvaversuch, die Unabhängigkeit des Venenlumens von der Atemtätigkeit sowie die Reduzierung oder der vollständige Verlust der Venenkompressibilität von mehr als 3 mm im Seitenvergleich, wobei die Seite des größeren Venenlumens für eine proximale Obstruktion spricht. In den folgenden Jahren stellten wir dann fest, daß die Phlebosonographie nicht nur die Diagnose einer Venenthrombose gestattet, sondern sich ebenso zur Kontrolle einer thrombolytischen Therapie eignet. Im Vergleich zu den invasiven Standardmethoden liefert uns die Phlebosonographie darüber hinaus eine zusätzliche Information über das Verschlußmaterial. Hinsichtlich des später erreichten Lyseergebnisses schien es uns sinnvoll, zwischen 3 sonographischen Gruppen des thrombotischen Materials zu differenzieren:

1. fehlendes Echomuster oder Echomuster von geringer Intensität;
2. Echomuster mit vermehrten Binnenechos;
3. Echomuster von hoher Intensität.

In allen Fällen von fehlender oder geringer Intensität bei der Eingangsuntersuchung konnte das verschlossene Gefäß wieder vollständig eröffnet werden.

In allen Fällen von hoher Echointensität versagte die thrombolytische Therapie. Dagegen war in der mittleren Gruppe ein Therapieversuch zwar durchaus gerechtfertigt, sein Ausgang jedoch zweifelhaft.

Etwas unzufrieden waren wir die ganze Zeit über mit der Subjektivität dieser Einteilung. Deswegen prüften wir in der vorliegenden Studie, inwieweit die Messung der Graustufenverteilung im thrombotischen Material als objektiver Parameter von praktischer Relevanz für die Prognose der Lyse sein kann.

Patientengut und Methodik

Wir untersuchten 51 Patienten mit dem klinischen Verdacht einer tiefen Beinvenenthrombose im Alter zwischen 21 und 68 Jahren, 26 Männer und 15 Frauen. Außer einer aszendierenden Phlebographie führten wir eine Verschlußplethysmo-

Ultraschalldiagnostik 86
Herausgegeben von M. Hansmann u. a.

graphie und eine Phlebosonographie vor und während der Lyse durch. Wir bestimmten die Graustufenverteilung und setzten sie in Relation zum thrombolytischen Resultat. An Geräten benutzten wir Periquant 3000 von der Fa. Gutmann und LSC 7000 von der Fa. Picker.

Resultate

1. Alle phlebographisch gesicherten Thrombosen wurden sowohl plethysmographisch als auch phlebosonographisch erkannt.
2. Wir bestimmten die Graustufenverteilung in verschieden großen Arealen des Verschlußmaterials, konnten aber keine signifikante Abweichung finden. Durch die Wahl eines größeren Areals nahm die Verteilungsfigur lediglich glattere Konturen an.
3. Bei 23 Patienten mit vollständigem Lyseerfolg lag der Gipfel der Verteilungsfigur zwischen der Graustufe 0 bis 20.
4. Die Gruppe mit einem Verteilungsgipfel zwischen 20 und 40 reagierte uneinheitlich. Bei 9 Patienten konnte die venöse Strombahn wieder eröffnet werden, bei 8 Patienten dagegen nicht.
5. Die Fibrinolyse versagte immer bei einem Gipfelwert jenseits von Graustufe 40 oder einer Streubreite von mehr als 40 Graustufen.

Schlußfolgerung

Die Messung der Graustufenverteilung im thrombotischen Material scheint sich zu einem nützlichen prognostischen Indikator zu entwickeln. Angesichts der niedrigen Patientenzahl ist es selbstverständlich verfrüht, absolute Grenzen zwischen den einzelnen Gruppen endgültig angeben zu wollen.

Es wird die Aufgabe weiterer Untersuchungen, vor allem prospektiver Natur sein, die Methode auf festen Grund zu stellen.

Duplex-Sonographie zur Verlaufsbeobachtung venöser Thrombosen

N. Börner, C. Kelbel und L. S. Weilemann

Die Phlebographie gilt als Verfahren der Wahl, um die Ausdehnung frischer Thrombosen zu bestimmen und eine Abgrenzung zu chronischen Venenobliterationen vorzunehmen. Eine Aussage über die Thrombusmorphologie ist allerdings nicht möglich. Die Indikation zur fibrinolytischen Therapie wird daher wesentlich durch klinische und anamnestische Daten beeinflußt. Das exakte Alter der Thrombose läßt sich häufig nicht bestimmen.

Mit der Duplexsonographie unter Verwendung hochauflösender Schallköpfe können Thromben direkt abgebildet und im Verlauf unter fibrinolytischer Therapie beobachtet werden.

Zielsetzung

In der vorliegenden Untersuchung soll geprüft werden, ob die Duplexsonographie für die Primärdiagnostik von Thrombosen geeignet ist und ob Aussagen über den Verlauf einer fibrinolytischen Therapie möglich sind.

Patienten und Methode

In die Studie wurden 9 Patienten (m/f = 7/2; Alter 24,4 ± 7,6 Jahre) mit Becken-Bein- (n = 5), Oberschenkel- (n = 2) und Armvenenthrombosen (n = 2) aufgenommen. Die sonographischen Untersuchungen erfolgten mit einem 7.5 MHz-Duplex-System (Diasonic DRF 400). Die abdominelle Untersuchung wurde mit einem 3.5 MHz-Sektorscanner derselben Firma durchgeführt. Die Ausdehnung der Thrombose wurde vor Beginn der Fibrinolyse phlebographisch bestimmt.

Sonographische Verlaufskontrollen erfolgten in 2- bis 3tägigen Abständen bis zur Beendigung der fibrinolytischen Therapie. Bei 6 Patienten wurde eine abschließende Phlebographie durchgeführt.

Ergebnisse

Ausdehnung und Thrombose

Nach dem phlebographischen Befund war in 5 Fällen die Becken-Oberschenkeletage betroffen. Bei je 2 Patienten fand sich eine Oberschenkel- bzw. Armvenenthrombose. In Übereinstimmung mit der Phlebographie wurden sonographisch Thrombosen der Vena femoralis communis (7/7), der Vena saphena magna (3/3) und der Vena subclavia (2/2) richtig erkannt. Die Thrombose der V. cava inferior wurde in 1 von 2 Fällen, der V. iliaca in 3 von 5, der V. femoralis superficialis in 6 von 7 und der V. poplitea in 4 von 6 Fällen richtig lokalisiert.

Bezogen auf die Anzahl der betroffenen Gefäße wurden im Becken 57% und am Bein bis einschließlich der Leiste 87% der Thromben sonographisch richtig erkannt.

Sonomorphologie der Thromben

Als Kriterien der Thrombose wurden gewertet die Gefäßerweiterung mit fehlender Kompressibilität, die direkte Thrombusdarstellung und der fehlende Flow auch unter Provokationsbedingungen (Valsalva, Kompression) [1, 2].

Sonomorphologisch zeigen frischere Thromben ein relativ echoarmes, gering inhomogenes Strukturmuster. Die Venenwand ist glatt. Der Thrombus ist gelegentlich durch einen schmalen echoarmen Saum („Halo") von der Gefäßwand abgesetzt (Abb. 1 u. 2). Ältere Thromben sind relativ echogen, inhomogen und gelegentlich schlecht von der unregelmäßigen Venenwand abgrenzbar.

Thrombusmorphologie während erfolgreicher Fibrinolyse

Mit zunehmender Auflösung wird der Thrombus zunächst echoärmer und demarkiert sich von der Venenwand. Dopplersonographisch läßt sich in den Randbezirken ein meist kontinuierlicher, wenig atemabhängiger Flow nachweisen. Bei

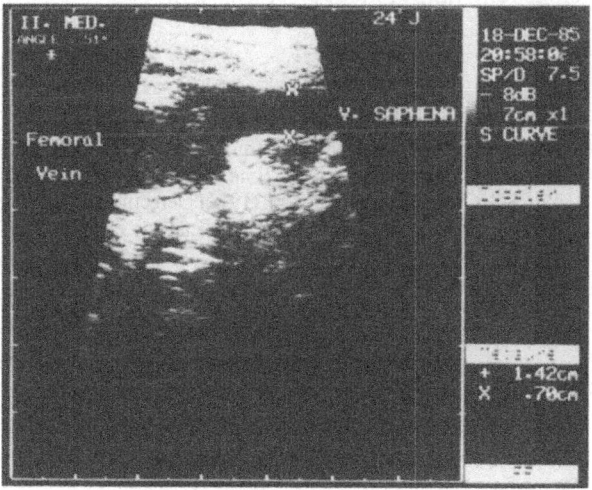

Abb. 1. Femoralvenenthrombose rechts. Schrägschnitt in Höhe der Einmündung der Vena saphena magna. Die Femoralvene ist mit schwach echogenem thrombotischem Material ausgefüllt. Der Thrombuszapfen ragt in die erweiterte, nicht thrombosierte Vena saphena

vollständiger Auflösung läßt sich das Gefäß leicht komprimieren. Der Blutfluß zeigt die typischen atemabhängigen Flowprofile.

In der vorliegenden Studie wurde bei 3 Patienten (33%) eine komplette Rekanalisation und in 4 Fällen (44,4%) eine partielle Gefäßeröffnung erreicht. Bei 2 Patienten war keine Besserung zu verzeichnen (22,2%).

Die Sonographie zeigte übereinstimmende Befunde mit der Phlebographie in 4 von 6 Untersuchungen. Bei einer sehr adipösen Patientin wurde ein Kollateralenflow in der Leiste als beginnende Eröffnung der V. femoralis communis fehlgedeutet. In einem weiteren Fall mit Becken-Beinvenenthrombose fand sich sonographisch eine Eröffnung der Vena saphena magna sowie ein umspülter Thrombus in der Vena femoralis communis. Die Eröffnung der Vena iliaca wurde vermutet, konnte aber phlebographisch nicht bestätigt werden.

Zusammenfassung

Venöse Thrombosen im Bereich des Oberschenkels einschließlich der V. poplitea werden mit der Sonographie sicher erfaßt. Die Bestimmung der Ausdehnung der Thrombose nach Cranial in die Beckenetage ist sonographisch häufig nicht sicher möglich.

Armvenenthrombosen lassen sich sonographisch im allgemeinen gut darstellen.

Nach den bisherigen Ergebnissen zeigen frischere Thromben ein relativ echoarmes, inhomogenes Strukturmuster und ein sog. „Halo". Eine sichere Aussage zur Lysierbarkeit läßt sich aus der Sonomorphologie des Thrombus nicht ableiten.

Die Duplexsonographie scheint für Verlaufskontrollen während der fibrinolytischen Therapie geeignet, wenn sie auch die abschließende phlebographische Untersuchung häufig nicht ersetzen kann.

Literatur

1. Raghavendra BN, Rosen RJ, Lam S, Riles T, Horii SC (1984) Deep venous thrombosis: Detection by high-resolution real-time ultrasonography. Radiology 152:789–793
2. Yao ST, Gourmos C, Hobbs JT (1972) Detection of proximal-vein thrombosis by doppler ultrasound flow-detection method. The Lancet, Jan 1:1–4

Die sonographische Beurteilung der Funktionsfähigkeit extra-intrakranieller Anastomosen

S. Biedert, R. Winter, H. Betz und R. Reuther

Einleitung

Obwohl nach den Ergebnissen der EC-IC Bypass Study Group [1] keine Präventivwirkung gegenüber ischämischen Hirninfarkten durch einen Bypass – berücksichtigt werden hier nur Temporalis superficialis-Cerebri media-Anastomosen – nachgewiesen wurde, bleibt zu prüfen, ob sich nicht Patientenuntergruppen definieren lassen, die von einer Bypass-Operation langfristig profitieren können. In der vorliegenden Studie berichten wir über die Doppler-sonographischen Funktionsprüfung nach Bypass-Operation und entwickeln mögliche sonographische Kriterien, die präoperativ als Indikator für eine wahrscheinliche Wirksamkeit des geplanten Bypass eingesetzt werden können.

Patienten und Methoden

Die von der Arbeitsgruppe um Büdingen, von Reutern und Freund [2] ausgearbeitete Doppler-Sonographie der Carotiden und der Vertebralarterien wurde von unserer Klinik in den wesentlichen Punkten übernommen. Als Index des peripheren Gefäßwiderstandes haben wir das Verhältnis von enddiastolischer zu maximaler Strömungsgeschwindigkeit definiert und als modifizierten Pourcelot-Index bezeichnet [3].

Wir haben die modifizierten Pourcelot-Indices durch Strompulsregistrierung der Carotiden am Kieferwinkel und der Vertebralarterien an der Atlasschleife beidseits berechnet und die Summe der Indices aller 4 Gefäße gebildet, da alle Gefäße an der Hirnbasis im Idealfall eine Funktionseinheit bilden und im Fall des Verschlusses eines Gefäßes wesentlich zur Kollateralversorgung beitragen. Präoperativ wurde die Reduktion der summierten modifizierten Pourcelot-Indices der verbliebenen hirnversorgenden Arterien im Vergleich zu einem altersentsprechenden Normalkollektiv (Abb. 1) berechnet. Die Zusammensetzung des Normalkollektivs wurde an anderer Stelle [4] beschrieben.

Die sonographische Funktionsprüfung der Anastomosen wurde folgendermaßen durchgeführt:

1. Vergleich der modifizierten Pourcelot-Indices der Aa. temporales superficiales praeauriculär (Abb. 2a; r = rechts, l = links) und entsprechende Berechnung bei Aufzeichnung kurz vor dem Bohrlochrand (Abb. 2b).

Ultraschalldiagnostik 86
Herausgegeben von M. Hansmann u. a.
© Springer-Verlag

Summe modifiz. Pourcelot-Indices Aa.carotides int.

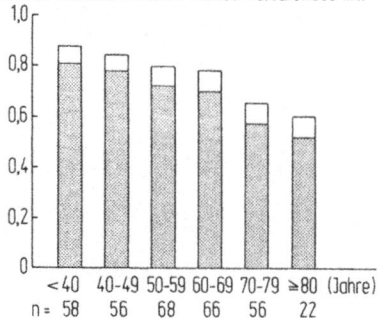

Summe modifiz. Pourcelot-Indices Aa. vertebrales

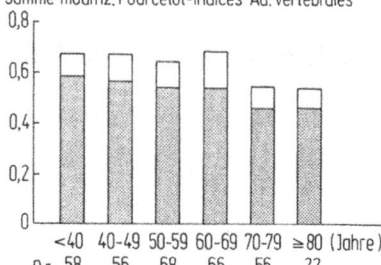

Summe der vier modifiz. Pourcelot-Indices

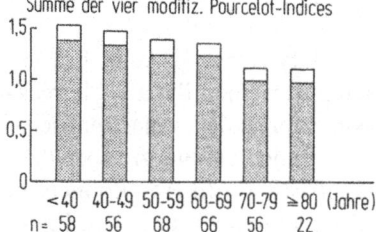

Abb. 1. Pourcelot-Indices

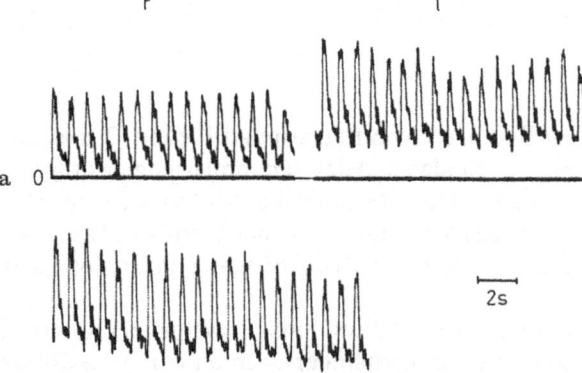

Abb. 2. Pourcelot-Indices der Aa. temporales superficiales (s. Text)

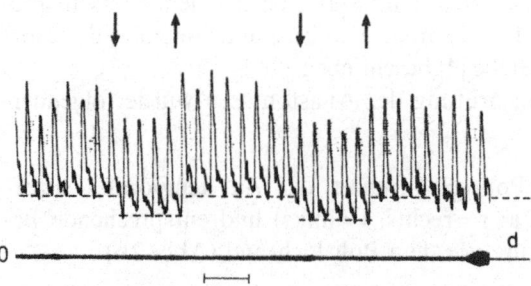

Abb. 3. Pourcelot-Index der A. carotis communis (s. Text)

2. Berechnung des modifizierten Pourcelot-Indexes der A. carotis communis der Bypass-Seite vor und während intermittierender Kompression des Bypass-versorgenden Astes vor dem Bohrlochrand (Abb. 3).

Ergebnisse und Diskussion

Bei den 18 Fällen mit unilateraler Internaobliteration fanden wir keinen signifikanten Unterschied hinsichtlich des modifizierten Pourcelot-Indexes am Bohrlochrand zwischen den Untergruppen mit persistierenden $(0,45 \pm 0,042; n = 9)$ bzw. fehlenden $(0,37 \pm 0,032; n = 9)$ Ophthalmikakollateralen. Auch der Einfluß der intermittierenden Kompression des Bypass-versorgenden Astes auf den modifizierten Pourcelot-Index der ipsilateralen A. carotis communis ergab keinen Unterschied zwischen den genannten Untergruppen: Reduktion um $0,08 \pm 0,008$ bei persistierenden bzw. um $0,105 \pm 0,024$ bei fehlenden Ophthalmikakollateralen.

Eine wirksame Bypass-Perfusion – definiert durch einen modifizierten Pourcelot-Index von zumindest 0,20 am Bohrlochrand bzw. präaurikulär – war dann mit hoher Wahrscheinlichkeit zu erwarten, wenn die präoperativ berechnete Reduktion der summierten modifizierten Pourcelot-Indices der verbliebenen hirnversorgenden Arterien 15% überstieg $(n = 14)$. Nur ein Fall zeigte eine gute Bypass-Funktion bei präoperativer Reduktion des summierten Indexes um nur 9,7%; bei einem weiteren Fall muß ein operativer Mißerfolg angenommen werden (keine Anastomose auffindbar), bei 2 Fällen fand sich keine ausreichende Bypass-Funktion (modifizierter Pourcelot-Index unter 0,20 am Bohrlochrand) bei präoperativer Reduktion des summierten Indexes um weniger als 10% gegenüber einem altersentsprechenden Normalkollektiv.

Bei allen 4 Patienten mit bilateraler Internaobliteration fanden wir eine gute Bypass-Perfusion (modifizierter Pourcelot-Index über 0,30 am Bohrlochrand) bei präoperativer Reduktion des summierten Indexes um mehr als 30% gegenüber einem Normalkollektiv. Gleich gute Ergebnisse hinsichtlich der Bypass-Funktion wurden bei 2 Fällen mit proximaler Mediastenose bzw. Mediahauptstammobliteration gefunden. Distale Stenosen und Obliterationen der A. carotis interna (8 Fälle) zeigten nur in der Hälfte aller Fälle eine gute Bypass-Funktion; in 2 der negativen Fälle reduzierte sich die präoperativ berechnete Reduktion der summierten modifizierten Pourcelot-Indices allerdings im postoperativen Verlauf spontan unter 10% gegenüber einem Normalkollektiv, parallel zu einer rückläufigen Bypass-Funktion.

Wir sind daher der Auffassung, daß man die Funktionsfähigkeit extra-intrakranieller Anastomosen mit der genannten Untersuchungstechnik winkelunabhängig überprüfen kann. Aus unseren Erfahrungen heraus erscheint es lohnend, auch prospektiv zu überprüfen, inwieweit das Kriterium der Reduktion des summierten Indexes eine Voraussage bezüglich der späteren Bypass-Funktion erlaubt. Auch die 1985 vorgelegten negativen Ergebnisse der 1977 initiierten internationalen randomisierten Studie hinsichtlich der Prävention ischämischer Hirninfarkte durch einen EC-IC Bypass [1] können nicht alle Vorbehalte gegenüber dieser ansonsten vorzüglich geplanten und durchgeführten Studie ausräumen: Eines der Hauptkriterien in der Gruppe der operierten Patienten ist die Funktionsfähigkeit der Anastomose, die in der o. g. Studie lediglich als angiographisch nachgewiesenes Offenbleiben des Bypass definiert ist. Mit dieser Definition sind natürlich keine Aussagen über das durch den Bypass fließende Blutvolumen beziehungsweise das Ausmaß des dadurch versorgten Gefäßbettes möglich. Hinsichtlich dieser Fragestellung ist unserer Ansicht nach die Doppler-sonographische Beurteilung der Angiographie überlegen.

Literatur

1. Barnett HJM, Sackett DL, Taylor WD, Peerless SJ, Haynes RB et al. (1985) N Engl J Med 313:1191–1200
2. Büdingen HJ, Reutern GM von, Freund HJ (1982) Doppler-Sonographie der extracraniellen Hirnarterien. Thieme, Stuttgart
3. Biedert S, Winter R, Betz H, Reuther R (1986) Neuroradiology 28:296–303
4. Biedert S, Betz H, Reuther R (1987) Stroke 18:101–107

Beeinflussung des Ultraschallsignals durch die Schädelkalotte

F. Ries und D. Moskopp

Einleitung

Bis zur Entwicklung einer transkraniell einsetzbaren, fokussierten Ultraschallsonde (US-Sonde) mit gepulster 2 MHz-US-Emission durch Aaslid [1] war eine Beschallung der intrakraniellen Gefäße ohne Eröffnung der Schädelkalotte (SK) wegen der starken US-Absorption nicht möglich. Unter Berücksichtigung der biologisch als unbedenklich angesehenen maximalen US-Eenergie von 100 mW/cm²(Aium [2]) können die basalen Hirngefäße durch sogenannte Knochenfenster, d. h. dünne Stellen in der SK (besonders temporal), untersucht werden. Experimentelle Untersuchungen zum akustischen Verhalten der SK wurden vor allem von White [6, 7], Fry [4] und Grolimund [5] durchgeführt. Die Erfassung klinisch relevanter Veränderungen des emittierten US-Signals mit vorgeschalteter, temporaler SK zeigte, daß bei einer Entfernung der SK von 1 cm die US-Absorption in Abhängigkeit von der SK-Dicke 65–100% beträgt (im Mittel 80%). Durch die Inhomogenität der SK-Struktur (vor allem der Tabula interna) kommt es zu einer Streuung des fokussierten Schallkegels. Die Konvexität der SK stellt eine 2. akustische Linse dar, so daß der eigentliche Fokus des US-Kegels näher an die Sonde rückt. Der unter den anatomischen Gegebenheiten nur leicht variierbare Beschallungswinkel spielt im Vergleich zu den o. g. Faktoren nur eine untergeordnete Rolle.

Aus diesen experimentellen Untersuchungen zu Veränderungen des US-Signals durch die SK ergibt sich umgekehrt die Fragestellung, inwieweit nach Schädeltrepanationen ohne Wiedereinsetzen des Knochens, d. h. unter dem Gerät nicht angepaßten Beschallungs-Bedingungen, die Befunderhebung beeinflußt wird. Es ist vor allem unklar, ob die durch die SK-Lücke erhaltenen Signale uneingeschränkt mit den präoperativen Werten vergleichbar sind.

Methodik und Patientengut

Bei dem von uns eingesetzten Gerät (TC2-64, Fa. Eme, Überlingen) können folgende Meßgrößen geräteabhängig variiert werden: Emittierte US-Energie von 10–100 mW/cm², stufenlos verstellbare Signalverstärkung (wobei eine möglichst artefaktfreie Pulskurvendarstellung angestrebt wird) sowie Tiefeneinstellung in 5-mm-Schritten, ab einer minimalen Tiefe von 25 mm, wobei der Schallkegel ca. 10 mm Länge 4 mm Durchmesser umfaßt.

Ultraschalldiagnostik 86
Herausgegeben von M. Hansmann u. a.
© Springer-Verlag

Unter der Voraussetzung bekannter, o. g. Meßgrößen, können Auswirkungen der SK auf die Beurteilung hämodynamischer Parameter mit oder ohne SK nach verschiedenen Ansatzpunkten erfaßt werden: Unter Berücksichtigung der weitgehenden Übereinstimmung der gemessenen Fließgeschwindigkeiten (FG) in beiden Hemisphären [3] können Befunde über der intakten SK-Seite mit der trepanierten Gegenseite verglichen werden. Als zweite Möglichkeit ergeben sich Untersuchungen vor der Trepanation im Vergleich zu postoperativen Befunden, die jedoch wegen der Möglichkeit von operationsbedingten Veränderungen der gemessenen hämodynamischen Parameter mindestens 3 Wochen nach dem Eingriff erhoben werden sollen. Als letzte Möglichkeit können die Messungen intraoperativ bei noch intakter SK sowie auf der freigelegten Dura mater durchgeführt werden.

Insgesamt wurden 17 Patienten beiderlei Geschlechts untersucht; die Trepanationen erfolgten bei 12 Patienten zur Verclippung eines rupturierten Aneurysmas, bei 5 Patienten zur Tumorentfernung. Als methodische Einschränkungen müssen denkbare, noch nicht bekannte hämodynamische Auswirkungen der Kraniotomie selbst sowie mögliche pathologische Vaskularisationen und atypische Gefäßverläufe bei Tumoren angesehen werden.

Als Arbeitshypothese galt die Annahme, daß höhere FG bei Beschallung durch die SG zu schwach oder nicht dargestellt werden, weil nach physikalischen Gesetzen zur US-Ausbreitung höhere Frequenzen verhältnismäßig stärker als niedrige absorbiert werden.

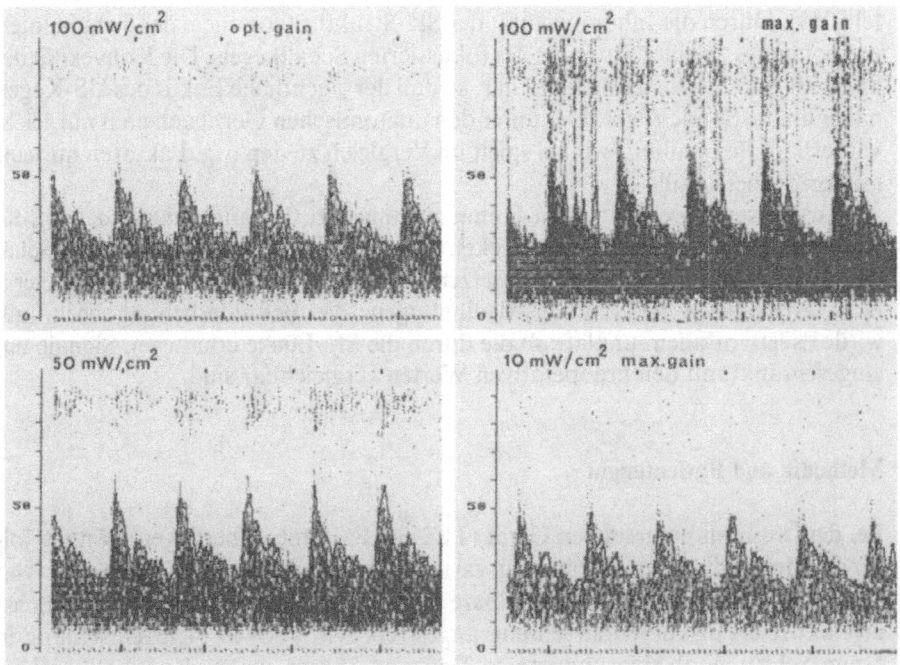

Abb. 1. Pulskurven bei Beschallung durch linkstemporalen Kalottendefekt

Ergebnisse

Die Ergebnisse werden in Anlehnung an o. g. Beschallungsvarianten an Einzelbeispielen erläutert. Bei relativ dünner SK konnte unter optimaler Signalverstärkung kein reproduzierbarer Unterschied in den gemessenen FG im Seitenvergleich mit und ohne SK bis zu US-Energien von 10 mW/cm² festgestellt werden. Bei maximaler Verstärkung kam es dagegen zu starker Artefakteinstreuung in der Pulskurve sowie regelmäßig zu nicht mehr genau festzulegenden systolischen Spitzenwerten (s. Abb. 1, rechts oben). Bei Beschallung durch den SK-Defekt konnten in Einzelfällen unter reduzierter Beschallungs-Energie und optimaler Signalverstärkung zusätzliche Frequenzanteile im systolischen Spitzenbereich dargestellt werden (s. Abb. 1, links unten). Auch bei minimaler US-Energie (10 mW/cm²) war hier kein signifikanter Abfall der gemessenen FG erkennbar (s. Abb. 1, rechts unten).

Bei computertomographisch nachweisbarer Zunahme der SK-Dicke konnte bei minimaler US-Energie kein verwertbares Signal mehr erhalten werden, während nach Trepanation in allen Stufen fast identische Pulskurven dargestellt wurden (Abb. 2). Die o. g. Arbeitshypothese einer stärkeren Absorption höherfrequenter Strömungsanteile durch die SK wurde in mehreren Einzelbeobachtungen

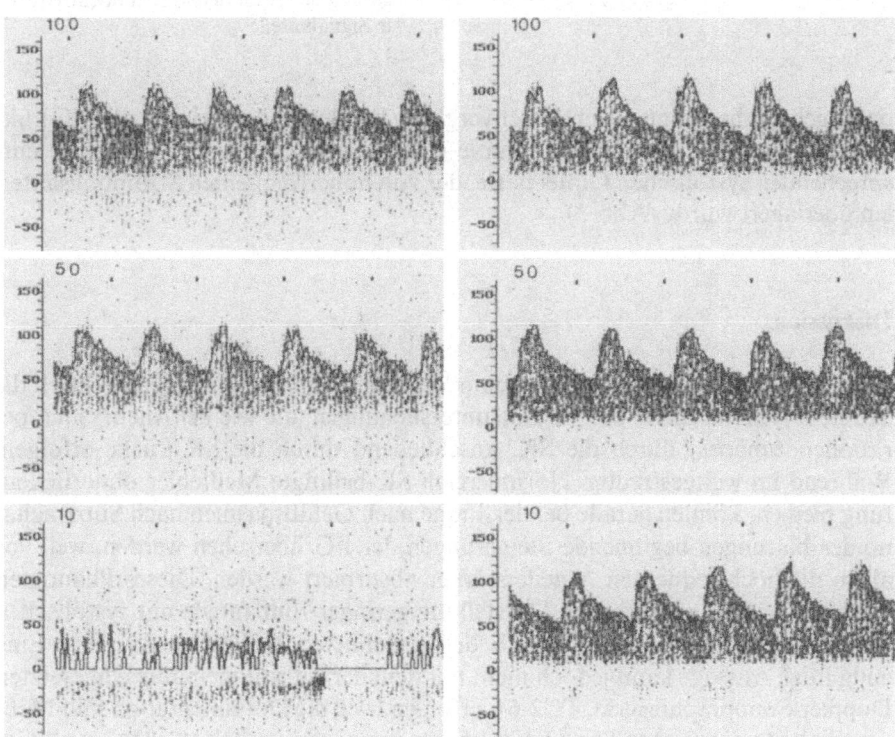

Abb. 2. Vergleich der Doppler-Pulskurven bei Beschallung duch die intakte Kalotte präoperativ (links) und nach Trepanation (rechts)

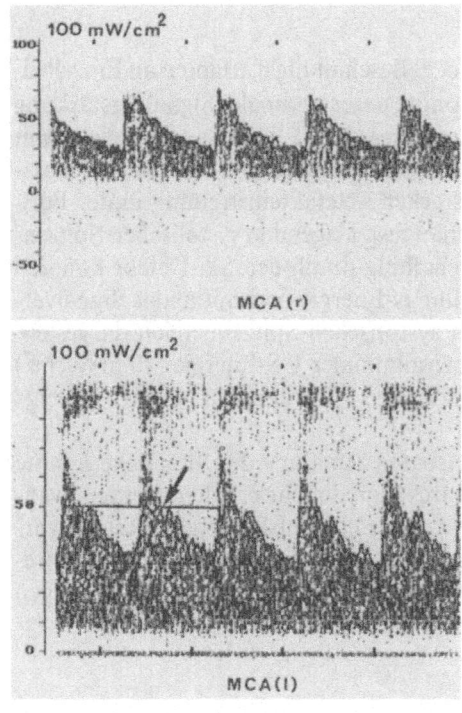

Abb. 3. Darstellung der Pulskurven der rechten A. cer. media (*oben*) durch die Schädelkalotte, der linken (*unten*) durch eine temporale Knochenlücke mit Überlagerung der Hüllkurve durch hochfrequente Signalanteile

dahingehend bestätigt, als im Seitenvergleich bei Beschallung durch die SK-Lükke die dargestellte Doppler-Hüllkurve einen abgeflachten, der Gegenseite entsprechenden systolischen Gipfel hatte, der von höherfrequenten Strömungsanteilen überlagert wurde (Abb. 3).

Diskussion

Die Frage der klinischen Relevanz von Veränderungen des US-Signals durch die SK stellt sich vor allem bei Verlaufsuntersuchungen, die wie bei Aneurysmaoperationen zunächst durch die SK, anschließend durch die SK-Lücke erfolgen. Während im weitgestreuten Normbereich SK-bedingte Meßfehler ohne Bedeutung bleiben, können gerade bei der Frage nach Gefäßspasmen nach Subarachnoidealblutungen beginnende Steigerungen der FG übersehen werden, weil vor allem die hochfrequenten Anteile stärker absorbiert werden. Dieses Phänomen wird bei der o. g. graphischen Darstellung geringer Flußanteile mit systolischen Spitzengeschwindigkeiten oberhalb der errechneten Hüllkurve deutlich. Eine endgültige Aussage kann jedoch nicht mit dem derzeit routinemäßig eingesetzten Doppler-Sonographiegerät, TC2-64, erfolgen, weil die Dokumentation und Meßgenauigkeit unzureichend sind. Hier könnte das neuentwickelte "trans-scan"-Gerät mit dreidimensionaler Gefäßdarstellung und farbkodiertem Frequenzspektrum neue Untersuchungsmöglichkeiten bieten.

Literatur

1. Aaslid R, Markwalder TM, Nornes H (1982) Noninvasive transcranial Doppler ultrasound recording of flow velocity in basal cerebral arteries. J Neurosurg 57:769–774
2. Aium (1982) American Institute for Ultrasound in Medicine. In: Sanders RC (ed) Annual Ultrasound 1982. Raven Press, New York
3. Arnolds BJ, Reutern GM v (1986) Transcranial Dopplersonography. Examination technique and normal reference values. Ultrasound Med Biol 12:115–123
4. Fry FJ, Barger JE (1978) Acoustic properties of the human skull. Acoustic Soc Am 63:1576–1590
5. Grolimund P (1986) Transmission of ultrasound through the temporal bone. In: Aaslid R (ed) Transcranial Doppler-Sonography. Springer, New York, pp 10–21
6. White DN, Clark JM, White MN (1967) Studies in ultrasonic echoencephalography. General principles of recording information in ultrasonic B- and C-scanning and the effects of scatter refraction by cadaver skull. Med Biol Eng 5:3–14
7. White DN, Curry GR, Stevenson RJ (1978) The acoustic characteristics of the skull. Ultrasound Med Biol 4:225–252

Neurochirurgische Anwendungsmöglichkeiten der transkraniellen Doppler-Sonographie

D. Moskopp und F. Ries

Einleitung

Leksell [5] hat 1955 die intrakranielle Ultraschalldiagnostik in Form der Echo-Enzephalographie eingeführt; sie wurde durch das CT verdrängt. 1982 beschrieb Aaslid [1] die transkranielle Doppler-Sonographie „TCD" mit gepulster 2-MHz-Sonde zur Quantifizierung der Blutflußgeschwindigkeit „BFG" basaler Hirnarterien. Damit können hämodynamische Parameter untersucht werden, die zuvor nur durch Angiographie „ANGIO" objektivierbar waren [2]. Grundlegende und an großen Kollektiven erhobene Ergebnisse wurden zwischenzeitlich schwerpunktmäßig von verschiedenen Untersuchergruppen [1, 2, 4, 6–8] publiziert. Nachstehend sind klinische Anwendungsmöglichkeiten des TCD in Bonn seit 1985 dargelegt; die Befunde haben derzeit zu einem Teil diagnostische und therapeutische Konsequenzen, zu einem anderen noch eher beschreibenden Charakter. Über intraoperative sowie kinderneurochirurgische TCD-Befunde wird nicht berichtet.

Krankheitsbilder, Fragestellungen und Beobachtungen

In der Zeit von 1/85–9/86 wurde die BFG an 90 Patienten (17–82 J.) mit einer gepulsten 2-MHz-Sonde (Probenvolumen: 10 mm mal 4 mm^2; Eindringtiefe: zwischen 25 und 140 mm) aufgezeichnet.

TCD-Befunde mit klinischen Konsequenzen

Nichttraumatische, aneurysmatische Subarachnoidealblutungen "SAB" (n = 35)

Hirnarterielle Spasmen stellen auch nach Gabe von Kalziumkanalblockern (Nimodipin) mögliche SAB-Komplikationen dar. Gefürchtet ist deren Verschlimmerung bzw. deren klinische Manifestation, nach der – für die Aneurysmalokalisation unerläßlichen – Kontrastmittelgabe "KMG". Aus diesem Grund empfahl sich die TCD vor geplanten ANGIOs. Gemäß der Literatur [3] wurden sichere Spasmen, etwa der A. cerebri media "ACM", ab einer mittleren maximalen Doppler-Shift von 3 kHz ($\approx$ 120 cm/s) diagnostiziert. Schwere Verläufe mit BFG über 200 cm/s und "musical murmurs" kamen zur Darstellung. – Derzeit werden SAB-Patienten nach dem 3. Tag nicht ohne vorherige TCD angiographiert. Bei

Spasmennachweis erfolgt anstelle der ANGIO die mindestens tägliche TCD-Kontrolle. Eine KMG bei manifesten Spasmen erscheint allenfalls im absteigenden Schenkel der BFG-Erhöhung vertretbar. Sogenannte Frühspasmen vor dem 3. Tag wurden nicht beobachtet. In wechselnder Ausprägung und mit unterschiedlicher täglicher Steilheit stieg die BFG ab dem 4. Tag. Art und Dauer der Nimodipintherapie erfolgte in Abhängigkeit vom TCD-Befund.

Hirntod-Diagnostik (n = 25) [9]

Die frühestmögliche Dokumentation des irreversiblen Hirnkreislaufstillstandes ist besonders bei geplanter Organentnahme erforderlich. Da dazu eine Pan-ANGIO kaum noch durchgeführt wird, wurde von uns die Aussagekraft der TCD an 25 moribunden Komapatienten geprüft. – In Übereinstimmung mit der Literatur wurden die TCD-Signale zweier differenter Segmente mindestens folgender 5 Hirnarterien abgeleitet: ACM, Aa. vertebrales und A. basilaris.

Von einer erloschenen Hirnperfusion wurde bei Vorliegen folgender Kriterien ausgegangen: scharfe Systolenspitze mit fehlendem diastolischem Fluß oder frühdiastolischem Rückfluß (Pendelfluß) bei starker Abhängigkeit der BFG vom Beatmungszyklus. Wegen der fehlenden juristischen Verbindlichkeit der Methode wurden diese Befunde simultan durch EEG verifiziert. Bei notwendiger Pan-ANGIO (international uneinheitliche Regelung!) kann somit zumindest der Zeitpunkt ihrer Durchführung optimiert werden.

TCD-Befunde mit eher beschreibendem Charakter

Die TCD-Befunde einiger Krankheiten lassen aus verschiedener Ursache derzeit noch keine sichere klinische Konsequenz zu.

Extra-intrakraniell arterieller Bypass „ECIC" (n = 21)

Die Untersuchung dieser Patienten überschnitt sich mit der Veröffentlichung der Toronto-Studie [11, 12]. Einige Patienten waren auswärts operiert worden. Die TCD erfolgte zunächst im Rahmen der Erhebung des präoperativen Gefäßstatus. Der Hauptwert lag in der postoperativen Funktionskontrolle. – Bei einer anderen Patientengruppe wurde 9mal der Verdacht auf zuvor nicht bekannte und später angiographisch gesicherte ACM-Stenosen geäußert.

Zerebrale arterio-venöse Mißbildungen „AVM" (n = 8)

Nicht alle AVM-Patienten wurden der TCD mit entsprechendem Verdacht zugewiesen. Zwei der zuvor unbekannten Fisteln waren wegen klinischer Ischämiezeichen zur Untersuchung gekommen: In diesen Fällen wurde die TCD richtungsweisend. Die Fistel konnte in allen Fällen dargestellt werden. – In der Diagnostik einer traumatischen Carotis-Sinus-cavernosus-Fistel konnte ein klinisch bilateraler Verdacht vor invasiven Maßnahmen zutreffend lokalisiert werden; Verlaufskontrollen waren besonders während des interventionell radiologischen Fistelverschlusses hilfreich.

Diskussion

Durch Nebenwirkungsfreiheit, Nicht-Invasivität, Wiederholbarkeit und geringe Störanfälligkeit bereichert die TCD die akute und elektive neurochirurgische Diagnostik. Sie ist keine Konkurrenz, sondern eine sinnvolle Ergänzung älterer Diagnoseverfahren. – Folgende Fragen erscheinen uns derzeit noch ungelöst: Zur SAB fehlen Angaben, unter welchen Umständen (relativer BFG-Anstieg) KMG vertretbar sind, um nicht etwa nachblutungsbedingte Notoperationen ohne vorherige ANGIO durchführen zu müssen. In der Hirntod-Diagnostik wird die Abfolge des Erlöschens klinischer, neurophysiologischer und sonographischer Signale untersucht, um Einzelbeobachtungen, in denen fragliche EEG-Potentiale kurzzeitig nach Eintreten eines Pendelflusses nachweisbar zu sein schienen, interpretieren zu können.

Die Folgerungen aus der ECIC-Studie sind noch offen: Derzeit werden Kriterien zur Definition einer vom Bypass profitierenden Subgruppe unter Einbezug von Kompressions-, Gefäßreaktivitäts- und Hirndurchblutungstests erarbeitet. Hier wird die TCD präoperativ das individuelle pathophysiologische Modell, etwa unter Belastung und veränderter Kollateralisation, miterstellen helfen; dasselbe gilt auch für die AVM-Therapie [7, 10].

Literatur

1. Aaslid R, Markwalder TM, Nornes H (1982) Noninvasive transcranial Doppler ultrasound recording of flow velocity in basal cerebral arteries. J Neurosurg 57:769–774
2. Aaslid R, Huber P, Nornes H (1986) A transcranial Doppler method in the evaluation of cerebrovascular spasm. Neuroradiology 28:11–16
3. Arnolds BJ, Reutern GM v (1986) Transcranial Dopplersonography. Examination technique and normal reference values. Ultrasound Med Biol 12:115–123
4. Harders A, Gilsbach J, Hassler W (1985) Transcranial Doppler findings in extracranial-intracranial bypass surgery. Advances in Neurosurgery 13:126–130
5. Leksell L (1955/1956) Echo-encephalography. Acta Chir Scand 110:301–315
6. Lindegaard KF, Bakke SJ, Grolimund P, Aaslid R, Huber P, Nornes H (1985) Assessment of intracranial hemodynamics in carotid artery disease by transcranial Doppler ultrasound. J Neurosurg 63:890–898
7. Lindegaard KF, Grolimund P, Aaslid R, Nornes H (1986) Evaluation of cerebral AVM's using transcranial Doppler ultrasound. J Neurosurg 65:335–344
8. Markwalder TM, Grolimund P, Seiler RW, Roth F, Aaslid R (1984) Dependency of blood flow velocity in the middle cerebral artery on end-tidal carbon dioxide partial pressure – a transcranial ultrasound study. Journal of Cerebral Blood Flow and Metabolism 4:368–372
9. Ries F, Moskopp D (Druck) Value of the transcranial Doppler ultrasound technique for the determination of brain death
10. Schwartz A, Hennerici M (1986) Noninvasive transcranial Doppler ultrasound in intracranial angiomas. Neurology 36:626–635
11. The EC/IC Bypass Study Group (1985) The International Cooperative Study of Extracranial/Intracranial Arterial Anastomosis (EC/IC Bypass Study): methodology and entry characteristics. Stroke 16:397–406
12. The EC/IC Bypass Study Group (1985) Failure of extracranial-intracranial arterial bypass to reduce the risk of ischemic stroke: Results of an international randomized trial. N Engl J Med 313:1191–1200

Dreidimensionale Doppler-Sonographie der intrakraniellen Hirnarterien

M. Hennerici, W. Rautenberg, A. Schwartz und G. Sitzer

Die 1982 von Aaslid et al. [1] erstmals beschriebene transkranielle Doppler-Sonographie (TCD) ermöglicht unter Verwendung eines gepulsten Doppler-Systems mit niedriger Sendefrequenz und hoher Intensität eine nichtinvasive Untersuchung der großen Hirnbasisarterien [2]. Bei der Diagnostik von Stenosen und Verschlüssen im intrakraniellen Abschnitt der A. carotis interna und der großen Hirnbasisarterien hat sich diese nichtinvasive Untersuchungsmethode bereits bewährt [3]. Sie erlaubt eine Beurteilung der Kollateralisation von extrakraniellen

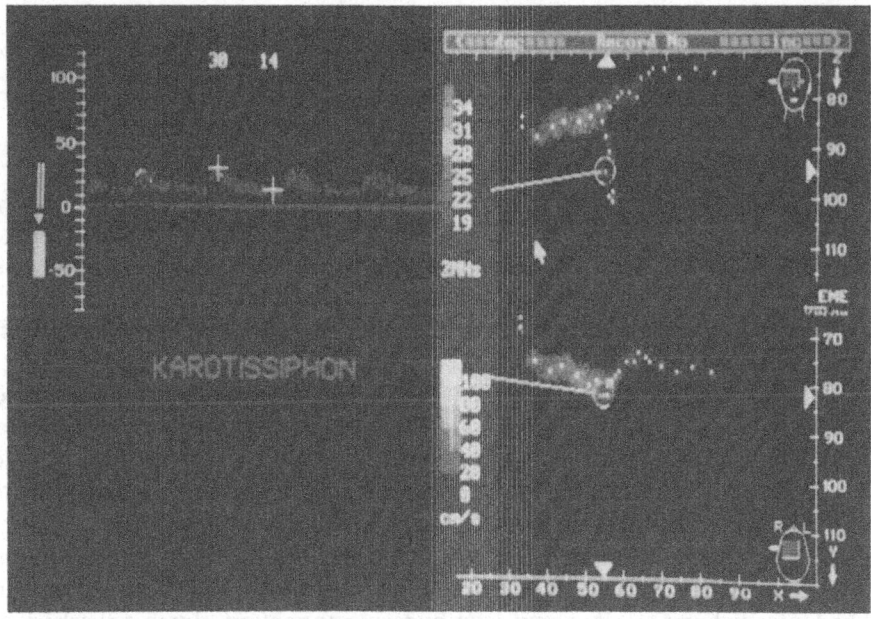

Abb. 1. Display einer Untersuchung mit dem dreidimensionalen Scanner. Während der Untersuchung werden sowohl die Lage des Meßvolumens in den 3 Dimensionen als auch die Strömungsrichtung und -geschwindigkeit angezeigt. Links oben: FFT-Spektrum des Karotissiphons in einer Beschallungstiefe von 55 mm mit systolischer und diastolischer Spitzengeschwindigkeit (cm/s). *Rechts oben:* Frontale Darstellung der aufgezeichneten Spektren (Bild von vorn, jeder Punkt entspricht einem gespeicherten Spektrum). Die Amplitude der Doppler-Signale entspricht der Größe der einzelnen Punkte, die Strömungsrichtung ist farbkodiert (Fluß auf die Sonde zu: gelb und rot, von der Sonde weg: blau und lila). *Rechts unten:* Horizontale Ansicht (Blick von unten)

Ultraschalldiagnostik 86
Herausgegeben von M. Hansmann u. a.
© Springer-Verlag

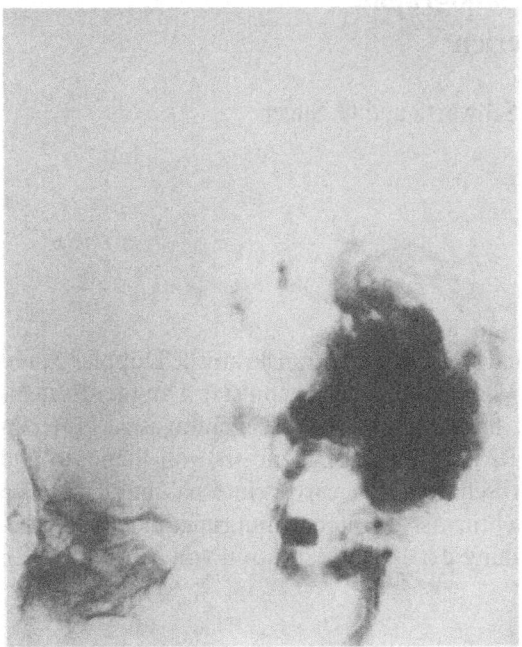

Abb. 2. Karotisangiographie eines 42jährigen Patienten mit einer ausgedehnten links temporal gelegenen arteriovenösen Malformation. Der Hauptzufluß erfolgt aus der A. cerebri media

Verschlußprozessen, eine nichtinvasive Diagnostik von dilatierenden Arteriopathien, arteriovenösen Malformationen und Vasospasmen und ist bei der Untersuchung der hämodynamischen Beteiligung der basalen Gefäße bei Vorliegen eines Subclavian-steal-Phänomens hilfreich [3].

Die Identifikation der beschallten Gefäße erfolgte bislang unter Berücksichtigung von Sondenposition, Beschallungstiefe und Flußrichtung im untersuchten Gefäß. Wir berichten über erste klinische Erfahrungen mit einem neuen dreidimensionalen Scansystem. Hierbei sind die Schallsonden für die transtemporale Beschallung in einer haubenartigen Einrichtung untergebracht, um die Position des Meßvolumens mit Hilfe von Spannungswandlern und einem Computer dreidimensional auf einem Bildschirm anzuzeigen. Interessierende Doppler-Spektren können abgespeichert werden; durch sequentielle Speicherung mehrerer Doppler-Spektren wird ein Bild des Gefäßverlaufs in mehreren Schnittebenen aufgebaut. Die Untersuchung erfolgt somit jetzt bildschirmorientiert, durch optische Kontrolle der Position des Meßvolumens besteht gegenüber der handgehaltenen Untersuchung eine wesentlich *bessere Orientierung*. Dies ist insbesondere bei geschlängelt verlauffenden, nahe beieinanderliegenden Gefäßen hilfreich (z. B. im Bereich des Endabschnittes und des Siphons der A. carotis interna, der Gabel der A. cerebri media und im hinteren Circulus arteriosus Willisi) (Abb. 1).

Ein weiterer Vorteil besteht bei der Untersuchung von angiomatösen Malformationen – abnorme Strömungsverhältnisse in anatomisch normalen und patho-

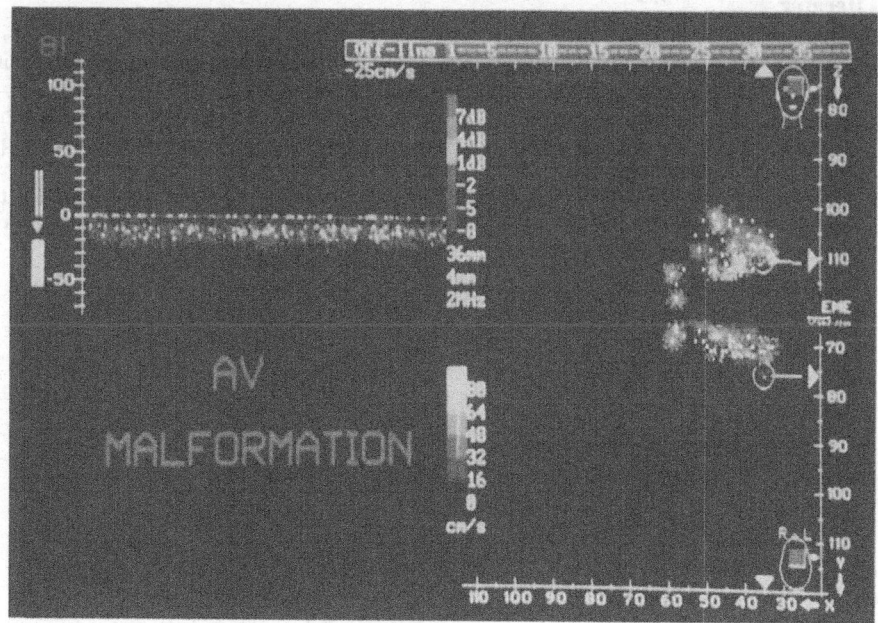

Abb. 3. Dreidimensionale transkranielle Doppler-Sonographie des gleichen Patienten. Hauptzufluß und Ausdehnung des Angioms sowie die heterogenen Flußverhältnisse werden gut dargestellt

logischen Gefäßen des Angioms beziehungsweise seiner Zuflüsse und die Ausdehnung der Malformation lassen sich wesentlich besser als bislang beurteilen. Dies ist insbesondere für Verlaufskontrollen wichtig (Abb. 2–3).

Durch Verkleinerung des Meßvolumens auf ca. $6 \times 6 \times 6$ mm und die Variationsmöglichkeit der Beschallungstiefe in 2 mm-Schritten ist eine deutlich bessere *Auflösung* erzielt worden – nun können z. B. einzelne Äste der A. cerebri media differenziert werden. Aufgrund der besseren Orientierung ist ebenfalls eine problemlose Darstellung der A. communicans posterior möglich – dieser Bereich, der häufig bei der Kollateralisation von Karotisprozessen von Bedeutung ist, war mit der herkömmlichen TCD nur schwierig und unsicher beurteilbar. Die verbesserte Auflösung stellt auch bei der handgehaltenen Untersuchung der A. basilaris einen deutlichen Fortschritt dar.

Bei allen Verlaufsuntersuchungen (z. B. Spasmusverlauf) gewährleistet die dreidimensionale TCD eine zuverlässigere *Reproduzierbarkeit* der Untersuchung.

Eine wesentliche Verbesserung stellt weiterhin die Möglichkeit der Nachverarbeitung der gespeicherten Spektren mit vielfältigen Analysemöglichkeiten dar.

Zusammengefaßt läßt sich nach den ersten klinischen Erfahrungen feststellen, daß die dreidimensionale TCD einen wesentlichen Fortschritt in der nichtinvasiven Untersuchung der intrakraniellen Zirkulation bedeutet.

Literatur

1. Aaslid R, Markwalder T-M, Nornes H (1982) Non invasive transcranial Doppler ultrasound recording of flow velocity in basal cerebral arteries. J Neurosurg 57:769–774
2. Hennerici M, Rautenberg W, Sitzer G, Schwartz A (1987) Transcranial Doppler ultrasound for the assessment of intracranial arterial flow velocity. I. Examination technique and normal values. Surg Neurol 27:439–448
3. Hennerici M, Rautenberg W, Schwartz A (1987) Transcranial Doppler ultrasound for the assessment of intracranial arterial flow velocity. II. Evaluation of intracranial arterial disease. Surg Neurol 27:523–532

Indikationsstellung der A. carotis externa-Rekonstruktion durch dopplersonographische Diagnostik

O. Ruland, M. Bosiers, N. Borkenhagen und A. Holzgreve

Bis vor einiger Zeit besaß die Rekonstruktion der Arteria carotis externa eine Bedeutung als vorbereitende Maßnahme zur Anlage eines Externa-Interna-Bypasses bei vorliegendem gleichseitigem Internaverschluß. Nachdem die Indikationsstellung für diesen Bypass entsprechend den heute vorliegenden Ergebnissen nur noch selten vorliegt, ist auch die Rekonstruktion der Arteria carotis externa wieder in den Hintergrund getreten.

Mit der Arteria supratrochlearis und der Arteria supraorbitalis liegt eine quasi natürliche Kollaterale zwischen den Stromgebieten der Arteria carotis externa und interna vor. Die Strömungsverhältnisse in dieser Augenkollaterale können wir heute hervorragend zuverlässig mit der Ultraschall-Doppler-Methode feststellen. Wir wissen also genau, ob das Blut aus dem Internastromgebiet in das der Externa hineinströmt, oder ob es den umgekehrten Weg nimmt. Dieses Kriterium gilt allgemein als ein indirektes Zeichen für das Vorliegen eines Strömungshindernisses in der Arteria carotis interna. Die Beschallung der Augenkollaterale findet heute fast ausschließlich unter diesem Aspekt statt. Bei allen Patienten, bei denen die Hirndurchblutung quantitativ grenzwertig ist, muß immer versucht werden, insgesamt ein Mehr an Durchblutung entweder durch konservative oder operative Maßnahmen zu erreichen. Bei einer Stenose der Arteria carotis interna mit entsprechenden klinischen Beschwerden bedeutet dies die Indikation zur operativen Beseitigung dieser Stenose. Ist ein rekonstruktiver Eingriff an der Arteria carotis interna nicht möglich, muß nach anderen Maßnahmen gesucht werden, die Hirndurchblutung insgesamt zu verbessern. Hier kann die Augenkollaterale für uns Chirurgen von Interesse sein.

In allen Fällen, in denen der Blutstrom in der Augenkollaterale orthograd (von innen nach außen) gerichtet ist oder einen sogenannten Nullstrom bei der dopplersonographischen Untersuchung aufweist, muß nach Möglichkeiten gesucht werden, diesen Strom in einen retrograden Strom zu verändern, damit keine Blutmenge über diese Kollaterale dem Hirn verloren geht, sondern eine zusätzliche Blutmenge über diese Kollaterale zum Hirn hinströmt. Dies gelingt durch die Beseitigung einer Stenose der Arteria carotis externa oder deren Rekanalisierung bei vorliegendem Externaverschluß. In den letzteren Fällen findet sich die Arteria carotis externa in aller Regel oberhalb des Verschlusses wieder offen, da sie über Verbindungsäste zur Gegenseite weiter perfundiert wird und somit nicht obliteriert. Dopplersonographisch kann regelmäßig oberhalb eines Externaverschlusses ein Blutfluß nachgewiesen werden, obwohl angiographisch kein Nachweis dieser Gefäßregion gelingt. In diesen Fällen – Internaverschluß kombiniert mit Externastenose oder Externaverschluß – wird abhängig vom dopplersonographischen Befund über der Augenkollaterale die Indikation zu rekonstruktiven Maßnahmen im Bereich der Arteria carotis externa gestellt.

Eine Thrombendarteriektomie, eine Patchplastik des Externaabganges oder ein Communis-Externa-Bypass sind die geeigneten Maßnahmen, um in solchen Fällen einen kräftigen, retrograd gerichteten Strom in der Augenkollaterale zu erreichen. Das operative Ergebnis kann noch während der Operation dopplersonographisch mit einem bidirektionalem Doppler-Gerät festgehalten werden.

Wenn bei rekonstruktiven Maßnahmen an der Arteria carotis interna postoperativ eine Externastenose verbleibt oder sogar ein Verschluß resultiert, muß dies immer dann als Komplikation angesehen werden, wenn der Hirnperfusion über die Arteria carotis interna durch Verschiebung der Interna-Externa-Wasserscheide eine quantitative Blutmenge über die Augenkollaterale in das Stromgebiet der Arteria carotis externa verloren geht. Auch dies kann durch dopplersonographische Untersuchung der Augenkollaterale postoperativ beurteilt werden, wenn der präoperative Doppler-Befund der Augenkollaterale vorliegt.

Nach diesen Überlegungen ergibt sich für die rekonstruktiven Eingriffe an der Arteria carotis externa folgendes Indikationsschema:

1. Externastenose bei gleichseitigem Internaverschluß und orthogradem, gering retrogradem oder Nullstrom über der gleichseitigen Augenkollaterale.
2. Bei vorliegenden Kriterien, wie unter 1. und Op-pflichtiger Internastenose der Gegenseite, wird zuerst die Externa rekonstruiert. In einer zweiten Operation wird dann die Internastenose der Gegenseite mit dann geringerem Op-Risiko angegangen.
3. Beseitigung auch einer vorliegenden Externastenose anläßlich eines rekonstruktiven Eingriffes an der Carotis interna.
4. Bei rekonstruktiven Eingriffen an der Carotis interna muß darauf geachtet werden, keine Beeinträchtigung des Externaabganges zu hinterlassen.

Ein klinisches Beispiel soll diese Überlegungen veranschaulichen.

Bei dieser 53jährigen Patientin mit transitorisch ischämischen Attacken diagnostizierten wir dopplersonographisch und angiographisch (Abb. 1) einen Ver-

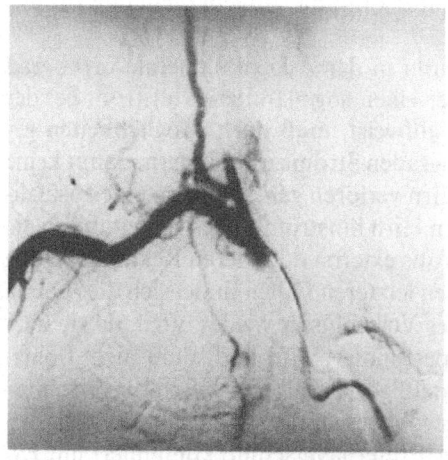

Abb. 1. Rechtsseitiger Carotis communis-
Verschluß

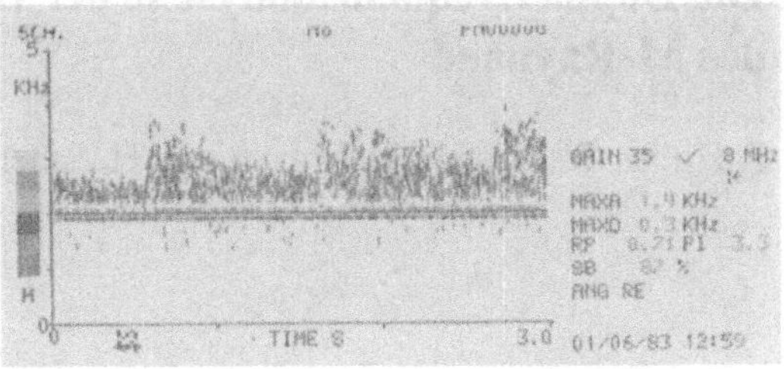

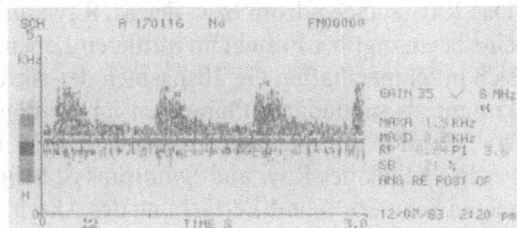

Abb. 2. Präoperativ orthograder Strom in der rechten Augenkollaterale

Abb. 3. Postoperativ retrograder Strom in der rechten Augenkollaterale

schluß der Arteria carotis communis der rechten Seite und zusätzlich eine linksseitige Stenose der Arteria carotis interna. Darüber hinaus konnte rechtsseitig dopplersonographisch der Externastamm distal des Communisverschlusses als durchgängig nachgewiesen werden. Die Augenkollaterale zeigte rechts einen orthograden Strom (Abb. 2). Operativ wurde zunächst der rechtsseitige Communisverschluß durch einen Communis-Externa-Bypass therapiert. Der postoperative Strom in der Augenkollaterale war kräftig retrograd (Abb. 3). In einer zweiten Operation wurde dann die linksseitige Internastenose durch TEA und Patchplastik beseitigt.

Literatur

1. Kriessmann A, Bollinger A, Keller H (1982) Praxis der Doppler-Sonographie. Thieme, Stuttgart New York
2. Tuchmann A, Piza F (1979) Die Externaplastik als Palliativrekonstruktion beim irreparablen Verschluß der A. carotis interna. Vasa 8:129–133
3. Vollmar J (1982) Rekonstruktive Chirurgie der Arterien. Thieme, Stuttgart New York

Die Dopplerfrequenzanalyse in der Beurteilung des M. Raynaud

P. Huber, R. Kristen, H. Erasmi und H. Schellong

Das Raynaud-Syndrom bzw. der M. Raynaud (paroxysmale digitale Zynose) ist eine bevorzugt bei Frauen im mittleren Lebensalter auftretende Erkrankung, die sich in schmerzhaften Gefäßspasmen der Akren äußert. Das Raynaud-Syndrom kommt als sekundäres Phänomen im Gefolge zahlreicher Grunderkrankungen vor, als idiopathische Erkrankung wird es M. Raynaud genannt.

Die Klinik des Raynaud-Syndroms ist beinahe nicht zu verwechseln, es imponieren Schmerzen und Verfärbung der Akren, hier vorwiegend der Hände. Diese Symptome sind in der Regel von der Außentemperatur abhängig und lassen sich auch durch Kälteexposition, z. B. Eintauchen der Hände in ein Eisbad, provozieren.

Tabelle 1. Nach Nasemann-Sauerbrey 1977

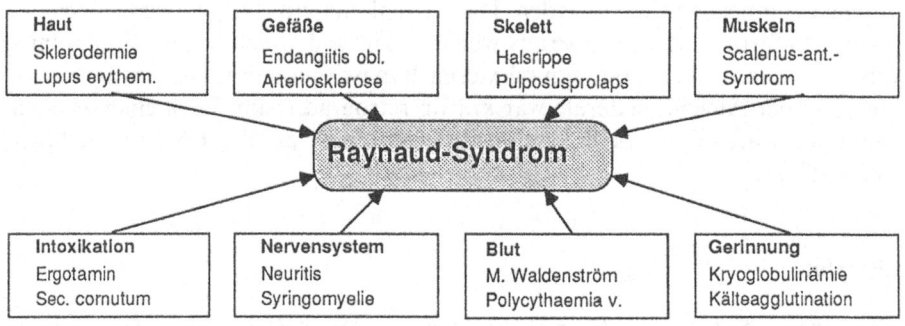

Tabelle 2

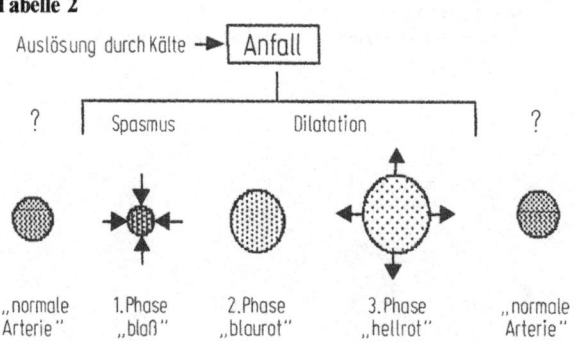

Ultraschalldiagnostik 86
Herausgegeben von M. Hansmann u. a.
© Springer-Verlag

Gelegentlich werden diese Patienten in unserer gefäßchirurgischen Sprechstunde vorgestellt, überwiegend natürlich in den Wintermonaten.

Es stellt sich dann die Frage, inwieweit diagnostische Möglichkeiten ausgeschöpft werden sollten, insbesondere ob eine intraarterielle Angiographie notwendig ist.

Um diese Frage gleich zu beantworten: Wir halten eine i.a. Angiographie für wenig aussagekräftig, eher risikoreich. Die beim Raynaud-Syndrom vorwiegend kälteabhängig auftretenden Gefäßspasmen lassen während der Angiographie oftmals nicht nachweisen. Hinzu kommen die Risiken einer Kontrastmittelgabe, wie allergische Reaktionen bis hin zum anaphylaktischen Schock.

Andererseits bleibt der Wunsch nach einer objektivierbaren und als Therapiekontrolle wiederholbaren Untersuchung bestehen.

An diagnostischen Untersuchungsmöglichkeiten lassen sich neben der obligatorischen seitengetrennten Druckmessung der Fingerkapillarpulsnachweis mittels Doppler-Ultraschall, die akrale elektronische Oszillographie, die Venenverschlußplethysmographie oder die Kapillarendoskopie anführen. In jüngster Zeit werden auch evozierte motorische Nerven-Potentialmessungen in der Literatur beschrieben. Den letztgenannten ist allen ein vergleichsweise hoher Untersuchungsaufwand gemeinsam.

In Anbetracht der zahlreichen Ursachen eines Raynaud-Phänomens ist es aus unserer gefäßchirurgischen Sicht vordringlich, arterielle Stenosen vom Abgang der A. subclavia bis etwa in Ellenbogenhöhe auszuschließen.

Durch den Gefäßchirurgen auszuschließen sind:

- Stenosen bzw. Verschlüsse von Truncus brachiocephalicus, Aa. subclaviae, Aa. brachiales
- Peripheres arterielles Verschlußleiden, z. B. Thrombangiitis obliterans
- akute embolische Verschlußsymptomatik

Diese nämlich können, bei Vorhandensein, gefäßchirurgisch angegangen werden. Das Routineverfahren hierzu ist die Doppler-Sonographie, die bei uns als Doppler-Frequenzanalyse durchgeführt wird. Es bietet sich also an, die Untersuchung der Armarterien auf A. cubitalis, A. radialis und A. ulnaris als Screening-Methode auf die Diagnostik des Raynaud-Syndroms auszudehnen. Die Untersuchung beginnt mit dem Palpationsbefund der Extremitätenpulse, nach entsprechender Liegezeit wird seitengetrennt der Blutdruck gemessen. Danach erfolgt die dopplersonographische RR-Messung sowohl der A. brachialis als auch A. radialis und A. ulnaris und Aufzeichnung der Frequenzspektren in beiden Aa. subclaviae sowie den genannten Armarterien. Ebenfalls dopplersonographisch werden die einzelnen Fingerarterien und Kapillarpulse erfaßt.

Untersuchung:

- exakte Erhebung des arteriellen Pulsstatus
- seitengetrennte RR-Messung
- Dopplersonographie
- evtl. Provokationstest

Dopplersonographie (Dopplerfrequenzanalyse = DFA):

- A. subclavia (DFA)
- A. cubitalis (DFA)
- A. radialis + ulnaris (DFA?)
- Interdigitalarterien, Kapillarpuls

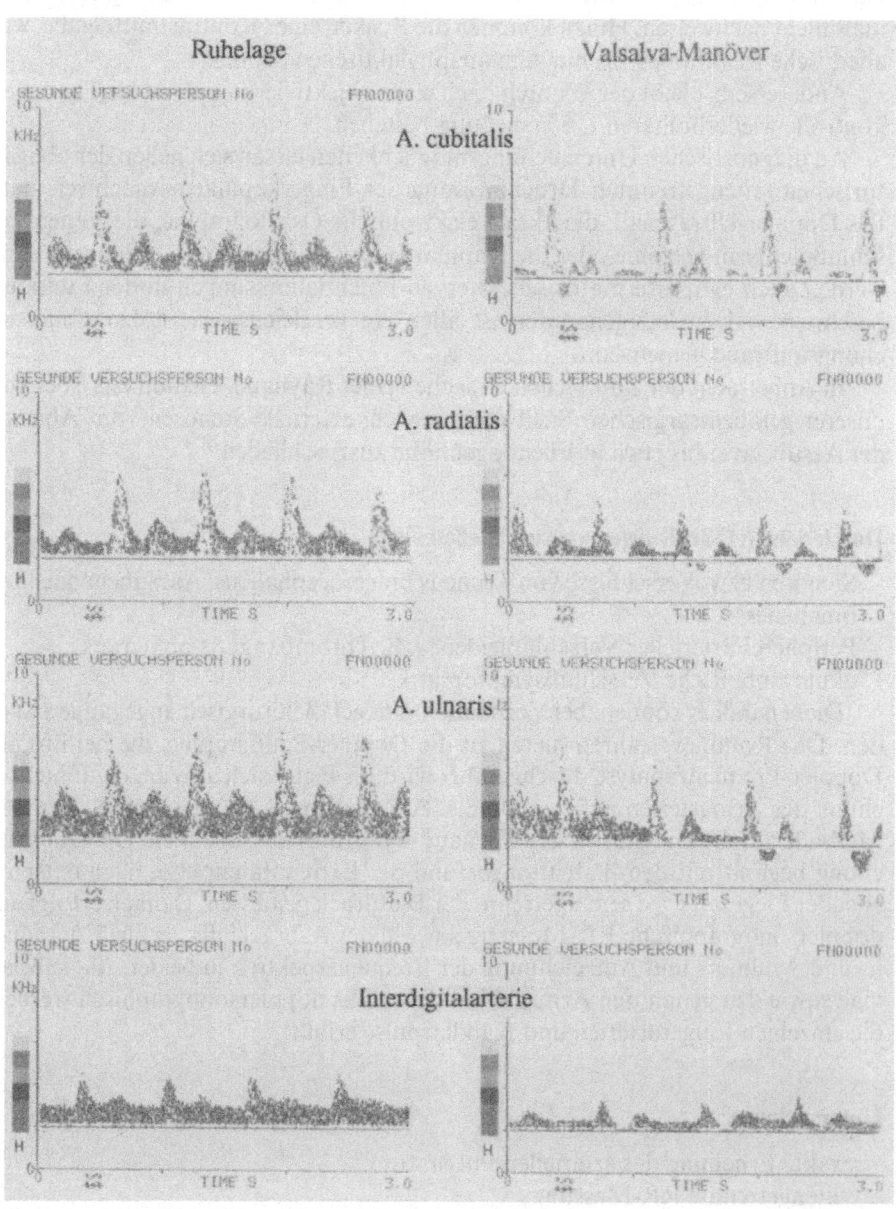

Abb. 1. Gesunde Vergleichspersonen

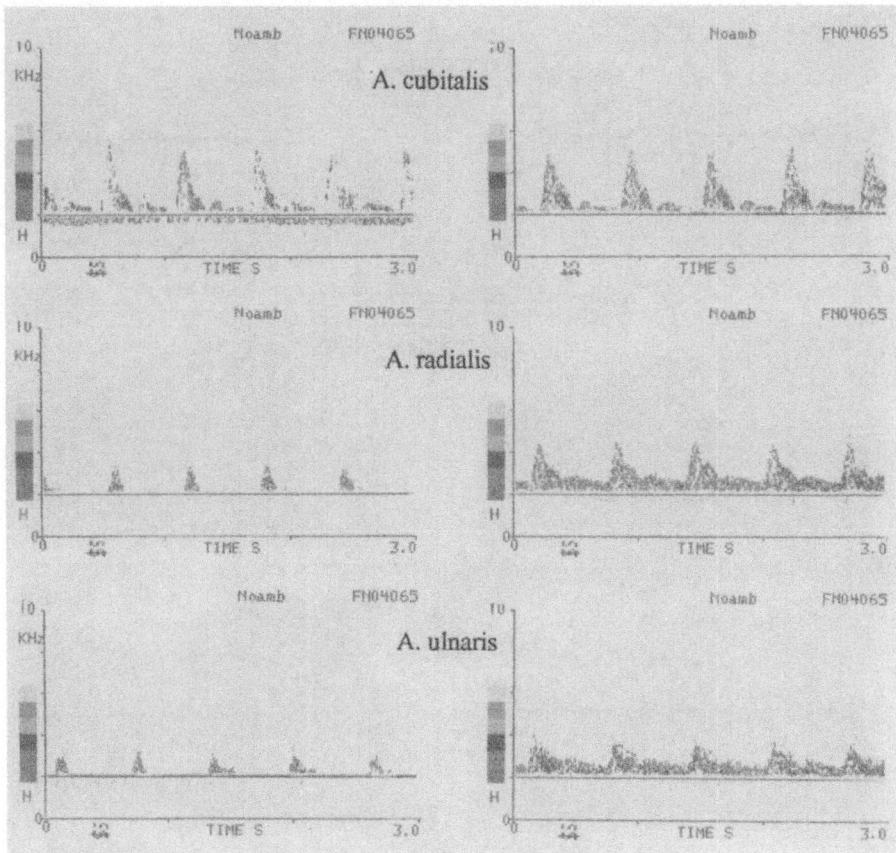

Abb. 2. Dopplerfrequenzanalyse der oberen Extremitäten bei M. Raynaud

Im folgenden sollen einige Beispiele der erhobenen Untersuchungsbefunde demonstriert werden: Abb. 1 Doppler-Frequenzspektrum bei einer gesunden Vergleichsperson, Abb. 2 bei M. Raynaud, Abb. 3 bei Subclaviaverschluß links.

Zusammenfassend möchte ich sagen: Die Doppler-Frequenzanalyse bietet eine einfache, nicht invasive und in keiner Weise belastende Untersuchungsmethode zur Beurteilung der Durchblutungsverhältnisse, auch im Bereich der Extremitäten. Es können sicher Stenosen oder Verschlüsse beurteilt werden und einzelnen anatomischen Abschnitten zugeordnet werden.

Vorteile:

- sicherer Ausschluß vorgeschalteter Stenosen/Verschlüsse
- nichtinvasive, kostengünstige Untersuchungsmethode

Nachteile:

- schwierige Interpretation peripherer Läsionen
- keine Aussage über Pathogenese möglich

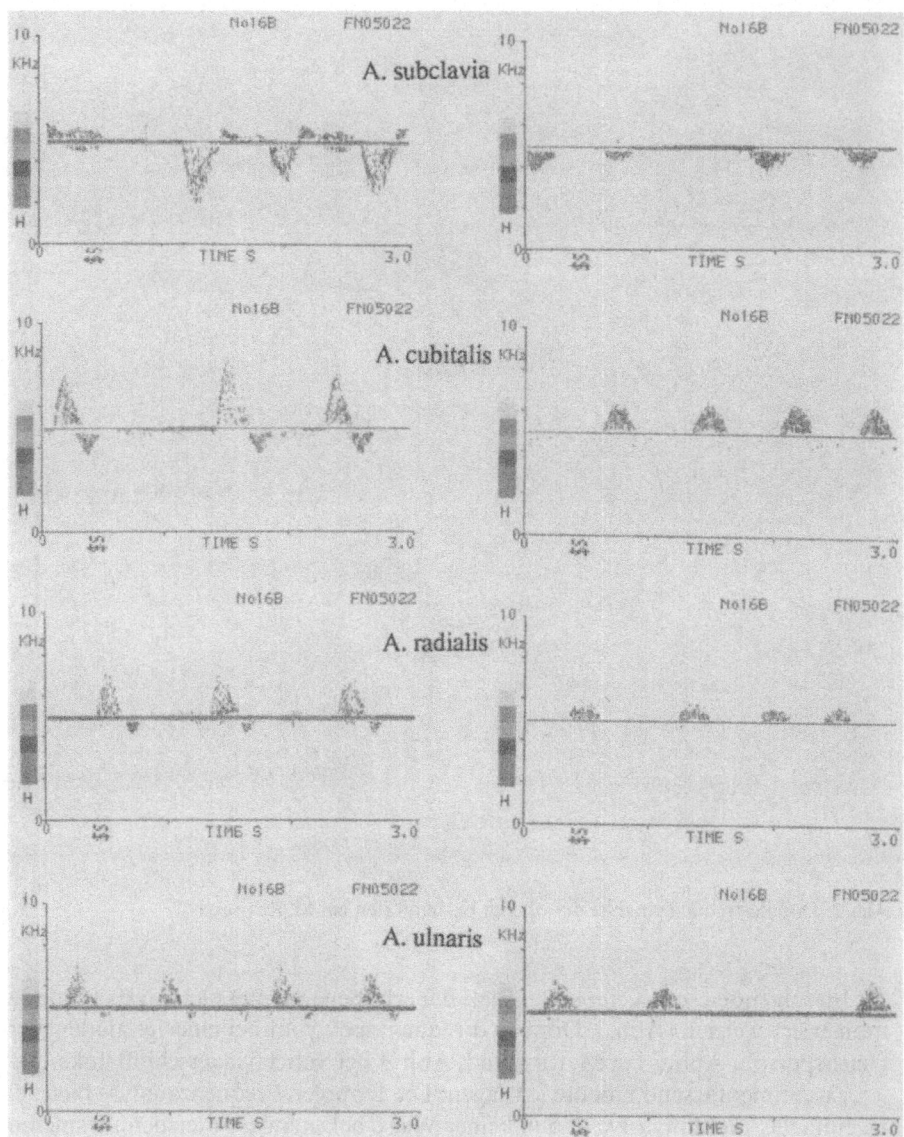

Abb. 3. Dopplerfrequenzanalyse der oberen Extremitäten bei Subclaviaverschluß li

Auf einfache Weise lassen sich Provokationstests, wie sie beim Raynaud-Syndrom gelegentlich zur Diagnosesicherung erforderlich sind, anschließen. Eine Angiographie zur Gefäßdarstellung ist ebenso wie andere aufwendige Untersuchungsmethoden (Kapillarendoskopie, Plethysmographie) nicht erforderlich. Vorteile der Frequenzanalyse gegenüber der gemittelten Flußgeschwindigkeitsdarstellung des bidirektionalen Dopplergeräts sind zum einen eine höhere Auflösung sowie durch die Darstellung des gesamten Frequenzspektrums auch der Nachweis geringgradiger Strömungshindernisse.

Sekundärprophylaxe nach Thrombendarteriektomie der A. carotis mit Acetylsalicylsäure (ASS): Untersuchungen mit einem hochauflösenden Ultraschall-Real-time-Duplex-Scan

L. Marosi, H. Ehringer, G. Kretschmer, Ch. Marosi und R. Schöfl

Systematische prä- und postoperative Untersuchungen mit einem hochauflösenden Ultraschall Real-time-Duplex-Scan (RT) (Auflösungsvermögen 0,3 mm) haben gezeigt, daß die frühe postoperative Phase nach Endarteriektomie der Arteria carotis durch das Auftreten weicher thrombotischer Auflagerungen (1–2 mm) an der neuen Gefäßinnenwand und durch Veränderungen an der Stelle der Klemmung der Arterie während der Operation gekennzeichnet ist [1]. Überschießendes Auftreten der weichen Auflagerungen sowie Blutungen oder Beschädigung der Intima mit thrombotischen Auflagerungen an der Klemmungsstelle sind als Ursache von Rezidivverschlüssen, die in 19–30% nach Thrombendarteriektomie (TEA) der Arteria carotis auftreten, anzusehen. Die Reduktion der Komplikationsrate nach TEA scheint daher auf 2 Wegen möglich zu sein: 1. Durch Optimierung der Operationstechnik zur Verminderung des Operationstraumas, 2. durch pharmakologische Beeinflussung der Thrombozytenaggregation. In einer randomisierten prospektiven Studie wurde der Einfluß einer Sekundärprophylaxe mit ASS auf die folgenden Parameter untersucht: a) Dicke der weichen thrombotischen Auflagerungen an der Innenseite der neuen Gefäßwand, b) Häufigkeit und Ausdehnung von Veränderungen an der Klemmungsstelle der Arterie, c) Intraoperative Blutungskomplikationen, d) Neurologische Komplikationen.

Patienten und Methoden

62 Patienten (44 Männer und 18 Frauen, mittleres Alter 64 ± 9 Jahre), bei denen wegen einer Stenose der Arteria carotis eine Thrombendarteriektomie geplant war, wurden nach den folgenden Kriterien in die Gruppen A und B randomisiert:
Geschlecht (A: 22 Männer, 8 Frauen; B: 22 Männer, 10 Frauen),
Alter (A: 63 ± 10; B: 65 ± 8 Jahre),
Diabetes (A: 14; B: 16),
Hyperlipidämie (A: 15; B: 19),
Hypertonie (A: 8; B: 8),
Übergewicht (A: 12; B: 13),
Thrombozytose (A: 0; B: 1),
Zigarettenrauchen (A: 15; B: 14),
Klinisches Stadium der zerebralen arteriellen Verschlußkrankheit (A: $I = 10$, $II = 20$; B: $I = 13$, $II = 19$).

Ultraschalldiagnostik 86
Herausgegeben von M. Hansmann u. a.
© Springer-Verlag

Tabelle 1. Dicke der thrombotischen Auflagerungen nach Carotis-TEA (mm)

	½ Woche	1 Woche	2 Wochen	4 Wochen	8 Wochen
A carotis interna:					
ASS	0,43±0,11	0,45±0,11	0,52±0,12	0,54±0,11	0,79±0,15
Kontr.	0,87±0,11	1,07±0,13	1,10±0,17	1,11±0,17	1,16±0,19
p	<0,01	<0,001	<0,01	<0,01	<0,05
A. carotis communis:					
ASS	0,45±0,10	0,43±0,10	0,56±0,13	0,59±0,13	0,62±0,15
Kontr.	1,18±0,22	1,39±0,20	1,42±0,21	1,31±0,17	1,25±0,15
p	<0,005	<0,0001	<0,001	<0,005	<0,005

Der Stenosegrad vor der Operation wurde nicht randomisiert, betrug jedoch im Mittel über 75% in beiden Gruppen. Die Patienten der Gruppe A (n = 30) erhielten täglich 1 g ASS, beginnend 3 Tage vor der Operation; die Patienten der Gruppe B dienten als Kontrolle (n = 32). Die Operationen wurden alle ohne intraoperativen Shunt und ohne Patch ausgeführt. Ultraschalluntersuchungen beider Karotiden wurden präoperativ sowie 4 Tage, 1 Woche, 2 Wochen, 4 Wochen und 8 Wochen postoperativ vom selben Untersucher mit einem Ultraschall-Realtime-Scan (Biosound, 8 MHz) durchgeführt und auf Video gespeichert. Die Dikke der thrombotischen Auflagerungen wurde jeweils an standardisierten Stellen der A. carotis interna und A. carotis communis gemessen. Zur statistischen Auswertung der Resultate wurden der t-Test und der Wilcoxon-Test verwendet. Ergebnisse: In der Tabelle 1 ist der Einfluß der Medikation mit 1,0 g ASS/Tag wiedergegeben. In der Gruppe A waren die thrombotischen Auflagerungen an allen Meßstellen über den gesamten Beobachtungszeitraum signifikant vermindert.

Die Häufigkeit starker Eindellungen an der Klemmungsstelle der Arterie war in beiden Gruppen gleich: 8/30 (27%) in der Gruppe A mit ASS und 8/32 (25%) in der Gruppe B (p < 0,05). In beiden Gruppen blieben diese Veränderungen über den gesamten Beobachtungszeitraum in 7 von 8 Fällen unverändert bestehen. Blutungskomplikationen im Sinne von ausgedehnten lokalen Hämatomen (die ausgeräumt werden mußten) traten bei 3/30 Patienten der Gruppe A und 3/32 der Gruppe B auf (p < 0,05). Neurologische Defizite wurden bei 1/30 Patienten der Gruppe A und 2/32 der Gruppe B beobachtet. Bei diesen 3 Patienten konnten hochgradige Einengungen der Arterie durch weiche Plaques mit unregelmäßiger Oberfläche und Ulzera nachgewiesen werden. In der Computertomographie fanden sich der Klinik entsprechende ischämische Areale; Blutungen wurden nicht beobachtet.

Diskussion

Durch unsere Studie konnte erstmals gezeigt werden, daß durch ASS die thrombotischen Auflagerungen an der Gefäßinnenwand nach Thrombendarteriektomie signifikant vermindert werden können. Wie eigene vorangehende Ultraschalluntersuchungen [1] und eine Studie mit autoptischen Daten von French und

Rewcastle [2] gezeigt haben, sind diese weichen Auflagerungen vorwiegend an Unregelmäßigkeiten der Gefäßinnenwand wie der Intimastufe, Mediainseln und Intimalappen, vorstehenden Nähten sowie bei Störungen der Gefäßgeometrie lokalisiert. Dies unterstreicht die Notwendigkeit, sich um eine möglichst atraumatische und technisch perfekte Gefäßchirurgie zu bemühen. Zusätzlich verhindert die Medikation mit ASS das überschießende Auftreten von thrombotischen Auflagerungen in den ersten 8 Wochen nach dem Eingriff. Eine Beeinflussung der neurologischen Komplikationen und auch der Blutungskomplikationen durch ASS kann aufgrund der geringen Anzahl dieser Ereignisse noch nicht endgültig beurteilt werden. In der Gruppe A war jedoch intraoperativ eine gewisse Blutungsneigung auffällig, der durch besonders sorgfältige Blutstillung begegnet werden mußte. Die Bedeutung dieser Untersuchungen für die Langzeitprognose der Patienten mit der Häufigkeit und der Stenose von Restenosen wird durch Follow-up-Untersuchungen in der Zukunft belegt werden müssen.

Literatur

1. Marosi L, Ehringer H, Piza F, Wagner O (1984) Die frühoperative Morphologie der Arteria carotis nach Endarteriektomie: Systematische prospektive Untersuchungen mit einem hochauflösenden Ultraschall-Duplex-Echtzeit-Darstellungssystem. Ultraschall 5:202–214
2. French BN, Rewcastle BN (1974) Sequential morphological changes at the site of carotid endarterectomy. J Neurosurg 41:745

Das Subclavian-steal-Syndrom
und dessen dopplersonographische Diagnostik

O. Ruland, M. Bosiers, N. Borkenhagen und C. Fiedler

Im Konzert der Stenosierungen und Verschlüsse im Bereich der supraaortischen Äste kommt es immer dann zum „subclavian-steal"-Phänomen, wenn eine proximale Subklaviastenose vorliegt und die Durchblutung des betreffenden Armes nur dadurch sichergestellt werden kann, wenn aus anderen Stromgebieten zusätzlich Blut in den Arm fließt. Dies kann über die Arteria vertebralis oder über Äste des Truncus thyreocervicalis in die distale Arteria subclavia erfolgen. Der Übergang zwischen unter diesem Aspekt nicht wirksamen und wirksamen Stenosen der proximalen Subclavia ist fließend. Viele solcher Zustände sind daher klinisch völlig stumm. Die Diagnosestellung erfolgt neben der Anamnese, der Erhebung des Pulsstatus und der Auskultation insbesondere durch die vergleichende beidseitige Blutdruckmessung nach RR. Hierdurch erhält man den ersten Anhalt für eine Subklaviastenose. Mit Hilfe der Doppler-Sonographie wird dann gegebenenfalls ein Stealeffekt nachgewiesen.

Nach Vollmar [4] unterscheiden wir 4 verschiedene Steal-Typen, die dopplersonographisch differenziert werden können, je nachdem, ob das Blut aus der gleichseitigen Art. vertebralis (Typ I), über die Art. basilaris (Typ II), der gleichseitigen Art. carotis externa (Typ III) oder aus der Art. carotis communis (Typ IV, nur rechtsseitig) in die Art. subclavia distal der Stenose hineinströmt. Verstärkt wird dieser Steal-Effekt durch Muskelarbeit des betroffenen Armes, da dadurch der periphere Widerstand der Gefäße sinkt. Typischerweise werden dann sowohl eventuelle zerebrale Symptomatiken und die Beschwerden im Arm verstärkt. Erst durch diese klinischen Symptome wird aus dem Subclavian-Steal-Effekt das Subclavian-Steal-Syndrom. Neben der seitendifferenten Blutdruckwerte erhält man den empfindlicheren Hinweis auf das Vorliegen einer Subclaviastenose durch eine veränderte Strömungsverteilung bei der dopplersonographischen Untersuchung der A. subclavia. Es zeigt sich hier ein verplumpter systolischer Komplex mit möglicherweise fehlendem diastolischem Dip (Abb. 1). Der Steal-Nachweis gelingt unter Beschallung der möglicherweise angezapften Gefäße in der Reihenfolge der Häufigkeit:

1. Arteria vertebralis der gleichen und der Gegenseite (Abb. 2),
2. Arteria carotis interna beider Seiten oder Beschallung der Arteria basilaris,
3. Arteria carotis externa der gleichen Seite direkt am Abgang der Carotis interna (Abb. 3) und
4. Arteria carotis communis der gleichen Seite.

Ultraschalldiagnostik 86
Herausgegeben von M. Hansmann u. a.
© Springer-Verlag

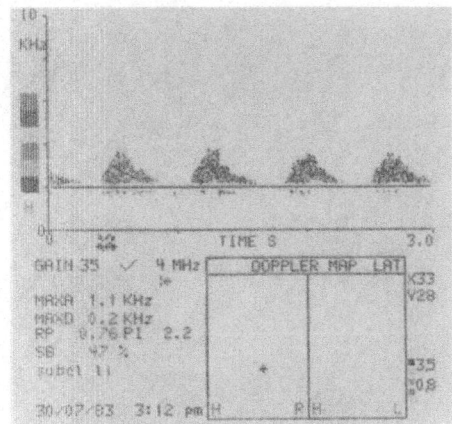

Abb. 1. Pathologisches Strömungsverhalten in der Art.subclavia li: plumpe
Systole und fehlender diastolischer Dip

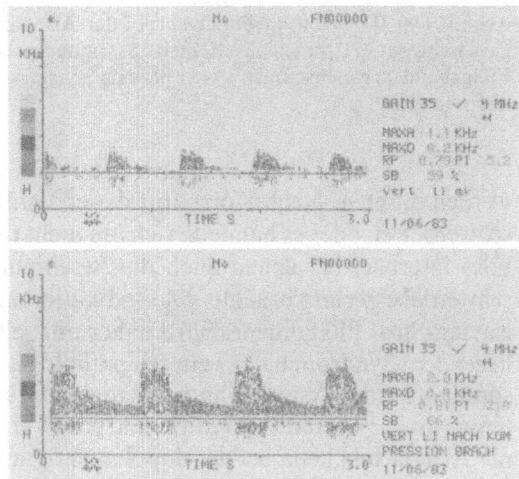

Abb. 2. Typ I. Oben: Geringe
systolische Blutgeschwindigkeiten
in der Art. vertebralis li unter
Kompression der gleichseitigen
Art. brachialis. Unten: Vermehrter
Blutstrom in der linken Art.
vertebralis nach Freigabe der
Art. brachialis

Während der Beschallung wird dann mit einer Blutdruckmanschette die A. brachialis der gleichen Seite suprasystolisch komprimiert. Wenn nach einer Minute
Kompression die A. brachialis wieder freigegeben wird, kommt es durch die
reaktive Hyperämie zu einer deutlichen Vermehrung des diastolischen Flusses im
untersuchten Gefäß. Bei dem Typ IV kommt es zu Strömungsumkehr in der
Arteria carotis communis.

In Übereinstimmung mit neuerer Literatur [1] zeigt auch eine Untersuchung
unserer Patienten mit Subclavian-Steal-Phänomenen aus den Jahren 1983–1985
die besondere Bedeutung zusätzlicher Gefäßveränderungen im Bereich der supraaortischen Äste. Von den insgesamt 36 Patienten mit dopplersonographi-
schem Steal-Nachweis zeigten nur 27 klinische Symptome. Von diesen 27 Patienten zeigten 23 Patienten relevante Veränderungen an anderen hirnversorgenden
Gefäßen, die als führend für die jeweiligen klinischen Symptome angeschuldigt

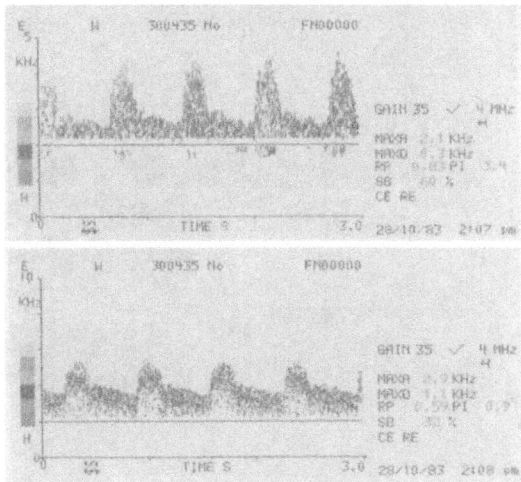

Abb. 3. Typ III. Oben: Strömungsprofil der Art. carotis externa rechts bei Kompression der gleichseitigen Art. brachialis. Unten: Strömungsprofil der Art. carotis externa rechts nach Freigabe der gleichseitigen Art. brachialis; starke Verringerung des peripheren Gefäß-widerstandes

werden mußten. Nach Korrektur dieser Veränderungen waren die Patienten beschwerdefrei, oder es handelte sich um nicht therapierbare Verschlüsse von Carotides internae, bei denen auch die Beseitigung der Subclaviastenose keine Beschwerdebesserung brachte. Die Indikation zur chirurgischen Therapie des Subclavian-Steal-Phänomenes wird daher nur selten gestellt. Vielmehr muß bei vorliegendem Syndrom nach weiteren pathologischen Veränderungen im Bereich der supraaortischen Äste gefahndet werden. Darüber hinaus sollte jede Blutdruckdifferenz an der oberen Extremität und jede Veränderung des Strömungsprofiles einer Arteria subclavia bei der dopplersonographischen Untersuchung Anlaß sein, nach einem möglichen Subclavian-Steal-Effekt zu suchen.

Die angiographische Untersuchung wird erst durchgeführt, wenn es um die Planung der Operationsstrategie geht. Es steht uns in den seltenen Fällen der Op-Indikation des Subclavian-Steal-Syndromes die Bypass-Chirurgie zur Verfügung.

Literatur

1. Bornstein NM, Norris JW (1986) Subclavian steal: a harmless haemodynamic Phenomenon? The Lancet 9:303–305
2. Kriessmann A, Bollinger A, Keller H (1982) Praxis der Doppler-Sonographie. Thieme, Stuttgart New York
3. Reutern GM v, Pourcelot L (1978) Cardiac cycle – dependent alternating flow in vertebral arteries with subclavian artery stenoses. Stroke 9:229–236
4. Vollmar J (1982) Rekonstruktive Chirurgie der Arterien. Thieme, Stuttgart New York

Die Anatomie der Karotisgabel – Ein Beitrag zur Real-time-Sonographie der extrakraniellen A. carotis

R. Tismer und J. Böhlke

Bei der Real-time-Sonographie der Karotisgabel basiert die anatomische Orientierung auf der Analyse des Kalibers, der Position und des Verlaufs der großen Gefäße und dem Nachweis kleinerer abgehender Äste [1, 3]. Dabei kann die Interna identifiziert werden, weil sie unmittelbar kranial der Teilungsstelle etwas laterodorsal der Externa liegt, ein größeres Lumen aufweist, und astlos nach medial und kranial aufsteigt. Die Externa ist demgegenüber im Kaliber kleiner und zunächst ventral und medial der Interna gelegen; sie verläuft dann, eine ganze Astfolge abgebend, nach kranial und lateral [3].

Sofern die zusätzlichen akustischen Informationen der Doppler-Sonographie nicht simultan zur Verfügung stehen, können bei der Schnittbilduntersuchung der Karotiden Unsicherheiten auftreten, die meist durch die Variabilität der gegenseitigen Lagebeziehung von Interna und Externa verursacht werden. Schwierigkeiten entstehen auch, wenn der Abgang der A. thyr. sup. aus der Externa nicht zu erfassen ist oder diese weiter kaudal, so aus der Gabel selbst oder der A. carot. com. [2, 5] entspringt. Ferner kann das Fehlen eines Kaliberunterschiedes zwischen Interna und Externa diagnostische Probleme bereiten. Die transvenöse, digitale Subtraktionsangiographie der hirnversorgenden Halsarterien steht den gleichen Schwierigkeiten bei der Identifizierung der Externa und Interna gegenüber. Wir analysierten deshalb in Ergänzung zur anatomischen Studie von Faller [2] in einer röntgenanatomischen Untersuchung die Morphologie der Karotisbifurkation mit dem Ziel, durch eine verbesserte Kenntnis der Teilungsvarianten das Vorkommen von Fehlbeurteilungen bei der Real-time-Sonographie und der venösen DSA der Karotiden zu verringern.

Patientengut und Methode

Die Auswertung basiert auf den in 2 Ebenen ausgeführten selektiven Karotisarteriogrammen von 206 Patienten. Es handelt sich um 137 Männer und 69 Frauen. Der jüngste Patient ist 12, der älteste 73 Jahre alt. Das Durchschnittsalter beträgt 53,5 Jahre. Da 98 Patienten bds. arteriographiert wurden, stehen insgesamt 304 Angiographien zur Verfügung. Untersucht werden:

1. die topographisch-anatomische Relation von Interna und Externa unmittelbar cranial der Bifurkation und
2. die Unterschiede der Gabelanatomie im Seitenvergleich.

Ultraschalldiagnostik 86
Herausgegeben von M. Hansmann u. a.
© Springer-Verlag

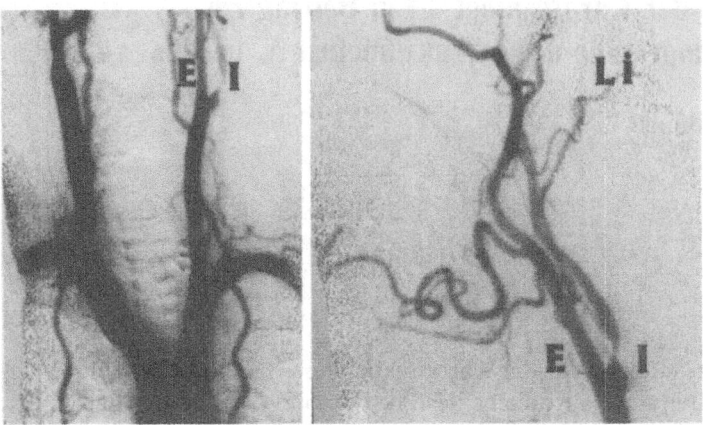

Abb. 1. Arterielle DSA des Aortenbogens und der A. carot. sin. seitl. Dorsolaterale Lage der Interna li

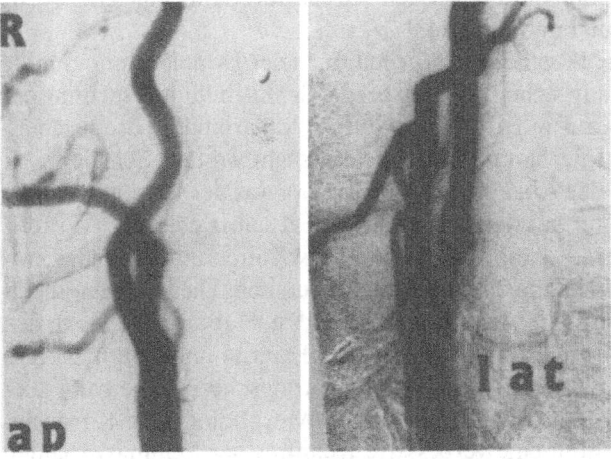

Abb. 2. Arterielle DSA der A. carot. dextra ap und seitl. Dorsale Lage der Interna

Die wichtigsten Varianten der Karotisteilungsstelle werden in Anlehnung an Faller [2] röntgenanatomisch folgendermaßen definiert:

Der dorsolaterale Typ, bei dem sich die Interna gabelnahe im ap-Bild lateral und im seitlichen Bild dorsal der Externa darstellt (Abb. 1).

Der dorsale Typ; dabei bildet sich die Interna in beiden Ebenen dorsal ab (Abb. 2). Wichtig ist hier vor allem, daß im ap-Strahlengang in Gabelnähe eine Trennung der Interna von der Externa nicht gelingt.

Der dorsomediale Typ: Die Interna gelangt im ap-Bild medial und im Seitenbild dorsal der Externa zur Darstellung (Abb. 3).

Der mediale Typ: Die Interna stellt sich im ap-Strahlengang medial der Externa dar und ist in seitlicher Projektion nicht von dieser zu trennen.

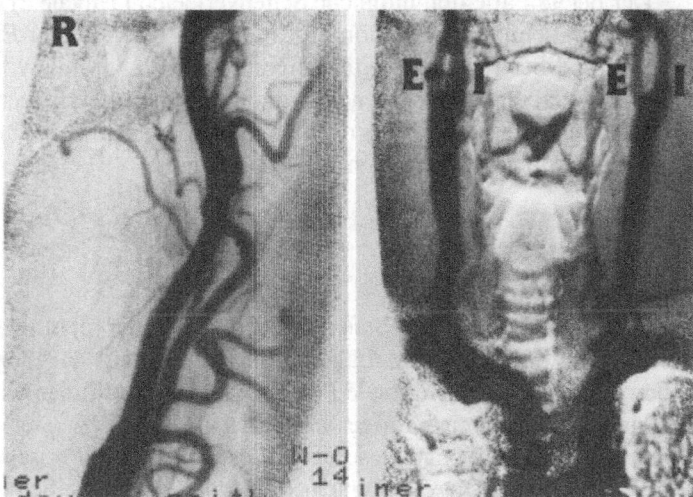

Abb. 3. Arterielle DSA der A. carot. dextra seitlich und des Aortenbogens ap. Dorsomediale Lage der Interna rechts

Der laterale Typ, bei dem sich die Interna im sagittalen Strahlenbild lateral der Externa abbildet, im Seitenbild aber nicht von dieser getrennt werden kann.

Ergebnisse

Die von uns beobachteten Häufigkeiten der verschiedenen Varianten der Karotisteilung faßt die Tabelle 1 zusammen. Bei 143 von 304 Karotisgabeln, dies entspricht 47%, liegt die Interna zunächst dorsolateral der Externa. Häufig ist ferner die rein dorsale Lage der Interna, die bei 38% der untersuchten Halsseiten festgestellt wird. Bei 7% der Karotisarteriographien findet sich hingegen eine dorsomediale, bei 6% eine rein mediale Lage der Interna. Eine exakt laterale Position der Interna gegenüber der Externa wird mit einer Häufigkeit von 2% nur sehr selten gefunden.

Tabelle 1. Position der A. carotis interna in Relation zur A. carotis externa bei 206 Patienten mit insgesamt 304 Arteriogrammen

	n	%
Dorsolateral	143	47
Dorsal	177	38
Dorsomedial	22	7
Medial	17	6
Lateral	5	2
Total	364	100

Tabelle 2. Anatomie der Karotisgabel im Seitenvergleich bei 98 Patienten mit Karotisarteriographie beidseits

	Seiten-gleich	Seiten-ver-schieden
Position der Internae	49%	51%
Gabeltyp der A. carotis	42%	58%

Der bei 98 Patienten mögliche Seitenvergleich (Tabelle 2) ergibt, daß nur bei 42% der Patienten die Position der Interna in Relation zur Externa seitengleich ist, während bei 58% eine seitendifferente Gabelanatomie vorliegt. So kann die Interna in Gabelnähe rechts medial und links lateral der Externa liegen (Abb. 3). Die Teilungshöhe ist bei 49% der Patienten identisch, bei 51% gabelt sich die A. carot. com. auf einem unterschiedlichen Niveau.

Diskussion

Der Vergleich unserer Ergebnisse mit den von Faller [2] mitgeteilten ergibt lediglich für den dorsolateralen Lagetyp der Interna mit 47% bzw. 49% eine gute Übereinstimmung. Die dorsale Position der Interna finden wir bei 38% der Karotisgabeln und somit häufiger als Faller [2] mit 21%. Der dorsomediale Typ kommt demgegenüber in unserer Untersuchung mit 7% seltener als in Fallers Studie (18%) vor. Diese Unterschiede werden durch die Schwierigkeiten bei der exakten Abgrenzung der einzelnen Teilungsvarianten der A. carot. und zugleich durch das bei Faller [2] zu kleine Krankengut bedingt sein. In beiden Untersuchungen überwiegt jedoch mit 92% bzw. 98% die dorsolaterale, dorsale oder dorsomediale Lage der Interna, ein Befund, der entwicklungsgeschichtlich leicht zu erklären ist: Schon am Ende der 4. Woche wächst das kraniale Ende der paarigen dorsalen Aorta nach kranial zur A. carot. int. aus; Teile der 3. Kiemenbogenarterie bilden die A. carot. com.; beide liegen dorsal [4]. Die A. carot. ext. entwickelt sich indes aus dem ventralen Aortensack [4].

Zusammenfassung

Eine röntgenanatomische Untersuchung der Gabelanatomie der A. carot. ergibt, daß die Interna in Gabelnähe bei 92% der Patienten dorsolateral, dorsal oder dorsomedial, bei 6% rein medial und bei 2% rein lateral, nie aber ganz ventral liegt.

Literatur

1. Büdingen HJ, Reutern GM v, Freund HJ (1982) Doppler-Sonographie der extracraniellen Hirnarterien. Thieme, Stuttgart
2. Faller A (1946) Zur Kenntnis der Gefäßverhältnisse der Carotisteilungsstelle. Schweiz Med Wschr 45:1156
3. Kuhn F-P (1983) Gefäßsystem in: Real-time-Sonographie des Körpers, S. 397ff, Bücheler E v, Friedmann G, Thelen M. Thieme, Stuttgart
4. Sadler TW (1985) Langmann's Medical Embryology. Fifth ed. William & Wilkins, Baltimore
5. Waldeyer A (1974) Anatomie des Menschen. 10. Aufl. de Gruyter, Berlin

Duplexdopplersonographie zum Nachweis von Ösophagusvarizen

B. Schwaighofer, U. Hay, F. Frühwald, N. Gritzmann und F. Kainberger

Einleitung

Der Nachweis von Ösophagusvarizen ist meist nur röntgenologisch oder endoskopisch möglich [1, 2]. Beide Methoden bedeuten jedoch oft für den Patienten eine beträchtliche Belastung. Gelegentlich sind auch Ösophagusvarizen mittels Ultraschall darstellbar. In den letzten Jahren wurde über den Einsatz der Duplex-Sonographie zur Evaluierung des Pfortadersystems hinlänglich berichtet. Es war daher naheliegend, im Rahmen einer prospektiven kontrollierten Studie die Duplex-Sonographie zum Nachweis von Ösophagusvarizen einzusetzen.

Material und Methode

31 Patienten (12 weiblich, 19 männlich, Durchschnittsalter 53 Jahre) mit histologisch verifizierter Leberzirrhose wurden duplexsonographisch untersucht. Zusätzlich gelangten 10 gesunde, freiwillige Probanden zur Untersuchung.

Die Duplex-Sonographie wurde mit einem 3-MHz-Sektorschallkopf mit integrierter Doppler-Einheit (3 MHz Doppler-Frequenz) durchgeführt. Das Meßvolumen sowie der Wandfilter wurden so klein wie möglich gewählt (1,5 mm, 50 Hz).

Waren bei der Real-time-Untersuchung tubuläre Strukturen in der Kardiaregion nachweisbar, so wurden in denselben Doppler-Messungen vorgenommen (Abb. 1); bei fehlender Darstellung wurden blinde Messungen in der Kardia- bzw. Magenfundusregion vorgenommen.

Die duplexsonographischen und gastroskopischen Ergebnisse wurden verglichen.

Bei der Gastroskopie wurde die Schleimhaut des Ösophagus durch prograde Inspektion beurteilt. Gastroskopisch wurden die varikösen Veränderungen in 3 Grade eingeteilt: Grad 1 kleine submuköse Varizen, Grad 2 ins Lumen vorwölbende Varikositäten, Grad 3 dicke, das Lumen größtenteils einengende Varizen.

Ergebnisse

Gastroskopisch konnte der Grad 1 bei 5 Patienten, der Grad 2 bei 8 sowie der Grad 3 bei 9 Patienten nachgewiesen werden. Neun Patienten waren endoskopisch unauffällig.

Ultraschalldiagnostik 86
Herausgegeben von M. Hansmann u.a.

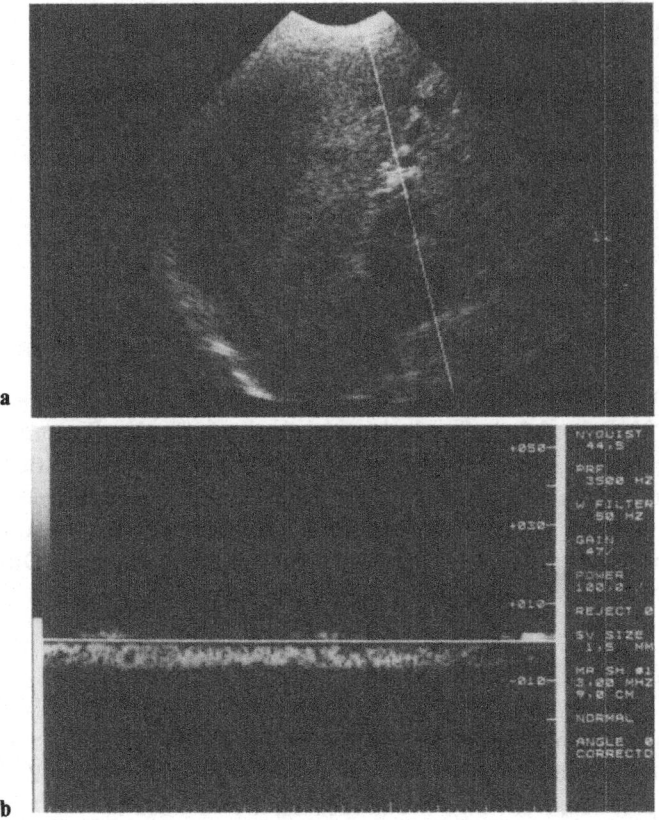

a

b

Abb. 1a. Oberbauchlängsschnitt über der Aorta: ausgeprägte Varizen; **b** dazugehörige Doppler-Kurve

Duplexsonographisch konnten bei keinem Patienten im Stadium 1 Varizen nachgewiesen werden. Im Stadium 2 und 3 fand sich eine sehr gute Korrelation zwischen Doppler-Sonographie und Gastroskopie (alle gastroskopisch diagnostizierten Varizen wurden auch duplexsonographisch nachgewiesen).

Bei 3 Patienten mit gastroskopisch negativem Befund zeigte die duplexsonographische Untersuchung eindeutige Flußsignale von paraösophagialen Varizen, 6 Patienten waren sowohl gastroskopisch als auch sonographisch negativ.

Bei den 10 gesunden Probanden konnte in keinem Fall duplexsonographisch ein falsch-positiver Befund erhoben werden.

Diskussion

Die Duplex-Sonographie erweist sich bei mäßig bis stark ausgeprägten Ösophagusvarizen hinsichtlich Sensitivität und Spezifität als ausgezeichnete Methode, lediglich submuköse Varizen können nicht nachgewiesen werden. Diese Tatsache ist durchaus erklärbar. Da kleine und vor allem solitäre Varizen im B-Bild nicht zur Darstellung kommen, ist es schwierig, das Meßvolumen exakt zu positionieren. Zusätzlich findet sich in kleinen Gefäßen ein zu langsamer Blutfluß, der mit den herkömmlichen US-Geräten nicht mehr meßbar ist. Auffallend waren die 3 sonographisch positiven Befunde bei unauffälliger Gastroskopie. Wahrscheinlich handelt es sich hierbei um periösophageale Varizen, die der Ösophaguswand nicht direkt anliegen und daher endoskopisch unzugänglich bleiben müssen.

Eine wesentliche Zusatzinformation bietet die Duplex-Sonographie über die Situation der Pfortader bzw. Milzvene. Auch eine rekanalisierte Umbilikalvene läßt sich einfach nachweisen.

Bei Darmgasüberlagerung mit fehlender B-Bild-Darstellung von Varizen lassen sich Signale in der Kardiaregion eindeutig nachweisen. Schwierigkeiten ergeben sich durch ausgeprägte mitgeteilte Pulsationen der Aorta, die Artefakte verursachen.

Bei den 10 gesunden Probanden konnten in keinem Fall Signale in der Kardiaregion gemessen werden, ein falsch-positiver Befund wurde somit nicht erhoben.

Zusammenfassend scheint die Duplex-Doppleruntersuchung zum Nachweis von Fundus- bzw. Ösophagusvarizen in den Stadien II und III der endoskopischen Untersuchung zumindest gleichwertig, evtl. sogar überwertig. Ob diese Annahme haltbar ist, müssen weitere Untersuchungen zeigen.

Lediglich submuköse Varizen sind duplexsonographisch nicht nachweisbar. Diese haben jedoch hinsichtlich Therapie keine wesentliche klinische Relevanz.

Literatur

1. Cockerill EM, Miller RE, Chernish SM, McLaughlin GC, Rodda BE (1976) Optimal visualization of esophageal varices. Radiology 115:512–523
2. Kurtz W, Classe M (1984) Messungen des Blutflusses in Ösophagusvarizen mit einem endoskopischen Ultraschall-Doppler. Dtsch med Wschr 109:821–824

Thrombotische Veränderungen im Pfortadersystem

K. Seitz und G. Rettenmaier

Mit untersuchungstechnischem Geschick und geeigneten Schallköpfen kann das Pfortadersystem sehr detailreich dargestellt werden. Neben der normalerweise immer erkennbaren Pfortader mit ihren Wurzeln und ihren intrahepatischen Ästen lassen sich regelmäßig Kollateralen bei portaler Hypertension nachweisen und langstreckig verfolgen, wenn deren Durchmesser mehrere Millimeter weit ist. Die Darstellung des Pfortadersystems sollte regelmäßig Bestandteil der sonografischen Untersuchung sein, wenn ein zirrhotischer Leberumbau oder eine portale Hypertension vorliegt bzw. vermutet wird.

Über thrombotische Veränderungen im Pfortadersystem wurde bisher nur gelegentlich berichtet. Im Vordergrund standen Darstellungen von kompletten Pfortaderthrombosen.

Pathogenese

Die Virchowsche Trias ist für die Thrombogenese auch im Pfortadersystem von grundlegender Bedeutung. Im Zusammenhang mit der portalen Hypertension, der wichtigsten pathologischen Veränderung am Pfortadersystem, sind einige Aspekte von besonderer Bedeutung. Zwar begünstigt die verlangsamte Blutströmung die Thrombogenese, doch werden dabei auch gleichzeitig weniger Thrombozyten antransportiert. Auch bilden sich bei stagnierendem Blutfluß keine Abscheidungsthromben mehr, obwohl die Blättchenadhäsion erhöht ist. Aus morphologischer Sicht ist zu berücksichtigen, daß sich Thromben eher in engen als in weiten Gefäßen bilden und viel häufiger bei turbulenter Strömung entstehen. Turbulente Strömung findet sich meist an Gefäßverzweigungen und starken Gefäßwindungen, Bedingungen, die am Pfortadersystem eher von untergeordneter Bedeutung sind. Auch ist bei vielen Patienten mit portaler Hypertension infolge Anämie die Blutviskosität erniedrigt.

Ätiologie

Die Mehrzahl thrombotischer Verschlüsse im Pfortadersystem findet sich bei portaler Hypertension und führt bei akuter kompletter Verlegung der Pfortader rasch zu zunehmenden Aszites. Weitere Ursachen sind Einwachsen von Tumorgewebe, insbesondere beim hepatozellulären Karzinom. Gelegentliche Ursachen

Ultraschalldiagnostik 86
Herausgegeben von M. Hansmann u. a.
© Springer-Verlag

sind narbige Umklammerung bzw. kongenitale Mißbildung der Vena portae und die bekannte fortschreitende pylephlebitische Thrombophlebitis. Gelegentlich wurden auch Fälle von Pfortaderthrombose mit kavernöser Pfortadertransformation bei akuter Pankreatitis beobachtet. Im Kindesalter spielt die Umbilikalsepsis die größte Rolle.

Eigene Untersuchungsergebnisse

In den letzten 3 Jahren wurden im Böblinger Ultraschall-Labor bei 13 Patienten thrombotische Veränderungen im Bereich des Pfortadersystems nachgewiesen.

Sonografisch primär nicht erkannt wurden 2 Fälle mit enger, kaum abgrenzbarer Pfortader bei portaler Hypertension infolge Zirrhose, sowie bei einem Fall mit akuter Pankreatitis, Nekrosestraßen und Entwicklung großer Pseudozysten. Die verbleibenden 11 Fälle wurden sonografisch primär diagnostiziert und waren mit einer Ausnahme nicht obstruierend. Teils fanden sich Thromben im Bereich des Hauptstammes der Pfortader, bevorzugt jedoch im Bereich von Gefäßzusammenflüssen bzw. Aufzweigungen oder auch an starken Windungen. In allen Fällen war erkennbar, daß die dargestellten Thromben nicht den gesamten Gefäßquerschnitt verlegten.

Zwei Patienten mit portaler Hypertension und Zirrhose entwickelten im Verlauf einer mehrwöchigen Behandlung mit β-Blockern thrombotische Ablagerungen in der Pfortader bzw. Vena lienalis. Die 2jährige Nachbeobachtung nach Absetzen der Medikation zeigte in einem Fall eine weitgehende Spontanlyse des Thrombus, im anderen Fall fand sich eine zunehmende tapetenförmige Auskleidung der dilatierten Vena lienalis. Thrombotisch bedingte Komplikationen traten in keinem der beiden Fälle auf. Erwähnenswert ist, daß die 2 Fälle unter insgesamt 6 mit β-Blockern behandelten Patienten beobachtet wurden. Demgegenüber konnten nur bei 2 von 53 ebenfalls mehrfach sorgfältig untersuchten Patienten mit portaler Hypertension thrombotische Veränderungen nachgewiesen werden.

Eine Patientin mit per continuitatem in die Pfortader einwachsenden hepatozellulären Karzinom (Abb. 1) entwickelte bei langsamer Verlegung des Pfortaderlumens Zeichen der portalen Hypertension. Bei einem metastasierenden Magen-

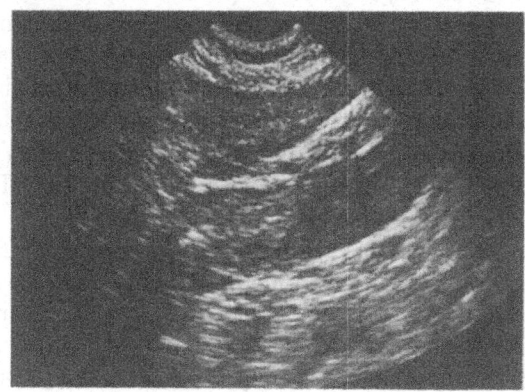

Abb. 1. Hepatozelluläres Karzinom. Die Pfortader ist per continuitatem infiltriert und aufgetrieben. Schnitt längs der extrahepatischen Pfortader

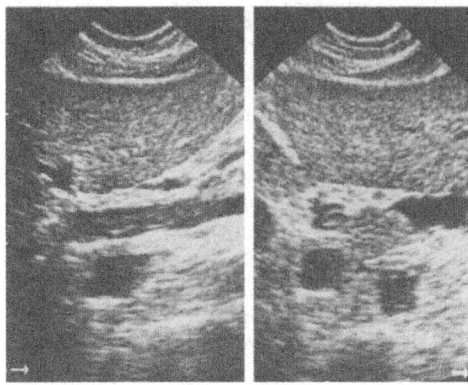

Abb. 2. Längs- und Querschnitt durch die Pfortader mit zentralen, nicht okkludierenden Thromben

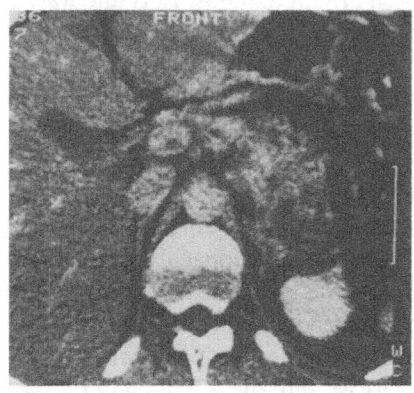

Abb. 3. Computertomografie: Kontrastmittelumflossene Thromben in der Pfortader (vgl. Abb. 2)

karzinom werteten wir eine inkomplette Thrombose der Pfortader am ehesten als paraneoplastisch bedingt.

Bei weiteren 4 Patienten lagen Pankreaserkrankungen vor. In 2 Fällen hatten Patienten mit gut erkennbaren wandständigen Thromben im Pfortadersystem vor vielen Jahren eine Pankreatitis durchgemacht. In einem Fall kam es im Rahmen einer akuten Pankreatitis (Abb. 2 u. 3) zu einer zentralen Pfortaderthrombose mit peripher umflossenem Thrombus. Im weiteren komplikationslosen Krankheitsverlauf unterlag der Thrombus einer kompletten Spontanlyse.

Einen weiteren Fall beobachteten wir bei chronischer Pankreatitis mit großer Pankreaspseudozyste am Kopfbereich. Hier fand sich eine segmentale portale Hypertension mit Kollateralisierung über die Vena coronaria ventriculi. In einem Fall fanden sich nur wandständige verkalkte Thromben in der Vena portae, die Ätiologie konnte nicht eruiert werden.

In der Regel erfordert die Diagnostik portalvenöser Thrombosen nicht den Einsatz der Duplexsonografie. Hilfreich ist sie insbesondere bei der segmentalen portalen Hypertension, da in diesen Fällen der oft hepatopetale Blutfluß in den Kollateralgefäßen nachgewiesen werden kann. Auch ist es möglich, bei fraglicher Obstruktion eines Portalgefäßes den etwaig vorhandenen Fluß nachzuweisen.

Tabelle 1. Thrombotische Veränderungen im Pfortadersystem. Sonografische Diagnostik und Ätiologie ($n = 13$)

Sonografisch erkannt:	
Bei akuter Pankreatitis	1
Chronischer Pankreatitis mit großer Pseudozyste	1
Zustand nach Pankreatitis	2
Zirrhose + portale Hypertension	2
Zirrhose + portale Hypertension mit Beta-Blocker-Therapie	2
Hepatozelluläres Karzinom	1
Metastasierendes Magenkarzinom	1
Unbekannt	1
Sonografisch primär nicht erkannt:	
Zirrhose mit portaler Hypertension	1
Akute Pankreatitis mit Nekrosestraße und großen Pseudozysten	1

(Ultraschallbefund: Enge, kaum abgrenzbare Vena portae)

Diskussion

Die regelmäßig mögliche detailierte Darstellung des Pfortadersystems führte zu einem wesentlich häufigeren Nachweis thrombotischer Veränderungen im Portalsystem. In der Regel sind die thrombotischen Veränderungen nicht obstruktiv und haben keinen eigenen Krankheitswert, da sie meist sekundär bei portaler Hypertension oder im Verlauf einer akuten Pankreatitis auftreten. In den meisten Fällen liefert die Sonografie darüber hinaus wichtige Befunde über die Grunderkrankung. Da sich in der Regel erkennen läßt, ob eine Pfortaderthrombose das Gefäßlumen komplett verlegt oder nicht und im Zweifel mit der Duplexsonografie ein zweites Verfahren von hoher Sensitivität zur Verfügung steht, ist die Methode auch geeignet, die klinische Bedeutung einzuschätzen.

Literatur

Beim Verfasser

Dopplersonographische Befunde bei portaler Hypertension *

H. Umek, E. Dünser und W. Richter

Die Diagnose portale Hypertension wird heute weitgehend klinisch gestellt, nur in wenigen Fällen und speziellen Indikationen wird die portale Hypertension durch invasive Methoden direkt nachgewiesen (Endoskopie, direkte bzw. indirekte Splenoportographie).

Wir versuchten zu klären, ob es bei der nicht invasiven Doppler-Sonographie typische Befunde für eine portale Hypertension gibt.

Es wurden 20 Patienten mit klinisch gesicherter portaler Hypertension dopplersonographisch untersucht.

Bei allen Patienten waren endoskopisch Ösophagusvarizen nachgewiesen worden. Bei 5 Patienten konnten dopplersonographisch Varizen im Bereich des Milzhilus nachgewiesen werden, wobei 2mal zusätzlich eine rekanalisierte Vena umbilicalis zu erkennen war. Einmal zeigte sich eine rekanalisierte Vena umbilicalis ohne nachweisbare Varizen im Bereich des Milzhilus.

Die theoretischen Grundlagen des Gefäßdopplers werden als bekannt vorausgesetzt.

Im Doppler-Ultraschall werden Frequenzverschiebungen gemessen, die durch die Reflexion des Schallstrahles durch ein sich bewegendes Medium (Blut) hervorgerufen werden. Die Frequenzverschiebungen bewegen sich im Kilohertzbereich.

Bei bekanntem Einfallswinkel kann mittels FFT (Fast-Fourier-Transformation) direkt die Geschwindigkeit abgelesen werden. Ausgewertet wurden die Maximalgeschwindigkeiten in der Vena porta sowie die zusätzlich angegebenen Durchschnittsgeschwindigkeiten. Die Bandbreite der Frequenzen bzw. der Geschwindigkeitsbereich ergab keine zusätzliche Information und wurde daher nicht im Ergebnis berücksichtigt.

Während sich im Normalfall deutliche Schwankungen des Geschwindigkeitsspektrums in Abhängigkeit vorwiegend von der Atmung zeigen (Abb. 1), fand sich bei portaler Hypertension eine weitgehende Verminderung der Schwankungsbreite sowie ein sehr gleichmäßiger Flow (Abb. 2). Bei 18 Patienten wurde eine Doppler-Untersuchung der Vena porta durchgeführt. Zweimal konnte kein genügender Winkel (60°) für die Messung erreicht werden, so daß lediglich die Frequenzverschiebungen verwertet werden konnten.

---

* Mit Unterstützung des Medizinisch-Wissenschaftlichen Fonds des Bürgermeisters der Bundeshauptstadt Wien

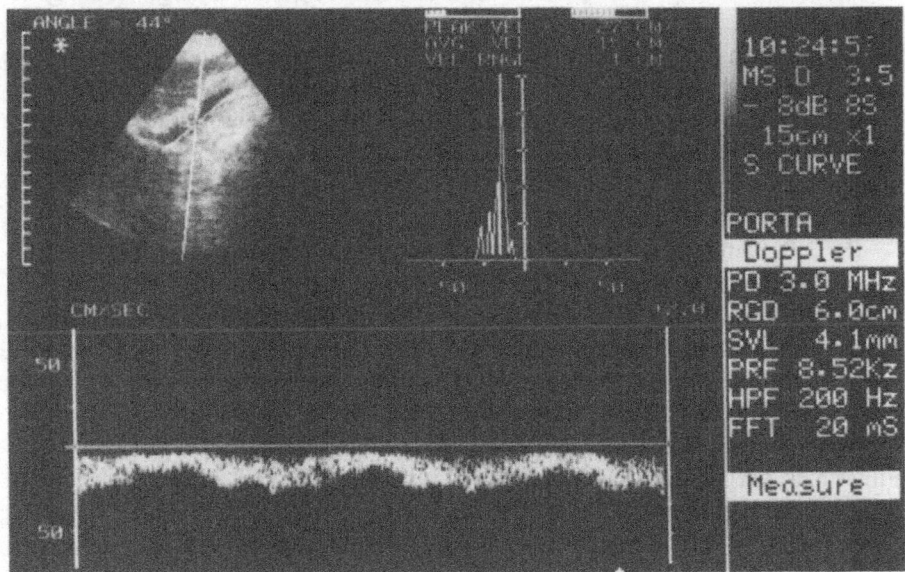

Abb. 1. Porta-Doppler (Normalbefund): gut erkennbare Schwankungen des Geschwindigkeitsspektrums, Spektralanalyse im Bereich des Pfeils (↑): hepatopetaler Flow; Maximalgeschwindigkeit 27 cm/s; Durchschnittsgeschwindigkeit 15 cm/s; Differenz (M–D) 12 cm/s

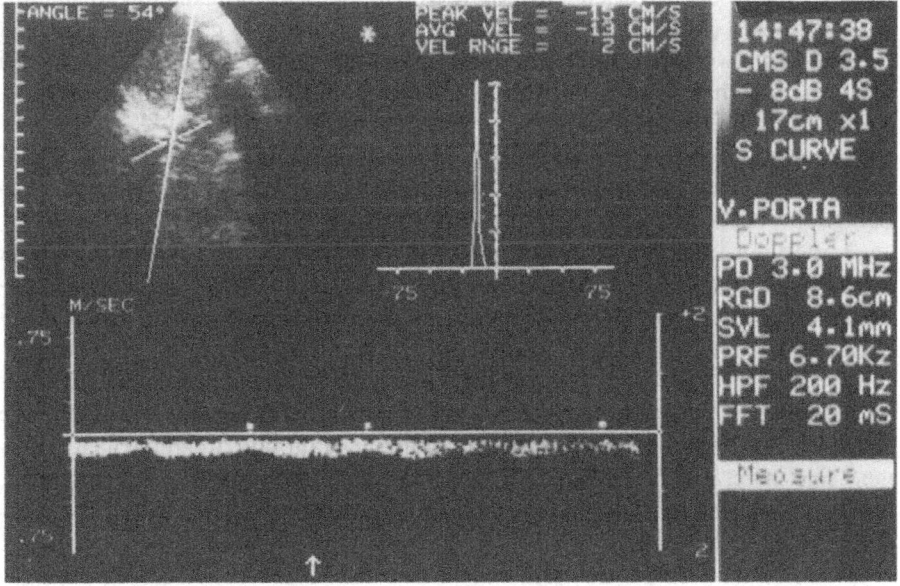

Abb. 2. Porta-Doppler (portale Hypertension): Geschwindigkeit und Geschwindigkeitsschwankungen vermindert, hepatopetaler Flow; Spektralanalyse im Bereich des Pfeils (↑): Maximalgeschwindigkeit 15 cm/s; Durchschnittsgeschwindigkeit 13 cm/s; Differenz (M–D) 2 cm/s

Als erstes wichtiges Kriterium wurde die Richtung des Flows gewertet. In einem Fall ergab sich ein deutlicher hepatofugaler Flow im Bereich der Vena porta, der sich auch in die Vena mesenterica superior fortsetzte und in der Vena lienalis zu erkennen war, wobei es dort zu einer atemabhängigen Flowumkehr kam.

Insgesamt konnte 3mal ein hepatofugaler Flow nachgewiesen werden, wobei 2mal die maximale Geschwindigkeit -17 cm/s betrug, während einmal die Maximalgeschwindigkeit -27 cm/s erreichte. Die Durchschnittsgeschwindigkeiten bewegten sich bei -7, -15 und -22 cm/s.

Bei 2 Patienten fand sich eine atemabhängige Flowumkehr, wobei die Spitzenwerte einmal zwischen $+22$ cm/s und -16 cm/s, beim 2. Fall zwischen $+15$ cm/s und -23 cm/s schwankten. Die Durchschnittsgeschwindigkeiten schwankten einmal zwischen $+13$ cm/s und -14 cm/s, beim 2. Mal zwischen $+8$ cm/s und -20 cm/s. In diesen Fällen war also die Geschwindigkeitsdifferenz sowohl der Maximal- als auch der Durchschnittswerte stark erhöht.

Neben der Richtung der Geschwindigkeit beurteilten wir auch das Muster des Flows bzw. verglichen wir die Maximal- und Durchschnittsgeschwindigkeiten im Rahmen der regulären Atmung.

Bei allen 18 Patienten zeigte sich ein gleichmäßiges homogenes, meist auffallend dichtes Flowmuster bezüglich der Frequenzverteilung sowie eine deutlich verminderte Schwankungsbreite (mit Ausnahme der Patienten mit Flowumkehr), zum Teil war die Schwankungsbreite fast völlig aufgehoben.

Bei den 11 Patienten mit hepatopetalem Flow berechneten wir das Mittel der Maximal- und Durchschnittsgeschwindigkeiten.

Wir fanden einen Mittelwert der Maximalgeschwindigkeiten von 11,5 cm/s. Wichtiger als dieser Durchschnittswert erscheint uns jedoch die Feststellung, daß bei allen gemessenen Werten die mittlere Maximalgeschwindigkeit mit Ausnahme eines Patienten (Maximalgeschwindigkeit 23 cm/s) unter 17 cm/s lag.

Der Mittelwert der Durchschnittsgeschwindigkeiten bei 11 Patienten lag bei 6,8 cm/s, auch hier scheint uns bemerkenswert, daß bei allen Messungen die mittlere Durchschnittsgeschwindigkeit unter 13 cm/s lag.

Ein weiteres wichtiges Kriterium ist die Beobachtung, daß die Geschwindigkeitsdifferenz zwischen Maximal- und Durchschnittsgeschwindigkeit bei den Patienten mit hepatopetalem Flow immer unter 10 cm/s lag.

Mittels der Doppler-Sonographie können wir also eine klare Unterscheidung zwischen hochgradig pathologischen Veränderungen im Sinne eines hepatofugalen Flows treffen (von 18 Fällen bei uns 3mal diagnostiziert) sowie der atemabhängigen vorübergehenden Flowumkehr (2 von 18 Fällen).

Die Mehrzahl der Fälle (13 von 18) zeigte jedoch trotz teilweise hochgradiger pathologischer Veränderungen der portalen Strombahn (einmal war auch eine ausgedehnte Thrombose der Vena porta bis in die Hauptaufzweigungen zu erkennen) eine unverändert reguläre (hepatopetale) Stromrichtung in der Vena porta, es ergaben sich jedoch charakteristische Veränderungen im Bereich des Frequenzmusters wie beschrieben.

Dies könnte darauf hinweisen, daß bei portaler Hypertension ein hepatofugaler Flow seltener als bisher angenommen zu erwarten ist.

Zusammenfassend kann gesagt werden, daß nach unserem Ergebnis eine portale Hypertension vorliegt; wenn:

1. eine *Flowumkehr* vorhanden ist,
2. die *maximale Strömungsgeschwindigkeit* herabgesetzt und ihre *Schwankungsbreite* vermindert ist,
3. die *Durchschnittsgeschwindigkeit* herabgesetzt und ihre *Schwankungsbreite* vermindert ist und
4. die *Differenz* zwischen Maximal- und Durchschnittsgeschwindigkeit ebenfalls herabgesetzt ist.

Zusammen mit den sonographischen Kriterien des Maximaldurchmessers der Vena porta, der Vena mesenterica superior und der Vena lienalis sowie deren fehlenden atemabhängigen Kaliberschwankungen und den angegebenen Flowmessungen kann die Sonographie als wichtige nicht invasive Methode zur ergänzenden Beurteilung einer portalen Hypertension eingesetzt werden.

Literatur

Beim Verfasser

Duplexsonographische Untersuchung des portalen Blutflusses nach akuter Nitroglyzeringabe

K. Seitz und E. Bärlin

Mit der Duplex-Methode wurden von uns signifikant unterschiedliche Blutfluß-geschwindigkeiten bei Gesunden und Patienten mit portaler Hypertension in der Pfortader nachgewiesen. Auch gelang es, den pharmakodynamischen Einfluß langwirkender Medikamente wie β-Blocker mit dieser Methode zu erfassen.

Untersuchungsziel

In der vorliegenden Studie sollte mit einem Duplex-System (ADR 5000, Fa. Kranzbühler) untersucht werden, ob das Verfahren geeignet ist, Blutflußände-rungen nach Gabe rasch wirksamer Medikamente nachzuweisen.

Die Untersuchten

Insgesamt wurden 30 Patienten untersucht, davon 8 Gesunde, 6 Patienten mit ge-sicherter Zirrhose und portaler Hypertension sowie 18 Patienten mit Herzinsuffi-zienz, davon 10 mit überwiegender Linksherzinsuffizienz (NYHA II und III) und 8 mit überwiegender Rechtsherzinsuffizienz (NYHA III und IV).

Die Patienten wurden jeweils morgens nüchtern nach 15minütiger körperli-cher Ruhe in Rückenlage oder leichter Linksseitenlage in mittlerer Inspirations-position bei angehaltenem Atem untersucht. Die portale Blutflußgeschwindigkeit wurde aus 10 Einzelbestimmungen gemittelt.

Die Messungen wurden 2–12 min nach sublingualer Verabreichung von 1,6 mg Nitroglyzerin wiederholt.

Ergebnisse

Bei 8 gesunden Kontrollpersonen fand sich nach Nitroglyzeringabe ein unter-schiedliches Verhalten der Blutflußgeschwindigkeit. Bei 2 Patienten mit außeror-dentlich hoher Blutflußgeschwindigkeit in Ruhe fand sich eine stärkere Abnah-me. Jeweils 3 Patienten zeigten nur eine geringe Geschwindigkeitsänderung im Sinne einer Zu- oder Abnahme.

Bei 6 Patienten mit Leberzirrhose und portaler Hypertension kam es in allen Fällen zu einer mäßigen, prozentual jedoch deutlichen Abnahme der Blutflußge-schwindigkeit. Bei 8 Patienten mit überwiegender Rechtsherzinsuffizienz kam es

Ultraschalldiagnostik 86
Herausgegeben von M. Hansmann u. a.
© Springer-Verlag

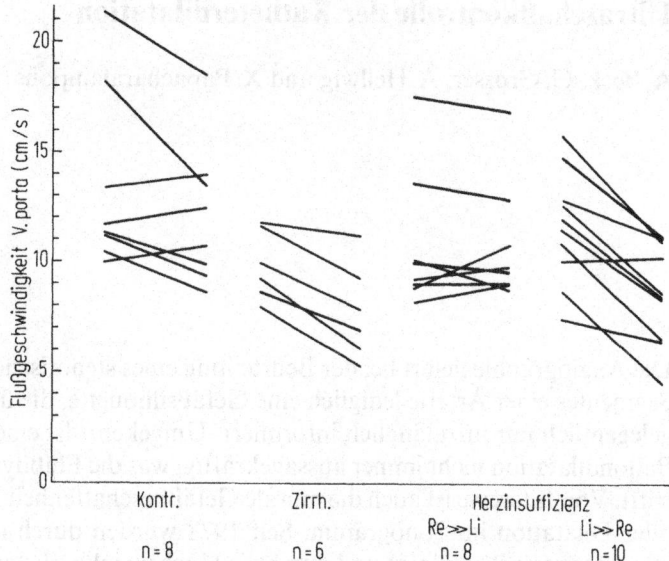

Abb. 1. Portale Blutflußgeschwindigkeit vor und 2 bis 15 min nach sublingualer Gabe von 1,6 mg Nitroglyzerin bei Gesunden (Kontr.), Patienten mit Leberzirrhose und portaler Hypertension (Zirrh.) sowie überwiegender Rechts- (Re ≫ Li) und Linksherzinsuffizienz (Li ≫ Re). Der Abfall der portalen Blutflußgeschwindigkeit bei Patienten mit Zirrhose und Linksherzinsuffizienz ist statistisch gesichert (p < 0,05)

in keinem Fall zu einer deutlichen Senkung der Blutflußgeschwindigkeit. Dagegen zeigten 7 von 10 Patienten mit überwiegender Linksherzinsuffizienz eine markante Abnahme der portalen Blutflußgeschwindigkeit. Bei 2 Patienten wurde eine geringe Geschwindigkeitsreduktion registriert. In einem Fall kam es zu einer unbedeutenden Zunahme (Abb. 1).

Zusammenfassend zeigt sich, daß mit der Duplexsonografie rasch einsetzende hämodynamische Flußänderungen registriert werden können und das Verfahren somit prinzipiell zur Untersuchung pharmakodynamisch induzierter portaler Flußänderungen geeignet ist. Es zeigt sich, daß verschiedene Patientengruppen unterschiedlich reagieren. Die ausgebliebenen Flußänderungen bei Patienten mit überwiegender Rechtsherzinsuffizienz ist dadurch erklärt, daß bei Stauung des Portalsystems kein weiteres venöses pooling mehr möglich ist. Die unterschiedlichen Befunde bei Gesunden erfordern weitere Untersuchungen. Möglicherweise sind diese Ergebnisse durch unterschiedliche Vasodilatation zu erklären.

Aufgrund unserer Erfahrungen bestehen Probleme bei der Bestimmung des Stromzeitvolumens, da einerseits die Gefäßquerschnittsbestimmung nicht genügend rasch erfolgen kann und andererseits die zu erwartenden Fehler bei der Querschnittsbestimmung die der dopplersonografischen Messung übersteigt.

Die aufwendige Methode ist vielversprechend, bedarf jedoch intensiver klinischer und technischer Weiterentwicklung.

Literatur

Beim Verfasser

Ultraschallkontrolle der Katheterdilatation

A. Beck, G. Grosser, A. Hellwig und X. Papacharalampous

Die Angiographie liefert bei der Beurteilung eines stenotischen oder okkludierten Segmentes einer Arterie lediglich eine Gefäßsilhouette, die über den Stenosegrad gelegentlich nur unzulänglich informiert. Umgekehrt ist eine Angiographie nach Ballondilatation nicht immer aussagekräftig, was die Flußdynamik nach PTA betrifft. Von Interesse ist auch die murale Gefäßbeschaffenheit nach Rekanalisation oder Dilatation im Sonogramm. Seit 1978 wurden durch die Universität Freiburg/Zentrum Radiologie und durch die Hochrheinklinik Säckingen/Röntgenabteilung 4450 perkutane Angioplastien durchgeführt (Tabelle 1).

Bei 180 Patienten wurde während, vor und nach der Katheterdilatation eine Ultraschallkontrolle des betreffenden Segmentes durchgeführt.

Diagnostisch konnten mehrere Gefäße sonographisch für eine suffiziente Beurteilbarkeit untersucht werden (Tabelle 2).

Die großen, relativ oberflächennahen Gefäße lassen sich naturgemäß technisch einfacher sonographieren. Die häufig durchgeführte PTA der A. renalis war sonografisch derzeit noch nicht verwertbar. Auch ist die relativ häufige PTA der Bifurkation und der A. iliaca communis sonographisch nur eingeschränkt beurteilbar.

Angiographische und sonographische Kriterien eines Gefäßverschlusses oder einer Stenose wurden erarbeitet (Tabelle 3).

Besonders von Interesse ist die sonographische Konfiguration eines dilatierten Segments. Bei genauer Lokalisation des Verschlusses/der Stenose und des positionierten Ballons wird unter Sonographiekontrolle das Gefäß dilatiert. Es fin-

Tabelle 1. Lokalisation der PTA

A. femoralis superficialis profunda	2 740
A. poplitea	750
A. iliaca externa	740
A. iliaca communis	350
Aa. crurales	45
A. subclavia	16
A. carotis interna/externa	6
A. axillaris	5
A. brachialis	3
A. renalis	98

Tabelle 2. Beurteilbarkeit der untersuchten Gefäße

A. femoralis superficialis	+ + +
A. poplitea	+ + +
A. carotis	+ + +
A. iliaca externa	+ +
A. brachialis	+ +
A. axillaris	+ +
A. radicalis	+ +
A. iliaca communis	+
Aa. crurales	(+)
A. subclavia	(+)
A. renalis	−

Ultraschalldiagnostik 86
Herausgegeben von M. Hansmann u. a.
© Springer-Verlag

Tabelle 3. Kriterien für Gefäßverschlüsse und Stenosen

	Sono- graphie	Angio- graphie
Gefäßkonturen	+	+ +
Stenose (Konfiguration)	+ +	+ +
Stenosegrad	+ +	+
Gefäßverschluß	+ +	+
Länge des Gefäßverschlusses	+ +	(+)
Perfusion nach dem Verschluß	+ +	(+)
Differenzierung der Verschlußart Arteriosklerose – Thrombus	+ + +	+
Dilatationsergebnis (Perfusion)	+ +	+
Rekanalisationsergebnis (Perfusion)	+ +	+
Dilatationsergebnis (Konfiguration)	+ +	+ +
Rekanalisationsergebnis (Konfig.)	+ +	+ +
Dilatationsergebnis (Langzeitergebnis)	+ + +	(−)[a]
Gesamtmorphologische Darstellung	(−)	+ + +

[a] Kann ohne Symptomatik nicht durchgeführt werden.

Tabelle 4. Sonographie und Angiographie ber verschiedenen Gefäßerkrankungen
Arteriosklerotische

	Sonographie	Angiographie
Arteriosklerotische Stenose	Wandverbreiterung, murale hohe Echotextur. Arteriosklerotische Plaquedicke ist beurteilbar	Stenose des perfundierten Lumens. Unregelmäßige Wandkonturen prästenotisch und poststenotisch.
Arteriosklerotischer Verschluß	Hohe echodichte Wandstrukturen, keine Perfusion. Lumen darstellbar. Distale Wiederherstellung der Perfusion darstellbar und meßbar. Bei Rekanalisation zu Auffindung des Originallumens hilfreich (Dissektion eingrenzbar) Nach Rekanalisation starke Wand- verdichtung. Kompression des Plaques.	Keine Information über den Verschluß selbst. Nach Rekanalisation nur Darstellung einer *Kontrast- mittelsäule*.
Intravaskuläre Thrombose/ Embolie	Ist nach Alter des Thrombus differenzierbar. Lokale Lyse- kontrolle einfach durchführbar. Nachfolgender arteriosklerotischer Verschluß diagnostizierbar – Vorbereitung einer Ballondilatation.	Darstellung des Verschlusses. Vorgeschaltete Thromben evtl. erkennbar. Über den Grund des Ver- schlusses *keine* Aussage möglich.

det sich dabei sonographisch eine deutliche dichtere Echotextur der Arterien-
wand.

Die Indikation zu einer begleitenden Sonographie des Gefäßstatus nach Angiographie ist in jedem Fall gegeben (Tabelle 4). Eine Ablösung der Angiographie
durch die Sonographie erscheint nur in der Langzeitbeurteilung einer erfolgten

PTA sinnvoll, bei allen übrigen Indikationen leistet die Sonographie Sinnvolles in Ergänzung der Angiographie. Morphologisch zeigt sich nach Dilatation in allen Fällen eine zunehmende Echodichte der betroffenen Gefäßwand. Bei angiographisch nachgewiesener Stenosebeseitigung nach Dilatation zeigt sich sonographisch in allen Fällen eine geringe bis deutliche aneurysmatische Gefäßerweiterung in den ersten 24 Std. Nach dieser Zeit erfährt das Gefäß eine diskrete Restenosierung um ca. 10% nach sonographischer Messung. Bei angiographisch „optimaler Dilatation ohne Reststenose" findet sich in allen Fällen eine deutliche aneurysmatische Gefäßerweiterung.

Ultraschallgesteuerte Kontrolle der lokalen Lyse

A. Beck, G. Grosser, A. Hellwig und X. Papacharalampous

Ein zentrales Problem für die Durchführung einer lokalen Lyse ist die zeitliche Begrenzung nach einer Thrombose. Gründe für eine Verschlußsituation in einem arteriellen Gefäß sind vielfältig, wobei die Angiographie als diagnostische Methode der 1. Wahl lediglich das verschlossene Gefäßsegment zeigt. Eine Information über das okkludierte Gefäß selbst ist jedoch nicht möglich. Die Sonographie ist hier in der Lage, über ein nicht darstellbares Gefäßlumen weitere Informationen zu geben. Wichtig ist ebenfalls eine weitere Information über das thrombotische Material selbst. 4450 perkutane Angioplastien wurden seit 1978 in der Universitätsklinik Freiburg und in der Hochrheinklinik Säckingen durchgeführt. Bei 250 Patienten wurde eine lokale intraarterielle Lyse kombiniert, teils mit oder ohne Dilatation.

Bei den Patienten wurde gleichzeitig mit der lokalen Lyse während der angiographischen Lysekontrolle eine Sonographie des betreffenden Gefäßabschnittes durchgeführt.

Material und Methode

Arterieller Zugang von transfemoral in Seldinger-Technik. Positionierung der Katheterspitze in den proximalen Thromboseabschnitt, Thrombusinfiltration mit Urokinase (100 000 U) oder Streptokinase (30 000 U). Kontinuierliche Gabe von 24 000 U Streptokinase (75 000 U Urokinase) stündlich. Stündliche angiographische und sonographische Kontrolle.

Sonographiegerät: ATL 3,5–7,5 MHz, Picker LS 7000 mit Wasservorlaufstrecke.

Die großen, relativ oberflächennahen Gefäße sind naturgemäß technisch einfach zu sonographieren, auch läßt sich die Katheterlage hier eindeutig dokumentieren (Tabellen 1 und 2). Die Sonographie ist bei den retroperitonealen Gefäßen wie A. iliaca communis/externa gelegentlich bei Darmgasüberlagerung nicht eindeutig zu beurteilen. Die durchgeführten Lysen der A. renalis ließen sich sonographisch nicht verwerten.

Eine sonographische Kontrolle eines arteriellen Gefäßverschlusses sollte in jedem Fall durchgeführt werden. Es ergeben sich ohne weitere Belastung des Patienten mehrere klinisch relevante Informationen, die für das weitere Procedere der Lyse ausschlaggebend sind (Tabellen 3 und 4). Über die Erfolgsaussichten einer lokalen Lyse kann bei möglicher Beurteilung des Alters eines Thrombus eben-

Tabelle 1. Aufteilung der 255 intraarteriellen Lysen

A. femoralis superficialis/poplitea	205
A. femoralis profunda	19
A. tibialis posterior	7
A. tibialis anterior	7
A. iliaca communis/externa	6
Aa. brachialis/radialis/axillaris/subclavia/Truncus brachiocephalicus	11
Total	255

Tabelle 2. Darstellbarkeit der Thrombose im Ultraschall und mögliche Verlaufskontrolle

A. iliaca	−
A. femoralis communis	+
A. femoralis superficialis	+ +
A. femoralis profunda	(+)
A. poplitea	+ + +
Aa. tibialis/fibularis	(+)
Aa. subclavia/brachialis	(+)
A. renalis	−
A. radialis	+ +

Tabelle 3. Angiographische und sonographische Möglichkeiten der Gefäßverschlußstrecke

Angiographie	Sonographie
Gefäßabbruch	Gefäßkonfiguration
Gefäß vor dem Verschluß	Perfusion (Puls/Flußmessung)
Perfusion nach Verschluß	Der Verschluß selbst:
Katheterkontrolle	Thrombose/Embolus
Zunehmende Rekanalisation	Wandbeschaffenheit
	Arteriosklerose/Stenose
	Nachfolgende Stenosen
	Katheterlage
	Zunehmende Rekanalisation
	Perfusion nach Lyse (Flußmessung)

Tabelle 4. Diagnostische Kriterien der Sonographie bei intraarterieller Lyse

Intervall nach Gefäßverschluß	Kriterien	Klinische Relevanz
Ca. 1 Tag	Geringe intravasale Echozunahme. Flußabbruch. Wandständig dichteres Material.	Technisch gelegentlich schwierig zu erkennen.
Mehrere Tage	Inhomogene Echotextur mittlerer Echogenität.	Gute Darstellbarkeit und Abgrenzung zu anderen intravas. Gefäßstrukturen.
Ca. 6 Monate	Unscharfe Abgrenzung der Gefäßkontur. Homogene Echotextur hoher Echogenität.	Gute Abgrenzung zu frischen Thrombosen oder anderen Gefäßprozessen (Arteriosklerot. Verschluß).

falls eine Aussage getroffen werden. Die Verschlußstrecke des Gefäßes ist auch dahingehend zu beurteilen, ob der lokalen Thrombose eine arteriosklerotische Stenose oder ein arteriosklerotischer Verschluß nachgeschaltet ist, die in jedem Falle einer nachfolgenden Ballondilatation bedarf. Die Länge einer Verschlußstrecke kann sonographisch auch in ihrer Kausalität abgeklärt werden, da ein kurzstreckiger arteriosklerotischer Verschluß mit proximaler lokaler Thrombose eine andere Therapie erfordert als eine langstreckige, lediglich arteriosklerotisch bedingte Okklusion, die operativ weit besser zu behandeln wäre.

Die sonographische Gefäßdiagnostik beim arteriellen Verschluß kann besonders bei der Lysekontrolle die Angiographie ersetzen, da die Kriterien der Rekanalisation und der Flußmessung sonographisch vielfältiger sind. Ein häufiges, durch hohe Kontrastmittelmengen bedingtes Kontrollangiographieren, verbunden mit Lagerungswechsel bei liegendem arteriellen Katheter, könnte unterbleiben.

Darstellung erworbener Aneurysmen und AV-Fisteln der unteren Extremität mit IV-DSA und Sonographie

W. Gross-Fengels, D. Beyer, R. Lorenz und R. Kristen

Es wird über die Untersuchungsergebnisse von 30 Patienten mit sonographisch oder angiographisch (IV-DSA) nachgewiesenen, nach verschiedenen Eingriffen erworbenen Aneurysmen und AV-Fisteln im femoropoplitealen Abschnitt berichtet. Retrospektiv sollen Indikationsstellung und Aussagekraft beider Verfahren bei dieser speziellen Fragestellung analysiert werden.

Patienten und Methodik

Bei 30 Patienten (20 Männer, 10 Frauen) im Alter von 44–73 Jahren (Mittel: 60,8), die wegen auffälliger Auskultationsbefunde (n=4), einer pulsierenden, u. U. schmerzhaften Schwellung (n=24) und einer z. T. zusätzlich bestehenden Ischämiesymptomatik der unteren Extremität in der Zeit vom 1.1.85 bis zum 30.8.86 zur Untersuchung kamen, konnten aneurysmatische Veränderungen oder AV-Fisteln der unteren Extremität mit IV-DSA oder Sonographie nachgewiesen werden.

23 Patienten wurden in kurzem zeitlichen Abstand sowohl mit IV-DSA als auch sonographisch untersucht, 6 Patienten nur angiographiert und ein Patient lediglich sonographiert.

Die DSA erfolgte im "continous" (Angiotron, Siemens) oder "puls-mode" (Digitron, Siemens). Im "puls-mode" betrug die Bildfrequenz 2–4 Bilder/s, es wurden je Aufnahmeszene 40–45 ml Kontrastmittel (Ultravist 370, Schering; Solutrast 370, Byk-Gulden) mit einem Flow von 17–20 ml zentralvenös über einen geraden DSA-Katheter (Super-Flow, F-5, 8 Seitenlöcher, Cordis) appliziert. Nur bei einer Patientin wurde die IV-DSA durch eine arterielle Untersuchung ergänzt.

Tabelle 1. Therapeutische und diagnostische Maßnahmen

Herzkatheter	6
Katheterangiographie	2
PTA oder Lysetherapie	2
Dialyse	2
Arterielle Thrombektomie	2
Profundapatchplastik	7
Bypassoperation	9

Tabelle 2. Befunde

Falsches Aneurysma	13
(davon mit AV-Fistel:1)	
AV-Fistel	2
Patch-Aneurysma	7
Prothesenaneurysma	8

Ultraschalldiagnostik 86
Herausgegeben von M. Hansmann u. a.
© Springer-Verlag

Auf konventionelle Blattfilmserien konnte verzichtet werden. Therapiebedürftige Nebenwirkungen und Komplikationen ergaben sich nicht.

Die Sonographie wurde ohne spezielle Patientenvorbereitung mit einem 5-MHz-Schallkopf in der Parallel- oder Sektorscan-Technik durchgeführt.

Bei allen Patienten waren therapeutische oder diagnostische Maßnahmen vorausgegangen, die aus Tabelle 1 ersichtlich sind.

Ergebnisse

Art der Veränderungen

Anhand der IV-DSA und Sonographie (s. Tabelle 2) konnte bei 13 Patienten ein Aneurysma spurium nachgewiesen werden. Bei einer Patientin war das Aneurysma mit einer AV-Fistel vergesellschaftet. Zwei weitere Patienten wiesen eine AV-Fistel ohne begleitendes Aneurysma auf. Bei allen Patienten mit AV-Fisteln war eine Herzkatheteruntersuchung mit ipsilateraler Punktion der A. und V. femoralis vorausgegangen. Eine übermäßige Erweiterung der distalen A. femoralis com. bzw. der Profunda-Patch-Plastik stellte sich bei 7, aneurysmatische Prothesenveränderungen bei 9 Patienten dar.

Lokalisation der Veränderungen

Aneurysmen und AV-Fisteln waren bei 16 Patienten an der A. femoralis com. bzw. am Profundaabgang lokalisiert, 7mal war der proximale Abschnitt der A. femoralis superf. betroffen, 2 Patienten wiesen Aneurysmen im mittleren, ein Patient im distalen Drittel auf. Die A. tibialis post. war 2mal beteiligt, bei 2 Patienten mit diffusen Einblutungen gelang mit beiden Verfahren keine eindeutige Gefäßzuordnung.

Die sonographischen Befunde sind aus Tabelle 3, die angiographischen aus Tabelle 4 zu entnehmen.

Tabelle 5 zeigt eine qualitative Wertung von sonographischen und angiographischen Kriterien bei der vorliegenden Fragestellung.

In der vorliegenden Untersuchung ergaben sich bei 19 (82,6%) der 23 sowohl angiographisch als auch sonographisch untersuchten Patienten durch die Anwendung beider Verfahren im Vergleich zu nur einer Methode wesentliche Zusatzinformationen.

Tabelle 3. Sonographische Befunde bei 24 Patienten

Thrombotischer Randsaum	18
Pulsation, Strömungsphänomene	20
Umgebungsreaktion	4
Venenverletzung	1

Tabelle 4. Angiog. Befund bei 29 Patienten

Anatomische Gefäßzuordnung	27
Stenosen, Verschlüsse	15
Venenverletzung	3

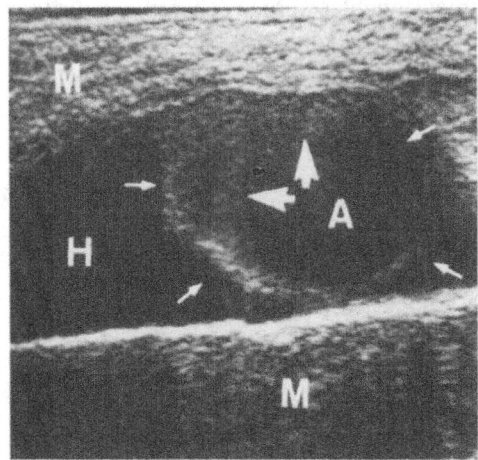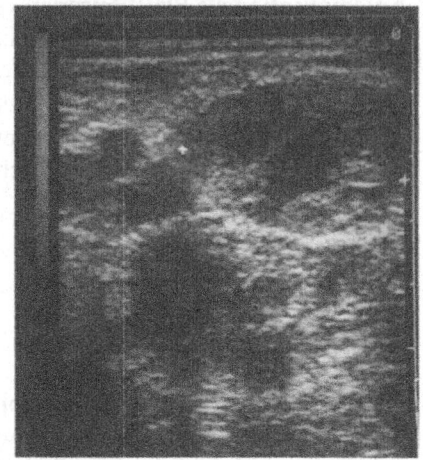

Abb. 1   **Abb. 2**

Abb. 1. Aneurysma spurium der A. tibialis posterior. Teilthrombosierung, Hämatom in der Muskelloge, konzentrische Pulsationen (M = Muskulatur, H = Hämatom, A = Aneurysma)

Abb. 2. Aneurysma spurium der linken A. femoralis. Diffuse Einblutung, ausgedehnte Weichteilreaktion, konzentrische Pulsationen

Tabelle 5. Wertung

	IV-DSA	Sonographie (Real-time)
Peripherer Abstrom	+ + +	–
Gefäßdurchgängigkeit	+ + +	+
Gefäßzuordnung	+ + +	+
Venenbeteiligung	+ +	+
Größenbestimmung	+	+ + +
Umgebungsreaktion	(+)	+ + +
Thrombosesaum	–	+ + +

Bei Verdacht auf ein Aneurysma im femoropoplitealen Abschnitt sollten daher Sonographie und IV-DSA nicht alternativ, sondern ergänzend eingesetzt werden.

Schlußfolgerungen

– Bei unklaren Raumforderungen im Leistenbereich sollte mit der Sonographie begonnen werden.
– Die exakte Größenbestimmung, die Darstellung einer Umgebungsreaktion und der Nachweis einer partiellen Thrombosierung gelingt in der Regel nur sonographisch.

- Die Sonographie eignet sich besonders für die Verlaufsbeobachtung von aneurysmatischen Veränderungen im Bereich der unteren Extremität.
- Bei einem frischen Aneurysma spurium wird das Ausmaß angiographisch unterschätzt.
- Die genaue anatomische Gefäßzuordnung, die Beurteilbarkeit der Gefäßdurchgängigkeit, die Darstellung des peripheren Abstroms und begleitende AV-Fisteln lassen sich übersichtlicher angiographisch darstellen.
- Die Anwendung der konventionellen Blattfilmtechnik ist nur noch in wenigen Einzelfällen erforderlich.

Literatur

Beim Verfasser

Doppler-Frequenzanalyse nach Carotisdesobliteration

R. Kristen, P. Huber und H. Erasmi

Mit jährlich 1 200 Untersuchungen ist die Doppler-Sonographie der supraaortalen Arterien seit 1983 an der Chirurgischen Universitätsklinik Köln-Lindenthal fester Bestandteil gefäßchirurgischer Routinediagnostik. Da die Doppler-Sonographie eine vorwiegend akustische Methode ist, was heißt, daß die entscheidenden Befunde mit dem Ohr erfaßt werden, stellt sie zum einen spezielle Anforderungen an den Untersucher und führt zum anderen zu nicht immer sicher durch andere Untersucher reproduzierbaren Ergebnissen. Deshalb versuchen wir seit einem Jahr mit der Doppler-Frequenzspektrum-Analyse eine Objektivierung und Dokumentation der einzelnen Befunde, was nicht nur in der Verlaufskontrolle asymptotischer Carotisstenosen sondern auch in der postoperativen Verlaufskontrolle nach Carotisdesobliteration von Vorteil ist.

Im uns zur Verfügung stehenden Gerät Vasoscan (Sonicaid) wird das Doppler-Signal mittels Spektralanalysator digitalisiert, eine diskrete Fouriertransformation der Daten durchgeführt und dabei das Signal in 128 Frequenzbestandteile zerlegt. Mittels Graphikprozessor werden diese Bestandteile als einzelne Linien aus Farbpunkten angezeigt. So zeigt die Lage eines bestimmten Farbpunktes auf der vertikalen Linie eine Frequenz an, die proportional der Blutströmungsgeschwindigkeit ist, während die Farbe seine Amplitude angibt, die proportional der mit dieser Geschwindigkeit vorbeiströmenden Blutmenge ist.

Zusätzlich zur optisch qualitativen Beurteilung können aus den Spektraldaten eine Reihe von Parametern berechnet werden:

1. Systolische Scheitelfrequenz max A,
2. Enddiastolische Scheitelfrequenz max D,
3. Widerstandsparameter nach Pourcelot (A–D)/A.

In Anlehnung an die Literatur sprechen wir von „normaler Gefäßstruktur", wenn

1. eine glatt begrenzte gut definierte Maximalfrequenzhüllkurve vorliegt,
2. die systolische Scheitelfrequenzverschiebung des Doppler-Signals bei verwendeter 4-MHz-Sonde kleiner als 3,8 MHz ist,
3. ein deutliches Fenster vorliegt (was dadurch zustande kommt, daß im gesunden Gefäß während der Systole ein gleichmäßiger Fluß in der Arterie vorliegt, wobei in dem betreffenden Zeitraum die Mehrzahl der Zellen mit maximaler Geschwindigkeit vorbeiströmen),
4. der diastolische Anteil deutlich über Null liegt und
5. der Pourcelot-Index zwischen 0,55 und 0,75 liegt.

Ultraschalldiagnostik 86
Herausgegeben von M. Hansmann u. a.
© Springer-Verlag

Von den 265 Patienten mit pathologischem Befund an den supraaortalen Arterien, die seit 9/85 untersucht wurden, mußten sich aufgrund der klinischen Notwendigkeit (Stad. II, III, IV) inzwischen 65 einer Carotisdesobliteration unterziehen, ein Patient wurde doppelseitig operiert, 43 dieser Patienten befinden sich in laufender Kontrolle in 3- bis 6-monatigen Abständen. Von den anderen sind 2 Patienten in der Zwischenzeit verstorben, 4 wegen kardialer Probleme nicht einbestellbar, ein Patient ist in die Türkei zurückgekehrt und 15 zeigen kein Interesse an einer Nachuntersuchung.

Die erste postoperative Kontrolle erfolgt vor der Entlassung zwischen dem 10. und 14. postoperativen Tag, die anschließenden Nachuntersuchungen während des ersten Jahres in 3-monatigen Abständen.

Während präoperativ Stenosen mit Maximalfrequenzen bis über 12 MHz vorgelegen hatten, liegen die Maximalfrequenzen bei allen untersuchten Patienten 10 Tage postoperativ im Normbereich, also unter 3,8 MHz. Nur in 3 Fällen ist ein Fenster im OP-Gebiet deutlich, bei Carotisdesobliteration mit verwendetem Venenpatch ist die Strömungsgeschwindigkeit im Patchgebiet deutlich verringert. Verbessert ist in allen Fällen ein vorher seitendifferent unter 2 MHz verminderter Supratrochlearisfluß als Ausdruck der verbesserten Durchblutung.

Drei Monate nach der Operation ist unter Thrombozytenaggregationshemmer in der überwiegenden Anzahl der Fälle ein unauffälliges Stromkurvenbild erreicht, allerdings fanden wir jetzt schon wieder in 5 Fällen Anstiege der systolischen Maximalfrequenz der Interna über 4,5 MHz als Ausdruck einer Restenosierung. Dies bestätigte sich in den weiteren Verlaufskontrollen. Eine Zunahme der Stenosierung erfolgte trotz konsequenter Einnahme von Thrombozytenaggregationshemmern in bisher einem Fall: Hier liegt die systolische Maximalfrequenz derzeit bei 11 MHz im OP-Gebiet der A. carotis interna. In allen weiteren Fällen werden die präoperativ dokumentierten Werte (Maximalfrequenzen zwischen 5,8 und 12 MHz) nicht erreicht.

Weiterhin waren postoperative Verlaufskontrollen bei 64 von 91 Patienten des Jahres 1985 möglich, deren Operationen vor September 1985 erfolgt waren. Hier wurden bisher 7 Restenosierungen diagnostiziert, in bisher keinem Fall nach Patch-Erweiterungsplastik. Bei den nachgewiesenen Restenosierungen handelt es sich um mittelgradige Stenosen mit Maximalfrequenzen um 4,5 MHz mit Auslöschung des Fensters über der A. carotis interna und ohne Reduktion des Supratrochlearisflusses. Alle Patienten sind von der Klinik her asymptomatisch, das heißt, daß bisher eine Reoperation nicht erfolgte.

Zusammenfassung

Die Dokumentation postoperativer Verläufe nach Carotisdesobliteration mittels Doppler-Frequenzspektrumanalyse erleichtert die Beurteilung durch unterschiedliche Untersucher. Restenosen lassen sich sicher erkennen, ihre Verlaufsbeobachtung läßt sich problemlos durchführen.

Radiologische Diagnostik beim abdominellen Aortenaneurysma

Th. Harder, O. Köster, L. Orellano und A. Steudel

Die radiologische Diagnostik zahlreicher Erkrankungen hat sich in den vergangenen 10 Jahren durch neue bildgebende Verfahren wie Sonographie, Computertomographie und digitale Subtraktionsangiographie gewandelt. Auch für Gefäßerkrankungen gilt, daß wenig oder nicht invasive Methoden an die Stelle invasiver Untersuchungsverfahren treten [1-6].

Es wurde deshalb geprüft, welche Untersuchungen bei der Abklärung eines abdominellen Aortenaneurysmas in den vergangenen 6 Jahren in der Klinik durchgeführt wurden.

Patientengut

Es wurden die Befunde bzw. Röntgenaufnahmen von 200 Patienten (174 Männer, 26 Frauen) mit einem abdominellen Aortenaneurysma ausgewertet. Patienten mit einer nur umschriebenen Erweiterung des Aortenlumens von weniger als 5 cm wurden nur dann berücksichtigt, wenn sich zusätzlich Thromben fanden. Ein Aneurysma verum lag bei 181 und eine Aneurysma dissecans bei 10 Patienten vor. Neunmal (4,5%) handelte es sich um die Ruptur eines Aortenaneurysmas.

Bei der Altersverteilung stellten die 66- bis 70jährigen mit 27% die größte Gruppe dar. Zwei Drittel aller Patienten waren zum Zeitpunkt der ersten Untersuchung zwischen 61 und 75 Jahre alt.

Ergebnisse

Bei diesen 200 Patienten wurden insgesamt 448 Untersuchungen durchgeführt, von denen 264 auf die CT, 107 auf die Sonographie, 75 auf die Angiographie und 2 auf die MR-Tomographie entfielen. Kontrolluntersuchungen wurden besonders mit der CT vorgenommen.

Die Zahl der an unserer Klinik in einem engen Zeitraum (bis maximal 4 Wochen) zur CT durchgeführten und damit auch vergleichbaren US-Untersuchungen ist sicherlich auf den ersten Blick erstaunlich gering. Diese relativ kleine Zahl ist aber Ausdruck dafür, daß der Patient häufig bereits mit der durch ein auswärtiges Sonogramm gesicherten Diagnose Aortenaneurysma eingewiesen wird. In der Klinik wird dann auf eine Wiederholung der Sonographie vielfach verzichtet und direkt ein CT durchgeführt. Ausdruck dieses guten Screening durch die Sonographie ist auch die Tatsache, daß von 209 Patienten, die mit der Verdachtsdiagnose abdominelles Aortenaneurysma zum CT überwiesen wurden, nur 9, das sind 4,3%, kein Aneurysma besaßen.

Ein Angiogramm bzw. DSA wurde im Rahmen der Erstuntersuchung bei 67 Patienten durchgeführt. Hierbei handelte es sich immer um Patienten, die auch operiert werden sollten. Bis Ende 1982 kam die transfemorale oder transaxilläre Katheterangiographie mit Blattfilmaufnahmen zum Einsatz. Seit 1983 ist sie vollständig durch die DSA abgelöst worden. Die DSA ermöglicht aufgrund der elektronischen Kontrastverstärkung und der gleichzeitigen Subtraktion überlagernder Skelett- und Weichteilstrukturen die Darstellung der Aorta und der großen Extremitätenarterien bei intravenöser Kontrastmittelinjektion. Bei intraarterieller Kontrastmittelgabe erfordert die i.a. DSA nur etwa ein Drittel der sonst bei der konventionellen Blattfilmangiographie erforderlichen Kontrastmittelmenge.

Die MR-Tomographie steht an unserer Klinik seit Ende 1985 zur Verfügung. Bei insgesamt über 1000 durchgeführten MR-Tomographien betrafen nur 2 ein abdominelles Aortenaneurysma. Diese geringe Zahl ist nicht Ausdruck einer unzureichenden Darstellung eines Aortenaneurysmas durch die MR-Tomographie, sondern sie ist vielmehr darauf zurückzuführen, daß die klinisch relevanten Fragen bereits durch die vorgenannten Methoden beantwortet werden.

Eine Größenbestimmung der Aneurysmata war im Rahmen der Erstuntersuchung bei 198 Patienten im CT möglich. Bei der Mehrzahl der Patienten (60,6%) betrug der maximale Breitendurchmesser des Aneurysmas im CT zwischen 4,1 und 7,0 cm. Im einzelnen betrug der Breitendurchmesser bei 45 Patienten 4,1 bis 5,0 cm, bei 37 Patienten 5,1 bis 6,0 cm und bei 38 Patienten 6,1 bis 7,0 cm. Bei 18,7% der Untersuchten war der Breitendurchmesser des Aneurysmas größer als 7 cm und bei 20,7% kleiner als 4 cm. Der maximale Breitendurchmesser des durchströmten Lumens betrug dagegen überwiegend nur 1,6 bis 4,0 cm mit einem Häufigkeitsmaximum bei 2,6 bis 3,0 cm. Diese Differenz wird hervorgerufen durch wandständige Thromben. Das durchströmte Aortenlumen war bei mehr als der Hälfte aller Patienten normal weit.

Ein Vergleich der mit Ultraschall und CT bestimmten Aneurysmagröße ergibt keine großen Differenzen. In 44% kamen beide Methoden zu dem gleichen Durchmesser. Bei 40% erschien der Aneurysmaquerdurchmesser im Ultraschall bis zu 1 cm kleiner als im CT. Dies mag dadurch bedingt sein, daß es bei der Sonographie aufgrund von Darmgasüberlagerungen nicht immer gelingt, auch den maximalen Durchmesser eines Aneurysmas zu erfassen. Bei 28 Patienten waren Verlaufsbeobachtungen möglich. Betrug die Beobachtungszeit mehr als 6 Monate, so fand sich in allen Fällen eine sichtbare Größenzunahme des Aneurysmas.

Bei klinischem Verdacht auf eine Aortenruptur wurde meist sofort ein CT veranlaßt. Dabei fand sich stets eine erheblich erweiterte Aorta, deren Lumen 7 und mehr cm betrug. Die Rupturstelle lag immer im Bereich der dorsalen Zirkumferenz der Aortenwand.

Schlußfolgerungen

Bei einem Vergleich der diagnostischen Wertigkeit kommt den bildgebenden Verfahren aufgrund unserer jetzigen Erfahrungen folgender Stellenwert zu:

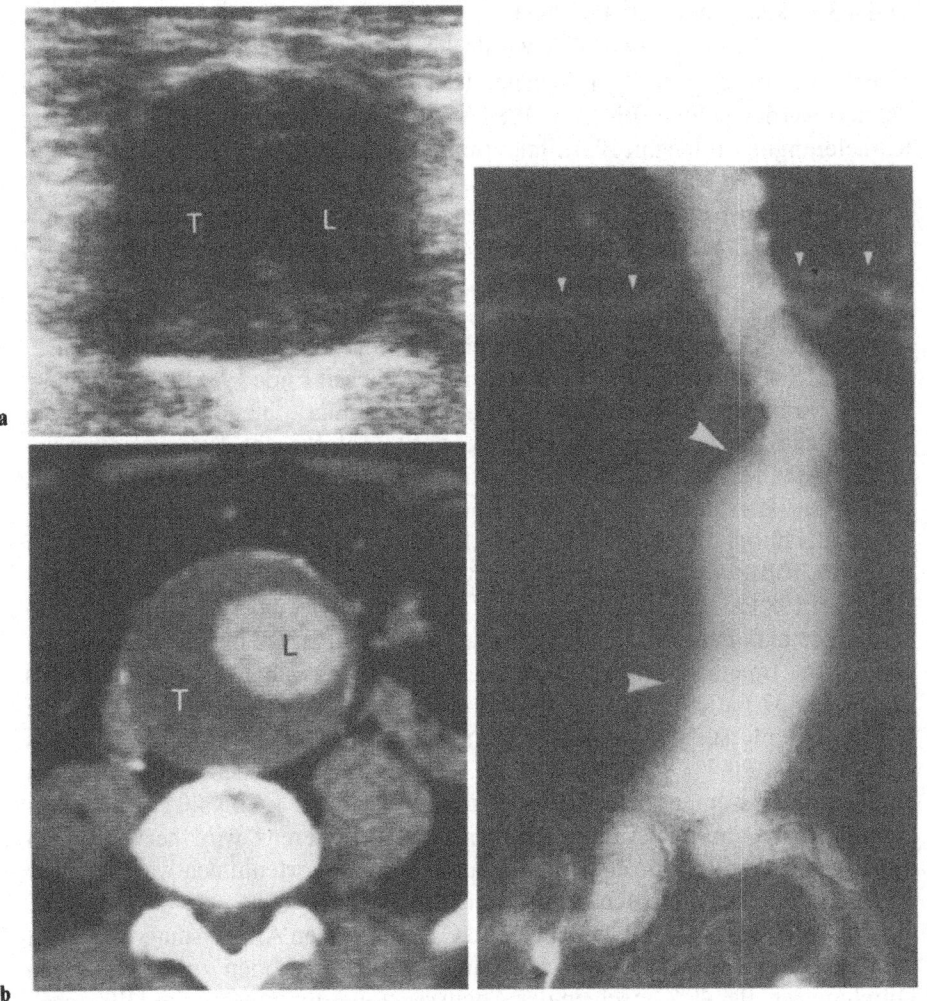

Abb. 1 a–c. Infrarenales Aortenaneurysma mit wandständigen Thromben. **a** Ultraschall-Querschnitt: *L* Lumen, *T* Thromben, **b** CT nach i.v. Kontrastmittelgabe, **c** i.v. DSA: Das Aneurysma (▶) beginnt distal der Nierenarterien (▼ ▼). Aa. iliacae proximal noch erweitert

Der Nachweis eines Aortenaneurysmas (Abb. 1) gelingt sicher mit der Sonographie, der CT und der MR-Tomographie. Die DSA allein kann bei normal weitem Lumen zu der Fehldiagnose Arteriosklerose führen, da Thromben nicht erfaßt werden. Auf der Abdomenübersichtsaufnahme weisen nur indirekte Zeichen wie eine vergrößerte Distanz der verkalkten Gefäßwände oder eine Verdrängung der luftgefüllten Darmschlingen nach lateral auf ein Aneurysma hin.

Da die Sonographie heute vielerorts verfügbar ist und zudem eine günstige Relation zwischen Kosten und diagnostischer Aussage aufweist, stellt sie die zuerst anzuwendende Untersuchungsmethode bei Verdacht auf ein abdominelles Aortenaneurysma dar.

Ist der sonographische Befund unklar – dies ist selten der Fall – oder ergibt die Sonographie einen operationsbedürftigen Befund, so folgt als nächstes die CT mit i.v.-Kontrastmittelgabe. Wenn die zu- und abführenden Gefäße mitbeurteilt werden müssen, die Abgänge der Eingeweidearterien nicht eindeutig abgrenzbar sind oder die genaue Ausdehnung einer Aortendissektion mit Entry und Reentry dargestellt werden müssen, ist eine DSA indiziert, die vielfach intravenös erfolgen kann (Abb. 1 c). Der Stellenwert der MR-Tomographie ist noch nicht abschließend zu beurteilen. Wenn wegen einer Kontrastmittelallergie CT oder DSA nicht durchgeführt werden können, sollte auch schon heute die MR-Tomographie eingesetzt werden.

Literatur

1. Amparo EG, Hoddick W, Hricak H, Sollitto R, Justich E, Filly RA, Higgins CB (1985) Comparison of magnetic resonance imaging and ultrasonography in the evaluation of abdominal aortic aneurysms. Radiology 154:451–456
2. Boxt LM (1983) Intravenous digital subtraction angiography of the thoracic and abdominal aorta. Cardiovasc Intervent Radiol 6:205–213
3. Brecht G, Harder T (1981) Aortenaneurysma und Aortendissektion. Computertomographie-Angiographie-Sonographie. RöFo 135:388–398
4. Harder T, Schlolaut KH, Lackner K, Köster O, Quade G (1986) Digitale Subtraktionsangiographie (DSA) der Aorta. RöFo 145:420–427
5. Larsson EM, Albrechtsson U, Christenson JT (1984) Computed tomography versus aortography for preoperative evaluation of abdominal aortic aneurysm. Acta Radiol (Diagn) 25:95–100
6. Schneider R, Schörner W, Paeprer H, Langer M, Felix R (1986) Kernspintomographische Darstellung von Aortenaneurysmen. RöFo 144:17–24

Wertigkeit der Duplex-Sonographie in der abdominellen Diagnostik

R. Kubale, B. Bluhme, L. Graf, W. Schulze und W. Heidrich

Einleitung

Der zunehmende Einsatz der Doppler-Sonographie einschließlich des gepulsten Dopplers mit Spektralanalyse führte rasch über die ursprünglich rein angiologischen Fragestellungen der Karotisregion zu neuen Indikationsgebieten, wie z. B. der Quantifizierung der Leberdurchblutung, der Früherkennung von Abstoßungsreaktionen an Niere und Leber sowie der Primärdiagnostik von Nierenarterienstenosen. Ziel dieser Arbeit war es zunächst, Realisierbarkeit und Aufwand sowie an typischen Beispielen Möglichkeiten und Stellenwert der abdominellen Duplex-Sonographie darzustellen.

Methodik

Zur Verfügung stand das SDD 600 (Philips) mit Doppler-Sonden von 2, 3 sowie 5 MHz. In Kombination mit einem Sektor-B-Gerät (SDR 1550) ist der Einsatz im Duplex-Verfahren möglich. Eine Fourier-Spektralanalyse des Doppler-Signals ermöglicht qualitative und quantitative Aussagen über Strömungsgeschwindigkeit, Flußvolumen und Pulsatilität.

Ergebnisse und Diskussion

Zunächst wurden in einer Testphase 300 Patienten aus der Routinediagnostik untersucht:

Brauchbare Doppler-Signale ließen sich, zumindest abschnittsweise, in 80–90% von Vena Cava, Vena portae, Aorta, Truncus coeliacus und der A. mesenterica superior ableiten. Die A. hepatica konnte in 68% zumindest partiell dargestellt werden, die A. lienalis und gastroduodenalis lediglich in 20%.

Die bei Taylor et al. (1985) beschriebenen Frequenz- bzw. Geschwindigkeitsspektren, die sich als Folge der Gefäßbeschaffenheit sowie des Abflußwiderstandes des nachgeschalteten Organs erklären, bestätigten sich in allen Fällen. Eine Messung unmittelbar nach Teilungsstellen sollte jedoch vermieden werden, da im proximalen Anteil z. T. erhebliche Turbulenzen zu schwer interpretierbaren Spektren führen.

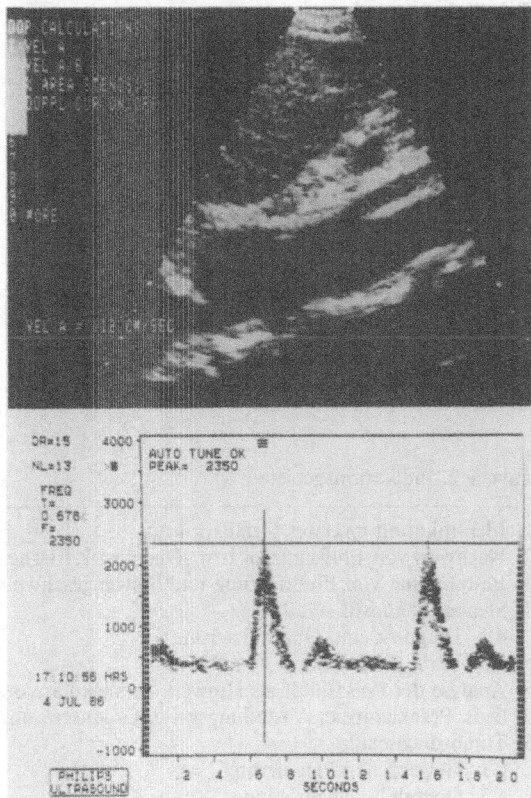

Abb. 1. Längsschnitt mit Leber, Aorta und A. mesenterica superior. Eingezeichnet sind Doppler-Winkel und das "sample volume" mit dem zugehörigen Doppler-Spektrum (y-Achse Frequenzverschiebung, x-Achse Zeit in Sekunden), Flußgeschwindigkeit 112 cm/s

Die in der Literatur (Norris et al. 1984, Rittgers et al. 1985) vereinzelt optimistisch diskutierte Erfassung von Nierenarterienstenosen erwies sich zwar prinzipiell als möglich, der z. T. hohe Zeitaufwand sowie die oft trotz mehrfacher Wiederholung nur eingeschränkte Darstellbarkeit des proximalen Anteils der linken Nierenarterie lassen jedoch die Brauchbarkeit der Duplex-Sonographie als Screening-Methode fraglich erscheinen. In Kenntnis des angiographischen Befundes hat sich bei uns jedoch die Ableitung des Doppler-Spektrums zur Verlaufskontrolle, insbesondere bei der Ballondilatation, bewährt. Größere Bedeutung hat die semiquantitative Abschätzung des intrarenalen Widerstandes durch die Analyse der Pulsatilität – dies korrelierte in Einzelfällen sehr gut mit dem Ausmaß einer diabetischen Mikroangiopathie. Prospektive Studien stehen noch aus, die Wertigkeit dieses Parameters zur Frühdiagnostik von Abstoßungskrisen bei Transplantatnieren gilt jedoch allgemein als erwiesen (Schwaighofer et al. 1986).

Neben *qualitativer* und *semiquantitativer* Analyse können unter Berücksichtigung des Doppler-Winkels Flußgeschwindigkeit und -volumen ermittelt werden (Abb. 1 a und b). Für die *A. mesenterica superior* lagen die Spitzengeschwindigkeiten bei gesunden Probanden (n = 25) im Bereich zwischen 82 und 179 cm/s. Untersuchungen zur Richtigkeit ("accuracy") konnten bisher noch nicht durchgeführt werden, der Variationskoeffizient als Maß für die Präzision ergab je nach

Tabelle 1. Anwendungsbeispiele

	n
Verschluß der V. cava inferior	3
Pfortaderthrombose	2
Budd Chiari	1
Milzarterienstenose	1
Iliakalarterienstenose	7
Stenose der A. mes. Sup.	2
Nierenarterienstenose	3
Milzarterienaneurysma	1
Dis. Aortenaneurysma	2
Kongenit portokavaler Shunt	1

Tabelle 2. Indikationsgebiete

1. Identifikation unklarer Gefäßstruktur
2. Nachweis von Flußsignalen bzw. Diagnostik frischer Thrombosen
3. Bestimmung von Flußrichtung und Spitzengeschwindigkeit
4. Stenosediagnostik
   4.1. Diagnose und Quantifizierung
   4.2. Verlaufskontrolle
5. Analyse der Pulsatilität als Hinweis für vaskuläre oder parenchymatöse Erkrankung
   (z. B. Präeklampsie, Abstoßungskrise, Organscreening?)
6. Tumordiagnostik
   6.1. Gewebscharakterisierung
   6.2. Operabilitätsbeurteilung

Untersuchungsbedingungen Werte zwischen 13,5 und 22%. Während sich beim nüchternen Patienten eine hohe Pulsatilität zeigt, findet sich ca. 30 min nach Nahrungsaufnahme eine Verminderung des nachgeschalteten Widerstandes sowie eine Flußbeschleunigung auf in Einzelfällen nahezu 200%.

Tabelle 1 zeigt Anwendungsbeispiele, die die diagnostische Bedeutung der Duplex-Sonographie des Abdomens belegen:

Im Indikationsspektrum lag an erster Stelle die Frage nach dem Vorliegen bzw. der Ausdehnung einer Thrombose. In 3 Fällen konnte eine Pfortaderthrombose nachgewiesen bzw. in 8 Fällen bei gezielter Anforderung ausgeschlossen werden. Von 7 vermuteten und angiographisch bestätigten Iliakalarterienstenosen konnten 5 bestätigt und quantifiziert werden; in 2 Fällen erklärte der Nachweis einer hochgradigen Stenose der A. mesenterica superior bis dato unklare abdominelle Beschwerden. Größte Bedeutung hatte jedoch die Zuordnung bzw. die Identifikation von zunächst unbekannten Strukturen: Umgehungskreisläufe bei Cava-inferior-Verschluß sowie ein Milzarterienaneurysma konnten aufgrund von Flußsignalen eingeordnet werden.

Abbildung 2 zeigten den seltenen Fall eines kongenitalen portokavalen Shunts, der bei auch histologisch nachgewiesenem Fehlen portalvenöser Strukturen intrahepatisch kompensatorisch massiv erweiterte Arterien hatte.

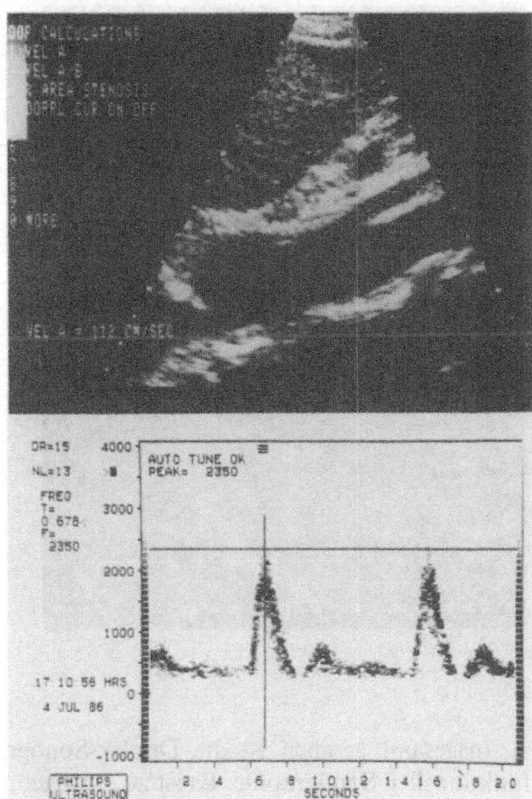

Abb. 2. Querschnitt mit Lebervene und intrahepatisch weiten Leberarterien. Portalvenöse Strukturen fehlen sowohl extra- als auch intrahepatisch

Folgerungen

Die Erfahrungen dieser ersten einjährigen Testphase zeigen bereits, daß die insbesondere von Taylor et al. (1984) propagierte Duplex-Sonographie des Abdomens trotz des z. T. hohen Untersuchungszeitaufwandes klinisch relevante Zusatzinformationen bieten kann. Große Bedeutung hat dabei bereits der *qualitative* Informationsgehalt: Erst der Nachweis von Flußsignalen ermöglichte in zahlreichen Fällen die Identifizierung bzw. Zuordnung von unklaren Strukturen sowie den Ausschluß bzw. Nachweis einer Thrombose. Die *semiquantitative* Analyse der Doppler-Spektren bietet Ansätze zur Beurteilung diffuser parenchymatöser Erkrankungen. *Quantitative* Messungen, insbesondere an der A. mesenterica superior sowie an Lebergefäßen, ermöglichen eine nichtinvasive Abschätzung von Parametern zur intestinalen Durchblutung (Jäger und Bollinger 1985).

Der z. Z. noch relativ hohe Untersuchungsaufwand läßt sich durch die Anwendung des sog. Farbdopplers reduzieren: Neuere Geräte zeigen bei einem akzeptablen B-Bild eine Ortsauflösung bei der Frequenzanalyse von 0,9 mm axial bzw. 2 mm lateral (Abb. 3). Die Blutflußinformation kann dabei einer Farbkodierung entnommen werden. Die Ableitung eines einzelnen Spektrums ist nur noch in ergänzenden Fällen nötig.

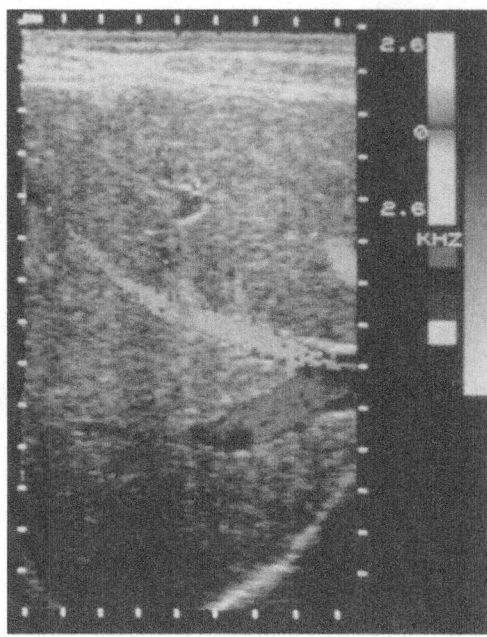

Abb. 3. Subkostaler Querschnitt mit Leberveneneinmündung. Signale von bewegten Elementen werden farblich kodiert, die Farbschattierung ist von Bewegungsrichtung und Geschwindigkeit abhängig. Die Ortsauflösung der Frequenzanalyse liegt bei 5 MHz unter 0,9 mm axial bzw. für Karotisuntersuchungen und peripheren Arterien bei 7,5 MHz unter 0,6 mm (Quantum-Philips)

Insgesamt gesehen ist die Duplex-Sonographie Ausdruck des Trends zur funktionellen Sonographie. Es ist zu erwarten, daß eine Reihe weiterer invasiver und den Patienten belastende Verfahren eingespart bzw. gezielter eingesetzt werden kann.

Literatur

Beim Verfasser

Duplexsonographie in der Bestimmung der Vaskularisation von soliden Tumoren

N. Gritzmann, D. Tscholakoff, F. Karnel und B. Schwaighofer

Die Real-time-Sonographie ermöglicht kaum die Beurteilung der Vaskularisation von soliden Raumforderungen. Ziel der Studie ist es, mittels gepulster Doppler-Sonographie zwischen hypervaskulären und hypovaskulären Tumoren zu differenzieren.

Patientengut und Methode

35 Patienten mit soliden, blastomatösen Raumforderungen wurden mittels kombinierter Real-time- und Doppler-Sonographie untersucht. Tabelle 1 zeigt die Tumorlokalisation und Histologie sowie die dopplersonographisch evaluierte Tumorvaskularisation.

Die Real-time-Sonographie wurde je nach Lokalisation mit mechanischen Real-time-Sektorscannern mit 3 oder 7,5 MHz durchgeführt. Die kombinierte gepulste Doppler-Sonographie erfolgte je nach Tiefenlokalisation mit 3 bzw. 5 MHz. Die Doppler-Energie wurde maximal gewählt (OdB). Das Doppler-Gain wurde so gewählt, daß im gesunden Parenchymanteil ein geringer Flow nachweisbar war (Doppler-Frequenz unter 0,5 kHz). Das Wandfilter betrug 100 Hz. Das Meßvolumen wies einen Durchmesser von 9 mm auf. Pro Tumor wurden zumin-

Tabelle 1. Tumorlokalisation und Histologie: (Dopplersonographische Hypervaskularisation) n = Patientenzahl

Nierenhypernephrom	8 (5)
Zervikale Lymphknotenmetastasen	7 (0)
Leberhepatom	3 (2)
Lebermetastasen	3 (0)
Glomus-Caroticum-Tumor	3 (3)
Leberhämangiom	2 (0)
Nierenangiomyolipom	2 (0)
Pankreaskarzinom	1 (0)
Pankreasapudom	1 (0)
Ovarialkarzinom	1 (0)
Parotiskarzinom	1 (1)
Extremitätenanginom	1 (1)
Ösophaguscarzinomrezidiv	1 (0)
Parathyroidea-Adenom	1 (0)

Ultraschalldiagnostik 86
Herausgegeben von M. Hansmann u. a.
© Springer-Verlag

dest 10 Messungen in verschiedenen intratumorösen Arealen durchgeführt, wobei Tumorzentrum als auch Tumorperipherie untersucht wurden. Die Doppler-Frequenzspektralanalyse wurde hinsichtlich Amplitude und Signalintensität analysiert. Tumoren, die eine höhere Signalintensität sowie eine höhere Doppler-Frequenzverschiebung aufwiesen als das gesunde Gewebe, wurden als hypervaskulär gewertet. Tumoren mit geringeren bzw. keinem Doppler-Flußsignal im Vergleich zum gesunden Parenchym wurden als hypovaskulär gewertet.

Die Verifizierung der Vaskularisation der Raumforderungen erfolgte mittels Angiographie bzw. arterieller Phase der Computertomographie während Bolus-i.v.-KM-Gabe.

Ergebnisse

Dopplersonographisch wurden 5 Hypernephrome, 3 Glomuskarotikumtumoren, 2 Hepatome (Abb. 1 a–c) sowie ein Angiom als hypervaskuläre Raumforderungen gewertet, wobei alle Befunde mittels Angio- bzw. Computertomographie bestätigt wurden. Die Amplituden der Doppler-Frequenzspektralanalysen waren je nach Tumor und intratumoröser Meßposition sehr unterschiedlich. Die höchsten Doppler-Signale zeigten sich zumeist in der Tumorperipherie.

Sieben zervikale Lymphknotenmetastasen, 3 Lebermetastasen, 3 Hypernephrome, 1 Hepatom, 1 Pankreaskarzinom, 1 Parathyreoidea-Adenom, ein Ösophaguskarzinom sowie ein Ovarialkarzinom wurden dopplersonographisch als hypovaskuläre Raumforderungen, gekennzeichnet durch fehlenden bzw. nur minimalen Flußnachweis gewertet und angiographisch bzw. computertomographisch bestätigt.

Ein angiographisch mäßig hypervaskularisiertes Angiomyolipom der Niere wurde dopplersonographisch hypovaskulär gewertet. Weiters wurden 2 Leberhämangiome, die computertomographisch ein eindeutiges peripheres Enhancement zeigten, dopplersonographisch als hypovaskuläre Raumforderungen gewertet. Bei einem Angiomyolipom sowie Pankreasapudom und Parotiskarzinom bestand computertomographisch als auch dopplersonographisch hypervaskularisierte und hypovaskularisierte Anteile.

Diskussion

Die Continuous-wave-Doppler-Sonographie weist gegenüber dem gepulsten Verfahren eine höhere Sensitivität im Blutflußnachweis auf. Allerdings sind peritumoröse Flußmessungen mittels CW-Sonde nicht zu vermeiden.

Taylor wies in malignen abdominellen Tumoren hohe systolische Geschwindigkeiten nach, die er auf arteriovenöse Shunts zurückführte. Hohe diastolische Geschwindigkeiten führte er auf geringe periphere Widerstände in Gefäßsinusoiden zurück.

Unserer Meinung nach sollte zum intratumorösen Flußnachweis lediglich das gepulste Doppler-System verwendet werden, da ein umschriebenes Meßvolumen verwendet werden kann und peritumoröse Messungen vermieden werden kön-

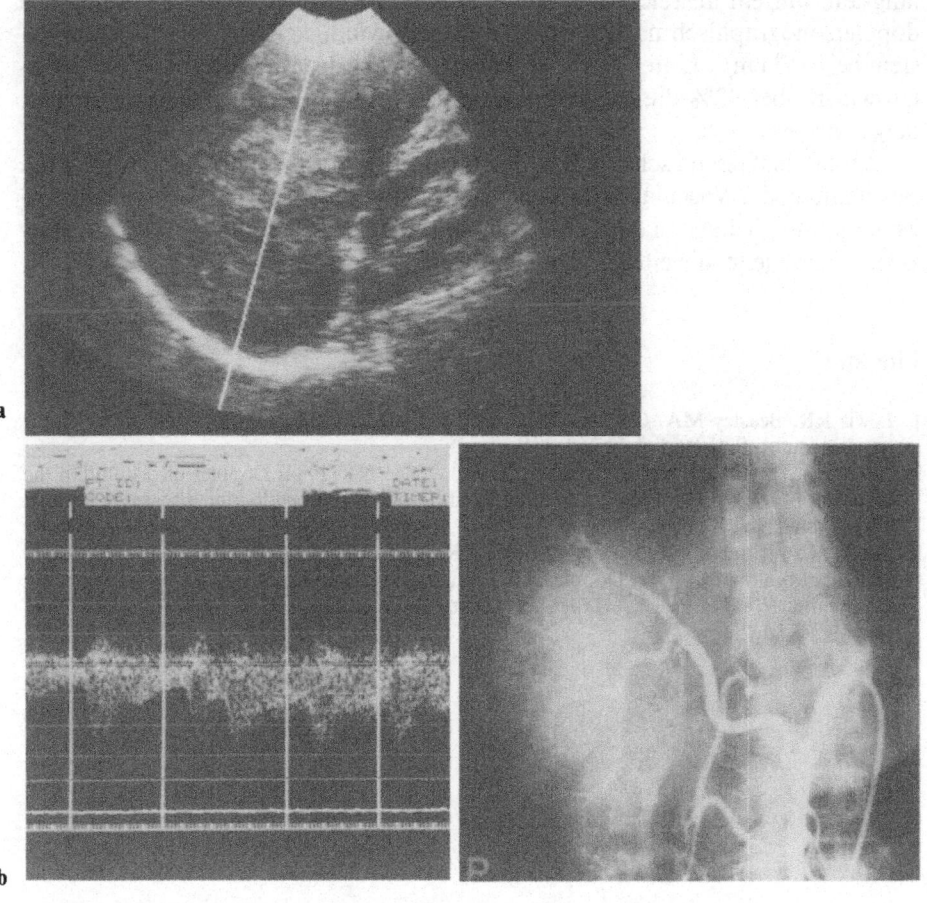

Abb. 1a. 7 cm große, unscharf begrenzte echoreiche Raumforderung im Bereich des rechten Leberlappens, **b** Dopplerfrequenzspektralanalyse zu a. Deutlich pulsatiler intratumoröser Flow mit
relativ hoher diastolischer Flußgeschwindigkeit, **c** Arterielle Phase einer Mesenteriographie:
Große, hypervaskularisierte Raumforderung im Bereich des rechten Leberlappens mit zahlreichen pathologischen Gefäßen. Histologisch: Hepatozelluläres Karzinom

nen. Es muß jedoch bedacht werden, daß das B-Bild lediglich ein zweidimensionales Schnittbild ist und das Meßvolumen auch einen Tiefendurchmesser aufweist. Es muß somit die intratumoröse Lage des Meßvolumens stets real-time-sonographisch kontrolliert werden. Weiters sind zur exakten Bestimmung der Vaskularisation multiple Messungen notwendig, im Idealfall sollte ein "Mapping"
der Raumforderung erfolgen. Insgesamt zeigte sich häufig in der Tumorperipherie eine stärkere Durchblutung als im Tumorzentrum. Von entscheidender Bedeutung in der dopplersonographischen Bestimmung der Vaskularisation von Tumoren ist die Optimierung des Doppler-Gains im gesunden Gewebe.

Fehlbestimmungen ergeben sich bei den untersuchten Leberhämangiomen,
die dopplersonographisch keinen bzw. nur einen minimalen Fluß zeigten, obwohl
die Computertomographie ein peripheres Enhancement darstellen konnte. Die

Flußgeschwindigkeiten in den untersuchten Hämangiomen sind anscheinend zu langsam, um ein ausreichendes Doppler-Signal zu ermöglichen. Die minimale dopplersonographisch nachweisbare Flußgeschwindigkeit liegt bei unserem System bei ca. 3 cm/s. Unter den angegebenen standardisierten Bedingungen konnten wir in über 92% die Vaskularisation einer soliden Raumforderung korrekt diagnostizieren.

Zusammenfassend scheint die standardisierte gepulste Duplexsonographie die Bestimmung der Vascularisation von soliden Tumoren zu ermöglichen. Um Anwendungsmöglichkeiten der Duplexsonographie in der Tumorspezifizierung festzulegen, sind jedoch weitere Studien notwendig.

Literatur

1. Lewis RR, Beasley MA, Coghlan BE et al. (1980) Demonstration of carotid body tumor by ultrasound. Br J Radiol 53:368–371
2. Burns PN, Davies JD, Halliwell M, Vivjee JP, Wells PNT (1984) Doppler ultrasound in the diagnosis of breast cancer. In: Leopold GR (ed) Ultrasound in endocrine diseases. Churchill Livingstone, New York 41–57
3. Taylor KYW, Burns PN, Carter D, Fortune K (1986) Dedection of neovascular signalis in malignant tumors by pulsed Doppler. US Radiology 161(P):130
4. Gritzmann N, Herold Ch, Haller J, Karnel F, Schwaighofer B (1987) J Cardiovasc Intervent Rad (in press)

Urologie

Sonodiagnostik des Skrotalinhaltes mit neuem Small-Parts-Kopf

T. Widmann und D. Bach

Bisher war die sonographische Untersuchung des Skrotalinhaltes an den erhöhten Aufwand von Großgeräten wie dem Octoson oder unhandlichen Schallköpfen mit Zwischenlagerung von Wasserkissen gebunden. Die erreichte Auflösung war im gebräuchlichen Frequenzbereich von 3,5–5 MHz ungenügend.

Wir berichten über unsere Erfahrungen mit einem 7,5 MHz-Schallkopf, Fokus 2 cm der Fa. Philips. Die Vorlaufstrecke ist hierbei ins Gerät integriert (Abb. 1).

Wir führten an unserer Abteilung 130 skrotale Sonographien bei Patienten aller Altersgruppen durch. Die durchschnittliche Untersuchungsdauer mit Fotodokumentation betrug weniger als 5 min. Dieser geringe Zeitaufwand erlaubte eine routinemäßige Anwendung. Wir sehen dadurch neue Möglichkeiten in der Differentialdiagnose, Verlaufsbeobachtung sowie Früherkennung und Nachsorge intraskrotaler Erkrankungen.

Beim skrotalen Trauma erschweren das ausgeprägte Genitalödem und die starken Schmerzen die exakte klinische Untersuchung. Sonographisch konnten wir bei einem typischen Fall feststellen, daß die Tunica albuginea unter Bildung eines Hämatoms zwar eröffnet, es jedoch nicht zum „Herausquellen" von Hodengewebe gekommen war. Daher wurde auf eine operative Revision verzichtet. Der Kontrollbefund nach 7 Tagen zeigte ein organisiertes Hämatom mit noch vereinzelt erkennbaren Parenchymeinblutungen. Die Tunica albuginea war wieder intakt (Abb. 2) [1].

Bei adipösen Patienten mit kurzem Skrotum kann es schwierig sein, den präoperativen Befund einer geringgradigen Varikozele zu erheben. Mit der skrotalen Sonographie im Stehen oder im Valsalva-Preßversuch gelingt diese Diagnose unzweifelhaft. Der Vergleich von prä- und postoperativem Befund beweist eine suffiziente Operation [4].

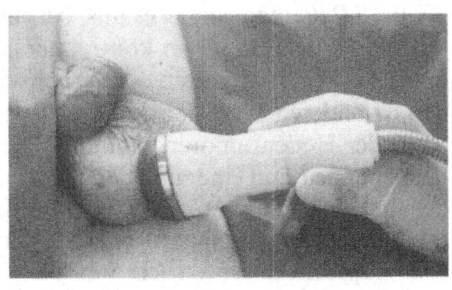

Abb. 1. Small-Parts-Schallkopf 7,5 MHz mit integrierter Vorlaufstrecke, Fokus 2 cm (Fa. Philipps SN P 1585)

Ultraschalldiagnostik 86
Herausgegeben von M. Hansmann u. a.
© Springer-Verlag

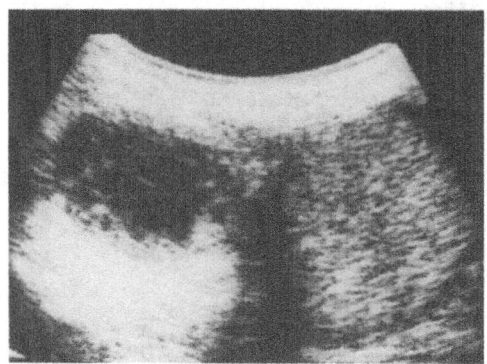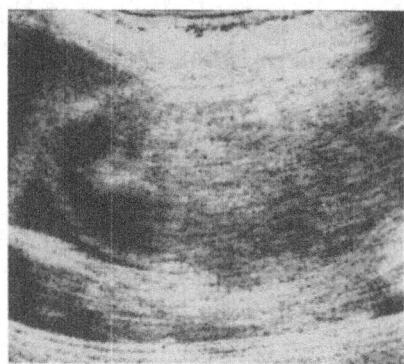

Abb. 2   **Abb. 3**

Abb. 2. Skrotales Trauma mit Ruptur der Tunica albuginea: nach 7 Tagen organisiertes Hämatom, Tunica albuginea intakt verheilt

Abb. 3. Abszedierte Epididymitis bei normalem Hodenparenchym

Die Diagnose einer Epididymitis mit Begleithydrozele läßt sich klinisch stellen. Bei protrahiertem Verlauf macht die Erkennung der Abszedierung und damit die Indikationsstellung zur Orchiektomie mit klinischen Mitteln allein jedoch Schwierigkeiten [3]. Sonographisch konnten wir eine beginnende eitrige Einschmelzung des Nebenhodens diagnostizieren (Abb. 3). Anhand des Orchiektomiepräparates wurde der Befund bestätigt.

Vor jeder operativen Freilegung einer Hydrozele gehören Inspektion und Palpation des Hodens zum Ausschluß eines Malignoms zur Routine. Die weniger traumatisierende Operationsmethode der subkutanen Fensterung nach Schöll [5] muß auf diese Sicherheit verzichten. Hier kann präoperativ mit der Sonographie ein tumoröser Befall des Hodens sicher ausgeschlossen werden.

Die Verdachtsdiagnose eines Hodentumors wird meist durch Palpation gestellt. Das sonographische Bild im weiteren Verlauf der Diagnostik ist dann so charakteristisch, daß eine falschnegative Befundung ausgeschlossen werden kann [2]. Die allein palpatorische Differentialdiagnose einer skrotalen „Raumforderung" ist bei umschriebener Epiorchitis, vernarbten Hydatiden oder hodennahen Epididymititiden unmöglich. In diesen Fällen kann die Sonographie eine probatorische Freilegung ersparen.

Bei 2 Patienten gelang es uns, bei eindeutigem klinischen Nachweis eines einseitigen Hodentumors im kontralateralen Hoden ein nicht palpables, asymptomatisches Zweitkarzinom sonographisch zu diagnostizieren. Dies unterstreicht den besonderen Wert der skrotalen Sonographie für Früherkennung und Nachsorge der Hodentumorerkrankung. Die Risikogruppen für Früherkennungsuntersuchungen sind eindeutig definiert: Patienten mit dystopem oder ektopem Hoden, auch nach operativer Pexie, sowie familiärer Belastung durch Hodentumorerkrankung. In der Nachsorge sollte der kontralaterale Resthoden grundsätzlich sonographisch mituntersucht werden.

Literatur

1. Anderson KA, McAnich JW, Jeffrey RB et al. (1983) Ultrasonography for the diagnosis and staging of blunt scrotal trauma. J Urol 130:933–935
2. Gronval S, Brunner M, Jacobsen GK et al. (1981) Ultrasound in the detection of testicular tumors. Int J Androl 4:185–189
3. Hoddick WK, Hricak H, Jeffrey RB (1985) Scrotal sonography. Seminars in Urology 3/2:146–157
4. Rifkin MD, Froy PM, Kurtz AB et al. (1983) The role of diagnostic ultrasonography in varicocele evaluation. JUM 2:271–275
5. Schöll H (1986) Das subkutane „Sickerfenster" – eine neue, organschonende Hydrozelenoperation. Akt Urol 17:146–148

Sonographische Diagnostik von Hodenlymphomen

U. Rüther, H.-M. Reinold, P. Jipp und F. Eisenberger

Die Hodentumoren gehören zu den menschlichen Organneoplasien mit den größten Formvariationen.

Bei den eigentlichen Hodengeschwülsten ist von den sog. Keimzelltumoren die Gruppe der Neoplasien abzugrenzen, die von den Keimsträngen und vom pluripotenten Stroma abgeleitet werden.

Maligne Lymphome machen nach der amerikanischen TTR- und der britischen TTP-Serie 5% und 6,7% der malignen Hodenneoplasien aus.

Damit ist festzustellen, daß die isolierte Manifestation im Hoden selten ist, bei ¼ der Patienten mit einem synchronen oder metachronen Befall beider Hoden zu rechnen ist.

In den letzten Jahren diagnostizierten und therapierten wir 395 Patienten mit malignen Non-Hodgkin-Lymphomen.

Bei 7 Patienten fiel primär eine Vergrößerung eines oder beider Hoden auf und durch die Exploration des Hodens mit Schnellschnitt wurde die Diagnose eines Lymphoms gestellt.

Zum Zeitpunkt der Diagnosestellung lag bei 5 Patienten noch keine Disseminierung der Erkrankung vor, bei einem jedoch ein Befall des Waldeyer-Rachen-

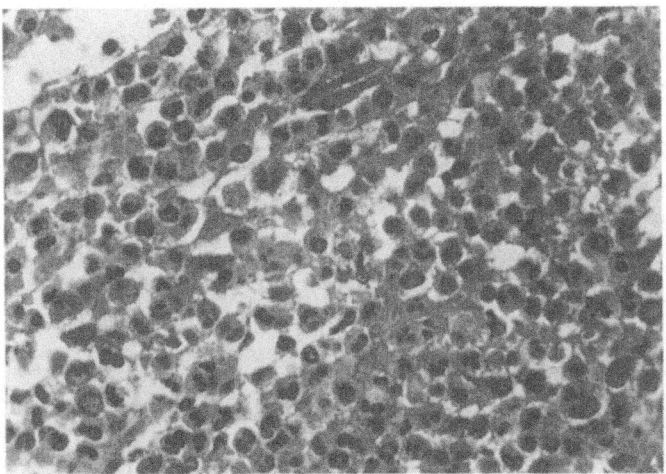

Abb. 1. Tumoröse Durchsetzung beider Hoden bei bekanntem extramedullären Blastenschub einer Philadelphia-Chromosom-pos. CML

Ultraschalldiagnostik 86
Herausgegeben von M. Hansmann u. a.
© Springer-Verlag

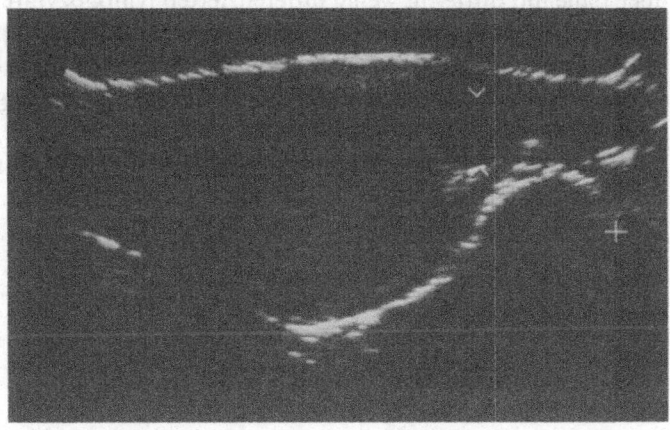

Abb. 2. Tumorbefall des re. Hodens durch ein hochmalignes Non-Hodgkin-Lymphom vom immunoblastischen Typ

ringes und bei dem anderen Patienten war ein ausgedehnter Knochenmarksbefall festzustellen.

Sonographisch fiel bei unseren Lymphompatienten eine eher reflexarme, zum Teil auch zystisch erscheinende Raumforderung in einem oder beider Hoden auf. Dazu im Gegensatz findet sich bei den germinalen Hodentumoren sonographisch ein eher reflexreicher Tumor auf mit unregelmäßigen Binnenechostrukturen.

Erwartungsgemäß war bei unseren Lymphompatienten die Tumormarkerbestimmung von β-HCG und α-Fetoprotein präoperativ negativ.

Die Erstbeschreibung eines malignen Lymphoms, welches sich primär im Hoden manifestierte, stammt von Malassez aus dem Jahre 1877.

Während sich germinale Hodentumoren bevorzugt im 2. bis 4. Dezenium manifestieren, liegt das Erkrankungsmaximum bei Hodenlymphomen jenseits des 50. Lebensjahres, bei unseren 7 Patienten lag es bei 68 Jahren.

Ein sekundärer Befall der Hoden im Rahmen eines metastasierten Non-Hodgkin-Lymphoms ist relativ häufig und wird mit 25% angegeben, dagegen ist die extranodale Manifestation eines Non-Hodgkin-Lymphoms in ein oder beiden Hoden mit 1 bis 3% sehr selten.

Alter, negative Tumormarker und vor allem der sonographische Befund können unseres Erachtens wegweisend sein für das Vorliegen eines Non-Hodgkin-Lymphombefalls der Tests.

Sollte sich bereits eine Dissiminierung des Lymphoms beim Staging herausstellen, so wird man dem Patienten eine Orchiektomie ersparen können und eine sofortige Chemotherapie durchführen. Liegt andernfalls ein Stadium I E vor, also ein primär extranodaler Befall, d. h. nur auf den Hoden beschränktes Non-Hodgkin-Lymphom, so wäre eine Orchiektomie mit anschließender Radiotherapie des befallenen Gebietes und der lokoregionären Lymphstationen und der Lymphabflußgebiete durchzuführen.

Die Hodenlymphome gehören meistens dem Typ des diffusen histiozytären Lymphoms an, verwendet man die Rappaport-Terminologie. Es wurde aber auch über Fälle mit diffusen, wenig differenzierten lymphozytären, diffusen gemischt-zelligen, lymphoblastären und Lymphome vom Burkitt-Typ berichtet.

Bei Patienten mit Hodenlymphomen tritt gehäuft gleichzeitig oder auch im Verlauf der Erkrankung ein Befall des Waldeyer-Rachenringes, der Haut und der Subkutis sowie des zentralen Nervensystems auf.

Die Prognose hängt dabei nicht alleine vom Ausbreitungsstadium, sondern auch von der Histologie des Non-Hodgkin-Lymphoms ab.

Sonographische Verlaufskontrolle eines ausgedehnten, im kleinen Becken lokalisierten extragonadalen Keimzelltumors

U. Rüther, K. Bäuerle, P. Jipp und F. Eisenberger

Wir möchten über den Krankheitsverlauf des 29jährigen Patienten berichten, der 3 Monate vor Aufnahme in unsere Urologische Abteilung an einem Druckgefühl und an Schmerzen in der rechten Nierenregion erkrankte.

Präoperativ wurden neben einem i.v.-Pyelogramm die Sono- und Computertomographie des Abdomens und des kleinen Beckens durchgeführt und dabei ein männerfaustgroßer tumoröser Prozeß im kleinen Becken gefunden, paravesikal rechts gelegen, die Harnblasenseitenwand und den Boden sowie den rechten Ureter, das rechte Samenbläschen und die Prostata sowie das Rektum infiltrierend mit konsekutivem Aufstau des rechten Nierenbeckenkelchsystems (Abb. 1 und 2).

Die präoperative Sonographie beider Hoden war bis auf eine Verkleinerung des rechten Hodens unauffällig.

Intraoperativ konnte unser sonographischer Befund bestätigt werden und leider war nur eine Tumorteilresektion möglich.

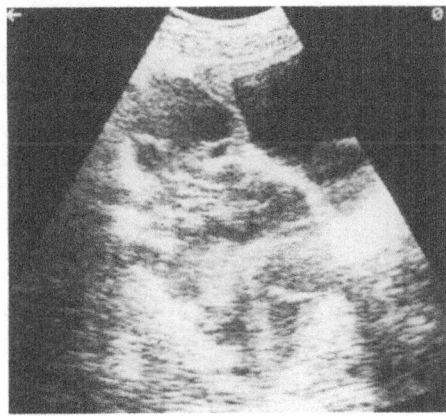 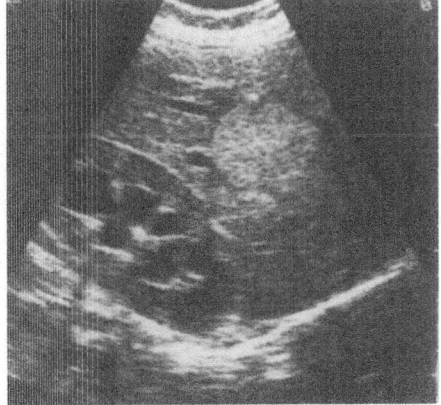

Abb. 1   **Abb. 2**

Abb. 1. Rechts paravesikal gelegener großer extragonadaler Keimzelltumor den Blasenboden und die re. Harnblasenseitenwand, das re. Samenbläschen, die Prostata und das Rektum infiltrierende

Abb. 2. Aufstau des re. Nierenbeckenkelchsystems und Lebermetastasen

Ultraschalldiagnostik 86
Herausgegeben von M. Hansmann u. a.
© Springer-Verlag

Die Histologie ergab die Diagnose eines Teratoms mit reifen und sehr wenig differenzierten Anteilen, letztere wie embryonales Karzinom und Chorionepitheliom.

Das β-HCG war mit 7 950 extrem erhöht, das α-Fetoprotein lag mit 411 ebenfalls weit über dem Normbereich.

Bei der Freilegung des rechten atrophischen Hodens ergab sich kein Hinweis auf ein Hodentumor, so daß wir bei unserem Patienten von einen extragonadalen Keimzellwachstum ausgehen müssen.

Sieben intensivierte Polychemotherapien mittels Leukozyten-Nadir-adaptierter Intervallverkürzung schlossen sich an, wobei nach 4 Kursen eine Normalisierung der Tumormarker und eine Tumorverkleinerung auf 2×3 cm im Durchmesser zu verzeichnen war.

Die Second-look-Operation zeigte dann, wie sonographisch vermutet, einen Tumorrest von 2×3 cm im Durchmesser, der histologisch ausschließlich reife gut differenzierte zystische Anteile eines Teratoms ergaben. Ein Tumorrest der Wand des Rektums aufsitzend mußte zurückgelassen werden, da der Patient eine Rektumamputation auf jeden Fall ablehnte.

Extragonadale Keimzelltumoren sind sehr selten, vorkommend im Zwischenhirn, im vorderen Mediastinum, im Präsakralbereich sowie selten in der Leber, Prostata und im Gehirn lokalisiert.

Wir unterscheiden histologisch die nicht seminomatösen von den seminomatösen Tumoren. Die seminomatösen extragonadalen Keimzelltumoren sprechen am besten auf die Chemotherapie an und ihre Überlebensrate liegt bei 84%, bei den nicht seminomatösen ohne Erhöhung des α-Fetoproteins bzw. des β-HCGs liegt die Überlebensrate bei nur 40% und die mittlere Überlebenszeit bei Patienten mit undifferenzierten Tumoren liegt bei ca. 8,3 Monaten.

Unser Patient lebt jetzt seit 18 Monaten, allerdings nicht frei von Krankheit.

Literatur

Beim Verfasser

Subklinische Varikozelen: Plattenthermographie vs. Duplexsonographie

J. Haller, N. Gritzmann, W. Kumpan, G. Sommer und Ch. Herold

Einleitung

Als klinische Varikozele wird das palpable Venenkonvolut des Samenstranges bezeichnet. Die Bedeutung bildgebender Untersuchungsmethoden liegt im Nachweis subklinischer, nicht palpabler Varikozelen, die wie klinische, Ursache einer Infertilität sein können [1, 2]. Ziel unserer Studie war die Bewertung subklinischer Varikozelen durch sonomorphologische und dopplersonographische Kriterien im Vergleich zur Plattenthermographie.

Material und Methoden

184 phlebographisch verifizierte Varikozelen wurden klinisch, plattenthermographisch und duplexsonographisch untersucht. Dabei fanden sich 32 subklinische, palpatorisch nicht faßbare Varikozelen. Die gepulste Duplexsonographie der ableitenden Hodenvenen erfolgte im Stehen bzw. im Liegen während eines Valsalva-Manövers und bei Ruheatmung. Verwendet wurden mechanische Real-time-Sektorscanner mit 7,5 und 10 MHz. Die Doppler-Untersuchung wurde in gepulster Technik mit einer Frequenz von 5 MHz durchgeführt. Die niedrigste meßbare Frequenzverschiebung lag bei 100 Hz. Als Reflux wurde eine mindestens 2 s lang andauernde Stromumkehr oder Amplitudenerhöhung während eines Valsalva-Manövers gewertet. Der maximale Transversaldurchmesser des Plexus pampiniformis und der größten Einzelvenen wurden bestimmt. Als Grenzwerte wurden nach Wolverson [13] 10 bzw. 2 mm angenommen. Die klinisch palpatorische Bewertung erfolgte nach der Stadieneinteilung von Dubin und Amelar [4]. Die thermographische Untersuchung wurde mit einem ELC-Kontaktthermographen mit integrierter Kleinbildkamera und unterschiedlich kalibrierten Platten durchgeführt. Bewertet wurde das skrotale Verteilungsmuster von Hyperthermien im Seitenvergleich. Der sonographische Befund wurde phlebographisch durch den Nachweis eines Kontrastmittelrefluxes bis zum Plexus pampiniformis verifiziert.

Ergebnisse

Bei 32 sub- oder infertilen Männern wurden bei palpatorisch unauffälligem Samenstrang und Skrotum die phlebographischen Zeichen einer Klappeninsuffizi-

Ultraschalldiagnostik 86
Herausgegeben von M. Hansmann u. a.
© Springer-Verlag

Tabelle 1. Bildgebende Diagnostik subklinischer Varikozelen
($n = 32$)

Duplex	Real-time	$n = 29$	(87,5%)
	Doppler	$n = 20$	(62,5%)
	Thermo	$n = 17$	(53,1%)
	Phlebo	$n = 32$	(100%)

Tabelle 2. Sonomorphologische Kriterien bei subklinischen
Varikozelen ($n = 32$) (Sensitivität)

Erweiterte Venen	28 (87,5%)
Venendilatation im Stehen/nach Valsalva	17 (53,1%)
Stromumkehr aggregierter Blutpartikel	0 (0%)

Tabelle 3. Dopplersonographische Kriterien bei subklinischen
Varikozelen ($n = 32$) (Sensitivität)

Stromumkehr	9 (28,1%)
Amplitudenerhöhung	11 (34,4%)

enz diagnostiziert. Sonomorphologisch war der Nachweis subklinischer Varikozelen in 87,5%, dopplersonographisch in 62,5%, plattenthermographisch in 53% möglich (Tabelle 1). Es wurden mehrere in der Literatur zitierte Kriterien pathologischer Sonomorphologie und Hämodynamik bewertet und in Tabelle 2 und 3 zusammengefaßt.

Diskussion

Literaturangaben über phlebographisch verifizierte, linksseitige, subklinische Varikozelen schwanken zwischen 20 und 50% [1, 2]. Die Thermographie wird in diesem Zusammenhang unterschiedlich bewertet. Gute Ergebnisse werden bei Verwendung der Telethermographie beschrieben [6]. Unsere Ergebnisse bestätigen Berichte einer geringen Sensitivität der Plattenthermographie bei dieser Fragestellung [7]. So konnten nur 53,1% phlebographisch bestätigter Klappeninsuffizienzen der V. spermatica auch thermographisch erkannt werden.

Die Sonographie wurde mehrfach als wertvolle Methode in der Varikozelendiagnostik beschrieben. Die zur Diagnosestellung verwendeten Kriterien sind unterschiedlich und führen zu verschiedenen Angaben der Sensitivität der Methode. Während Rifkin als Leitsymptom einer Klappeninsuffizienz die Dilatation der Einzelvenen und des Venenkonvolutes nach Druckerhöhung bei Valsalva-Manöver oder Lageänderung fordert, sieht Wolverson in der Überschreitung definierter Maximaldurchmesser den Hinweis auf Varikozelen [8, 9]. Wolverson beschreibt zudem als weiteres Kriterium die Stromumkehr aggregierter Blutpartikeln nach Druckerhöhung [9]. Wir konnten derartige Partikel und deren Stromumkehr während Valsalva-Manövers vereinzelt bei sehr großen Venen, niemals jedoch bei subklinischen Varikozelen beobachten. Das sonomorphologische Kriterium der Venendilatation, das beim Nachweis klinischer Varikozelen eine Sensitivität von 90% aufweist [6], war bei subklinischen Varikozelen unseres Krankengutes nur in 53,1% zu beobachten. Die Diagnose der subklinischen Varikozele konnte sonomorphologisch am sichersten durch die Bewertung des maximalen Transversaldurchmessers gestellt werden.

Die gepulste Doppler-Sonographie konnte subklinische Varikozelen in 62,5% nachweisen. Dabei war das Symptom der Stromumkehr (28,1%) etwa gleich häufig wie die Amplitudenerhöhung (34,4%). Dies steht im Widerspruch zu Ergebnissen von Gall, der mit einem CW-Dopplergerät bei geringen Varikozelen vorwiegend solche vom Drucktyp (Stromumkehr) beschrieb [5].

Die kombinierte Duplexsonographie bietet sich als nichtinvasive Methode bei der Abklärung subklinischer Varikozelen an. Als wertvollster Parameter ist eine Zunahme des maximalen Transversaldurchmessers der Einzelvenen und des Plexus pampiniformis über 2 bzw. 10 mm anzusehen.

Literatur

1. Bähren W, Gall H, Sigmund G (1986) Diagnostik der Varicocele: Vergleichende Untersuchung mit Dopplersonographie und Phlebographie der V. spermatica interna. Röntgenpraxis 39:151–158
2. Comhaire F, Monteyne R, Kunnen M (1976) The value of scrotal thermography as compared with selective retrograde venography of the internal spermatic vein for the diagnosis of subclinical varicocele. Fertil Steril 27:694
3. Comhaire F, Kunnen M, Vandeweghe M, Simon M (1982) Comparison between different methods for the diagnosis of varicocele. In: Jecht EW, Zeitler E (eds) Varicocele and male infertility. Springer, Berlin Heidelberg New York pp 88–96
4. Dubin L, Amelar RD (1970) Varicoceles size and results of varicocelectomy in selected subfertile man with varicocele. Fertil Steril 21:606–609
5. Gall H (1983) Hämodynamische Untersuchung der Varicocele mit der bidirektionalen Ultraschall-Doppler-Sonographie. Urologe A 22:436–442
6. Hamm B, Fobbe F (1986) Nichtinvasive bildgebende Verfahren in Diagnostik und Therapiekontrolle bei Varicocele. Teil 1: Sonographie und Thermographie in der Varicocelendiagnostik. RöFo 144,5:561–566
7. Riedl P, Stackl W (1982) Contact thermography in the diagnosis of varicocele. In: Jecht CW, Zeitler E (eds) Varicocele and male infertility. Springer, Berlin Heidelberg New York pp 73–77
8. Rifkin MD, Foy PM, Kurtz AB, Pasto ME, Goldberg BB (1983) The role of diagnostik ultrasonography in varicocele evaluation. JUM 2:271–275
9. Wolverson M, Houttuin E, Heiberg E, Sundaram M, Gregory J (1983) High resolution realtime sonography of scrotal varicocele. AJR 141:775–779

Sonographisch-thermographische Verlaufskontrolle nach Sklerotherapie der Varikozele: Ergebnisse und Verbesserung der Therapiemethode

F. Fobbe, B. Hamm, Th. Berger und R. Sörensen

Einleitung

Die idiopathische Varikozele wird heute zunehmend durch perkutane transluminale Sklerosierung ambulant behandelt [4]. Unklar waren bisher, wie der Therapieerfolg nach Sklerosierung am besten zu kontrollieren ist und die Frage nach der optimalen Lokalisation für die Applikation des Verödungsmittels. Als nichtinvasive Verfahren bieten sich für die Therapiekontrolle die Thermographie und die Sonographie an. Das Ergebnis der distalen Verödung in Höhe des inneren Leistenringes wird mit der üblichen proximalen Verödung in Höhe von LWK III/IV verglichen.

Patienten und Methoden

Um die Sensitivität und Spezifität beider Untersuchungsmethoden zu überprüfen, verglichen wir die thermographischen bzw. sonographischen Befunde von 192 Patienten (Alter: 9–45 Jahre, im Mittel: 21) mit dem Ergebnis der Testikularisphlebographie. Für die Thermographie stand eine Kamera mit einem räumlichen Auflösungsvermögen von 2,5 mm und einer Temperaturauflösung von 0,5 Grad Celsius zur Verfügung (AGA-Thermovision). Die Sonographie wurde durchgeführt mit einem Real-time-Gerät von 5 bzw. 7.5 MHz. Die Phlebographie erfolgte in der üblichen Weise transfemoral mit einem Hopkins-Katheter. Für die Verödung wurde Varikozid R (im Mittel 3,7 ml) benutzt. Die Therapie in Höhe des inneren Leistenringes erfolgte mit einem koaxialen Kathetersystem bestehend aus einem F-7-Ballonkatheter, durch den ein F-2,5-Katheter mit Hilfe eines steuerbaren Führungsdrahtes distal plaziert werden konnte.

102 Patienten wurden 3 Monate nach der Therapie thermographisch und sonographisch nachuntersucht. 77 dieser Patienten waren in Höhe des inneren Leistenringes (distal) und 32 proximal verödet worden.

Ergebnisse

Das typische thermographisch-sonographische Bild einer Varikozele zeigt eine Hyperthermie des entsprechenden Hemiskrotums sowie multiple, erweiterte Venen mit Dilatation beim Pressen und im Stehen (Abb. 1 und 2 bei einer ausgedehnten Varikozele links). Der Vergleich der Ergebnisse der Sonographie bzw.

Ultraschalldiagnostik 86
Herausgegeben von M. Hansmann u. a.
© Springer-Verlag

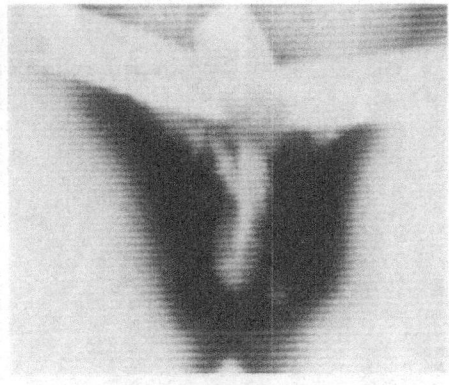

Abb. 1. Thermographie mit deutlicher Überwärmung des linken Hemiskrotums bei Varikozele links

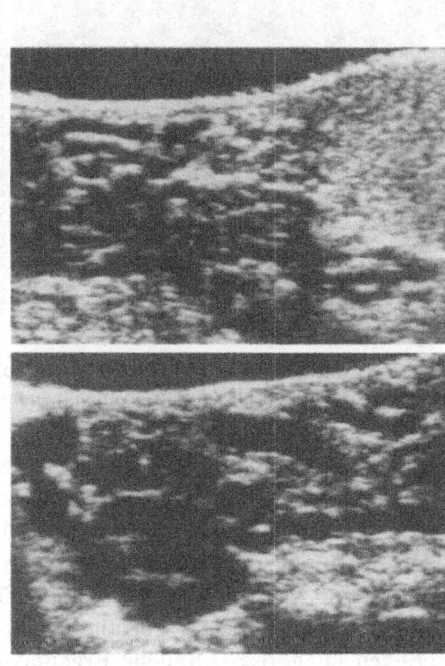

Abb. 2. Sonographie mit erweiterten Venen des Plexus pampiniformis links im Liegen (*oberes Bild*) und Zunahme der Dilatation im Stehen (*unteres Bild*)

Thermographie mit der Phlebographie bei 192 Patienten (Varikozele links: 182, Varikozele beidseits: 10) ergibt eine Sensitivität für die Sonographie von 88% und für die Thermographie von 94%, wobei die falschnegativen thermographischen Befunde nur bei den Patienten mit einer Varikozele beidseits auftraten. Bei den proximal verödeten Varikozelen ließ sich in 34% und bei der distalen Applikation nur in 18% der Patienten eine Persistenz nachweisen.

Diskussion

Die Thermographie ist eine hochsensitive Methode zur Diagnose einer Varikozele. Bei 94% unserer Patienten ließ sich die typische Überwärmung des oberen He-

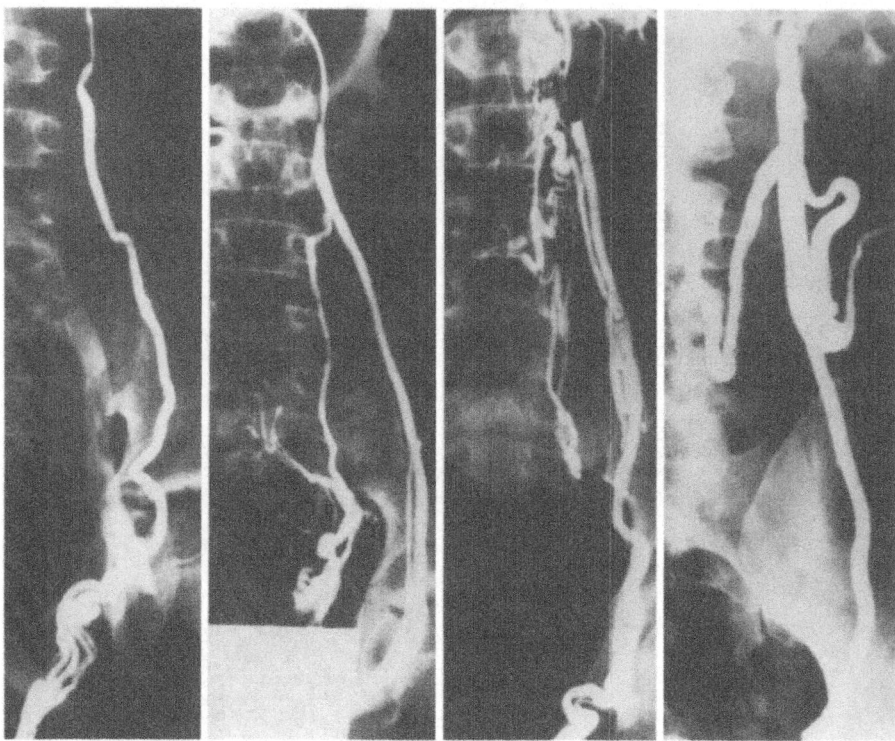

Abb. 3. Beispiele von Kollateralen der V. testicularis mit: der linken V. iliaca, retroperitonealen, paravertebralen und Nierenkapselvenen (*von links nach rechts*)

miskrotums feststellen. Schwierigkeiten zeigen sich nur bei der beidseitigen Varikozele, da in diesen Fällen eine Temperaturdifferenz häufig nicht vorliegt. In 88% ließ sich mit Hilfe der Sonographie die Varikozele darstellen. Die etwas schlechteren Ergebnisse im Vergleich zur Thermographie liegen in der schwierigen Darstellung von kleinen Venen bis 3 mm Durchmesser, insbesondere bei Kindern. Die Kombination beider Verfahren führte jedoch bei allen unseren Patienten zur richtigen Diagnose. Ähnliche Ergebnisse finden sich bei [2] und [3]. Betrachtet man die Anatomie der V. testikularis bei Patienten mit Varikozele, so stellt man in bis zu 90% Anastomosen zu paralumbalen, zu Becken-, zu Bauchwand- und/oder zu Nierenkapselvenen fest [6]. In Höhe des inneren Leistenringes ist die Anzahl der abführenden Gefäße in der Regel geringer als weiter proximal (Abb. 3). Bei einer proximalen oder hohen Verödung ist es deshalb wahrscheinlich, daß diese Kollateralen zu einer Persistenz führen können. Eine Verödung in Höhe des inneren Leistenringes, also distal der zu einer möglichen Persistenz führenden Anastomosen, müßte die Ergebnisse verbessern. Unsere Untersuchung erbrachte einen überraschenden Unterschied in der Erfolgsrate zwischen proximaler und distaler Verödung. Während bei der proximalen Applikation 34% der Patienten eine persistierende Varikozele hatten, zeigte sich bei der distalen Verödung eine Persistenz nur in 18%. Ohne Zweifel führt damit die Verödung einer Varikozele in Höhe des inneren Leistenringes zu einem besseren Ergebnis.

Bei der Gegenüberstellung der in der Literatur veröffentlichten Erfolgsraten sklerotherapierter Varikozelen weichen unsere Zahlen mit 18% bzw. 37% Persistenz deutlich davon ab. Die angegebenen Persistenzraten liegen bei diesen Autoren zwischen 2 und 13% [1, 4, 5, 7–9]. Den Grund hierfür sehen wir in der hohen Sensitivität der thermographischen bzw. sonographischen Nachuntersuchung, die auch gering ausgeprägte Restvarikozelen nachweist. Mit einer weniger sensitiven, klinischen oder dopplersonographischen Nachuntersuchung ist dies insbesondere nach einer distalen Verödung nicht möglich, da die noch mehrere Monate nach der Therapie tastbaren thrombosierten Gefäße im Plexus pampiniformis schwer von offenen Venen zu unterscheiden sind. Insbesondere erscheint uns die Nachkontrolle mittels der Phlebographie problematisch. Der Nachweis der proximal verschlossenen V. testikularis sagt nichts aus über weiter distal gelegene Kollateralen, die zu einer Persistenz der Variozele führen können.

Zusammenfassung

Die Thermographie und die Sonographie, insbesondere jedoch die Kombination beider Verfahren ist eine hochsensitive Methode zur primären Diagnostik einer Varikozele und zur Verlaufskontrolle nach einer Sklerotherapie.

Wegen der Kollateralen der V. testikularis zu paralumbalen, zu Becken-, zu Bauchwand- und/oder zu Nierenkapselvenen führt die distale Verödung zu einem besseren Ergebnis als die proximale.

Literatur

1. Bähren W, Lenz M, Wierschin W (1983) Nebenwirkungen, Komplikationen und Kontraindikationen der perkutanen Sklerotherapie der V. spermatica interna zur Behandlung der idiopathischen Varikozele. Fortschr Röntgenstr 138:172–179
2. Comhaire F, Monteyne R, Kunnen M (1976) The value of scrotal thermography as compared with selective retrograd venography of the internal spermatic vein for the diagnosis of "subclinical" varicocels. Fertil Steril 27:694–698
3. Hamm B, Fobbe F, Sörensen R, Felsenberg D (1986) Varicoceles: Combined sonography and thermography in diagnosis and posttherapeutic evaluation. Radiology 160:419–424
4. Jecht EW, Zeitler E (1982) Varicocele and male infertility. Recent advances in diagnosis and therapy. Springer, Berlin Heidelberg New York
5. Morag B, Rubinstein ZJ, Goldwasser B, Yerushalm A, Lunenfeld B (1984) Percutaneous venography and occlusion in the management of spermatic varicoceles. AJR 143:635–640
6. Riedl P (1979) Selektive Phlebographie und Katheterthrombosierung der Vena testikularis bei primärer Varikozele. Klin Wochenschr (Suppl) 91(99):3–20
7. Sigmund G, Bähren W, Thon W (1986) Die perkutane Sklerotherapie zur primären Behandlung der Testikularisinsuffizienz bei idiopathischer Varikozele. Fortschr Röntgenstr 144:255–262
8. Walsh PC, White RI (1981) Ballon occlusion of the internal spermatic vein for treatment of varicoceles. JAMA 246:1701–1702
9. White RI, Kaufman SL, Barth KH, Kadir S, Smyth JW, Walsh PC (1981) Occlusion of varioceles with detachable ballons. Radiology 139:327–334

Wertigkeit der transurethralen Sonographie und der Computertomographie beim Staging des Harnblasenkarzinoms

N. Jaeger, V. Nicolas, H.-H. Scholaut und T. Harder

Einleitung

Eines der wesentlichen Charakteristika für das biologische Verhalten des Harnblasenkarzinoms ist die Infiltrationstendenz. Die Prognose der Erkrankung verschlechtert sich signifikant, wenn diese Tumoren in die Muscularis oder weiter über die Grenzen der Blasenwand hinaus infiltrieren. Die für die Therapie und die Heilungschance bedeutendste Schicht ist die max. 0,5 mm breite Lamina propria unter dem Urothel (Bartels 1986). Hat ein Tumor diese Grenze überschritten, dann gilt er als invasiv und die Prognose ohne Zystektomie ist bedeutend ungünstiger als bei oberflächlichen, auf die Schleimhaut begrenzten Karzinomen, die nach Stufenresektion und lokaler zytostatischer Nachbehandlung beste Heilungsaussichten haben (Stöckle et al. 1986, Otto 1985).

Da die Therapie weitgehend vom Tumorstadium abhängig ist, hat eine präoperative T-Klassifizierung eine entscheidende Bedeutung für die Prognose der Patienten. In einer Studie von 32 Patienten mit urothelialem Karzinom der Harnblase haben wir den Stellenwert der transurethralen Sonographie wie auch der Computertomographie bei der Primärstadiumbestimmung untersucht.

Bedeutung der transabdominalen Sonographie

Mit der perkutanen transabdominalen Sonographie hat uns schon frühzeitig ein Verfahren zur Verfügung gestanden, das die Beurteilung der Invasionstiefe besser und einfacher als herkömmliche radiologische Methoden ermöglichte (Tabelle 1). Leider ist in mehr als 10% der Fälle ein Tumor ungünstiger Lokalisation (hinter der Symphyse im Bereich der Blasenvorderwand oder des vorderen Blasenbodens) primär für die Schallquelle nicht auszumachen. Auch die von dem Japaner Watanabe inaugurierte transrektale Sonographie vermag nicht alle Anteile der Blase hinreichend sonographisch darzustellen.

Bedeutung der intravesikalen Sonographie

1973 initiierte Holm die Möglichkeit, eine Ultraschallsonde über einen Zystoskopieschaft intravesikal zu plazieren. Die rotierende Schallquelle bietet nach Verarbeitung der wandreflektierenden Schallimpulse Transversalschnittbilder, die etwaige Tumoren eindrucksvoll darstellen können (Abb. 1).

Ultraschalldiagnostik 86
Herausgegeben von M. Hansmann u. a.
© Springer-Verlag

Tabelle 1. Staging des Harnblasenkarzinoms durch suprapubische Sonographie (Vergleich zwischen sonographischer und pathohistologischer T-Kategorie)

	n	T_A/T_1		n	T_{2-4}		
		Tr %	Ov %		Tr %	Un %	Ov %
Denkhaus et al. (1984)	13	85	15	18	72	17	11
Egender et al. (1982)	40	95	5	32	88	9	3
Greiner et al. (1983)	6	33	67	22	77	14	9
Janetschek et al. (1984)	24	57	k.A.	17	77	k.A.	k.A.
McLaughlin et al. (1975)	36	69	31	94	86	10	4
Singer et al. (1981)	20	55	45	7	100	–	–

Tr, Sonographie korrekt; Un, Understaging; Ov, Overstaging.

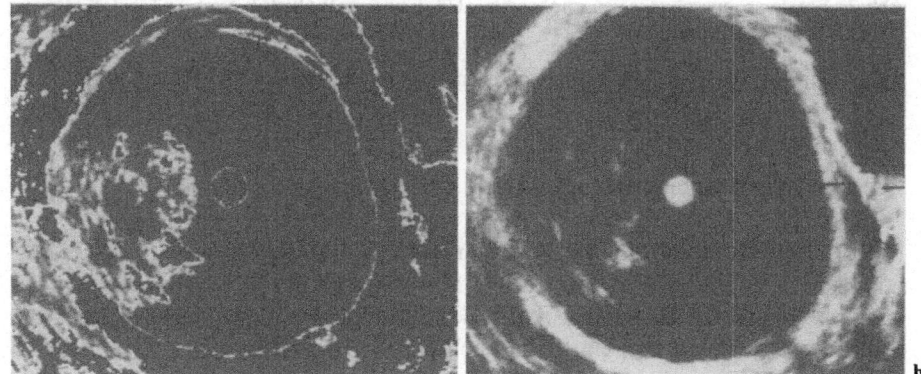

Abb. 1. a Exophytischer Harnblasentumor im Sonogramm; **b** Aufarbeitung des Bildes durch Reduktion der Graustufen (pathohistologisch: pT_A-Kategorie)

Die Eindringtiefe des Schalls reicht dabei 3 cm. Unter Berücksichtigung, daß größere Tumoren unter Umständen die meisten Schallimpulse bereits an der Oberfläche reflektieren, ist im Falle einer perivesikalen Infiltration die Aussicht auf ein exaktes Staging gering.

Wir haben an unserer Klinik zur Evaluierung dieser intravesikalen Ultraschalltechnik eine Multicenter-Studie durchgeführt. 571 Patienten liegen unseren Ergebnissen zugrunde. Wegen begrenzter Darstellbarkeit der Blasenwandschichten und der bereits genannten begrenzten Schalleindringtiefe haben wir dabei die Stadien T_A und T_1, T_2 und T_{3a} sowie T_{3b} und T_4 zusammengefaßt (Abb. 2). Der Vergleich zwischen sonographischer UT- und histopathologischer PT-Kategorie ergab eine Übereinstimmung von 70,1%. Das Overstaging beträgt 21,5%. Wichtig für uns operativ tätige Urologen ist die Möglichkeit zur Unterscheidung zwischen oberflächlichen ($pT_{A/1}$) und muskelinvasiven (pT_{2-4}) Karzinomen. Diese Differenzierung gelang uns durch die intravesikale Sonographie in 79% der Fälle (Abb. 3) (Jaeger et al. 1985).

	UT 1	UT 2/3a	UT 3b/4
pTA/pT1	243	84	14
pT2/3a	23	114	25
pT3b/4	1	24	43

Vergleich zwischen sonographischer (UT) und histo-pathologischer T-Kategorie (pT) beim Harnblasen-karzinom

	pTA/pT1 (n=341)	pT2 – 4 (n=230)	gesamt (n=571)
Treffsicherheit:	71,3 %	68,3 %	70,1 %
Understaging :	–	20,9 %	8,4 %
Overstaging :	28,7 %	10,8 %	21,5 %

Abb. 2

	UT 1	UT 2-4
pTA/pT1	243	98
pT2-4	24	206

Sonographische Erkennung einer Mus-kelinfiltration (n=571)

Trefferquote	79 %	Sensitivität	90 %
Understaging	4 %	Spezifität	71 %
Overstaging	17 %		

Prädiktiver Wert:
Erkennung einer Infiltration	68 %
Vorhersagegewinn	27 %
Ausschluß einer Infiltration	91 %
Vorhersagegewinn	31 %

Abb. 3

Abb. 2. Vergleich zwischen sonographischer (UT-) und pathohistologisch (pT-) T-Kategorie beim Harnblasenkarzinom

Abb. 3. Verifizierung einer Muskelinfiltration (pT_{2-4}) durch transurethrale Sonographie

Bedeutung der Computertomographie

Die Computertomographie vermag zwar nicht die Initialstadien pT_A–pT_{3a} zu differenzieren, sie hat sich aber bei der Erfassung einer perivesikalen Infiltration – ganz im Gegensatz zur intravesikalen Sonographie – bestens bewährt und kann somit dem Operateur bei eindeutig nachweisbaren perivesikalem Tumorwachstum die therapeutischen Grenzen bzw. die Kontraindikation zur Zystektomie aufzeigen. Tabelle 2 zeigt, daß die Computertomographie zur Korrektur des häufigen klinischen Understagings bei der prätherapeutischen T-Klassifizierung gut herangezogen werden kann. Schwierig ist die Beurteilung der Querschnittsabbildungen nach Lorenz et al. (1984) bei der Erfassung von Tumoren des Blasendachs und des Blasenbodens. Eine zusätzliche Hilfe ist für den Operateur dadurch ge-

Tabelle 2. Staging des Harnblasenkarzinoms durch Computertomographie (Vergleich zwischen computertomographischer und pathohistologischer T-Kategorie)

	n	Tr %	Un %	Ov %
Alzin et al. (1984)	26	79	k.A.	k.A.
Bartels et al. (1983)	50	76	2	22
Engelmann et al. (1984)	60	85	12	3
Greiner et al. (1983)	28	82	14	4
Lorenz et al. (1984)	27	78	15	7
Zingg et al. (1984)	99	80	2	18

Tr, CT korrekt; Un, Understaging; Ov, Overstaging.

	pT 0	pT 1-3a	pT 3b	pT 4a	pT 4b
CT 0	3				
CT 1-3a		16			
CT 3b		1	4	1	
CT 4a				1	1
CT 4b					5

a

	pT 0	pT A/1	pT 2/3a	pT 3b/4
UT 0				
UT A/1	1	6	3	
UT 2/3a	2	2	8	3
UT 3b/4		1	1	6

b

Abb. 4. a. Vergleich zwischen pathohistologischer Kategorie (pT-) und computertomographisch bzw. **b** sonographisch erhobenem Befund

geben, daß neben dem Primärtumor auch evtl. vorliegende regionäre Lymphknotenmetastasen erfaßt werden können.

Eigene Untersuchungsergebnisse

Wir haben die Treffsicherheit des präoperativen T-Stagings durch intravesikale Sonographie und Computertomographie unter dem Vergleich mit den pathohistologischen Befunden nach Stufenresektion bzw. Zystektomie (pT-Stadium) an 32 Patienten untersucht. Der Abb. 4 ist zu entnehmen, daß die Trefferquote bei der Computertomographie 88% und bei der Sonographie 63% beträgt.

Diskussion

Bei der Beurteilung unserer Ergebnisse müssen wir berücksichtigen, daß eine Differenzierung zwischen Initialstadien $T_{A/1}$ und muskelinvasiven Tumoren $T_{2/3a}$ durch die Computertomographie nicht möglich ist. Das ist aber eine Grundlage für das korrekte, stadiengerechte operative Vorgehen bei Patienten mit einem Harnblasenkarzinom. Wir halten es infolgedessen für notwendig, daß vor einer kurativen Behandlung die Frage der Muskelinvasion mit Hilfe der intravesikalen Ultraschalluntersuchung abgeklärt wird, die nach den Ergebnissen einer multizentrischen Studie der Urologischen Universitätsklinik Bonn diesbezüglich eine hohe Treffsicherheit aufweist. Für den operativ tätigen Urologen sollte vor der kurativen transurethralen Resektion das superfizielle Tumorwachstum ($T_{A/1}$) sonographisch-intravesikal gesichert werden. Bietet die Ultraschalluntersuchung Hinweise auf eine Muskelinfiltration, so ist dieser Befund eine zusätzliche Hilfe neben der diagnostischen TUR, um die Indikation zu einer Zystektomie zu stützen. Vor einem derartig großen Eingriff sollte aber andererseits ein perivesikales Tumorwachstum computertomographisch ausgeschlossen sein.

Schlußfolgernd bieten die Informationen von Sonographie und Computertomographie gemeinsam wesentliche Aussagen über die Invasionstiefe des Harnblasenkarzinoms und sind damit von erheblicher Relevanz für die therapeutische Entscheidung des Urologen.

Literatur

Alzin HH, Braedel HU, Schwaiger R, Kopper B (1983) Vergleich zwischen Computertomogramm und endovesikaler Sonographie bei der Diagnostik und Klassifikation größerer Blasentumoren. Verh Ber Dtsch Ges f Urol 35 Tg:231

Bartels H (1986) Urosonographische Differentialdiagnose. Springer, Berlin Heidelberg New York Tokyo

Bartels KD, Dettmar H, Göckel B (1983) Die Bedeutung der Computertomographie bei der Stadieneinteilung der Harnblasentumoren. Urologe A 22:342

Denkhaus H, Huland H (1983) Vergleich des pathologischen Staging von Blasenkarzinomen mit den Ergebnissen der präoperativen suprapubischen Sonographie. Verh Ber Dtsch Ges f Urol 35 Tg:217

Egender G, Goidinger K, Jakse G (1982) Klassifikation der Harnblasentumoren durch die Sonographie. Fortschr Röntgenstr 136:416

Engelmann U, Schild H, Klose K, Schweden F, Jakobi GH (1984) Die Treffsicherheit der Computertomographie beim Harnblasenkarzinom. Urologe A 23:161

Greiner KG, Jacob F, Klose KC, Schwartz R (1983) Sicherung der T-Klassifikation von Harnblasentumoren durch transkutane Sonographie, intravesikale Sonographie und Computertomographie. Fortschr Röntgenstr 139:510

Holm HH, Northeved A (1974) A transurethral ultrasonic scanner. J Urol 11:238

Jaeger N, Radeke HW, Adolphs H-D, Penkert A, Bertermann H, Vahlensieck W (1986) Value of intravesical sonography in tumor classification of bladder carcinoma. Eur Urol 12:76

Janetschek G, Jakse G, Egender G, Nedden D zur (1983) Der Stellenwert der endovesicalen Sonographie. Verh Ber Dtsch Ges f Urol 35 Tg:221

Lorenz R, Beyer D, Allhoff E, Mödder U (1984) Möglichkeiten und Grenzen der computertomographischen Stadieneinteilung beim Blasencarcinom. Fortschr Röntgenstr 170:660

McLaughlin IS, Morley P, Deane RF, Barnett E, Graham AG, Kyle KF (1975) Ultrasound in the staging of bladder tumours. Br J Urol 47:51

Otto U (1985) Instillations-Behandlung des oberflächlichen Blasencarcinoms. MMW 127:17

Singer D, Itzchak Y, Fischelovitch Y (1981) Ultrasonographic assessment of bladder tumors. II. Clinical staging. J Urol 126:34

Stöckle M, Alken P, Engelmann U, Jacobi GH, Riedmüller H, Hohenfellner R (1986) Radikale Cystektomie – Oft zu spät? Akt Urol 17:234

Watanabe H, Igari D, Tanahashi I (1974) Development and application of new equipment for transrectal ultrasonography. J Clin Ultrasound 2:91

Zingg EJ, Fuchs WA (1983) Die Computertomographie im Staging des Blasenkarzinoms. Verh Ber Dtsch Ges f Urol 35 Tg:213

Transrektale Prostatasonographie des suspekten Palpationsbefundes

B. Frentzel-Beyme

Die digitorektale Palpation ist die erste und wichtigste Untersuchung zur Erkennung von Prostataerkrankungen. Wenn auch der Finger sehr sensibel ist, so ist die Spezifität doch relativ gering, da nach Leistenschneider bei einem suspekten Palpationsbefund nur 58% Karzinome gesichert werden.

Die Fragestellung war, ob die Spezifität durch die transrektale Prostatasonographie wesentlich erhöht werden kann.

165 Patienten mit einem suspekten Palpationsbefund und nachfolgender histologischer Sicherung durch Stanz- oder Feinnadelbiopsie wurden transrektal sonographiert. Es fanden sich 101 (61%) Karzinome (Abb. 1) und 64 (39%) benigne Veränderungen (Tabelle 1). Die Untersuchungen wurden mit Rotationsscannern durchgeführt, mit einem 3,5 MHz-Schallkopf der Firma Brühl und Kjaer und mit einem 5- bzw. 6-MHz-Schallkopf der Firma Kretz.

Ergebnisse

18 Befunde waren sonographisch und palpatorisch *falschpositiv*. Bei 9 Patienten wurde histologisch eine chronische Prostatitis diagnostiziert, bei 9 anderen kam ein echoarmer Knoten in der äußeren Drüse zur Abbildung, der histologisch fibromuskulären Knoten oder Narben entsprach (Abb. 2).

Sonographisch wurden 9 *falschnegative* Befunde erhoben. Es handelte sich um organbegrenzte Karzinome (6 hochdifferenzierte, 3 mäßig differenzierte Adeno-

Tabelle 1. Sonographie palpabler Knoten

Histologie	($n = 165$)	Sonographie
Ca. organbegr.	54	45 Ca.
Ca. organüberschr.	47	47 Ca.
Chron.-itis	9	9 Ca.
Chron.-itis	21	21 Ad.
Fibromuskul. Knoten	5	4 Ca.
Fibromuskul. Knoten	10	10 Knoten
Steine	15	15 Steine
Narben	4	4 Ca.

Ultraschalldiagnostik 86
Herausgegeben von M. Hansmann u. a.
© Springer-Verlag

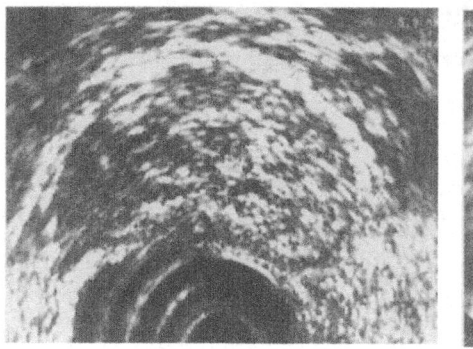 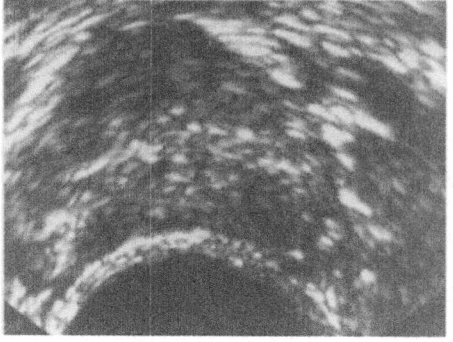

Abb. 1   **Abb. 2**

Abb. 1. Re. basolateral echoarmer Bezirk in der äußeren Drüse, der nach zentral unscharf berandet ist: mäßig differenziertes Adenokarzinom Stadium T1

Abb. 2. Rundlicher, glatt berandeter echoarmer Knoten in der äußeren Drüse mit Kontakt zur Kapsel: fibromuskulärer Knoten. Wegen der Lage in der äußeren Drüse mußte dieser Knoten auch sonographisch als suspekt angesehen werden

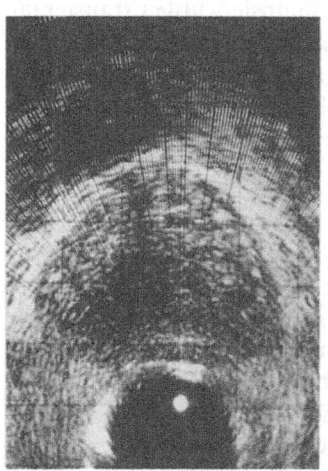 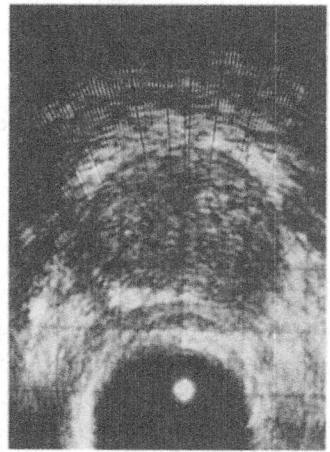

Abb. 3   **Abb. 4**

Abb. 3. Runder echoarmer Knoten in der inneren Drüse, der wegen seiner zentralen Lage sonographisch richtig als fibromuskulärer Knoten gedeutet wurde. Allein von der Echostruktur her nicht von einem Karzinom zu differenzieren

Abb. 4. Verkalkungen im Bereich der chirurgischen Kapsel mit Schallschatten re. lateral. In der inneren Drüse 2 rundliche, leicht echodichtere Bezirke: glanduläre Hyperplasieknoten

karzinome), bei denen sonographisch die Struktur homogen, die Kapsel glatt und die Form symmetrisch war.

Bei 46 Patienten war die Diagnose *richtignegativ*. Darunter waren 21 chronische Prastatitiden, die kein sonomorphologisches Korrelat zeigten. Zehnmal wurde ein echoarmer Knoten eindeutig in die innere Drüse lokalisiert und deswegen richtig als fibromuskulärer Knoten gedeutet (Abb. 3); 15 Prostatakonkremente wurden an ihrem pathognomonischen Schallschatten identifiziert (Abb. 4).

Diskussion

Diese Untersuchungsreihe zeigte eine *Sensitivität* der sonographischen Karzinomdiagnostik von 91%. Ausschließlich auf die organbegrenzten Karzinome bezogen, ergibt sich eine Sensitivität von 83%.

Da Adenokarzinome das normale Prostatagewebe imitieren, haben sie oft die gleiche Echodichte, sind aber meist leicht inhomogen oder zeigen einen echoarmen Saum. Bisweilen sind sie aber so homogen, daß sie auch im Wissen eines vorliegenden Karzinoms nicht abgegrenzt werden können.

Die *Spezifität* betrug sonographisch 73% (palpatorisch 60%). Die höhere Spezifität der Sonographie erklärt sich daraus, daß Steine eindeutig identifiziert werden, die chronische Prostatitis sich sonographisch häufig nicht darstellt und der fibromuskuläre Knoten richtig erkannt wird, wenn er in die innere Drüse hinein projiziert werden kann.

Resnick berichtete 1972 über die transrektale Sonographie von Prostataknoten. Von 45 histologisch gesicherten Befunden wurden alle 21 Karzinome und alle 24 benignen Veränderungen richtig diagnostiziert und somit eine Sensitivität und Spezifität von jeweils 100% erzielt.

Zusammenfassung

Die Untersuchungen zeigten, daß die Spezifität sonographisch erhöht werden kann. Dies erklärt sich aus der Tatsache, daß Steine eindeutig identifiziert werden, die chronische Prostatitis oft kein sonomorphologisches Korrelat zeigt und der fibromuskuläre Knoten bei Lage in der inneren Drüse als solcher richtig erkannt wird.

Da sonographisch 9 Karzinome nicht erkannt wurden, die aber mit einem suspekten Palpationsbefund imponierten, kann auf die histologische oder zytologische Sicherung im Regelfall nicht verzichtet werden. Lediglich bei sonographisch eindeutigem Steinnachweis, bei Kalzifizierung oder bei zentral gelegenen fibromuskulären Knoten ist zu erwägen, auf die Punktion vorerst zu verzichten.

Literatur

Beim Verfasser:
Dr. med. B. Frentzel-Beyme
Genterstr. 79
1000 Berlin 61

Suprapubische vs. transrektale Prostatasonographie – gelingt die Abgrenzung nicht palpabler Karzinome?

R. Lorenz, D. Beyer und E. Allhoff

Mit höherer Auflösungsstärke verfügbarer Schallköpfe (7 MHz) werden zunehmend auch kleinere Prostatakarzinome erkannt. Diese Studie soll anhand von 11 gesicherten Prostatakarzinomen ohne entsprechenden Palpationsbefund die Aussagekraft der transrektalen transversalen und longitudinalen sowie der suprapubischen Methode vergleichen.

Von 11 gesicherten Prostata-Ca. zwischen 0,5 (Abb. 1) und 1,5 cm Durchmesser konnte suprapubisch keines nachgewiesen werden; transrektal wurde in 7 Fällen ein suspekter Befund (7mal transversal 4- u. 7 MHz; 5mal longitudinal 3,5 MHz) erhoben, wobei die veranlaßte Biopsie ein Malignom nachweisen konnte. Eine sonographische Zuordnung zu zentraler und peripherer Zone gelang in 5 Fällen durch Abgrenzung der chir. Kapsel. Da sich alle Karzinome echoarm darstellten, war die Lage der Herde wichtigstes Kriterium für den Malignitätsverdacht.

Bei 4 Patienten erbrachte die wegen eines Adenoms durchgeführte TUR bei negativem sonogr. Befund (alle 3 Verfahren) ein sog. Inzidentalkarzinom.

Folgerungen

1. Die suprapubische Prostatasonographie ist trotz ihrer mehrdimensionalen Darstellungsmöglichkeiten zur Feinbeurteilung der Drüse nicht geeignet, insbesondere da kleine Karzinome nicht nachweisbar sind.
2. Transrektal sind mit hochauflösenden Schallköpfen (7 MHz) kleine Ca. ab ca. 5 mm Durchmesser erkennbar.

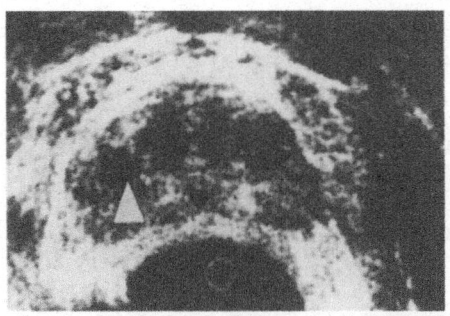

Abb. 1. 5 mm großes Ca. re im Bereich der chir. Kapsel

Ultraschalldiagnostik 86
Herausgegeben von M. Hansmann u. a.
© Springer-Verlag

3. Bei der Aufdeckung kleiner, nicht palpabler Malignome ergänzen sich transrektale, longitudinale und transversale Darstellung.
4. Bei negativem Palpationsbefund kann keines der sonogr. Verfahren ein kleines Malignom (Inzidentalkarzinom) ausschließen.

Literatur

1. Burks DD, Drolshagen L, Fleischer AC, Liddeil HT, McDougal WS, Karl EM, James AE (1986) Transrectal sonography of benign and malignant prostatic lesions. AJR 146:1187
2. Lee F, Gray JM, McLeary RD, Lee F, McHugh TA, Solomon MH, Kumasaka GH, Straub WH, Borlaza GS, Murphy GP (1986) Prostatic evaluation by transrectal sonography: Criteria for diagnosis of early carcinoma. Radiology 158:91

Die klinische Relevanz sonoanatomischer Vergleichsuntersuchungen an der Niere

H. G. Zilch, P. Held und P. Posel

Mit modernen, hochauflösenden Sonographiegeräten werden im klinischen Routinebetrieb nicht selten Bildstrukturen an der Niere dargestellt, deren Interpretation Schwierigkeiten bereitet. Um die renalen Einzelreflexionen auf die anatomischen Gegebenheiten projizieren zu können, wurden 40 Nierenpräparate in korrespondierenden Schnittebenen untersucht. Dabei konnten die Reflexstrukturen von Parenchym und Sinus genauer differenziert werden.

Im sonoanatomischen Aufbau besteht die Niere aus einer Organkapsel, dem Nierenparenchym und dem Nierensinus. Der komplizierte Feinbau läßt sich auch makroskopisch als Gliederung in Rinde (Kortex) und Mark (Medulla) des Parenchyms erkennen. Die Nierenrinde liegt als bis zu 10 mm breiter Streifen unmittelbar unter der Organkapsel, begrenzt die Basen der Nierenpyramiden und reicht säulenartig (sog. Bertini-Säulen) bis an den Sinus heran. Das Nierenmark, das deutlich reflexärmer als die Rinde zur Abbildung kommt, besteht aus 6–20 Pyramiden, deren Basen bis gegen die Rinde gerichtet sind und deren Spitzen in die Nierenkelche hineinragen. Bei subtiler Untersuchungstechnik können Feinstrukturen und deren Varianten von Kortex und Medulla auch in vivo nachgewiesen werden.

Differentialdiagnostisch sind Kenntnisse von Form, Struktur und Anordnung der Markpyramiden wichtig, um diese von parapelvin gelegenen, raumfordernden Prozessen abzugrenzen. Bei Vorliegen einer isolierten Pyramidenhypertrophie kann eine Differenzierung schwierig sein, da die Schnittaufnahmen der Pyramiden eine große Formenvielfalt unter Normalbedingungen aufweisen können.

In der Ultraschallliteratur wird nicht selten der Begriff des Parenchym-Pyelon-Index verwendet. Er bezeichnet den Quotient aus der Summe von ventralem und dorsalem Parenchymdurchmesser zur Breite des zentralen Echokomplexes – vermessen in Nierenmitte. Der Begriff Pyelon beinhaltet sonographisch den zentralen Echokomplex, der anatomisch-morphologisch dem gesamten Nierensinus entspricht. Folgerichtig sollte man von einem Parenchym-*Sinus*-Index sprechen. Raumfordernde Prozesse im Nierensinus sind abzugrenzen von protuberierenden Parenchymbuckeln, Fibrolipomatose sowie komplizierten Zysten. Entsprechend dem renalen Gefäßaufbau können auch Nierengefäße sonographisch erfaßt werden. Bei optimalen Untersuchungsbedingungen sind Interlobar- und Arkuatagefäße nachzuweisen. Das sonographische Erscheinungsbild der Vaskularisation könnte vielleicht Bedeutung für vaskuläre Parenchymerkrankungen erlangen.

Ultraschalldiagnostik 86
Herausgegeben von M. Hansmann u. a.
© Springer-Verlag

Die hohe Bildqualität der heutigen Gerätegeneration sowie eine subtile Untersuchungstechnik erlauben eine detaillierte Erfassung der Nierenarchitektur. Der routinemäßige Nachweis renaler Feinstrukturen eröffnet die Chance, pathologische Veränderungen in einem frühen Stadium zu diagnostizieren.

Das asymptomatische, zufällig entdeckte Nierenzellkarzinom – der Einfluß der sonographischen Früherkennung auf die Prognose

U. Engelmann, H. v. Wallenberg, P. Faber, G. H. Jacobi und R. Hohenfellner

Einleitung

Bedingt durch den Einsatz und die zunehmende Verbreitung der Ultrasonographie in der Medizin und hier besonders beim niedergelassenen Arzt scheint sich die klinische Präsentation des Nierenzellkarzinoms gewandelt zu haben. Mehr und mehr werden Patienten zur operativen Therapie vorgestellt, die nicht die klassische Symptomentrias-Hämaturie, Flankenschmerz und palpabler Tumor – zum Arzt geführt hat, sondern bei denen wegen völlig anders gearteter Beschwerden oder auch im Rahmen einer Routineuntersuchung eine Oberbauchsonographie durchgeführt wurde, bei der dann die renale Raumforderung zufällig entdeckt wurde. Auf diese Weise hat die Sonographie eine Bedeutung in der Früherkennung von Nierentumoren erhalten [1].

In einer retrospektiven Studie am Krankengut der Urologischen Universitätsklinik Mainz sollte geklärt werden, ob der klinische Eindruck sich bestätigt und asymptomatische, sonographisch entdeckte Nierenzellkarzinome im Operationsgut wirklich zunehmen, wie sich diese hinsichtlich ihres Tumorstadiums und -grades von symptomatischen Tumoren unterscheiden und ob sich zwischen beiden Gruppen ein Unterschied in der Prognose ergibt.

Material und Methodik

Im Zeitraum vom 1. Januar 1976 bis 31. Mai 1986 wurden 398 Patienten (218 Männer und 180 Frauen), die für diese Untersuchung auswertbar waren, wegen eines Nierenzellkarzinoms radikal tumornephrektomiert. Patienten mit anderen Tumoren der Niere wie Angiomyolipomen, Onkozytomen oder Urothelkarzinomen wurden nicht in die Untersuchung aufgenommen. Asymptomatische, sonographisch entdeckte Tumoren hatten 149 Patienten (37%, Gruppe A) und symptomatische Tumoren wiesen 249 Patienten (63%, Gruppe B) auf. Bei letzteren bestand eines oder mehrere der klassischen Symptome des Nierenzellkarzinoms. Die beiden Gruppen wurden hinsichtlich folgender Parameter verglichen: 1. Geschlechtsverteilung, 2. Altersverteilung, 3. Zeitraum von der Diagnosestellung/ Auftreten von Symptomen bis zur Operation, 4. Tumorgröße, 5. Tumorstadium, 6. Tumorgrad, 7. Überlebensrate.

Ultraschalldiagnostik 86
Herausgegeben von M. Hansmann u. a.
© Springer-Verlag

Statistische Auswertung

Die Gruppenvergleiche zu Frage 1 wurden mit dem Vierfelder-Chi-Quadrat-Test, jene zu den Fragen 5 und 6 mit dem Mann-Whitney-Test bewerkstelligt. Zu Frage 7 wurde die Überlebenswahrscheinlichkeit nach Kaplan-Meier bestimmt und mittels des „log-rank"-Verfahrens verglichen. Die restlichen Vergleiche schließlich wurden mit Hilfe des t-Tests durchgeführt. Für alle Entscheidungen, zu denen a priori eine Unterschiedshypothese bestand, wurde α auf 0,05 vereinbart. [1]

Ergebnisse

Der Anteil asymptomatischer Patienten ist seit Untersuchungsbeginn ständig gestiegen, er betrug 1976 nur 4%, 1981 bereits 34% und 1986 62% (Abb. 1). Die Zahl der radikalen Tumornephrektomien stieg absolut gesehen an, ebenso die Zahl der organerhaltenden Tumorenukleationen, von denen derzeit etwa 10/Jahr durchgeführt werden.

Geschlechtsverteilung. Das Verhältnis Männer/Frauen war in beiden Gruppen nahezu gleich, der Anteil der Männer in Gruppe A betrug 56%, in Gruppe B 54%. Der Unterschied war statistisch nicht signifikant.

Altersverteilung. Symptomatische Patienten waren mit 59,2 Jahren etwas jünger als asymptomatische Patienten mit 61,8 Jahren, dieser Unterschied war zwar statistisch signifikant (t = 2,43, df = 396, p < 0,05), beeinflußte aber die Hypothese (siehe unten), daß asymptomatische Patienten eine bessere Prognose haben, nicht.

---

[1] Für die statistische Auswertung sind wir Herrn W. Koehl zu Dank verpflichtet.

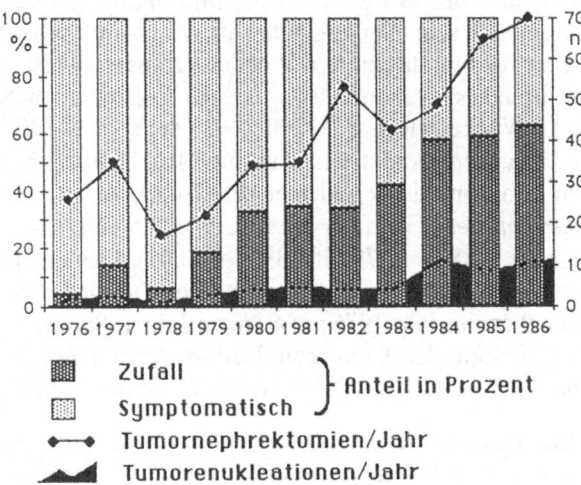

Abb. 1. Zahl der radikalen Tumornephrektomien/Jahr, der Tumorenukleationen/Jahr sowie Verteilung der asymptomatischen/symptomatischen Tumoren/Jahr

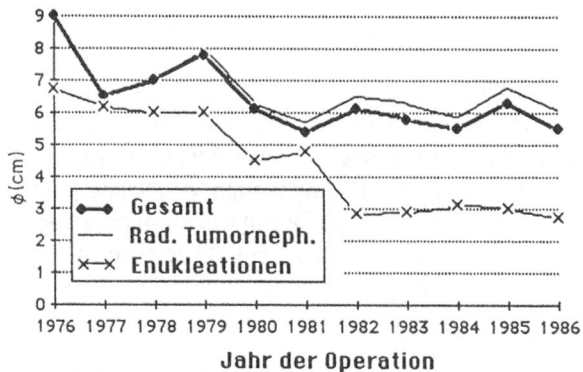

Abb. 2. Abnahme des durchschnittlichen Tumordurchmessers im Untersuchungszeitraum

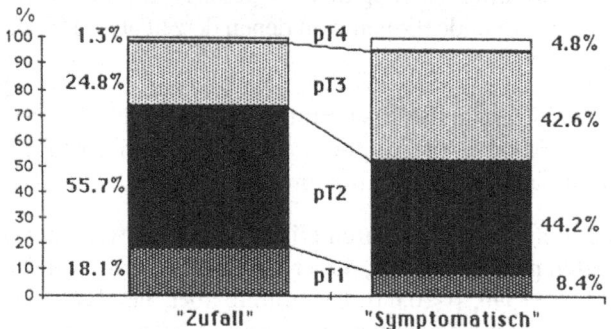

Abb. 3. Verteilung der Tumorstadien (TNM-System) bei symptomatischen und asymptomatischen Nierenzellkarzinomen

Zeitdauer bis zur Operation. Asymptomatische Patienten wurden einer Operation wesentlich schneller zugeführt als symptomatische Patienten: Bei ersteren verstrichen im Durchschnitt 6 Wochen (Range: 0–110, $s = 11{,}45$) bis zur Operation, während es in Gruppe B vom ersten Auftreten von Symptomen bis zur Operation 13,7 Wochen (Range: 1–200, $s = 21{,}46$; $t = 3{,}99$, $df = 395$, $p < 0{,}001$) waren.

Da asymptomatische Tumoren früher operiert werden, sind sie im Vergleich zu symptomatischen kleiner: In Gruppe A betrug der durchschnittliche *Tumordurchmesser* 6,3 cm ($s = 2{,}58$, Range: 2,5–20), und in Gruppe B 7,2 cm ($s = 2{,}98$, Range 1–18; $t = 2{,}79$, $df = 396$, $p < 0{,}01$). Dementsprechend hat sich im Untersuchungszeitraum der durchschnittliche Tumordurchmesser im Gesamtkrankengut von 9 cm im Jahr 1976 auf 6 cm im Jahr 1986 verringert, berücksichtigt man hierbei die Zahl der Tumorenukleationen, bei denen die Tumorgröße seit 1982 etwa bei 3 cm liegt, so wird die Größenabnahme noch deutlicher (Abb. 2).

Tumorstadium. Die nach dem TNM-System der UICC [2] eingeteilten Tumoren verteilten sich hinsichtlich des Stadiums durchaus unterschiedlich (Abb. 3): In Gruppe A stellten Tumoren der Stadien pT1 und pT2 etwa ¾ des Krankengutes, während es in Gruppe B nur etwa die Hälfte waren ($z = 4{,}58$, $p < 0{,}001$).

Tumorgrading. Für das histologische Grading wurde die Einteilung nach Hermanek [3] benutzt, bei dieser Einteilung ergaben sich für beide Gruppen nur geringe Unterschiede, die statistisch nicht signifikant waren.

Überlebensrate. Bei einer Nachbeobachtungszeit von 5 Jahren zeigten Patienten mit asymptomatischen Tumoren einen günstigeren Verlauf als symptomatische Patienten. Die größten Unterschiede fanden sich 5 Jahre nach der Operation, zu diesem Zeitpunkt betrug die Überlebenswahrscheinlichkeit nach Kaplan-Meier für die Gruppe A 0,80 und für die Gruppe B 0,64 ($\chi2 = 4,42$, df $= 1$, p $< 0,05$). Derartige statistisch signifikante Unterschiede fanden sich für Nachbeobachtungszeiten von 27 und 30 Monaten sowie durchgängig ab 42 Monaten postoperativ.

Kommentar

Die Ultrasonographie hat sich als ein kostengünstiges, nicht invasives, jederzeit replizierbares bildgebendes Verfahren durchgesetzt. Gerade in der Praxis des niedergelassenen Allgemeinarztes oder Internisten spielt sie schon im diagnostischen Vorfeld eine immer wesentlichere Rolle. Das hat dazu geführt, das Nierenzellkarzinome zunehmend in einem asymptomatischen Frühstadium entdeckt werden und ohne Verzögerung einer definitiven Therapie zugeführt werden können. Folglich sind solche Tumoren kleiner und weisen ein günstigeres Tumorstadium auf. Solche Patienten haben eine deutlich bessere Überlebenswahrscheinlichkeit, wenn wir auch die Ergebnisse von Warnecke und Bartels mit einer Fünfjahresüberlebensrate von 78% (Gruppe A) bzw. 52% (Gruppe B) in unserem Krankengut nicht nachvollziehen konnten [1]. Es kann aber erwartet werden, daß mit zunehmender Nachbeobachtungszeit von asymptomatischen Patienten, deren Anteil ja in den letzten Jahren deutlich anstieg, diese Unterschiede größer werden.

Darüber hinaus eröffnet die Erkennung von kleinen Tumoren die Möglichkeit einer organerhaltenden – dennoch tumorradikalen – Enukleation, ein Verfahren, welches anfänglich Patienten mit Einzelnieren, einer bestehenden Niereninsuffizienz etc. vorbehalten war, jetzt aber zunehmend auch bei anderweitig nicht vorbelasteten Patienten eingesetzt wird.

Literatur

1. Warnecke MU, Bartels H (1986) Die Bedeutung der Nephrosonographie zur Früherkennung von Nierentumoren. Ultraschall 7:3–6
2. Spiessl B, Scheibe O, Wagner G (1982) TNM-Atlas illustrated guide to the classification of malignant tumors. Springer, Berlin Heidelberg New York
3. Hermanek P, Sigel A, Chlepas S (1976) Histological grading of renal cell carcinoma. Eur Urol 2:189–191

Der echodichte Nierentumor

E. Fröhlich, B. M. Mende, P. Frühmorgen, H. Mannel, J. Treichel
und P. Vierling

Einleitung

Der echodichte Nierentumor, häufig Zufallsbefund bei der Ultraschalluntersuchung, wird von vielen Untersuchern als benigne Raumforderung eingestuft [6, 8]. Zur Klärung der Frage, ob und wie häufig auch ein maligner Tumor strukturdicht erscheinen kann, untersuchten wir unsere Patienten von 1983 bis 9/1986.

Patienten und Methode

Wir beobachteten 27 Patienten mit echodichten Nierentumoren (16 Männer, 11 Frauen) bei 23 500 Untersuchungen (Inzidenz 1‰). 3 Patienten fielen aus der Beobachtung aus (einmal Tod ohne Sektion, 2mal keine Verlaufskontrolle). Die Diagnosesicherung erfolgte bei 13/24 Patienten histologisch und bei 11/24 Patienten durch mindestens 1jährige Verlaufsbeobachtungen. Zur Differenzierung des Echomusters unterteilten wir in 2 Gruppen:

1. echodichter als das umgebende Parenchym, weniger dicht als das Nierenbecken;
2. echodichter als das Nierenbecken.

Ergebnisse

Zehn der 24 operierten Tumoren waren maligne (7 Männer, 3 Frauen); 14/24 Tumoren waren benigne: 10/24 wurden durch Verlaufsbeobachtung, 4/24 operativ gesichert (3 Angiomyolipome, 1 papilläres Adenom).

Zweiundzwanzig der 24 Tumoren waren asymptomatische Zufallsbefunde, darunter 7 Karzinome. Nur 2/24 Patienten fielen durch Makrohämaturie auf, bei beiden lagen benigne Tumoren vor!

An sonographischen Kriterien fanden sich bei 11/14 der benignen Läsionen sowie 6/10 der malignen Tumoren ein homogenes Echomuster.

In der Gruppe 1 (geringere Echodichte als das Nierenbecken) waren 7/15 benigne, 8/15 maligne Tumoren.

In der Gruppe 2 (Tumoren mit größerer oder gleicher Dichte wie das Nierenbecken) waren 7/9 benigne, jedoch auch 2/9 maligne Tumoren!

Ultraschalldiagnostik 86
Herausgegeben von M. Hansmann u. a.
© Springer-Verlag

Die Größe der benignen Tumoren schwankte zwischen 0,8–5 cm, die der malignen zwischen 1 und 6 cm. Unter 2 cm Größe waren 7/8 benigne und 1/8 maligne.

Diskussion

Unsere Ergebnisse können die Behauptung, echodichte Nierentumoren seien immer benigne, nicht stützen.

Auch die Behauptung, ein Nierentumor unter 3 cm Größe sei benigne [3], traf bei 12% (3/24) unserer Tumoren nicht zu.

Ziel der präoperativen Diagnostik ist, auch bei sehr kleinen Nierenkarzinomen vor der Metastasierung zu nephrektomieren. Anderseits sollte die präoperative Diagnostik benigne Nierentumoren als solche erkennen, um die Operation zu verhindern oder organerhaltend operieren zu können. Um dieses Ziel zu verwirklichen, schlagen wir folgendes Diagnostikschema beim echodichten Nierentumor vor:

Alle strukturdichten Nierentumoren sollten zusätzlich computertomographiert werden. Aufgabe der CT ist, das Angiomyolipom zu erkennen (größere Fettäquivalente) und dadurch die Nephrektomie zu verhindern.

Von den übrigen Tumoren, die computertomographisch nicht als Angiomyolipom identifiziert wurden, stellt die Gruppe 1, größer als 3 cm, eine weitere Besonderheit dar: Die Computertomographie kann aufgrund diffuser Einblutung in größere Angiomyolipome bei zusätzlich mangelndem Fettgewebsanteil (Angiomyom) diese Tumoren nicht vom Hypernephrom differenzieren. Daher halten wir bei dieser Untergruppe die präoperative Feinnadelpunktion zur histologischen Differenzierung Angiomyolipom bzw. Adenom/Karzinom für erforderlich. Das Komplikationsrisiko der Nierenfeinnadelpunktion, 3–5% transfusionsbedürftige Hämaturie, wird dabei bewußt in Kauf genommen [4, 9]. Tumoren der Gruppe 2, unter 2 cm Größe, sollten durch engmaschige Sonographiekontrollen überwacht werden. Bei Größenkonstanz wird man nach 1 Jahr davon ausgehen dürfen, daß ein gutartiger Nierentumor vorliegt (Fibrom, Leiomyom, Angiomyo-

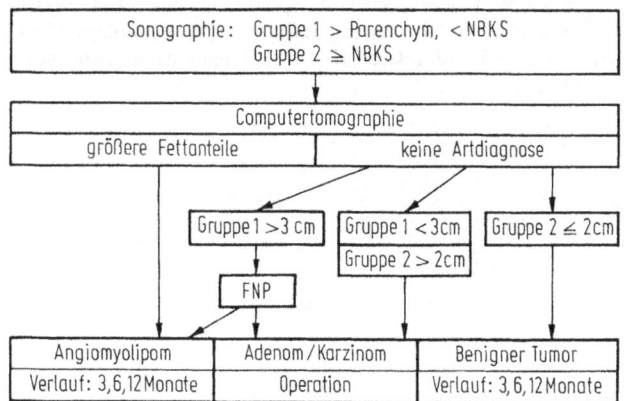

Abb. 1. Diagnostikaschema echodichter Nierentumor

lipom, Lipom, Hämangiom, Onkozytom). Die übrigen Tumoren (Gruppe 1 kleiner als 3 cm und Gruppe 2 größer als 2 cm, laut CT kein AML) sollten operiert werden. Eine weitere Subklassifizierung zwischen Adenom und Karzinom Malignitätsgrad 1, auch durch ultraschallgezielte Feinnadelpunktion, ist präoperativ nicht möglich [2, 5], da der Pathologe zur Differenzierung das Kriterium der Metastasierung benötigt:

„Das sog. Adenom ist ein kleines (kleiner als 3 cm) hochdifferenziertes Adeno-Karzinom, das noch nicht metastasiert hat [1]."

An weiteren präoperativ-diagnostischen Möglichkeiten seien erwähnt:

Die Urographie zur Funktionsbeurteilung der kontralateralen Niere und die Angiographie, vom Urologen aus operationstaktischen Gründen wegen der Gefäßversorgung benötigt. Beide Verfahren tragen nicht zur weiteren Abklärung der Dignität bei.

Die Kernspintomographie oder auch magnetische Resonanztomographie (MRT), ein relativ junges und noch nicht standardisiertes Verfahren, kann bei den seltenen Hämangiomen der Niere und bei Fettgeschwülsten (Lipom, Angiolipom) die Artdiagnose stellen [7].

Literatur

1. Bennington JL, Beckwith JB (1975) Tumors of the kidney, renal pelvis, and ureter. In: Altlas of tumor pathology. Armed Forces Institute of Pathology, Washington
2. Bret PM, Bretagnolle M, Gaillard D, Plauchu H, Labadie M, Lapray J-F, Roullaud Y, Cooperberg P (1985) Small, asymptomatic angiomyolipomas of the kidney. Radiology 154:7–10
3. Heckemann R, Heimann H, Löhr E (1985) Renale Tumordiagnostik mit Ultraschall und CT. Urologe 24:243–252
4. Juul N, Torp-Pedersen S, Larsen S (1985) Puncture of renal mass lesions. In: Holm HH, Kristensen JK (Hrsg) Interventional Ultrasound. Munksgaard
5. Leder L-D (1979) In: Löhr E (Hrsg) Renal and adrenal tumors. Springer, Berlin Heidelberg New York, S 14 ff
6. Pirschel J, Hamm B (1986) Der echodichte Nierentumor-Angiomyolipom oder Hypernephrom? In: Otto RC, Schnaars P (Hrsg) Ultraschalldiagnostik 85. Thieme, Stuttgart New York
7. Rödl W (1986) Pers Mitt
8. Scheible W, Ellenbogen PH, Leopold GR, Siao NT (1978) Lipomatous tumors of the kidney and adrenal: apparent echographic specifity. Radiology 129:153–156
9. Zollinger HU, Mihatsch NJ (1978) Renal pathology in biopsy. Springer, Berlin Heidelberg New York

Sonographie und Computertomographie des Nierenbefalls beim malignen Lymphom

R. Lorenz, D. Beyer und U. Mödder

Mit einer renalen Manifestation ist beim M. Hodgkin in der Literatur in bis zu 33%, beim NHL in bis zu 62% zu rechnen. Dieser pathologisch-anatomischen Häufung steht die deutlich seltenere klinische bzw. bilddiagnostische Verdachtsdiagnose eines Lymphombefalls gegenüber. Da klinische Beschwerden bzw. eine Nierenfunktionsstörung erst sehr spät oder überhaupt nicht auftreten, wird beim Lymphom selten an einen Befall gedacht.

Bei 27 Patienten wurde die sonographische bzw. computertomographische Verdachtsdiagnose Lymphombefall gestellt (25 NHL, 2 M. Hodgkin); eine Sicherung erfolgte in 2 Fällen histologisch im Rahmen einer Autopsie, in den anderen Fällen anhand der Verlaufsbeobachtung durch den Nachweis einer Befundbesserung bzw. Rückbildung. Bei bilateraler Manifestation (23 Patienten, 85,2%) fand sich ein kleinnodulärer (n = 9), grobknotiger (n = 7) (Abb. 1) und diffuser Befall (n = 7) (Abb. 2). Ein unilateraler Befall mit einem solitären Knoten lag in einem Fall vor (NHL); durch direkte Infiltration waren einseitig 3 Patienten betroffen (2 M. Hodgkin, 1 NHL). Herdförmige Läsionen stellten sich sonographisch auffallend echoarm, im Bolus-CT als hypodense Areale im kontrastierten Parenchym dar. Ein diffuser Befall kam sonographisch entweder unter dem Bild einer homogenen Reflexanhebung der gesamten Niere mit fehlender Unterscheidung Sinus/Parenchym oder als Hepatisation der Niere zur Darstellung; computertomographisch ergab sich kein eindeutiger Befund.

Weder sonographisch noch computertomographisch gibt es typische renale Befallsmuster beim Malignen Lymphom (Abb. 3); eine Unterscheidung zwischen Hodgkin- und NHL gelingt nicht, ebenso nicht eine Zuordnung zu einem be-

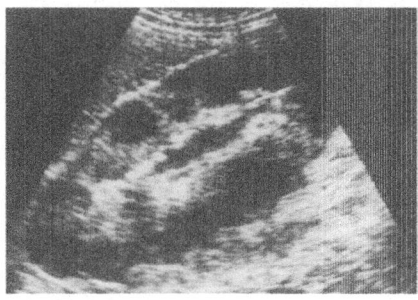
Abb. 1. Grobknotiger Befall (NHL)

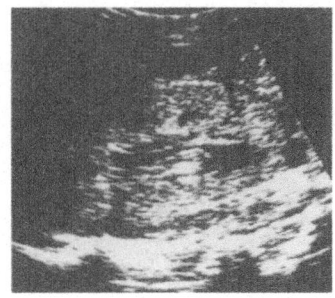
Abb. 2. Diffuser Befall (NHL)

Ultraschalldiagnostik 86
Herausgegeben von M. Hansmann u. a.
© Springer-Verlag

DD: Malignes Lymphom der Niere

*Hypernephrom
*Hamartom
*Fokale Nephritis
*Metastase
*Infarkt (CT)
*„betonte Markkegel" (Sono)   **Abb. 3.** Differentialdiagnosen

stimmten Lymphomtyp. Bei solitärem unilateralem Befall gelingt eine Abgrenzung von einem Zweittumor nicht.

Noduläre Herde können im Sonogram mit betonten Markpyramiden bzw. zystischen Läsionen verwechselt werden, ein diffuser Befall mit einer entzündlichen oder gefäßbedingten Parenchymalteration.

Im CT gelingt die Darstellung einer Organinfiltration aussagekräftiger als mit der Sonographie.

Folgerungen

1. Bei bekanntem Lymphombefall ist den Nieren besonderes Augenmerk zuzuwenden.
2. Bei bekannter Lymphomerkrankung sind bilaterale noduläre Herde oder auch das Bild einer diffusen Parenchymerkrankung dringend verdächtig auf einen Lymphombefall.
3. Bei unklaren Raumforderungen ist die Bolus-CT weiterführend, insbesondere zur Abgrenzung extrarenaler, die Niere infiltrierender Läsionen.

Literatur

1. Hartman DS, Davis CJ, Goldman SM, Friedman AC, Fritzsche P (1982) Renal lymphoma: Radiologic-pathologic correlation of 21 cases. Radiology 144:759
2. Heiken JP, Gold RP, Schnur MJ, King DL, Bashist B, Glazer HS (1983) Computed tomography of renal lymphoma with ultrasound correlation. J Comput Assist Tomogr 7:245
3. Richmond J, Sherman RS, Diamond HD, Craver LF (1962) Renal lesions associated with malignant lymphomas. Am J Med 32:184

Differenzierung von Tumoren der Niere bzw. des Prostatakarzinoms von der -hyperplasie mittels lokaler Texturanalyse

E. Schuster, Chr. Kratzik, A. Hainz, D. Rennmayr, W. Kuber und G. Lunglmayr

Einleitung

Neben der Fähigkeit des Ultraschalls, echte Querschnittsbilder des menschlichen Körpers zu erzeugen, kann die Interaktion des Ultraschalls mit dem Gewebe auch eine beträchtliche Menge an Information über die Gewebestruktur zur Verfügung stellen. Um diese Struktureigenschaften für die medizinische Diagnose quantitativ nutzen zu können, verwenden wir einen lokalen Ansatz der Texturanalyse [1]. Unter Textur wird dabei das räumliche Zueinander der Echozacken verstanden. Die computergestützte Texturanalyse wurde deshalb gewählt, weil eine von Bela Julesz [2] aufgestellte und bisher nicht widerlegte (wenn auch nicht bewiesene) Hypothese besagt, daß das menschliche Auge Texturen nicht voneinander trennen kann, wenn sich diese nur in den Statistiken höher als der 2. Ordnung voneinander unterscheiden; d. h., mit Hilfe der Texturanalyse können auch Strukturen (Muster) verglichen werden, die das menschliche Auge nicht (mehr) unterscheiden kann.

Problemstellung

Unter der Annahme, daß sich erkranktes Gewbe in spezifischer Form in seiner Textur verändert, wurde versucht, das Prostatakarzinom von der Prostatahyperplasie bzw. den Nierentumor vom normalen Nierengewebe mit Hilfe der lokalen Texturanalyse zu trennen.

Ziel der Arbeit war es, eine objektivere Beurteilung der Ultraschallbilder zu ermöglichen und zu prüfen, ob in der Folge Veränderungen unter Therapieeinfluß beurteilt werden können, die optisch nicht sichtbar sind.

Methodik

Das zu diagnostizierende Gewebe wird mit einem Gewebe mit gesicherter Diagnose auf Gleichartigkeit bezüglich seiner Textur untersucht und bei Übereinstimmung dieser Diagnose zugeordnet. Bei dichotomen Fragestellungen wird jeweils auch die Gegenprobe gemacht. Die Methode kann als folgender 3stufiger Prozeß aufgefaßt werden:
1. Für jeden Bildpunkt des zu diagnostizierenden bzw. des Vergleichsgewebes werden aus einer lokalen Umgebung eine bestimmte Textureigenschaft berech-

net, von denen dann der Mittelwert und die mittlere Abweichung von diesem
Mittelwert bestimmt werden.
2. Für diese Textureigenschaft wird interaktiv ein Normbereich um den Mittelwert in Einheiten der mittleren Abweichung definiert und jene Bildpunkte im
   zu analysierenden Gewebe und im Vergleichsgewebe markiert, deren zugeordnete lokalen Texturwerte außerhalb dieses Normbereichs liegen.
3. Für die Diagnose wird nun die Lokalisation dieser Markierungen beurteilt.
   Sind sie in einem der beiden Gewebestichproben konzentriert, so ist das ein
   starker Hinweis auf einen texturmäßigen Unterschied. Sind die Markierungen
   hingegen zufällig über beide Gebiete verteilt, so gelten beide Gebiete als gleichartig.

Um eine möglichst objektive Beurteilung der Leistungsfähigkeit dieser Methode
zu erreichen, wurde der Versuch in 2 Teilen durchgeführt. Zunächst wurde geprüft, ob unterschiedliche Diagnosen auch durch die lokale Texturanalyse getrennt werden können. Im 2. Teil wurden jeweils 2 verschiedene Gebiete derselben
Diagnose miteinander verglichen. Durch diese Versuche sollte die Konsistenz des
Verfahrens überprüft werden, denn auch wenn diese Stichproben wegen ihrer unterschiedlichen Aufnahmebedingungen optisch unterschiedlich wären, sollte es
bei der lokalen Texturanalyse zu keiner Trennung kommen.

Datenmaterial

In dieser Studie wurden Bilder mit folgenden (durch Operation bzw. Punktion)
gesicherten Diagnosen analysiert:

- 28 Prostatakarzinome,
- 17 Prostatahyperplasien,
- 7 Nierentumoren.

Die Bilder wurden dabei im Zuge routinemäßiger US-Untersuchungen in der
Urologischen Universitätsklinik auf (U-matic- bzw. VHS-)Videobändern aufgenommen und off line analysiert.

Um die Leistungsfähigkeit der verschiedenen Texturmaße für die Differenzierung maligner von benigner Veränderungen der Prostata möglichst gut auszute-
sten und zufällige Ergebnisse nach Möglichkeit auszuschließen, wurden jeweils
verschiedene Aufnahmen desselben Patienten mit mehreren Aufnahmen anderer
Patienten verglichen, so daß insgesamt mehr als 100 Analysen durchgeführt wurden.

Ergebnisse

Prostata

1. Vier Prostatahyperplasien konnten nicht vom Prostatakarzinom getrennt werden.
2. In 3 der 4 Fälle lagen zusätzlich Prostatakonkremente vor.
3. Alle 4 mittels konventionellem Ultraschall nicht erkannten Karzinome wurden mit Hilfe der lokalen Texturanalyse richtig diagnostiziert.

Niere

1. Alle Nierentumore konnten vom normalen Nierengewebe getrennt werden.
2. Verschiedene Stichproben normalen Nierengewebes konnten nicht getrennt werden.

Stellvertretend für die vielen untersuchten Kombinationen sollen hier 2 typische Ergebnisse gezeigt werden.

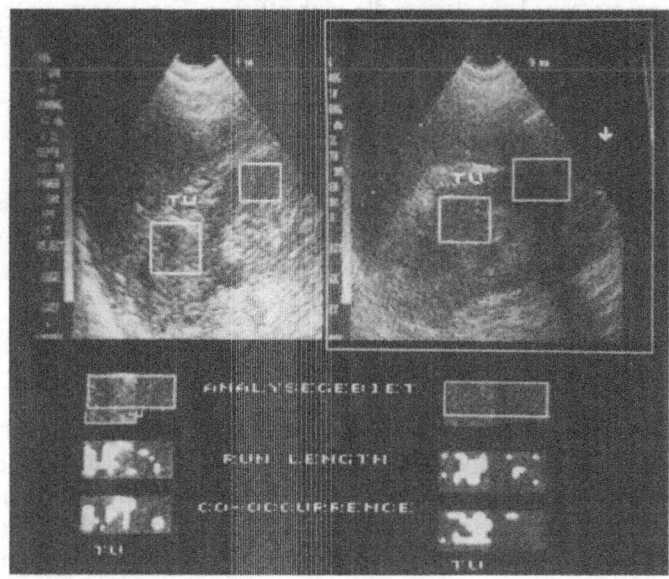

Abb. 1. Differenzierung des Nierentumors

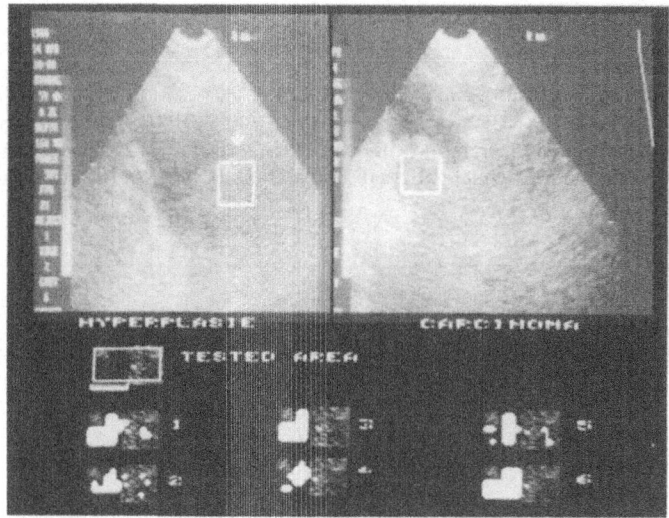

Abb. 2. Differenzierung der PH vom Ca

Abbildung 1 zeigt 2 Vergleiche von Tumorgewebe mit normalem Nierengewebe. In der unteren Hälfte sind die Klassifikationsmuster für 2 Textureigenschaften eingeblendet. Die deutlichen Häufungen in jeweils einem der beiden Gewebehälften signalisieren Unterschiede in der Textur und somit des Gewebes.

Abbildung 2 zeigt den Vergleich zwischen einem Prostatakarzinom und einer Prostatahyperplasie. Bei allen verwendeten Texturmaßen weisen die Verteilungsmuster der Markierungspunkte auf einen texturmäßigen Unterschied zwischen den beiden Geweben hin. Da die einzelnen Texturmaße verschiedene Eigenschaften messen, bekräftigen die einheitlichen Ergebnisse diese Diagnose nur noch mehr.

Zusammenfassung

Wie die Ergebnisse aus dieser Studie zeigen, lassen sich verschiedene Krankheitsbilder der Niere und der Prostata mit Hilfe der lokalen Texturanalyse gut voneinander trennen. Ein weiteres wichtiges Ergebnis war die Konsistenz der Trennbarkeit der einzelnen Gewebsarten.
- über verschiedene Aufnahmen desselben Patienten,
- über verschiedene Patienten mit derselben Erkrankung.

Obwohl es gelang, unterschiedliche Gewebearten gut voneinander zutrennen, ist jedoch nie der Fall eingetreten, daß Aufnahmen vom gleichen Krankheitstyp als verschieden gekennzeichnet wurden, auch wenn sie unterschiedliche Helligkeiten hatten und somit einen unterschiedlich optischen Eindruck vermittelt haben. Es kann daher angenommen werden, daß diese lokal berechneten Texturmaße in Kombination mit ihrer Bewertung aufgrund ihrer Häufung in einer der beiden Gewebestichproben relativ robust gegenüber verschiedenen Geräteeinstellungen sind.

Literatur

1. Schuster E (1985) Mustererkennung im System IPSUS, Mustererkennung: Medizin, Sprachanalyse, Rechnerarchitektur Schriftenreihe OCG, Nr 29, Oldenbourg-Verlag
2. Julesz (1962) Visual pattern discrimination. IRE Trans Inform Theory, vol 8

Vergleichende Untersuchung von Ultraschall (US) und Magnetischer Resonanz (MR) an der Niere

H. G. Zilch

Neben dem Ultraschall steht mit der Magnetischen Resonanz (MR) ein neues, bildgebendes Verfahren zur Verfügung, das ohne Anwendung ionisierender Strahlen multidimensionale Schnittbilder ermöglicht. Invitro-Untersuchungen zeigen, daß die MR sehr detailliert die Anatomie und Morphologie der Nierenstruktur wiederzugeben vermag [5]. Über die klinische Relevanz der renalen MR-Tomographie wird von einigen Autoren [1–3] berichtet. Unsere Ergebnisse stützen sich auf über 30 Nierenuntersuchungen. Die MR-Tomographien wurden mit einem supraleitenden Magneten der Feldstärke 1,0 Tesla teilweise in optimierter Untersuchungstechnik [4] durchgeführt. Für die Ultraschalluntersuchungen stand ein Linear- und Sectorscanner mit Schallfrequenzen von 3–3,5 MHz zur Verfügung. Die vergleichenden US- und MR-Befunde ergaben folgende Ergebnisse zur Wertigkeit und Einsatzreihung:

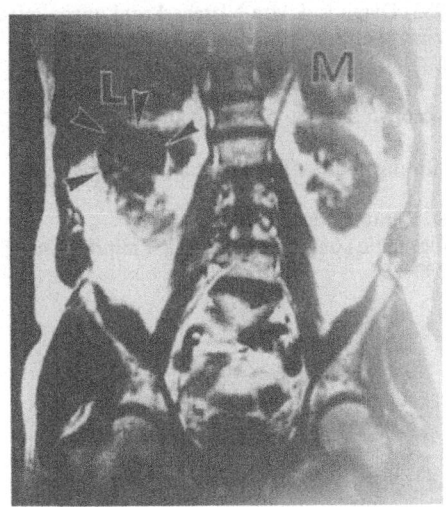 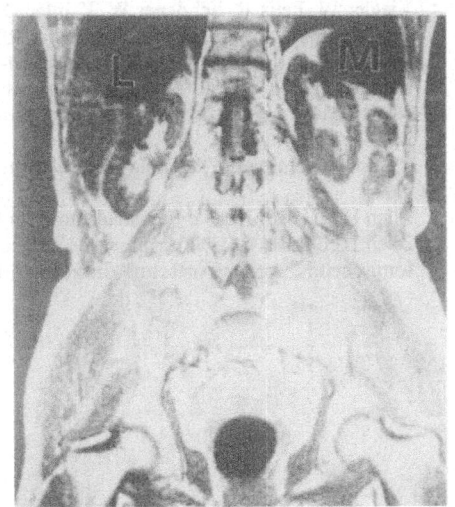

Abb. 1   Abb. 2

Abb. 1. Hypernephrom (▶) der rechten Niere mit genauer Abgrenzbarkeit vom umliegenden Gewebe; *L* Leber; *M* Milz

Abb. 2. Chron. Glomerulonephritis mit Verlust der Differenzierung Nierenrinde/-mark; *L* Leber, *M* Milz

Ultraschalldiagnostik 86
Herausgegeben von M. Hansmann u. a.
© Springer-Verlag

1. Die US-Untersuchung hat ihren unbestrittenen Stellenwert als primäre Methode der Wahl. Sie zeichnet sich aus durch rasche Verfügbarkeit, leichte Durchführung und geringe Kosten.
2. Die MR bietet sich zur Abklärung sonographisch unklarer Befunde an, wie z. B. komplizierte Zysten, Blutkoagel des Nierenbeckens, Normvarianten (Pseudotumoren, Dystopie). Aufgrund der fehlenden Strahlenbelastung mit MR gilt dies inbesondere für Patienten im generationsfähigen Alter.
3. Bei sonographisch nachgewiesenen Nierentumoren vermag die MR Zusatzinformationen im Tumorstaging zu erbringen:
   - Erfassung der Tumorausdehnung in das umliegende Gewebe (Abb. 1),
   - Nachweis des Tumorthrombus im Venensystem bei eingeschränkter US-Darstellbarkeit infolge Adipositas oder Meteorismus,
   - Darstellung der Lymphknotenstationen entsprechend dem Operationssitus.
4. Zukünftige Einsatzmöglichkeit der MR bei Parenchymerkrankungen (Abb. 2), die sonographisch zu keiner signifikanten Verschiebung des Parenchym-Sinus-Index geführt haben. Weiterhin würde sich die MR bei Transplantatnieren zur Beurteilung einer Abstoßungsreaktion anbieten. Neben der multiplanaren Schnittebenenwahl besteht mit der MR auch die Möglichkeit der Gewebsdifferenzierung, wobei der diagnostische Zugewinn zum jetzigen Zeitpunkt noch nicht abzuschätzen ist.

Literatur

1. Fiegler W, Felix R, Schörner W, Köhler D (1985) Diagnostik von Nierenerkrankungen mit der Magnet-Resonanz-Tomographie (MRT) einschließlich Anwendung kernspintomographischer Kontrastmittel. Urologe A 24:264–269
2. Hricak H (1986) MRI of the genitourinary tract. In: Budinger TF, Margulis AR (Hrsg) Medical magnetic resonance imaging and spectroscopy. Society of Magnetic Resonance in Medicine, Berkeley
3. Ramm B, Semmler W, Laniado M (1986) Einführung in die MR-Tomographie. Enke, Stuttgart
4. Zilch HG (1986) Renale Feinstrukturen im MR. Röntgenprax 39:378–380
5. Zilch HG, Posel P (1986) Magnetresonanztomographie von Nieren: Vergleich mit dem anatomischen Korrelat. Fortschr Röntgenstr 145:250–256

Alkohol-Nierenzysten-Embolisation durch ständige Ultraschallkontrolle

I. Drinkovic, N. Kos, Z. Vidakovic, M. Hromadko und M. Sabljar

Einführung

Solitäre und multiple Nierenzysten treten häufig auf. Man ist überzeugt, daß sogar 50% der Bevölkerung über 60 Jahre an dieser Erkrankung leidet. Die größte Anzahl dieser Zysten sind asymptomatisch. Sie werden meistens während der Abdomenultraschalluntersuchung, Computertomographie oder NMR entdeckt und in einem begleitenden Befund registriert. Dreißig Prozent der Nierenzysten rufen Beschwerden hervor, die vom Schmerzgefühl, Hämaturie bis zur kompressiven Hydronephrosis mit Nierenfunktionsversagen variieren können. Die histologische Nierenzystenstruktur ist nicht nur für den Eingriff, sondern auch für perkutane Embolisierung mit Hilfe einiger der zahlreichen Sklerosierungsmittel geeignet.

Patienten und Methoden

Eine Embolisierung der symptomatischen Nierenzysten wurde bei 38 stationären urologischen Patienten durchgeführt. Die Zystengröße war zwischen 40 und 860 cm^3. Die vorkommenden Zysten wurden als solitär und multipel bezeichnet. Die Patienten waren zwischen 23 und 72 Jahre alt. Die Embolisierung läuft unter Ultraschallkontrolle des Sektorgeräts Sonel-CGR ab. Falls notwendig, wird auch Röntgenkontrolle mit dem Kontrastmittel in der opazifizierten Zyste vorgenommen. Um die Embolisierung durchzuführen, wird 96%iger steriler Alkohol gebraucht. Katheterembolisierung mit dem sog. "pigtail"-Katheter (4 Frenches breit) wird gemacht. Durch die Anwendung der Trokar-Technik wird der Katheter in die Zyste eingeführt. Die mit solcher Embolisierungstechnik nicht erreichbaren Zysten werden mit der bis 22 gauge großen Chiba-Nadel embolisiert. Der unter Ultraschallkontrolle geführte Eingriff und die Nadlembolisierung verlangten eine Modifikation des Eingriffs, d.h. die Überprüfung der Kommunikation und Nadelspitze mit physiologischer NaCl-Lösung und danach die Anwendung von sterilem Alkohol in der Menge von 80% des aspirierten Zystengehalts. Der Alkohol verbleibt in der Zyste etwa 15 min. Danach folgt die totale Evakuation.

Resultate

Alkoholembolisierung unter Ultraschallkontrolle wurde an 46 Nierenzysten bei 38 Patienten durchgeführt. Die Eingriffe waren alle erfolgreich. Bei den Kontrolluntersuchungen 4, 8 und 12 Monate nach der Embolisierung wurden keine Rezidive bemerkt. Die größere Alkoholkonzentration, die in die Zyste eingeführt wird, kann eine stärker ausgeprägte Reaktion hervorrufen, d. h. mehrere Mengen von Flüssigkeit kommen im Zystengebiet vor, die aber nach ein paar Monaten resorbiert werden.

Hämorrhagische und maligne Zystengehalte wurden in dieser Studie nicht bemerkt. Keine Komplikationen, außer einem febrilen Fall und 2 Patienten, bei denen Zystengehalt leicht mit dem Blut tingierte, wurden registriert.

Diskussion

Alkoholembolisierung der Nierenzysten mit dem 96%igen sterilen Alkohol ist eine Methode der Wahl in der Behandlung dieser Erkrankung. Indikationen für Zystenembolisierung stimmen mit denen bei dem Eingriff überein. Die Punktion zur Überprüfung des Zystengehalts wurde in dieser Studie als eine zusätzliche Indikation angenommen. Mit einer solchen Methode wurde Bestrahlung eliminiert, das Gewebetrauma wurde durch trokare Katheteranwendung (Katheter mit schmalen Lumen) verringert, und schließlich wurde dieser Eingriff viel schneller und einfacher für den Arzt, wie auch verträglicher für den Patient gemacht. Die Technik modifizierend, wurde ein viel besserer Kontakt des Epithels und Alkohols erreicht, wobei eventuelle Rezidive ausfallen. Außerdem wurde eine Alkoholembolisierung mit der Chiba-Nadel bei den für die Katheter nicht erreichbaren Zysten ermöglicht. Durch die Anwendung des 96%igen sterilen Alkohols werden mögliche toxische Folgen anderer Embolisierungsmittel eliminiert.

Es kann festgestellt werden, daß die Alkoholembolisierung der Nierenzysten unter Ultraschallkontrolle eine schnelle, wesentlich billigere und sehr erfolgreiche Methode ist, bei der, im Unterschied zum Eingriff der perkutanen Embolisierung durch andere Mittel, keine Kontraindikationen wie auch Komplikationen auftreten.

Literatur

1. Evans AT, Coughlin JP (1970) Urynary obstruktion due to renal cysts. J Urol 103:277–280
2. Raskin MM, Poole DO, Roen SA et al. (1975) Percutaneous management of renal cysts: results of a four-year study. Radiology 115:551–553
3. Lang EK (1977) Renal Cyst puncture and aspiration: a survey of complications. AJR 128:723–727
4. Bean WJ (1981) Renal Cysts: Treatment with alcohol. Radiology 138:329–331

Sonographie und Gallium-67-Szintigraphie bei septischen Komplikationen von Nierenzysten

H. Bihl, M. L. Sautter-Bihl und G. Riedasch

Im Verlauf der polyzystischen Nierendegeneration können Einblutungen bzw. Infektionen einzelner oder mehrerer Zysten zu einer lebensbedrohlichen Situation führen. Ist eine konservative antibiotische Therapie oder Abszeßdrainage allein insuffizient, so muß die septische Niere entfernt werden, was für diese Patienten gleichbedeutend ist mit rascher Progredienz in Richtung terminaler Niereninsuffizienz und Dialyse.

Bei der Differentialdiagnostik der per se charakteristischen Sepsis gilt es, zuerst eine Stauung des Urotraktes, dann eine Abszedierung im Bereich der Zysten zu erkennen bzw. auszuschließen.

Als bildgebende diagnostische Verfahren stehen hierzu u. a. die Sonographie und die Computertomographie zur Verfügung [1].

Während im Ultraschall die einfache Nierenzyste i. a. als scharf begrenzte, echofreie Läsion mit dorsaler Schallverstärkung charakterisiert ist, zeigen sich bei infizierten Nierenzysten und Abszessen gelegentlich heterogene Binnenreflexmuster, teilweise mit Sedimentcharakter. Ein pathognomonisches Reflexmuster für diese komplizierten Nierenzysten existiert jedoch nicht.

In der Computertomographie bietet zwar die Größe der gemessenen Hounsfield-Einheit des Zysteninhaltes einen gewissen Anhaltspunkt, ob einfache Zysten oder infizierte Zysten bzw. ein Abszeß vorliegen. Diese Hounsfield-Werte haben jedoch mitunter eine beträchtliche Variationsbreite, so daß sie nicht immer eine definitive Diagnose ermöglichen. Bei Abszeßbildungen kann gelegentlich – wenn die Untersuchung mit Kontrastmittel durchgeführt wird – eine charakteristische Abszeßwand dargestellt werden.

In diesem diagnostischen Dilemma bietet sich die Szintigraphie mit Gallium-67 an. Ga-67 ist ein Radioisotop mit einer Halbwertszeit von 3,3 Tagen. Es besitzt 4 unterschiedliche Gammaenergien (93, 184, 296, 388 keV), von denen in modernen Gamma-Kamerasystemen i. a. die 3 unteren Energien simultan registriert werden. Nach i.v. Injektion von ca. 3–5 mCi Ga-67-citrat stellt sich ein typisches, zeitabhängiges Verteilungs- und Exkretionsmuster des Radiopharmakons ein. Bei Vorliegen von entzündlichen Prozessen kommt es i. a. zu einer fokalen Akkumulation von Gallium im Bereich dieser Prozesse; dies kann zur Differentialdiagnose von bekannten Prozessen (entzündlich vs. nicht entzündlich) bzw. zur Lokalisationsdiagnostik von unbekannten entzündlichen Foci ausgenutzt werden [2].

Wir referieren über 8 Patienten mit Zystennieren bzw. Nierenzysten, bei denen aufgrund von sonographischen und computertomographischen Untersu-

Ultraschalldiagnostik 86
Herausgegeben von M. Hansmann u. a.
© Springer-Verlag

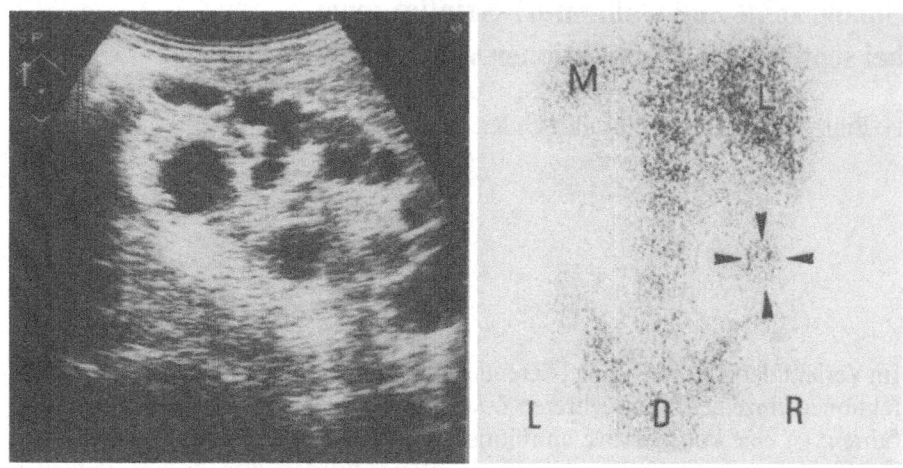

a   b

Abb. 1 a. Sonogramm einer polyzystischen rechten Niere. **b** Gallium-Szintigramm des Abdominalbereiches von dorsal mit Darstellung einer umschriebenen Nuklidakkumulation in Projektion auf den unteren Nierenpol. L Leber, M Milz

chungen nicht definitiv zu entscheiden war, ob bei einer entsprechenden Klinik (Flankenschmerzen und/oder Hämaturie und/oder rezidivierendes Fieber) eine entzündliche Komplikation vorlag oder nicht, d. h. ob diese Symptome einer anderen renalen bzw. extrarenalen Ursache zuzuordnen waren. Die definitive Diagnosesicherung erfolgte in 7 Fällen durch Operation bzw. Punktion, in einem Fall durch die klinische Verlaufsbeobachtung. Im einzelnen handelte es sich bei den 8 Patienten um 2 Nierenkarbunkel, 3 infizierte Nierenzysten mit beginnender Abszeßbildung, 1 Zysteneinblutung, 1 Liposarkom der Niere und 1 Hamartom der Niere.

In allen Fällen von entzündlichen Nierenzystenkomplikationen war das Gallium-Szintigramm positiv, in allen anderen Fällen negativ. Die Abb. 1 zeigt eine polyzystische Niere bei Verdacht auf Infektion einer der Zysten. Sonographisch kann aufgrund der gängigen Kriterien nicht entschieden werden, ob und welche der Zysten einen infektiösen Prozeß enthält. Das entsprechende Gallium-Szintigramm zeigt eine Anreicherung im unteren Polbereich der rechten Niere; intraoperativ wurde ein Abszeß in dieser Zyste bestätigt.

Zusammenfassung

Durch die Kombination von Sonographie und Gallium-Szintigraphie ist bei Patienten mit fraglicher infektiöser Komplikation von Nierenzysten die Differentialdiagnose infektiöse vs. nichtinfektiöse Zyste häufig lösbar, ohne daß aufwendigere Methoden (wie z. B. die Computertomographie) nötig sind.

Insbesondere bei jungen Patienten mit infizierten polyzystischen Nieren ist genau abzuwägen zwischen konservativer antibiotischer Behandlung einerseits und gezielter Zystendrainage andererseits; im letzteren Fall ist eine genaue Lokalisation des Sepsisherdes essentiell, was durch die Gallium-Szintigraphie wesentlich erleichtert wird.

Literatur

1. Bosniak MA (1986) The current radiological approach to renal cysts. Radiology 158:1–10
2. Tsan MF (1985) Mechanism of Gallium-67 accumulation in inflammatory lesions. J Nucl Med 26:88–92

Akute und chronisch entzündliche Nierenerkrankung im Sonogramm

W. Fiegler, B. Feßler, D. Kampf, C. Zwicker und R. Felix

Die vorliegende Untersuchung sollte den Wert der Sonographie bei akuten und chronisch entzündlichen Nierenerkrankungen analysieren.

Akute entzündliche Nierenveränderungen

Zunächst wurden akute entzündliche Nierenerkrankungen untersucht. Es sollten folgende Fragestellungen beantwortet werden:

1. Welche Veränderungen zeigen akute Nierenentzündungen im Sonogramm?
2. Können diese Veränderungen von Tumoren unterschieden werden?
3. Kann die Sonographie den Verlauf der Erkrankung dokumentieren?

Analysiert wurden die Sonogramme von Patienten mit akuten entzündlichen Nierenerkrankungen (akute Pyelonephritis, fokale Pyelonephritis, akute Glomerulonephritis, Pyonephrose, Nierenabszeß).

Jedes Sonogramm wurde anhand folgender Kriterien analysiert:

1. Größe der Nieren,
2. Echostruktur des Nierenparenchyms,
3. Nachweis von lokalisierten Veränderungen im Parenchym.

Ergebnisse

Es wurden 16 Patienten mit akuter Pyelonephritis analysiert. Acht zeigen ein normales Sonogramm, 8 Patienten zeigten im Sonogramm eine vergrößerte Niere mit verbreitertem, echoarmen Nierenparenchym. Zum Teil war ein verschmälerter Nierensinus erkennbar. Die Verlaufskontrolle zeigte eine Normalisierung des Befundes [2].

Zwei Patienten mit fokaler Pyelonephritis zeigten ein pathologisches Sonogramm, es war eine lokale, echoarme Raumforderung ohne Vergrößerung der Niere nachweisbar, die sich im weiteren Verlauf ohne Ausbildung eines Abszesses zurückbildete. Vier Patienten mit akuter Glomerulonephritis zeigten ein pathologisches Sonogramm. Drei Patienten mit Pyonephrose zeigten einen Flüssigkeitsspiegel zwischen echofreiem Urin und Zelldetritus. Bei 3 Patienten mit Nierenabszessen war eine Raumforderung mit Schallverstärkung sowie einzelnen Echos und unregelmäßiger Begrenzung erkennbar.

Ultraschalldiagnostik 86
Herausgegeben von M. Hansmann u. a.
© Springer-Verlag

Chronisch entzündliche Nierenerkrankungen

Im zweiten Teil unserer Untersuchungen sollten diffuse beidseitige Nierenparenchymerkrankungen anhand folgender Fragestellungen analysiert werden:

1. Besteht eine Korrelation zwischen Echointensität des Nierenparenchyms und dem Schweregrad der interstitiellen Veränderungen?
2. Besteht eine Beziehung zwischen Echointensität des Parenchyms und den glomerulären Veränderungen?
3. Kann die Sonographie den Verlauf der Erkrankung dokumentieren?

Es wurden 6 membranoproliferative Glomerulonephritiden, 5 mesangioproliferative Glomerulonephritiden, 3 fokale Glomerulonephritiden, 2 interstitielle Nephritiden u. a. analysiert. Sonographisch graduierten wir: Grad I, wenn die Echointensität des Nierenparenchyms höher als die Echointensität der Milz, jedoch niedriger als die der Leber war. Graduierung II a wurde gegeben, wenn die Echointensität des Nierenparenchyms der Echointensität der Leber entsprach. Graduierung II b wurde gegeben, wenn die Echointensität des Nierenparenchyms höher als die Echointensität der Leber, jedoch geringer als 80% des Nierensinus war, und Graduierung III wurde gegeben, wenn das Nierenparenchym eine Echointensität gleich oder größer als 80% des Nierensinus ergab. Die Schwärzung des auf einem Röntgenfilm dokumentierten Sonogramms wurde im Nierenparenchym sowie in der Leber und Milz mit einem McBath-Transmissionsdensitometer TD 504 II T gemessen und somit die Echointensität objektiviert. Es wurden die Ultraschallbilder mit einem standardisierten Tiefenausgleich angefertigt [3].

Ergebnisse

Es ergab sich eine direkte Beziehung zwischen der Echointensität des Nierenparenchyms und dem Schweregrad der interstitiellen Nierenveränderungen; glomeruläre Veränderungen verstärkten leicht die Echointensität des Parenchyms, eine Graduierung war jedoch nicht möglich [3]

Schlußfolgerungen

1. Die Sonographie zeigt die Ausdehnung der entzündlichen Nierenbeteiligung des Nierenparenchyms. Keine Parenchymveränderung ist nur bei geringer entzündlicher Beteiligung des Parenchyms erkennbar. Eine diffuse Verdickung des Parenchyms ist bei schwerer diffuser Beteiligung des Parenchyms nachweisbar. Bei fokaler Entzündung ist eine lokale Verbreiterung des Nierenparenchyms nachweisbar.
2. Bei einer lokalisierten Raumforderung kann der Ultraschall differenzieren zwischen fokaler Pyelonephritis oder Abszeß. Ein Tumor kann durch Verlaufskontrolle oder Punktion ausgeschlossen werden.
3. Bei akuter Pyelonephritis dokumentiert der Ultraschall den Verlauf der Erkrankung und kann eine Abszedierung erkennen.

4. Fieber und Rückenschmerzen sind bei akuter Pyelonephritis und bei akutem Harnaufstau zu beobachten. Der Ultraschall kann zwischen diesen beiden Erkrankungen differenzieren.
5. Bei chronisch entzündlichen Veränderungen war eine direkte Korrelation zwischen Echointensität des Parenchyms und interstitiellen Veränderungen erkennbar.
6. Glomeruläre Veränderungen verstärkten leicht die Echointensität des Parenchyms. Eine Graduierung war jedoch noch nicht durchführbar. Die Sonographie dokumentiert bei chronisch entzündlichen Veränderungen den Verlauf der Erkrankung. Komplikationen, wie Hämatom oder Abszedierung, werden frühzeitig erkannt, und eine Nierenpunktion kann unter sonographischer Kontrolle gezielt durchgeführt werden.

Literatur

1. Fiegler W (1982) Der Ultraschall bei akuten und chronischen entzündlichen Nierenerkrankungen. DMW 107:, 20:787–791
2. Fiegler W (1981) Einsatzmöglichkeiten der Sonographie bei akuten entzündlichen Nierenerkrankungen. Fortschr Röntgenstr 135, 6:640–644
3. Fiegler W, Cromme R, Székessy T, Kampf D (1981) Die Sonographie bei diffusen beiderseitigen Nierenparenchymerkrankungen. Fortschr Röntgenstr 135, 6:645–648

Beurteilung der Nierentransplantatfunktion mittels Duplexsonographie

B. Schwaighofer, F. Kainberger, F. Frühwald, N. Gritzmann und D. Tscholakoff

Einleitung

Der Nachweis einer Transplantatabstoßung sowie die Differenzierung von Transplantatdysfunktionen sind meist nur mittels perkutaner Nierenbiopsie möglich. Erste Erfahrungen über die Wertigkeit der Duplexsonographie als alternative nichtinvasive Methode werden seit kurzem berichtet [1, 2].

Angaben über normale Doppler-Kurven am gut funktionierenden Nierentransplantat liegen nicht vor.

Ziel unserer Untersuchung war es daher, mit Hilfe der Duplexsonographie die normalen Strömungsverhältnisse am gut funktionierenden Nierentransplantat zu untersuchen.

Material und Methode

Fünfunddreißig Patienten (19 männlich, 16 weiblich, Durchschnittsalter 34 Jahre) mit normal funktionierendem Nierentransplantat wurden duplexsonographisch untersucht. Alle zeigten einen stabilen Serumkreatininwert von $1,5 \pm 0,8$ mg/dl.

Zusätzlich wurden Messungen an Eigennieren 10 gesunder Probanden von 2 verschiedenen Untersuchern vorgenommen. Die Untersuchung wurde mit einem 3-MHz-Sektorschallkopf mit einer integrierten Doppler-Einheit (3 MHz Doppler-Frequenz) durchgeführt (Meßvolumen 1,5 mm, Wandfilter 100 Hz). Das Nierentransplantat wurde in Quer- und Längsschnitten im B-Bild dargestellt und Messungen in der Nierenarterie, Segmentarterie, Interlobärarterie sowie der A. arcuata durchgeführt. Für die Auswertung der Doppler-Kurve wurde der Widerstandsindex $WI = (Systole–Diastole) : Systole$ verwendet.

Ergebnisse

Bei den 10 gesunden Probanden konnte in jedem Gefäß der Eigenniere ein rascher Anstieg in der Systole sowie ein langsamer Abfall in der Diastole registriert werden, wobei ein kontinuierlicher Fluß in der Diastole nachweisbar war (Abb. 1). Zwischen den einzelnen Nierengefäßen konnte kein signifikanter Unterschied nachgewiesen werden. Die Interobservervariabilität war kleiner als 10%. Der Mittelwert für den WI betrug 0,68.

Ultraschalldiagnostik 86
Herausgegeben von M. Hansmann u. a.
© Springer-Verlag

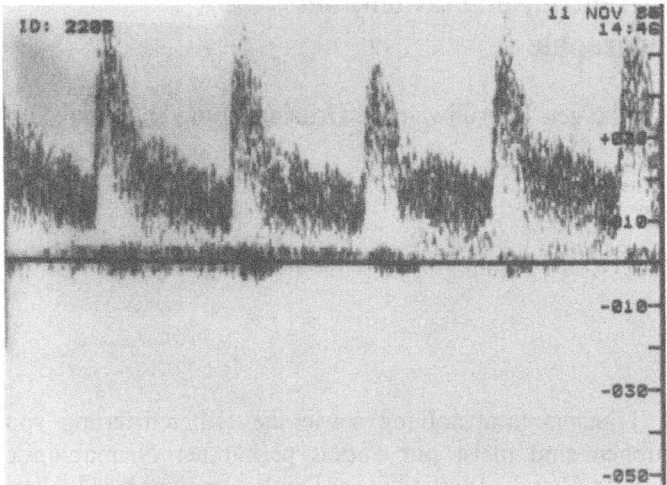

Abb. 1. Doppler-Signal einer gesunden Eigenniere bzw. normal funktionierenden Transplantat-
niere: rascher Anstieg in der Systole, langsamer Abfall in der Diastole, wobei ein kontinuierlicher
Fluß in der Diastole vorhanden ist

Patienten mit normaler Transplantatfunktion und Patienten mit gesunden Eigennieren zeigten identische Doppler-Kurven. Der WI lag in keinem der Gefäße
über 0,71. Auch bei diesen Patienten konnte kein signifikanter Unterschied zwischen den Nierengefäßen verschiedener Ordnung festgestellt werden. Der WI war
zwar bei Transplantaten gering höher als bei Körpereigennieren, ein signifikanter
Unterschied zwischen den einzelnen Meßpunkten konnte nicht nachgewiesen
werden.

Diskussion

Mit Hilfe des WI ist die Duplexsonographie eine wertvolle Methode zur Beurteilung des Blutflusses im Nierentransplantat. Da eingeschränkte Transplantat-
funktionen oft auf Basis einer Gefäßveränderung beruhen, ist die Kenntnis der
normalen Strömungsverhältnisse am Nierentransplantat von großer Bedeutung.
In unserer Studie konnten wir keinen Unterschied zwischen normalen Transplantaten und gesunden Eigennieren sowie zwischen den einzelnen Nierengefäßen
nachweisen. Lediglich in der Nierenstammarterie können gelegentlich anastomo-
sennahe Turbulenzen auftreten. Viele alternative Methoden werden im postoperativen Transplantatmonitoring eingesetzt: Szintigraphisch ist meist nur eine grobe Beurteilung der Durchblutungsverhältnisse möglich. Die Real-time-Sonographie hat seit der Einführung des Cyclosporins an Wertigkeit verloren. Aufgrund
der KM-Gabe bei CT und Angiographie soll der Einsatz dieser beiden Methoden,
vor allem beim frisch transplantierten Patienten, möglichst eingeschränkt werden. Erste Berichte über den Einsatz von Magnetresonanztomographie zum
Nachweis von Abstoßung sind vielversprechend, die Verfügbarkeit dieser Metho-

de ist jedoch derzeit noch limitiert. In diesem Licht betrachtet hat die Duplexsonographie als nichtinvasive leicht verfügbare Methode einen hohen Stellenwert in der Beurteilung der Strömungsverhältnisse im Nierentransplantat. Ein WI kleiner als 0,71 schließt eine akute Abstoßung aus. Auch bei klinischen Abstoßungszeichen kann in diesen Fällen auf eine Biopsie verzichtet werden.

Mit Hilfe der Kenntnis der normalen Indizes kann es in Zukunft möglich sein, mittels Duplexsonographie Abstoßungsreaktionen frühzeitig zu erfassen.

Literatur

1. Berland LL, Lawson TL, Adams MB, Melrose BL, Foley WD (1982) Evaluation of transplants with pulsed Doppler duplex sonography. J Ultrasound Med 1:215–222
2. Rigsby CM, Taylor KJW, Weltin G, Burns PN, Bia M, Princenthal A, Kashgarian M, Flye MW (1986) Renal allografts in acute rejection: Evaluation using duplex sonography. Radiology 158:357–378

Erste Erfahrungen der duplexsonographischen Abstoßungsdiagnostik bei Nierentransplantaten

B. Schwaighofer, O. Traindl, R. Stiglbauer, F. Karnel und F. Kainberger

Einleitung

Seit Cyclosporin zur Abstoßungsbekämpfung in der Nierentransplantattherapie eingesetzt wird, hat die B-Bild-Sonographie in der Abstoßungsdiagnostik an Bedeutung verloren. Neben dem Nachweis von Harnwegsobstruktion und perirenalen Flüssigkeitsansammlungen ist mit der Duplexsonographie eine weitere Funktionsdiagnostik im vaskulären System möglich. Ziel unserer Untersuchung war es daher, neue Abstoßungskriterien mit Hilfe der Duplexsonographie zu finden. Ausgehend von der Überlegung, daß bei Abstoßung der periphere Widerstand steigt, haben wir versucht, die dadurch bedingten Veränderungen der Doppler-Signale zu analysieren.

Material und Methoden

Sechsundvierzig Patienten (31 männlich, 15 weiblich, Durchschnittsalter 35 Jahre) mit klinischen Abstoßungszeichen des Nierentransplantates wurden duplexsonographisch untersucht. In 41 Fällen wurden die Ergebnisse mit der bei der Biopsie gewonnenen histologischen Diagnose, in 5 Fällen mit den klinischen Parametern korreliert. Die Untersuchung wurde mit einem 3-MHz-Sektorschallkopf, der mit einer integrierten Doppler-Einheit (3 MHz Doppler-Frequenz) ausgestattet ist, durchgeführt (Meßvolumen 1,5 mm, Wandfilter um 100 Hz). Das Nierentransplantat wurde in Quer- und Längsschnitten dargestellt. Meist wurden mehrere Messungen sowohl im Nierenparenchym als auch in der Nierenarterie durchgeführt. Für die Auswertung der Doppler-Kurve wurde der Widerstandsindex WI = (Systole–Diastole) : Systole verwendet.

Ergebnisse

Der Widerstandsindex (WI) läßt sich in 3 Gruppen einteilen: Bis zu einem WI von 0,7 liegen normale Strömungsverhältnisse im Nierentransplantat vor, über 0,9 ist der periphere Widerstand deutlich erhöht. Duplexsonographisch ist ein verminderter oder fehlender diastolischer Fluß nachweisbar (Abb. 1). Der Bereich zwischen 0,7 und 0,9 ist diagnostisch nicht verwertbar.

Ultraschalldiagnostik 86
Herausgegeben von M. Hansmann u. a.
© Springer-Verlag

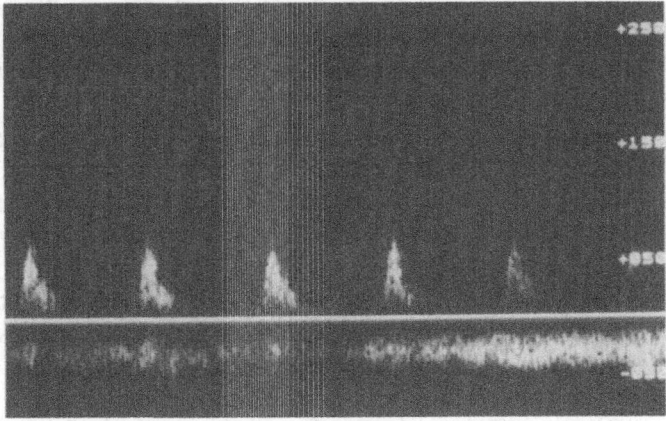

Abb. 1. Doppler-Signal eines Nierentransplantates mit vaskulärer Abstoßung: rascher Anstieg des Signals in der Systole, rascher Abfall in der Diastole, kein Fluß in der Diastole nachweisbar

Bei Patienten mit vaskulärer Abstoßung lag der WI immer über 0,9. Bei interstitieller Abstoßung und Cyclosporinschaden variierte der WI zwischen 0,7 und 1. Bei akuter tubulärer Nekrose sowie bei chronischer Abstoßung wurden ebenfalls Werte bis 1 registriert, wobei aber auch der WI bei je 2 Patienten unter 0,7 lag.

Bei 5 Patienten mit klinischem Verdacht auf Abstoßung wurde 3mal sonographisch ein deutlich erweitertes Nierenhohlsystem nachgewiesen (WI über 0,9), bei 2 Patienten eine akute Pyelonnephritis (WI unter 0,7).

Bei 14 Patienten konnten Funktionsveränderungen des Transplantates duplexsonographisch nachgewiesen werden, wobei bei Funktionsverbesserung der WI sank, bei Verschlechterung der WI stieg.

Diskussion

Die Duplexsonographie ist eine ausgezeichnete Methode, Transplantatdysfunktionen nachzuweisen. Da die einzelnen Abstoßungsarten in sehr unterschiedlichem Ausmaß das Gefäßsystem der Niere miteinbeziehen, gibt es sehr große Variationen im Widerstandsindex: Die akut-vasculäre Abstoßung ist vom Gefäßsystem ausgehend und daher duplexsonographisch sehr gut nachweisbar. Bei der akut-interstitiellen Abstoßung bzw. beim Cyclosporinschaden sind die morphologischen Veränderungen primär im Interstitium lokalisiert. Sekundär kann das Gefäßsystem mitbefallen sein. Ein WI über 0,9 ist daher erst im Spätstadium nachweisbar.

Beim akuten Nierenversagen kommt es primär zu einer Tubulusdilatation, die in den Anfangsstadien keinen Einfluß auf das Gefäßsystem hat, so daß in solchen Fällen ein normaler Widerstandsindex registriert werden kann. Das gleiche gilt auch für chronische Abstoßungen, die oft sehr langsam fortschreiten und nicht immer das Gefäßsystem mit einbeziehen, so daß auch hier normale Strömungsverhältnisse gefunden werden können.

Ein großer Vorteil der Duplexsonographie liegt in der möglichen Differenzierung von Pyelonephritis und akuter Abstoßung, die klinisch oft ein sehr ähnliches Bild bieten. Bei Pyelonephritis lassen sich jedoch normale Strömungsverhältnisse nachweisen.

Bei ausgeprägter Weitstellung des Nierenhohlsystems kann es zu einer Kompression der Gefäße kommen, wodurch der Widerstandsindex deutlich ansteigt.

Eine ganz wichtige Aufgabe der Duplexsonographie besteht im Nachweis von Funktionsveränderungen. Eine Funktionsverbesserung bzw. Verschlechterung des Nierentransplantates konnte duplexsonographisch schon früh nachgewiesen werden, noch ehe sich klinische Parameter änderten. So läßt sich auch bei Patienten mit Transplantatabstoßung das Ansprechen der Kortisontherapie mit Hilfe des WI schon zu einem Zeitpunkt nachweisen, bei dem das Kreatinin noch keine Änderung gezeigt hat.

Die Durchführung der Duplexsonographie bedarf einiger Erfahrung, da mehrere Fehlermöglichkeiten ein falsches Ergebnis vortäuschen können. Da bei einem Einfallswinkel der Schallwelle von 90 Grad keine Doppler-Signale erhoben werden können, der Winkel jedoch aufgrund der fehlenden Gefäßdarstellung im Nierenparenchym nicht gemessen werden kann, müssen immer mehrere Messungen bei jeder Untersuchung durchgeführt werden. Schwierigkeiten ergeben sich oft durch die Überlagerung von venösen Flußsignalen durch mitgeteilte Pulsationen aus der Umgebung, die zu einer falschen Interpretation der Doppler-Kurve führen können. Unregelmäßiger Puls, massive Atemexkursionen sowie ausgeprägter Aszites können die Untersuchung deutlich erschweren.

Unter Verwendung des Widerstandsindex ist die Duplexsonographie eine wertvolle Methode zur Beurteilung des Blutflusses im Nierentransplantat. Vor allem Funktionsverbesserungen und Verschlechterungen können auf einfache Weise erkannt werden.

Eine Unterscheidung der einzelnen Abstoßungsarten ist nicht möglich, trotzdem können einige Aussagen getroffen werden: Liegt ein WI kleiner als 0,7 vor, so kann eine akute Abstoßung ausgeschlossen werden. Auch bei klinisch fraglichen Abstoßungszeichen (Kreatininanstieg, Fieber etc.) kann auf eine Biopsie verzichtet werden. In diesen Fällen ist an ein akutes Nierenversagen im Rahmen einer Ischämie, an eine Sepsis oder an eine chronische Abstoßung zu denken, wobei letztere unmittelbar postoperativ natürlich nicht in Frage kommt. Bei einem WI über 0,9 muß sonographisch ein Abflußhindernis ausgeschlossen werden, erst dann sollte eine perkutane Nierenbiopsie durchgeführt werden.

Literatur

1. Arima M, Ishibashi M, Usami M (1979) Analysis of the arterial blood low patterns of normal and allografted kidneys by the directional ultrasonic Doppler technique. J Urol 122:578–591
2. Reid MH, MacKay RS, Lantz BMT (1980) Noninvasive blood flow measurements by Doppler ultrasound with applications to renal artery flow determination. Invest Radiol 15:323–331

Sonographisch gesteuerte perkutane antegrade Pyelographie nach Nierentransplantation

D. Bach, T. Frieling, H. Lübke, R. M. Jungblut, W. Sandmann und B. Grabensee

Durch seine oberflächliche Lage ist das Nierentransplantat in der Sonographie sehr gut zu beurteilen. Neben der Darstellung von perirenalen Flüssigkeitsansammlungen und Nierenparenchymschädigungen kommt der Sonographie besondere Bedeutung bei der Beurteilung der postrenalen Abflußverhältnisse zu. Im Nierentransplantat selber stellen die akute Abstoßungsrekation, das akute Nierenversagen, die Infektion sowie chirurgische Probleme die häufigsten Komplikationen nach Nierentransplantationen dar. Dabei kann eine auftretende Abflußstörung Ursache als auch Folge einer der erwähnten Komplikationen sein.

Zur Bestätigung der Verdachtsdiagnose einer postrenalen Abflußstörung können verschiedenartige bildgebende Verfahren Anwendung finden. Dazu gehört neben der Sonographie das Computertomogramm mit Kontrastmittelgabe, die Zystoskopie, das intravenöse Urogramm, die retrograde Pyelographie sowie die antegrade Pyelographie. Bei den meisten dieser Verfahren entstehen entweder für den hochimmunsupprimierten Patienten nicht unerhebliche Risiken in Form einer Infektion oder aber die eingeschränkte Nierenfunktion des Transplantatträgers erlaubt nicht die angestrebte diagnostische Methode, da sich der Kontrastmitteleinsatz verbietet. Gerade aber der interventionellen Form der Sonographie kommt wegen ihres vergleichsweise geringen invasiven Charakters ein hoher Stellenwert bei der Diagnose perirenaler Raumforderungen sowie der Abflußstörungen im Transplantatbereich zu.

Wir führten 7 antegrade Pyelographien bei 5 Patienten mit sonographisch gestautem Nierenbecken und deutlicher Funktionsverschlechterung durch. Unter sonographischer Kontrolle wurde das Nierenbecken mittels einer 20 Gauge-Feinnadel anpunktiert, ca. 30 ml Urin aspiriert, anschließend erfolgte die röntgenologische Darstellung nach Injektion von 30 ml wasserlöslichem Kontrastmittel. Während und nach der Untersuchung traten keine Komplikationen auf. In 3 Fällen wurde radiologisch die Diagnose einer Ureterstenose ohne äußere Kompression gestellt, in 2 Fällen lag eine Kompression des Ureters durch Raumverdrängung bei Lymphozelen vor.

Abbildung 1 zeigt das gestaute Nierenbecken im sonographischen Bild, Abb. 2 zeigt einen typischen Befund einer fadenförmigen Ureterstenose, hier auf dem Boden einer Ureternekrose entstanden.

Zwei Ureterstenosen wurden durch eine Uretero-Ureterostomie revidiert, 2 Lymphozelen konnten chirurgisch marsupialisiert werden, nachdem eine zunächst durchgeführte Entlastungspunktion ohne Erfolg geblieben war. Alle 4 Patienten zeigten eine deutliche Funktionsverbesserung des Transplantates, es er-

Ultraschalldiagnostik 86
Herausgegeben von M. Hansmann u. a.
© Springer-Verlag

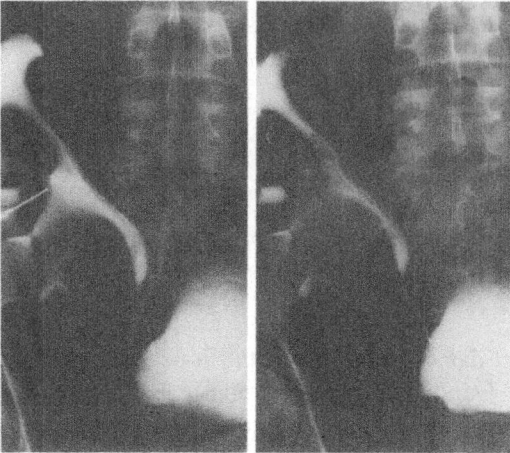

Abb. 1. s. Text   **Abb. 2.** s. Text

folgte ein Abfall des Serumkreatinins. Bei einem Patienten mußte wegen einer irreversiblen vaskulären Abstoßung die sofortige Transplantatentfernung erfolgen.

Durch die sonographisch gesteuerte perkutane antegrade Pyelographie konnte die Diagnose einer postrenalen Abflußstörung gesichert und der Ort der Stenose exakt lokalisiert werden. Diese Methode bietet für den immunsupprimierten Patienten mit eingeschränkter Nierenfunktion neben einem sehr geringen Infektionsrisiko den Vorteil einer ausreichenden Kontrastierung ohne Kontrastmittelschädigung des Organs. Eine problemlose ambulante Durchführung, sie erfolgte in 4 unserer Fälle, ist möglich. Es zeigt sich, daß der kombinierte Einsatz von ultraschallgesteuertem Punktionsverfahren und röntgenologischer Kontrastdarstellung ein optimales diagnostisches Verfahren mit relevanten Entscheidungen darstellt.

Perirenale Raumforderungen nach Nierentransplantation

W. Petritsch, H. Pristautz, B. Eber, F. Schreiber, H. Pogglitsch, E. Ziak, H. Steiner und P. Petritsch

Einleitung

Die Bedeutung der Sonographie in der Verlaufsbeobachtung von Transplantatnieren liegt in der Interpretation sonomorphologischer Veränderungen des Nierenparenchyms und des zentralen Echokomplexes sowie im Nachweis bzw. Ausschluß von perirenalen Flüssigkeitsansammlungen. Ziel unserer Untersuchung war es, Häufigkeit und Art und Zeitpunkt des Auftretens von perirenalen Raumforderungen (RF) zu analysieren.

Patientengut und Methodik

Fünfundvierzig nierentransplantierte Patienten, die am 4.–7. postoperativen Tag von der chirurgischen Intensivstation zur weiteren Betreuung an die Med. Univ. Klinik übernommen wurden, wurden in regelmäßigen Abständen sonographiert. Die erste Sonographie erfolgte 4 bis maximal 12 Tage postoperativ, anschließend alle 4 bis 5 Tage bis zur Entlassung. Ambulant erfolgte die Kontrolle anfänglich monatlich, bei Beschwerden oder Anzeichen für eine Abstoßungskrise umgehend. Bei 3 Patienten wurde zusätzlich ein Computertomogramm durchgeführt. Zehn Patienten mit einer perirenalen RF wurden ergänzend einer computertomographischen bzw. ultraschallgezielten diagnostischen Feinnadelpunktion (FNP) unterzogen. Als biochemische Parameter wurden Natrium, Kalium, Kreatinin, Harnstoff, Gesamteiweiß, LDH und Glukose in der perirenalen Flüssigkeit bestimmt und mit den Referenzwerten im Serum verglichen.

Ergebnisse

Vierundzwanzig von 45 Patienten wiesen während des Beobachtungszeitraumes ein oder mehrere perirenale RF auf. Den größten Anteil hatten postoperativ auftretende RF, gefolgt von Flüssigkeitsansammlungen während Abstoßungskrisen und zufällig entdeckten RF während des Beobachtungszeitraumes.

Primär bestehende RF (n = 13)

Bei 13 Personen war die RF bereits bei der ersten Untersuchung nachweisbar. Bei 8 Patienten erfolgte eine spontane Resorption innerhalb der ersten 10 Wochen,

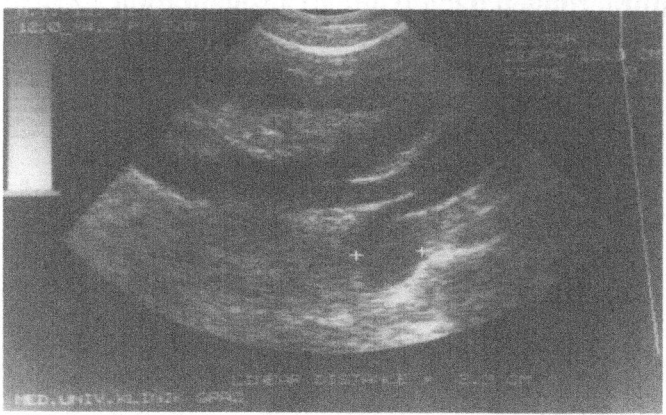

Abb. 1. Mittels FNP verifizierte Lymphozele

2 Patienten mußten während dieser Zeit explantiert werden. In den restlichen 3 Fällen war die Läsion länger als 6 Monate nachweisbar (Abb. 1). Einen Prädilektionsort der postoperativ diagnostizierten RF fanden wir nicht. Sonographisch imponierten sie als teilweise glatt, teilweise unregelmäßig begrenzte zystisch imponierende RF, welche in einigen Fällen vereinzelte Binnenechos aufwiesen. In 6 Fällen wurde eine weitere Exploration mittels FNP durchgeführt, wobei sich 3mal ein Hämatom, 3mal eine Lymphozele ergab.

Während Abstoßungskrisen auftretende RF (n = 7)

Bei 7 Patienten trat während einer Abstoßungskrise eine sichelförmige perirenale Flüssigkeitsansammlung auf, die sich nach Abklingen der Krise spontan resorbierte (Abb. 2). In 5 Fällen war die Läsion um den kaudalen, in 2 Fällen um den kranialen Pol angeordnet. Eine diagnostische FNP ergab 2mal eine Lymphozele.

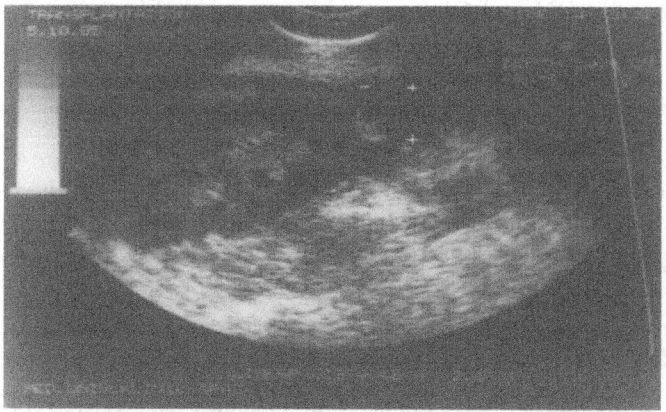

Abb. 2. Während einer Abstoßungskrise aufgetretene Lymphozele

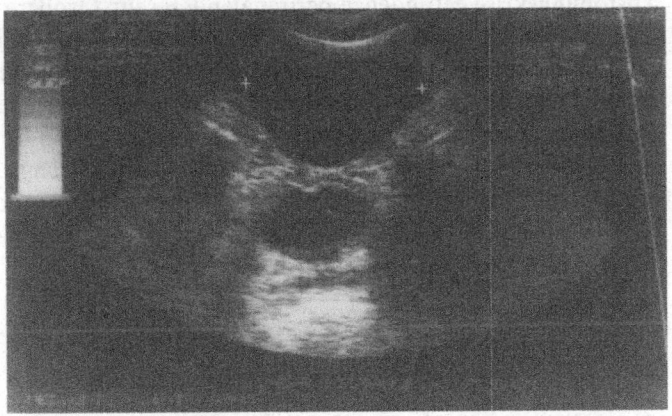

Abb. 3. Großes, ventral der leeren Harnblase liegendes Urinom

Zufällig entdeckte RF während des Beobachtungszeitraumes (n = 4)

2 Patienten entwickelten während des Beobachtungszeitraumes je eine 2×2 cm große zystische Läsion zwischen Niere und Harnblase. Bei einem Patienten war eine weitere Beobachtung wegen eines Suizids nicht möglich, bei dem zweiten Patienten resorbierte sich die Läsion spontan. In den restlichen 2 Fällen trat die RF einmal 4, einmal 8 Wochen nach der Transplantation auf. In beiden Fällen imponierte die Läsion als gut 7×7 cm messende, einmal echofreie, einmal septierte RF zwischen kaudalen Nierenpol und Harnblase gelegen. In beiden Fällen ergab die Analyse der mittels FNP gewonnenen Flüssigkeit Hinweise für ein Urinom (Abb. 3).

Diskussion

Wir fanden in 52,8% der untersuchten Fälle eine perirenale Flüssigkeitsansammlung. Die Anzahl der von uns gefundenen perirenalen RF entspricht den in der Literatur bekannten Daten [4]. Unsere Ergebnisse zeigen den höchsten Anteil von RF in den ersten Wochen nach der Transplantation. Die meisten Läsionen waren kleiner als 2 cm und dürften aufgrund der spontanen Resorption Wundhämatomen bzw. Seromen entsprochen haben. Bei 5 Patienten fanden wir Zeichen einer Abstoßungskrise, so daß zumindest klinisch eine Lymphozele in Betracht gezogen werden muß. Eine Differenzierung perirenaler RF aufgrund sonomorphologischer Kriterien allein ist nicht möglich [4]. Die Genese von Lymphozelen wird nicht einheitlich beurteilt. So sind Lymphozelen das Resultat von insuffizient verschlossenen Lymphgefäßen und finden sich meist in der Nachbarschaft der Beckengefäße am kaudalen Pol der Niere [1]. Derartig große RF, die zur mechanischen Kompression von Beckenvenen führen, konnten wir in unserem Krankengut nicht beobachten. Eine andere Ursache soll in der gesteigerten renalen Lymphsekretion liegen, da bei Abstoßungskrisen die Lymphsekretion massiv ansteigen kann [3, 6]. Dies dürfte auch die Ursache der von uns im Rahmen einer

Abstoßungskrise gefundenen perirenalen RF sein. Größere progrediente RF zwischen Niere und Harnblase bedürfen kurzfristiger Kontrollen, da Urinome unter der immunsuppressiven Therapie klinisch stumm verlaufen können. Aufgrund der hohen Mortalität bei verspäteter Diagnose und Therapie kommt der Frühdiagnose eine große Bedeutung zu [2, 5].

Die von uns durchgeführten FNP wurden unter streng aseptischen Bedingungen durchgeführt. Komplikationen konnten wir keine beobachten. Als sicherste laborchemische Parameter zur Differenzierung von perirenalen Flüssigkeiten haben sich Harnstoff und Kreatinin erwiesen [6].

Schlußfolgerung

Unsere Ergebnisse zeigen, daß es bei ca. 50% aller nierentransplantierten Patienten zu perirenalen RF kommt. Aufgrund der bisherigen Ergebnisse und des erhöhten Punktionsrisikos bei immunsupprimierten Patienten soll eine diagnostische FNP nur bei Größenzunahme oder entsprechender Klinik zur weiteren Differenzierung der RF durchgeführt werden. Ansonsten empfiehlt sich eine kurzfristige sonographische sowie klinische Verlaufskontrolle.

Literatur

1. Baumgartner D, Largiader F, Uhlschmid G, Binswanger U (1976) Lymphozelen nach Nierentransplantation. Chirurg 47:88–92
2. Coyne SS, Walsh JW, Tisnado J, Brewer WH, Sharpe AR, Amendola MA, Mendez-Picon G, Lee HM (1981) Surgically correctable renal transplant complications: anintegratedclinical and radiologic approach. Amer J Roentgenol 136:1113–1119
3. Pedersen NC, Morris B (1970) The role of the lymphatic system in the rejection of homografts: a study of lymph from renal transplants. J Exp Med 131:936
4. Silver TM, Campbell, Wicks JD, Lorber MI, Surace P, Turcotte J (1981) Peritransplant fluid collections. Radiology 138:145–151
5. Spigos DG, Tan W, Pavel DG, Mozes M, Jonasson O, Capek V (1977) Diagnosis of urine extravasation after renal transplantation. Amer J Roentgenol 129:409–413
6. Wernecke K, Heckemann R, Jakubowski HD (1982) Perirenale Raumforderungen nach Nierentransplantationen. Fortschr Röntgenstr 137:403–409

Wie zuverlässig kann die sonographische Beurteilung des Nierentransplantates erfolgen?

D. Bach, T. Frieling, W. Berges, P. Heering und B. Grabensee

Bei der Beurteilung des Nierentransplantates spielt die Sonographie eine wichtige Rolle. Gemäß der Literatur soll dies auch auf die Erkennung von Abstoßungsepisoden zutreffen. Dabei werden in der Regel in der Literatur verschiedene Kriterien angegeben, insbesondere die Volumenzunahme des Organs von mehr als 20% in 5 Tagen, die Zunahme der Parenchymdicke, Schwellung der Markpyramiden, Auftreten von perirenaler Flüssigkeit, Unschärfe der Parenchym-Pyelon-Grenze sowie eine Pyelonausweitung (Abb. 1).

Wir stellten uns während unserer routinemäßigen sonographischen Untersuchungen die Frage, wie objektiv die Sonographie bei Nierentransplantaten unter Immunsuppression mit Cyclosporin A wirklich sein kann.

Aus diesem Grunde wurden insgesamt 11 frisch transplantierte Patienten (7 männlich, 4 weiblich, Durchschnittsalter 34,7 Jahre) während eines Zeitraumes von 90 Tagen nach der Transplantation von 2 unabhängigen Untersuchern mit vergleichbarer sonographischer Erfahrung beurteilt. Insgesamt wurden 159 Untersuchungen pro Untersucher durchgeführt.

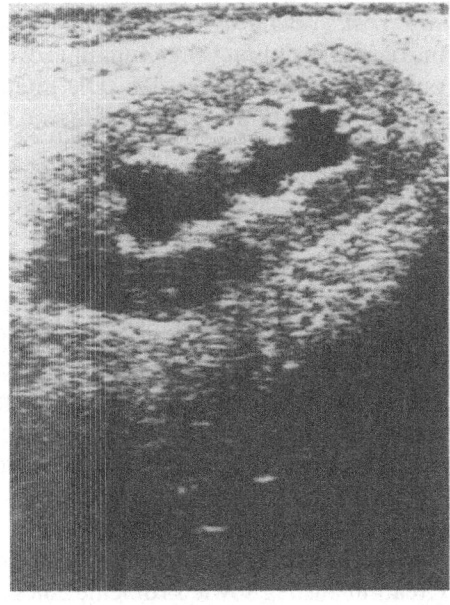

Abb. 1. s. Text

Ultraschalldiagnostik 86
Herausgegeben von M. Hansmann u. a.
© Springer-Verlag

Die Frequenz der sonographischen Untersuchungen lag bei einer Untersuchung pro Woche, beginnend mit dem 2. postoperativen Tag. Bei klinischem und laborchemischem Verdacht einer Rejektion führten wir tägliche Untersuchungen über einen Zeitraum von mindestens 7 Tagen durch.

Insgesamt wurden 5 Abstoßungsepisoden in dem angegebenen Zeitraum erfaßt, die Bestätigung der klinischen und laborchemischen Verdachtsdiagnose wurde durch eine Nierenbiopsie in allen Fällen gesichert. Bei 2 weiteren Episoden wurde zunächst klinisch als auch sonographisch der Verdacht auf eine Abstoßungsreaktion geäußert. In diesen beiden Fällen konnte allerdings ein Nachweis einer Zytomegalieinfektion erbracht werden.

Meßkriterien waren zunächst 1. die Volumenbestimmung, 2. die Parenchymdicke im Maximallängsdurchmesser. Dabei wurden definierte Stellen im Bereich des oberen Poles, der Mitte sowie des unteren Poles ventral vermessen. Darüber hinaus galten die Fläche der Markpyramiden (insgesamt 3 Markpyramiden wurden vermessen), das Neuauftreten von perirenaler Flüssigkeit und die Beurteilung der Parenchym-Pyelon-Grenze in 4 vorher festgelegten Unschärfegraden als weitere Kriterien.

Ergebnisse

Kriterium 1. Beide Untersucher konnten während der Abstoßung eine Größenzunahme vermerken. Allerdings beobachteten wir einen erheblichen Unterschied der maximalen Meßdifferenz zwischen den Untersuchern (Interindividuelle Meßdifferenz)
– bei normaler Funktion max. 5,3%,
– während der Abstoßung max. 27,2%.

Kriterium 2. Bei beiden Untersuchern konnte während des angegebenen Zeitraumes einer Abstoßung eine Zunahme der ventralen Parenchymdicke an allen Meßpunkten verzeichnet werden. Die interindividuelle Meßdifferenz betrug jedoch bei normaler Funktion 18%, während der Abstoßung max. 20,3%.

Kriterium 3. Dies erbrachte erhebliche interindividuelle Meßdifferenzen. Diese bestanden sowohl bei normaler Funktion als auch während der Abstoßung. Während wir in Normalfunktion maximale Meßdifferenzen von 45,5% fanden, ließ sich diese Differenz während der Abstoßung auf 85,0% steigern. Im wesentlichen Übereinstimmung fanden wir im Bereich des *Kriteriums* Nr. 4. Es erfolgte von beiden Untersuchern eine übereinstimmende Beschreibung von neu aufgetretener perirenaler Flüssigkeit, die beschriebenen Flächenausmaße dieser Flüssigkeit variierten nur unerheblich. Seitens des subjektiven *Kriteriums* Nr. 5, die Bestimmung der Parenchym-Pyelon-Grenze in Unschärfegraden, wobei die Abstufung von scharf bis komplett unscharf reichte, fand sich in 87% der Untersuchungen ein übereinstimmender Unschärfegrad. Bei Normalfunktion 83%.

Wir konnten feststellen, daß alle Kriterien *frühestens* 24 Std nach Veränderung des laborchemischen und klinischen Bildes, ausgehend von einem deutlichen Kreatininanstieg sowie Probleme eines Ausscheidungsrückgangs- und einer Allgemeinverschlechterung des Patienten, erste richtungsweisende Tendenzen in der sonographischen Untersuchung zeigten.

Schlußfolgerung

1. Bei der quantitativen Bestimmung von sonographischen Abstoßungskriterien bei Nierentransplantaten besteht eine erhebliche individuelle Differenz bei verschiedenen Untersuchern. Sichere Rückschlüsse aus quantitativen Parametern sind daher unserer Meinung nach nicht immer möglich.
2. Sonographische Abstoßungskriterien gehen dem klinischen und laborchemischen Bild in der Regel nicht voraus. Die Sonographie stellt somit keine geeignete Früherkennungsmethode für Abstoßungen bei Nierentransplantaten dar.
3. Während einer Abstoßung sind qualitative, richtungsweisende sonographische Veränderungen zu verzeichnen. Eine sichere Abgrenzung zu anderen Transplantatfunktionsstörungen kann nicht erfolgen.

Sonographische Uretersteindiagnostik

U. Hege und K. Seitz

In der Gallensteindiagnostik hat die Sonographie die radiologischen Untersuchungen weitgehend ersetzt – bei der Diagnostik der Nephrolithiasis, besonders aber der Ureterolithiasis wird nach wie vor selten auf ein i.v.-Pyelogramm verzichtet. Mit guten Sektorscannern und einer speziellen Untersuchungstechnik gelingt jedoch in den meisten Fällen die Darstellung eines auch nur gering erweiterten Ureters und im Ureter liegender Konkremente.

Untersuchungstechnik

Nach der üblichen Untersuchung der Niere auf Harnstauungszeichen wird der Schallkopf bei positivem Befund entlang der Verlaufsrichtung des Ureters in Längs- und Schrägschnitten weitergeführt. Entscheidend ist es, durch geschickte Schallkopfführung den längs dargestellten Ureterabgang nach kaudal schrittweise zu verfolgen. Um überlagernde Darmluft beiseite zu drängen, ist eine ausreichende Kompression der Bauchdecke mit Hilfe des kleinen Scanners erforderlich.

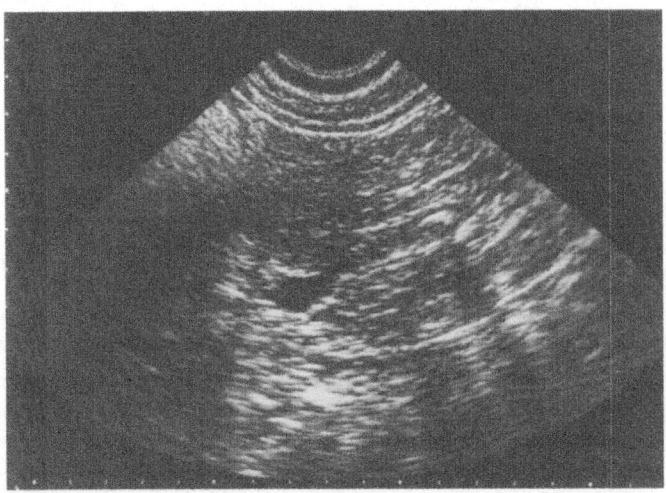

Abb. 1. Steine im proximalen Ureterdrittel

Ultraschalldiagnostik 86
Herausgegeben von M. Hansmann u. a.
© Springer-Verlag

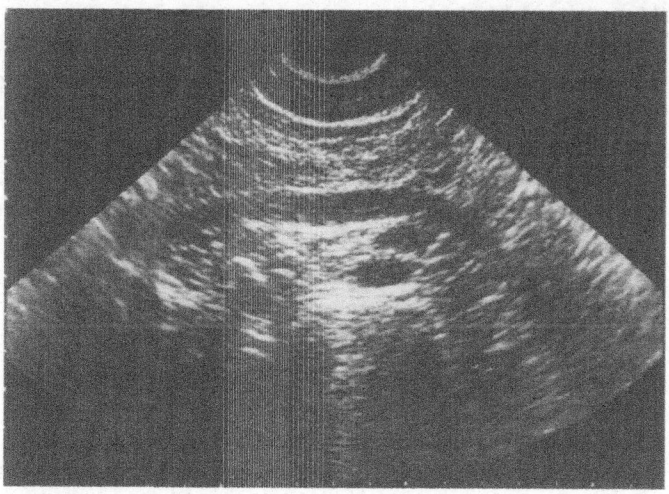

Abb. 2. Ureter über den Iliakalgefäßen

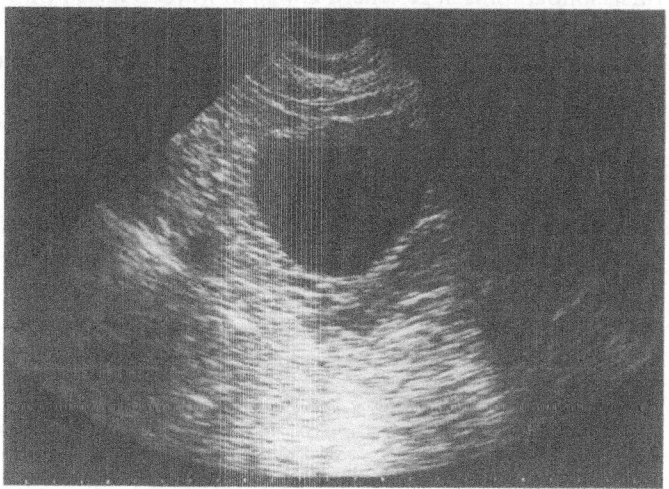

Abb. 3. Ureterstein retrovesikal

In den meisten Fällen gelingt es, einen nur wenige mm dilatierten Ureter 7 bis 10 cm über den Hilus nach distal zu verfolgen. Konkremente im proximalen Ureterabschnitt sind daher gut erfaßbar (Abb. 1). Das mittlere Ureterdrittel ist ab einer Weite von ca. 3–4 mm einsehbar. Ist wegen Darmluftüberlagerung keine kontinuierliche Darstellung des Ureters vom Hilus an möglich, so kann der Ureter häufig wieder an der Iliacagefäßüberkreuzung aufgefunden werden (Abb. 2). Das distale Ureterdrittel läßt sich durch das Schallfenster der gefüllten Harnblase besonders gut darstellen (Abb. 3).

Material und Methode

Um die sonographische Uretersteindiagnostik auf ihre Ergiebigkeit zu überprüfen, wurden retrospektiv die Sonographiebefunde der Patienten zusammengestellt, die 1983 und 1984 in unserer Klinik mit dem Verdacht auf eine Ureterkolik
sonographiert wurden bzw. bei denen sich sonographisch eine Nierenstauung
fand. In die Studie aufgenommen wurden die Patienten, bei denen nach Überprüfung aller Unterlagen eine Ureterolithiasis zu sichern war. Die sonographischen
Untersuchungen wurden von insgesamt 15 Untersuchern mit unterschiedlicher
Ultraschallerfahrung vorgenommen.

Ergebnisse

Bei den 1983 und 1984 in unserer Klinik sonographierten Patienten lag bei insgesamt 61 Patienten eine klinisch, sonographisch oder röntgenologisch diagnostizierte Ureterolithiasis vor (Tabelle 1). Alle Patienten hatten eine, wenn auch z. T.
nur geringfügige Erweiterung des Sinus renalis mit darstellbarem Ureterabgang;
die Ureterweite lag zwischen 3 und 13 mm. Bei 38 der 61 Patienten wurde der
Stein sonographisch gesichert. Zweimal wurden falsch-positive Befunde erhoben:
helle Reflexe am Ureterostium wurden für ein Konkrement gehalten. Unter den
falsch-negativen Befunden können sich möglicherweise auch Fälle mit Zustand
nach Steinabgang verbergen.

Bei der Auswertung der 22 falsch-negativen Sonographiebefunde fällt ein hoher Anteil an nicht optimalen Untersuchungsbedingungen auf: nicht oder nur
mäßig erfahrene Untersucher (15/22), eine nicht ausreichend gefüllte Harnblase
(15/22) oder eine geringe Untersuchungszahl (bei 13/22 nur eine Untersuchung).

Tabelle 1.

	n	US	Richtig-positiv		Falsch-negativ	Falsch-positiv
			Stein	V. a. Stein		
1983	25	25	16	0	9	1
1984	36	36	22	1	13	1
Insgesamt	61	61	38	1	22	2

Tabelle 2.

	n	IVP	Richtig-positiv		Falsch-negativ	Z. n. Stein-abgang?	Falsch-positiv
			Stein	V. a. Stein			
1983	25	15	7	4	0	4	0
1984	36	10	2	3	0	5	0
Insgesamt	61	25	9	7	0	9	0

Die Sensitivität der sonographischen Uretersteindiagnose betrug in unserer Studie 64%. Wie zu erwarten, ist die Sensitivität deutlich von der Erfahrung der Untersucher abhängig. 1984 erreichten erfahrene Untersucher eine Sensitivität von 84%, wenig erfahrene von 20%.

Nicht alle Patienten wurden einer Röntgendiagnostik zugeführt. Mit zunehmender Erfahrung in der sonographischen Uretersteindiagnostik wurde häufiger darauf verzichtet und Stein und Steinwanderung rein sonographisch kontrolliert (Tabelle 2). 1984 wurde noch bei 10 von 36 Patienten ein i.v.-Pyelogramm angefertigt, inzwischen ist die Zahl der i.v.-Pyelogramme weiter rückläufig.

Die Diagnosesicherung durch ein i.v.-Pyelogramm bei sonographisch nicht darstellbarem Konkrement gelang 1983 nur bei 2, 1984 bei keinem Patienten. Bei insg. 5 sonographisch nicht diagnostizierten Uretersteinen wurde im i.v.-Pyelogramm der Verdacht auf ein Konkrement ausgesprochen. Ein Informationszuwachs durch ein i.v.-Pyelogramm war also nur bei insgesamt 7 Patienten zu erreichen.

Indikationen für ein i.v.-Pyelogramm bestehen bei einer Diskrepanz zwischen Klinik und Ultraschallbefund, bei mehrfach negativem Ultraschallbefund bei guten Untersuchungsbedingungen, vor Verlassen der konservativen Therapie (wenn vom Urologen gewünscht) und vor geplanter Stoßwellenlithotrypsie.

Zusammenfassung

Die sonographische Uretersteindiagnostik erweist sich als eine Methode mit hoher Sensitivität, wenn mit guten Geräten, sonographischer Erfahrung und entsprechender Technik untersucht wird. Die Sonographie kann hier – wie bei der Gallensteindiagnostik – die radiologischen Untersuchungen bis auf wenige Fälle ersetzen.

Literatur

Beim Verfasser

Akutdiagnostik während der Nierenkolik, Verzicht auf Urogramm und Isotopennephrogramm

P. Strauven, M. Meyer-Schwickerath und R. H. Ringert

Material und Methode

In der Urologischen Universitätsklinik stellten sich von Januar bis September 1986 47 Patienten mit akuter Nierenkolik vor. Unter den 22 Frauen und 25 Männern dominierte die Altersgruppe 40–50 Jahre (n = 12). In 3 von 37 Fällen lag keine Erythrozyturie vor (Pyelonephritis, Patientin in der 19. SSW mit Kolik li., Patient mit Nierenkolik li. bei gleichzeitiger Splenomegalie). Pathologische Laborwerte wurden nur in wenigen Fällen als Leukozytose und Kreatininerhöhung nachgewiesen. Alle Patienten wurden zunächst sonographisch untersucht (Real-time-linear-Scanner, Fa. Toshiba, SAL-50). Im schmerzfreien Intervall (12–24 h später) erfolgte das Urogramm zur weiteren Abklärung.

Ergebnis

Die Sonographie zeigte in 89% der Fälle (42 von 47 Patienten) auffällige Befunde wie Erweiterung des zentralen Reflexbandes, Harnleitererweiterung, Konkrementnachweis, Hydronephrose bei Ureterabgangsstenose. Fünf Patienten boten keinen auffälligen Befund.

Vierzehn Patienten wurden nach sonographischer Erstuntersuchung dem niedergelassenen Urologen zur weiteren Abklärung zugeführt. Bei den verbleibenden 33 Patienten erfolgte im schmerzfreien Intervall die Ausscheidungsurographie.

In 66% dieser Fälle (22 von 33 Patienten) lag ein auffälliger Befund mit Harnstauungsniere, Konkrementnachweis und Ureterabgangsstenose vor. In 11 Fällen konnte kein Befund erhoben werden: Hier lag entweder ein röntgennegativer Stein (n = 2), eine Pyelonephritis (n = 2), eine Makrohämaturie bei Marcumarbehandlung (n = 2), eine Kolik li. bei Splenomegalie oder spontane Steinabgänge vor urographischer Untersuchung (n = 4) vor.

Diskussion

Das Notfallurogramm wird auch heute noch zur Abklärung der akuten Nierenkolik durchgeführt, obwohl die Gefahren der Schmerzverstärkung, der Kontrastmittelallergie, der Fornixruptur mit Urinomentstehung hinreichend bekannt sind [1, 2] (s. Abb. 1 und 2).

Ultraschalldiagnostik 86
Herausgegeben von M. Hansmann u. a.
© Springer-Verlag

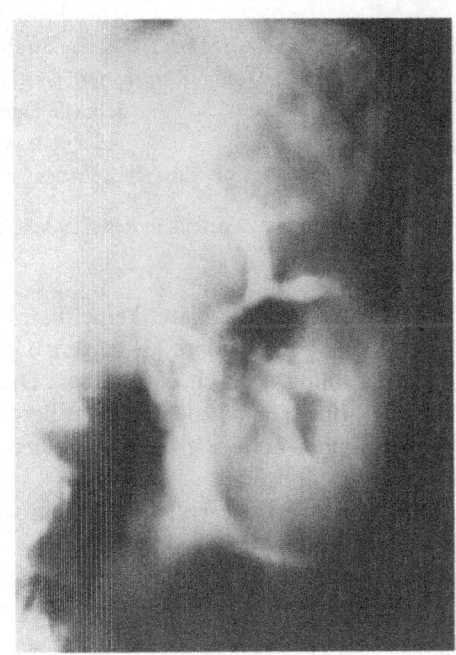

Abb. 1. Fornixruptur nach Notfallurogramm

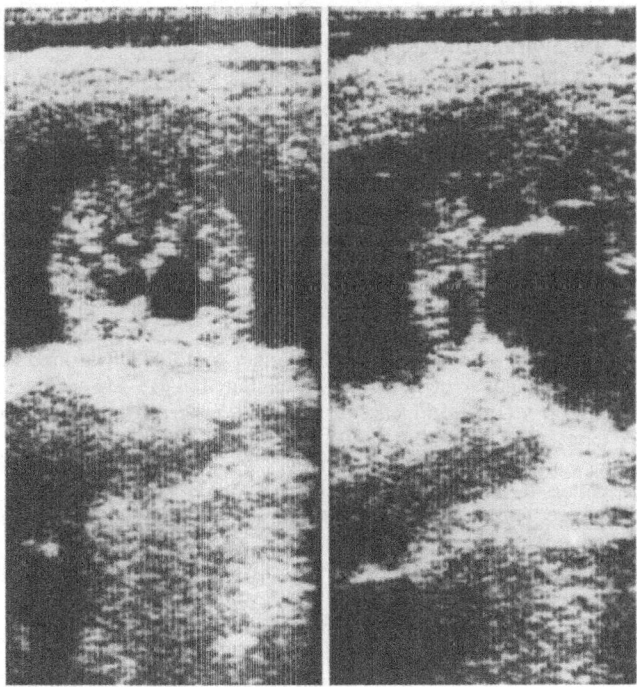

Abb. 2. Sonographischer Befund bei Fornixruptur. Liquide Raumforderung kranialer Nierenbe-
reich, Nierenbeckenektasie

Nichtinvasives Verfahren
Keine Strahlenbelastung
Keine Kontrastmittelallergie, keine Organschädigung
Schnelle Durchführbarkeit
Schnelle Aussagekraft
Zusätzliche Aussagekraft anderer Organe

Abb. 3. Sonographie: Vorteile in der Nierenkolik

Die Sonographie bietet keine diser Risiken und hat eine hohe Aussagekraft (89%), wie auch andere [3] zeigen. Lediglich das mittlere Harnleiterdrittel ist schlecht sonographisch beurteilbar. Die meisten Steine befinden sich jedoch in den der Sonographie zugänglichen Bereichen (16 Konkremente im Nierenkelch-, Nierenbecken- oder Infundibulumbereich, 14 Konkremente prävesikal), wie auch Rous [4] belegt.

Fünf prävesikale Harnleitersteine wurden sonographisch nicht erfaßt. In 4 dieser Fälle lag jedoch ein gestauter Harnleiter/Nierenbeckenbereich vor. In 1 Fall konnte kein Befund sonographisch erhoben werden.

Die Steine wurden 24 h später im schmerzfreien Intervall urographisch nachgewiesen.

Aus diesem zeitlich abgestimmten Vorgehen ergab sich kein Nachteil für die Patienten. Nebenwirkungen durch ein Notfallurogramm wurden vermieden.

Das Isotopennephrogramm bietet Auskunft über Funktion und Ausscheidungsverhältnisse der Niere. Nachteil dieser Untersuchung ist der nicht zu führende Steinnachweis [5].

In der akuten Nierenkolik ist die Sonographie eine primär ausreichende diagnostische Maßnahme (Abb. 3). Sie ist beliebig wiederholbar, bietet keine Nebenwirkungen (keine Organschädigung, keine Allergien, keine Strahlenbelastung) und hat eine hohe Aussagekraft. Erst im schmerzfreien Intervall ist eine urographische Abklärung erforderlich.

Literatur

1. Laing FC, Brooke Jeffrey R Jr, Wing VW (1985) Ultrasound versus excretory urography in evaluation of acute flank pain. Radiology 154:613–616
2. Bishop K (1980) Influence of emergency urography and haematuria on the diagnosis of ureteric colic. Clin Radiol 81:605–610
3. Erwin B, Carroll BA, Sommer FG (1984) Renal colic, the role of ultrasound in initial evaluation. Radiology 192:147–150
4. Rous S (1981) A review of 171 consecutive patients with urinary lithiasis. J Urol 126:376–379
5. Lundstam S, Wihed A, Suurküla M (1983) Acute radionephrography during attacks of renal colic. J Urol 130:855

Die sonographischen Veränderungen des oberen Harntraktes bei Graviden mit Beschwerden der Nieren

G. S. Prapas und G. S. Zervoulakos

Bei den meisten Schwangeren sind die Harnleiter in der Regel ab dem 4. Schwangerschaftsmonat im oberen Drittel etwas ausgeweitet. Diese Ausweitung betrifft nicht so sehr die Wand, sondern vielmehr das Harnleiterlumen und erreicht oberhalb des Beckenrandes ihr größtes Ausmaß. In der Regel ist sie rechts stärker als links. Die Ätiologie dieser Weiterstellung der Ureteren konnte bislang nicht geklärt werden. Es werden mechanische, hormonelle und neurogene Faktoren ursächlich in Zusammenhang gebracht. An sich geht jede Weiterstellung des Harnleiters offenbar mit einer Stauung einher, die retrograd auf das Nierenbecken wirkt (Abb. 1–3). Dementsprechend finden sich, allerdings in seltenen Fällen, alle für eine Hydronephrose typischen Folgen, z. B. Verflachung der Nierenkelche, Atrophie des Nierenparenchyms usw.

Die Röntgenuntersuchungen während der Schwangerschaft bedürfen einer dringenden Indikation, im Gegensatz dazu sind Ultraschalluntersuchungen der Nieren nebenwirkungsfrei und beliebig wiederholbar (Kratochwil 1977).

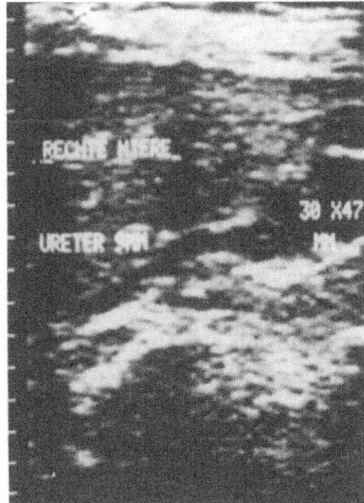

Abb. 1. Im oberen Abschnitt dilatierter Ureter mit Nierenbeckendilatation

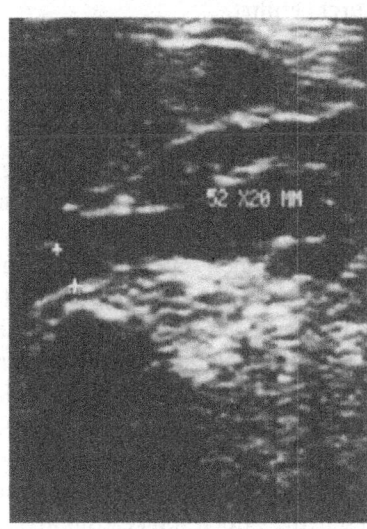

Abb. 2. Dilatiertes Nierenbecken, längs getroffen

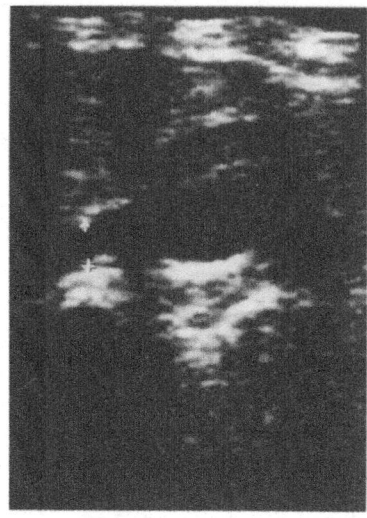

Abb. 3. Dilatiertes Nierenbecken, quer getroffen

Material und Methode

Bei 32 Graviden, bei welchen kolikartige Nierenschmerzen mit oder ohne Fieber auftraten, wurde mittels der Sonographie der obere Abschnitt des uropoetischen Systems untersucht. Die sonographischen Veränderungen an den Nieren (Nieren-beckendilatation, Druckatrophie des Nierenparenchyms u. a.) und die an den ableitenden Harnwegen (Dilatation des Ureters u. a.) wurden registriert, abgemessen und ausgewertet. Parallel zu dieser Untersuchung wurde ein Urinstatus, eine Harnkultur und die entsprechende Untersuchung für den Nachweis einer Begleitkolpitis durchgeführt.

Ergebnisse

Aufgrund der Befunde aus den oben angeführten Untersuchungen und in Kombination mit dem klinischen Bild (Nierenschmerzen, Fieber, Schüttelfrost etc.) haben wir die Patientinnen in 3 Gruppen unterteilt. Die Gruppe A, s. Tabelle 1, umfaßt 19 Patientinnen (60%), welche außer einer meistens rechts lokalisierten, über 30 mm messenden Nierenbeckendilatation auch das klinische Bild einer Pyelitis gravidarum mit den entsprechenden Laborbefunden zeigten. Die Gruppe B, s. Tabelle 2, umfaßt 11 Patientinnen (34%) mit einer oligo- bis asymptomatischen, unter 30 mm messenden Nierenbeckendilatation ohne jeglichen pathologischen Harnbefund. Eine Zunahme der Nierenbeckendilatation wurde oftmals kurz vor dem Einsetzen der starken Nierenbeschwerden beobachtet. Die Gruppe C umfaßt 2 Patientinnen (6%), welche zwar keine sonographischen Nierenveränderungen aufwiesen, die jedoch starke kolikartige Nierenschmerzen ohne Fieber hatten. Die Frauen der Gruppe B, im Gegensatz zu den Patientinnen der Gruppen A und C, erhielten keinerlei Therapie. Es wurden bei allen Graviden (6 Wochen post

Tabelle 1. GEM, Gemini; R.COL, Nierenkolik rechts; LITH, Nephrolithiasis; UTER.DPLX, Uterus duplex; R, rechts

Name	Alter	Parität	SSW	Gewicht in kg	Anamnese	Dilatation in mm	Vaginalsekret	Harn	Pyelitis	Therapie	Kontrolle in 6 Wo.	Rez. dil.
1. T.A.	24	I	32	55	–	26 × 44 R	Candida	+	+	+	+	+
2. R.T.	19	I	29	59	–	32 × 24 R	Tricho	+	+	+	+	o
3. I.T.	17	I	29	65	–	30 × 12 R	Candida	+	+	+	+	o
4. E.T.	17	I	32	60	–	16 × 46 R	Gram-	+	+	+	+	o
5. K.O.	26	I	36	61	–	48 × 54 R	Gram-	+	+	+	+	+
6. M.E.	24	I	32	63	–	20 × 40 R	Candida	+	+	+	+	o
7. F.M.	24	II	32	74	GEM	35 × 72 R	Candida	+	+	+	+	o
8. T.E.	22	III	39	69	R.COL	17 × 49 R	Candida	+	+	+	17 × 43 MM	o
9. L.S.	18	I	39	62	–	31 × 39 R	Tricho	+	+	+	+	+
10. D.A.	27	II	24	64	LITH	21 × 35 R	Tricho	+	+	+	+	o
11. T.G.	20	II	33	74	–	16 × 48 R	Candida	+	+	+	+	o
12. A.G.	21	I	30	60	–	20 × 40 R	Tricho	+	+	+	+	+
13. G.S.	25	I	19	79	–	28 × 14 R	P. bact.	+	+	+	+	+
14. K.A.	21	I	32	75	–	38 × 47 R	P. bact.	+	+	+	+	o
15. M.M.	35	III	36	70	GEM	20 × 52 R	P. bact.	+	+	+	+	o
16. D.A.	25	II	25	70	UTER.	46 × 20 R	P. bact.	+	+	+	+	o
17. G.S.	27	II	25	59	DPLX	20 × 52 R	P. bact.	+	+	+	+	o

Tabelle 2. s. Kap. Ergebnisse

Name	Alter	Parität	SSW	Gewicht in kg	Dilatation in mm	Labor- chem.	Pyelitis
1. W. G.	18	I	25	58	20 × 17 R	0	0
2. S. G.	24	I	29	62	24 × 26 R	0	0
3. F. E.	21	I	21	76	16 × 26 R	0	0
4. M. S.	18	I	19	59	15 × 31 R	0	0
5. M. E.	20	I	27	65	11 × 24 R	0	0
6. N. E.	18	I	33	65	30 × 11 R	0	0
7. M. E.	24	I	20	68	13 × 29 R	0	0
8. N. A.	21	I	21	53	9 × 17 R	0	0
9. T. E.	27	I	23	59	25 × 16 R	0	0

partum eine sonographische Nachuntersuchung der Nieren durchgeführt. Es zeigte sich dabei, daß bei allen erkrankten Frauen eine Restitutio ad integrum eingetreten war, mit einer einzigen Ausnahme, bei welcher 5 Monate später noch eine beträchtliche Dilatation des Nierenbeckens vorhanden war (17 × 43 mm). Bei diesem Fall handelt es sich um eine Zwillingsgravidität mit einer extrem hohen (35 × 72 mm) Dilatation rechts. Es wurde allen Frauen empfohlen, zwecks der Entlastung des rechten Ureters auf der linken Körperseite zu liegen und diese Seite auch beim Schlafen zu bevorzugen.

Dementsprechend kann man folgendes sagen:

1. Eine Nierenbeckendilatation unter 30 mm ohne Begleitsymptomatik bedarf keiner Therapie. Bei Zunahme dieser Dilatation sowie path. Harnbefund sollte eine Antibiotikatherapie erfolgen.
2. Beim Auftreten einer Schwangerschaftspyelitis oder beim Auftreten von Nierenbeschwerden i. d. Gravidität in Kombination mit einem path. Harnbefund steigt die Wahrscheinlichkeit einer Nierenbeckendilatation auf 90%.
3. Als mögliche Infektionsquelle soll auch eine Kolpitis in Betracht gezogen werden.
4. Je stärker die Nierenbeckendilatation ist, desto langsamer bildet sie sich zurück. Frauen, welche in der Anamnese Nierenerkrankungen angeben, neigen zu stärkerer Dilatation des Nierenbeckens. Bei diesen Frauen werden doppelt so viel pathologische Nierenveränderungen beobachtet.
5. Nierenbeckendilatation und Harnwegsinfekt bedeuten häufige Rezidive, was auch für folgende Schwangerschaften zutrifft.

Abschließend glauben wir, daß die Anwendung der Sonographie bei Pyelitis gravidarum oder bei anderen Nierenleiden in der Schwangerschaft uns erlaubt, therapeutische und prognostische Konsequenzen zu ziehen.

Literatur

1. Bernaschek G, Kratochwill A (1981) Graviditätsbedingte Erweiterung am Nierenhohlraumsystem, Sonographische Diagnose und Kontrolle. Geburtshilfe – Frauenheilkunde 41:208

2. Harrow BR, Sloane JA, Sachanil I (1964) Etiology of the hydronephrosis of pregnancy. Surg Gynecol 119:1042
3. Kretschmer HL, Heaney MS, Ockuly EA (1933) Dilatation of the kidneys, pelvis and ureter during pregnancy and puerperium. JAMA 101:2052
4. Lipsky H (1984) Dilatation of the urinary tract during pregnancy and its management. Eur Urology 10:372–376
5. Schulze-Hagen K, Mayenburg M (1981) Einsatz der Nierensonographie während der Schwangerschaft 81. Thieme, Stuttgart New York S. 251–252
6. Smith HE (1981) Campbell's urology, Vol I, ed IV, Radiology of the urinary tract. W.B. Saunders Company Philadelphia, London Toronto, p 283

Die Wertigkeit des Diuresesonogramms zur Abklärung funktionell wirksamer subpelviner Ureterstenosen

A. Hainz, N. Nürnberger, Ch. Kratzik und K. Kletter

Einleitung

Eine Pyelektasie in Verbindung mit einer Obstruktion stellt für den Urologen eine Indikation zu einem rekonstruktiven Eingriff dar. Die beste Methode zur Objektivierung ist die Druckmessung nach Whitaker. Dieser haftet jedoch der Nachteil der Invasivität an. Mittels Diuresenephrogramm kann indirekt auf eine Druckerhöhung geschlossen werden und zwar dann, wenn eine verlangsamte Tracerauswaschung vorliegt. Da diese Methode technisch aufwendig ist, wurde in letzter Zeit zunehmend versucht, mittels eines Diuresesonogramms eine eventuell vorhandene Obstruktion abzuklären.

Patienten und Methode

Bei 21 Patienten mit Pyelektasien unterschiedlichen Ausmaßes mit und ohne nachgewiesener Obstruktion wurde eine Belastungssonographie durchgeführt. Aufgrund der oben angegebenen Methoden waren 8 Patienten als obstruktiv, 6 als partiell obstruktiv und 7 als nicht obstruktiv anzusehen.

Nach Hydrierung der Patienten 45 min vor Untersuchungsbeginn (10 ml/kg KG) wurde nach Erhebung eines Basissonogramms 0,5 mg/kg KG Lasix i.v. verabreicht. Anschließend wurde 30–45 min lang die Ausweitung des Nierenhohlsystems sonographisch kontrolliert und auf ein Videoband aufgezeichnet. Zur Bestimmung der Ausweitung wurden Messungen des Nierenbeckens sowohl im Längs- als auch im Querschnitt durchgeführt. Es wurden Nierenkelche und/oder das Nierenbecken hinsichtlich ihrer Ausweitung planimetriert. Diese Parameter wurden in Minutenabständen registriert und in Distanz-Zeit- bzw. Flächen-Zeit-Diagramme eingetragen. Der daraus resultierende Kurvenverlauf wurde zu dem, mittels anderer Methoden objektivierten Grad der Obstruktion in Beziehung gesetzt (Pyeloureterometrie bzw. Diuresenephrogramm).

Ergebnisse

Aufgrund der Kurvenverläufe konnte kein signifikanter Unterschied zwischen obstruktiven, partiell-obstruktiven und nichtobstruktiven Erweiterungen des Hohlsystems festgestellt werden. Es bestand ferner kein Unterschied zwischen der

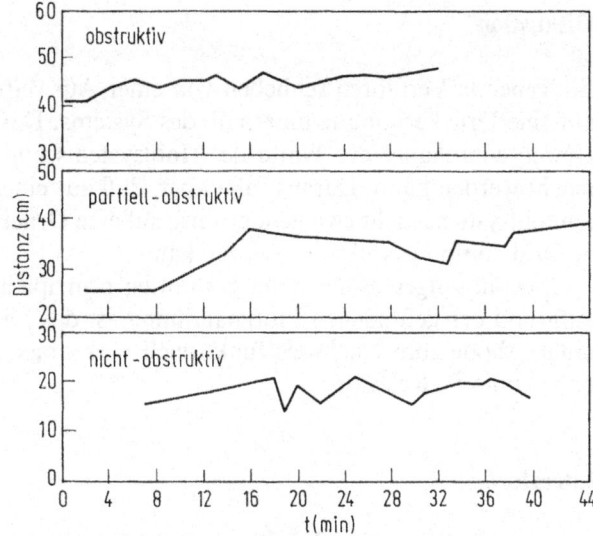

Abb. 1. Drei vergleichbare Kurvenverläufe von Zeit-Distanz-Diagrammen (Längsschnitt)

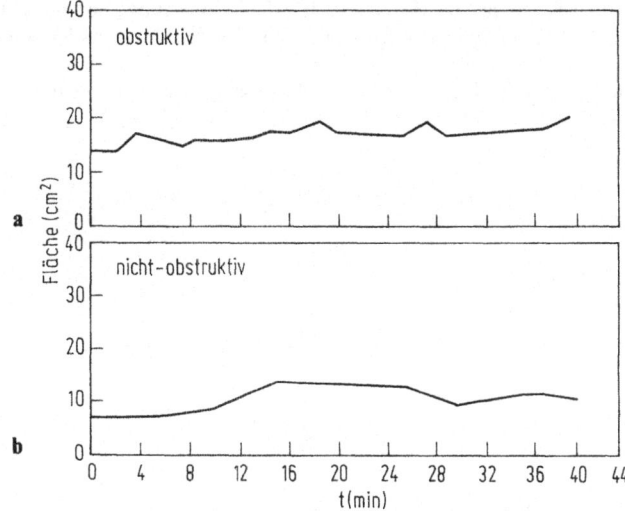

Abb. 2. a, b. Vergleichsweise Gegenüberstellung von 2 Flächen-Zeit-Diagrammen (Planimetrie-kurven)

ein- und zweidimensionalen Messung der Hohlraumsystemveränderungen (Abb. 1 und 2 a, b). Ebenso konnte kein Unterschied zwischen Messungen im Längs- bzw. Querscan gefunden werden.

Der Vergleich der Flußdiagramme bei obstruktiven und nichtobstruktiven Pyelektasien ergibt keine einheitlichen spezifischen Kurvenverläufe, aus denen eine eventuelle Obstruktion abgelesen werden könnte. Es fand sich lediglich eine in Ausmaß und Dauer oft nur gering unterschiedliche Ausweitung des Mittelechos.

Diskussion

Bildgebende Verfahren schließen von einer Ausweitung des Nierenhohlsystems auf eine Druckerhöhung innerhalb des Systems. Das Problem dabei ist, daß die Gewebscompliance der Wand des Hohlsystems bildmäßig niemals sichtbar gemacht werden kann. Daraus folgt aber, daß aus einer Größenzunahme des Nierenhohlsystems nicht zwingenderweise auf eine Druckerhöhung und somit auf eine Obstruktion geschlossen werden kann.

Sowohl aufgrund der oben genannten prinzipiellen Überlegungen, als auch aufgrund der gefundenen Flußdiagramme ist das Diuresesonogramm als Screeningmethode zum Nachweis funktionell wirksamer subpelviner Ureterstenosen ohne klinische Relevanz.

Literatur

1. Bauer HW, Dimaschleie O, Basting R (1984) Das Lasixsonogramm – eine Möglichkeit zur Abklärung funktionell wirksamer subpelviner Harnleiterstenosen. Akt Urol 9–12
2. Boeckmann W, Keile U, Jonas D, Bauer HW (1986) Das Lasixsonogramm, Tagungsbericht der Ultraschall-Diagnostik 1985. Thieme, Stuttgart
3. Weckermann D, Harzmann R (1986) Belastungs-Sonographie des oberen Harntraktes – Technik und Stellenwert. Tagungsbericht der Ultraschall-Diagnostik 1985. Thieme, Stuttgart 256–259
4. Whitaker RH (1973) Methods of assessing obstruction in dilated ureters. Brit J Urol 45:15–22

Die Darstellung des Ureters auf dem Niveau der Iliakakreuzung – Ein Beitrag zur sonographischen Differentialdiagnose der Harnstauungsniere

R. Tismer, M. Fissenewert und V. Westermann

Eine Abflußbehinderung in den ableitenden Harnwegen ruft einen Anstieg des intraluminalen Druckes und konsekutiv eine Dilatation der Hohlorgane hervor [3]. Aufgabe der Sonographie und Röntgendiagnostik ist es, die Harnstauungsniere nachzuweisen und die Höhe und Ursache der Obstruktion zu klären [1, 2, 5, 6]. Dabei läßt sich sonographisch ein erweiterter Harnleiter in seinem proximalen Drittel nach dem Abgang aus dem Pyelon und unmittelbar prävesical durch das akustische Fenster einer gefüllten Harnblase gut darstellen [2]. Die sonographische Erfassung des Ureters in seinem mittleren bis distalen Drittel ist indes auch bei Patienten mit Harnstauungsniere wegen einer starken Überlagerung durch Darminhalt oder der großen Variabilität des Harnleiterverlaufs oft schwierig. Da der auf der Vorderfläche des Psoas nach kaudal ziehende Ureter die A. und V. iliaca ventral überkreuzt (Abb. 1 [4]) und die großen iliakalen Gefäße für die Sonographie des kleinen Beckens konstante, gut darzustellende Bezugsstrukturen bilden, soll geprüft werden, ob und wie häufig bei obstruktiver Uropathie ein dilatierter Ureter auf dem Niveau der Iliakakreuzung nachweisbar ist.

Patientengut und Methode

Untersucht werden 38 Patienten mit einem Durchschnittsalter von 57 Jahren; der jüngste ist 17, der älteste 80 Jahre. Es handelt sich um 34 Frauen und 4 Männer. Bei 5 der 38 Patienten besteht bds. eine Harnabflußbehinderung, so daß das Iliakazeichen insgesamt 43mal geprüft werden kann. Nach der Sonographie erfolgt die exakte Klärung der Höhe und der Ursache der Obstruktion durch eine intravenöse, retrograde oder antegrade Urographie.

Ergebnisse

Wie bei der CT findet sich sonographisch im Transversalschnitt ventral der großen iliakalen Gefäße eine dritte rundliche, echoarme bis echofreie Zone, die dem erweiterten Ureter entspricht (Abb. 2). Die V. iliaca com. liegt dorsal und erweitert sich unter Valsalva-Bedingungen, die pulsierende Arterie zwischen der Vene und dem mehr ventral gelegenen erweiterten Ureter.

Die topographisch-anatomische Position der 3 flüssigkeitsführenden Strukturen zueinander ist in Abhängigkeit von der individuellen Anatomie sehr variabel.

Ultraschalldiagnostik 86
Herausgegeben von M. Hansmann u. a.
© Springer-Verlag

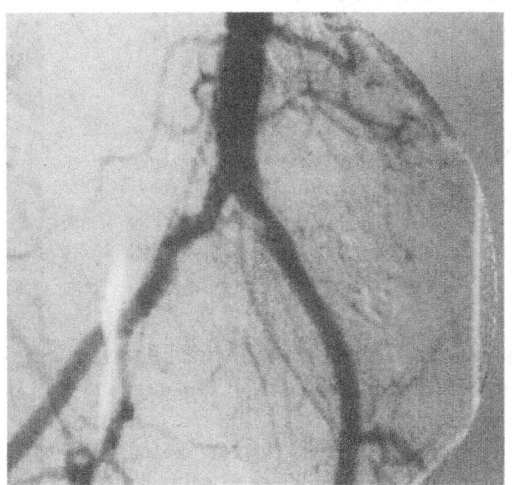 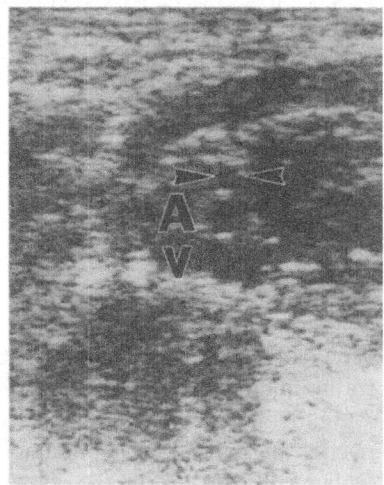

Abb. 1.   **Abb. 2.**

Abb. 1. Beckenarteriogramm in LVS. Venöse DSA. Der weiß dargestellte rechte Ureter kreuzt ventral die A. iliaca ext

Abb. 2. Transversalschnitt links iliakal. Der erweiterte Ureter (*s. Pfeilspitzen*) stellt sich ventral der A. et. V. iliaca dar

Die Arterie allein kann weiter medial als Vene und Ureter liegen; gelegentlich finden sich beide Gefäßquerschnitte medial des erweiterten Harnleiters. Häufig läßt sich der erweiterte Ureter in Höhe der Iliakakreuzung auch im Längsschnitt als tubuläre, echoarme bis echofreie Struktur darstellen, die – die großen iliakalen Gefäße ventral kreuzend – in die Pars pelvina ureteris übergeht.

Das Ergebnis der Überprüfung des Iliakazeichens bei 38 Patienten mit einseitiger oder beidseitiger Harnstauungsniere faßt Tabelle 1 zusammen. Bei einem Abflußhindernis kaudal der Iliakakreuzung – dies ist 41mal der Fall – gelingt die Darstellung des erweiterten Ureters auf dem Niveau der Gefäßkreuzung 35mal; das entspricht 85%. In dieser Gruppe beträgt die nach dem Urogramm ermittelte durchschnittliche maximale Weite des Harnleiters 13 mm. Sechsmal, also bei 15%, kann der dilatierte Ureter in Höhe der Iliakakreuzung nicht dargestellt werden; einmal wegen eines Stoma, 3mal wegen einer Überlagerung durch Darminhalt und 2mal, weil der Ureter im Längs- und Querschnitt nicht zu identifizieren ist. In dieser Gruppe ist der Ureter durchschnittlich maximal 7 mm weit.

Tabelle 1. Die sonographische Darstellung des Ureters in Höhe der Iliakakreuzung bei Harnabflußbehinderung

Ureterobstruktion	n	Ureter in Höhe der Iliakakreuzung	
		Darzustellen	Nicht darzustellen
Kranial der Iliakakreuzung	2	0	2
Kaudal der Iliakakreuzung	41	35/41 (85%)	6/41 (15%)

Tabelle 2. Die sonographische Lokalisation der Obstruktion bei Harnstauungsniere

Höhe der Obstruktion	NBKS	Proximaler Ureter	Ureter auf Iliakakreuzung	Ureter ostiumnahe
Ureterabgang	Dilatiert	Nicht dilatiert/ nicht darzustellen	Nicht darzustellen	Nicht darzustellen
Kranial der Iliakakreuzung	Dilatiert	Dilatiert	Nicht darzustellen	Nicht darzustellen
Kaudal der Iliakakreuzung				
1. distales Ureterdrittel	Dilatiert	Dilatiert	Dilatiert	Nicht darzustellen
2. Ganz ostiumnahe, intra- mural oder intravesikal	Dilatiert	Dilatiert	Dilatiert	Dilatiert

Neben den genannten Gründen bereiten ein stark bogiger Verlauf der arteriellen Beckenstrombahn und eine hohe Iliakagabel diagnostische Schwierigkeiten, bei der sonographisch im Transversalschnitt ventral der Vene die A. iliaca int. et ext. und somit insgesamt schon 3 Gefäßquerschnitte zur Darstellung gelangen können. Schließlich kann es bei parailiakalen Lymphomen unmöglich sein, im Sonogramm die großen iliakalen Gefäße und einen dilatierten Ureter abzugrenzen.

In Tabelle 2 wird der diagnostische Wert der Sonographie für die Lokalisation der Höhe der Obstruktion bei Patienten mit Harnstauungsniere zusammenfassend dargestellt: Kann der Ureter ostiumnahe, auf dem Niveau der Iliakakreuzung und pyelonnahe nicht dargestellt werden, so muß das Abflußhindernis in Höhe des pyelouretralen Übergangs liegen. Ist der Ureter in seinem proximalen Drittel dilatiert, auf Iliakaniveau und blasennahe aber nicht zu erfassen, so muß die Obstruktion kranial der Iliakakreuzung gelegen sein. Bei einem Abflußhindernis im kleinen Becken ist der Harnleiter abgangsnahe und auf dem Niveau der großen iliakalen Gefäße, nicht aber prävesical erweitert.

Literatur

1. Brockmann W-P, Moek HJ (1983) Nieren. In: Bücheler E, Friedmann G, Thelen M (Hrsg) Real-time-Sonographie des Körpers. Thieme, Stuttgart, S 286
2. Hege U, Seitz K (1984) Sonographische Diagnostik von Uretersteinen. In: Ultraschalldiagnostik 83. Thieme, Stuttgart, S 157
3. Lange S (1981) Niere und ableitende Harnwege. Röntgen wie? Wann? Thieme, Stuttgart, S 197ff
4. Waldeyer A (1974) Anatomie des Menschen, 1. Teil, 11. Aufl. W. deGruyter, Berlin, S 229
5. Weil FS, Bihr E, Rohmer P, Zeltner F (1981) Renal sonography. Springer, Berlin, p 39
6. Weiss H, Varwig D, Keller W, Weiss A (1984) Die Grenzen des Normalen im sonographischen Bild des Nierenbeckenkelchsystems. In:Lutz H, Reichel L (Hrsg) Ultraschalldiagnostik 83. Thieme, Stuttgart, S 153

Gynäkologie, Geburtshilfe, Mamma

Die Beurteilung des Endometriums im Ultraschall

B. Schurz, W. Eppel, M. Metka und E. Reinold

Einleitung

Im Rahmen des Zyklusmonitorings ist für die Sterilitätspatientin die Beurteilung des Endometriums neben den üblichen Hormonbestimmungen von großer Bedeutung. In der normalen Follikelphase ändert sich das Endometrium durch die ansteigende Hormonproduktion aus dem Ovar. Sechs verschiedene Endometriumtypen konnten in der ersten Zyklusphase beschrieben werden. Diese Endometriumveränderungen korrelieren mit dem Plasma-β-Östradiol und dem Progesteron [1]. Man versuchte anhand von Messungen der Endometriumdicke in der Lutealphase im Ultraschall bei Frauen des In-vitro-Fertilisierungsprogrammes eine bevorstehende Gravidität frühzeitig zu erkennen [4]. Endometriumveränderungen im Ultraschall wurden auch beim Endometriumkarzinom beobachtet [2]. Ziel unserer Studie war es, das Endometrium in der lutealen Phase bei Frauen mit normaler Lutealfunktion und bei lutealinsuffizienten Frauen zu beschreiben. Als weitere Frage stellt sich, ob das Endometrium bei Frauen in der Postmenopause sonographisch beurteilbar ist, ob sich das Endometrium unter einer hormonellen Stimulation im Klimakterium verändert und ob es Kriterien gibt, ein beginnendes Endometriumkarzinom sonographisch frühzeitig zu erkennen.

Material und Methode

Bei 30 Sterilitätspatientinnen konnten 3 unterschiedliche Endometriumsmuster festgestellt werden (Lutealtyp I–III) [3]. Wir versuchten die Endometriumdicke von Frauen mit normaler Lutealphase mit lutealinsuffizienten Patientinnen zu vergleichen. Ultraschalluntersuchungen wurden am 3., 7. und 10. hyperthermen Tag durchgeführt. Parallel erfolgten Blutabnahmen zur Progesteron-, 17-OHP- und E2-Bestimmung. In einem weiteren Kollektiv untersuchten wir das Endometrium von 32 Frauen der klimakterischen Ambulanz im Alter von 45–65 Jahren, die wegen klimakterischen Beschwerden eine kombinierte Östrogen-Progesteron-Therapie erhielten. Die dritte Patientengruppe umfaßte 50 Frauen in der Postmenopause mit Metrorrhagien. Sie alle wurden vor einer Curettage sonographiert, um Veränderungen am Endometrium zu erkennen. Wir führten die Untersuchung mit einem KRETZ-Gerät „Combison 320 Real-time-Scanner" durch. Wir verwendeten die Vaginalsonde, weil man mit dieser näher an das zu schallende Organ herankommt, besonders auch bei retrovertiert-flektiertem Uterus und da

Ultraschalldiagnostik 86
Herausgegeben von M. Hansmann u. a.
© Springer-Verlag

unabhängig vom Füllungszustand der Blase eine Untersuchung jederzeit möglich ist.

Ergebnisse

Von den 30 Sterilitätspatientinnen, die größtenteils mit Clomifen und HMG stimuliert waren, zeigten 23 eine normale Lutealphase (Progesteron im Mittel von 63 838 pg/ml) und 8 Frauen eine Lutealinsuffizienz (Progesteronwert im Mittel 6 095 pg/ml). Vergleicht man bei den 22 Frauen mit normaler Lutealphase die Endometriumdicke mit den Progesteronwerten, so zeigt sich, daß mitluteal die Endometriumdicke mit 17,1 mm mit den Progesteronwerten von 29 171 pg/ml korreliert. Auch bei den 8 lutealinsuffizienten Frauen korrelieren die mitluteale Endometriumdicke von 13,1 mm mit den Progesteronwerten von 3 482 pg/ml.

Bei 32 Frauen wurde das Ansprechen der hormonellen Therapie auf das Endometrium im Klimakterium sonographisch dargestellt. Die letzte normale Blutung lag bei allen Frauen länger als 2 Jahre zurück. In 2/3 der Fälle zeigen sich Proliferationszeichen im Endometrium unter der Östrogentherapie und Sekretionszeichen unter der Progesterontherapie. Eine Typeneinteilung wie im Normalzyklus ist nicht möglich. Bei 1/3 der Frauen kommt es zu einer wesentlichen Dichte- und Dickezunahme des Endometriums unter dieser Therapie. Bei allen Patientinnen wurde im Anschluß an die Sonographie ein intrauteriner Abstrich durchgeführt mit unauffälligen Ergebnissen. Die 50 Frauen in der Postmenopause mit einer Metrorrhagie zeigten die unterschiedlichsten Endometriumveränderungen. Die sonographischen Kriterien (Dicke, Dichte, Struktur und Begrenzung) wurden im Anschluß mit dem histologischen Befund verglichen. Einmal fand sich als Ursache der Metrorrhagie histologisch eine Endometriumhyperplasie, welche in der Sonographie bereits vorher diagnostiziert wurde. Weiters erkannte man sonographisch eine Occlusio cervicis. Ein fibrosiertes Endometrium in der Histologie zeigt sich als echodichte Struktur ohne hypodensen Randsaum im Ultraschall. Eine zystische Atrophie in der Histologie ergibt ein echoleeres aufgelockertes Strukturbild im Ultraschall. Eine sekretorische Transformation und eine beginnende Lyse findet man bei Lutealtyp II. Bei 2 Patientinnen wurde sonographisch das Vorliegen eines Endometriumkarzinomes vermutet, da die Endometriumstruktur im Ultraschall inhomogen erschien, die Begrenzung ins Myometrium unregelmäßig, zipfelig und von einer abnormen Dicke war. Histologisch fand man in einem Fall ein Endometriumkarzinom Ia und einmal ein Endometriumkarzinom Ib.

Diskussion

Unsere Resultate zeigen, daß die Endometriumveränderungen nicht nur in der ersten Zyklusphase, sondern auch in der Mitlutealphase sowohl bei Frauen mit normaler Lutealfunktion als auch bei lutealinsuffizienten Patientinnen mit den Hormonwerten korrelieren. Die sonographische Beurteilung des Endometriums in der Lutealphase ist möglicherweise ein weiterer wichtiger Untersuchungsschritt in der Sterilitätsabklärung, speziell für die Abklärung der Lutealinsuffizienz. Ein gut aufgebautes Endometrium in der Lutealphase ist sicher wichtig für die Implantation. Die Endometriumsdiagnostik in der Menopause und bei postklimakterischen Patientinnen nimmt zunehmend an Bedeutung an. Unter einer hormonellen Substitutionstherapie kommt es selbst im Klimakterium zu sonographischen Endometriumsveränderungen. Besondere Beachtung soll der Homogenität, der Dicke und der Begrenzung des Endometriums zum Myometrium geschenkt werden. Bei einer Östrogen-Mono-Substitutionstherapie soll das Endometriumswachstum im Ultraschall kontrolliert werden, um das Auftreten einer Endometriumshyperplasie zu verhindern. Sonographisch kann auch der Zeitpunkt ermittelt werden, ab wann Gestagene zusätzlich verabreicht werden sollen, um das Endometrium wieder zu atrophisieren. Vergleicht man die histologischen Befunde nach einer Curettage bei postmenopausalen Metrorrhagien mit der Endometriumssonographie, so sieht man, daß diese großteils übereinstimmen. Natürlich kann die Sonographie die histologische Untersuchung nicht ersetzen, sie ist lediglich eine weitere frühe Untersuchungsmethode, um Endometriumsveränderungen im Alter zu erkennen. Besondere Beachtung soll man den Kriterien (Endometriumstruktur, Homogenität, Begrenzung und Dicke) im Ultraschall schenken, um ein beginnendes Endometriumkarzinom zu erkennen. Die Frage stellt sich, ob es mit der Sonographie gelingen wird, eine Screening-Methode für das Endometriumkarzinom zu entwickeln. Derzeit gelingt dies noch nicht, da man ein superficial wachsendes Endometriumkarzinom im Ultraschall noch nicht erkennen kann.

Literatur

1. Bald R, Hackeloer BJ (1983) Ultraschalldarstellung verschiedener Endometriumsformen. In: Otto R, Jan FX (Hrsg) Ultraschalldiagnostik 82. Thieme, Stuttgart New York
2. Charles B, Chambers MD, Joseph SU (1986) Ultrasonographic evidence of uterine malignancy in the postmenopausal uterus. Am J Obstet Gynecol 154:1194–1199
3. Schurz B, Egarter C, Eppel W, Reinold E (1985) Sonographische und endokrinologische Lutealphasenbestimmung. In: Otto R, Schnaars P (Hrsg) Ultraschalldiagnostik 85. Thieme, Stuttgart New York
4. Thickman D, Arger P, Tureck R, Blasco L, Mintz M, Coleman B (1986) Sonographic assessment of the endometrium in patients undergoing in vitro fertilization. J Ultrasound Med 5:197–201

Sonographische Darstellung funktioneller Zervixveränderungen im Rahmen der Sterilitätsabklärung

W. Eppel, B. Schurz, W. Knogler, J. Huber und E. Reinold

Einleitung

Die sonographische Vermessung der Cervix uteri stellt für die Erkennung einer präsymptomatischen Zervixinsuffizienz eine Bereicherung der geburtshilflichen Diagnostik dar [1]. Mit Hilfe der Vaginalsonde kann nicht nur die Zervix, sondern auch der Zervikalkanal dargestellt und vermessen werden. Dadurch bietet sich dem klinisch tätigen Gynäkologen ein zusätzlicher Parameter an, der als zusätzliches Diagnostikum zur Erkennung einer Zervixinsuffizienz herangezogen werden kann.

Auch im Rahmen der Reproduktionsmedizin kommt der Cervix uteri Bedeutung zu: Mittelzyklisch kommt es unter dem Einfluß des ansteigenden 17-β-Östradiols zu einer Weiterstellung des Muttermundes, vor allem aber zu einer erhöhten Produktion des Zervixschleims; letzterer ermöglicht die Aszention der Spermien; fehlt prävulatorisch diese Mukusproduktion, so kann dies im Rahmen der sogenannten Dyskrinie eine Sterilitätsursache darstellen, die durch eine intrauterine bzw. intrazervikale Insemination umgangen werden kann. Erfaßt die Dyskrinie den gesamten Zervikalbereich, so ist die intrauterine Insemination die Methode der Wahl, beschränkt sie sich allerdings nur auf das Os externum, so könnte eine zervikale Insemination in Erwägung gezogen werden.

Ziel dieser Untersuchungen war es, bei 21 Sterilitätspatientinnen vom 8. Zyklustag an, täglich bis zum Tag des LH-peaks den Zervikalkanal sonographisch zu beurteilen und ihn mit den erhobenen Hormonparameter zu korrelieren.

Methode und Patientengut

Die Untersuchungen wurden mit Hilfe des Vaginalscanners der Fa. Kretz vorgenommen. Bei den Patientinnen handelt es sich um Frauen, die im Rahmen des IVF-Programms ab dem 8. Zyklustag täglich einer sonographischen Follikelvermessung unterzogen wurden. Die Stimulation dieser Patientinnen erfolgte mit Clomifen und HMG: Vom 4. bis zum 8. Zyklustag erfolgte eine Applikation von tgl. 100 mg Clomifen, ab dem 8. Zyklustag wurde je nach dem 17-β-Östradiol-Serumspiegel sowie nach dem Follikelbefund die weitere Stimulation mit HMG durchgeführt. Ab dem 8. Tag wurde aus dem Serum auch das lutenisierende Hormon bestimmt.

Ultraschalldiagnostik 86
Herausgegeben von M. Hansmann u. a.
© Springer-Verlag

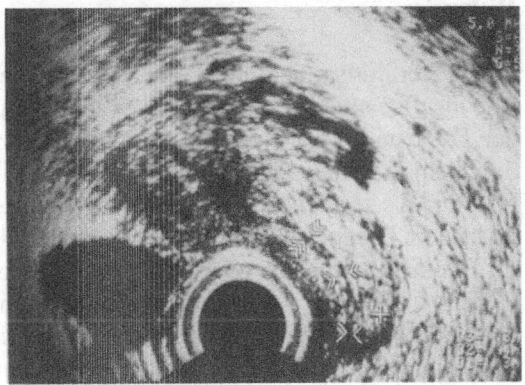

Abb. 1. Zwischen den Markierungen über seine gesamte Länge gut darstellbarer Zervikalkanal (Längsschnitt)

Tabelle 1. Klassifikation des präovulatorischen Zervikalkanals (CK)

1 – CK nicht einstellbar
2 – CK angedeutet einstellbar
3 – CK klar begrenzt einstellbar

Als sonographische Kriterien für die Zervixbeurteilung stellten wir ein einfach zu handhabendes Klassifikationssystem dar, welches in Tabelle 1 aufgelistet ist: War der Zervikalkanal während der gesamten Beobachtungszeit nicht einstellbar, so wurden diese Patientinnen mit der Ziffer 1 klassifiziert; 2 charakterisiert jene Frauen, bei denen der Zervikalkanal sonographisch nur angedeutet war, während unter der Zahl 3 jene Patientinnen zusammengefaßt sind, bei denen der Zervikalkanal deutlich begrenzt in Erscheinung tritt. Abbildung 1 zeigt das klar erkennbare sonographische Muster eines gut darstellbaren Zervikalkanals. Der zu 90% aus Wasser bestehende Zervixschleim fungiert als guter Schalleiter, wodurch eine dunkle Rille entsteht; die Begrenzungsflächen des Zervikalkanals hingegen reflektieren den Schall und treten als helle rillenförmige Begrenzung in Erscheinung.

Ergebnisse

Bei 3 Patientinnen gelang es an keinem einzigen Tag des Untersuchungszeitraumes, den Zervikalkanal darzustellen. Ein nur angedeuteter Zervikalkanal war in 2 Fällen vorhanden, bei 16 Patientinnen gelang es, den Zervikalkanal deutlich abzugrenzen. Allerdings wies bei 3 Frauen die Ektozervix keine präovulatorische Umwandlung auf, diese waren nur endozervikal festzustellen. Vergleicht man den 17-β-Östradiolspiegel, zeigte sich bei allen 21 Patientinnen eine suffiziente präovulatorische Östrogenanflutung im Serum.

Diskussion

Jene 3 Sterilitätspatientinnen, die trotz optimaler intrazervikaler Schleimbildung eine insuffiziente Ektozervix aufweisen, lassen den Schluß zu, daß die Diagnose der Dyskrinie, welche für die Sterilitätsbehandlung von großer Bedeutung ist, durch eine alleinige Beurteilung der Ektozervix nicht immer richtig gestellt wird bzw. daß die zusätzliche sonographische Beurteilung des Zervikalkanals eine umfassendere Diagnose der Zervixfunktion erlaubt.

Für die klinische Anwendung lassen sich folgende Konsequenzen ableiten:

Die Indikation zur intrauterinen bzw. intrazervikalen Insemination kann deutlicher gestellt werden. Fehlt die endozervikale Zervixbildung zur Gänze, so wird man großzügiger eine intrauterine Insemination vornehmen [2]. Ist die Dyskrinie allerdings nur auf den äußeren Muttermund beschränkt, so kann diese durch eine zervikale Insemination umgangen werden. Weiter kann durch Darstellung des inneren und äußeren Muttermundes der Zervikalkanal vermessen werden, was sowohl für die Technik der intrauterinen Insemination, wie auch für die des Embryotransfers von Nutzen sein kann. Darüber hinaus erlaubt die sonographische Darstellung des Zervikalverlaufes einen Hinweis, in welche Richtung die beiden oben genannten Eingriffe im Rahmen der Katheterführung zu erfolgen haben.

Literatur

1. Barwin BN (1974) Intrauterine insemination of husbands semen. G Reprod Fertil 36:101
2. Feingold M et al. (1984) Detection of cervical incompetence by ultrasound. Acta Obstet Gynecol Scand 63:407–410

Embryonale Entwicklung nach Ultraschallbehandlung von Einzell-Mäuseembryonen nach In-vitro-Fertilisation

D. Weisner, S. Özedemir und H. W. Michelmann

Die Frage der Nebenwirkungen von Ultraschall ist noch nicht endgültig beantwortet. Kritische Intensität kann aufgrund der Literatur bei 0,2–0,3 W/cm² angenommen werden (Loch 1973). Die Arbeitsgruppe um Liebeskind (1979) glaubt Nebenwirkungen bei Anwendung von Milliwatt, dem diagnostischen Arbeitsbereich, festgestellt zu haben. Die kritische Durchsicht der Literatur läßt erkennen, daß sowohl eingestrahlte Energie als auch die Sensibilität von Testsystemen derartig unterschiedlich sind, daß schon dadurch die weite Streuung der Ergebnisse möglich ist.

Im Rahmen des Ultraschalleinsatzes bei der extrakorporalen Befruchtung warnten Testart (1982) und Edwards (1981) vor möglichen Auswirkungen auf die Follikelreifung und Chromosomen in der wieder aufgenommenen aktiven Reifeteilung.

In einer weiteren Arbeit untersuchten wir (Helfer 1984) den Ultraschalleinfluß auf das Regenerationsvermögen des Süßwasserpolypen Hydra atenuata als ein teratogenes Testsystem. Über eine Einstrahlung von 0,5 W trat eine signifikant geringere Generationsfähigkeit auf.

Zur Überprüfung dieser Ergebnisse wurde in einem weiteren teratogenen Testansatz im Rahmen des In-vitro-Fertilisationssystems der Maus 422 Zweizellstadien als Frühembryonen mit unterschiedlicher Intensität beschallt. Das Weiterwachstum bis zur Blastozyste diente als Kontrollsystem für die Frage der Ultraschallauswirkung.

In der ersten Versuchsgruppe wurde der Einfluß einer Intensität von 0,3 W/cm² und einer Beschallungsdauer von 1 min ausgewertet. Von insgesamt 177 Embryonen im Zweizellstadium erreichten 54,6% das Blastozystenstadium. In der Kontrollgruppe waren es 55,2% (Tabelle 1). Im folgenden Versuch wurde die

Tabelle 1. Einfluß von Ultraschall (0,3 W/cm²; pro 1 min) auf die frühe Embryonalentwicklung der Maus nach In-vitro-Fertilisation

Gruppen	Inseminierte Eizellen	Zweizeller		Blastozysten	
	n	n	%	n	%
Gruppe I	205	177	86,3	97	54,8
Gruppe II Kontrolle	110	96	87,2	53	55,2

Tabelle 2. Einfluß von Ultraschall (0,3 W/cm² ; pro 5 min) auf die frühe Embryonalentwicklung der Maus nach In-vitro-Fertilisation

Gruppen	Inseminierte Eizellen	Zweizeller		Blastozysten	
	n	n	%	n	%
Gruppe I	186	155	86,1	86	55,4
Gruppe II Kontrolle	90	77	85,5	43	55,8

Tabelle 3. Einfluß von Ultraschall (0,5 W/cm² ; pro 5 min) auf die frühe Embryonalentwicklung der Maus nach In-vitro-Fertilisation

Gruppen	Inseminierte Eizellen	Zweizeller		Blastozysten	
	n	n	%	n	%
Gruppe I	213	140	65,7	12	8,6
Gruppe II Kontrolle	61	40	65,5	25	62,5

Schallintensität beibehalten, die Beschallungsdauer jedoch auf 5 min heraufgesetzt. Von insgesamt derart behandelten 155 Zweizellern entwickelten sich 55,4 zur Blastozyste; in der Kontrollgruppe auf 55,8% (Tabelle 2).

Aufgrund der Ergebnisse wurde die Bestrahlungsintensität auf 0,5 W/cm² verstärkt. Von 140 so behandelten Zweizellern entwickelten sich nur 8,6% bis zum Blastozystenstadium, in der Kontrollgruppe waren es 62,5% (Tabelle 3).

Diese Ergebnisse weichen von der bisher vorgelegenen Literatur nicht wesentlich ab. Es konnte gezeigt werden, daß erst ab 0,5 W/cm² in unserem Testsystem Entwicklungsstörungen zu beobachten sind. Interessanterweise ergaben Temperaturkontrollmessungen bei 0,5 W/cm² eine deutliche Temperatursteigerung gegenüber der Ausgangstemperatur im Testsystem. Da Frühembryonen sehr temperaturempfindlich sind, muß als mögliche, schädigende Noxe die durch die Ultraschallintensität von 0,5 W/cm² bewegte Temperatursteigerung diskutiert werden.

Ziel der Arbeit war es, zusätzliche Daten zu der angenommenen kritischen Energiegrenze zu erarbeiten und zu zeigen, daß die Ultraschallenergie im Bereich der Diagnostik ohne erkennbare, negative Auswendung im Rahmen des IVF-Programms ist.

Literatur

Edward EG (1981) Persönliche Mitteilung
Hefler S, Weisner D, Michelmann HW (1984) Hydra atenuata, ein neues teratogenes Testmodell zur Untersuchung der Auswirkung von Ultraschallexposition. Referat vom 9.12.84, Ultra-

schalldiagnostik 84, Dreiländertreffen in Innsbruck; 6. gemeinsame Tagung der deutschsprachigen Gesellschaft für Ultraschall, 6

Liebeskind D, Bases R, Elequin F, Neubort S, Leifer R, Goldberg R, Königsberg M (1979) Diagnostic ultrasound: Effects on the DNA and growth patterns of animal cells. Radiology 131:177–185

Loch EG (1973) Genetische Gefährdung durch Ultradiagnostik? Auswirkungen von Ultraschallwellen im diagnostischen Frequenzbereich auf biologisches Gewebe in vivo und in vitro. Fortschr Med 91 Jg, Nr 2, pp 59–60

Testart S, Inserm U, Thebault A, Frydman R (1982) Premature ovulation after ovarian Ultrasonography. British Journal of Obstetrics and Gynecology, 89:694–700

Vergleich zwischen laparoskopischer und transvaginaler Follikelpunktion im Rahmen des IVF-Programmes

B. Schurz, J. Huber und E. Reinold

Einleitung

Im Vergleich zur laparoskopischen und transversikalen Punktionstechnik stellt die transvaginale Follikelpunktion eine neue Methode zur Eizellgewinnung im Rahmen des IVF-Programmes dar [2]. Die transvaginale Punktion ist ein kleiner chirurgischer Eingriff, wir führen diese Methode seit Dezember 1985 an der I. Universitäts-Frauenklinik routinemäßig neben der Laparoskopie durch. Besonders geeignet sind Fälle mit Verwachsungen und Voroperationen im Abdomen und Patientinnen mit bereits vorangegangenen laparoskopischen Punktionen. Als Vorteil wird auch angesehen, daß nur eine oberflächliche oder gar keine Anästhesie notwendig ist. Gegenüber der transviskalen Punktion stellt die transvaginale Follikelpunktion eine gezielte Biopsiemöglichkeit durch eine fixe Nadelführung am Sektorscanner dar [3]. Als Nachteil dieser Methode vermutete man eine niedrigere Eizellauffindungsrate und eine höhere Infektanfälligkeit durch die Scheidenpunktion. Ziel unserer Untersuchung war es, anhand von 2 Patientenkollektiven die laparoskopisch vorgenommene sowie die transvaginal durchgeführte Follikelpunktion zu vergleichen.

Material und Methode

47 Frauen wurden im Rahmen des IVF-Programmes an der I. Universitäts-Frauenklinik im Zeitraum vom 1. April bis zum 30. Juni 1986 in die Studie aufgenommen. Bei 31 Frauen wurde eine laparoskopische Follikelpunktion vorgenommen. Unsere Methode unterscheidet sich in keiner Weise von den herkömmlichen Techniken. Wir verwenden einen Zweiteinstich zum Halten des Ovars, über einen Dritteinstich wird die Punktionsnadel, welche zusätzlich mit einer Spüleinrichtung verbunden ist, zur Punktion eingeführt. 16 Frauen wurden mit der transvaginalen Ultraschallsonde in oberflächlicher Narkose punktiert. Wir verwenden einen Combison 320 Real-time-Scanner der Firma Kretz. Die Vaginalsonde hat einen Sektorbereich von 240 Grad, die Ultraschallfrequenz beträgt 5 MHz. Die Sonde besitzt Einkerbungen für 2 Führungshülsen. Diese werden in einem Winkel von 15 Grad zur Scannerachse an der Sonde befestigt. Die Biopsielinien, welche die Richtung der Nadel im Schallfeld aufzeichnet, werden ins Gerät eingespeichert und sind auf dem Monitor durch eine elektronische Linie markiert. Nach Entleerung der Harnblase wird die Scheide mit steriler Kochsalzlösung gespült. Wir führen die Punktion freihändig durch, wobei wir versuchen, die hintere For-

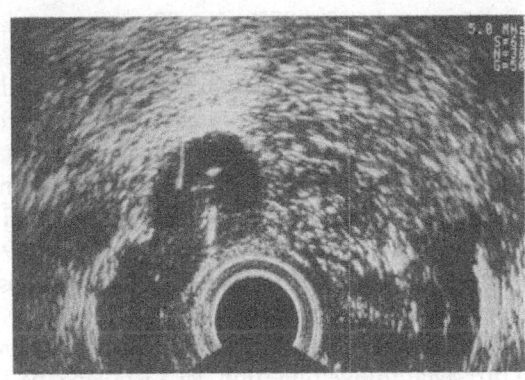

Abb. 1. Punktionsnadel im Follikel bei transvaginaler Ultraschallfollikelpunktion

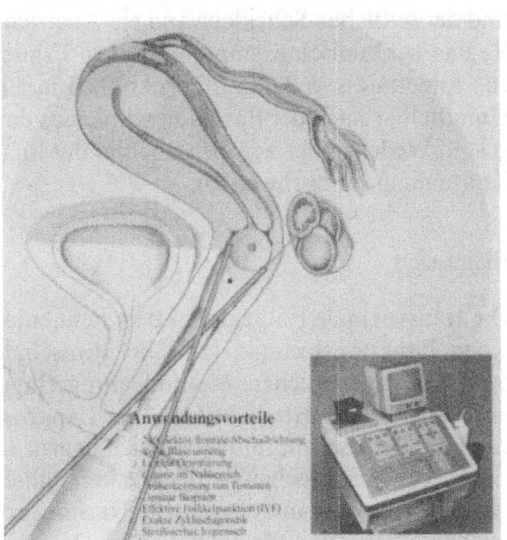

Abb. 2. Transvaginale Ultraschallsonde mit Führungshülsen und Punktion eines Follikels

nixwand nur einmal zu durchstechen und zwischen den Punktionen den intraperitonealen Raum mit der Spitze der Nadel nicht zu verlassen. Erstens verglichen wir die Eizellauffindungsrate der beiden Methoden, zweitens erfolgte bei 5 Patientinnen im Anschluß an die sonographische Punktion eine Laparoskopie, um zu sehen, ob alle Follikel abpunktiert werden konnten. Drittens führten wir eine bakteriologische Untersuchung der Scheide vor der Punktion und eine Untersuchung des Follikelpunktates nach transvaginaler und laparoskopischer Punktion durch [1].

Ergebnisse

Sowohl die Eizellauffindungsrate, die Teilungsrate, die Transferrate als auch die Schwangerschaftsrate pro Transfer unterscheiden sich in beiden Gruppen nicht signifikant. Die Eizellauffindungsrate bei den laparoskopisch durchgeführten

Punktionen beträgt 87% (N = 27), insgesamt konnten 88 Oozyten gefunden werden, 79 teilten sich und konnten transferiert werden. Die Teilungsrate beträgt 89%. Pro Patient konnten 3,2 Oozyten gefunden werden. Die Transferrate (N = 24) liegt bei 88%, die Schwangerschaftsrate pro Transfer bei 20,8%. Eine Patientin abortierte davon in der 8. Schwangerschaftswoche. Bei den 16 Ultraschallfollikelpunktionen konnten 46 Oozyten gefunden werden. Es teilten sich davon 39, die alle transferiert werden konnten. Die Eizellauffindungsrate betrug 93% (N = 15), die Teilungsrate 84%, die Transferrate 92% (N = 14) und die Schwangerschaftsrate pro Transfer 21,4%. Auch von dieser Gruppe abortierte eine Frau in der 11. Schwangerschaftswoche.

Bei dem 2. Untersuchungsvorgang führten wir im Anschluß an die erfolgte Ultraschallfollikelpunktion bei 5 Frauen eine Laparoskopie durch. Nur in einem Fall konnte noch ein bestehender Follikel abpunktiert werden, ohne Auffinden einer weiteren Eizelle. Am 10. Zyklustag wurde bei allen Frauen von der Portio und der seitlichen Scheidenwand ein Abstrich abgenommen. Man fand die in der Vagina bei klinisch asymptomatischen Frauen übliche Keimflora (Staphylococcus epidermidis in 32%, Enterokokken in 30% und Lactobacillus in 8,5%) [1]. Unmittelbar nach der Punktion wurde aus der Follikelflüssigkeit eine Kultur angelegt. Weder in der aeroben noch in der anaeroben Kultur war eine bakterielle Kontamination nachweisbar.

Diskussion

Die transvaginale Follikelpunktion stellt eine echte Alternative zur laparoskopischen Punktionstechnik dar. Die ultraschallgesteuerte transvaginale Follikelpunktion ist eine sichere Methode mit geringer Invasivität. Eine kürzere Punktionsstrecke ist erforderlich als bei der Laparoskopie, da die Ovarien, vom Fornix vaginae aus gesehen, im Nahbereich liegen. Durch die gezielte Nadelführung ist ein exakteres Anstechen der Follikeln möglich. Die Punktionszeiten werden kürzer. Da keine oder nur eine leichte Narkose erforderlich ist, besteht auch nur eine geringere Belastung für die Patientin. Besonders voroperierte Frauen im Bereich des Abdomens mit Adhäsionen, bei denen der laparoskopische Eingriff erschwert ist, ist die transvaginale Follikelpunktion vorzuziehen. Von entscheidender Wichtigkeit ist, daß die Eizellauffindungsrate, die Transferrate und die Schwangerschaftsrate bei beiden Methoden die gleiche ist, und daß es durch die transvaginale Ultraschallfollikelpunktion zu keiner erhöhten Infektanfälligkeit kommt. Die transvaginale Ultraschallfollikelpunktion ist eine sichere, eine vereinfachte und der Laparoskopie adäquate Technik im Rahmen des IVF-Programmes.

Literatur

1. Bartlett J, Onderdonk A, Drude E, Goldstein C, Anderka M (1977) Quantitativ bacteriology of the vaginal flora. J Infect Diseases 136, 2:271–277
2. Dellenbach P, Nissand I, Moreau L, Feger B, Plumere C, Gerlinger P, Brun B, Rumpler Y (1984) Transvaginal sonographically controlled Ovarian follicle puncture for egg retrieval. Lancet 1:1467
3. Feichtinger W, Kemeter P (1984) Laparoscopic or ultrasonically guided follicle aspiration for in vitro fertilization? J In Vitro Fertil Embryo Trans 1:244

Erfahrungsbericht über die vaginale Follikelpunktion im Rahmen des IVF-Programmes

H.-R. Tinneberg, D. Weisner und L. Mettler

Einleitung

Mit zunehmender Anwendung der In-vitro-Fertilisation und des Embryotransfers bestand der Bedarf zur Anwendung weniger invasiver Verfahren für die Eizellgewinnung, als es seit Beginn durch die Laparoskopie/Pelviskopie gegeben war. Bereits 1972 wurden von Holm et al. die Verwendung des Ultraschalls zur perkutanen Punktion von Abdominaltumoren inauguriert; seit der Zeit hat diese dänische Gruppe die Verwendung des Ultraschalls für derartige Eingriffe wesentlich weiterentwickelt, so daß bereits 1982 Lenz et al. die ultraschallgeführte transvesikale Follikelpunktion zur Eizellgewinnung beschrieben.

Inzwischen ist auch diese Methode weiterentwickelt worden; so haben u.a. Feichtinger et al. (1985) über sehr gute Erfolge mit der ultraschallgeführten vaginalen Follikelpunktion berichtet, und auch in unserer Klinik wird seit Juni 1986 diese Methode alternativ zur pelviskopisch/laparoskopischen Eizellgewinnung mit gutem Erfolg eingesetzt.

Material und Methoden

Ähnlich wie Feichtinger und Mitarbeiter verwenden auch wir den Combison-320-Real-Time-Scanner von der Fa. Kretz (Zipf/Österreich) mit dem vaginalen Scanner-IR15BG/A 5 MHz mit einem Schallfenster von 240 Grad. Als Vorbereitung zur Follikelpunktion wird die Follikulometrie ab dem 7.–8. Zyklustag nach hormoneller Stimulation durchgeführt. Sechsunddreißig Std. nach Injektion von 10 000 IE HCG erfolgt dann die Follikelpunktion. Als vorbereitende Maßnahme erhält die Patientin am Abend vor dem Eingriff ein Vaginalsupp. Sulfonamid-Spuman, die präoperative Desinfektion von Vulva und Vagina erfolgt mit Betaisodona- bzw. Aderman-Lösung. Nach der Desinfektion wird die Scheide sorgfältig ausgetupft und ein steriles Kontaktgel in die Scheide gegeben. Mit dem Vaginalscanner erfolgt eine Übersichtsdarstellung der Beckenorgane zur Orientierung über Größe und Lage der Ovarien, bereits vorhandener Follikelflüssigkeit im Douglas sowie Lage der großen Gefäße und des Darmes. Es folgt eine Fotodokumentation beider Ovarien. Die Follikelpunktion selbst wird nicht mit der automatischen Punktionseinrichtung von Labotect durchgeführt, sondern die Nadel wird von Hand geführt. Es ist so ein leichtes Fortsetzen der Punktion von Follikel zu Follikel möglich, ohne daß erneut die Vaginalhaut perforiert werden muß.

Ultraschalldiagnostik 86
Herausgegeben von M. Hansmann u.a.
© Springer-Verlag

Tabelle 1. Vergleich der Ultraschallfollikelpunktion (Zeitraum Juni–August 1986) mit der pelviskopischen Follikelpunktion (Zeitraum Juni–August 1985) an der Universitäts-Frauenklinik Kiel

	Anzahl Punktionen	Anzahl Follikel	Ø pro Punktion	Anzahl Oocyten	Ø pro Punktion	% pro Follikel	Anzahl fertilis. Oocyten	% pro Gesamtzahl
Ultraschall	44	445	10,1	376	8,6	84,5	195	51,9
Pelviskopie	38	289	7,6	239	6,3	82,7	100	41,8

Nach der Punktion des Follikels wird jeder Follikel einmal gespült. Wie Sie aus Tabelle 1 ersehen können, gelingt es mit der Punktion und der ersten Spülung, fast alle Eizellen zu gewinnen, so daß wir zur Zeitersparnis nach der ersten Spülung die Punktion eines weiteren Follikels vornehmen.

Narkose

Nur in einem Fall einer sehr ängstlichen, verspannten Patientin wurde der Eingriff in Allgemeinanästhesie durchgeführt. Die Patientin selbst hatte sich dieses Vorgehen beim Aufklärungsgespräch gewünscht. In allen anderen Fällen erfolgte die vaginale Follikelpunktion in Sedierung: Zur Nachtmedikation wurde den Patientinnen die Einnahme einer Schlaftablette (z. B. Imeson) freigestellt. Am Morgen des Eingriffes erfolgte die Injektion von einer Ampulle Psyquil i.m. und unmittelbar vor dem Eingriff wurde Piritramid (Dipidolor) in einer Dosierung zwischen 7,5 und 15 mg Piritramidbase angewandt.

Postoperativ wurden die Patientinnen für mindestens 3 Std. nüchtern gelassen und in einem Ausschlafzimmer der Kreislauf überwacht.

Ergebnisse

Tabelle 1 und 2 zeigen sehr deutlich, daß mit Hilfe der vaginalen ultraschallgeführten Follikelpunktion bei vergleichbarem Stimulationsschema mehr Follikel

Tabelle 2. Vergleich der Ultraschallfollikelpunktion (Zeitraum Juni–August 1986) mit der pelviskopischen Follikelpunktion (Zeitraum Juni–August 1985) an der Universitäts-Frauenklinik Kiel

	Anzahl Embryotransfer	% pro Punktion	Anzahl Embryonen	Ø pro Transfer	Anzahl Graviditäten	% pro Punktion	% pro Transfer
Ultraschallpunktion	39	88,6	148	3,8	14	31,8	35,9
Pelviskopische Punktion	31	81,6	94	3,0	10	26,3	32,3

aufgesucht wurden und entsprechend eine höhere Eizellgewinnungsrate erzielt werden konnte.

Entsprechend höher gestaltete sich auch die Anzahl der erzielten Graviditäten.

Diskussion

Obwohl die vaginale ultraschallgeführte Follikelpunktion als das weniger invasive Vorgehen angesehen werden muß, soll an dieser Stelle auf Komplikationen hingewiesen werden. Für unsere Gruppe müssen wir 2 Komplikationen in Anspruch nehmen, dies entspricht einem Prozentsatz von z. Z. 2%. Es darf nicht vergessen werden, daß die Einführung dieser Methode mit in diesen Bewertungszeitraum fällt, so daß zu erwarten ist, daß die Komplikationsrate mit zunehmender Erfahrung des Operationsteams weiter sinkt.

Von den beiden Komplikationen ist zum einen eine Hämaturie, die sich über einen Tag erstreckte, zu erwähnen, ohne daß bei der Patientin eine Beeinträchtigung des Allgemeinbefindens damit verbunden wäre. Die zweite Komplikation ist als schwere Komplikation zu werten. Wohl auf der Basis einer nicht erkannten Pyosalpinx kam es unter der Punktion zur Verschleppung von Keimen und zur Ausbildung eines Douglas-Abszesses. Die Patientin wurde 5 Tage nach dem Embryotransfer durch operative Pelviskopie und hochdosierte Antibiotikatherapie saniert. Während es bei der ersten Patientin zu einer intakten Schwangerschaft kam, ist wohl nicht zuletzt durch den vorübergehend schlechten Allgemeinzustand der zweiten Patientin, verbunden mit dem hohen Fieber, das Nichteintreten einer Schwangerschaft erklärbar.

Insgesamt gesehen muß die vaginale ultraschallgeführte Follikelpunktion als wichtige Ergänzung zur pelviskopischen Follikelpunktion gewertet werden. Sie stellt einen wesentlichen Baustein zur Überführung der In-vitro-Fertilisation und Embryotransferbehandlung als ambulante Tätigkeit dar. Obwohl die zweite der geschilderten Komplikationen als schwere Komplikation einzuschätzen ist, muß dieses Verfahren als in der Hand des Geübten sichere Methode zur erfolgreichen Eizellgewinnung angesehen werden. Nicht zuletzt gelang es uns auf diese Weise, eine durchschnittlich höhere Eizellfindungsrate zu erzielen, als mit anderen Techniken.

Vorteile der ultraschallgeführten hohen intrakavitären Insemination (ICI)

U. Deichert, M. Klafki, G. Brechnitz und E. Daume

In der Behandlung steriler Paare sind die Oligoasthenoteratozoospermie und der pathologische Zervixfaktor in ca. 30–40 bzw. 8% für den unerfüllten Kinderwunsch verantwortlich. Zur Therapie wurde jahrzehntelang die homologe Insemination über die Portiokappe durchgeführt. Die Ergebnisse waren unbefriedigend. Aufgrund der erheblichen Prostaglandinnebenwirkungen wurden Spermainjektionen ins Cavum uteri nur selten vorgenommen. Erst die Trennung der Spermien vom Seminalplasma und die Spermienwaschung in Medium, wie sie durch die In-vitro-Fertilisationstechnik eingeführt wurde, ermöglichten die hohe intrakavitäre Insemination. Die Durchführung der Katheterinsemination hoch ins Cavum uteri beinhaltet jedoch folgende Probleme:

1. steil flektierter Uterus
   - steile Anteflexio
   - steile Retroflexio
2. Cervixstenose
   - bei erheblicher Umwandlungszone (Ovula Nabothi)
   - Status nach Kaustik
   - Status nach Konisation

Diese Situationen können auch zur Via falsa führen, so daß zur Vermeidung von weiteren Traumatisierungen notgedrungen intrazervikal oder intravaginal statt intrakavitär inseminiert werden muß.

3. Verletzung des Endometriums bei falscher bzw. heftiger Katheterführung ins Cavum uteri.
4. Vorzeitige Dezidualisierung durch Katheterreizung.

Durch Einführung der Ultraschall-(US)-Kontrolle modifizierten wir unsere Inseminationstechnik. Im einzelnen gehen wir wie folgt vor: In der Regel erfolgt eine leichte ovarielle Stimulation mit Epimestrol oder Clomifen, bei entsprechender Indikation auch mit HMG/HCG oder anderen Stimulationsbehandlungen. Die Patientinnen werden sonographisch mit der Follikelausmessung, mit semiquantitativen LH-Messungen im Urin und – falls notwendig – Östradiolbestimmungen im Serum überwacht. Die Inseminationen erfolgen am Tag des spontanen LH-Anstieges oder am Tage nach HCG-Gabe. Zur Insemination kommt die Patientin mit gefüllter Blase. Die in Medium aufbereitete Spermasuspension [3] wird über den Bourn-Hall-Katheter mit der 2-ml-Spritze aufgezogen. Die Portio wird mit dem Selbsthaltespekulum eingestellt. Der Weichkatheter wird direkt vor der Insemination bis zur Spitze der Hohl-

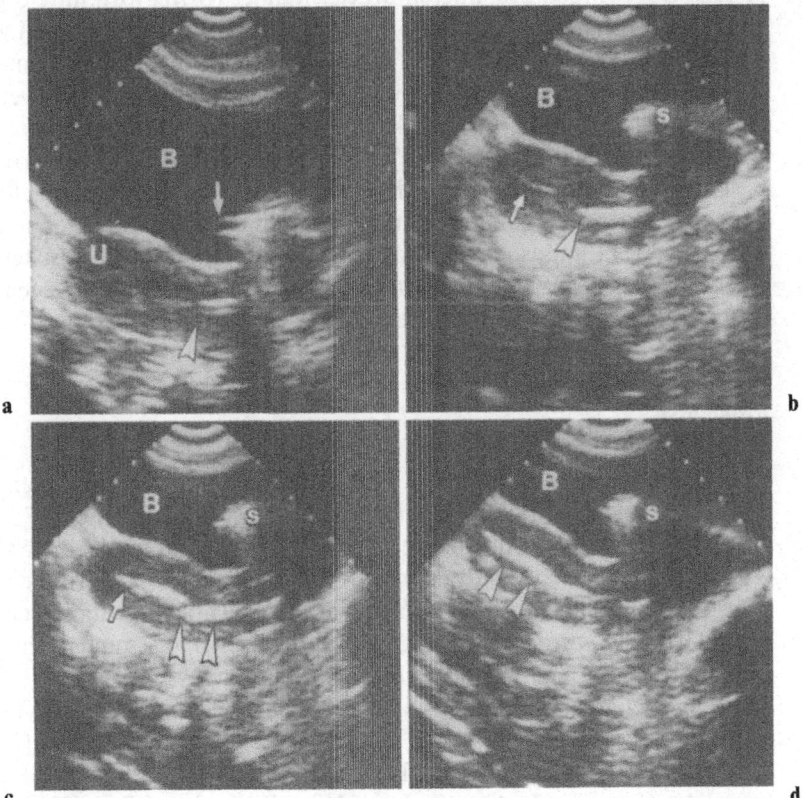

Abb. 1a–d. Ultraschallgeführte hohe intrauterine Insemination. Uterus (*U*), Harnblase (*B*), Spekulum (*S*). **a** Einführen der Plastikhohlsonde ( ) des Bourn-Hall-Katheter-Sets bis über den inneren Muttermund; **b** Einführen des Innenkatheters (→) durch die Hohlsonde bis zum Fundus uteri; **c** Injektion der Spermasuspension (→); **d** Spermadepot ( ) im Cavum uteri nach Entfernung des Inseminationskatheters

sonde zurückgezogen. Die Hohlsonde wird in den Zervikalkanal (ZK) eingeführt und unter US-Kontrolle vorgeschoben (Abb. 1 a). Nach Passage des inneren Muttermundes wird nur der Innenkatheter weiter vorgeschoben bis er im US den Fundus erreicht hat (Abb. 1 b). Die Spermiensuspension wird nun langsam injiziert (Abb. 1 c). Danach wird der Katheter langsam mit der Hohlsonde herausgezogen (Abb. 1 d), das Cusco-Spekulum entfernt und unter Spiegeleinstellung wird die Semm-Portiokappe eingeführt zur Abdichtung des ZK. Die Patientin verbleibt anschließend ½ Stunde in Rückenlage, danach entleert sie ihre Blase. Am nächsten Tag wird die Ovulation nach sonographischen Kriterien überprüft. Gewöhnlich erfolgt eine Reinsemination in gleicher Weise. Folgende Vorteile sehen wir in der Anwendung dieser beschriebenen Methode:

1. Durch die gefüllte Blase wird ein flektierter Uterus gestreckt und der Zervikalkanal und das Corpus uteri in die Führungslinie gebracht.
2. Das Einführen im Zervikalkanal kann sonographisch überprüft werden und eine Via falsa bei Zervixstenose vermieden werden.

3. Das Überwinden des inneren Muttermundes (MM) wird im US gesehen und die Plazierung der Hohlsonde wird kontrolliert, so daß bei noch vorhandener leichter Flexio ein Einbohren der Sondenspitze ins Endometrium vermieden wird. Ist die Passage des inneren MM technisch nicht möglich, verwenden wir eine härtere Sonde, die Hohlsonde des Monash-Embryo-Transferkatheters oder eine Metallhohlsonde. Vor allem bei letzterer ist zur Vermeidung von Traumatisierungen eine US-Kontrolle nützlich. Das anschließende Nachschieben des Inseminationskatheters durch die Plastikhohlsonde und das Erreichen des Fundus uteri mit der Katheterspitze ist im US feststellbar, so daß ein zusätzliches Weiterschieben des Weichkatheters mit Umbiegen am Fundus und retrogradem Weg vermieden wird.

Ergebnisse

Von Januar bis Juni 1986 wurden 37 Patientinnen (Pat.) in spontanen oder stimulierten Zyklen intrakavitär inseminiert. Retrospektiv wurden bei 27 Patientinnen entweder nur im US kontrollierte ICI (US-ICI) vorgenommen oder abwechselnd – unter US oder nicht – intrakavitär inseminiert. Dies war Gruppe I. 10 Patientinnen – Gruppe II – wurden *nicht* US-kontrolliert intrakavitär inseminiert.

In Gruppe I wurde wegen folgender Indikationen inseminiert: Pathologischer Ejakulatbefund (6mal, 2mal Schwangerschaft), Dysmucorrhoe (12mal, 3mal Schwangerschaft), Zervixstenose (1mal, 2mal Nebenindikation), Verdacht auf (V.a.) immunologische Störung (7mal, 1mal Schwangerschaft). In Gruppe II lag 8mal ein andrologischer Faktor, 1mal eine Dysmucorrhoe und 1mal der V.a. eine Immunbarriere vor. In Gruppe I *mit* US-ICI wurden 6 Pat. (22%) schwanger, 4 Patientinnen im 1. und 2 Pat. im 2. Behandlungszyklus *mit* US-ICI. In Gruppe II wurde eine Pat. (10%) nach der ersten ICI schwanger, es bestand eine Oligozoospermie.

Die Erfolgsrate bei intrauterinen Inseminationen liegt in der Literatur je nach Indikationen zwischen 17–35% [1, 2]. Die Beschreibung einer ultraschallgeführten Inseminationstechnik fand sich nicht. Wir glauben, daß die hohe intrakavitäre Insemination durch Ergänzung der Ultraschallführung zumindest technisch erleichtert und verbessert wird. Der Beweis einer Verbesserung der Schwangerschaftsrate gegenüber der blinden Insemination sollte an einem größeren Kollektiv überprüft werden.

Literatur

1. Allen NC, Herbert CM, Maxson WS, Rogers BJ, Diamond MP, Wentz AC (1985) Intrauterine insemination: a critical review. Fertil Steril 5:569–580
2. Francavilla F, Catignani P, Romano R, Fabrini A (1985) Treatment of infertile couples by intrauterine artificial insemination homologous (AIH) of motile sperm. Acta Europaea Fertil 4:411–415
3. Lopata A, Patullo MJ, Chang A, James B (1976) A method for collecting motile spermatozoa from human semen. Fertil Steril 6:677–684

Hinweiszeichen auf eine fortgeschrittene, alte Extrauteringravitität im Ultraschallbild

R. Rudelstorfer und G. Bernaschek

Einleitung

Die Frühdiagnose einer Eileiterschwangerschaft, noch vor dem Einsetzen klassischer Symptome, ist ein erstrebenswertes Ziel, das jedoch leider von verschiedenen Faktoren verhindert wird. 75% aller Eileiterschwangerschaften werden vor der 12. SSW diagnostiziert. Dabei kommt der Ultraschalluntersuchung neben den Hormonbestimmungen eine zentrale Rolle zu. Bei den restlichen Fällen hingegen verzögern oft eine uncharakteristische Schmerzsymptomatik und ein sonographisch ausgefallenes Erscheinungsbild die Diagnosestellung. Ziel des Beitrages ist es, anhand von Ultraschallbildern die Veränderungen bei fortgeschrittener, alter Extrauteringravidität aufzuzeigen.

Hinweiszeichen: Hämatometra

Eine sichere echographische Diagnosestellung einer Extrauteringravidität gelingt nur in 1–5% der Fälle bei Nachweis eines Fruchtsackes und Fetalpols mit Vitalitätszeichen außerhalb des Uterus und ist somit die seltene Ausnahme. Viel häufiger findet man hingegen im Normalfall lediglich eine Verbreiterung des Endometriums bzw. die Ausbildung eines Pseudofruchtsacks. Der Pseudofruchtsack ist durch seine zentrale Lage und den fehlenden hyperreflektorischen Randsaum charakterisiert. Dieser Pseudofruchtsack bzw. Hämatometra kann durch Flüssigkeitsansammlung wachsen und entsprechend seinem Alter auch beträchtliche Ausmaße annehmen und sich zu einem sozusagen charakteristischen, großen Pseudofruchtsack entwickeln. Wie kommt es dazu? Durch Proliferation der Dezidua wird der Zervikalkanal ausgemauert und es kann in der Folge bei der alten Extrauteringravidität zu einer beträchtlichen Flüssigkeitsretention mit oder ohne begleitender Blutung ins Uteruskavum kommen. Somit ist immer gerade bei alten Eileiterschwangerschaften an das Vorkommen eines großen Pseudofruchtsackes zu denken. Auffallend sind hier der eher gleichmäßig dicke Randsaum und die fehlende Fruchtanlage. Nochmals, bei einem positiven Schwangerschaftstest ist somit bei diesen Pseudofruchtsäcken an eine Tubargravidität zu denken. Differentialdiagnostisch muß hingegen in diesen Fällen auch an das

1. Windei bzw. die Abortivfrucht gedacht werden, wobei jedoch der asymetrische Randsaum, gebildet durch die Plazenta diagnostische Hinweise liefert. Weiter müßte vom echographischen Erscheinungsbild allein auch an ein

Ultraschalldiagnostik 86
Herausgegeben von M. Hansmann u. a.
© Springer-Verlag

2. Mukometra bzw. Pyometra bei Endometriumkarzinom bzw. okkulten Zervixkarzinom gedacht werden. Hier sind vor allem Anamnese und Klinik für die
richtige Diagnose entscheidend. Von dieser seltenen differentialdiagnostischen
Fragestellung betreffend den Pseudofruchtsack ist aber nunmehr ein zweites
sonographisch typisches Erscheinungsbild der alten Extrauteringravidität
erwähnenswert.

Hinweiszeichen: Altes Hämatom im Adnexbereich

Es handelt sich um das große, alte Hämatom im Bereich der Adnexe: Charakteristischerweise findet sich ein eher länglicher Tumor unterschiedlichen Ausmaßes,
der vermehrt echoreichere Anteile, aber mit deutlicher Schallverstärkung aufweist. Durch längeres, asymptomatisches Bestehen können diese Hämatome organisiert sein und sind dann bisweilen schwer von der Umgebung abzugrenzen.
Differentialdiagnostisch ist aus echographischer Sicht auch an eine stielgedrehte
und damit hämorrhagisch infarzierte Ovarialzyste bzw. an ein Ovarialkarzinom
zu denken.

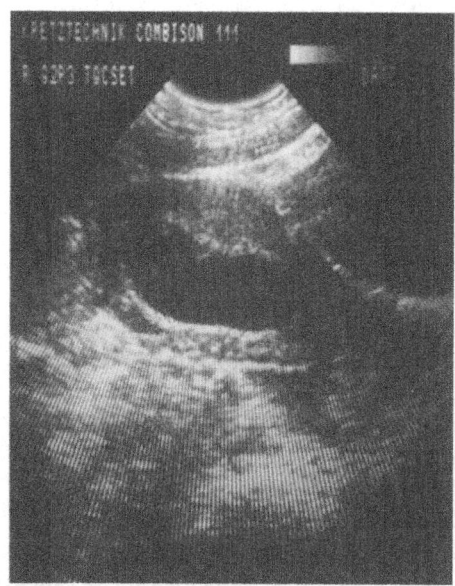 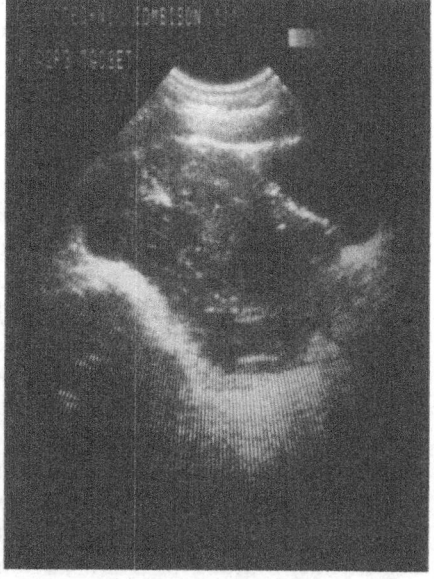

Abb. 1   **Abb. 2**

Abb. 1. Längsschnitt durch den Uterus bei alter Extrauteringravidität: Ein mögliches sonographisches Hinweiszeichen auf eine alte Extrauteringravidität ist der große Pseudofruchtsack bzw.
Hämatometra

Abb. 2. Parasagittaler Längsschnitt links bei Extrauteringravidität: Ein weiteres sonographisches
Hinweiszeichen ist das alte Hämatom im Adnexbereich, das bisweilen schwer von der Umgebung
abzugrenzen ist. Vor allem bei asymptomatischen Verlauf ist dabei an eine alte Extrauteringravidität zu denken

Zusammenfassung

Die Diagnostik der fortgeschrittenen Tubargravidität ist nach wie vor schwierig. Ultraschalluntersuchungen geben hier aber 2 Befunde, den großen Pseudofruchtsack bzw. das Hämatometra und das große alte Hämatom im Adnexbereich, die echographisch auch an eine Extrauteringravidität denken lassen sollten. Eine endgültige Diagnosestellung wird jedoch wie bei der frühen Extrauteringravidität auch von der Erhebung von Zusatzbefunden entscheidend abhängen.

Literatur

1. Kobayashi M, Hellmann LJ, Filisti LP (1969) Ultrasound: An aid in the diagnosis of ectopic pregnancy. Am J Obstet Gynecol 103:1131
2. Müller E, Leucht W (1981) Ultraschalldiagnostik bei ektopen Schwangerschaften. Ultraschall 2:158
3. Schaffer RM, Stein K, Shih JH, Goodman JD (1983) The echotic pseudogestational sac of ectopic pregnancy simulating early intrauterine pregnancy. J Ultrasound Med 2:215

Vor- und Nachteile verschiedener Scannertypen in der geburtshilflich-gynäkologischen Endosonographie

G. Bernaschek

Die Endosonographie bezieht gewissermaßen eine Mittelstellung zwischen der Endoskopie und der abdominalen Ultraschalldiagnostik, indem sie nicht nur die Oberfläche von Hohlorganen, sondern insbesondere die unmittelbar dahinterliegenden Abschnitte optimal zur Darstellung bringt. Die unübersehbaren Vorteile der Endosonographie führten bisher zu zahlreichen Anwendungsmöglichkeiten, von denen die Vaginosonographie und die Hysterosonographie speziell in das Fachgebiet der Geburtshilfe und Gynäkologie einzureihen sind, aber auch die Rektosonographie und die Zystosonographie – diese beiden Methoden gehören in der Urologie schon seit längerer Zeit zur Routine –, die erhebliche Vorteile in der Diagnostik des weiblichen Beckens ermöglichen.

Grundsätzlich werden – wie bei der abdominalen Ultraschalldiagnostik – auch bei der Endosonographie Linear-array-Scanner sowie vornehmlich Sektorscanner verwendet.

Bei den Linear-array-Scannern erzeugt der Schallstrahl einen senkrecht von der Scannerachse abgehenden rechtwinkeligen Bildausschnitt, wozu eine flache Kontaktoberfläche von gewisser Länge benötigt wird. Dadurch können vornehmlich Schnittbilder in der Längsachse der Körperöffnung, in welche der Scanner eingebracht wird, angefertigt werden. Die Schnittebenen entsprechen vom Untersucher aus gesehen alle Richtungen eines Uhrzeigers. Vorausblickende kurze Linear-array-Scanner sind demgegenüber endosonographisch zwar einsetzbar, ihr Gesichtsfeld ist aber entsprechend den räumlichen Gegebenheiten so schmal, daß eine Orientierung im Becken äußerst schwierig erscheint.

Bei den Sektorscannern handelt es sich entweder um „Wobbler", welche in der Endosonographie meist eine frontale Schallabstrahlung wie zur Fontanellendiagnostik des Neugeborenen aufweisen und einen Öffnungswinkel zwischen 30° und 110° besitzen. Bei den „Rotorscannern" rotieren im Gegensatz dazu Prüfköpfe um eine Achse, welche entweder mit der Längsachse des Scanners identisch ist und somit Querschnitte liefert oder senkrecht zur Längsachse steht und damit eine frontale Abstrahlung ermöglicht. Der Öffnungswinkel liegt bei den transversal abstrahlenden normalerweise bei 360°, bei den frontal abstrahlenden, technisch bedingt – infolge des toten Blickwinkels durch den Scannerschaft – bei maximal 270°.

Ultraschalldiagnostik 86
Herausgegeben von M. Hansmann u. a.
© Springer-Verlag

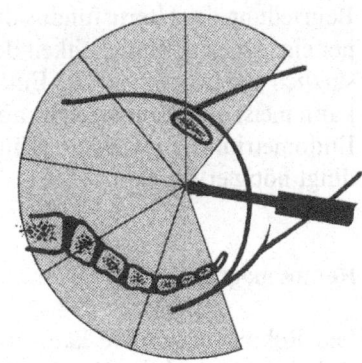

Abb. 1. Schematische Darstellung der Untersuchung mit einem Panoramascanner in der sagittalen Schnittebene

Vaginosonographie

Bei der Vaginosonographie liefern Linear-array-Scanner ein optimales Bild in der unmittelbaren Nahzone (vergleichbar mit der Mammadiagnostik); ihre Mobilität ist jedoch infolge der relativ langen Auflagefläche begrenzt. Sie sind demnach den frontal abstrahlenden Sektorscannern mit kleinem Bildausschnitt in der Erfassung uteriner Befunde bei antevertiertem Uterus zumindest ebenbürtig. Der Vorteil der frontal abstrahlenden Sektorscanner liegt jedoch in der zusätzlichen Beurteilungsmöglichkeit retrovertierter Uteri bzw. in der Erfassung der Zervixregion, insbesondere auch bei fortgeschrittener Schwangerschaft. Darüber hinaus sind Sektorscanner vor allem bei der Darstellung extrauteriner Befunde besonders an den Adnexen den Linear-array-Scannern eindeutig überlegen. Die zumeist in Verwendung stehenden vorausblickenden Sektorscanner mit einem Öffnungswinkel um 90° erscheinen infolge des zu geringen Überblickes bei verschiedenen vaginosonographischen Indikationsstellungen – wie etwa der Beckenmessung (Deutinger und Bernaschek 1986) – nicht ausreichend. Sie sind daher ihrerseits wieder den sogenannten Panoramasektorscannern mit einem Öffnungswinkel um 250° deutlich unterlegen (Popp und Mitarb. 1985). Der große, zu beiden Seiten dieses Scanners gelegene Bildausschnitt ermöglicht einerseits die Verwendung hoher Frequenzen, gewährleistet aber andererseits durch das große Gesichtsfeld eine bestmögliche Orientierung im kleinen Becken durch Erfassung zahlreicher "land marks" (Abb. 1). Die bisweilen als Nachteil angeführte geringere Bildfrequenz der Panoramasektorscanner – im Falle des einzigen derzeit im Handel befindlichen der Fa. Kretz-Technik mit 10 Bildern pro Sekunde – entspricht den meisten handelsüblichen Sektorscannern und ist schon allein aus diesem Grund für Routineuntersuchungen auch zur Erfassung der Herzaktion sowie fetaler Bewegungen ausreichend.

Hysterosonographie

Die Hysterosonographie wird üblicherweise mit schlanken transversal abstrahlenden Rotationsscannern bei einem Bildausschnitt von 360° durchgeführt, wobei der gleiche Scanner wie für die Zystosonographie verwendet wird. Um auch eine

Beurteilung des Uterusfundus durchführen zu können, besitzen die meisten Scanner eine Umschaltmöglichkeit des Abstrahlwinkels von normalerweise 90° auf zusätzlich 135° vorwärts. Die Einführtiefe der sterilisierbaren Sonde in das Cavum kann meist am Scannerschaft abgelesen werden. Eine ursprünglich als Schutz des Endometriums entwickelte Hülle über den Schallköpfen hat sich als nicht unbedingt nötig erwiesen.

Rektosonographie

Die Rektosonographie kann mit Linear-array-Scannern durchgeführt werden, wobei sich jedoch im Vergleich zur einfacheren und die Patientin weniger belastenden Vaginosonographie kaum eine Erweiterung des Spektrums in bezug auf Darstellung von Vagina und Uterus ergibt. Auch die Untersuchung mit frontal abstrahlenden Sonden – es ist dabei der gleiche Unterschied zu den Linear-array-Scannern wie bei der Vaginosonographie gültig – bringt im Vergleich zur Vaginosonographie keine Verbesserung. Die Vorteile der Rektosonographie gegenüber der vaginalen Technik liegen jedoch überall dort, wo Querschnitte einen besseren Überblick im Becken ermöglichen und die Länge der Vagina für diese Beurteilung nicht ausreicht, d. h. wenn die zu untersuchenden Strukturen höher im kleinen Becken gelegen sind (Bernaschek 1983, 1984, 1986). Die Rektosonographie im gynäkologischen Bereich sollte daher vornehmlich transversal abstrahlenden Rotationsscannern vorbehalten sein.

Zystosonographie

Das Einsatzgebiet der Zystosonographie ist im Rahmen der geburtshilflich-gynäkologischen Endosonographie am relativ kleinsten.

In Verwendung stehen transversal abstrahlende Rotationsscanner, welche unter Führung eines 24-Charrier-Resektoskopschaftes in die Harnblase eingeführt werden. Zur Darstellung des Blasenhalsbereiches bzw. des Blasenfundus bieten die meisten transurethralen Scanner eine Umschaltmöglichkeit des Abstrahlwinkels von üblicherweise 90° zur Längsachse auf zusätzlich 45° rückwärts bzw. vorwärts.

Derzeit sind keine Ultraschallsonden erhältlich, mit denen sämtliche Schnittebenen in einem Untersuchungsgang erfaßt werden können; die optimale Geräteausstattung für die gynäkologisch-geburtshilfliche Endosonographie liegt daher derzeit in der Kombination von 2 Sonden, nämlich einem transversalen und frontalen Rotationsscanner mit großem Bildausschnitt, welche an einem Grundgerät anzuschließen sind. Die Endosonographie wird aber sicherlich in den nächsten Jahren noch eine enorme Weiterentwicklung insbesondere auf technischem Gebiet erfahren, zumal die Vorteile gegenüber der abdominalen Ultraschalldiagnostik auf verschiedensten Indikationsgebieten evident sind.

Literatur

1. Bernaschek G, Janisch H (1983) Eine Methode zur Objektivierung des Parametrienbefundes beim Zervixkarzinom. Geburtsh u Frauenheilk 43:498
2. Bernaschek G, Tatra G, Janisch H (1984) Die rektale Sonographie – eine Erweiterung der Rezidivdiagnostik zervikaler Neoplasien. Geburtsh u Frauenheilk 44:495
3. Bernaschek G, Deutinger J, Bartl W, Janisch H (1986) Endosonographic staging of carcinoma of the uterine cervix. Arch Gynec 239:21
4. Deutinger J, Bernaschek G (1986) Die vaginosonographische Pelvimetrie als neue Methode zur sonographischen Bestimmung der inneren Beckenmaße. Geburtsh u Frauenheilk 46:345
5. Popp LW, Lemster S, Hinrichs S, Heesen D, Müller-Holve W, Martin K (1985) Intravaginale Ultraschalldiagnostik (Vaginosonographie) – Erste Erfahrungen mit dem Panoramasektor. In: Ultraschalldiagnostik 84. Thieme, Stuttgart New York, S 320

Vaginosonographie und abdominelle Ultraschalltechnik: Ein diagnostischer und methodischer Vergleich

R. Rudelstorfer und G. Bernaschek

Einleitung

Im klinischen Anwendungsbereich gewinnt die Vaginosonographie gegenüber der abdominalen Ultraschalluntersuchung zunehmend an Bedeutung. Von den Patientinnen allgemein gut akzeptiert, ermöglicht sie es unmittelbar im Anschluß einer bimanuellen Untersuchung, den Einsatz eines bildgebenden Verfahrens. Methodisch gesehen entfallen bei der Vaginosonographie die Probleme wie volle Harnblase (zur rechten Zeit), retrovertierter Uterus, Adipositas, Verwachsungen etc. Darüber hinaus können bei der vaginalen Sonographie, wegen der unmittelbaren Nähe der zu untersuchenden Organe, höhere Schallfrequenzen eingesetzt werden. Das bedeutet höhere Auflösung von Details in den sonographischen Bildern. Ziel dieser Studie war es, die beiden sonographischen Verfahren im klinischen Einsatz miteinander zu vergleichen und die Vorteile der Vaginosonographie herauszuarbeiten.

Vergleich: Abdominale gegen vaginale Technik

Frühgravidität

Besonders wertvoll erweist sich die vaginale Sonographie beim frühen Nachweis einer intrauterinen Gravidität. Infolge des besseren Auflösungsvermögens der hochfrequenten Schallköpfe kann der Fruchtsack schon ab β-HCG-Werten unter 500 (5. SSW) nicht nur als einmaliger Zufallsbefund, sondern mit größter Verläßlichkeit intrauterin nachgewiesen bzw. ausgeschlossen werden.

Auch die sonographischen Kriterien, die für den Nachweis einer intrauterin gelegenen Schwangerschaft ausschlaggebend sind, wie exzentrisch gelegener Fruchtsack und asymmetrischer Randsaum können durch die Vaginosonographie deutlicher zur Darstellung gebracht werden.

Extrauteringravidität

Auch bei der Abklärung eines Verdachtes auf Extrauteringravidität kann mit Hilfe der Vaginosonographie schon frühzeitig ein Pseudogestationssack dargestellt werden. Dieser ist im Bezug auf das Uteruscavum zentral gelegen und läßt den typischen asymmetrischen Randsaum vermissen. Zusätzlich können besonders

Ultraschalldiagnostik 86
Herausgegeben von M. Hansmann u. a.
© Springer-Verlag

mit den frontal abstrahlenden Schallköpfen verdächtige Strukturen im Adnexbereich genauer erfaßt werden.

Plazenta praevia

Im II. und III. Trimenon verläßt der Uterus weitgehend das kleine Becken, weswegen auch die Indikationsstellung zur Vaginosonographie seltener erfolgen wird. Vorteile werden zu diesem Zeitpunkt in der Beurteilung bzw. der Erfassung von Zervixinsuffizienz und in der Diagnose einer Plazenta praevia gesehen. Insbesondere die Darstellung der Weite des Zervikalkanals, die Länge der Zervix sowie die Darstellung des inneren Muttermundes gelingt mit Hilfe der Vaginosonographie besonders genau und eindrucksvoll. Ebenso eröffnet die Vaginosonographie in der Diagnostik der Plazenta praevia neue Perspektiven. Vor allem gegen Ende der Schwangerschaft sind dadurch bei schon verkürzter Zervix zusätzliche Hinweise bzw. eine genaue Abgrenzung insbesondere bei von der Hinterwand ausgehenden Plazenten möglich.

Beckenmessungen

Die größten Vorteile ergeben sich aber bei der Beckenmessung. Diese kann jedoch aufgrund der Meßtechnik nur mit dem entsprechend weitwinkelig abstrahlenden Panoramasektor durchgeführt werden. Für die sonographische Vermessung der geburtshilflich relevanten Beckenmaße, vornehmlich der Conjugata vera, haben bislang ausschließlich Compoundscanner Anwendung gefunden. Im Gegensatz zu diesen, gelingt es mit Hilfe der Vaginosonographie jetzt mühelos den Geburtskanal in allen wesentlichen Ebenen zu vermessen. Somit ist es möglich, einerseits durch eine sagittale Schnittführung die Conjugata vera exakt zu bestimmen und andererseits, durch eine koronare Schnittführung auch den queren Beckendurchmesser einzustellen und zu vermessen.

Follikulometrie

Im gynäkologischen Bereich ergibt sich mit der Sterilitätsdiagnostik ein bedeutendes Indikationsgebiet. Vor allem die endosonographische Follikulometrie und die vaginosonographisch geleitete Follikelpunktion hat weitverbreitetes Interesse gefunden. Ihr entscheidender Vorteil besteht aufgrund höherer Schallfrequenz dabei in einer wesentlich verbesserten Darstellung der morphologischen Struktur der Ovarien. Auch kleinste Follikel sind somit zu erkennen.

Abklärung unklarer Tastbefunde

Darüber hinaus bringt die Vaginosonographie eine wesentliche Bereicherung in der Abklärung unklarer gynäkologischer Tastbefunde, insbesondere im Bereich des Douglas. Hier hatte die abdominelle Sonographie bisweilen einige Fragen offengelassen. Neben der verbesserten Detaildarstellung der Endosonographie spielt besonders die Zuordnung auffälliger Strukturen zum Uterus oder zu den Adnexen eine wichtige Rolle. Durch die gleichzeitige Palpation bei leerer Harn-

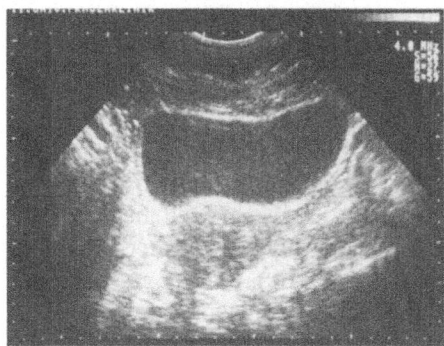 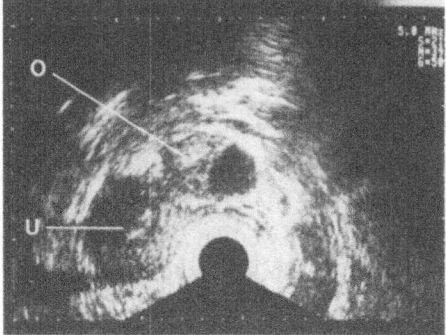

Abb. 1. Ein Fall von zystischem Adnextumor, der mittels abdomineller Technik aufgrund von Verwachsungen nicht exakt dargestellt werden konnte, läßt sich vaginosonographisch gut ausnehmen

blase und sonographischer Untersuchung ist es möglich, die Strukturen durch gegenseitiges Verschieben nunmehr den Organen zuzuordnen. Aufgrund entzündlicher Verwachsungen läßt sich zum Beispiel (Abb. 1) die Adnexe mit der abdominellen Ultraschalldiagnostik nicht exakt darstellen. Vaginosonographisch hingegen und in Kombination mit der Palpation läßt sich das Ovar mit einem zystischen Anteil sehr gut ausnehmen.

Zusammenfassung

Aufgrund der vielfältigen Vorteile der Vaginosonographie in den Bereichen Auflösung, Darstellung, gute Akzeptanz durch die Patientinnen und einfachen Durchführung wird dieses Verfahren in Zukunft die abdominelle Ultraschalldiagnostik wesentlich ergänzen bzw. in einigen angeführten Bereichen sogar in den Hintergrund stellen.

Literatur

1. Bernaschek G, Caischich P, Rudelstorfer R (in press) Clinical advantages of vaginosonography in early pregnancy and fertility control. In: Ratnam SS, Teoh ES (ed) Early pregnancy and fertility control. Advances in fertility and sterility series, Vol 6
2. Bernaschek G (in press) Role of the vaginal Transducer. In: Sabbaggha R (ed) Diagnostik Ultrasound. Lippincott, New York

Vaginale Sonographie der Frühgravidität

A. Rempen und A. Feige

Im Unterschied zur abdominalen Ulltraschalluntersuchung wird die Beurteilung des Uterus und seines Inhalts bei der vaginalen Sonographie nicht durch Adipositas, Bauchdeckennarben, unzureichende Blasenfüllung oder eine Retroflexio uteri erschwert. Zudem läßt sich durch Verkürzung der Distanz des Schallkopfes zur Gebärmutter ein besseres Auflösungsvermögen erreichen, nicht zuletzt durch den Einsatz höherer Ultraschallfrequenzen. Als Nachteil der vaginalen Sonographie ist zur Zeit anzuführen, daß entfernter liegende Strukturen durch die nahfokussierenden Geräte unscharf erscheinen und über das kleine Becken hinausgehende Prozesse durch die begrenzte Eindringtiefe nicht erfaßt werden. Schon hieraus wird deutlich, daß die vaginale Sonographie keinesfalls als Ersatz der abdominalen Ultraschalluntersuchung zu verstehen sein kann, sondern sich die beiden Applikationsformen ergänzen.

Bisher standen nur wenige quantitative Daten zum vaginosonographischen Bild der Frühgravidität zur Verfügung. Die daher an der Universitäts-Frauenklinik Würzburg begonnene Studie wurde im klinischen Routinebetrieb vom gleichen Untersucher mit einem 5 MHz-Rotorscanner in der Frühgravidität vorgenommen. Bei den mittlerweile ausgewerteten 151 Untersuchungen handelte es sich um 114 intakte Einlingsschwangerschaften, von denen in 72 Fällen eine verläßliche Altersbestimmung aufgrund einer genauen Datierung der letzten normalen Menstruation bei regelmäßigem Zyklus oder aufgrund des bekannten Ovulationszeitpunktes möglich war. Diese Graviditäten stellen die Grundlage des vorliegenden Erfahrungsberichtes dar. Bereits zu Beginn der 4. kompletten SSW p.m., d. h. etwa zur Zeit der ausgebliebenen Regelblutung, läßt sich intrauterin ein 2–3 mm großer Ring in dem hoch aufgebauten Endometrium erkennen, der die Chorionhöhle darstellt und durch seine asymmetrische Lage in der Dezidua und durch seine Position außerhalb des Cavumspalts charakterisiert ist. Die Chorionhöhle erreicht mit 10 kompletten SSW einen mittleren Durchmesser von ca. 50 mm, der aus dem arithmetischen Mittel des größten Quer-, Längs- und hierzu senkrechten a.p.-Durchmessers ermittelt wurde. In diesem Wert geht nicht der die Chorionhöhle umgebende Trophoblast ein, der sich entsprechend der Differenzierung in ein Chorion laeve und ein Chorion frondosum bald asymmetrisch verbreitert.

Ab Anfang der 5. kompletten SSW zeigt sich der Dottersack als scharf begrenzter kreisrunder Ring, der zunächst 3 mm mißt und sich auf 5–6 mm in der 10. kompletten SSW vergrößert. In älteren Schwangerschaften war er dann nicht mehr aufzufinden. Ab dem Ende der 5./Anfang 6. kompletten SSW ist am Dot-

Ultraschalldiagnostik 86
Herausgegeben von M. Hansmann u. a.
© Springer-Verlag

tersack der Embryo bei einer Größe von 2–3 mm zu erkennen, wobei die in der Regel trophoblastnahe Position seine Identifizierung erschweren kann. In dieser Zeit ist er vor allem an der durch regelmäßiges Blinken erkennbaren Herzaktion auszumachen. Dies bedeutet umgekehrt, daß mit dem Zeitpunkt sichtbarer embryonaler Strukturen die Herzaktion bei der intakten Gravidität immer positiv sein sollte.

Die in der 5./6. kompletten SSW gemessenen embryonalen Länge von 3–5 mm liegen im unteren Bereich der bekannten anatomisch bestimmten Werte, was z. B. mit der begrenzten Auflösung des Ultraschallgerätes erklärt werden kann. Dagegen befinden sich die 30–40 mm SSL in der 9./10. kompletten SSW oberhalb der aus der Embryologie vorhandenen Daten. Hierfür liefern die Schrumpfung und stärkere Krümmung der fixierten Embryonen sowie die Berücksichtigung von Aborten mit vorliegenden Entwicklungsstörungen bei den In-vitro-Messungen mögliche Begründungen. Mit zunehmendem Wachstum lassen sich Einzelheiten am Embryo identifizieren, z. B. kann ab Ende der 7. kompletten SSW der kraniale Pol abgegrenzt und vermessen werden.

Die Amnionhöhle ist ab dem Ende der 7. kompletten SSW anhand der sehr dünnen Membran des Amnions innerhalb der Chorionhöhle abgrenzbar. Vorher ist das Amnion aufgrund seiner engen Umhüllung des Embryos meist nicht sicher von diesem zu trennen. Die Amnionhöhle füllt mit zunehmendem Schwangerschaftsalter die Chorionhöhle aus und legt sich gegen Ende des 1. Trimenons dem Chorion an, so daß eine sonographische Unterscheidung dann nicht mehr möglich ist.

Zieht man einen Vergleich zur abdominalen Sonographie, so wird der sichere Nachweis der Chorionhöhle um ca. 2 Wochen in die 4. komplette SSW vorverlegt, die sichere Darstellung embryonaler Strukturen und der Herzaktion, und damit der Beweis einer intakten Schwangerschaft, um ca. 1 Woche in die 6. komplette SSW und die genaue Vermessung der Embryolänge um ca. 2 Wochen ebenfalls in die 6. komplette SSW. Darüber hinaus sind Einzelheiten, wie der Dottersack, der die Diagnose eines Windeis ausschließt, oder die Nabelschnur oder Amnionhöhle usw. einfacher und früher zu erkennen.

Die genannten Ergebnisse der vaginalen Sonographie lassen diese als wertvolles Hilfsmittel zur exakten Altersbestimmung einer bestehenden Schwangerschaft, zur Abklärung des klinischen Sammelbegriffs „Abortus imminens" und zur Abgrenzung einer Extrauteringravidität erscheinen.

Zusammenfassend läßt sich feststellen, daß mit Hilfe der vaginalen Sonographie zum Zeitpunkt der ausgebliebenen Regelblutung eine intrauterine Gravidität durch Darstellung der typischen Chorionhöhle nachgewiesen werden kann und die Intaktheit der Schwangerschaft ab der 6. kompletten SSW durch Sichtbarmachung der embryonalen Herzaktion bewiesen werden kann. Wenn auch mit Hilfe der vaginalen Sonographie die Beurteilung der jungen Schwangerschaft früher und detaillierter als mit der abdominalen Ultraschalluntersuchung möglich ist, so darf auch hier nicht die Erfahrung des Untersuchers mit dieser Methode als weitere wichtige Voraussetzung vergessen werden.

Vorteile der Vaginosonographie in der Frühschwangerschaftsdiagnostik

L. W. Popp und S. Lemster

Einleitung

Die Vorteile einer vaginalen Ultraschalluntersuchung liegen klar auf der Hand:

1. Die Vaginosonographie [1–8] ist ein bildgebendes Verfahren aus der Sicht des palpierenden Fingers. „Man sieht, was man tastet."
2. Sie ermöglicht durch den unmittelbaren Kontakt des Ultraschallwandlers zur Untersuchungsregion ein Small-parts-Scanning der Beckenorgane mit hochfrequenten (7,5 MHz und mehr) und entsprechend hoch auflösenden Schallwellen.
3. Die vaginosonographische Untersuchung läßt sich zwanglos im Anschluß an die Spiegeleinstellung und die bimanuelle Palpation auf dem gynäkologischen Stuhl mit leerer Harnblase durchführen. Die untersuchten Frauen tolerieren wie selbstverständlich die vaginale Ultraschalluntersuchung und nehmen lebhaftes Interesse am Monitorgeschehen.

Die Frühschwangerschaft, vom Amenorrhoebeginn bis über das Ende des ersten Trimesters hinaus, ist ein ideales Anwendungsgebiet der neuen Untersuchungstechnik. Die vorgestellten Ergebnisse beruhen auf einer Studie an 62 Frühschwangerschaften aus den Jahren 1984/85 [4, 5] sowie einer extensiven klinischen Erfahrung mit einer Vielzahl von Vaginosonographiesonden. Zur Untersuchung stecken wir die Sonde in einen gelgefüllten Finger eines Gummihandschuhs und führen sie, nach kurzer Aufklärung über die Neuartigkeit der Untersuchungstechnik, in die Scheide ein. Die Methode wird, nach der eigenen, und nach der Erfahrung anderer, wegen ihrer Einfachheit (keine volle Harnblase!) von nahezu allen Frühschwangeren gern angenommen.

Die fünfte Woche post menstruationem

Mit dem Beginn der Amenorrhoe läßt sich vaginosonographisch leicht die intrauterine Chorionhöhle von etwa 5 mm Durchmesser darstellen. Sie ist umgeben von dem echostarken Dezidua-Trophoblastkomplex, der sich deutlich gegen das weniger echogebende, grobstrukturierte Myometrium abhebt. Im Innern der Chorionhöhle ist schon zu diesem Zeitpunkt regelmäßig ein Dottersack in der Größenordnung von 2 bis 4 mm nachzuweisen (Abb. 1).

Ultraschalldiagnostik 86
Herausgegeben von M. Hansmann u. a.
© Springer-Verlag

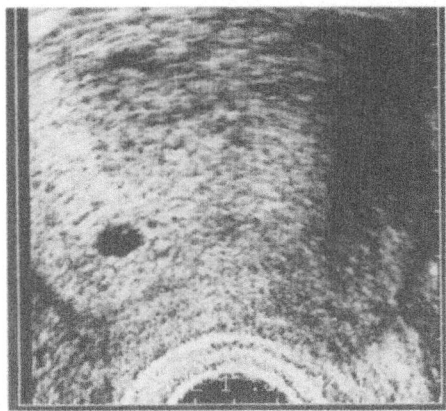 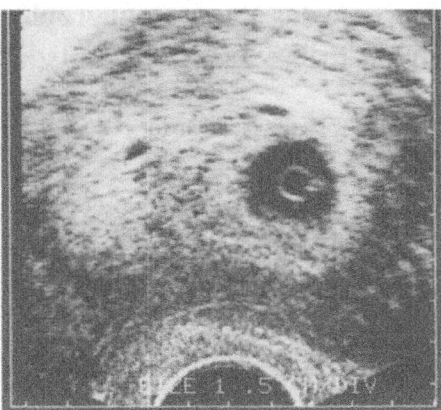

Abb. 1   **Abb. 2**

Abb. 1. Vaginosonogramm einer Schwangerschaft in der fünften Woche post menstruationem mit Darstellung der Chorionhöhle von 5 mm Durchmesser, die den Dottersack enthält und vom Dezidua-Trophoblastkomplex umgeben ist

Abb. 2. Vaginosonogramm einer Schwangerschaft in der sechsten Woche post menstruationem. Die Chorionhöhle, umgeben vom Dezidua-Trophoblastkomplex, ist auf über 1 cm Durchmesser gewachsen. Der Embryo ist als pulsierender Punkt neben dem Dottersack zu erkennen

Die sechste Woche post menstruationem

Am 22. Tag post conceptionem, das ist nach klinischer Rechnung der Anfang der 6. Woche post menstruationem, beginnen die Kontraktionen der embryonalen Herzmuskulatur. Vaginosonographisch ist der Embryo bereits zu diesem Zeitpunkt als 2–3 mm große, pulsierende, echogene Zone haftstielnah an der echostarken Wand des, schon zur vollen Größe von 4–5 mm Durchmesser ausgebildeten Dottersackes, leicht auszumachen (Abb. 2). Der größte Chorionhöhlendurchmesser wächst auf über 1 cm heran, verdoppelt sich also im Vergleich zur Vorwoche.

Die folgenden Frühschwangerschaftswochen

Die weitere embryonale Entwicklung läßt sich vaginosonographisch sehr gut im Detail verfolgen. Ab der 8. Woche ist das Wachstum der intrakraniellen Strukturen (Ventrikel, Plexus choroidei, Hirnmantel) ausgezeichnet zu studieren. Die Messung der Scheitel-Steißlänge ist einfach in der Durchführung (Abb. 3).

Die Amnionhöhlenentwicklung ist vaginosonographisch routinemäßig zu sehen. Sie findet zwischen der 7. und etwa 12. Woche statt. Die Nabelschnur ist stets ab der 10. Schwangerschaftswoche darzustellen.

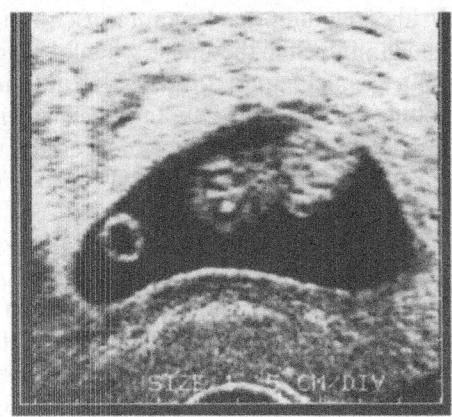

Abb. 3. Vaginosonogramm einer Schwangerschaft in der neunten Woche post menstruationem mit Darstellung der intrakraniellen Strukturen bei einem Kopfdurchmesser von 1,0 cm und einer Scheitel-Steißlänge von 2,1 cm

Praktische Konsequenzen

Der ungeahnte diagnostische Fortschritt, der nun bald zur allgemeinen Verfügung stehen wird, läßt die folgenden praktischen Konsequenzen erwarten:

1. Die diagnostische Hilflosigkeit der Gynäkologen jungen, amenorrhoischen Frauen gegenüber hat ein Ende. Der von den Frauen häufig selbst, vor dem ersten Arztbesuch durchgeführte Schwangerschaftstest aus der Apotheke kann nun durch ein überlegenes bildgebendes Verfahren abgelöst werden.
2. Die sonographische Alterskontrolle der Schwangerschaft gewinnt eine neue Dimension durch die frühe Messung der Chorionhöhle, die frühe Erkennbarkeit der embryonalen Herzaktion sowie frühen morphologischen Erscheinungsbildern, die alleine schon vom Aspekt eine sehr zuverlässige Altersbestimmung ermöglichen. Aus der praktischen Sicht kommt hinzu, daß der anamnestischen Gestationsaltersbestimmung zum frühestmöglichen Zeitpunkt die beste Chance gegeben wird.
3. Der frühe Nachweis einer intrauterinen Gravidität schließt die Extrauterinschwangerschaft mit großer Wahrscheinlichkeit aus. Umgekehrt ist bei leerem Uteruscavum die frühe Fahndung nach einer Extrauteringravidität angezeigt. Diese erfolgt wiederum am günstigsten vaginosonographisch. Sie hat eine große Erfolgswahrscheinlichkeit, weil zum frühen Zeitpunkt eine vitale Schwangerschaft mit beweisenden sonographischen Kriterien zu erwarten ist.
4. Die frühe Detaildarstellung der embryonalen Strukturen läßt eine Vorverlegung der Mißbildungsdiagnostik beim Anenzephalus ins erste Trimester erwarten.

Die Forderung nach einem vaginosonographischen Screening im ersten Trimenon

Aus dem Gesagten leitet sich zwanglos die Forderung nach einem vaginosonographischen Ersttrimesterscreening ab. Entscheidend ist dabei die Möglichkeit der

Früherkennung der Extrauterinschwangerschaft und die daraus erwachsenden neuen, einfachen therapeutischen Möglichkeiten wie die vaginosonographisch gezielte Feinnadelpunktion der Extrauteringravidität und ihre medikamentöse Abtötung [5]. Die hohe Erkrankungsinzidenz von 1 bis 2% aller Schwangerschaften, ihre Gefährlichkeit sowie ihr bisheriges, unbefriedigendes diagnostisches und therapeutisches Management erzwingen es geradezu, jede Möglichkeit einer Verbesserung der Situation zu nutzen.

Zur praktischen Realisierung der Forderung zeichnet sich der folgende Weg ab: Unbestreitbar ist die Vaginosonographie im Begriff, eine zeitgemäße Routinemethode in Klinik und Praxis zu werden. Als Beispiele sollen nur genannt werden die Ovarbeurteilung bezüglich Fertilitätsfragestellungen und Tumoren (Früherkennung des Ovarialkarzinoms), Endometriumbeurteilungen im Zyklusgeschehen sowohl als auch bezüglich Entartungen, Lagekontrollen von Intrauterinpessaren zur Vermeidung unerwünschter Schwangerschaften aufgrund von Dislozierungen.

Eine apparative Routinediagnostik hat aber, neben den nützlichen Indikationen, 2 weitere Voraussetzungen zu erfüllen: Gute Geräte zum erschwinglichen Preis und die Honorierung durch die Kassen. Der intensive Kontakt zu den Geräteherstellern ist durch die Gründung der "International Association for Endosonography" bereits auf den Weg gebracht; Honorierungsverhandlungen werden nach der Bereitstellung erschwinglicher Geräte harmonisch folgen.

Unter dieser Perspektive zeichnet sich eine vaginosonographische Erstuntersuchung (stets zusammen mit Spiegeleinstellung und Palpation) zum Amenorrhoebeginn oder möglichst bald danach ab. Beim Zurverfügungstehen der Methode in der Praxis wird sie zukünftig sicherlich, wegen ihrer einfachen Anwendung und hohen Aussage, zu weiteren Ersttrimesteruntersuchungen angewandt werden.

Literatur

1. Popp LW, Lueken RP (1982) Endosonography in gynaecology. Ultrasound in Medicine & Biology 8, Suppl 1:156
2. Popp LW (1983) Gynäkologische Endosonographie. In: Otto RC, Jann FX (Hrsg) Ultraschalldiagnostik 82. Thieme, Stuttgart New York, 466–469
3. Popp LW, Lueken RP, Müller-Holve W, Lindemann H-J (1983) Gynäkologische Endosonographie: Erste Erfahrungen. Ultraschall 4:92–97
4. Popp LW, Lemster S, Hinrichs S, teHeesen D, Müller-Holve W, Martin K (1985) Intravaginale Ultraschalldiagnostik (Vaginosonographie) – Erste Erfahrungen mit dem Panoramasektor. In: Judmaier G, Frommhold H, Kratochwil A (Hrsg) Ultraschalldiagnostik 84. Thieme, Stuttgart New York 320–322
5. Popp LW (Hrsg) (1986) Gynäkologische Endosonographie. Ingo Klemke Verlag, Quickborn
6. Sautter T (1985) Transvaginalsonographie. Der informierte Arzt 13:15–22
7. Schaaps J-P (1984) Gynecological contact ultrasonography: Laparoscopic and vaginal way. In: Lutz H, Reichel L (Hrsg) Ultraschalldiagnostik 83. Thieme, Stuttgart New York 468
8. Schwimer SR, Lebovic J (1984) Transvaginal pelvic ultrasonography. J Ultrasound Med 3:381–384

Vaginalscanning –
Neue Dimensionen im gynäkologischen Ultraschall?

V. Duda, Ch. Bog, Ch. Thein, G. Rode und K.-D. Schulz

Als Ergänzung und Erweiterung konventioneller Schalltechniken hat in letzter Zeit die transvaginale Sonographie große Aufmerksamkeit erlangt. Viele Firmen bieten bereits Vaginalschallköpfe an oder haben sie in Entwicklung. Das Angebot reicht von kleinen Linearscannern bis zu Sektorschallköpfen mit direkt frontaler oder abgewinkelter Schallabstrahlung in Blickwinkeln von 90 bis 240°. Die eingesetzte Frequenz liegt zwischen 3 und 5 MHz.

Ausgehend von guten Erfahrungen mit dem Vaginaltransducer T4 (frontaler 90° Sektorblickwinkel, 3 MHz) am Gerät Ultramark 4 der Firma Kranzbühler/ Squibb Medical Systems in einer Pilotstudie an Patientinnen unserer Sterilitäts- sprechstunde (Follikulometrie) wurde der Anwendungsbereich dieser Technik auf andere Gebiete der gynäkologischen Ultraschalldiagnostik ausgedehnt. Da- bei zeichneten sich sehr bald eine Reihe von speziellen Indikationen ab (Tabel- le 1).

Zur Austestung der neuen Methode untersuchten wir bisher 41 Patientinnen mit später operativ abgeklärten Adnexprozessen; 18 zystische, 17 zystisch-solide und 6 rein solide Adnextumore wurden dazu am selben Tag transvesikal und transvaginal geschallt und danach die gewonnenen Bilder verglichen (Abb. 1 und 2).

Bei den durchgeführten Vergleichen erwies sich die Transvaginalsonographie der konventionellen Technik gegenüber als mindestens gleichwertig und gerade auf dem Gebiet der erwähnten speziellen Indikationen ihr sogar deutlich überle- gen (Tabelle 2).

Schmale Sektorschallköpfe, die gut in die Vagina auf eine Länge von ca. 3– 4 cm einzuführen sind, eine gute Nahfokussierung und einen Mindestblickwinkel von 90° besitzen, finden in der Regel eine gute Akzeptanz. Die nach einem An-

Tabelle 1. Indikationen zum Vaginalscan

- Nachweis einer intrauterinen Frühgravidität
- früher Herztonnachweis (6./7. SSW)
- unverzügliche Abklärung geburtshilflich-gynäkologischer Notfälle (Abortus imminens/ incipiens, Extrauteringravidität, vaginale Blutungen)
- nicht oder eingeschränkt verwertbarer Palpationsbefund (z. B. bei Adipositas, Abwehr- spannung etc.)
- Inkontinenz, die eine (optimale) Blasenfüllung erschwert
- Ovarial-„Screening"?

Ultraschalldiagnostik 86
Herausgegeben von M. Hansmann u. a.
© Springer-Verlag

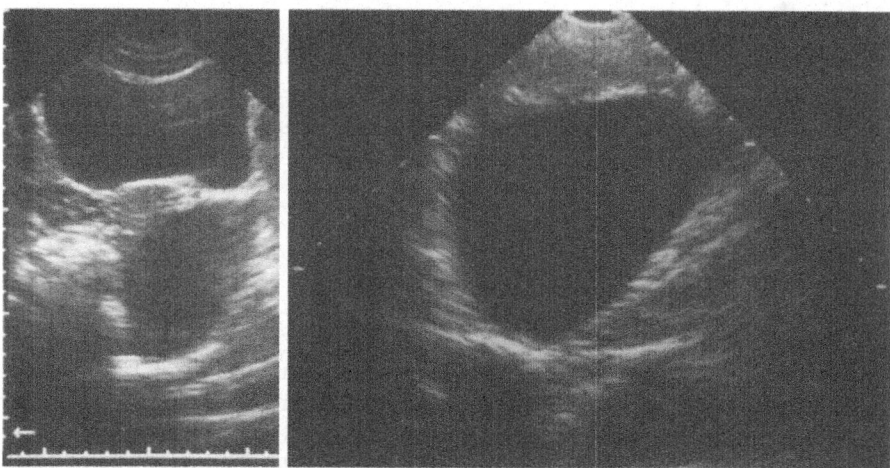

Abb. 1. Rechtsseitige ca. 9 cm große Ovarialzyste (*links:* transvesikal schlecht abgrenzbar und mit fraglichen Binnenechos/*rechts:* transvaginal glatt begrenzt und rein zystisch)

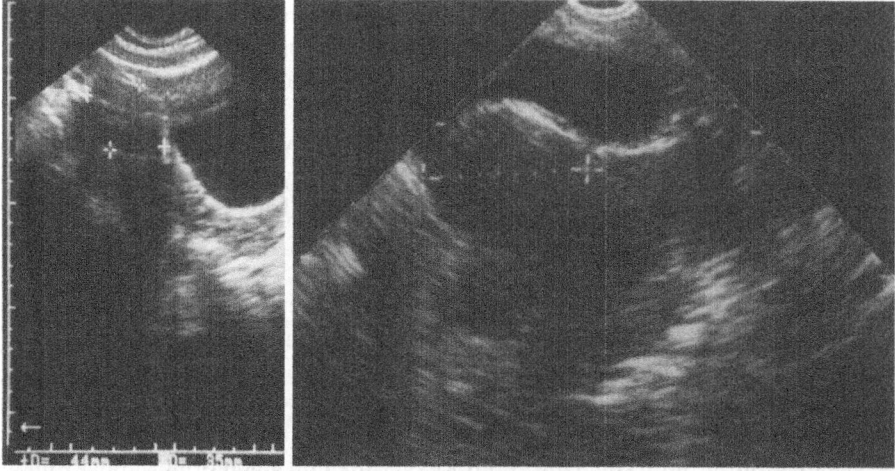

Abb. 2. 4,4 cm großes Vorderwandmyom (*links:* bestehende Inkontinenz erlaubt keine stärkere Blasenfüllung, der Tumor liegt für den 3,5-MHz-Transducer zu hautnah/*rechts:* transvaginal erscheint der Tumor eindeutig solide)

Tabelle 2. Vorteile der Vaginalsonographie

- Blasenfüllung nicht erforderlich (dies führt zu deutlich reduzierten Wartezeiten, einem nicht unter Druck stehendem Untersuchungsablauf und viel entspannteren Arzt-Patienten-Verhältnissen)
- bessere Beurteilbarkeit durch den „kürzeren Weg" (Organ- bzw. Tumorabgrenzbarkeit, Parenchymbeurteilbarkeit)

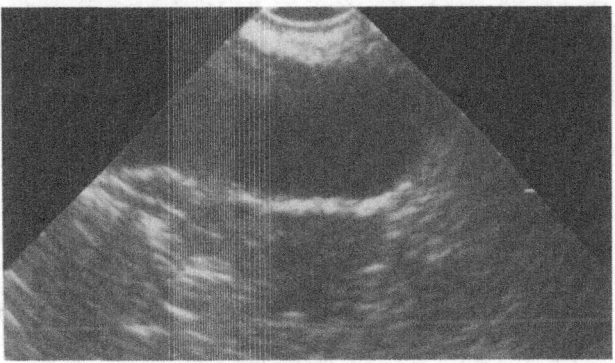

Abb. 3. Vaginalsonogramm eines unauffälligen Ovars mit A. und V. ovarica

fangstraining einfache Anwendbarkeit ergibt gut reproduzierbare Ergebnisse. Dabei leisten in bezug auf die Identifizierung auch kleiner und nicht pathologisch veränderter Ovarien die von Hackelöer und Nitschke-Dabelstein 1980 beschriebenen Referenzstrukturen der ovariellen Gefäße [3] auch bei der transvaginalen Methode gute Dienste (Abb. 3).

Mit dem Entfallen der Blasenfüllung erübrigt sich eine Vorbereitung der Patienten. Durch die Verwendung von angefeuchteten Kondomen ist eine ausreichende Hygiene gewährleistet und auch eine problemlose Untersuchung bei vaginalen Blutungen möglich. Die Vaginalsonographie ist für die Patientinnen in der Regel weniger belastend als z. B. eine digital-vaginale Untersuchung. Da bei den verwendeten Frequenzen auch nicht mit Nebenwirkungen zu rechnen ist, bringt die Methode alle technischen Voraussetzungen mit, um als Screening-Methode Verwendung zu finden. Dies wäre gerade für ein Ovarialkarzinomscreening ein vielversprechender Ansatz, da bisher alle anderen Untersuchungsmethoden beim Ovarialkarzinom eher enttäuschende Ergebnisse erbracht haben.

Das Ovarialkarzinom stellt mit 47% immer noch die häufigste Todesursache bei den weiblichen Genitalkarzinomen und dies nicht zuletzt durch die Tatsache, daß 70% zum Diagnosezeitpunkt bereits das FIGO Stadium III oder IV erreicht haben [4].

Es bliebe allerdings noch abzuklären, welche Zuverlässigkeit die Ovarsonographie und besonders die vaginale Form besitzt.

Die bisher umfassendsten Erfahrungen auf dem Gebiet der transvesikalen Ovarsonographie wurden von Campbell und Mitarbeitern veröffentlicht [1, 2]. Ausgehend von einer Pilotstudie untersuchten sie bis Ende 1985 in einer prospektiven Screening-Studie 5 540 Frauen mindestens einmal und entdeckten dabei 7 Ovarialkarzinome und 195 gutartige Ovarialtumoren. Das – zyklusabhängige – normale Ovarvolumen wird mit 0,9 bis 9,8 cm^3 angegeben und Ovarvolumina über dem 2σ-Bereich, solitäre oder multiple Zysten und zystisch-solide oder rein solide Veränderungen als pathologische Zeichen gewertet.

In der auch schon von anderen geäußerten Hoffnung, durch den vaginalen Zugang die Ovarsonographie verbessern zu können und im „Screening"-Sinn zu testen [4, 5], untersuchten wir in einer Pilotstudie 31 post- oder perimenopausale

Frauen. Bei 18 Patienten war die Vaginalsonographie der Palpation überlegen, 10mal ebenbürtig und 3mal unterlegen. Sechsmal konnten klinisch nicht faßbare zystische Veränderungen entdeckt werden.

Literatur

1. Bhan V, Campbell S (1986) Ultraschall als Screening-Verfahren zur Entdeckung von Ovarialtumoren. Gynäkologe 19:135–141
2. Campbell S, Goswamy R, Goessens L, Whitehead M (1982) Real-time ultrasonography for determination of ovarian morphology and volume. Lancet, 425–426
3. Hackelöer BJ, Nitschke-Dabelstein S (1980) Ovarian imaging by ultrasound: "An attempt to define a reference plane". JCU 8:497–500
4. Schmidt W, Boos W, Leucht W, Kühn W, Schmid H, Kaufmann M, Heberling D (1985) Zur Diagnostik von benignen und malignen Ovarialtumoren. Gebfra 45:840–847
5. Terinde R (1986) Aussagemöglichkeiten der bildgebenden Verfahren bei Adnextumoren. Gynäkologe 19:151–158

Bedeutung und Grenzen
der Zystosonographie und Zystoskopie

H. Kölbl und G. Bernaschek

Einleitung

Durch die verschiedenen Behandlungsmöglichkeiten in der gynäkologischen On-
kologie gewinnen neue diagnostische Methoden zur Erfassung der Tumorausbreitung zunehmend an Bedeutung. Neben vielen anderen hilft uns die zystoskopische Untersuchung beim Staging von gynäkologischen Malignomen.

Die Beurteilung von verdrängenden oder die Blasenwand infiltrierenden Prozessen ist entscheidend für das weitere therapeutische Vorgehen. Dennoch sind
auch dieser Untersuchungsmethode Grenzen gesetzt. So kann man zwar eine tumorbedingte Blaseningressio optisch und damit auch bioptisch diagnostizieren,
die Feststellung eines Schleimhautödems oder gar eines Oedema bullosum als gesicherten Hinweis für eine Blaseningressio ist unzulässig.

Ziel dieser Untersuchung war die Bedeutung der Zystosonographie gegenüber
der Zystoskopie im Hinblick auf die Blasenwandbeurteilung bei Patientinnen mit
gynäkologischen Malignomen festzustellen.

Methode

Einer zystosonographischen Untersuchung wurden alle jene Frauen mit gynäkologischen Malignomen zugeführt, die zystoskopisch entweder eine tumorbedingte
Ingressio oder ein Schleimhautödem der Blase aufzuweisen hatten. Der histologische Nachweis des neoplastischen Prozesses erfolgte nach Gewebsentnahme
durch Biopsie oder im Rahmen der Karzinomoperation.

Zur zystoskopischen Untersuchung verwendeten wir ein Zystoskop, 17,5 Ch.
(Fa. Wolf); die Zystosonographie erfolgte mittels eines Rotationsscanners (Fa.
Kretztechnik), welcher unter Führung eines 24-Charrière-Resektoskopschaftes
transurethral in die Blase eingeführt wurde. Der Bildausschnitt dieses Scanners
beträgt 360°, die Untersuchungsfrequenz ist zwischen 5 und 6 MHz variierbar.

Ergebnisse

Wir berichten über 6 Frauen mit gynäkologischen Malignomen, die bei der Zystoskopie einen auffälligen Befund zeigten.

In 4 Fällen handelte es sich dabei um ein Zervixkarzinom, in einem um ein
Karzinom der Vagina und bei einer Frau wurde ein Rediziv eines Zervixkarzi-

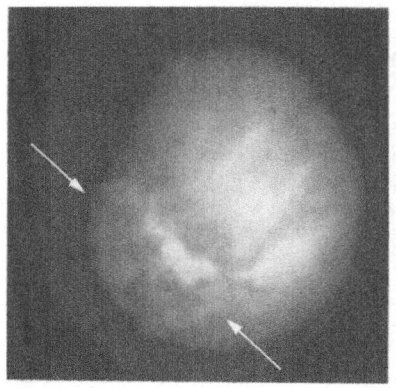 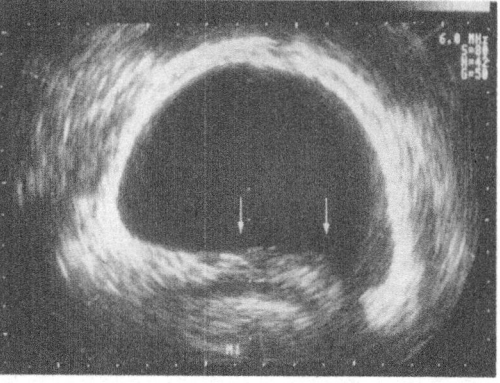

a   b

Abb. 1. a Zystoskopischer und **b** zystosonographischer Nachweis einer Blaseningressio der Pat. I mit Zervixkarzinom, Stadium IV

noms im Anschluß an den Scheidenblindsack diagnostiziert. Durch die zystoskopische Untersuchung wurde 3mal der Nachweis einer Tumoringressio in die Harnblase erbracht. Die zystosonographische Untersuchung ermöglichte es, in diesen 3 Fällen nicht nur den endoskopisch erhobenen Befund zu bestätigen, sondern auch die Ausbreitung des Malignoms im perivesikalen Bereich zur Darstellung zu bringen (Abb. 1). In 2 Fällen mit Zervixkarzinom konnte durch die zystosonographische Untersuchung neben dem zystoskopisch bereits verifizierten bullösen Ödem ein Einbruch des Tumors in die äußeren Schichten der Blasenwand festgestellt, und damit eine wesentliche Befunderweiterung erzielt werden.

In einem Fall, mit einem Rezidiv eines Zervixkarzinoms im Bereich des Scheidenblindsackes, brachte die endosonographische Untersuchung ein interessantes Ergebnis: Zeigte die Zystoskopie bis auf eine Protrusion des linken Ureterostiums und eine darum befindliche Trabekulierung der Blasenwand unauffällige Schleimhautverhältnisse, so konnten wir auch hier sonographisch einen Tumorbefall der äußeren Blasenwand bei intakter Mukose feststellen.

Diskussion

Unsere Untersuchung zeigt, daß die intravesikale Sonographie eine hilfreiche Ergänzung für das Staging von gynäkologischen Malignomen darstellt. Während durch die Zystoskopie nur oberflächliche Veränderungen der Blasenschleimhaut festgestellt werden können, gelingt durch die Zystosonographie auch die Darstellung der tiefer liegenden Wandschichten. Die Zystoskopie gestattet über die visuelle Beurteilung von Blasenschleimhaut und raumfordernden Prozessen hinaus die Gewinnung von oberflächlichen Probeexzisionen.

Die Zystosonographie hat demgegenüber den Vorteil, in der gezielten Gewebsgewinnung von über die Blasenschleimhaut hinausgehenden beziehungsweise diese noch nicht erreichenden malignombedingten Veränderungen tiefergelegener Blasenwandschichten.

Darüber hinaus ist eine Beurteilung der Tumorausbreitung insbesondere im perivesikalen Bereich wesentlich genauer als bei der transkutanen Sonographie, da der Abstand zum Schallkopf wesentlich geringer ist und demzufolge höhere Frequenzen zur Anwendung gebracht werden können.

Auffallend waren bei unseren Untersuchungen auch eine bessere endosonographische Beurteilung hinsichtlich des Infiltrationsausmaßes. In allen Fällen mit zystoskopisch verifiziertem bullösem Ödem war eine Unterbrechung der Blasenwandkontur und somit eine Tumoringressio der Blase zu beobachten.

Die transurethrale Applikation des doch relativ großen Resektoskopschaftes (24 Ch.) wurde bei entsprechender Desinfektion und lokaler Oberflächenanästhesie von den Patientinnen durchwegs gut vertragen.

Ein Nachteil dieser Untersuchungsmethode könnte jedoch in der nur eingeschwächten Beurteilung der Urethra liegen. Auch sind vaskuläre Veränderungen (z. B. variköse Veränderungen) im Blasenschleimhautbereich nicht beurteilbar, so daß zur Vermeidung von Blutungen die Zystourethroskopie der endosonographischen Methode vorangestellt werden sollte.

Zusammenfassend muß gesagt werden, daß beiden Untersuchungen in differentialdiagnostischer Hinsicht eine ergänzende Bedeutung zukommt.

Anwendungsbereiche der Perinealsonographie in der Gynäkologie

E.-M. Grischke, P. Dietz, R. Boos und W. Schmidt

Die Ultraschalluntersuchung des kleinen Beckens kann auf verschiedenen Zugangswegen erfolgen. Übliche Untersuchungstechniken sind der transabdominale Ultraschall bei gefüllter Harnblase sowie die Endosonographie transvaginal und transrektal. Als weitere Möglichkeit und damit neue Methode bietet sich die Perinealsonographie an. Die damit erzielten Sagittalschnitte des kleinen Beckens ermöglichen eine Darstellung, u. a. von Symphyse, Blase, Urethra und damit der Blasenhalsregion sowie ihren funktionellen Veränderungen. Diese Eigenschaft war Anlaß, die Perinealsonographie als bildgebendes Verfahren im Rahmen der Harninkontinenzdiagnostik anzuwenden und ihre Aussagefähigkeit mit den üblichen radiologischen Verfahren zu vergleichen.

Material und Methodik

Mit Hilfe der Perinealsonographie wurde bei 50 Patientinnen die Blasenhalsregion in Ruhe und ihre Veränderung unter Druckbelastung (Valsalva) untersucht. Bei 20 Patientinnen ohne Harninkontinenz wurde die Untersuchung zur Orientierung und zum Erhalt von Normalbefunden durchgeführt. Dreißig Patientinnen mit dem Beschwerdebild einer Harninkontinenz wurden nach den üblichen Kriterien zusätzlich urodynamisch und röntgenologisch abgeklärt. Beide Gruppen wiesen hinsichtlich Alter und Körpergewicht keine Unterschiede auf. Die Urethrozystotonometrie erfolgte mit Mikrotransducerkathetern der Fa. Millar. Als röntgenologisch-bildgebendes Verfahren diente das laterale Zystourethrogramm mit Kette. Für die Perinealsonographie wurde ein Hitachi-EUB-Konvex-Sectorscanner bei 3,5 MHz verwendet. Der Schallkopf wurde mit einem sterilen Handschuh überzogen und in Sagittalrichtung auf den Damm plaziert. Die Patientin befand sich auf einer Liege in Rückenlage mit angewinkelten Beinen.

Ergebnisse

In der Gruppe der Patientinnen mit Harninkontinenz lag nach urodynamischer Untersuchung eine Streßinkontinenz bei 19 (69%), eine Urgeinkontinenz bei 5 (17%), eine kombinierte Streß-Urgeinkontinenz bei 3 (10%) und ein Normalbefund ebenfalls bei 3 Patientinnen (10%) vor. Die im folgenden beschriebene Beurteilung der Blasenhalsregion erfolgte nach den üblichen Kriterien wie hinterer

Tabelle 1. Vergleich der pathoanatomischen Diagnose. Inkontinente Patientinnen: $n = 30$

	Zystourethrogramm n	Perinealsonographie n
Rotatorischer Deszensus	10	10
Vertikaler Deszensus	9	8
Zystozelenbildung	3	2
Normalbefund	8	10

Urethrovesikalwinkel, Tiefertreten des Blasenbodens in bezug zur Symphyse sowie Verlauf von Urethra und Blasenboden. Die sich daraus ergebende Einteilung in rotatorischen Descensus, vertikalen Deszensus, Zystozelenbildung und Normalbefund ergab in der Gruppe der kontinenten Patientinnen (n = 20) einen zu erwartenden Normalbefund bei 14 Patientinnen (70%), eine Zelenbildung in 4 Fällen (20%) sowie ein vertikaler Deszensus bei 2 Patientinnen (10%). Die Ergebnisse für die Gruppe der Patientinnen mit Harninkontinenz sind vergleichend zur röntgenologischen Untersuchung in Tabelle 1 aufgeführt. Es fand sich ein rotatorischer Deszensus in 10 Fällen (33%), ein vertikaler in 8 (27%), eine Zystozelenbildung in 2 (7%) und ein Normalbefund in 10 Fällen (33%). Abweichend zur radiologischen Untersuchung war sonographisch in 2 weiteren Fällen ein Normalbefund zu sehen, der radiologisch in einem Fall einem vertikalen Deszensus und in einem weiteren einer Zystozele entsprach. Damit entsprach bei 2 Patientinnen das sonographische Ergebnis nicht dem röntgenologischen.

Diskussion

Die vorliegenden Daten lassen die Perinealsonographie als geeignetes bildgebendes Verfahren im Rahmen der Harninkontinenzdiagnostik erkennen. Ergänzend zur urethrocystotonometrischen Messung können hiermit die entsprechenden pathoanatomischen Verhältnisse der Blasenhalsregion dargestellt werden. Dies wird verdeutlicht durch eine gute Korrelation einer tonometrisch nachgewiesenen Streß-Harninkontinenz bei insgesamt 19 Patientinnen und einer, in der Regel mit Streß-Harninkontinenz einhergehenden, anatomischen Veränderung im Sinne eines rotatorischen oder vertikalen Deszensus bei 18 Patientinnen. Außerdem bestehen gute Korrelationen zur üblichen röntgenologisch durchgeführten lateralen Zystourethrographie als Standardmethode. Neben der Erkennung eines Normalbefundes können die in diesem Zusammenhang relevanten pathologischen Veränderungen, wie vertikaler und rotatorischer Deszensus, eindeutig erkannt und abgegrenzt werden (Abb. 1). Von entscheidendem Vorteil ist, daß die Methode bei geringer Blasenfüllung und ohne transurethralen Katheter durchführbar ist. Ihre Eignung zum Routineverfahren ergibt sich dadurch, daß sie eine nicht-invasive, nicht mit Strahlenbelastung behaftete und wiederholt durchführbare Methode ist [1]. Dynamische Vorgänge wie Deszensus und Zelenbildung können eindeutig erkannt werden. Im Gegensatz zu Endosonographie können anhand des Sagittalbildes gleichzeitig Rektum und Vagina dargestellt werden. Die Methode ist damit

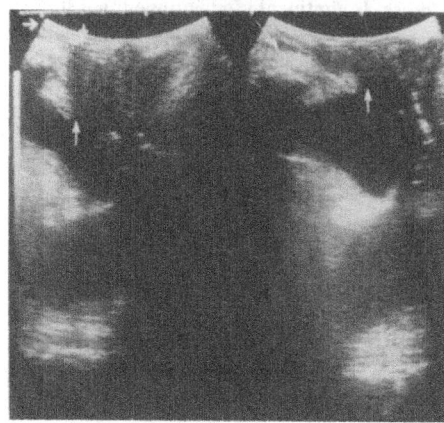

Abb. 1. Perinealschall bei rotatorischem Blasenhalsdeszensus; *links* in Ruhe, *rechts* unter Valsalva. Abkippen der Urethra nach ventral. Markiert sind Orificium internum und externum der Urethra

der Dochtmethode nach Richter als der gängigsten Form der Kolpocystorecto-graphie vergleichbar, die simultan die Darstellung von Blase, Urethra, Vagina und Rektum und ihre dynamischen Veränderungen ermöglicht [2].

Literatur

1. Grischke E-M, Dietz HP, Jeanby P, Schmidt W (1986) Eine neue Untersuchungsmethode: Perineal Scan in Geburtshilfe und Gynäkologie. Ultraschall 7:154–161
2. Richter K, Hausegger K, Lissner J, Kümper HJ, Koch J, Macketanz B (1974) Die Docht-methode. Eine vervollkommnete Art der Kolpo-Cysto-Rectographie. Geburtsh u Frauen-heilk 34:711–719

Ultraschalldiagnostik in der Routine
der Schwangerengrundbetreuung in der DDR

H. Bayer und R. Bollmann

1. Bei der Anwendung der Ultraschalldiagnostik im Rahmen der Schwangerenbetreuung gibt es noch offene Fragen. Diese betreffen einerseits ein Ultraschall-
Screening und die Anzahl der dafür pro Schwangerschaft notwendigen Untersuchungen. Andererseits sind durch die Möglichkeiten der Erkennung von Mißbildungen und fetalen Erkrankungen moralisch-ethische und juristische Probleme
aufgetaucht.

Wenn ich über Organisation und Aufbau der Schwangerenbetreuung in unserem Land berichte, dann bin ich mir bewußt, daß selbstverständlich die Bedingungen in den einzelnen Ländern unterschiedlich sind, daß es folglich keine allge-
meingültigen Regelungen geben kann; und wir alle wissen, daß in der Medizin oft
viele Wege zum gleichen Ziel führen. Für die Ultraschalldiagnostik z. B. hat Prof.
Saling vor einigen Jahren in einem Rundtischgespräch die Begriffe "Fishing men"
und "nutcracker" geprägt und damit ein sonographisches Überwachungssystem
charakterisiert.

Andere Begriffe dafür – wie wir sie gebrauchen – sind Grundbetreuung und
spezialisierte Betreuung. Es gibt aber auch fachliche Forderungen auf gesicherten
wissenschaftlichen Erkenntnissen, deren Erfüllung nicht mehr zur Diskussion stehen sollte. Dazu gehört nach meiner Überzeugung die Durchführung eines Ultra-
schall-Screenings in der Schwangerengrundbetreuung, und ich will nicht verheh-
len, daß ich glaube, daß in der DDR dafür günstige Voraussetzungen bestehen.

2. Entscheidend für die Organisierung eines Screenings ist zunächst die lük-
kenlose Erfassung der gesamten Zielgruppe. Wir haben dies bei uns durch die
planmäßige Organisation eines staatlichen Gesundheitswesens erreicht, welches
den Anteil der konfessionellen Einrichtungen einbezieht.

Außerdem haben Umprofilierungen dazu geführt, daß es keine geburtshilfliche Entbindungseinrichtung mehr mit weniger als 800 Entbindungen pro Jahr
gibt, welche daher personell und ökonomisch optimal ausgerüstet werden können. Ihnen zugeordnet sind die ambulanten Schwangerenberatungsstellen. Die
Begriffe Grundbetreuung, spezialisierte und hochspezialisierte Betreuung wurden
definiert und auf dieser Basis geburtshilfliche Zentren für Risikoschwangerschaf-
ten eingerichtet.

Das Ultraschallteam der Charité-Frauenklinik hat geprüft, ob und in welchem Umfang die Ultraschalldiagnostik in die Grund- bzw. Spezialbetreuung ein-
zugliedern ist und welcher Nutzen für die Scshwangere, ihre Familie und die Gesellschaft aus dem erforderlichen ökonomischen Aufwand zu ziehen ist. Wir halten im Ergebnis dessen ein Screening von 3 Untersuchungen in der Grundbetreuung für notwendig.

Ultraschalldiagnostik 86
Herausgegeben von M. Hansmann u. a.
© Springer-Verlag

Tabelle 1. Betreuung von Schwangeren mit Mißbildungen des Feten, die während der Schwangerschaft entdeckt wurden

	n	%
1. Mißbildung des Kopfes	53	23,98
Nur Hydrozephalus	(14)	6,33
Hydrozephalus mit anderen Defekten im ZNS	(21)	9,50
Anenzephalus	(11)	4,98
Sonstige	(7)	3,16
2. Fehlbildungen im Abdomen	33	14,93
Hydronephrose	(14)	6,34
Zystennieren	(7)	3,17
Potter-Syndrom	(9)	4,07
Prune-belly-Syndrom	(3)	1,36
3. Mißbildungen am Thorax	13	5,88
4. Hydrops fetalis	8	3,62
5. Hydramnion	11	4,98
6. Oligohydramnion	10	4,52
7. Genetische Defekte	7	3,17
8. Doppelmißbildungen	1	0,45

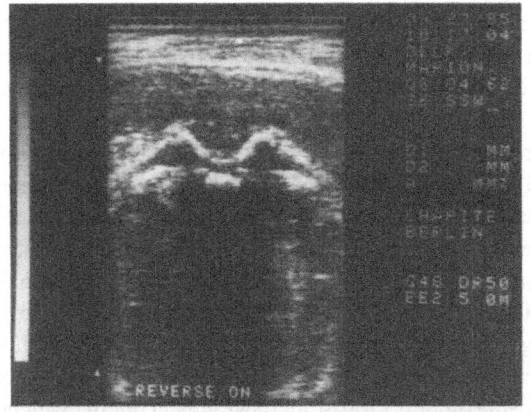

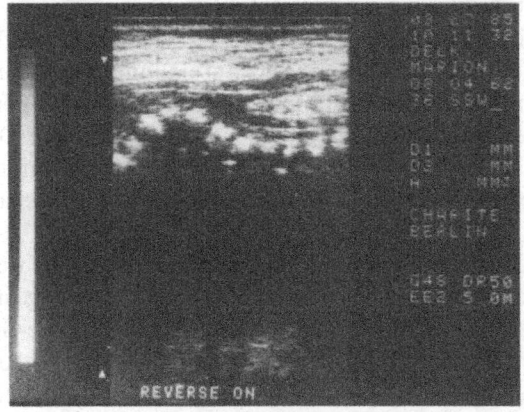

Abb. 1. a Neuralrohrdefekt im Querschnitt, **b** gleicher Neuralrohrdefekt im Längsschnitt

Tabelle 2. Mißbildungen, die während der Schwangerschaft entdeckt wurden (gesamt 221)

	n	%	Entbindungsmodus und Besonderheiten
1. Mißbildung des Kopfes	53	23,98	
nur Hydrozephalus	14	6,33	11 Induzierter Abort
Hydrozephalus mit anderen Defekten im ZNS	23	10,44	20 Induzierter Abort 1 Drainage-Operation mit folgender Querschnittslähmung u. Dysurie 2 Spontangeburten 1 Indizierte Spontangeburt mit folgender chirurgischer Therapie
Anenzephalus	11	4,98	Induzierter Abort
Sonstige	7	3,16	Induzierter Abort
2. Fehlbildungen im Abdomen			
Hydronephrose	14	6,34	14 Spontangeburt mit nachfolgender chirurgischer Therapie
Zystennieren	7	3,12	Induzierter Abort nur bei Doppelseitigkeit
Potter-Syndrom	9	4,5	Induzierter Abort
3. Mißbildungen am Thorax	13	5,88	
Lungenzysten	2	0,91	Induzierte Frühgeburt
Arrhythmie	6	2,72	Spontangeburt mit intrauteriner u. neonataler medikamentöser Behandlung
Struma colli	2	0,92	Spontangeburt mit nachfolgender medikamentöser Behandlung
Sonstige	3	1,35	Induzierter Abort
4. Hydrops fetalis	8	3,62	4 induzierter Abort 4 Spontangeburt mit nachfolgender Behandlung, 2 gesund, 2 verstorben
5. Hydramnion	11	4,98	6 Spontangeburt, Kinder gesund 2 induzierte Frühgeburt, Kinder gesund 3 Spontangeburt, Kinder mit Defekten
6. Oligohydramnion	10	4,52	3 induzierte Frühgeburt, Kinder gesund 2 Spontangeburt, Kinder verstorben 2 missed abortion
7. Genetische Defekte	7	3,17	6 induzierter Abort 1 Spontangeburt, Kind gesund

3. Zur Begründung möchte ich einige Beispiele aus der an der Charité gebildeten interdisziplinären Arbeitsgruppe zur Erkennung pränataler Miß- und Fehlbildungen und deren Behandlung geben.

Insgesamt haben wir seit der Bildung dieser Arbeitsgruppe vor 1 ½ Jahren 366 Schwangere betreut.

Davon fanden sich bei 236 (= 64,5%) Fehlbildungen.

Die Auswertung von 221 (Stand vom April 1986) ist in den folgenden Tabellen dargestellt (Tabelle 1, 2 a, b).

Aus den in den Tabellen genannten Zahlen sollen in den folgenden Bildern einige Beispiele gegeben werden, welche die Differenziertheit bei Beurteilung und Schwangerschaftsführung darstellen (Abb. 1–3).

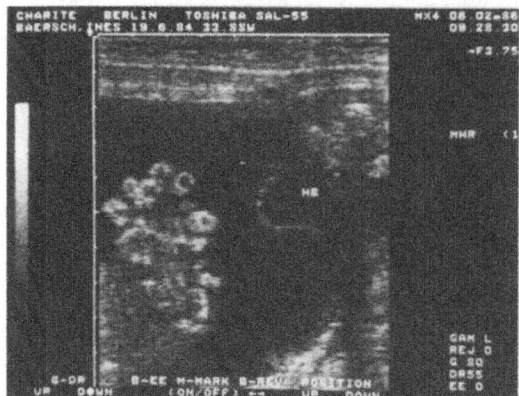

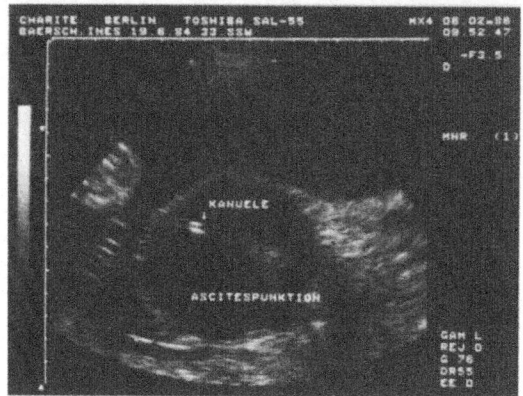

Abb. 2. a Chylascos. Entdeckt in
der 29. Schwangerschaftswoche.
b Regelmäßige Entlastungspunktion

Ich leite aus diesen Ergebnissen und Beispielen folgenden Grundgedanken
ab:

Einer Vielzahl von Frauen konnte das Austragen einer Schwangerschaft mit
lebensunfähig mißgebildetem Kind für kurze oder längere Zeit erspart bleiben.
Durch intrauterine oder unmittelbar postnatale Therapie konnte Schaden von
vielen Kindern abgewendet werden. Diese Patienten konnten aber nur überwiesen
und bei uns betreut werden, weil sie im Rahmen sonographischer Grundbetreuung entdeckt wurden! Wir haben auch festgestellt, daß manche Befunde zeitiger
– d.h. noch im Abort-Zeitraum – erfaßt worden wären, wenn die erste Ultraschalluntersuchung eher erfolgt wäre.

Um die rechtzeitige Erkennung von Mißbildungen bzw. den die Patientin be-
ruhigenden Ausschluß derselben aber für alle Betroffenen zu erreichen, ist folglich unabhängig von den vielen anderen Informationen schon ein Ultraschall-
Screening im ersten und zweiten Trimenon unverzichtbar.

4. Unter Nutzung der eingangs dargelegten Organisation unserer Schwangerenbetreuung wurde mit der flächendeckenden Installierung der erforderlichen
Geräte begonnen. Gleichzeitig wurden an den Zentren planmäßig Kurse und Ein-
zelhospitationen von Gynäkologen,Hebammen und Schwestern organisiert und
eine Qualitätskontrolle gesichert.

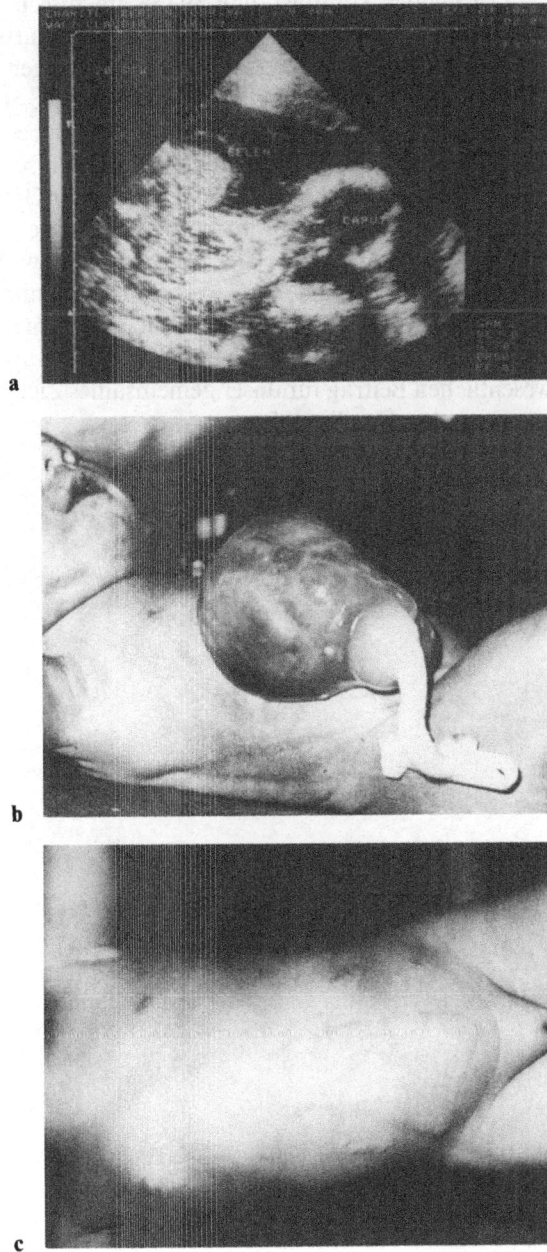

Abb. 3. a Omphalocele, in der
33. Schwangerschaftswoche entdeckt. **b** Sectio am Termin mit
unmittelbar anschließender kin-
derchirurgischer Rückverlage-
rung, **c** Kind gesund

Schwierigkeiten gab es gelegentlich, weil nicht nur Geburtshelfer die Ultraschallgeräte nutzen. Hier erlaubt unser Gesundheitswesen interdisziplinäre Ab-
sprachen, gemeinsame Nutzerordnungen für die Geräte zu deren voller Auslastung, aber auch – wenn nötig – administrative Eingriffe.

Der heutige Stand ist, daß 59 Geräte ausschließlich in geburtshilflichen Einrichtungen stationiert sind und 14 weitere geburtshilflich mitgenutzt werden, bei einer Auslastung von 10–15 000 Untersuchungen pro Gerät und Jahr.

Die in diesem Jahr eingeführte aktualisierte Schwangerendokumentation enthält im Schwangerenausweis (Mutterpaß) neben klinischen und paraklinischen Befunden auch die Perzentilen der sonographischen Parameter.

Wir erwarten von diesem Screening in der Grundbetreuung neben den vielfältigen allseits bekannten Informationen zur verbesserten Betreuung auch einen durchgreifenden Erfolg bei der Vermeidung bzw. Behandlung von Mißbildungen, welche der Familie und der Gesellschaft nicht nur eine psychische Belastung sind, sondern die auch ökonomisch zu Buche schlagen.

Wir betrachten die routinemäßige Sonographie in der Grundbetreuung als wesentlichen Beitrag für unser gemeinsames Ziel: Die gesunde Familie in einer sozial gesunden Gesellschaft.

Literatur

Rott H-D (1981) Zur Frage der Schädigungsmöglichkeit durch diagnostischen Ultraschall. Ultraschall 2:56

Leitsymptome ultraschalldiagnostizierter pränataler Fehlbildungen (1982–1986)

E. Schwöbel, K. Vetter und A. Huch

Erfahrungsgemäß sind es Leitsymptome, die zum Erkennen ultrasonographisch erfaßbarer Fehlbildungen führen. Um Engramme zur Verbesserung der pränatalen Routine-Ultraschalldiagnostik zu schaffen, haben wir retrospektiv die an unserer Klinik in den Jahren 1982–1986 gestellten und dokumentierten Fehlbildungsdiagnosen nach Leitsymptomen zusammengestellt. Dabei sind wir vom Untersuchungsgang einer Routine-Ultraschallsprechstunde ausgegangen.

Im folgenden stellen wir die Leitsymptome vor, die uns zu einer weiterführenden Diagnostik gebracht haben:

Kopf-Hals-Bereich	23	Fälle
Thorax	3	Fälle
Abdomen	20	Fälle
Extremitäten	6	Fälle
Fruchtwasser	10	Fälle
Plazenta/Nabelschnur	0	Fälle
Total	62	Fälle

Kopf-Hals-Bereich

Wegen struktureller Abnormität war der Kopf in 4 Schwangerschaften nicht meßbar. Dreimal war die Ursache ein Anencephalus, 1mal eine Enzephalozele. Diese Diagnosen wurden zwischen der 16. und 22. SSW gestellt.

Ein für das Gestationsalter zu großer Kopfumfang mit intrakraniellen Strukturanomalien lag in 16 Fällen vor. Es handelte sich 15mal um einen isolierten Hydrozephalus, 1mal um einen Hydrozephalus in Kombination mit einer Meningomyelozele. Das Alter dieser Feten lag bei der Diagnosestellung zwischen der 20. und 40. SSW.

Strukturauffälligkeiten im Halsbereich fanden sich bei 3 Feten. Die aufgrund dieser Befunde zwischen der 17. und 22. SSW durchgeführten Chromosomenanalysen ergaben in allen Fällen ein Turner-Syndrom.

Thorax

Primäre und sekundäre Veränderungen von Thoraxgröße und -form sowie Kardiomegalie traten in unserem Kollektiv nicht als Leitsymptom auf. Vielmehr wa-

Ultraschalldiagnostik 86
Herausgegeben von M. Hansmann u. a.
© Springer-Verlag

ren in diesen Fällen quantitative Veränderungen der Fruchtwassermenge Anlaß
zu weiterführender Diagnostik.

In einem Fall wurde in der 18. SSW eine thorakoabdominale Spaltbildung mit
Ektopie des Herzens und der Leber diagnostiziert. Flüssigkeitsansammlungen im
Thoraxbereich fanden sich 2mal: Im einen Fall abgekapselt im Rahmen einer zy-
stischen Lungenadenomatose, im anderen Fall bei einem Chylothorax.

Abdomen

Das Leitsymptom Aszites kann Folge von Fehlbildungen verschiedener Organsysteme sein. Wir fanden eine Vermehrung der freien intraperitonealen Flüssigkeit
bei einem Feten mit Mekoniumperitonitis und bei 2 Feten mit intrauterinem
Ileus. Es handelte sich in einem Fall um einen Mekoniumileus bei Mukoviszidose
und im zweiten um eine vesikointestinale Fissur, welche in der 20. SSW diagnostiziert wurde.

Extraperitoneale Flüssigkeitsansammlungen sind immer abgekapselt. Sie sind
in der Regel Folge von Fehlbildungen im Bereich der Nieren und der ableitenden
Harnwege.

Dreimal war die große Harnblase Leitsymptom: Bei einem Feten wurde die
Diagnose eines Megazystis-Microkolon-Adynamie-Syndromes in der 34. SSW
gestellt. Je einmal wurden in der 20. und 35. SSW ein Prune-Belly-Syndrom bzw.
posteriore Urethralklappen gefunden.

Nierenzysten waren das Leitsymptom bei 8 Feten. Es handelte sich 2mal um
doppelseitige Fehlbildungen, multizystische Nieren und Hydronephrosen. Sechsmal lag nur ein einseitiger Befund vor.

Spaltbildungen wie Omphalozele und Gastroschisis wurden in 4 Fällen zwischen der 17. und 20. SSW diagnostiziert. Meist hatte ein erhöhter Serum-AFP-
Wert beim Screening die Aufmerksamkeit auf derartige Fehlbildungen gelenkt.

Extremitäten

Die Extremitäten gaben in 6 Fällen Anlaß zu weiteren diagnostischen Überlegungen: Ihre Verkürzung war in 3 Fällen Hinweis auf erhebliche Störungen. Eine
Achondrogenesis Typ II wurde in der 20. SSW diagnostiziert, eine Hypophosphatasie und eine Chondrodystrophie erst in der Spätschwangerschaft.

Ein Fetus fiel in der 16. SSW durch eine abnorme Beinhaltung auf, die Diagnostik ergab eine Arthrogrypose bei Trisomie 18.

Das pathologische Bewegungsmuster von Stamm und Extremitäten führte in
der 22. SSW zur Diagnose einer kongenitalen Muskeldystrophie. Die eingeschränkte Beweglichkeit der unteren Extremitäten gab in der 32. SSW Anlaß zu
weiteren sonographischen Untersuchungen, wodurch ein großes Steißteratom gefunden wurde.

Fruchtwasser

Die Fruchtwassermenge deutete in 10 Fällen auf das Vorliegen einer intrauterinen Fehlbildung hin:

Ein Polyhydramnion war das Leitsymptom bei einer Ösophagusatresie mit Choanalatresie, bei einer Transposition der großen Gefäße mit tachykarder Rhythmusstörung, bei einem Hämangiom der Plazenta mit shuntbedingter Dilatation der Vena umbilicalis und Kardiomegalie, sowie bei einem Hydrops fetalis unklarer Genese.

Die Menge des Fruchtwassers war stark vermindert oder es fehlte ganz bei 5 Feten mit doppelseitiger Nierenagenesie oder Nierendysplasie. Diese Diagnosen wurden zwischen der 17. und 32. SSW gestellt. Ein Oligohydramnion lag außerdem bei einem Feten als Folge von Sekundärveränderungen bei schwerstem intrauterinem Zytomegalieinfekt vor.

Diskussion

Die Aufstellung dieser retrospektiv ausgewerteten und ausreichend dokumentiert vorgefundenen 62 Fälle zeigt keine Systematik bezüglich des Gestationsalters. Da in der Schweiz keine gesetzliche Regelung besteht, die ein Ultraschall-Screening vorsieht, wurden viele der vorgestellten Feten erst in der Spätschwangerschaft erstmals ultrasonographisch untersucht.

Wir sind der Meinung, daß unter vermehrter Berücksichtigung von Leitsymptomen, der Anwender in der Routine eine große Zahl von Fehlbildungen erfassen kann, um so die Feten vor der 24. SSW zur weiterführenden Diagnostik und eventuellen Therapie an spezialisierte Zentren zu überweisen.

Die Stellung der sonographischen fetalen Mißbildungsdiagnostik im geburtshilflichen Management

Ch. Bog, V. Duda, K. Göldner, B. J. Hackelöer und K.-D. Schulz

In den Jahren 1981–1985 wurden an der UFK Marburg 1 077 Amniozentesen im mittleren Trimenon zur pränatalen Diagnostik genetisch bedingter Defekte durchgeführt. Im gleichen Zeitraum fanden sich bei 194 Patientinnen sonographisch Hinweise für das Vorliegen einer fetalen Mißbildung. Etwa die Hälfte dieser Patientinnen wurde von niedergelassenen Gynäkologen zur weiterführenden Diagnostik überwiesen, bei der anderen Hälfte wurde die Mißbildung primär in der UFK Marburg diagnostiziert. Nach einer orientierenden Ultraschalluntersuchung zur Bestimmung des Schwangerschaftsalters und der Plazentalokalisation wurde die Amniozentese selbst unter Ultraschallsicht mit einem 3,5-MHz-Parallelscanner (Ultramark 4, Fa. Kranzbühler) unter Verwendung einer 9 cm langen und 0,7 mm dicken Spinalpunktionsnadel (Spinocan) mit Mandrin durchgeführt. So konnten Stichrichtung und Eindringtiefe der Nadel während der Punktion sonographisch verfolgt und die Position der Nadel – falls erforderlich – korrigiert werden.

Im Vordergrund der Indikation zur pränatalen Fruchtwasserpunktion stand das erhöhte mütterliche Alter ab 35 Jahre in 67% der Fälle. Es folgten Mißbildungen bei Kindern in der Eigenanamnese in 6,7% und eigene Kinder mit Chromosomenanomalien in 5%. In je 2,5% bestanden Mißbildungen (überwiegend NTD) oder Chromosomenstörungen bei nahen Verwandten. Weitere Indikationen waren Stoffwechselerkrankungen (2%), Alter des Ehemannes und exogene

Tabelle 1. Vergleich der Indikationen zur genetischen Aminozentese von

6 Untersuchergruppen (in %)	UFK Marburg	Benn New York	Schlensker Köln	Squire Radlett	Dacus Memphis
Alter der Mutter	67,6	89,4	75,0	64,0	63,9
Mißbildungen bei eigenen Kindern	6,7	2,5	1,5	10,9	10,1
Chromosomenanomalie bei eigenen Kindern	5,2	2,3	5,0	5,3	6,4
Chromosomenanomalie in der Familie	2,6	1,5	5,0	8,0	4,6
Mißbildung in der Familie	2,0	0,8	3,3	4,7	0,6
Stoffwechselerkrankung	2,0	0,6	–	0,5	0,4
Psyche	4,8	–	2,0	2,8	8,6
Sonstiges	7,3	–	–	–	5,1
V.a.-Mißbildung AFP erhöht	1,4	–	2,3	1,0	–

Ultraschalldiagnostik 86
Herausgegeben von M. Hansmann u. a.
© Springer-Verlag

Noxen während der Schwangerschaft. Letztere sind unter „Sonstiges" subsumiert. Die prozentuale Indikationsverteilung unseres Kollektivs im Vergleich zu 4 anderen Studien gibt Tabelle 1 wieder. Während andere Untersucher Mißbildungen bei eigenen Kindern in bis zu 10,9% als Indikation zur pränatalen Diagnostik angeben, machen sie in der vorliegenden Studie nur 6,7% der Fälle aus. Demgegenüber steht die psychische Belastung der Mutter bedingt durch die Angst vor einem geschädigten Kind an 4. Stelle der Indikation.

Entsprechend der Indikationsstellung liegt das mütterliche Alter bei Amniozentese in rund 60% bei 36 Jahren und darüber. Demgegenüber ist die überwiegende Zahl (77%) der Mütter ohne anamnestisches Risiko, bei denen erstmals der Verdacht auf eine fetale Mißbildung geäußert wurde, jünger als 30 Jahre alt.

Während 91% aller Amniozentesen in der 16.–19. SSW durchgeführt wurden [4, 5], war das Schwangerschaftsalter bei sonographischem Mißbildungsverdacht nahezu gleichmäßig ab der 16. SSW über die gesamte Schwangerschaftsdauer verteilt.

Die Chromosomenanalyse von 1077 Fruchtwasserproben ergab 516 männliche (47,3%) und 513 weibliche (47,0%) normale Karyotypen sowie 56 anomale Chromosomenbefunde (5,2%): Zwölf Fälle von Trisomien (1,1%), davon 7mal Trisomie 21, 2mal ein Mosaik, 1 Monosomie, 11 teils reziproke Translokationen, 14 Inversionen und 18 sonstige Varianten.

Bei der vor Amniozentese durchgeführten Ultraschalluntersuchung fanden sich bei 5 Patientinnen bislang nicht bekannte Mißbildungen (0,46%); in 3 Fällen handelte es sich um einen Anenzephalus, einmal um einen Hydrozephalus und im 5. Fall um eine Omphalozele. Aufgrund der chromosomalen und sonographi-

Tabelle 2. Mißbildung

	n	%	Spontan partus	Sectio caesarea	Interruptio	IUFD	Unbekannt
Anenzephalus	18	14,9			17		1
Hydrozephalus	16	13,2	3	7		1	5
Meningomyelo/ Enzephalozele	2	1,7			2		
Potter-Syndrom	7	5,8	1		2	1	3
Mult. Mißbildungen	9	7,4	2		5	1	1
Oligohydramnion	16	13,2	6	6	1	1	2
Polyhydramnion	16	13,2	11	2		1	2
Hydronephrose	9	7,4	4	2			3
Kindliche Aszitis	5	4,1	1	1	1		2
Mikrozephalus	5	4,1	3	1			1
Stenose im GIT	5	4,1	2	1			2
Gastroschisis/ Omphalozele	3	2,5			3		
Halszysten	2	1,7	1	1			
Prune-belly-Syndrom	1	0,8			1		
Extremitätenmißbildungen	1	0,8					1
Gemini o. Drill. (1 Fet. tot)	6	5,1		5			1

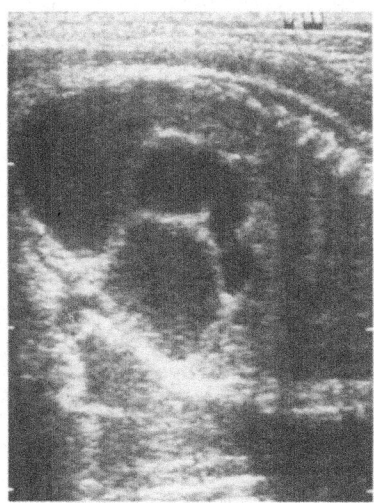
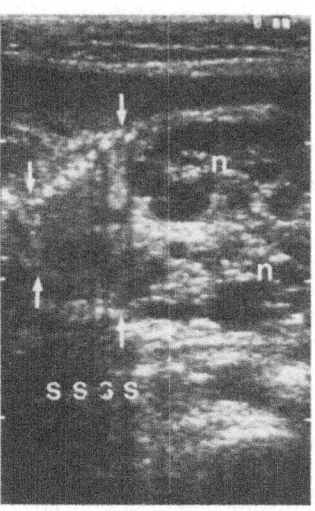

Abb. 1. 22j. 1. para 36. SSW. Hochsit-
zende Duodenalstenose – Sectio caesarea – p.p. sofort Operation

Abb. 2. 1. para 30. SSW. Potter-Syndrom, Oligohydramnion – Interruptio

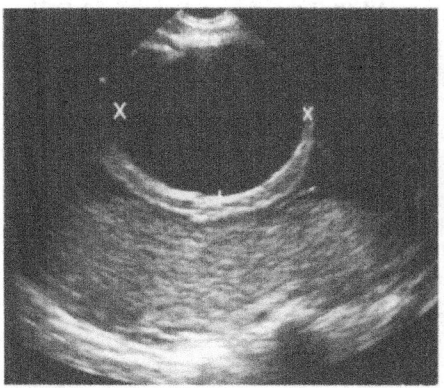
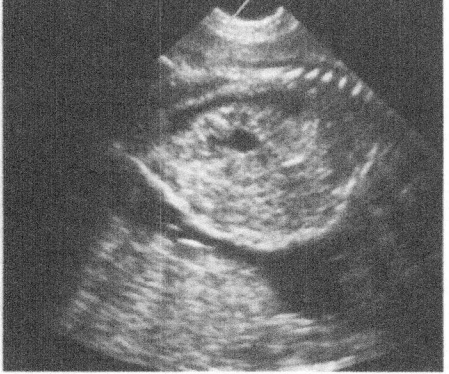

Abb. 3. 26j. 1. para 30. SSW. Hydronephrotische Sackniere. 13 transkutane Entlastungspunktion
in utero – Spontanpartus, p.p. Nephrektomie bei 9% Nierenrestfunktion

schen Untersuchungsergebnisse erfolgte bei 19 von 1 077 Frauen eine Schwangerschaftsunterbrechung (1,76%). Die Interruptiofrequenz vergleichbarer Studien
liegt zwischen 2,2 und 3,2%.

Bei 121 von 194 Patientinnen (75,5%) ließ sich der Verdacht auf eine fetale
Mißbildung bestätigen, deren Organzugehörigkeit und Schwangerschaftsausgang Tabelle 2 zu entnehmen sind.

Annähernd 35% aller Mißbildungen entfallen auf Schädel und Neuralrohrde-
fekte. Dabei machen Anenzephalus und Hydrozephalus den größten Anteil aus
[3]. Es folgen komplexe Mißbildungssydrome (7,4%), Potter-Syndrom (5,8%),

andere Anomalien des Urogenitaltraktes (7,4%), Stenose im GIT (4,1%) und weitere seltene Mißbildungen. In 26% handelte es sich um ein ausgeprägtes Oligo- oder Polyhydramnion; ersterem lagen in den meisten Fällen schwere Formen des SGA zugrunde, was die hohe Sektionsrate erklärt.

Die durch hochauflösende Ultraschallgeräte verbesserte pränatale Diagnostik fetaler Mißbildungen ermöglicht es, weitergehende diagnostische und therapeutische Maßnahmen einzuleiten (Organfunktionsanalyse, Fetoskopie, Doppler-Echokardiographie, Punktionen, Intrauterine Transfusionen und medikamentöse Therapie) (s. Abb. 3). Schließlich hängt die Art der Schwangerschaftsbeendigung maßgeblich von der richtigen Einschätzung der Prognose ab, die im Idealfall interdisziplinär mit Pädiatern, Kinderkardiologen, Urologen und Neurologen getroffen werden sollte (s. Abb. 1 und 2).

Literatur

1. Benn PA, Hsu L, Carlson A, Tannenbaum H (1985) The centralized prenatal genetics screening programm of New York City III. The first 7000 cases. Am J Med Gen 20:369–384
2. Dacus JV, Wilroy R, Summitt R, Garbaciak J, Abdella T, Spinnato J, luthardt F, Flinn GG, Lewis B (1985) Genetic amniocentesis: a twelve years experience. Am J Med Gen 20:443–452
3. Hansmann M, Hackelöer BJ, Staudach A (1985) Ultraschalldiagnostik in Geburtshilfe und Gynäkologie. Springer
4. Schlensker KH, Citoler P, Bole A (1984) Schwangerschaftsausgang nach Amniozentese zur pränatalen Diagnostik genetisch bedingter Defekte. Gebfra 44:137–145
5. Squire J, Nauth L, Ridler M, Sitton S, Tumberlake C (1982) Prenatal diagnosis and outcome of pregnancy in 2036 women investigated by amniocentesis. Hum Gen 61:215–222

Nabelschnuranomalien –
Hinweiszeichen für das Vorliegen fetaler Entwicklungsstörungen

J. Wisser, T. Strowitzki, R. Knitza und C. Zietz

Nachdem im Jahre 1979 ein Ultraschallscreening aller Schwangeren im Rahmen der Mutterschaftsvorsorge in Deutschland eingeführt wurde, hat Hansmann 1981 Hinweiszeichen für das Vorliegen fetaler Entwicklungsstörungen formuliert. Diese sollten das Ultraschallscreening effektiv und ökonomisch gestalten und stellen so Grundvoraussetzungen für das 3-Stufen-Konzept dar [3].

Im Verlauf der vergangenen Jahre sind zu den klassischen 5 Hinweiszeichen für das Vorliegen fetaler Entwicklungsstörungen weitere hinzugetreten, worunter sich 1985 im Lehrbuch von Hansmann erstmalig Nabelschnuranomalien finden [4].

Unter Berücksichtigung der Häufigkeitsverteilung sind unter den antenatal diagnostizierbaren Nabelschnuranomalien an erster Stelle das Vorliegen einer solitären Nabelschnurarterie (SNA) zu nennen. Akzessorische Nabelschnurgefäße gehören ebenso zu den Raritäten wie Hämangiome der Nabelschnur, welche Ursache einer kardialen Dekompensation sein können, Teratome und Hämatome, die eine geburtshilfliche Notsituation darstellen.

Die folgenden Ausführungen beziehen sich deshalb ausschließlich auf das Symptom der solitären Nabelschnurarterie. Dabei handelt es sich um eine fetale Entwicklungsstörung, welche bei 0,63% aller Entbindungen [5] und in 1,5% aller Spontanaborte [1] beobachtet wird.

Fetalpathologische Untersuchungen zeigen, daß 33,3% der Neugeborenen, welche mit dem Symptom einer fehlenden Nabelschnurarterie geboren werden, begleitende Entwicklungsstörungen aufweisen [6]. Ferner ergibt sich aus klinischen Untersuchungen, daß die perinatale Mortalität von Neugeborenen mit nur einer Nabelschnurarterie bei 19,8% liegt und damit deutlich erhöht vorgefunden wird [5].

Zytogenetische Befunde von Kindern mit nur einer Nabelschnurarterie deuten auf eine erhöhte Inzidenz chromosomaler Aberationen hin. So fand Franzolin in 6 von 24 Neugeborenen mit dem Symptom der fehlenden Nabelschnurarterie chromosomale Aberationen [2] und Byrne konnte in 6 von 9 Spontanaborten Chromosomenaberationen nachweisen [1]. Eine Auflistung, der dieses Symptom begleitenden makropathologischen Fehlbildungen zeigt aufgrund einer Analyse von 158 Kindern mit dem Symptom die Tabelle 1. Daraus geht hervor, daß im Vergleich zu einem unselektionierten Patientengut fetaler Entwicklungsstörungen bei fehlgebildeten Feten mit nur einer Nabelschnurarterie vermehrt Entwicklungsstörungen des Skeletts und Muskelsystems, und weniger Entwicklungsstörungen des zentralen Nervensystems vorliegen. Die Inzidenz der übrigen fetalen

Tabelle 1. Häufigkeitsverteilung von Organfehlbildungen bei entwicklungsgestörten Kindern mit und ohne Symptom der solitären Nabelschnurarterie (n. Heifetz 1984) [5]

Organsystem	SNA	Kontrolle	
Skelett- und Muskelsystem, LKG-Spalte, Omphalozele	23,0%	14,5%	p < 0,01
Urogenitalsystem Nierendysplasie, Hydronephrose	20,3%	17,2%	
Kardiovaskuläres System VSD, Gefäßanomalien	18,9%	19,3%	
Haut- und Anhängsgebilde Ohrmuschelanomalien, Hygroma colli	10,0%	6,5%	
Gastrointestinaltrakt Analatresie	9,6%	12,8%	*p* < 0,0001
Zentrales Nervensystem Anenzephalus	8,2%	16,2%	
Sonstige	10,1%	13,6%	

Entwicklungstörungen unterschied sich nicht vom unselektionierten Kollektiv fetaler Entwicklungsstörungen [5].

Mittels der heute verfügbaren, hoch auflösenden Ultraschall-Real-time-Systeme sind wir heute ab der 18. Schwangerschaftswoche in der Lage, im Rahmen des Ultraschallscreenings die Zahl der Nabelschnurgefäße zu bestimmen. Wir haben an der Frauenklinik im Klinikum Großhadern, der Ludwig-Maximilians-Universität München zwischen dem 1.1.85 bis 15.9.86 bei 2831 Entbindungen 11 von 12 Feten, welche mit dem Symptom der fehlenden Nabelschnurarterie geboren wurden, bereits antenatal diagnostiziert. Fünf von 11 Kindern wiesen makropathologische Entwicklungsstörungen auf.

Unser diagnostisches Vorgehen sei hier an einer Kasuistik demonstriert.

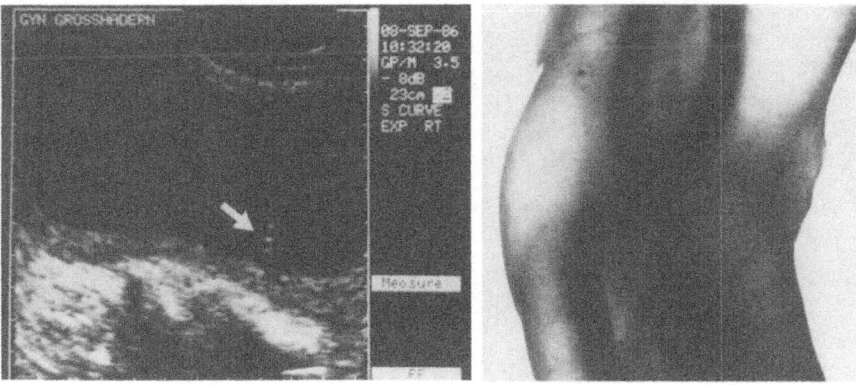

Abb. 1   **Abb. 2**

Abb. 1. Freie Nabelschnur mit nur 2 Gefäßen in der 19. SSW

Abb. 2. Postpartales Äquivalent. Es lassen sich nur 2 Gefäße in der Nabelschnur darstellen

Im Rahmen des ersten Ultraschallscreenings fiel uns bei einer 29jährigen II. Gravida in der 19. SSW ein zeitgerecht entwickelter Fetus mit Bewegungsverlangsamung und nur einer Nabelschnurarterie auf (Abb. 1). Eine daraufhin durchgeführte Amniozentese ergab eine freie Trisomie 18, weshalb eine Abruptio aus kindlicher Indikation erfolgte. Die Untersuchung der Nabelschnur bestätigte den präpartalen sonographischen Befund (Abb. 2).

Zusammengefaßt läßt sich unser Vorgehen wie folgt formulieren. Nach antenataler Diagnose einer fehlenden Nabelschnurarterie führen wir eine sorgfältige sonographische Detailuntersuchung des Feten durch, wobei insbesondere das fetale Skelettsystem und fetale Bewegungen untersucht werden. Ferner wird eine Chromosomenanalyse angestrebt, um das geburtshilfliche und neonatologische Vorgehen festlegen zu können. Aufgrund der in der Literatur berichteten erhöhten perinatalen Mortalität von Kindern mit dem Symptom halten wir eine sorgfältige Diagnostik und Überwachung des Neugeborenen für indiziert.

Literatur

1. Byrne J, Blanc WA (1985) Malformations and chromosome anomalies in spontaneously aborted fetuses with single umbilical artery. Am J Obstet Gynecol 151:340–342
2. Franzolin A et al. (1983) Cytogenetic and dermatoglyphic studies of newborns with single umbilical artery. Z Geburtsh u Perinat 187:44–47
3. Hansmann M (1981) Nachweis und Ausschluß fetaler Entwicklungsstörungen mittels Ultraschallscreening und gezielter Untersuchung – ein Mehrstufenkonzept. Ultraschall 2:206–220
4. Hansmann M, Hackelöer BJ, Staudach A (1985) Ultraschalldiagnostik in Geburtshilfe und Gynäkologie. Springer, Berlin Heidelberg New York Tokyo
5. Heifetz SA (1984) Single umbilical artery. Perspectives in pediatric pathology 8:345–380
6. Vlietinck RF et al. (1972) Significance of the single umbilical artery. Archives of disease in childhood 47:639–642

Sonoanatomische Untersuchungen zum Nachweis oder Ausschluß kindlicher Fehlbildungen im zweiten Schwangerschaftstrimester

K. Meinel

Ausgehend von 65000 eigenen geburtshilflichen Ultraschalluntersuchungen in den Jahren 1973 bis 1982 wird der Versuch unternommen, durch sonoanatomische Untersuchungen einen Beitrag zum frühzeitigen pränatalen Nachweis oder Ausschluß kindlicher Fehlbildungen zu leisten.

Alle Untersuchungen wurden mit dem Real-time-Computerscanner „Sonoline 8000" durchgeführt.

Der erste Teilkomplex beinhaltet die möglichst umfassende sonographische Beschreibung der normalen morphologischen Entwicklung des Feten von der 18. bis 22. SSW. Als Ergebnis dieses Komplexes wird ein biometrisches Fetalprofil mit 87 Parametern und Indizes pro SSW vorgelegt. Dazu erfolgten Längsschnittuntersuchungen bei gesunden Frauen mit gesichertem Gestationsalter von der 18. bis zur 22. SSW in wöchentlichen Abständen. Nach Sichtung der postnatalen Daten kommen die Untersuchungsergebnisse von 875 Einzeluntersuchungen an 201 Kindern in die Auswertung.

Das Fetalprofil setzt sich aus folgenden Teilkomponenten zusammen:

	Anzahl der Meßwerte bzw. Relationen
Kopf, Wirbelsäule, Hals	28
Rumpflängs- und -querschnitte, Körperproportionen	22
Herz, Gefäßsystem	7
Leber, Gallenblase, Magen	5
Urogenitalsystem	12
Knochensystem (außer Kopf)	12
Nabelschnur	1

Für alle 54 quantitativen Parameter werden Datenumfang, Mittelwert, Streuung, Minimal- und Maximalwert sowie die Perzentilen 10, 50 und 90 angegeben; die Indizes sind mit Datenumfang, Mittelwert, Streuung sowie Minimal- und Maximalwert im Fetalprofil enthalten. Die 12 qualitativen Parameter beschreiben jeweils bekannte sonoanatomische Strukturen. Ihre Darstellbarkeit wird in Prozent pro SSW angegeben. Als weitere Kenngröße kommt die Geschlechtsdiagnostik hinzu.

Ultraschalldiagnostik 86
Herausgegeben von M. Hansmann u. a.
© Springer-Verlag

Die wichtigsten Teilergebnisse des ersten Komplexes lassen sich in folgenden Punkten zusammenfassen:

1. Die 3 Nabelschnurgefäße lassen sich in über 85% der Untersuchungen nachweisen.
2. Bei allen schnell wachsenden Meßgrößen bestehen im Untersuchungszeitraum signifikante Unterschiede von SSW zu SSW.
3. Die gemessenen Distanzen zeigen ein lineares Wachstum.
4. Der Index BPD/FOD ist im Untersuchungszeitraum konstant 0,84.
5. Das Verhältnis Corpus mandibulae/Länge Gesichtsschädel beträgt 2:5.
6. Der äußere Augenhöhlenabstand setzt sich zu je einem Drittel aus den beiden Durchmessern der knöchernen Augenhöhle und dem inneren Augenhöhlenabstand zusammen.
7. Die Breitenausdehnung der Lateralventrikel ist im Verhältnis zur Hirnmantteldicke konstant (0,51).
8. Die Hinterhörner der Lateralventrikel sind relativ groß und nehmen im Untersuchungszeitraum signifikant an Ausdehnung zu.
9. Die Beschreibung der sonoanatomischen Strukturen der fetalen Schädelbasis gelingt in der vollendeten 18. SSW bei über 75%, in der 22. SSW bei über 95% der Untersuchungen.
10. Die a.p.-Ausdehnung des Wirbelkanals ist im Halsbereich größer als im Lendenbereich.
11. Die Rumpfquerschnitte nehmen in allen untersuchten SSW von der Ventilebene nach kaudal bis zur Meßebene Vena umbilicalis signifikant an Größe zu. Zwischen den Körperquerschnitten Ventilebene und Nierenhöhe bestehen keine bedeutsamen biometrischen Differenzen, weil die Körperquerschnitte im Unterbauch wieder kleiner werden.
12. Zur Charakterisierung der fetalen Kopf/Rumpfproportionen sind die Indizes der Umfänge am besten geeignet.
13. Der Index BPD/Femurlänge ist bedeutsam, weil er auch mit einfachen Sonographiesystemen zu erfassen ist, zur Sicherung des Gestationsalters beiträgt und sowohl Hinweise auf Mikrozephalie als auch auf Osteochondrodysplasien geben kann.
14. Alle Herzparameter wachsen von SSW zu SSW signifikant, die Zunahme des a.p.-Durchmessers der Bauchaorta ist nur von der 20. zur 21. SSW zu sichern.
15. Der Magen läßt sich immer, die Leber deutlich in zunehmender Häufigkeit und die Gallenblase in der 22. SSW bei 84,6% der Untersuchungen darstellen.
16. Die bei gesunden Feten gemessenen Maximalwerte vom Magenumfang und von der Magenfläche im Körperquerschnitt können Hinweise dafür geben, ab wann mit einer prästenotischen Überdehnung zu rechnen ist.
17. Die fetale Niere ist im Längsdurchmesser von der 18. bis zur 22. SSW etwa doppelt so groß wie im a.p.-Durchmesser.
18. Vergrößerungen des Organs Niere lassen sich durch Bildung von Indizes Organquerschnitt/Körperquerschnitt in Nierenhöhe objektivieren. Am besten sind dafür der a.p.-Durchmesser und der Umfang geeignet.

19. Zum Ausschluß einer Megazystis können die eigenen Maximalwerte pro SSW bei gesunden Feten, kurz vor der Urinentleerung ins Fruchtwasser, als Vergleichsgrößen herangezogen werden.
20. Die pränatale Geschlechtsdiagnostik ist im Untersuchungszeitraum möglich, von der vollendeten 20. SSW an in der Mehrzahl richtig, aber auch am Ende des Untersuchungszeitraums nicht völlig fehlerfrei.
21. Alle Diaphysen der langen Röhrenknochen zeigen ein lineares Wachstum; die analogen Diaphysen der oberen Extremitäten sind kürzer als die der unteren.
22. Die fetalen Hände sind breiter als die Füße, die Finger lassen sich besser abzählen als die Zehen.
23. Die quantitativen Parameter des Fetalprofils korrelieren eng mit der SSW.
24. Der gewählte Untersuchungsablauf gestattet es zu prüfen, ob Beziehungen zwischen sonographischen Meßgrößen des Untersuchungszeitraums (18.–22. SSW) und dem postnatalen Gewicht bestehen: Nach postnataler Klassifikation erfolgte die Einteilung in Gewichtsgruppen (Tabelle 1). Für diese Gruppen wurden retrospektiv Mittelwerte und Streuungen der wichtigsten Parameter des Fetalprofils von der 18. bis zur 22. SSW errechnet. Damit waren statistische Vergleiche zwischen den Gruppen möglich. In den SSW des Untersuchungszeitraums wurden alle Gewichtsgruppen anhand von 11 ausgewählten Parametern des Fetalprofils gegenübergestellt. Eine Auswahl an Gruppenvergleichen bei 3 schnell wachsenden Meßgrößen enthält Tabelle 2. Es wird deutlich, daß sich benachbarte Gewichtsgruppen (2:3, 4:5) nicht unterscheiden. Demgegenüber finden sich aber sowohl signifikante Unterschiede zwischen den postnatal leichten und schweren Kindern (2:7, 3:7), als auch zwischen den mittleren Gewichtskollektiven und den Randgruppen (2:5, 5:7). Bei den anderen schnell wachsenden Meßgrößen (FOD; Umfang Rumpflängsschnitt; a.p.-Durchmesser Querschnitt Vena umbilicalis; Umfang Querschnitt Vena umbilicalis; Diaphysenlänge Humerus) liegen Signifikanzmuster vor, die der Tabelle 2 entsprechen. Für langsam wachsende Kenngrößen (Herzlängsdurchmesser; Nierenlängsdurchmesser) finden sich keine oder nur geringe nicht zu interpretierende Unterschiede zwischen den Gewichtsgruppen. Es ergibt sich, daß im Normalkollektiv (einschließlich Borderlinegruppe) postnatal schwere Kinder bereits im Untersuchungszeitraum (18. bis 22. SSW) größere Körpermaße haben als postnatal leichte Neugeborene. Das gilt für die schnell wachsenden Meßgrößen des Kopfes, Rumpfes und der Extremitäten, läßt sich jedoch nicht an den langsamer wachsenden Organparametern (Herz, Niere) nachweisen.

Tabelle 1. Zuordnung der 201 Kinder nach postnataler Klassifikation in Gewichtsgruppen

	Gewichtsperzentilen						
	5–10	11–25	26–50	51–75	76–90	91–95	Über 95
Absolute Häufigkeit	10	25	53	50	39	16	8
Prozent	5,0	12,4	26,3	24,9	19,4	8,0	4,0
Gruppenbezeichnung	2	3	4	5	6	7	8

Tabelle 2. Statistische Vergleiche zwischen den postnatal klassifizierten Gewichtsgruppen. Geprüfte Parameter: BPD, Kopfumfang, Femurdiaphyse. 18. bis 22. SSW. Irrtumswahrscheinlichkeit $\propto 0{,}001 = +++$; $0{,}01 = ++$; $0{,}05 = +$. (U-Test nach Mann und Withney)

SSW	2/3	2/5	2/7	4/5	5/7	3/7
BPD						
18	–	–	+ + +	–	+	+
19	–	–	+ +	–	+ +	+
20	–	–	+ +	–	+ +	+ +
21	–	+	+ +	–	+	+ +
22	–	+	+ +	–	+ +	+ +
Kopfumfang						
18	–	–	+ + +	–	+ +	+
19	–	–	+ +	–	+ +	+
20	–	–	+ +	–	+ +	+ +
21	–	+ +	+ + +	–	+ + +	+ + +
22	–	+ +	+ + +	–	+ + +	+ + +
Femurdiaphyse						
18	–	–	+ +	–	+	+
19	–	–	+	–	+	+
20	–	+	+ + +	–		+ +
21	–	+ +	+ + +	–	+ +	+ +
22	–	+ +	+ +	–	+ +	+ + +

Im zweiten Teilkomplex werden Abweichungen vom normalen biometrischen Fetalprofil und charakteristische sonographische Befunde bei ausgewählten fetalen Anomalien des eigenen Patientengutes untersucht.

Dazu einige Teilergebnisse:

1. Neben den bekannten Warn- und Hinweiszeichen für kindliche Fehlbildungen sollten in diesem Zusammenhang vermehrt auch die fetalen Gesichtsdysmorphien (zu große oder zu kleine Augenhöhlenabstände, Mikrognathie, Mikrogenie, Progenie mit Hyperplasie der Mandibula) beachtet werden.
2. Die Kephalozele bietet keine differentialdiagnostischen Schwierigkeiten, wenn die Austrittsstelle aus dem Kopf im Mediansagittalschnitt gesucht und dargestellt wird.
3. Zystennieren müssen sich im II. Schwangerschaftstrimester nicht immer durch multiple intrarenale Zysten im Sonogramm darstellen. Die häufig frühzeitig zu diagnostizierende Nierenvergrößerung (Typ Potter I und II A) kann erste Hinweise geben, Nierenverkleinerungen (Typ Potter II B) sind schwer zu diagnostizieren.
4. Zur sonographischen Erfassung von fetalen Osteochondrodysplasien im II. Schwangerschaftstrimester ist es sinnvoll, Leitsymptome entsprechend der Tabelle 3 zu formulieren. Da diese Erkrankungen fast ausnahmslos durch die postnatalen Röntgenbefunde definiert sind, empfiehlt sich nach sonographischer Gruppendiagnose die gezielte radiologische Befundung zur Spezifizierung der Diagnose.

Tabelle 3. Sonographische Leitsymptome zur Erfassung letaler Osteochondrodysplasien (Meinel 1985)

---

1. *Leitsymptom schmaler Thorax durch kurze Rippen*

   Thanatophore Dysplasie; Short-rib-polydactyly-Syndrome-I, -II, -III; Asphyxierende Thoraxdysplasie; Chondroektodermale Dysplasie; Achondrogenesis I und II; Chondrodysplasia punctata; Kampomele Dysplasie; Metatropische Dysplasie

2. *Leitsymptom Verkürzung der Diaphysen (lange Röhrenknochen)*

   Short-rib-polydactyly-Syndrome-I, -II, -III; Thanatophore Dysplasie; Chondroektodermale Dysplasie; Achondrogenesis I und II; Hypophosphatasie; Osteogenesis imperfecta Typ Sillence II; Achondroplasie; Diastrophische Dysplasie; Kampomele Dysplasie; Chondrodysplasia punctata; Metatropische Dysplasie

3. *Leitsymptom Ossifikationsrückstand*

   Achondrogenesis I und II; Osteogenesis imperfecta Typ Sillence II; Hypophosphatasie

4. *Leitsymptom Polydaktylie*

   Short-rib-polydactyly-Syndrome-I, -II, -III; Asphyxierende Thoraxdysplasie; Chondroektodermale Dysplasie

5. *Leitsymptom intrauterine Bewegungseinschränkung (Extremitäten)*

   Diastrophische Dysplasie; Chondrodysplasia punctata; Metatropische Dysplasie; Kampomele Dysplasie; (Differentialdiagnose: Arthrogrypose)

Die Tabellen des biometrischen Fetalprofils von der 18. bis 22. SSW sind publiziert [2, 3]. Zur Anwendung wird folgendes Vorgehen empfohlen:

Im Rahmen der Ultraschallbasisuntersuchung aller Schwangeren sollten neben dem üblichen Vorgehen die biometrischen Daten des Fetalprofils aus den fetalen Körperregionen gemessen werden, die bei der Strukturbeurteilung auffällig

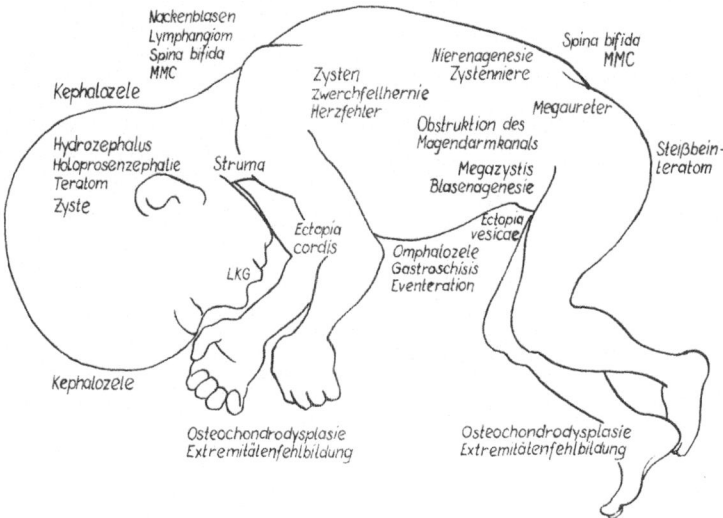

Abb. 1. Schematische Darstellung einiger Prädilektionsstellen für häufige kindliche Fehlbildungen

sind. Durch den Vergleich mit den Normalwerten und unter Berücksichtigung einiger Prädilektionsstellen für häufige kindliche Fehlbildungen (Abb. 1) lassen sich dann Entscheidungshilfen dafür ableiten, ob eine Überweisung zur speziellen Fehlbildungsdiagnostik erfolgen sollte [1].

Literatur

1. Hansmann M, Hackelöer BJ, Staudach A (1985) Ultraschalldiagnostik in Geburtshilfe und Gynäkologie. Springer, Berlin Heidelberg New York
2. Meinel K (1985) Sonoanatomische Untersuchungen zum Nachweis oder Ausschluß kindlicher Fehlbildungen im zweiten Schwangerschaftstrimester. Diss Promotion B, Leipzig
3. Meinel K (1987) Atlas der pränatalen Ultraschalldiagnostik kindlicher Fehlbildungen. Thieme, Leipzig

Extremitätenwachstum bei dystrophen Kindern

D. Weisner, W. Scheck und C. Müller

Die Ultraschalluntersuchung hat in der pränatalen Diagnosestellung einer intrauterinen Wachstumsretardierung die größte Bedeutung. Dennoch erscheinen die bisher ermittelten Meßgrößen nicht als ausreichend. Rosenberg und Grand (1982) fanden in ihrer Untersuchung, daß nur 50% der Dystrophien pränatal diagnostiziert worden waren; bei Neumann und Caroll (1984) waren es nur 30%. In der pränatal diagnostizierten Gruppe überlebten alle Kinder, in der nicht diagnostizierten Gruppe fand sich eine perinatale Mortalität von 12%. Die Zahlen unterstreichen die Bedeutung der frühzeitigen Diagnose.

Die vorliegende Untersuchung beschäftigt sich mit dem Wachstum der Extremitäten bei dystrophen Kindern, um den Wert dieser Meßgrößen für die Diagnostik der Mangelentwicklung abzuklären.

In einer vorausgegangenen Untersuchung stellten wir (Weyand, Weisner 1985) anhand von Routine-Ultraschalluntersuchungen bei normal verlaufenden Schwangerschaften Wachstumskurven des biparietalen Kopfdurchmessers, des Thoraxquerdurchmessers, Femur und Humerus für unser Kollektiv auf. Auf diese Kurven mit 10er- und 90iger Perzentile beziehen wir die Werte, die bei fetaler Mangelentwicklung gemessen wurden.

Bei der Feststellung der Dystrophie kamen neben einem Geburtsgewicht unterhalb der 10er-Perzentile (nach Gruenwald 1966) bekannte klinische Symptome zum Tragen.

Das Kollektiv umfaßt insgesamt 33 dystrophe Kinder. Bei 28 lag das Geburtsgewicht unterhalb der 10er-Perzentile. Fünf Neugeborene wurden bei ausreichendem Geburtsgewicht aufgrund klinischer Symptome als Dystrophie eingestuft.

Die Bestimmung des Schwangerschaftsalters für die Auswertung der Ultraschallmessungen erfolgte durch die Korrelation von erweiterter Naegel-Regel und intrauteriner Entwicklung.

Konnte diese Korrelation in der frühen Schwangerschaft nicht gesichert werden, oder wurden die Extremitätenmessungen durch andere Untersuchung durchgeführt, wurden diese Fälle in der Auswertung nicht berücksichtigt.

Die so gewonnenen Meßdaten wurden in Form von Punktwolken in die entsprechenden Wachstumskurven unseres Normkollektivs eingetragen.

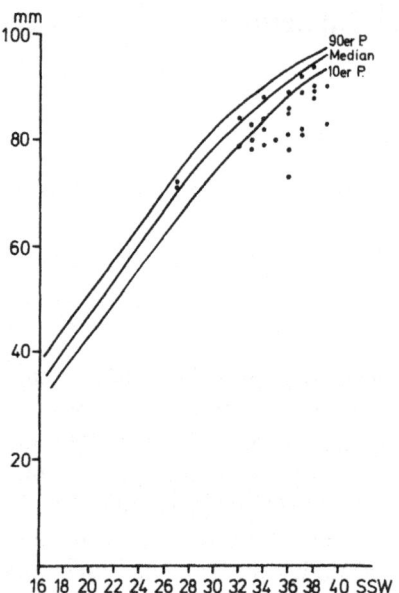

Abb. 1. Biparietaler Durchmesser der
dystrophen Kinder (n-33)

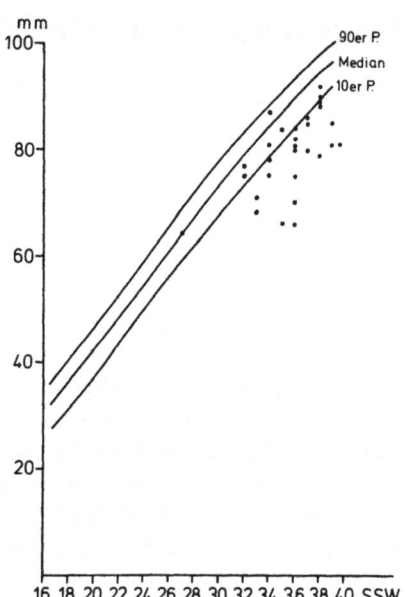

Abb. 2. Thoraxquerdurchmesser

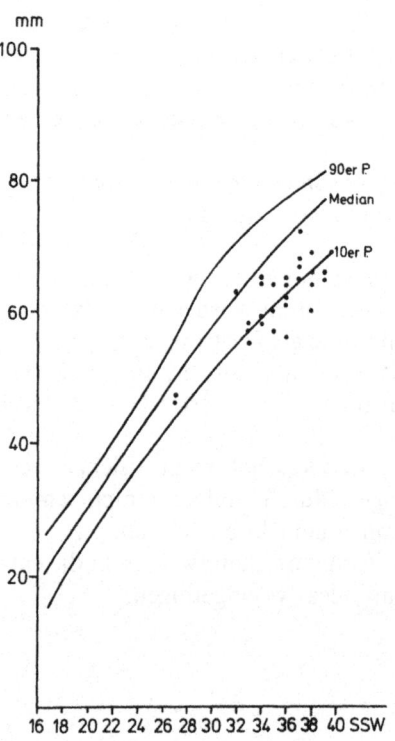

Abb. 3. Femurlänge

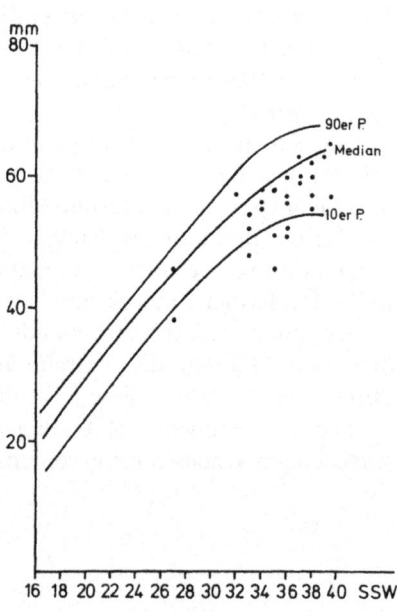

Abb. 4. Humeruslänge

Ergebnisse

Die Punktwolken von biparietalem Kopf- und Thoraxquerdurchmesser verhalten sich ganz ähnlich. Es findet sich eine Streuung der Meßwerte in dem Bereich um und unterhalb der 10er-Perzentile (Abb. 1 und 2).

Bei den Punktwolken der Femurlänge (Abb. 3) und noch ausgeprägter bei der der Humeruslänge (Abb. 4), erkennt man, daß die Werte hauptsächlich zwischen dem Median und der 10er-Perzentile streuen. Weichen die Durchschnittswerte von biparietalem Kopfdurchmesser und Thoraxquerdurchmesser von der 10er-Perzentile nach unten ab, liegen die Durchschnittswerte des Humerus und Femur zwischen Median und 10er-Perzentile.

Aus oben genannter Auswertung kann man entnehmen, daß die Extremitäten weniger verzögert wachsen als Kopf und Rumpf. Mit diesem Ergebnis korreliert eine Untersuchung von Brooke und Mitarbeitern (1984) über die Körperproportionen bei normalen und dystrophen Kindern unter Berücksichtigung der Rassenzugehörigkeit. Unter anderem untersuchte er den Quotienten Rumpflänge/Scheitelphasenlänge. Bei dystrophen Kindern fand er diesen deutlich erniedrigt gegenüber normalen Kindern. Daraus ist zu schließen, daß das Wachstum des Rumpfes bei dystrophen Kindern stärker retardiert ist als das der Beine.

Durch Messungen an 33 dystrophen Kindern im Jahre 1985 an der Universitäts-Frauenklinik Kiel stellten wir fest, daß das Wachstum des Femur und des Humerus weniger verzögert ist als das des Kopfes und des Thorax. Die Bedeutung der Messung von Femur und Humerus für die Diagnose der intrauterinen Mangelentwicklung erscheint zur Zeit weiter unklar.

Literatur

Brooke OG, Wood C, Butters F (1984) The body proportions for small dates infants. Early Human Development 10:85–94

Gruenwald P (1966) Groth of the human fetus. Am J Obstet Gynecol 94:1112–1132

Neumann CH, Carroll BA (1984) Fetal biometry and intrauterin growth retardation. Current Concept Western Journal of Medicine 140:414–420

Weyand M, Weisner D (1985) Wachstumskurven fetaler Extremitätenknochen im 2. und 3. Trimenon. Ultraschall-Diagnostik 1984, Dreiländer-Treffen. Thieme, Stuttgart

Ultraschall in der pränatalen Diagnostik fetaler Mißbildungen; eine Darstellung anhand von Fallberichten

V. Dörfler, E. Fenzl, G. Wais und C. Schuster

Die gynäkologisch-geburtshilfliche Abteilung des Kaiser-Franz-Josef-Spitals in Wien umfaßt 21 geburtshilfliche Betten mit einer jährlichen Geburtenrate von etwa 800 bei einem Anteil an Ausländerinnen an unserem Schwangerenkollektiv von gut 40%.

Die jährliche Anzahl der Ultraschalluntersuchungen allein auf dem Gebiet der Geburtenhilfe wurde von etwa 700 im Jahre 1980 auf fast 3000 im Jahre 1985 gesteigert, aus eigenem sowie zugewiesenem Patientengut.

Anhand von ausgesuchtem Bildmaterial werden im folgenden einige Beispiele von sonographisch bereits intrauterin erkannten Mißbildungen gebracht sowie deren Bedeutung für das geburtshilfliche Vorgehen aufgezeigt, um hiermit den Stellenwert der routinemäßig durchgeführten Sonographie im Rahmen der Schwangerenbetreuung zu demonstrieren.

Wir benutzen einen Sektorscanner Diasonics ds 20 der Firma Sonotron.

Fallbeispiele

Ventrale Spaltmißbildung

23jährige österreichische I.-Para in der 25. SSW. Auffallende Diskrepanz zwischen biparietalem und thorakalem Durchmesser und die nach außen verdrängte Leber sowie der gesamte Darm. Vorzeitige Schangerschaftsbeendigung: männlicher Fetus mit großer Omphalozele und partieller Eventeration.

Anenzephalus

27jährige türkische III.-Para in der 29. SSW. Deutliche Diskrepanz zwischen Schädel- und Thoraxmaß, dabei nur Darstellung des Gesichtsschädels ohne Großhirnhemisphären und die brillenförmigen Orbitae. Vorzeitige Schwangerschaftsbeendigung: weiblicher Fetus mit Anenzephalus.

Meningoenzephalozele

31jährige türkische V.-Para in der 25. SSW. Diskrepanz zwischen Bip- und Thoraxmaß und knöcherner Defekt in der hinteren Schädelgrube mit einer okzipital gelegenen zystischen Struktur mit Hirnanteilen. Vorzeitige Schwangerschaftsbeendigung: weiblicher Fetus mit großer nuchaler Meningoenzephalozele.

Ultraschalldiagnostik 86
Herausgegeben von M. Hansmann u. a.
© Springer-Verlag

Potter-Syndrom

Bei einer 23jährigen österreichischen I.-Gravida fiel bei der 1. USCH-Untersuchung in der rechnerisch 18. SSW neben einer Wachstumsretardierung von ca. 3 Wochen ein Oligohydramnion auf. Die Kontrolluntersuchungen nach 3 und 6 Wochen zeigten weder embryonale Nierenstrukturen noch, selbst nach Furosemidgabe an die Mutter, eine fetale Blasenfüllung, so daß der Verdacht einer Nierenagenesie gestellt werden mußte. Zur Sicherung der Diagnose wurde zunächst ein Kernspintomogramm durchgeführt, das keine weitere Differenzierung erbrachte, so daß ein Ultraschallzentrum höherer Stufe zugezogen wurde, wo die Verdachtsdiagnose bestätigt wurde. Vorzeitige Schwangerschaftsbeendigung in der 24. SSW: Pathoanatomisch fand sich eine bilaterale Nierenagenesie mit einigen anderen charakteristischen phänotypischen Merkmalen im Sinne eines originären Potter-Syndroms bei einem männlichen Fetus.

Nach diesen Fällen von präpartal gefundenen schweren Mißbildungen, die alle die vorzeitige Schwangerschaftsbeendigung indizierten, im folgenden Anomalien, deren Diagnostik zur sofortigen chirurgischen Intervention post partum führten:

Duodenalstenose

20jährige österreichische I.-Para in der 34. SSW. Bild des "double-bubble". Verdacht auf hochgradige Duodenalstenose wird gestellt, das Kind nach komplikationsloser Geburt ins Kinderspital transferiert und operiert. Der Verdacht wird intraoperativ bestätigt, die Ursache, eine innere Membran, behoben und das Kind wird gesund entlassen.

Zystischer Tumor im Abdomen

19jährige jugoslawische I.-Para mit Geminigravidität in der 35. SSW. Bei einem Zwilling findet sich ein zystisches Areal oberhalb der Blase, von den Nieren getrennt. Komplikationslose Geburt der Kinder, betreffender Zwilling wird verlegt und operiert, der Tumor entfernt. Histologie: benignes zystisches Lymphangiom des Mesenteriums.

Beiderseitige Ureterstenose

28jährige türkische III.-Para in der 36. SSW. Es finden sich zystische Strukturen im Bereich beider Nieren, bei darstellbarer Harnblase und normalem Fruchtwassergehalt. Vorzeitige Schwangerschaftsbeendigung in der 37. SSW, Transferierung ins Kinderspital. Mittels i.v. Pyelographie gelingt der Nachweis beiderseitiger Megaureteren mit konsekutiver Hydronephrose bei beiderseitiger Ureterstenose. Kurzzeitige Entlastungsnephrostomie und Reimplantation der Harnleiter in die Blase. Das Kind wird gesund entlassen.

Zusammenfassend möchten wir noch einmal auf die Wichtigkeit von mindestens 2 USCH-Untersuchungen im zweiten und dritten Trimenon hinweisen, welche in Österreich derzeit noch nicht obligat sind, um eine möglichst große Anzahl fetaler Mißbildungen zu erkennen und einer frühzeitigen Therapie zuführen zu können.

Literatur

Bei den Verfassern

Das zystische Hygroma colli des Feten

U. Gembruch, M. Hansmann und R. Bald

Einleitung

Das zystische dorsale Hygroma colli gilt als eine sehr seltene kongenitale Fehlbildung der Lymphgefäße, die zu Zysten posterior am Hals führt, die sich nach lateral, anterior und kaudal ausdehnen können. In der großen Mehrzahl der Fälle sind zusätzlich fetale Wassereinlagerungen in Form von Ergüssen der Körperhöhlen und eines Hautödems vorhanden, selten aber tritt das dorsale zystische Hygroma colli auch isoliert auf. Die gängigste pathogenetische Erklärung für die Entstehung eines Hygroma colli ist die einer embryonalen Fehlentwicklung der Lymphgefäße, wobei der zervikale Lymphabfluß in das Jugularvenensystem gestört ist ("jugular lymphatic-obstruction sequence") (Smith 1982). Zunächst als typische Fehlbildung beim Turner-Syndrom oder Turner-Mosaik angesehen, wurden zystische Halshygrome in den letzten 10 Jahren zunehmend auch bei anderen chromosomalen Aneuploidien beschrieben, ferner auch bei Feten mit normalem Chromosomensatz (Chervenak et al. 1983; Garden et al. 1986).

Die an der Abteilung für Pränatale Diagnostik und Therapie der Universitäts-Frauenklinik Bonn zwischen 1981 und April 1986 untersuchten 39 Schwangerschaften mit einem dorsalen Hygroma colli wurden retrospektiv zusammengestellt.

Patienten und Methoden

Zwischen 1981 und April 1986 wurden insgesamt 39 schwangere Frauen mit zystischem Hygroma colli des Feten an unserer Abteilung sonographisch untersucht. In 2 der 39 Fälle bestand eine Zwillingsschwangerschaft, wobei jeweils nur 1 Fetus ein Hygroma colli aufwies, der andere gesund war. Gemäß dem überregionalen Charakter unserer Abteilung wurden 33 Patientinnen zur weiteren Abklärung bei auswärts erhobenem pathologischen sonographischen Befund überwiesen, 5 Patientinnen zur Fruchtwasseruntersuchung. Bei 1 Patientin wurde die sonographische Untersuchung im Rahmen der Schwangerschaftsbetreuung in unserer Klinik durchgeführt. Nur bei 4 der 33 wegen sonographischer Anomalien überwiesenen Patientinnen wurde auswärts ein Hygroma colli diagnostiziert. Bei den restlichen 29 überwiesenen Patientinnen wurden von den sonographischen Voruntersuchern nicht näher differenzierte zystische Strukturen im Kopf-Hals-Bereich des Feten, Meningomyelozelen und Amnionbänder oder andere, nicht dem Hygroma colli entsprechende Anomalien beschrieben.

Ultraschalldiagnostik 86
Herausgegeben von M. Hansmann u. a.
© Springer-Verlag

Die sonographische Untersuchung an unserer Klinik wurde mit verschiedenen Real-time-Sectorscannern durchgeführt (RA 1 Diasonics, Siemens AG, BRD; Sonoline SL, Siemens AG, BRD; Acuson 128, Acuson GmbH, BRD). In 37 Fällen wurde eine Autopsie durchgeführt, in 1 Fall wurde die Diagnose Hygroma colli klinisch bestätigt und fotografisch dokumentiert. Bei einem einzigen überlebenden Neugeborenen schließlich wurde die pränatale Diagnose durch die klinische und sonographische Untersuchung von pädiatrischer Seite bestätigt. Zytogenetische Untersuchungen erfolgten aus dem Fruchtwasser und/oder fetalem Gewebe (Fibroblasten und/oder Lymphozyten des Feten), in der Mehrzahl der Fälle durch Frau Prof. Dr. Schwanitz, Humangenetisches Institut der Universität Bonn (Dir.: Prof. Dr. Propping) und Frau Dipl.-Biologin Muradow, Evangel. Krankenhaus Köln, Weyertal (Dir.: Prof. Dr. Zinser), aber auch in anderen humangenetischen Instituten Deutschlands.

Resultate

Das Gestationsalter der ersten sonographischen Diagnose lag bei den 39 Patientinnen zwischen der 14. und 27. SSW (im Mittel 20,8 SSW). Vergleicht man die größeren, gemäß der fetalen Karyotypen geordneten Gruppen, so finden sich keine signifikanten Unterschiede in bezug auf das Gestationsalter. In allen 39 Fällen wurde die pränatale Diagnose eines zystischen Hygroma colli nach Beendigung der Schwangerschaft bzw. in 1 Fall nach der Entbindung bestätigt. Nur bei 2 Fällen lag das Hygroma colli isoliert vor (1 Fall mit Trisomie 21, 1 Fall mit normalem weiblichen Karyotyp). Die anderen 37 Fälle zeigten die Symptome eines nicht-immunologischen Hydrops fetalis (NIHF). In 25 Fällen lag eine schwere Oligohydramnie vor. Bei 12 Feten war eine intrauterine Wachstumsretardierung von 3 Wochen und mehr vorhanden. Ein intrauteriner Fruchttod war bereits bei der 1. Untersuchung in unserer Abteilung bei 7 Fällen eingetreten. Drei Feten verstarben kurz danach. Ein erkrankter Fetus in einer Zwillingsschwangerschaft verstarb intrapartal. In 27 Fällen wurde eine elektive Schwangerschaftsunterbrechung durchgeführt. Nur in 1 Fall mit Hygroma colli und chylösem Aszites (Karyotyp: 46 XY) erfolgte die Geburt per elektiver Sectio caesarea. Schon am 5. Lebenstag war das intrauterin mittelgradig ausgeprägte Hygroma colli klinisch und sonographisch nicht mehr nachweisbar, auch der Aszites verschwand in der Folgezeit unter Diät (Fallbeschreibung durch Schmid et al., 1987).

Bei 27 der 39 Fälle mit Hygroma colli liegen uns die Ergebnisse der zytogenetischen Analysen aus Fruchtwasser und/oder fetalen Lymphozyten und/oder Gewebsbiopsien vor (s. Tabelle 1). Acht Feten hatten ein Turner-Syndrom, 1 Fetus ein Turner-Mosaik, 1 Fetus eine Trisomie 18, 6 Feten eine Trisomie 21, 11 Feten einen normalen Karyotyp. Ungeklärt blieben leider die Karyotypen von 12 Feten, da bei 9 Feten die angesetzten Kulturen nicht gewachsen sind (darunter allein 6 Fälle mit intrauterinem Fruchttod). Bei 3 Feten wurde hingegen bei Entbindung in anderen Krankenhäusern keine Karyotypbestimmung durchgeführt.

Tabelle 1. Zusammenstellung der Karyotypen der Feten mit zystischem dorsalem Hygroma colli aus den publizierten unselektierten Serien

Serien	Patienten-zahl	45, X	Trisomie 21	Trisomie 18	Trisomie 13	47, XXY	46, XX	46, XY	Karyotyp unbekannt
Chervenak et al. (1983)	16	10 +1 Mosaik			1		3	1	
Redford et al. (1984)	5	2	1	1				1	
Byrne et al. (1984)	7	4	1				1		2
Marchese et al. (1985)	6	4		1			1		
Garden et al. (1986)	22	10 +1 Mosaik		1		1	2	1	6
UFK Bonn (1986)	39	8 +1 Mosaik	6	1			7	4	12
Total	95	38 +3 Mosaik	7	4	1	1	14	7	20

Diskussion

Mit dem Einsatz hochauflösender Ultraschallgeräte ist die pränatale Diagnose eines zystischen Hygroma colli des Feten sicher möglich. In unserem Klientel wurden bisher keine falsch-negative oder falsch-positive Diagnosen gestellt. Die Diagnose basiert auf dem Nachweis zystischer Strukturen in konstanter Position posterior am Hals, evtl. mit Ausdehnung nach lateral und anterior. Größere Hygrome werden meist durch mehrere dünnwandige Septen durchzogen. Differentialdiagnostisch sind sie insbesondere von Meningomyelozele, Enzephalozele, zystischem Teratom, Nackenödem, Zwillingssack eines Windeies, subchorialen Plazentazysten und Amnionbändern abzugrenzen.

Wie auch andere größere Arbeiten, läßt auch unsere Studie annehmen, daß der Manifestationszeitpunkt des zystischen Hygroma colli des Feten das 1. und frühe 2. Trimester sind. Die früheste sonographische Diagnose eines Hygroma colli wurde in der 13. SSW gestellt (Dallapiccola et al. 1984). Dies steht im Gegensatz zu fetalen Wassereinlagerungen anderer Ätiologie, insbesondere kardialer Genese, die zumeist nach der 24. SSW auftreten (Hansmann et al. 1985).

Die Zusammenstellung der zytogenetischen Befunde der publizierten unselektierten Serien und unseres Kollektivs läßt erkennen, daß ein zystisches Hygroma colli keineswegs gleichbedeutend mit einem Turner-Syndrom ist, obwohl ungefähr die Hälfte der Feten diesen Karyotyp aufweist (41 von 75 = 54% Feten mit bekanntem Karyotyp) (Tabelle 1). Als zweite große Hauptgruppe sind Feten mit normalem Chromosomensatz vertreten, wobei kritisch anzumerken ist, daß bei einigen dieser Fälle auch nicht diagnostizierte chromosomale Mosaike vorgelegen haben könnten. Im Hinblick auf eine spätere genetische Beratung sind immer Kulturen von verschiedenen fetalen Geweben anzusetzen, da einerseits nur so chromosomale Mosaike entdeckt werden können, andererseits damit zu rechnen ist, daß einige der Kulturen nicht angehen. Der einzige Überlebende unseres Kollektivs (Karyotyp 46, XY) bot sonographisch bei normaler Fruchtwassermenge einen massiven Aszites und ein gering ausgeprägtes zystisches Hygroma colli, dessen absolute Maße im weiteren Schwangerschaftsverlauf (ab der 26. SSW beobachtet) gleich blieben – bei normalem fetalen Wachstum (Schmid et al. 1987). Inwiefern normale Fruchtwassermenge, fehlende Wachstumsretardierung, geringe Ausdehnung des Hygroma colli und des NIHF prognostisch günstige Faktoren sind, kann angenommen werden, aber auch bei Durchsicht der Literatur, wegen der Seltenheit von überlebenden Kindern, derzeit nicht bewiesen werden. In den größeren Serien (Tab. 1) wurden die meisten Schwangerschaften elektiv beendet, nur 2 Kinder wurden geboren, verstarben aber kurz nach Geburt (Chervenak et al. 1986). Wird eine Schwangerschaft nicht elektiv beendet, scheint, zumindest bei assoziiertem NIHF, fast immer schon intrauterin der Tod einzutreten, in unserem Kollektiv meist im 2. Trimester.

Abschließend soll noch einmal betont werden, daß bei Vorliegen eines Hygroma colli grundsätzlich immer, auch nach intrauterinem Fruchttod, zytogenetische Studien zur Karyotypisierung durchzuführen sind, und zwar möglichst von mehreren fetalen Geweben zur Erkennung chromosomaler Mosaike. Dies ist entscheidend für die genetische Beratung der Eltern, da Aneuploidien ein geringes Wiederholungsrisiko in nachfolgenden Schwangerschaften beinhaltet, hingegen in Einzelfällen ein zystisches Hygroma colli als "single-gene disorders" nach autosomal dominantem oder rezessivem Modus vererbt werden kann (Dallapiccola et al. 1984). Eine gezielte sonographische Untersuchung und die Möglichkeit einer Karyotypbestimmung in den folgenden Schwangerschaften sollten der Familie als Sicherheit offeriert werden.

Literatur

1. Chervenak FA, Isaacson G, Blakemore K, Breg WR, Hobbins JC, Berkowitz RL, Tortora M, Mayden K, Mahoney M (1983) Fetal cystic hydroma. Cause and natural history. N Engl Med 309:822–825
2. Dallapiccola B, Zelante L, Perla G, Villani G (1984) Prenatal diagnosis of recurrence of cystic hygroma with normal chromosomes. Prenat Diagn 4:383–386
3. Garden AS, Benzie RJ, Miskin M, Gardner HA (1986) Fetal cystic hygroma colli: Antenatal diagnosis, significance and management. Am J Obstet Gynecol 154:221–225
4. Hansmann M, Hackelöer B-J, Staudach A (Hrsg) (1985) Ultraschalldiagnostik in Geburtshilfe und Gynäkologie. Springer-Verlag, Berlin Heidelberg New York Tokio
5. Schmid G, Gembruch U, Hansmann M, Kowalewski S (im Druck) Zystisches Nackenhygrom und nichtimmunologischer Hydrops fetalis – eine Falldarstellung. Monatsschr Kinderheilkd
6. Smith DW (1982) Recognizable patterns of human malformation. 3d ed. Philadelphia: WB Saunders, 472–473

Die intrauterine Therapie fetaler Tachyarrhythmien

U. Gembruch, M. Hansmann, R. Bald und D. A. Redel

Sowohl Tachy- als auch Bradyarrhythmien können intrauterin zur kardialen Dekompensation bzw. Herzinsuffizienz des Feten mit Wassereinlagerung im Sinne eines nicht-immunologischen Hydrops fetalis (NIHF) führen, bis hin zum intrauterinen Tod des Feten.

In unserem Kollektiv mit NIHF (bis Ende 1985 200 Fälle) bilden die kardiovaskulären Anomalien mit 43 Fällen die größte Gruppe. 24 von diesen hatten Dysrhythmien, davon 12 Tachyarrhythmien. Unter den Fällen des NIHF sind es gerade die fetalen Tachyarrhythmien, die am besten einer intrauterinen Therapie zugänglich sind. Ziel dieser Studie ist es, unsere bisherigen Erfahrungen anhand von 20 intrauterin therapierten Fällen fetaler Tachyarrhythmien vorzustellen.

Resultate

Von diesen 20 Fällen (1981–9.1986) wiesen 12 eine konstante supraventrikuläre Tachykardie (SVT) auf, davon 8 Fälle mit fetaler Wassereinlagerung. In 6 Fällen lag eine paroxysmale SVT des Feten vor, die in 4 Fällen ebenfalls mit fetaler Wassereinlagerung verbunden war. Auch bei 2 Fällen mit Vorhofflattern des Feten lagen massive fetale Wassereinlagerungen vor. Insgesamt boten also 14 Feten die Zeichen des NIHF.

Die Einweisung in die UFK Bonn erfolgte zwischen der 22. und 37. SSW mit einem Gipfel um die 30. SSW herum. Sicherlich ist der Zeitpunkt des Einsetzens der Tachyarrhythmie nicht identisch mit dem der Einweisung, da bei einigen Fällen mit massiven fetalen Wassereinlagerungen und ausgeprägter myokardialer Funktionseinschränkung schon einige Wochen eine Tachyarrhythmie vorgelegen haben muß.

Die kurative intrauterine Therapie besteht in der Gabe antiarrhythmischer Substanzen, die einerseits transplazentar durch Medikamentengabe an die Mutter, andererseits direkt an den Feten, d. h. in unseren Fällen intravaskulär, intraperitoneal und intraaminial, erfolgen kann. Als palliative Maßnahmen sind Entlastungspunktionen fetaler Ergüsse anzusehen, die antepartal nur gering effektiv sind, da es bei Fortbestehen der Tachyarrhythmie sehr schnell zum Wiederauftreten der Ergüsse kommt. Direkt präpartal bzw. intrapartal jedoch können sie zu optimalen Reanimationsbedingungen führen. Als Medikamente erster Wahl gelten generell Digoxinverbindungen, bei denen neben dem antiarrhythmischen Effekt auch die positiv inotrope Wirkung bedeutsam ist. Zusätzlich benutzten wir

Ultraschalldiagnostik 86
Herausgegeben von M. Hansmann u. a.
© Springer-Verlag

Tabelle 1. Antepartaler und postpartaler Verlauf von 20 Fällen intrauterin antiarrhythmisch behandelter Tachyarrhythmien. 14 Fälle wurden rein transplazentar therapiert (eingeklammerte Ziffern), Bei 6 Fällen erfolgte zusätzlich eine antiarrhythmische Direktbehandlung des Feten.

	n	Kardioversion			NIHF				Postpartaler Verlauf		
		Konstant	Wechselnd	Nein	CR	PR	Konstant	Progr.	Tod	SR	(P)SVT
SVT											
Mit NIHF	8 (4)	4 (2)	2 (1)	2 (1)	3 (1)	1 (1)		4ᵃ (2)	2 (0)	3 (1)	4 (4)
Ohne NIHF	4 (4)	4 (4)			Entfällt				0 (0)	3 (3)	1 (1)
PSVT											
Mit NIHF	4 (4)	4 (4)			3 (3)	1 (1)			0 (0)	3 (3)	1 (1)
Ohne NIHF	2 (2)		2 (2)		Entfällt				0 (0)	0 (0)	2 (2)
Vorhofflattern											
Mit NIHF	2 (0)		2 (0)ᵇ				1 (0)ᵇ	1 (0)	1 (0)	0 (0)	2 (0)
Summe	20 (14)										

(P)SVT, (paroxysmale) supraventrikuläre Tachykardie; SR, Sinusrhythmus; NIHF, nicht-immunologischer Hydrops fetalis; CR, komplette Remission; PR, partielle Remission; Progr., Progression.
ᵃ Ein Fetus mit massiven NIHF – bei Aufnahme präfinal – verstarb in der 30. SSW wenige Stunden nach Therapiebeginn.
ᵇ In einem Fall konnte nie ein SR herbeigeführt werden, doch wurde durch die Therapie bei Fortbestehen des Vorhofflatterns eine konstante 2:1 AV-Überleitung – zuvor meist 1:1 AV-Überleitung – erreicht.

bei Ausbleiben der Kardioversion noch Verapamil und Propafenon. Die Ergebnisse unserer therapeutischen Bemühungen sind in Tabelle 1 zusammengestellt.

In 12 Fällen konnte eine konstante Kardioversion in einen Sinusrhythmus intrauterin erreicht werden. In 6 Fällen kam es zur kompletten Remission der fetalen Wassereinlagerung, in 2 Fällen zur partiellen. Ein Fetus mit massivsten fetalen Wassereinlagerungen und schwerster myokardialer Funktionseinschränkung verstarb kurz nach Therapiebeginn; 3 Feten verstarben postpartal, 1mal an den Folgen schwerer myokardialer Veränderungen, 1mal an nicht zu beherrschenden Tachyarrhythmien und 1mal an den Folgen eines Nierenversagens. Bei 10 der 16 überlebenden Feten war auch postpartal eine antiarrhythmische Therapie wegen erneuten Auftretens der Tachyarrhythmien erforderlich.

Schlußfolgerung

Aufgrund unserer Studie und die Literatur der hierzu veröffentlichten Arbeiten können bei der Behandlung fetaler Tachyarrhythmien folgende Regeln erhoben werden:

1. Vor jeder Therapie steht die exakte Diagnose der Arrhythmie, insbesondere müssen Extrasystolien gegenüber Tachyarrhythmien abgegrenzt werden. Die eine sichere Differentialdiagnostik ist jedoch nur mit den Methoden der M-mode-Echokardiographie und der gepulsten Doppler-Echokardiographie möglich (DeVore et al. 1985; Gembruch u. Hansmann 1985; Redel u. Hansmann 1985).
2. Liegen bei fetalen Tachyarrhythmien schon Wassereinlagerungen vor, so sollte die sofortige transplazentare Therapie des Feten beginnen, wobei Digoxinderivate als Mittel der ersten Wahl und bei Ausbleiben der Kardioversion Verapamil und Propafenon als zusätzliche Medikamente anzusehen sind (Redel u. Hansmann 1985).
3. In kritischen Einzelfällen ist die sofortige Direktgabe dieser Antiarrhythmika unter Umgehung der Plazenta zum schnellen Erreichen wirksamer Spiegel indiziert (Gembruch et al. 1987).
4. Auch bei Tachyarrhythmien ohne fetale Wassereinlagerung sollte unserer Meinung nach ebenfalls eine transplazentare Therapie eingeleitet werden. Denn nur so können Manifestation und Folgen einer Herzinsuffizienz verhindert werden, ebenso myokardiale Schäden bei länger bestehenden Tachyarrhythmien. Ferner spricht vieles dafür, daß, wenn schon Wassereinlagerungen beim Feten vorliegen, aufgrund veränderter Strömungsverhältnisse der transplazentare Transfer der Antiarrhythmika in den Feten erschwert ist. Schließlich kann die Kardioversion des Feten in einen konstanten Sinusrhythmus eine SVT unter der Entbindung verhindern und somit unter Umständen einen Kaiserschnitt vermeiden.
5. Wird eine intrauterine Therapie durchgeführt, so muß eine ständige Therapieüberwachung erfolgen, d. h. mehrmals täglich muß der kardiale Rhythmus des Feten registriert werden. Hierzu sind die herkömmlichen Methoden (CTG, Real-time-Ultraschall) unzureichend, insbesondere zum Nachweis der in diesen Fällen oft vorhandenen therapeutisch bedingten AV-Blöcke. M-mode-

und gepulste Doppler-Echokardiographie sind hierbei erforderlich. Zusätzlich wertvolle Informationen, insbesondere über sekundäre hämodynamisch bedeutsame Insuffizienzen der AV-Klappen, liefert uns zudem die zweidimensionale Doppler-Echokardiographie (Farbdoppler-Echokardiographie).

6. Entlastungspunktion fetaler Ergüsse sind wenig sinnvoll, da bei Fortbestehen der Tachyarrhythmie als Ursache es sehr schnell zum Wiederauftreten der Ergüsse kommt. Nur unmittelbar intrapartal zur Schaffung optimaler Reanimationsbedingungen (Lungenentfaltung) sind derartige Maßnahmen indiziert.

7. Kann von der Reife des Feten ausgegangen werden, so ist bei bestehender Tachyarrhythmie die Entbindung per sectio mit anschließender postpartaler Behandlung des Feten sinnvoller als die Einleitung einer, erst mit einer gewissen Zeitverzögerung effektiven, intrauterinen Therapie.

Literatur

DeVore GR, Siassi B, Platt LD (1983) Fetal echocardiography. III. The diagnosis of cardiac arrhythmias using real-time-directed M-mode ultrasound. Am J Obstet Gynecol 146:792–799

Gembruch U, Hansmann M (1985) Stellenwert der fetalen M-mode-Echokardiographie bei der Diagnostik und Therapie fetaler Arrhythmien. In: Judmaier G, Frommhold H, Kratochwil A (Hrsg) Ultraschalldiagnostik 84. Drei-Länder-Treffen Innsbruck. Thieme, Stuttgart-New York, S. 425–426

Gembruch U, Hansmann M, Redel DA, Bald R (1987) Antiarrhythmische Direktbehandlung des Feten zur Kardioversion fetaler Tachyarrhythmien. Ultraschall Klin Prax 2:33–40

Redel DA, Hansmann M (1984) Fetale Echokardiographie – ihre Anwendung in Diagnostik und Therapie. Gynäkologe 17:41–46

Erkennung von fetalen Nierenfehlbildungen unter besonderer Berücksichtigung von Nierenwachstumskurven

J. E. A. Müller, D. Pruggmeyer, D. Mosny, P. Kozlowski und R. Terinde

Im Rahmen einer retrospektiven Studie haben wir solche Ultraschallbefunde der letzten 3 Jahre ausgewertet, bei denen eine urologische Mißbildung in Frage stand. Als Konsequenz hieraus haben wir Wachstumskurven der Nierengrößen erarbeitet (Abb. 1).

Bei den 91 untersuchten Fällen lag in 38% als Leitsymptom eine Oligo- bzw. Anhydramnie vor. Wegen zystischer Strukturen im Abdominalbereich wurden 40% der Untersuchungen durchgeführt. In weiteren 15% erfolgte eine Kontrolle wegen Nierenfehlbildung in einer vorangegangenen Schwangerschaft.

Durch die sonographische Untersuchung konnte in 44% eine Nierenfehlbildung ausgeschlossen werden, in 5% waren die zystischen Strukturen entweder dem Gastointestinaltrakt oder den Ovarien zuzuordnen, in 7% bestand das Oligohydramnion aus nicht-urologischer Ursache (z. B. wegen eines Blasensprunges).

Bei 22 Fällen mit Nierendysgenesie bzw. -agenesie stand uns in knapp der Hälfte der Fälle ein pathologischer bzw. kinderärztlicher Bericht zur Verfügung. Davon geben uns 2 Fälle mit Anhydramnie besonders zu denken, bei denen im Ultraschall (trotz Auffüllung der Fruchthöhle mit Normofundin) keine Nieren gesehen werden konnten. Bei der Obduktion fanden sich Nieren aber angelegt. Offensichtlich gibt es Fälle schwerer intrauteriner Niereninsuffizienz, bei denen

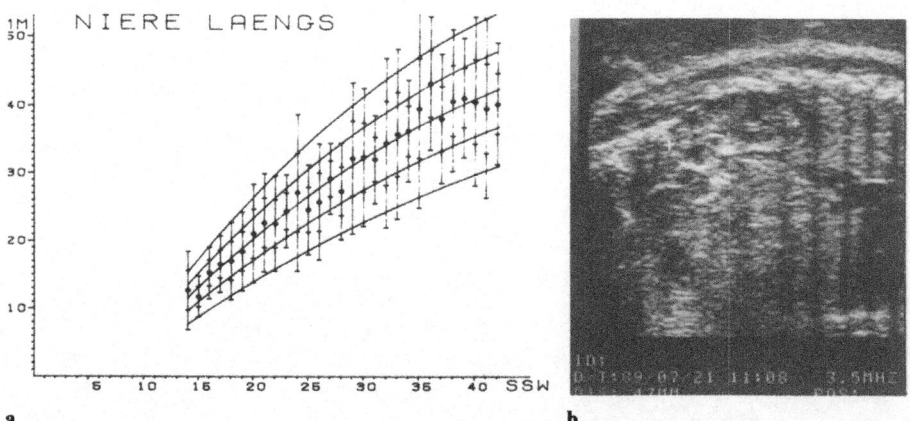

a   b

Abb. 1 a, b. Wachstumskurve des Nieren-Längsdurchmessers (Pol. 3. Grades) mit sonographischem Referenzbereich

Ultraschalldiagnostik 86
Herausgegeben von M. Hansmann u. a.
© Springer-Verlag

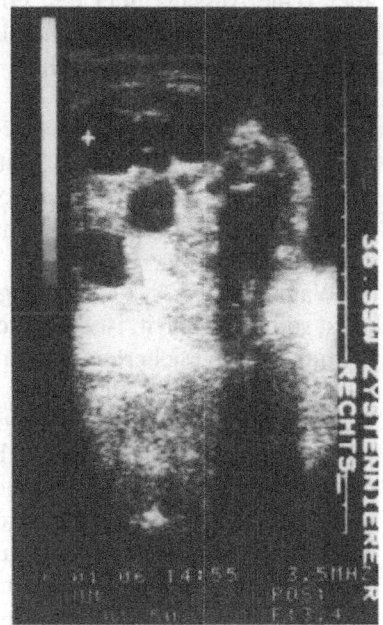

Abb. 2. Polyzystische Nierenumwandlung rechts von der Wirbelsäule in der 36. SSW

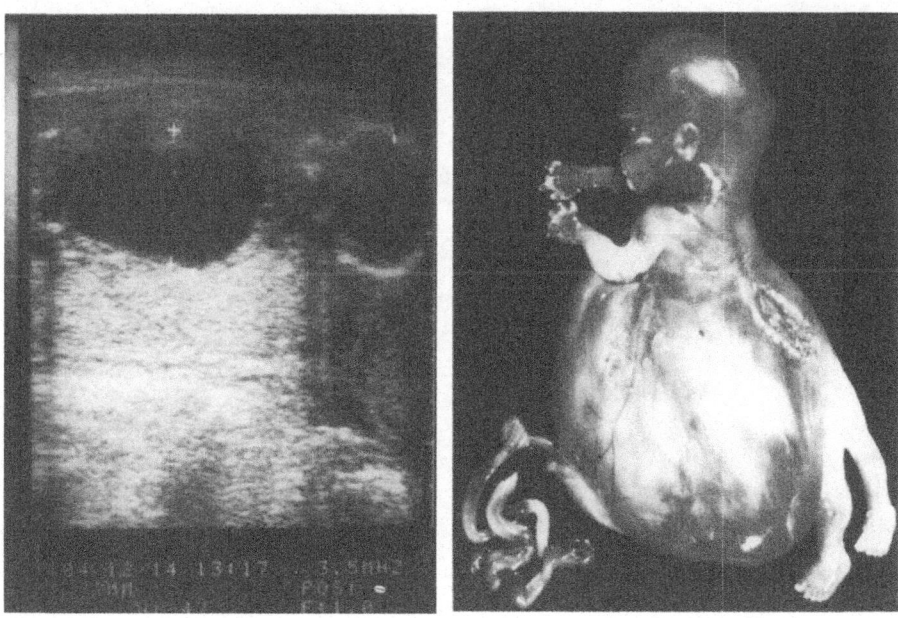

a   b

Abb. 3 a, b. Prune-belly-Syndrom mit Megaharnblase sowie bereits sonographisch diagnostizierter Spina bifida. Neuropathologisch fand sich zusätzlich eine Chiari-Mißbildung mit Herniation der Kleinhirntonsillen in das Foramen magnum

aber keine Aussage über den postpartalen Funktionszustand gemacht werden kann. Dies belegt ein ähnlich gelagerter Fall, bei dem sich die Eltern zu einem Austragen der Schwangerschaft entschieden. Das Kind lebt heute mit eingeschränkter Nierenfunktion.

Bei den zystischen Nierenveränderungen übersehen wir einen Fall mit einseitigen sowie 5 mit beidseitigen Zysten (Abb. 2). Eine obstruktive Störung im Sinne eines Prune-belly-Syndroms mit extrem dilatierter Harnblase, Bauchdeckenhypoplasie, Megaureter und Hydronephrose trat in unserem Kollektiv 4mal auf (Abb. 3).

Während die o. g. Fehlbildungen aufgrund der Schwere des Krankheitsbildes meist sofort auffallen, ist die Erkennung von Frühformen schwierig. Bei 400 Patientinnen mit gesichertem Schwangerschaftsalter haben wir daher in der 14.–42. SSW die Niere in Längs- und Querschnitten vermessen. Die entsprechende Wachstumskurve für den Längsdurchmesser ist in Abb. 1 mit der sonographischen Referenzebene dargestellt. Bei der Bewertung dieser Kurven sind wir allerdings sehr zurückhaltend, da eine Organvergrößerung passager auftreten kann und z. B. eine vorübergehende Ureterendilation auch beim gesunden Feten zu beobachten ist. Andererseits sagt auch eine Verkleinerung des Organs nichts über den Funktionszustand aus. Wir messen den sonographisch erkennbaren Details (Kapsel, Rinde, Hohlsystem, Harnblase, Fruchtwassermenge) größere Bedeutung bei.

Die fetale supravesikale Stenose: Diagnostik und Normwerte

G. Bernaschek und A. Schaller

Echographische Screening-Untersuchungen ermöglichen in den letzten Jahren in zunehmendem Maße die präpartale Diagnostik der Folgezustände von Stenosen des harnableitenden Systems. Während bei den infravesikalen Stenosen auch die Harnblase mitbetroffen ist und schon auf den ersten Blick als Megazystis imponiert, weisen supravesikal gelegene Abflußbehinderungen meist eine unauffällige Blasendynamik auf. Derartige, im Bereich des Ureters gelegene Engstellen führen zunächst zu ein- bzw. beidseitigen Hydronephrosen, wobei morphologisch zwischen einem mehr extrarenal und einem mehr intrarenal entwickelten Nierenbekken bzw. dessen Ausweitung unterschieden werden kann; letzteres leistet naturgemäß der Druckatrophie des Nierenparenchyms Vorschub. Die Entstehung eines Hydroureters ist von der Höhenlokalisation des supravesikalen Abflußhindernisses abhängig, wobei der Ausweitung (Dilatation) und Verlängerung durch Schleifenbildung (Elongation) eine Wandhypertrophie des Harnleiters vorausgeht.

Ziel der vorliegenden Untersuchung war es, anhand des eigenen Beobachtungsgutes Normwerte für Nierenbeckenerweiterungen zu erstellen, um sowohl bei der erstmaligen Diagnose als auch bei Verlaufsuntersuchungen Richtwerte für intrauterin nicht behandlungsbedürftige Fälle zu erhalten.

Material und Methode

An der II. Universitäts-Frauenklinik Wien können in den Jahren 1982–1986 bei 18 Feten supravesikale Obstruktionen diagnostiziert werden. Als Referenzmaß für die Nierenbeckenerweiterung dient der jeweils größte Anterior-posterior-Durchmesser der Hydronephrose, gemessen am Querschnitt durch das fetale Abdomen. Fälle mit Nierenbeckenerweiterungen unter 10 mm – im letzten Trimenon – bleiben unberücksichtigt, da zumindest in diesem Bereich eine physiologische Weitstellung angenommen werden kann (Deutinger u. Mitarb. 1984). Ebenfalls am Querschnitt wird die größtmöglich einstellbare Nierenparenchymdicke bestimmt und mit Normkurven (Bernaschek u. Kratochwil 1980) in Korrelation gesetzt.

Ergebnisse

Sieben Feten weisen eine beidseitige, 11 eine einseitige Nierenbeckenerweiterung auf, wobei in einem Fall eine kontralaterale Nierenagenesie vorliegt (Abb. 1).

Ultraschalldiagnostik 86
Herausgegeben von M. Hansmann u. a.
© Springer-Verlag

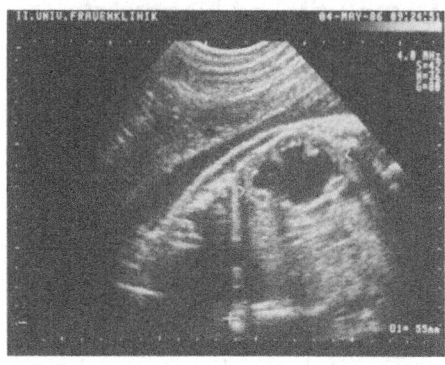

Abb. 1. Längsschnitt durch die hydrone-phrotisch veränderte Niere bei kontralate-raler Nierenagenesie in der 31. Schwanger-schaftswoche

Sämtliche Schwangerschaften zeigen eine normale Fruchtwassermenge sowie eine unauffällige Füllung und Entleerung der fetalen Harnblase.

Die früheste Ultraschalldiagnose gelingt im eigenen Kollektiv in der 25. Schwangerschaftswoche, wobei es sich um eine beidseitige Hydronephrose von 13 mm handelt. Ein weiterer, in der 24. Schwangerschaftswoche noch mit unauf-fälligen Nierenbecken befundeter Fall, entwickelt bis zur 28. Schwangerschafts-woche ebenfalls beidseitige Hydronephrosen von 15 mm Anterior-posterior-Durchmesser. Insgesamt kann der erstmalige echographische Nachweis in 4 Fäl-len im zweiten und in den restlichen 14 Fällen erst im 3. Trimenon erbracht wer-den.

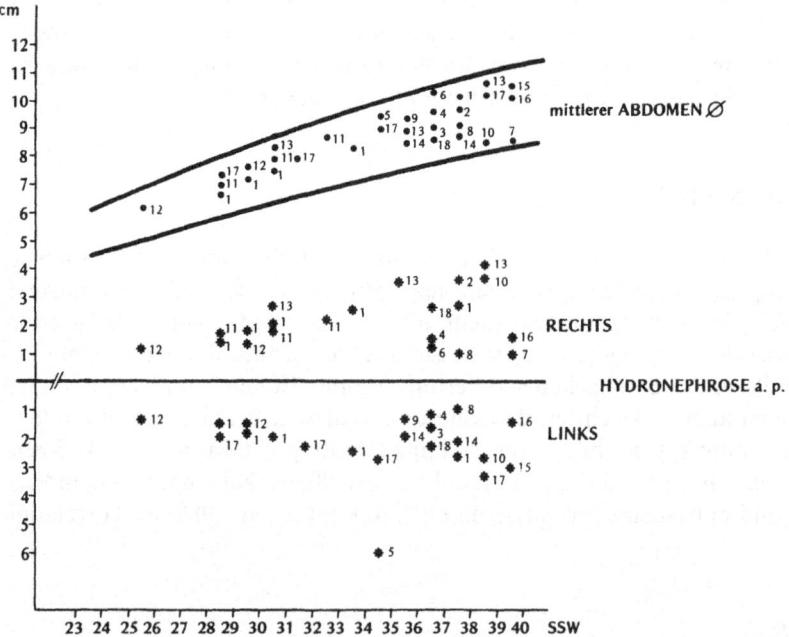

Abb. 2. Anterior-posterior-Durchmesser der einzelnen ein- bzw. beidseitigen Hydronephrosen in bezug auf das Gestationsalter. Die gleichzeitig erhobenen mittleren Abdomendurchmesser in Re-lation zur 5er- und 95er-Perzentile der eigenen Normalwachstumskurve

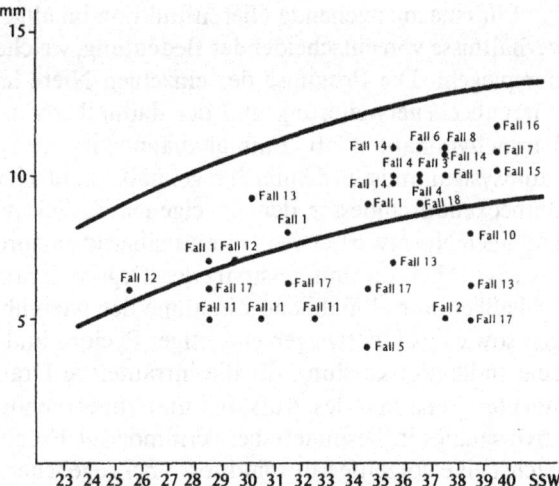

Abb. 3. Dicke des Nierenparenchyms der einzelnen Hydronephrosefälle in Relation zu einem Normalkollektiv

Die Meßwerte der Nierenbecken – a.p.-Durchmesser in bezug auf das Gestationsalter gehen aus Abb. 2 hervor, aus der auch die zugehörigen mittleren Abdomendurchmesser zu ersehen sind. Diese liegen bei allen Fällen innerhalb des Normbereiches. Die Zunahme der Hydronephrosendurchmesser im Verlauf der Gravidität scheint mit dem Wachstum der Abdomendurchmesser zu korrelieren. Eine Ausnahme bildete lediglich der Fall 5 einer einseitigen Hydronephrose von 60 mm Durchmesser in der 34. Schwangerschaftswoche, bei dem als einzigem post partum eine Nephrektomie erforderlich geworden ist.

Um auch Aussagen über Normwerte der Nierenparenchymdicke bei Hydronephrosen zu erhalten, wurden die entsprechenden Werte fallbezogen mit Normalwachstumskurven korreliert; nur in 6 Fällen liegt die Dicke des Nierenparenchyms deutlich unter der Vertrauensgrenze, wobei 5 von diesen Fällen (Fall 2, 5, 10, 13 und 17) mit 35 bis 60 mm a.p.-Durchmesser die größte Pyelondilatation aufzuweisen haben (Abb. 3).

Diskussion

Voraussetzung für den Stau in den ableitenden Harnwegen ist neben den aufgezeigten unterschiedlichen morphologischen Substraten naturgemäß eine bereits in Gang gekommene Sekretionstätigkeit der Nieren, deren Zeitpunkt mit dem Ende des ersten bzw. dem Anfang des zweiten Trimenons angegeben bzw. belegt wird. Im Unterschied zu den schwersten Fehlbildungen des uropoetischen Systems (Nierenagenesie – Potter-Syndrom, Zystennieren), machen sich die Folgen der supravesikalen Stenosen in Abhängigkeit vom Grad der Lungenverengung meist erst zu einem späteren Zeitpunkt bemerkbar und sind somit durch das übliche Fehlbildungs-Screening vor der 24. Schwangerschaftswoche noch nicht erfaßbar.

Für eine ausreichende Nierenfunktion im allgemeinen sind die Fruchtwasserverhältnisse von entscheidender Bedeutung, welche die fetale Urinproduktion widerspiegeln. Die Prognose der einzelnen Niere hängt jedoch vom Ausmaß der Nierenbeckenerweiterung und der dadurch reduzierten Dicke des verbliebenen Parenchymmantels ab. Einmal diagnostizierte Aufstauungen des Nierenhohlraumsystems müssen demnach regelmäßig kontrolliert werden. Sofern die a.p.-Nierenbeckendurchmesser den im eigenen Kollektiv ermittelten, gestationszeitabhängigen Normwerten auch nur annähernd entsprechen, ist auch ohne präpartale invasive Therapie mit postpartaler Organerhaltung zu rechnen. Die fast ausschließlich nur allmähliche Zunahme der Nierenbecken- und Harnleiterlichtungen sowie das Überwiegen einseitiger Pyelon- und Ureterdilatationen engt daher eine Indikationsstellung für die intrauterine Drainage weitgehend ein. Bei verstärkter Zunahme des Aufstaus und zunehmender Verschmälerung des Parenchymsaumes insbesondere bei verminderter Fruchtwassermenge ist vielmehr zunächst eine vorzeitige Entbindung – bei gegebener Lungenreife – in Erwägung zu ziehen. Dadurch kann in der überwiegenden Zahl auch in diesen Fällen eine weiterführende, postpartale Funktionsdiagnostik und Therapie frühzeitig herbeigeführt und somit die Schädigung so klein als möglich gehalten werden.

Literatur

1. Bernaschek G, Kratochwil A (1980) Echografische Studie über das Wachstum der fetalen Niere in der zweiten Schwangerschaftshälfte. Geburtsh u Frauenheilk 40:1059–1064
2. Deutinger J, Spernol R, Bernaschek G (1984) Können fetale Nierenbeckenerweiterungen physiologisch sein? Geburtsh u Frauenheilk 44:441–443

Pränatale Funktionsdiagnostik bei obstruktiven Uropathien des Feten

W. Holzgreve, D. B. v. Bassewitz, K. Ullrich und P. Miny

Problemstellung

Fetale Harnwegsobstruktionen können mit Hilfe der modernen Ultraschalldiagnostik heute verläßlich und frühzeitig erkannt werden. Bei der beidseitigen Hydronephrose aufgrund einer Urethralobstruktion, z. B. als Folge von hinteren Urethralklappen, die in der Regel nur beim männlichen Geschlecht gefunden werden, besteht eine doppelte Gefährdung für den Feten durch eine Parenchymschädigung der Nieren als Konsequenz des Rückstaus und durch eine Lungenhypoplasie wegen der aus der gestörten Nierenfunktion resultierenden Oligohydramnie.

Von der Arbeitsgruppe in San Francisco [3] konnte in langjährigen Tierexperimenten sowie in sorgfältig dokumentierten Fällen beim Menschen gezeigt werden, daß eine Entlastung des gestauten fetalen Harntraktes in utero möglich ist und damit eine Neubildung von Fruchtwasser mit ausreichender Lungenentwicklung bis zur ungestörten Überlebensfähigkeit erreicht werden kann. Solche Eingriffe sind zwar in entsprechenden Zentren möglich, aber sehr aufwendig und wahrscheinlich nur bis zur 32. SSW sinnvoll, weil nach diesem Schwangerschaftszeitpunkt eine bessere Behandlungsmöglichkeit außerhalb des Mutterleibes gegeben ist.

Leider wurden in der Vergangenheit einige technisch erfolgreiche intrauterine Operationen an solchen Feten mit Urethralobstruktion vorgenommen, deren Nieren bereits durch einen früh in utero progredienten Krankheitsprozeß irreversibel gestört waren [5]. Eine entscheidende Bedeutung für den letztendlichen Erfolg einer fetalen Therapie obstruktiver Uropathien kommt daher der pränatalen Selektion geeigneter Fälle durch adäquate Funktionsdiagnostik zu. Im folgenden sollen daher kurz die Erfahrungen mit der pränatalen Funktionsdiagnostik bei obstruktiven Uropathien an der Westf. Wilhelms-Universität Münster dargestellt werden.

Sonographische Untersuchungen

Entscheidend für eine angemessene Beurteilung obstruktiver Harnwegserkrankungen beim Feten ist die sonographische Verlaufsbeobachtung, wobei Dilatation des Harntraktes, insbesondere der Blase und Harnleiter (Abb. 1), vor der 24. SSW nicht selten sind und nicht notwendigerweise als Obstruktionsfolge gedeutet

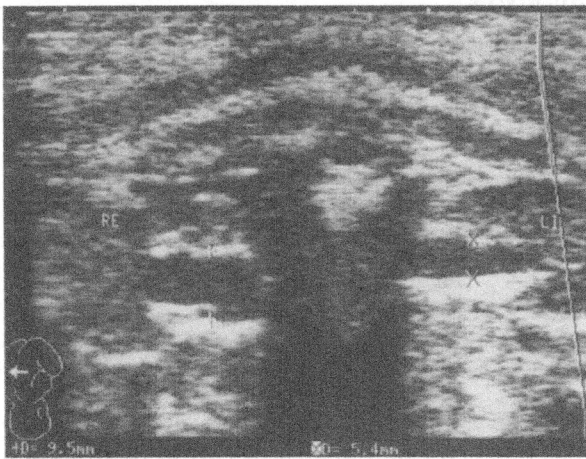

Abb. 1. Dilatierte Ureteren bds. im II. Trimenon ohne fetale Harnwegsobstruktion. Unauffällige Verhältnisse im III. Trimenon

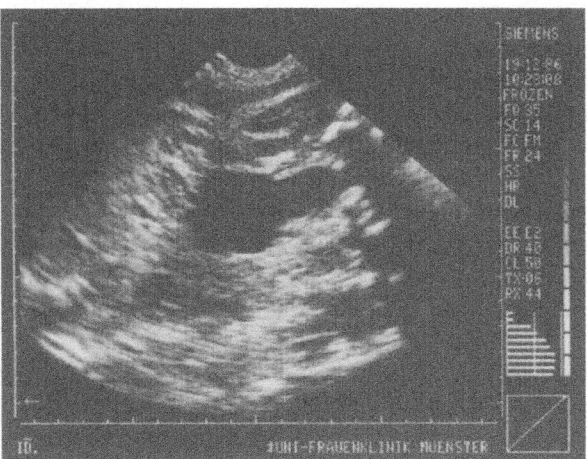

Abb. 2. Schlüssellochphänomen der dilatierten Blase und proximalen Urethra bei hinterer Urethralklappensequenz. Gleichzeitig Oligohydramnie

werden müssen [2]. Eine Obstruktion der Harnröhre kann leicht am sog. Schlüssellochphänomen erkannt werden, welches sich aus der dilatierten fetalen Harnblase in Zusammenhang mit der gestauten proximalen Urethra herleitet.

Vor jeder Intervention in utero muß eine deutliche Progression des pathologischen Befundes nachgewiesen worden sein. Eine Schlüsselrolle kommt dabei der Beurteilung der Fruchtwassermenge zu. Wenn noch ein adäquates Flüssigkeitsvolumen vorhanden ist, bedeutet dies in der Regel, daß noch eine ausreichende Nierenfunktion und Lungenentwicklung in utero gewährleistet ist. Bei Oligohydramnie ist jedoch eine signifikante Reduktion der renalen Leistung beim Feten zu vermuten, und in jedem Fall sollte dann sorgfältig nach assoziierten Fehlbildungen durch gezielte Ultraschalluntersuchungen gefahndet werden.

Cytogenetische Nachuntersuchungen

Von Nicolaides u. Mitarb. [8] konnte kürzlich durch fetoskopische Blutentnahmen gezeigt werden, daß 9 von 39 Feten mit obstruktiver Uropathie chromosomale Anomalien aufwiesen. Als schnellste Methode zur Karyotypisierung bietet sich neuerdings in manchen Fällen vor einer geplanten intrauterinen Intervention eine Placentabiopsie mit anschließender Chromosomendirektpräparation an [7].

Falls ausreichend Zeit für eine Karyotypisierung vorhanden ist und wegen einer Oligohydramnie nur schwer Fruchtwasser gewonnen werden kann (Abb. 3), hat sich bei uns die Kultivierung von Zellen aus intrauterin durch ultraschallgesteuerte Punktion gewonnenem Urin bewährt, der zur Funktionsdiagnostik (s. u.) ohnehin gewonnen werden muß.

In unserer Serie fanden wir bei einem Feten einer 26jährigen I-Gravida bei sonographisch normaler linker Niere und ausreichender Fruchtwassermenge in Zellen aus dem fetalen Urin der stark hydronephrotisch veränderten Niere rechts einen 45,X-Karyotyp. In den zu diesem Zeitpunkt gewonnenen Amnionzellen fand sich ebenfalls ein 45,X-Chromosomensatz, obwohl der Fetus sonographisch eindeutig unauffällige männliche Genitalien zeigte. Erst eine zweite Amniozentese in der 35. SSW, die zur Bestimmung des L/S-Quotienten durchgeführt wurde, zeigte einen 45,X/46,XY-Mosaikzustand mit nur geringem Anteil von 46,XY-Zellen. Nachdem die pränatale Beurteilung der Urinwerte eine insgesamt ausreichende Nierenfunktion ergeben hatte, wurde – wie erwartet – ein unauffälliger Junge geboren, bei dem sich ein 46,XY/45,X-Mosaik fand mit prozentual deutlich höherem 46,XY-Anteil sowohl im peripheren Blut (40/10) als auch in Fibroblasten (49/1). Der Fall ist nicht nur interessant im Hinblick auf den Mosaikzustand, der möglicherweise mit der Harnwegsfehlbildung in Zusammenhang steht, sondern auch weil er verdeutlicht, wie wenig repräsentativ für das Kind insgesamt in manchen Fällen das Ergebnis einer Amnionzellkultur sein kann.

Biochemische Funktionsdiagnostik der fetalen Nierenfunktion

In der Pathologie und Pädiatrie wird als renale Dysplasie eine gestörte Parenchymentwicklung als Folge von Differenzierungsstörungen des Mesonephrosgewebes mit Konglomeraten fehlorganisierter Epithelstrukturen und z. T. übermäßig vorhandenem umgebendem Bindegewebe mit oder ohne Zystenbildung in der Rinde definiert. Es ist bekannt, daß fetaler Urin bereits ab der 13. SSW als Ultrafiltrat des fetalen Serums gebildet wird, bevor er durch selektive tubuläre Absorption von Natrium und Chlorid wieder hypoton gemacht wird [2].

Im Tiermodell konnte in San Francisco durch Ureterenligatur eine renale Dysplasie mit resultierender Störung der renalen Rückresorptionsfähigkeit erzeugt werden [1]. Golbus u. Mitarb. [4] konnten dann zunächst in retrospektiven, später auch prospektiven Studien zeigen, daß eine klare Separierung derjenigen

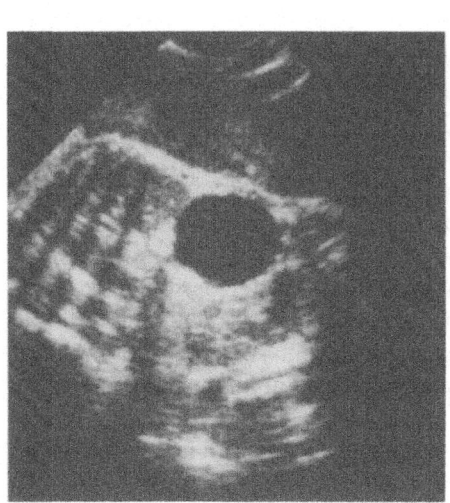 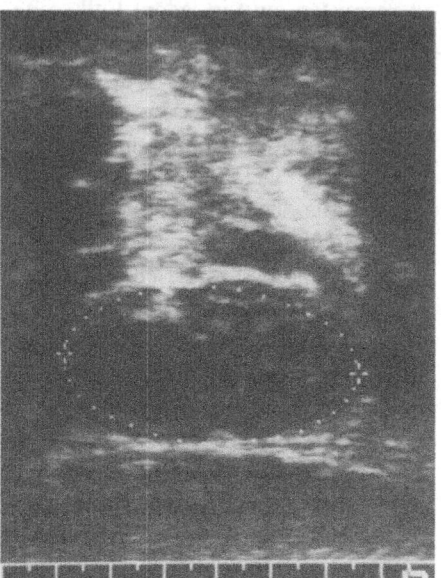

Abb. 3   **Abb. 4**

Abb. 3. Ausgeprägte Hydronephrose bei beidseitiger Harnwegsobstruktion. Wegen der ausgeprägten Oligohydramnie ist entweder die Zellkultivierung fetalen Urins bzw. die Punktion der
Vorderwandplazenta mit Chromosomendirektpräparation in diesem Fall die geeignetste Methode zur raschen Karyotypisierung

Abb. 4. Zystische Nierendegeneration bei Fetus mit Harnwegsobstruktion. Das pathologische
Untersuchungsergebnis bestätigte in diesem Fall eine irreversible Nierendysplasie vom Typ Potter IV

Feten mit ausreichender renaler Restfunktion von denen mit irreversibler Nierendysplasie durch Messung des Natrium- und Chloridgehaltes sowie der Osmolarität in dem intrauterin gewonnenen fetalen Urin erreicht werden konnte. Ein Na-
triumgehalt über 100 mEq/ml bzw. ein Chloridgehalt über 90 mEq/ml sowie eine
Osmolarität von über 210 mosm waren immer mit einer pathologisch verifizierten
schweren Nierendysplasie assoziiert.

Wir haben diesen einfachen pränatalen Funktionstest insgesamt 7mal eingesetzt und konnten die Ergebnisse der Arbeitsgruppe in San Francisco bestätigen.
Zusätzlich fanden wir auch die ursprünglich von Lenz u. Mitarb. [6] beschriebene
positive Assoziation zwischen dem Grad der pathologisch verifizierten Nierendysplasie und der Annäherung der im Urin gemessenen Werte der neutralen Ami-
nosäuren an das fetale Plasma.

International ist bei den etwa 50 dokumentierten fetalen Urinuntersuchungen
bisher keine falsch-positive Voraussage bekannt geworden (Daten vom 5. Jahres-
treffen der Fetal Medicine and Surgery Society, London, Juni 1986). Die wenigen
falsch-negativen Vorhersagen sind erklärbar aufgrund der unterschiedlichen Intervalle zwischen der Momentaufnahme der Punktion und dem Entbindungszeit-
punkt betroffener Kinder mit in utero progredienter Harnwegsobstruktion.

Schlußfolgerung

Da eine intrauterine Therapie von obstruktiven Uropathien durch rechtzeitige Durchführung einer vesikoamniotischen Drainagebehandlung vor der 32. SSW möglich ist und die Prognose mancher betroffener Kinder, insbesondere männlicher Feten mit hinteren Urethralklappen, dadurch verbessert werden kann [9], ist die Selektion solcher Fälle mit fortschreitender Schädigung für einen Therapieerfolg entscheidend, bei denen noch keine irreversible Nierenschädigung vorliegt. Eine Ultraschalluntersuchung alleine ist zur Differenzierung dysplastischer fetaler Nieren von solchen mit erhaltener Restfunktion nicht geeignet, da zwar der Nachweis von zystischen Degenerationen eine Nierendysplasie anzeigt (Abb. 4), das Fehlen solcher spezifischer Veränderungen aber nicht notwendigerweise eine noch ausreichende Nierenfunktion beweist. Auch die sonographische Beurteilung der Parenchymdichte bzw. des Grades der Hydronephrose reicht als pränataler Funktionstest nicht aus, da im Ultraschall sehr geringgradige Erweiterungen (Abb. 5a) bzw. Verplumpungen des Nierenbeckens ebenso vorhanden sein können wie massive Erweiterungen der Nierenbecken, die beinahe das gesamte fetale Abdomen ausfüllen (Abb. 5b).

Es ist daher als ein erheblicher Fortschritt anzusehen, daß wir durch ultraschallgesteuerte Punktion des dilatierten fetalen Harntraktes mit nachfolgender biochemischer Urinanalyse nun eine verläßliche Aussage über die Reversibilität der kindlichen Nierenschädigung machen können. Offensichtlich ist der Anteil der Feten, die nach sorgfältiger Voruntersuchung als geeignete Kandidaten für eine permanente Drainageoperation in utero angesehen werden können, gering. In vielen Fällen ist eine rechtzeitige Entbindung nach pränataler Beurteilung der

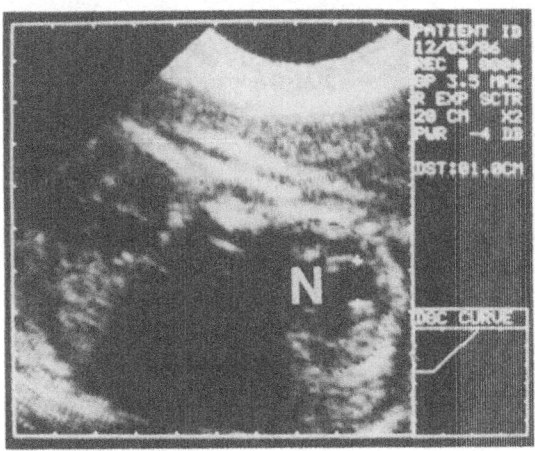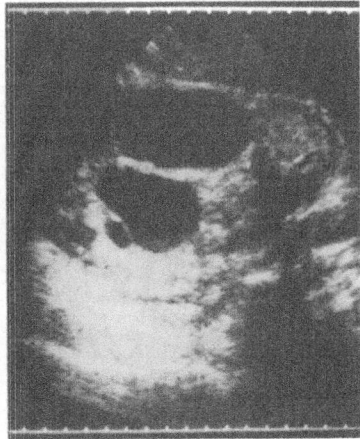

a   b

Abb. 5a. Nur mäßiggradige Verplumpung des Nierenbeckens links bei Urethralklappensequenz. Die pränatale biochemische Urinuntersuchung bestätigte aber ebenso wie die postnatale Autopsie eine schwere bds. Nierendysplasie vom Typ Potter IV. **b** Massive Hydronephrosen bds., die das gesamte fetale Abdomen ausfüllen als Folge einer Urethralklappensequenz. Erwartungsgemäß bestätigten die pränatale biochemische Untersuchung sowie die postnatale Autopsie eine schwere bds. Nierendysplasie vom Typ Potter IV

Lungenreife eine ausreichende lebensrettende bzw. prognoseverbessernde Maßnahme. In jedem Fall sollten durch sorgfältige Ultraschalluntersuchungen asso-
ziierte Fehlbildungen ausgeschlossen werden und eine AFP-Bestimmung aus dem
Fruchtwasser sowie eine Karyotypisierung mit einer der heute alternativ zur Verfügung stehenden unterschiedlich schnellen Methoden vorgenommen werden.

Literatur

1. Adzick NS, Harrison MR, Glick PL, Flake AW (1986) Fetal urinary tract obstruction: Experimental pathophysiology. Sem Perinatol 9:79–90
2. Appleman Z, Golbus MS (1986) The management of fetal urinary tract obstruction. Clin Obstet Gynecol 29:483–489
3. Golbus MS, Holzgreve W, Harrison MR (1984) Intrauterine Direktbehandlung des Feten.
   Gynäkologe 17:62–71
4. Golbus MS, Filly RA, Callen PW, Glick PL, Harrison MR, Anderson RL (1986) Fetal urinary tract obstruction: Management and selection for treatment. Sem Perinatol 9:91–97
5. Harrison MR, Golbus MS, Filly RA, Callen PW, Katz M, DeLorimier AA, Rosen M, Jensen
   AR (1982) Fetal surgery for congenital hydronephrosis. N Engl J Med 306:591–593
6. Lenz S, Lund-Hansen T, Bang J, Christensen E (1985) A possible prenatal evaluation of renal
   function by amino acid analysis on fetal urine. Prenat Diagn 5:259–267
7. Miny P, Holzgreve W, Basaran S, Pawlowitzki IH (1986) Chorion (placental) biopsy in the
   second and third trimester of pregnancy – A new tool for rapid prenatal diagnosis. Third International Conference "Chorionic Villi Sampling and Early Prenatal Diagnosis". Stras-
   bourg, Dec 17–18
8. Nicolaides KH, Rodeck CH, Gosden CM (1986) Rapid karyotyping in non-lethal fetal malformations. Lancet i:283–287
9. Report of the International Fetal surgery Registry (1986) Catheter shunts for fetal hydronephrosis and hydrocephalus. N Engl J Med 315:336–340

Die pränatale Ultraschalldiagnose von 6 Fällen eines Meckel-Syndroms

H. Hoffbauer, M. Vogel, G. Stoltenburg-Didinger und J. E. Tapia

Das Meckel-Syndrom, auch Meckel-Gruber-Syndrom (Gruber 1934) genannt, wurde erstmals 1822 von Meckel beschrieben. Es ist durch die Trias Ecephalozele, polyzystische Nierentumoren und Hexadaktylie gekennzeichnet. Die Symptomatologie ist jedoch wesentlich reichhaltiger, wie aus der folgenden Aufstellung, die wir unseren eigenen pathologisch-anatomischen Befunden entnommen haben, hervorgeht:

Tabelle 1. Pathologisch-anatomische Befunde bei 5 Fällen von Meckel-Syndrom

1. Okzipitale Enzephalozele
2. Polyzystische Nierentumoren mit kleinzystischer Degeneration, meist im Sinne von Potter I oder III
3. Hexadaktylie an Händen und Füßen
4. Knochenlücke in der hinteren Schädelkalotte
5. Gehirnmißbildungen, wie Mikrozephalie mit Untergewicht des Gehirns, Polymikrogyrie, Arhinprosenzephalie, Aplasie oder Hypoplasie verschiedener Gehirnteile, z. B. Balken, Bulbi olfactorii, Pars petrosa und Schädelgruben, Innenohr, Mittelohr, Area cribrosa, Ventrikel usw.
6. Gesichtsdysmorphien, Lippen-Kiefer-Gaumenspalten, Mikrophthalmie
7. Lungenhypoplasie
8. Pathologische Strukturen in Leber und Pankreas, wie Zysten und Fibrose
9. Hypoplasie von Harnblase und Ureteren
10. Hypoplastisches männliches Genitale mit Hodenhochstand
11. Non-Rotation des Darmes und weitere Darmmißbildungen
12. Spaltbildungen der Wirbelsäule
13. Allgemeine Hypotrophie

Von anderen Autoren wurden noch weitere Defekte beschrieben. Mit den modernen, gut auflösenden Ultraschallgeräten ist eine pränatale sonographische Diagnostik des Meckel-Syndroms schon vor der 20. Woche möglich.

Dabei haben sich die folgenden sonographischen Befunde als typisch und hinweisend erwiesen:

1. Die Oligo- oder Anhydramnie. Unter 6 Fällen von Meckel-Syndrom – ein 6. Fall ist inzwischen hinzugekommen – fanden wir 2mal, und zwar in der 16. und 18. Woche normale Fruchtwassermengen. Offenbar ist zu dieser frühen Zeit noch eine gewisse Nierenfunktion vorhanden, was sich auch pathologisch-anatomisch durch den Nachweis von Glomerula untermauern ließ.
2. Ein Mikrozephalus, der fast immer vergesellschaftet ist mit einem
3. Fehlen von Gehirnstrukturen, wie Mittelecho, Plexus choroidei, Kleinhirn, Pedunculi usw.

Ultraschalldiagnostik 86
Herausgegeben von M. Hansmann u. a.
© Springer-Verlag

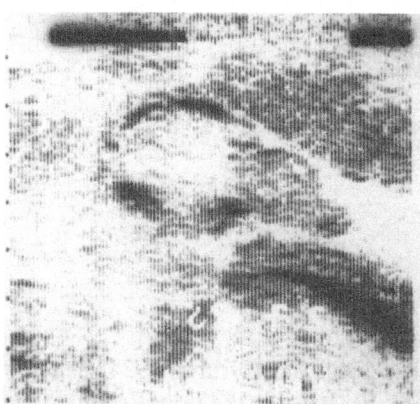 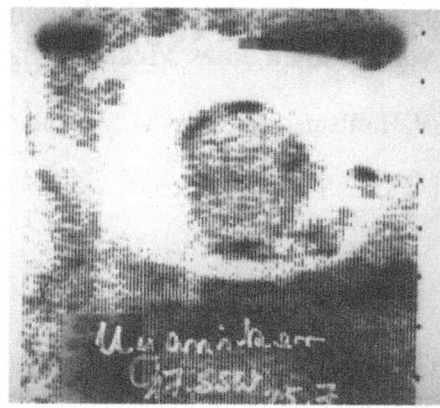

Abb. 1   **Abb. 2**

Abb. 1. Meckel-Syndrom in der 17./18. Woche. Mikrozephalus mit okzipitaler Schädellücke, aus der eine Enzephalozele von 1,5 × 1,7 cm Durchmesser heraushängt

Abb. 2. Meckel-Syndrom in der 17. Woche, Querschnitt durch das Abdomen mit Darstellung beidseitiger kleinzystisch degenerierter Nierentumoren

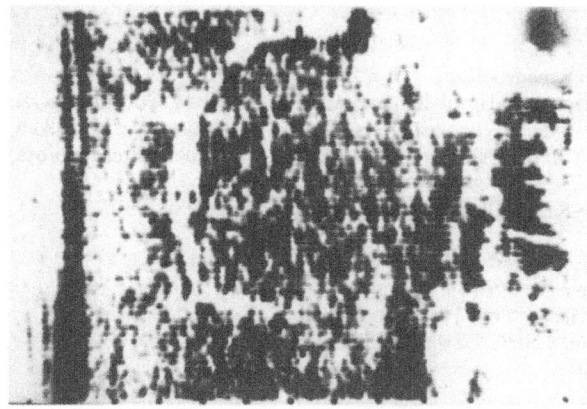

Abb. 3. Meckel-Syndrom in der 31. Woche, Querschnitt durch einen polyzystischen Nierentumor, Zysten etwa stecknadelkopf- bis linsengroß

4. Eine Lücke in der knöchernen Schädelumrandung. Sie ist manchmal der einzige Beweis für das Vorhandensein einer Enzephalozele, wenn diese aufgrund der schlechten Darstellbarkeit des fetalen Kopfes nicht zu sehen ist.
5. Die Enzephalozele selbst, die manchmal nur Flüssigkeit enthält, manchmal aber auch echodichtere Gehirnsubstanz.
6. Ein Fehlen oder eine Abflachung des fetalen Gesichtsprofils.
7. Eine Auftreibung des fetalen Abdomens durch eine meist echodichte Masse, die die kleinzystisch degenerierten und vergrößerten fetalen Nieren darstellt.
8. Kein Nachweis von Harnblase, Nieren und Bauchstrukturen.
9. Eine Einengung des Thoraxraumes mit Hochdrängen des Herzens.

10. Ein hypoplastisches männliches Genitale mit Mikropenis und sehr kleinen Hoden.
11. Eine Verkürzung der fetalen Extremitätenknochen, für die es aber pathologisch-anatomisch noch keine Beweise gibt.

Die Hexadaktylie haben wir bisher noch nicht gesehen, obwohl sie theoretisch bei Benutzung eines guten Ultraschallgerätes zu sehen sein müßte.

Tabelle 2 gibt einen Überblick über die 6 bisher von uns diagnostizierten Fälle. Die 6. Patientin, eine 19jährige I-Para/Gravida, wurde in der 20. Woche diagnostiziert, lehnte aber einen Schwangerschaftsabbruch aus religiösen Gründen ab. Es fällt weiterhin auf, daß 3 Ehepaare miteinander verwandt waren, nämlich Cousin und Cousine, daß 2 Frauen bereits ein Kind mit einem Meckel-Syndrom geboren hatten, und daß bei 3 Frauen vor und nach der Geburt des mißbildeten Kindes Aborte in Form von Abortiveiern oder "missed abortion" aufgetreten waren. Insgesamt gingen aus diesen 6 Ehen 16 Schwangerschaften hervor; davon waren die Hälfte (8) mit einem Meckel-Syndrom belastet, und nur 4 Kinder waren gesund und lebensfähig. Das Wiederholungsrisiko beim Meckel-Syndrom beträgt bekanntlich 25%. Chromosomenabnormitäten wurden unter unseren Fällen nicht beobachtet.

Tabelle 2. Fallübersicht

	Alter					
	19	20	20	23	32	19
Parität	II	II	I	II	IV	I
Konsanguinität	+	−	+	−	−	+
Gesunde Kinder	−	1	−	−	3	−
Meckel-Syndrom in der Anamnese	1	−	−	1	−	−
Aborte	−	−	1	1	2	−
Woche der Diagnose	18	36	19/23	16	31	20
Fetales Gewicht (g)	210	2450	635	33	2350	−

Bemerkenswert ist ferner die Tatsache, daß alle Feten männlichen Geschlechts waren, und daß von den 6 Ehepaaren 5 aus dem Mittelmeerraum stammten (4 Türkinnen und 1 Italienerin). Eine auffällige Häufung des Meckel-Syndroms wurde auch bei Finnen und Israelis beschrieben (Salonen und Norio, Fried).

Da Feten mit einem Meckel-Syndrom keine Überlebenschancen haben, ist die frühzeitige Diagnose dieser Mißbildung anhand der aufgezeigten sonographischen Kriterien besonders wichtig.

Literatur

Fried K (1973) Relatively high prevalence of the Meckel syndrome among Jews. Isr J Med Sci 9:1399
Gruber GB (1934) Beiträge zur Frage „gekoppelter" Mißbildungen (Akrocephalosyndaktylie und Dysencephalia splanchnocystica). Beitr path Anat allg Pathol 93:459–476
Salonen R, Norio R (1984a) The Meckel syndrome in Finland: epidemiologie and genetic aspects. Am J Med Genet 18:691–698

Pränatale Ultraschalldiagnostik der autosomal-rezessiv erblichen polyzystischen Nierenerkrankung (Typ Potter I)

K. Zerres, M. Hansmann, R. Mallmann und U. Gembruch

Die autosomal-rezessiv erbliche polyzystische Nierenerkrankung [ARPNK (Typ Potter I)] ist mit einer Häufigkeit von etwa 1:40000 eine eher seltene Erkrankung. Die Kenntnis der Möglichkeiten der ultrasonographischen Pränataldiagnostik ist jedoch im Hinblick auf die genetische Familienberatung für weitere Schwangerschaften einerseits und die ultrasonographische Differentialdiagnose andererseits von besonderer Bedeutung.

Ergebnisse

Zwischen 1982 und 1986 stellten sich 11 Frauen nach vorangegangener Geburt eines Kindes mit der autosomal-rezessiv erblichen polyzystischen Nierenerkrankung (ARPNK) vor, in 4 Fällen war ein weiteres Kind betroffen (Abb. 1; Fälle 1–4), in 2 Fällen (Abb. 1; Fall 5 und 6) erfolgte die Vorstellung wegen auffälliger Befunde in der betreffenden Schwangerschaft selbst.

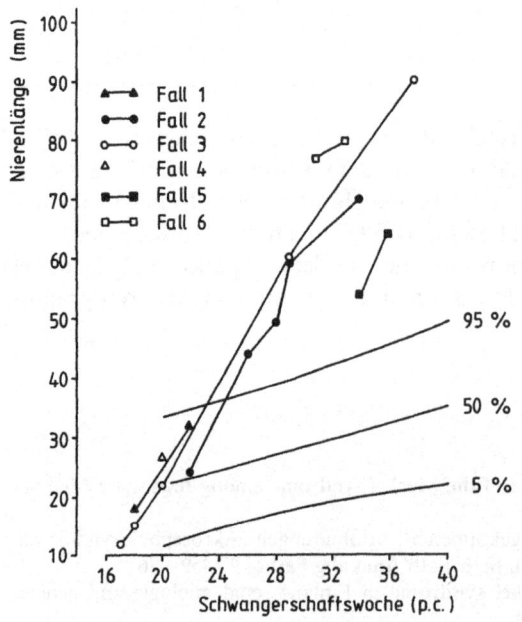

Abb. 1. Fetale Nierenlänge bei autosomal-rezessiv erblichen Zystennieren

Die Entwicklung der Nierenlänge ist in Abb. 1 dargestellt. Das ultrasonographische Bild war mit Ausnahme von Fall 4 erst bei Vorhandensein einer deutlichen Nierenvergrößerung auffällig. In Fall 4 konnte bei Einsatz eines Acuson 128 bereits bei normalen Größenverhältnissen eine erhöhte Echodichte beobachtet werden. Oligohydramnie fehlte entweder gänzlich oder war ebenfalls erst zu einem Zeitpunkt nachweisbar, als die Nieren bereits deutlich vergrößert waren.

Das Krankheitsbild der ARPNK

Bei regelrechter Architektur von Nephronen und Sammelrohren lassen sich in unterschiedlichem Ausmaß zystisch erweiterte radiär angeordnete Sammelrohre nachweisen. Der Zystendurchmesser beträgt in der Regel weniger als 2 mm. Obligater Bestandteil ist die kongenitale Leberfibrose. Obwohl Potter in ihrem Klassifikationssystem die autosomal-rezessiv erbliche polyzystische Nierenerkrankung auf Manifestationsformen des Neugeborenenalters beschränkte, kann die Variabilität jedoch entsprechend dem Anteil zystisch erweiterter Sammelrohre wesentlich größer sein, wie Blyth und Ockenden 1971 darlegten (Abb. 2).

Das klinische Bild wird für die perinatale Gruppe vor allem durch die infolge der enormen Nierenvergrößerung bedingten respiratorischen Probleme charakterisiert, die meist unmittelbar nach der Geburt zum Tode führen. Mit zunehmendem Überlebensalter treten Probleme der eingeschränkten Nierenfunktion bzw. der Leberfibrose in den Mittelpunkt (Zerres et al. 1984).

Diskussion

Das ultrasonographische Bild der ARPNK ist im typischen Fall durch die Nierenvergrößerung, erhöhte Echogenität und Oligohydramnie gekennzeichnet. Das

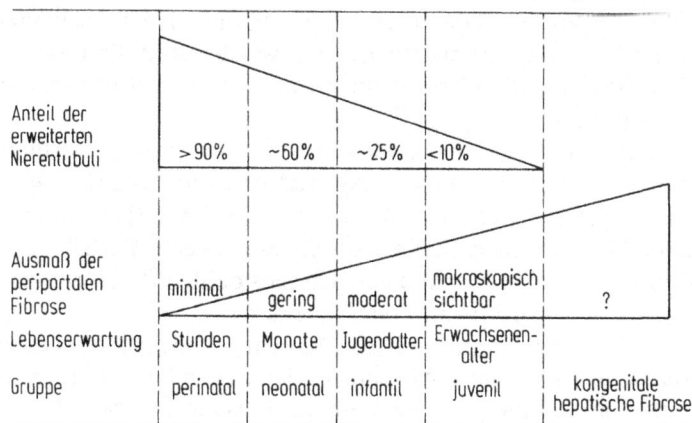

Abb. 2. Manifestationsspektrum der autosomal-rezessiv erblichen polyzystischen Nierenerkrankungen. (Aus Zerres et al. 1984)

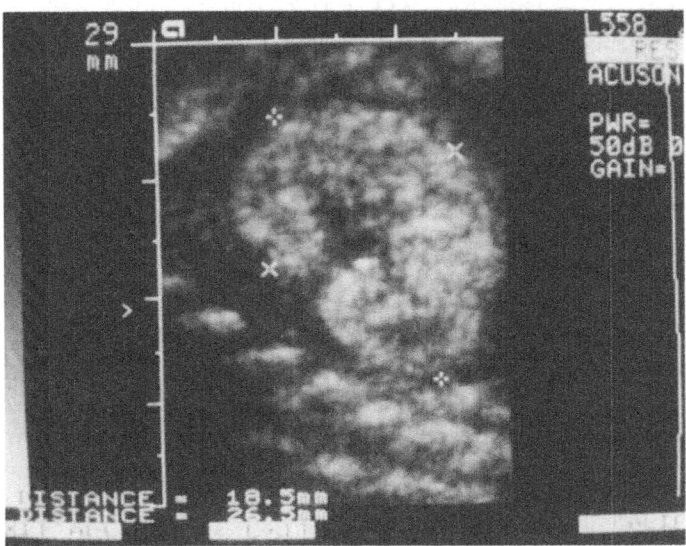

Abb. 3. Erhöhte Echodichte autosomal rezessiv erblicher Zystennieren (Fall 4)

Schallbild steht in Übereinstimmung mit den pathologisch-anatomischen Veränderungen. Die fetalen Nieren sind bilateral vergrößert und weisen eine erhöhte
Echodichte sowohl in Kortex als auch Medulla auf. Die Abgrenzung zum umgebenden Gewebe besonders der Leber ist schlecht. Gewöhnlich können Einzelzy-
sten selbst wegen der mangelnden Auflösung nicht nachgewiesen werden.

   Neben Fällen mit ausgeprägter intrauteriner, fetaler Nierenfunktionsstörung,
die durch eine langanhaltende Oligohydramnie zum Potter-Phänotyp („Potter-
Syndrom") führen können (Hobbins et al. 1979; Morin et al. 1981; Romero et al.
1984), belegen jedoch zahlreiche Mitteilungen der Literatur (Weiß et al. 1981;
Simpson et al. 1982, Romero et al. 1984) sowie die eigenen Beobachtungen, daß
selbst bei Vorliegen des ausgeprägten perinatalen Typs Veränderungen oft nicht
in der 1. Schwangerschaftshälfte nachweisbar sind. Das wird naturgemäß für mil-
dere Manifestationsformen mit einem geringeren Anteil zystisch erweiterter Sammelrohre zutreffen.

   Die in der Literatur verwendeten Parameter zur Erfassung der Größenzunahme der Niere wie Nierenumfang/Abdominalumfang (Grannum et al. 1980) oder
das errechnete Nierenvolumen (Jeantry et al. 1982) bieten gegenüber der Bestimmung des maximalen Längendurchmessers keine Vorteile. Unserer Ansicht nach
stellen Verlaufsbeobachtungen den sensibelsten Parameter zur pränatalen Erfassung der Größenzunahme der Niere dar.

   Differentialdiagnostisch können sehr seltene frühe Manifestationsformen der
autosomal-dominant erblichen polyzystischen Nierenerkrankung sowie zystische
Nieren im Rahmen des Meckel-Syndroms nicht sicher differenziert werden (Zerres et al. 1985; Mallmann et al. 1986). Die Berücksichtigung anderer Fehlbildungen sowie die Familienanamnese ist in jedem Fall notwendig.

Schlußfolgerungen

1. Die pränatale Diagnose der ARPNK in der 1. Schwangerschaftshälfte ist nur in ausgeprägten Fällen der perinatalen Gruppe möglich.
2. Das ultrasonographische Bild vergrößerter Nieren und/oder einer erhöhten Echodichte ist charakteristisch, jedoch nicht pathognomonisch.
3. Oligohydramnie ist nicht obligat und kann gänzlich fehlen, andererseits werden Fälle mit ausgeprägtem Potter-Syndrom beobachtet.
4. Differentialdiagnostisch müssen ungewöhnlich frühmanifeste Formen der autosomal-dominant erblichen polyzystischen Nierenerkrankung wie auch Manifestation im Rahmen des Meckel-Syndroms (okzipitale Enzephalozele, Polydaktylie und Zystennieren) ausgeschlossen werden.
5. Für die humangenetische Beratung muß die Möglichkeit der Pränataldiagnostik im 2. Trimenon mit Vorsicht angegeben werden.
   Aussicht auf eine Pränataldiagnostik besteht nur, wenn bereits ein erstes Kind ausgeprägte Formen aufwies. Die Pränataldiagnostik kann jedoch selbst in diesen Fällen unmöglich sein, wie Luthy und Hirsch (1985) zeigen konnten.
6. Biochemische Methoden können bislang nicht als hinreichend sicher beurteilt werden.

Literatur

Blyth H, Ockenden BG (1971) Polycystic kidney disease of kidneys and liver presenting in childhood. J Med Genet 8:257–284

Grannum P, Bracken M, Silverman R, Hobbins JC (1980) Assessment of fetal kidney size in normal gestation by comparison of ratio of kidney circumference to abdominal circumference. Am J Obstet Gynecol 136:249–254

Hobbins JC, Grannum PAT, Berkowitz RL, Silverman R, Mahony MJ (1979) Ultrasound diagnosis of congenital anomalies. Am J Obstet Gynecol 134:331–345

Jeantry P, Dramaix-Wilmet M, Elkhazen N, Hubinont C, van Regemorter N (1982) Measurement of fetal kidney growth on ultrasound. Radiology 144:159–162

Luthy DA, Hirsch JH (1985) Infantile polycystic kidney disease: observations from attempts at prenatal diagnosis. Am J Med Genet 20:505–517

Mallmann R, Emons D, Kowalewski S, Gembruch U, Hansmann M, Zerres K (1986) Sonographische Befunde und Verlauf bei zwei Kindern mit Meckel-Syndrom. In: Ultraschall 1985. Thieme, Stuttgart. S. 481–482

Morin PR, Portier M, Dallaire L, Melancon SB, Boisvert J (1981) Prenatal detection of the autosomal recessive type of polycystic kidney diseases by trehalase assay in amniotic fluid. Prenatal Diagnosis 1:75–79

Potter EL (1972) Normal and abnormal development of the kidney. Year Book Medical Publishers, Chicago

Romero R, Cullen M, Jeantry P, Grannum P, Reece EA, Venus I, Hobbins JC (1984) The diagnosis of congenital renal anomalies with ultrasound. II. Infantile polycystic kidney disease. Am J Obstet Gynecol 150:259–262

Simpson JL, Sabbagha RE, Elias S, Talbot C, Tamura RK (1982) Failure to detect polycystic kidneys in utero by second trimester ultrasonography. Hum Genet 60:295

Weiß H, Zerres K, Hansmann M (1981) Pränatale Diagnose zystischer Nierenveränderungen mit Hilfe der Ultraschalltechnik. Ultraschall 2:244–248

Zerres K, Völpel M-C, Weiß H (1984) Cystic kidneys. Genetics, pathologic anatomy, and prenatal diagnosis. Hum Genet 68:104–135

Zerres K, Hansmann M, Knöpfle G, Stephan M (1985) Prenatal diagnosis of genetically determined early manifestation of autosomal dominant polycystic kidney disease? Hum Genet 71:368–369

Pränatale Diagnostik fetaler Extremitätenfehlbildungen mittels Ultraschall

E. Merz

Extremitätenfehlbildungen treten bei ca. 2,2% aller Neugeborenen auf [1]. Je nach Ausmaß können dabei nur einzelne Extremitätenabschnitte oder Knochen betroffen sein oder die Störung kann sich wie bei den Osteochondrodysplasien auf das gesamte Knochen- und Knorpelwachstum beziehen.

Die frühe sonographische Darstellbarkeit der einzelnen Extremitäten und vor allem der ossifizierten Diaphysen der langen Extremitätenknochen ermöglicht bereits ab dem II. Trimenon eine gezielte Fehlbildungsdiagnostik der Extremitäten. An der Universitäts-Frauenklinik Mainz wurden innerhalb des Zeitraumes Januar 1983 bis Mai 1986 insgesamt 1828 Feten im Rahmen einer Mißbildungsdiagnostik auf Extremitätenfehlbildungen hin untersucht. Beurteilt wurden hierbei Vollständigkeit und achsengerechte Lage der einzelnen Extremitätenabschnitte, die Länge der Extremitätenknochen Femur, Tibia, Fibula, Humerus, Radius und Ulna sowie die Bewegung der einzelnen Extremitäten. Als Vergleichsmaße für die Knochenlängen dienten eigene Normkurven, welche anhand von 515 Fällen mit gesichertem Gestationsalter für den Zeitraum von der 13. bis zur 40. SSW erstellt worden waren.

Von den 1 828 untersuchten Feten konnte insgesamt bei 22 (=1,2%) eine Extremitätenfehlbildung sonographisch nachgewiesen werden (Tabelle 1).

Das Erkennen fehlangelegter Extremitätenteile wie Dysmelie oder Peromelie oder das Fehlen eines Knochens, wie z. B. der Radiusaplasie (Abb. 1), erfordern eine sorgfältige Überprüfung der einzelnen Extremitätenabschnitte, wobei für eine optimale Beurteilung eine ausreichende Fruchtwassermenge notwendig ist.

Tabelle 1. Pränatal sonographisch nachgewiesene Extremitätenfehlbildungen (UFK Mainz 1/1983 – 5/1986)

1. Aplasie einer gesamten Extremität oder Fehlen eines Extremitätenabschnittes		$n=3$
2. Aplasie eines Knochens (Radiusaplasie)		$n=3$
3. Fehlbildung der Hand (Hexadaktylie)		$n=3$
4. Fehlbildung des Fußes (Klump- oder Sichelfuß, Zehenfehlbildung)		$n=6$
5. Zwergwuchsformen		$n=5$
– Thanatophore Dysplasie	$(n=2)$	
– Achondroplasie	$(n=1)$	
– Osteogenesis imperfecta	$(n=1)$	
– Mesomele Zwergwuchsform bei Meckel-Gruber-Syndrom	$(n=1)$	
6. Arthrogryposis multiplex congenita		$n=2$
Gesamt		$n=22$

Ultraschalldiagnostik 86
Herausgegeben von M. Hansmann u. a.
© Springer-Verlag

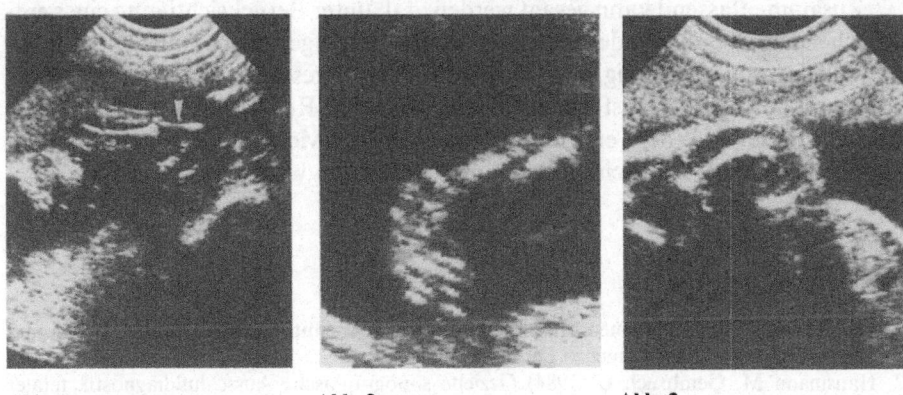

Abb. 1   **Abb. 2**   **Abb. 3**

Abb. 1. Radiusaplasie mit radialer Deviation der Hand (24. SSW). Am Unterarm läßt sich nur die Ulna nachweisen (▼)

Abb. 2. Klumpfuß bei Trisomie 18 (21. SSW)

Abb. 3. Deutlich verkürzter und gebogener Femur bei thanatophorer Dysplasie (33. SSW). Femurdiaphyse 3,2 cm

Insbesondere kann das Fehlen eines Röhrenknochens nur dann erkannt werden, wenn konsequent ein Extremitätenstatus mit Nachweis aller langen Röhrenknochen erhoben wird.

Fehlbildungen der Hand, sei es das Fehlen von Fingern oder das Vorhandensein eines überzähligen Fingers, werden ebenso wie auch Fehlbildungen des Fußes, z. B. Klumpfuß (Abb. 2), häufig als Teil eines Syndroms gefunden.

Störungen des gesamten Knochen- und Knorpelsystems lassen sich durch Vermessen der Diaphysenlänge der langen Extremitätenknochen teilweise bereits schon im II. Trimenon [2, 3] erkennen. Voraussetzung ist allerdings ein gesichertes Gestationsalter. Ist dieses unklar, so kann durch Vergleich mit einem Kopfparameter (biparietaler Durchmesser oder Kopfumfang) und Ermittlung des Kopf-Diaphysen-Indexes ein mangelhaftes Knochenwachstum nachgewiesen werden. Eine weitere Differenzierung ist mit Hilfe des Vergleiches zwischen den proximalen und distalen Diaphysen möglich.

Betrifft die Verkürzung vorwiegend die proximalen Diaphysen, so liegt ein rhizomeler Zwergwuchs vor, sind dagegen vorwiegend die distalen Diaphysen betroffen, so besteht ein mesomeler Zwergwuchs.

Außer dem Verkürzungsgrad und Verkürzungsmuster können als weitere Differenzierungskriterien zur Erkennung der vorliegenden Zwergwuchsform eine verstärkte Knochenbiegung (Abb. 3), der Nachweis von Knochenfrakturen, der Nachweis einer Hexadaktylie, einer Makrozephalie oder eines engen Thorax dienen.

Für die Beurteilung von Bewegungsstörungen der Extremitäten ist eine ausreichende Fruchtwassermenge notwendige Voraussetzung. So kann bei Vorliegen eines Oligohydramnions nicht oder nur ungenau zwischen einer echten Störung der Motorik oder einer infolge des Raummangels passiven Bewegungseinschränkung unterschieden werden.

Zusammenfassend kann gesagt werden, daß unter Berücksichtigung eines entsprechenden Zeitaufwandes Extremitätenfehlbildungen, insbesondere bei familiärer Belastung, frühzeitig nachgewiesen oder ausgeschlossen werden können. Ausgeprägte Zwergwuchsformen können sogar im Routine-Screening teilweise bereits vor der 24. Woche erkannt werden, wenn die Messung eines Extremitätenknochens in den Untersuchungsgang mit einbezogen wird.

Literatur

1. Schaller A (1975) Geburtsmedizinische Teratologie: Extremitätenfehlbildungen. Urban und Schwarzenberg-Verlag, München Berlin Wien 138
2. Hansmann M, Gembruch U (1984) Gezielte sonographische Ausschlußdiagnostik fetaler Fehlbildungen in Risikogruppen. Gynäkologe 17:9
3. Merz E, Goldhofer W (1986) Sonographic diagnosis of lethal osteogenesis imperfecta in the second trimester. Case report and review. J Clin Ultrasound 14:380

Doppelseitige Relaxatio diaphragmatica
Überlebenschance durch pränatale Diagnostik

D. Weisner, W. Mengel, H. Schröder und A. Fiestas-Hummler

Die Relaxatio diaphragmatica ist ein seltenes Ereignis und betrifft vornehmlich die linke Seite. Sie ist pränatal mit Hilfe des Ultraschalls diagnostizierbar (Harrison, M. R.; Jeanty, P.; Romero, R.).

Äußerungen zur Geburtsleitung können nicht systematisch gemacht werden, da diese Fälle zu selten vorkommen und keine zusammenfassenden Berichte darüber vorliegen.

Wir möchten über einen Fall einer doppelseitigen Relaxatio diaphragmatica berichten, die pränatal durch Ultraschall erkannt worden war. Darüber hinaus wurde eine Aplasie des Perikards post partum festgestellt.

Es handelt sich um eine 26jährige II.-Gravida, I.-Para, bei der das 1. Kind wegen Beckenendlage per Sectio entbunden worden war. Die sonographische Kontrolle durch den Frauenarzt ergab einen auffälligen Befund im Abdomen, der die weitere Abklärung bei uns veranlaßte. Die Patientin stellte sich erstmals in der 28. SSW vor. Der Ultraschallbefund ergab:

I. Beckenendlage, biparietaler Kopfdurchmesser 8,0 cm, Thorax quer Durchmesser 7,3 cm entsprechend 30. SSW. Im Bereich der Lunge wurde ein Pleuraerguß, im Bereich des Herzens ein Perikarderguß gesehen. Das Herz zeigte sich im Vier-Kammer-Blick. Es bestand eine Tachyarrhythmie. Die abgehenden Herzgefäße konnten dargestellt werden, der Aortenbogen hatte einen Durchmesser von 0,4 cm, die Cava inferior 0,5 cm, Cava superior 0,6 cm, linker Ventrikel 1,5 cm, der rechte 1,1 cm. Die Pleuraspalte betrug zwischen 0,7 und 1,5 cm. Bei weiteren Kontrollen fiel auf, daß wechselnd entweder ein Pleuraerguß oder ein Perikarderguß gesehen wurde. Die Leber war parallel zum Herzen im Thoraxbereich darzustellen. Die Lunge konnte nur als ein sichelförmiges Gewebestück im dorsalen Bereich hinter dem Herzen gesehen werden. Insgesamt war das Herz nach kranial in Richtung Hals verlagert und die Leber deutlich hochstehend. Die Verdachtsdiagnose lautete: Zwerchfellhochstand bds. mit Verdacht auf Relaxatio diaphragmatica bzw. Hernie mit Verlagerung der Leber in den Thorax.

Die weitere pränatale Abklärung mittels Infektionsserologie und Amniozentese ergab unauffällige Befunde.

Die endgültige stationäre Aufnahme erfolgte am Termin bei fallenden E_3-Werten. Aufgrund des Gesamtbildes der Erkrankung des Feten und nach Rücksprache mit den Kinderärzten sowie den Kinderchirurgen wurde der Entschluß zur primären, terminierten Sectio gefaßt, um das Kind unmittelbar einer postpartalen operativen Korrektur zuführen zu können.

Ultraschalldiagnostik 86
Herausgegeben von M. Hansmann u. a.

Die operative Intervention des Kindes ergab eine Relaxatio diaphragmatica bds. mit Verlagerung der Leber in den Thoraxbereich und das Fehlen des Mediastinums und damit des Perikards. Bei der operativen Korrektur wurde an dem relaxierten Zwerchfell eine hängemattenartige Aufhängung für das Herz bei typischer Doppelung des Zwerchfells mit ventraler Fixation durch Einzelknopfnähte vorgenommen. Postoperativ ergab sich eine seitengleiche Belüftung. Die Aufhängungskonstruktion für das Herz war erforderlich geworden, da es andernfalls zu einer Torsion und Abklemmung der großen venösen Gefäße hätte kommen können.

Der postoperative Verlauf war komplikationslos, die Röntgenaufnahmen zeigten einen unauffälligen Befund. Das Kind ist jetzt über 1 ½ Jahre alt und entwickelt sich körperlich und geistig normal.

Zusammenfassend kann festgestellt werden, daß es uns gelungen ist, eine doppelseitige Relaxatio diaphragmatica pränatal zu diagnostizieren. Die exakte Diagnose mußte offen bleiben, da es vom sonographischen Befund her auch eine Hernie des Zwerchfells hätte sein können. Das Fehlen des Perikards haben wir in der Form nicht diagnostiziert. Aufgrund der wechselnden Befunde, einmal Perikarderguß, einmal Pleuraerguß, hätte ein solcher Schluß durchaus darauf abgeleitet werden können. Da das Fehlen des Perikards eine Rarität darstellt, wurde an diese Möglichkeit nicht gedacht.

Die pränatale Diagnostik des Erkrankungsbildes und terminierte Geburt mit sofortiger spezieller, chirurgischer Versorgung gewährleistete die Überlebenschancen des Kindes.

Literatur

Harrison MR, De Lorimier AA (1981) Congenital diaphragmatic hernia. Surg Clin North Am 61:1023–1027
Jeanty P, Romero R (1984) Obstetrical ultrasound. McGrow, New York

Reversible Hirnventrikelerweiterung im II. Trimenon – Problem der Prognosestellung

G. Bender, R. Scheuermann und G. Leyendecker

Mit fortschreitender Entwicklung der Ultraschallgerätetechnik und zunehmender Erfahrung der Untersucher können Störungen der fetalen Entwicklung in immer größerem Umfang und immer früher erkannt werden. Damit wächst aber auch die Gefahr, daß vorübergehende Störungen, möglicherweise sogar physiologische Varianten der normalen Entwicklung fehlgedeutet werden, was letztendlich zur Konsequenz eines Schwangerschaftsabbruches bei gesundem Fetus führen kann. Wir möchten diese Problematik anhand eines Falles mit fetaler Hirnventrikelerweiterung im II. Trimenon, die sich im weiteren Schwangerschaftsverlauf spontan rückbildete, im Vergleich zu einem zunächst ähnlich gelagerten Fall mit progredientem Hydrocephalus internus demonstrieren.

Die Untersuchungen wurden mit dem Sektorscanner Sonoline SL 3,5 MHz (Siemens) durchgeführt.

Fall 1

Bei einer Routineuntersuchung der 25jährigen II. Gravida, I.-Para, war erstmals Ende der 19. SSW eine Erweiterung der fetalen Seitenventrikel aufgefallen. Bei einem biparietalen Kopfdurchmesser von 5,0 cm betrug die max. Ventrikelweite 17 mm, der Ventrikelhemisphärenindex 0,68 (Abb. 1).

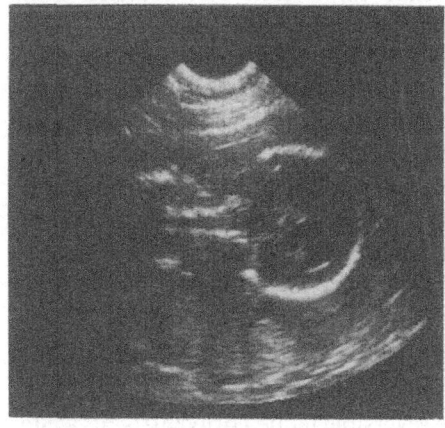 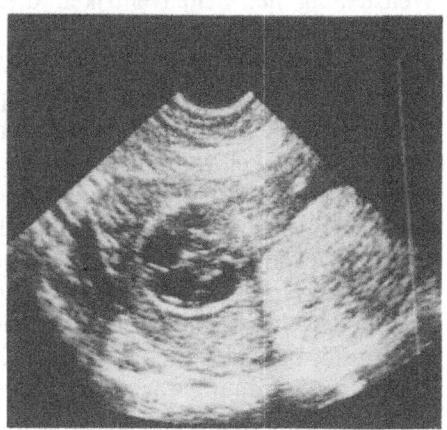

Abb. 1. Untersuchungsbefund in Fall 1   **Abb. 2.** Untersuchungsbefund in Fall 2

Ultraschalldiagnostik 86
Herausgegeben von M. Hansmann u. a.
© Springer-Verlag

Fall 2

Anläßlich einer Amniozentese aus Altersindikation bei der 37jährigen IV.-Gravida, II.-Para, in der 17/5 SSW war ebenfalls eine Ventrikelerweiterung aufgefallen. Bei einem biparietalen Kopfdurchmesser von 4,0 cm und einer max. Ventrikelweite von 1,3 cm betrug der Ventrikelhemisphärenindex 0,65 (Abb. 2).

Die übrige Darstellung beider Feten war sonoanatomisch wie im Verhalten völlig unauffällig, insbesondere fand sich kein Hinweis für einen Neuralrohrdefekt. In beiden Fällen lag das Fruchtwasser-AFP im Normbereich, die Acetylcholinesterase war jeweils negativ. Der Chromosomensatz war mit 46 XX bzw. 46 XY unauffällig. Von uns veranlaßte serologische Untersuchungen auf Toxoplasmose, Zytomegalie, Coxsackie etc. ergaben keinen Hinweis auf eine transplacentare Infektion des Feten.

In Fall 1 zeigte eine Ultraschallkontrolle in der 22/1 SSW eine Regredienz der Ventrikelweite. Der biparietale Kopfdurchmesser betrug 5,4 cm, die max. Ventrikelweite 14 mm, der Ventrikelhemisphärenindex 0,51, also noch oberhalb der Norm [1]. Die übrige Darstellung des Feten war weiterhin unauffällig.

Im 2. Fall zeigte dem gegenüber die Kontrolle eine deutliche Progredienz des Befundes, der Ventrikelhemisphärenindex betrug jetzt 0,82.

Die erhobenen Befunde wurden ausführlich mit den Patientinnen besprochen. Die erste Patientin entschloß sich, die Schwangerschaft auszutragen. Im weiteren Verlauf entwickelte sich der Fetus ungestört, die Ventrikelweite kehrte in den Normbereich zurück [2] und betrug z. B. in der 36. SSW noch 14–16 mm im Bereich der Hinterhörner, im Bereich der Vorderhörner noch 8–10 mm.

Am Termin kam es zum Spontanpartus eines lebensfrischen Mädchens. Wegen der beobachteten Auffälligkeiten wurde das Kind zur weiteren Diagnostik in unsere Kinderklinik verlegt, die dort durchgeführten Untersuchungen einschließlich Ventrikelsonographie und Lumbalpunktion verliefen negativ. Das Kind konnte mit der Mutter zur normalen Zeit entlassen werden.

Die bisherige Entwicklung des Mädchens verlief ungestört, insbesondere fanden sich keine neurologischen Auffälligkeiten. Ein zuletzt im Mai 1986 durchgeführtes Schädel-CT und Schädelsonographie ergaben allenfalls eine diskrete Weitstellung der Seitenventrikel, d.h. Maße im oberen Normbereich ohne Krankheitswert.

Im 2. Fall wurde auf Wunsch der Mutter die Interruptio aus Fruchtschadenindikation bei progredientem Hydrocephalus internus durchgeführt. Die kinderpathologische Untersuchung des Feten ergab neben der massiven Erweiterung der Seitenventrikel, wobei eine Obstruktion des ableitenden Liquorsystems nicht gefunden werden konnte, weitere diskrete, sonographisch nicht erkennbare Auffälligkeiten wie eine atypische Lungenlappung beidseits, ein kleiner Septum-secundum-Defekt des Herzens sowie eine Thenarhypoplasie beidseits mit nahezu rechtwinkliger Abspreizung des Daumens und Verschmälerung des 1. Metacarpale, so daß ein syndromales Krankheitsbild in Analogie zu x-rezessiven Hydrozephalusformen oder auch zum Holt-Oram-Syndrom angenommen wurde. Eine eindeutige Zuordnung war jedoch nicht möglich.

Die geschilderten Fälle zeigen, daß eine reversible fetale Hirnventrikelerweiterung ohne – zumindest soweit bisher beurteilbar – erkennbare Beeinträchtigung der postpartalen Entwicklung möglich ist. Um eine bessere Abschätzung der Prognose zu ermöglichen, raten wir nach dieser Erfahrung zu folgendem Vorgehen:

1. Ausschluß eines Neuralrohrdefektes durch Ultraschall und Amniozentese, gleichzeitig Chromosomenanalyse.
2. Auf weitere strukturelle Auffälligkeiten des Schädelinhaltes ist zu achten, insbesondere auch auf eine Verlagerung des infratentoriellen Schädelinhaltes in den Spinalkanal im Sinne einer Arnold-Chiari-Fehlbildung.
3. Begleitfehlbildungen können im Rahmen eines Syndroms Hinweise auf die Prognose erlauben. Wie bereits geschildert, können diese Befunde jedoch so diskret sein, daß sie sich dem sonographischen Nachweis entziehen.
4. Infektionen wie Toxoplasmose, Zytomegalie usw. sollten serologisch, evtl. auch aus dem Nabelschnurblut, ausgeschlossen werden.
5. Bei jeder isolierten, besonders mäßiggradigen Hirnventrikelerweiterung im II. Trimenon ohne faßbare Ursache sollte das zeitliche Limit der 24. SSW ausgenutzt und der Verlauf beobachtet werden. Wie die ersten Bilder zeigen, können sich hier bei ursprünglich sonographisch fast identischen Befunden nach kurzer Zeit große Unterschiede ergeben, die zu entsprechend unterschiedlichen Konsequenzen führen: Geburt eines gesunden Kindes im einen Fall, im anderen Interruptio bei schwerer Schädigung des Feten. Dieser Aspekt überwiegt unseres Erachtens den Vorteil der frühen, vielleicht zu frühen Diagnose.

Literatur

1. Garret WJ (1979) Ultrasound in discerning normal fetal anatomy. In: Hobbins JC (ed) Diagnostik ultrasound in obstetrica. Churchill, Livingstone New York Edinburgh London
2. Prenzlau P, Bildge M (1985) Die Entwicklung der Lateralventrikel und ihre Identifizierung im Laufe der Schwangerschaft durch Sonographie. – I. Mitteilung Ultraschall 6:215–220

Sonographische Hinweise auf Triploidie

P. Tschumi, A. Haenel und M. Ramzin

Triploidien enden zumeist als Spontanaborte im 1. Trimenon. Entsprechend selten sind Kasuistiken über deren Diagnostik im 2. und 3. Trimenon. Nach Literaturangaben sind alle Neugeborenen mit kompletter Triploidie nach spätestens 7 Monaten post partum verstorben. Deshalb ist die frühzeitige pränatale Diagnose wichtig. Entsprechende Hinweiszeichen erlauben, die zytogenetische Bestätigung mittels Amniozentese oder Chorionzottenbiopsie anzustreben und somit aktives geburtshilfliches Management zu vermeiden.

In unserem Falle handelte es sich um eine 24jährige G/P II, die in der 34. SSW wegen Retardierung zugewiesen wurde. Sonographisch fanden sich eine schwere Wachstumsretardierung, ein in Relation dazu abnorm großer biokularer Diameter, eine ausgeprägte Oligohydramnie und eine auffallend dicke Plazenta mit zahlreichen, zentralen, echoarmen Bezirken ohne Randsaum, auch „Lakunen", „Zysten", „partielle Molen", „Lochmuster" etc. genannt. Wegen der abnormen fetoplazentaren Morphologie wurde der Verdacht auf eine Triploidie geäußert und die Amniozentese durchgeführt. Die zytogenetische Analyse ergab eine komplette Triploidie mit der Formel 69,XXX. Die Geburtseinleitung erfolgte in der 38. SSW. Der 1140 g schwere Fetus hatte ferner folgende Mißbildungen: tiefsitzende Ohren, linksseitige Lippen-Kiefer-Gaumenspalte, klaffende Fontanellen, Klinodaktylie links, Fehlstellungen der Extremitäten, lumbaldystope Hufeisenniere, hypoplastische Ovarien, Mikroenzephalie mit Hypoplasie des Balkens, unvollständiger Trennung des Thalamus und fehlender Rotation des Ammonshorns. Die Plazenta wog 200 g. Das Neugeborene verstarb nach einem Monat an Pyelonephritis.

Pränatal-sonographische Hinweise auf Triploidie waren in unserem Fall Wachstumsretardierung, Oligohydramnie, Hypertelorismus und die auffällige Plazenta mit dem sog. „Lochmuster". Wir prüften die Sensitivität dieser Hinweiszeichen anhand von 25 Fallbeschreibungen aus der Literatur plus diesem eigenen Fall (Tabelle 1).

Intrauterine Wachstumsretardierung und abnorme Fruchtwassermenge sind ganz allgemein Hinweiszeichen auf eine Mißbildung. In 12 von 15 protokollierten Fällen hielten sich Oligoanhydramnie und Polyhydramnie die Waage. In 79% fand sich eine sonographisch auffallend *große, dicke Plazenta* und in 73% eine auffallende *Plazentastruktur („Lochmuster")*. Wertelecki notiert in seiner Literaturzusammenstellung bis 1976 das Junktim vermehrten Gewichts und/oder hydatidiformer Struktur der Plazenta und erhält damit eine Sensitivität von 78% für diese Befunde.

Ultraschalldiagnostik 86
Herausgegeben von M. Hansmann u. a.

Tabelle 1. Sensitivität pränatal-sonographischer Befunde bei Triploidie

Befund	Vorhanden bzw. vermehrt	Fehlend bzw. vermindert	Normal	Nicht protokol- liert	Anteil positiver Befunde (%)
Retardierung	15	7	–	4	15/22 (68%)
Fruchwassermenge	6	6	3	11	12/15 (80%)
Plazentagröße	15	1	3	7	15/19 (79%)
Plazentastruktur ("Zysten")	11	–	4	11	11/15 (73%)
Hypertelorismus	6	–	–	20	–[a]

$n = 26$; ein eigener Fall und 25 Fälle aus der Literatur 1976 bis 1985
[a] 100% bei 14 diesbezüglich kompletten Protokollen bei Wertelecki 1976).

Tabelle 2. Mögliches Vorkommen von Hypertelorismus bei pränatal-sonographisch u.u. erfaßbaren Mißbildungssyndromen

Apert-Syndrom
Arthrogryposis multiplex (Guerin-Stern)
Bixler-Syndrom
Bonnevie-Ullrich-Syndrom
M. Crouzon
De Lange-Syndrom
Elschnig-Syndrom
G-Syndrom
Greig-Syndrom
Lejeune-Syndrom (Cri du chat)
Leopard-Syndrom
Meckel-Gruber-Syndrom
Morquio-Syndrom
Pena-Shokeir-Syndrom
Potter-Syndrom
Rossi-Syndrom
Turner-Syndrom
Waardenburg-Syndrom

Die Differentialdiagnose oben genannter Plazentastruktur umfaßt Hämangiom/Chorangiom, subchoriale und subamniale Thrombose, retroplazentares Hämatom bei partieller Plazentalösung, Normbefunde im Sinne weiter Gefäße der uteroplazentaren Grenzfläche oder hypechoische Zonen infolge normaler Plazentareifung. Die Abgrenzung ist aufgrund von Anzahl, Lokalisation, Binnenstruktur, Begrenzung und gegebenenfalls Doppler-Untersuchung sonographisch gut möglich. *Okulärer Hypertelorismus* kommt als fakultativer Befund bei zahlreichen Mißbildungssyndromen vor (Tabelle 2). Wertelecki notierte diesen Befund bei 14 diesbezüglich kompletten Protokollen in 100%. Er ist mithin möglicherweise ein sehr sensitives Hinweiszeichen, wenngleich mit geringer Spezifität.

Klinische Anmerkungen. Bei Triploidien mit partiellen Molen kommen frühe, schon im 2. Trimenon auftretende EPH-Gestosen und Präeklampsien gehäuft vor. Da nach partiellen Molen bisher keine Chorionkarzinome aufgetreten sind, wird derzeit eine Lockerung des Protokolls für die HCG-Verlaufskontrolle diskutiert.

Literatur

Übersichtsarbeiten

Doshi N, Surti U, Szulman AE (1983) Morphologic anomalies in triploid liveborn fetuses. Human Pathology 14:716–723

Niebuhr E (1974) Triploidy in man, cytogenetical and clinical aspects. Humangenetik 21:103–125

Szulman AE, Philippe E, Boué JG, Boué A (1981) Human triploidy: Association with partial hydatidiform moles and nonmolar conceptuses. Human Pathology 12:1016–1021

Szulman AE (1984) Syndromes of hydatidiform moles, partial vs. complete. The Journal of Reproductive Medicine 29:788–791

Wertelecki W, Graham JM, Sergovich FR (1976) The clinical syndrome of triploidy. Obstetrics and Gynecology 47:69–76

Fallberichte

auf Anfrage beim Verfasser erhältlich

Ultraschallbefunde bei Schwangerschaften mit Triploidie

M. Brück, D. Weisner, R.-P. Stein und W. Grote

Sonographische Hinweise auf Triploidie können für frühe pränatale Diagnose und die Vermeidung eines aktiven geburtshilflichen Managements sehr bedeutsam sein. Aufgrund neuerer zytogenetischer Untersuchungen sind Triploidien häufiger, als früher angenommen wurde (Schinzel et al. 1983). So sollen Triploidien bei bis zu einem Drittel aller Frühaborte nachweisbar sein, nicht selten auch bei Frühgeborenen, Totgeburten am Termin und sogar bei Lebendgeborenen am Termin. Überlebenszeiten von bis zu 7 Monaten (Schröcksnadel et al. 1982) wurden berichtet. Alle diese Fälle wiesen in erster Linie schwere neurale Dysfunktionen neben weiteren Mißbildungen auf. Patienten mit Triploidiemosaiken überleben länger (Fryns et al. 1980). Im Vordergrund stehen Wachstumsretardierungen, geistige Behinderung, meist sind Kopf, Körper- und Gliedmaßasymmetrien nachweisbar.

Das Alter des Vaters mit Dysspermie scheint gelegentlich von Bedeutung zu sein (Schinzel et al. 1983). In einem unserer Fälle war der Vater 49 Jahre alt. Die frühe pränatale Verdachtsdiagnose mit Hilfe der Sonographie ist deswegen wich-

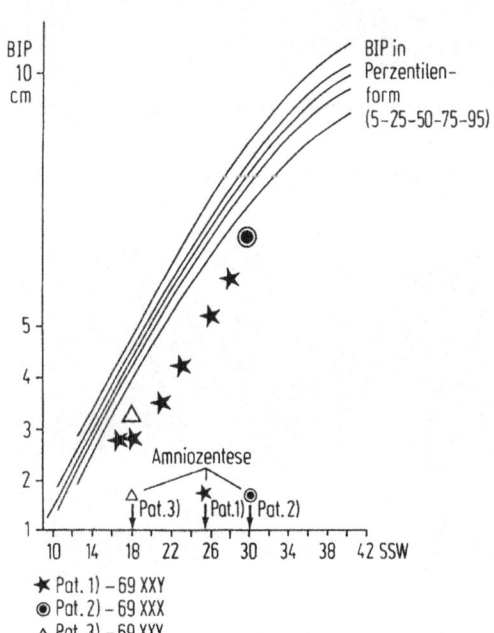

Abb. 1. Frühe Wachstumsretardierung in 3 Fällen mit Triploidie

Ultraschalldiagnostik 86
Herausgegeben von M. Hansmann u. a.
© Springer-Verlag

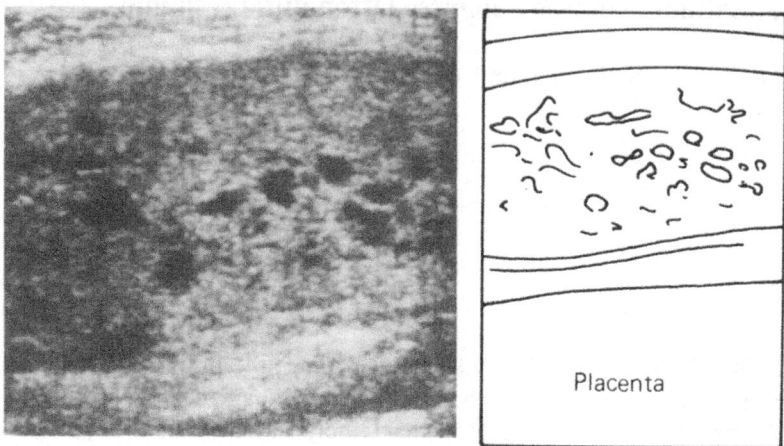

Abb. 2. Plazenta bei Pat. 1

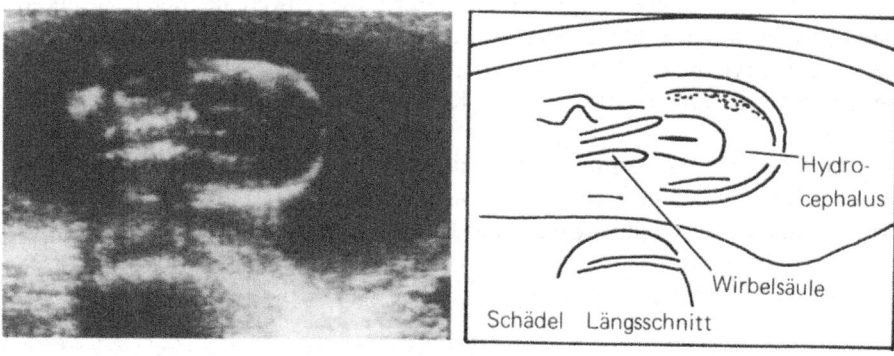

Abb. 3. Hydrozephalus und Holoprosenzephalie bei Pat. 3

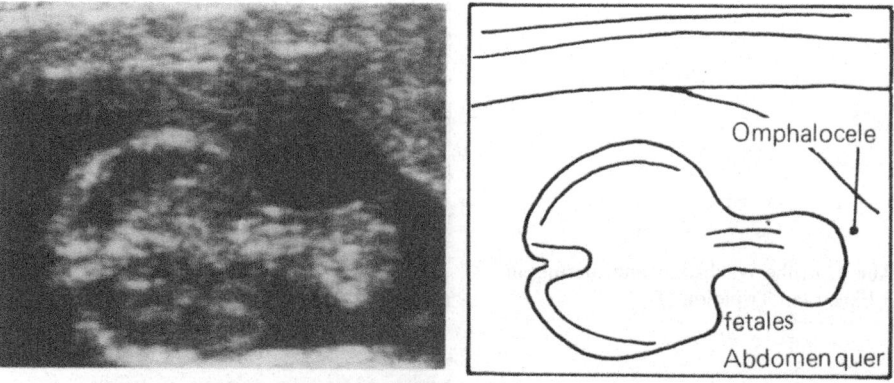

Abb. 4. Wirbelspaltung und Omphalozele bei Pat. 3

tig, weil eine Amniozentese bei den im allgemeinen jungen Müttern nicht routinemäßig vorgesehen wird. Unsere Patientinnen waren 27–29 Jahre alt. An sonographischen Auffälligkeiten imponiert in erster Linie im allgemeinen eine extreme
frühe Wachstumsretardierung (Abb. 1).

Häufig sind Plazentaveränderungen besonders auffällig. Die Plazenten sind
groß und zeigen Areale hydatiformer Degeneration ohne Throphoblastenhyper-
plasie. Partiale hydatiforme Molen können vorkommen (Abb. 2).

Die Fruchtwassermenge ist häufig im Sinne eines Oligohydramnion verändert. In Abhängigkeit von den Begleitfehlbildungen finden sich auch Hydramni-
en.

Als Begleitfehlbildungen treten dysplastische oder fehlende Nieren, Hirnfehl-
bildungen wie Holoprosenzephalie und Hypoplasie der Basalganlien des Kleinhirns und anderer Hirnareale auf (Abb. 3 und 4).

Weniger häufig, jedoch ebenfalls sehr charakteristisch sind lumbale Myelome-
ningozelen, Kiefer-Gaumen-Spalte und Herzmißbildungen wie Atriumseptumde-
fekt, Ventrikelseptumdefekt, persistierender Ductus arteriosus und Pulmonalar-
terienhypoplasien.

Seltenere Mißbildungen sind Omphalozelen und Zwerchfellhernien.

Drei Fälle von Triploidie wurden an der Universitäts-Frauenklinik Kiel pränatal dadurch diagnostiziert, daß auffällige sonographische Befunde zur Amniozentese und Chromosomenuntersuchung veranlaßten. So ließ sich bei allen von
uns beschriebenen Fällen eine extreme frühe Wachstumsretardierung nachweisen
(Abb. 1).

In Tabelle 1 sind die auffälligen Ultraschallbefunde als Indikationen zur Amniozentese bei den Patientinnen zusammengefaßt.

Tabelle 1. Sonographische Indikationen zur Amniozentese

	Pat. I	Pat. II	Pat. III
Plazentastruktur	Zystisch	Verdichtet	Zystisch
Fruchtwasser	Oligohydramnion	Oligohydramnion	Hydramnion bei lumbaler Zelle
Herzstruktur	Auffällig (path.-anatom. Korrelat: Verlagerung der Aorta, VSD, Hypoplasie und relative Linksver-lagerung des Truncus pulmonalis und der Aa. pulmonalis)	Herz scheint zu klein	Unauffällig
Niere	Unauffällig	Fetale Niere nicht dargestellt	Unauffällig
Schädel	Unauffällig	Unauffällig	Hydrozephalus (path.-anat. Korrelat: Holopros-encephalie-Syndrom, Fehlen des Corpus callo-sum und des Septum pel-lucidum)
Abdomen	Unauffällig	Unauffällig	Omphalozele

Literatur

Schinzel A (1983) Cataloque of unbalanced chromosome abberations. Gruyter-Verlag 747–759

Fryns IP, Vinken L, Geutjeng J et al. (1980) Triploid-diploid mosaicism in a deeply mentally retarded adult. Ann Genet (Paris) 25:232–234

Schröcksnadel A, Guggenbichler P, Rhomberg K et al. (1982) Komplette Triploidie (69 XXX) mit einer Überlebensdauer von 7 Monaten. Klin. Wochenbett, Wien 94:309–315

Zwischenbilanz der ersten 3500 Amniozentesen zur pränatalen Diagnostik an der Universitäts-Frauenklinik Kiel

U. Krieg, H. Anger, D. Weisner und C. Argiriou

Im Zeitraum von November 1976 bis zum Juni 1986 wurden an der Universitäts-Frauenklinik Kiel insgesamt 3500 Fruchtwasserpunktionen im 2. Trimenon der Schwangerschaft zur pränatalen Diagnostik durchgeführt. Von November 1976 bis Ende 1985 wird ein Überblick über die Entwicklung der Zahl der Amniozentesen dargestellt (Abb. 1).

1986 wurden bis zum Juni ca. 240 Fruchtwasserpunktionen durchgeführt, so daß für das Jahr 1986 mit ungefähr 500 Amniozentesen gerechnet werden kann. Unter den Indikationen für eine Amniozentese wird die weitaus größte Gruppe (83,9%) eindeutig durch die Zahl der Frauen bestimmt, die mit erhöhtem Alter ein Kind erwarten, gefolgt von der Gruppe der Patientinnen, die bereits ein Kind mit einem genetischen Defekt, einer Neuralrohrverschlußstörung oder sonstigen Mißbildungen haben (Tabelle 1).

Bei der Technik der Punktionen wurden 2 Methoden angewendet:
1. die Free-hand-needle-Technik,
2. die ultraschallunterstützte Punktion.

Von 1976 bis 1983 wurde ausschließlich die Free-hand-needle-Technik angewendet. 1984 wurde die ultraschallunterstützte Punktion eingeführt und seit 1985 findet jede Amniozentese unter Ultraschallkontrolle statt.

Von den 3500 Punktionen zeigten 76 Fruchtwasseranalysen einen auffälligen Befund entsprechend 2,17%. Am häufigsten wurde die Trisomie 21 festgestellt vor einer α_1-Fetoproteinerhöhung. Neben Chromosomenanomalien und der α_1-Fetoproteinerhöhung wurden auch Stoffwechseldefekte wie Morbus Pompe, Morbus Tay-Sàchs, Morbus Krabbe diagnostiziert (Tabelle 2).

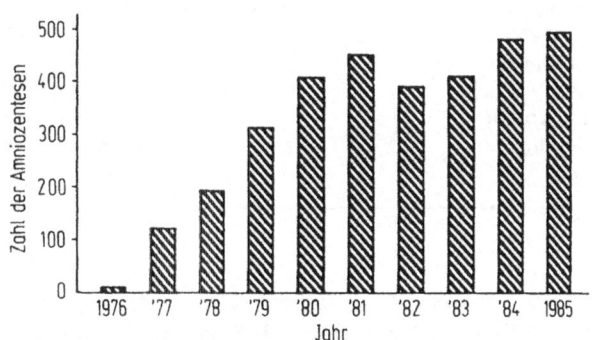

Abb. 1. Entwicklung der Amniozentesen an der UFK Kiel (11/76–12/85)

Ultraschalldiagnostik 86
Herausgegeben von M. Hansmann u. a.
© Springer-Verlag

Tabelle 1. Indikationen zur Aminozentese (11/76 – 6/85; $n =$ 3500) (Frauenklinik der Universität Kiel)

	n	%
Erhöhtes Alter der Patientin	2939	83,97
Erhöhtes Alter des Partners	18	0,51
Kind mit:		
a) Trisomie 21	138	3,94
b) Neuralrohrdefekt	71	2,02
c) sonstigen Mißbildungen	21	0,60
d) sonstigen Chromosomendefekten	14	0,40
e) M. Duchenne	7	0,20
Sonografisch v. a. Neuralrohrdefekt	46	1,31
Sonografisch v. a. Mißbildung	7	0,20
Belastete Familienanamnese:		
a) Trisomie 21	35	1,00
b) Neuralrohrdefekt	25	0,71
c) Sonstiges	64	1,82
Z. nach Extracorporaler Befruchtung	23	0,66
Z. nach Strahlenexposition	13	0,37
Medikamente in Frühgravidität	18	0,51
Psychische Belastung	50	1,43
Gesamt	3500	100,00

Tabelle 2. Normabweichende Ergebnisse der Aminozentesen im 2. Trimenon (11/76 – 6/86; $n = 3500$) (Frauenklinik der Universität Kiel)

	n	%
α_1-Fetoproteinerhöhung	18	0,51
Trisomie 21	21	0,60
Trisomie 18	4	0,11
69 XXY oder XXX	4	0,11
47 XXY	4	0,11
45 XO	3	0,09
46 XX/45 XO	2	0,06
46 XY bei Z. n. M. Duchenne	2	0,06
46 XY Mutter Konductorin für Hämophilie	1	0,03
47 XXX	2	0,06
47 XYY	2	0,06
M. Pompe	2	0,06
M. Tay-Sachs	1	0,03
M. Krabbe	1	0,03
Sonstige	9	0,26
Gesamt	76	2,17

Von diesen 76 auffälligen Untersuchungsergebnissen kam es in 55 Fällen ($= 1,57\%$) von 3 500 zu einer Interruptio aus medizinischer Indikation, wobei Trisomien und erhöhtes α_1-Fetoprotein die größte Anzahl darstellten (Tabelle 3).

Tabelle 3. Interruptiones in Abhängigkeit von Aminozentese-ergebnissen (3500 Aminozentesen v. 11/76 – 6/86) (Frauenklinik der Universität Kiel)

	n	n IR	%
Erhöhte α_1-Fetoproteinwerte	18	16	29,1
Trisomie 21	21	19	34,6
Weitere Trisomien (9/13/15/18)	7	6	10,9
47 XXY	4	2	3,6
45 XO	3	3	5,5
69 XXY oder XXX	4	3	5,5
Stoffwechseldefekte	4	3	5,5
46 XY bei Z. n. M. Duchenne	2	2	3,6
46 XY (Mutter Konduktorin für Hämophilie)	1	1	1,8
Gesamtzahl der Interruptiones		55	100

Die Indikation zur Interruptio wird einerseits durch eine Stellungnahme des Humangenetischen Instituts der Universität Kiel gestellt, andererseits ist es letztendlich jedesmal eine Ermessensfrage der Eltern, ob sie einen Schwangerschaftsabbruch wünschen oder nicht. Weiterhin sind die bekannt gewordenen Aborte nach Durchführung einer Amniozentese zusammengefaßt. In allen Fällen war das Ergebnis der Fruchtwasseranalyse ohne auffälligen Befund und bei keinem Feten gab es Hinweise auf Mißbildungen oder Verletzungen. Insgesamt wurden 34 Aborte erfaßt, entsprechend 0,97% bei 3500 Amniozentesen. 24 davon ereigneten sich innerhalb der ersten 3 Wochen entsprechend 0,69% (Tabelle 4).

Tabelle 4. Aborte nach Aminozentese (11/76 – 8/86; $n = 3500$)

	n	%
Erfaßte Aborte	34	0,97
Aborte innerhalb der ersten 3 Wochen nach Aminozentese	24	0,69
davon in den ersten 24 h	9	0,26
in der 1. Woche	6	0,17
in der 2. Woche	7	0,20
in der 3. Woche	2	0,06
Aborte 6–8 Wochen nach Aminozentese	6	0,17
Aborte ohne Angaben von Daten	4	0,11

Ein möglicher Zusammenhang mit der Amniozentese läßt sich bei 5 dieser Aborte herstellen, von denen in 4 Fällen eine Endometritis und in einem Fall das bei der Amniozentese gewonnene Fruchtwasser frisch blutig verfärbt war. Bei 5 weiteren Fällen läßt sich nachvollziehen, daß diese Schwangerschaften bereits zum Zeitpunkt der Amniozentese abortgefährdet waren. Sechsmal kam es 6–8 Wochen nach der Amniozentese zum Abort entsprechend 0,17% und 4 Aborte entsprechend 0,11% wurden bekannt ohne nähere Angabe von Daten. Da es bei keiner der 3 500 durchgeführten Amniozentesen zu einer Gefährdung der Mutter kam und auch die Abortrate, die aus statistischen Gründen der Amniozentese zugeschrieben wird (3 Wochen), unterhalb der Spontanabortrate in diesem Zeitraum liegt, kann man sagen, daß die Amniozentese zur Erkennung von fetalen Fehlbildungen und genetischen Störungen im 2. Trimenon ein sicheres und komplikationsarmes Verfahren ist.

Fetale Blutgewinnung zur Diagnostik und Therapie unter Ultraschallkontrolle

J. Keckstein, W. D. Jonatha, S. Tschürtz und R. Terinde

Die pränatale Diagnostik hat sich zu einem wichtigen Gebiet der Medizin entwikkelt. Bis vor kurzer Zeit bestand sie vornehmlich aus der Ultraschalluntersuchung sowie der zytogenetischen bzw. biochemischen Analyse von Fruchtwasser und dessen Bestandteilen. Direkter Zugang zum fetalen Anteil wurde von Hobbins 1974 durch Gewinnung von fetalem Blut unter fetoskopischer Sicht begonnen [2]. Das erhöhte Risiko der Fetoskopie gegenüber der Amniozentese veranlaßte uns unter der Leitung von Herrn Jonatha, ultraschallgesteuerte Nabelschnurpunktionen durchzuführen [1, 3, 4, 5]. Parallel wurden von Herrn Terinde in Düsseldorf Herzpunktionen zur fetalen Blutgewinnung vorgenommen.

Wir führten bisher 93 diagnostische Nabelschnurpunktionen (NSP) und 10 Herzpunktionen (HP) durch.

Indikationen zu diagnostischen Nabelschnurpunktionen:

1. Rhesusinkompatibilität:	NSP,	$n= 6$
Hb, Hk, HbF, Blutgruppe	HP,	$n= 2$
2. Schnelle Karyotypisierung: (NSP)		
– sonografisches Mißbildungssyndrom (NIHF, Hygroma Colli, Omphalozele)		$n=13$
– Retardierung		$n= 6$
– Altersfaktor (23. SSW)		$n=16$
3. Ausschluß einer intrauterinen Infektion (NSP+HP)		
– Röteln $n=30$, Toxoplasmose $n=6$, Zytomegalie $n=2$		$n=38$
4. Verdacht auf Hämoglobinopathie (NSP)		
– Thalassämie		$n= 9$
5. Verdacht auf Stoffwechselerkrankung (NSP) z. B. Biopterinsynthesedefekt		$n= 1$
6. Kontrolle von therapeutischen Maßnahmen (NSP) z. B. intrauterine intravasale Transfusion		$n= 2$

Therapeutische Maßnahmen:

1. Transfusion (NSP) $n=5$, Austauschtransfusion $n=1$	$n= 6$
2. Infusion von Albumin bei NIHF (HP)	$n= 2$
3. Fetocid (Luftinsufflation) NSP $n=1$, HP $n=3$	$n= 4$

Material und Methodik

Nach einer gründlichen Desinfektion der Bauchdecken und genauer sonographischer Lokalisation der Nabelschnur erfolgt die transabdominale Punktion mit ei-

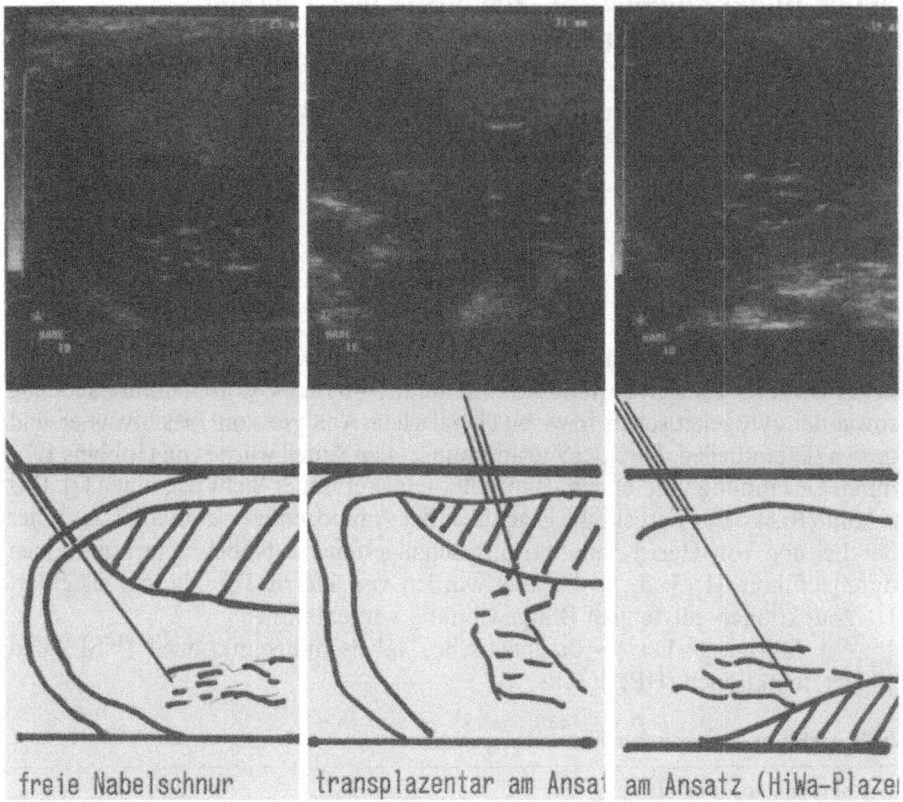

Abb. 1. Möglichkeiten der unterschiedlichen Nabelschnurpunktionen

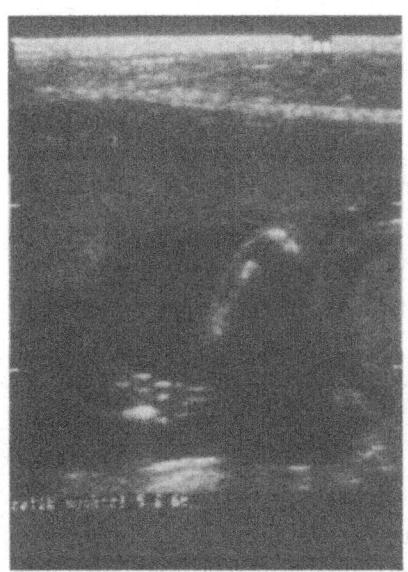

Abb. 2. Transplazentare Punktion der frei flottie-
renden Nabelschnur bei schwerer Rhesusinkom-
patibilität (zur Diagnostik und Therapie). *Rechts*
Anschnitt des Abdomen in Nabelhöhe mit ausgeprägtem Aszites

ner 0,9 mm starken Spinalnadel, wobei die Fruchtblase nicht durchstoßen wird. Über diese Nadel wird eine 0,5 mm starke Nadel in die Fruchthöhle eingeführt und die Nabelschnur punktiert. Als günstigste Punktionsstelle ist der Ansatz der Nabelschnur an der Plazenta anzusehen. Bei Vo-Wa-Plazenta ist ein transplazentares Vorgehen unumgänglich (s. Abb. 1 und 2).

Bei der intrauterinen intravasalen Transfusion benützt man eine 0,7 mm Spinalnadel. Die Transfusionsgeschwindigkeit beträgt 1–3 ml/min (Erythrozytenkonzentrat). Als Komplikation wurde während der Punktion oder Transfusion die Perforation der Nabelschnur beobachtet. Die dabei entstehende Blutung kann unter Ultraschallsicht kontrolliert werden und dauert – ähnlich wie bei Beendigung der Punktion – jedoch nie länger als 60 Sekunden.

Eine Infektion nach der Punktion wurde nicht festgestellt. Bei einer Patientin kam es innerhalb von einer Woche zu Wehentätigkeit. Die Schwangerschaft endete in einem Spätabort in der 23. Schwangerschaftswoche.

Eine Komplikation bei den Herzpunktionen wurde bisher nicht beobachtet.

Aufgrund der vorliegenden Ergebnisse können die Nabelschnurpunktion und die Herzpunktion als sichere Methode im Rahmen der pränatalen Diagnostik angesehen werden. Von 94 Punktionsversuchen konnte in 92 Fällen 100% fetales Blut gewonnen werden. Die intravasale Therapie ermöglicht eine wesentliche Verbesserung der Überlebenschancen schwer erkrankter Feten.

Trotz der bisher beobachteten niedrigen Komplikationsrate sollte diese Methode Untersuchern mit großer Erfahrung auf dem Gebiet der Sonographie bzw. der Amniozentese vorbehalten bleiben. Die Indikation zur NSP sollte streng gestellt werden, zumal sie jetzt bereits durch Chorionbiopsiematerial aus dem ersten Trimenon ersetzt werden kann.

Literatur

1. Hansmann M Ultraschallkontrollierte Therapie des Feten. Spezialreferat
2. Hobbins JC, Mahoney MJ (1974) In utero diagnosis of hemoglobinopathies. Technic for obtaining fetal blood. New Engl J Med 290:1065–1067
3. Keckstein G, Heim K, Jonatha WD (1982) Abortfrequenz und deren Problematik bei über 5000 Aminozentesen im 2. Schwangerschaftsdrittel. In: Dudenhausen J, Saling E (Hrsg) Perinatale Medizin. Thieme, Stuttgart
4. Nicolaides KH, Rodeck CH (1984) Fetoscopy. Brit J Hosp Med 396–405
5. Rodeck CH, Nicolaides KH (1983) Ultrasound guided invasive procedures in obstetrics. Clin Obstetr & Gynecol 10:515–539
6. Weise W (1985) Stand der pränatalen Diagnostik mittels direkter Eingriffe am Fetus. Zentralblatt für Gynäkologie 407:913–928

Einflußgrößen auf den uteroplazentaren Blutfluß, gemessen im gepulsten Ultraschall-Doppler-Verfahren

B. Arabin, P. L. Bergmann, J. Giffei und E. Saling

Blutflußspektren uteroplazentarer Gefäße wurden erstmals von Campbell und Mitarb. (1983) beschrieben. Dabei wurde auch auf den Zusammenhang zwischen gestörter Throphblasteninvasion und pathologisch erniedrigter enddiastolischer Geschwindigkeit in den Blutflußspektren uteroplazentarer Gefäße zwischen der 14. und 20. SSW hingewiesen. Nach eigenen Erfahrungen unterliegen jedoch Blutflußspektren uteroplazentarer Gefäße beträchtlichen Schwankungen. Ziel dieser Studie war es, Normwerte von Resistenz- und Pulsationsindex uteroplazentarer Gefäße sowie physiologische und pathologische Einflußgrößen des uteroplazentaren Blutflusses bei wehenlosem Uterus zu definieren.

Material und Methode

Bislang wurden bei 237 entbundenen Schwangeren 495 Messungen uteroplazentarer Gefäße mit Hilfe des gepulsten Ultraschall-Doppler-Verfahrens (Kranzbühler 8130 Duplex) durchgeführt. Folgende Kollektive wurden unterschieden: *Normalkollektiv* (n = 137) mit einem Geburtsgewicht > 10. und < 90. Gewichtsperzentile und guten neonatalen Zustandswerten, *Wachstumsretardierung* < 10. ≧ 3. Gewichtsperzentile (n = 30), *Wachstumsretardierung* < 3. Gewichtsperzentile (n = 27). Patientinnen mit Präeklampsie-Symptomatik wurden in 2 Gruppen eingeteilt: Bei 28 Schwangerschaften bestand eine leichte Sonoptomatik mit Blutdruckwerten ≧ 140 < 160 mmHg/≧ 90 < 110 mmHg, Proteinurie ≧ 0,5 g/l < 3 g/l, bei 15 Schwangeren bestand eine schwere Präeklampsie-Symptomatik mit Blutdruckwerten ≧ 160/≧ 110 mmHg, neurologischen und/oder visuellen Symptomen und/oder einer Proteinurie ≧ 3 g/l.

In allen Fällen wurde aus der qualitativen Analyse des Doppler-Spektrums der Pulsationsindex (PI) und der Resistenzindex (RI) ermittelt. Signifikanzberechnungen wurden nach dem Kruskal-Wallis- und nach dem Nememyi-Test durchgeführt.

Ergebnisse

Je nach Lage des uteroplazentaren Gefäßes zur Plazenta unterscheiden wir 4 Meßstellen: retroplazentar gelegene Gefäße, Gefäße am inneren oder äußeren Plazentarand, plazentafern gelegene Gefäße. Dabei fanden wir, daß der RI und

Ultraschalldiagnostik 86
Herausgegeben von M. Hansmann u. a.
© Springer-Verlag

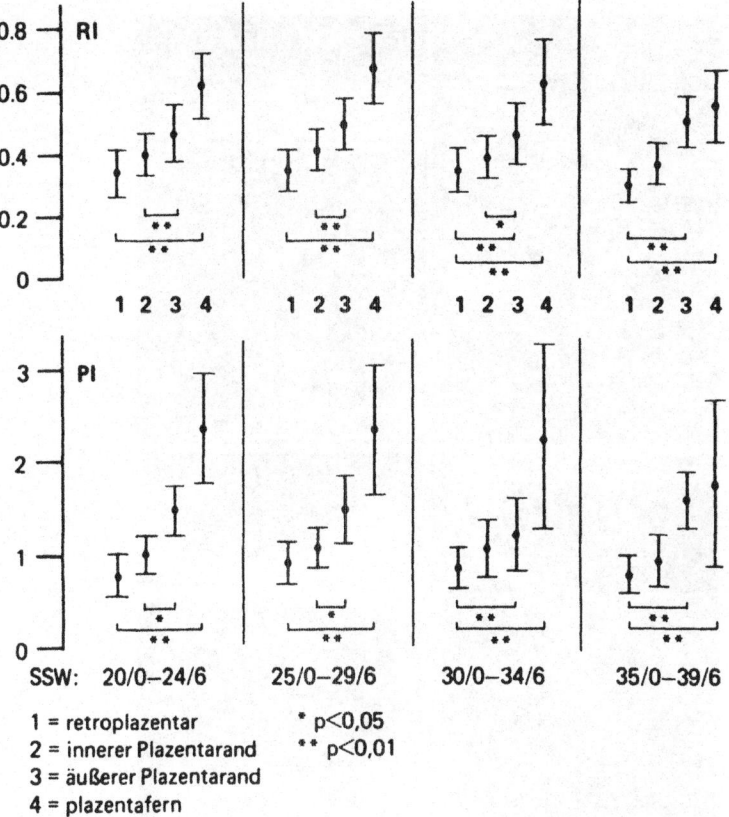

Abb. 1. Resistenz und Pulsationsindex (*RI/PI*) uteroplazentarer Gefäße aufgeschlüsselt nach Lokalisation und Gestationsalter

PI in retroplazentar gelegenen Gefäßen am niedrigsten und in plazentafern gelegenen Gefäßen am höchsten sind (Abb. 1). Beim Vergleich der RI- und PI-Werte gleicher Lokalisation in den verschiedenen Gestationsaltersgruppen konnte lediglich ein Trend zu niedrigeren Werten, d. h. geringerem nachgeschalteten Gefäßwiderstand gegen Ende der Gravidität gefunden werden.

Prinzipiell ist das Blutflußspektrum bei normaler Gravidität durch eine hohe enddiastolische Geschwindigkeit gekennzeichnet (Abb. 2 oben).

Beim Vergleich der Blutflußspektren, speziell bei schwerer Präeklampsie-Symptomatik, fallen niedrigere enddiastolische Geschwindigkeiten und eine häufig endsystolische Inzisur auf (Abb. 2 unten). Diese Veränderungen spiegeln sich auch in den Indexwerten wider: PI- und RI-Werte uteroplazentarer Gefäße zeigen bei Präeklampsie-Symptomatik einen hochsignifikanten Anstieg vorwiegend im Bereich der Gefäße des äußeren Plazentarandes. Gefäße, die in der Uteruswand hinter dem inneren Plazentarand liegen, unterscheiden sich nur bei schwerer Gestosesymptomatik hinsichtlich der PI- und RI-Werte vom Normalkollektiv (Abb. 3). Im Gegensatz hierzu fanden wir bei Wachstumsretardierung einen Anstieg von RI- und PI-Werten vorwiegend in Gefäßen der Uteruswand innerhalb des Plazentarandes.

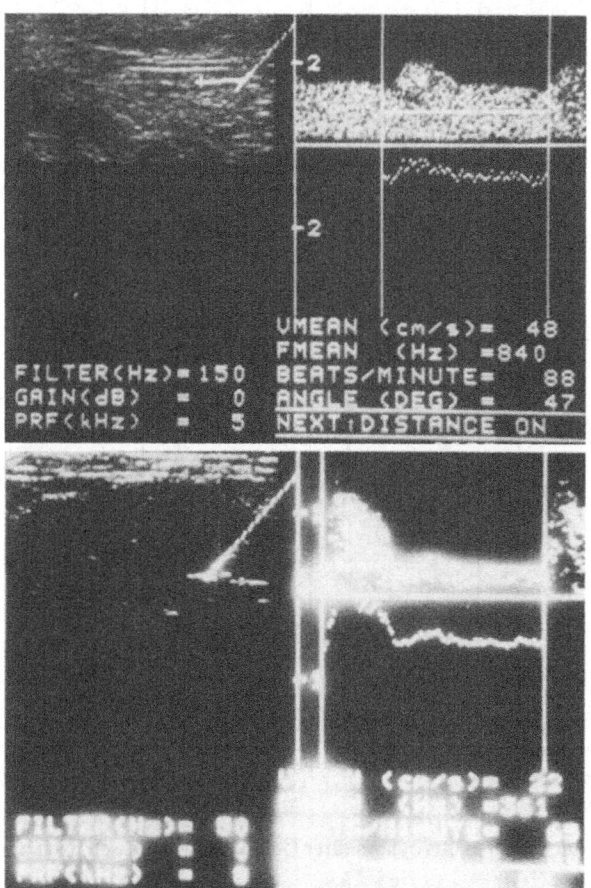

Abb. 2. Darstellung von Blutflußspektren uteroplazentarer Gefäße in der Gebärmutterwand innerhalb des Plazentarandes bei normaler Schwangerschaft (*oben*) und Präeklampsie-Symptomatik (*unten*)

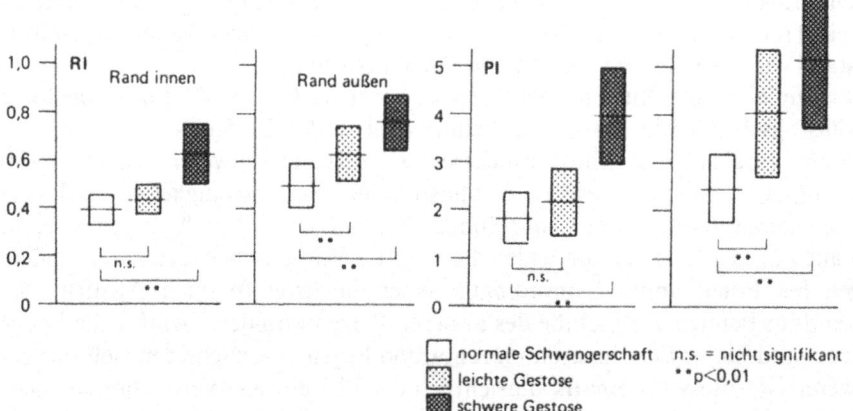

Abb. 3. Resistenz- und Pulsationsindex (*RI/PI*) uteroplazentarer Gefäße bei Präeklampsie-Symptomatik (30/0.–34/6.SSW)

Diskussion

Unsere Ergebnisse der Blutflußmessung in uteroplazentaren Gefäßen ergeben, daß bei intrauteriner Wachstumsretardierung und Präeklampsie-Symptomatik der Widerstand im nachgeschalteten Kreislauf zunimmt. Als Ursache der reduzierten Perfusion kommen funktionelle oder strukturelle Veränderungen prädezidualer uteroplazentarer Gefäße in Betracht (Künzel 1977; Robertson u. Mitarb. 1975). Strukturelle Veränderungen im Bereich der Spiralarterien, vorwiegend außerhalb des Plazentarandes, wurden analog zu unseren Ergebnissen von Robertson u. Mitarb. 1975 beschrieben. Die klinische Bedeutung von Messungen nach der 20. SSW halten wir allerdings nicht zuletzt wegen der geringen Reproduzierbarkeit – wiederholte Messungen derselben Gefäße sind in den seltensten Fällen möglich – im Vergleich zu den fetalen Gefäßen für weniger aussagefähig.

Literatur

Campbell S, Griffin DR, Pearce JN, Diaz-Recasens J, Cohen-Overbeek T, Willson K (1983) New doppler-technique for assessing utero-placental blood flow. Lancet I:675

Künzel W (1977) The utero-placental blood flow in poor intrauterine fetal growth. In: Salvadori V, Bacchi-Modena A (Hrsg) Poor intrauterine fetal growth. Minerva Medica, Turin

Robertson WB, Brosens J, Dickson G (1975) Utero-placental vascular pathology. Europ J Obstet Gynec Reprod Biol 5:47

Die klinische Bedeutung der Pulsdopplerflußmessung in der Geburtshilfe

W. D. Skodler, K. Philipp, N. Pateisky und R. Sagl

Ermutigt durch die ersten Ergebnisse unserer Messungen an den mütterlichen (A. arcuata) und den fetalen Gefäßen (A. umbilicalis und Aorta) versuchen wir diese Methode in die pränatale Diagnostik einzubauen. Bei Verdacht auf eine Retardierung und bei belastender Anamnese wird eine Doppler-Flußmessung durchgeführt. Es wird versucht, sowohl die mütterlichen als auch die fetalen Gefäße zu erfassen. Durch Optimierung der Meßtechnik gelingt es in gut 80% der Fälle eine der A. arcuatae an der plazentaren Seite zu messen, wobei es meist bei reinen Vorderwandplazenten zu unbefriedigenden Ergebnissen, wahrscheinlich technisch bedingt, kommt. Hingegen bereitet das Auffinden der A. umbilicalis oder der fetalen Aortadeszendens kaum Probleme und kann relativ rasch gelernt werden. Wir haben, wie schon Campbell des öfteren berichtete, beobachtet, daß Ernährungsstörungen des Feten, verursacht durch mindere Durchblutung des Uterus, durch Messungen der A. arcuata vorzeitig, bevor noch gravierende Auswirkungen an der fetalen Seite zu beobachten sind, erkannt werden können. Hier genügt oft nur Bettruhe und Schonung, um die Situation zu verbessern. Auswirkungen an der A. umbilicalis durch primäre mütterliche Insuffizienz, meist bei Gestosen sichtbar, treten nach unseren Beobachtungen ca. 8–20 Tage nach Entdeckung der Minderdurchblutung des Uterus auf. Genauere Zeiten können z. Z. nicht angegeben werden, da erstens der Eintritt des Zeitpunktes der mütterlichen Insuffizienz nicht bekannt ist und zweitens die plazentaren und uterinen Kompensationsmechanismen am Menschen noch zu wenig erforscht sind.

Bei erhöhtem Flußwiderstand der A. umbilicalis bleibt in den meisten Fällen die Aortendurchblutung normal. Erst bei Eintritt pathologischer Meßwerte, also einem diastolischen Block in der A. umbilicalis reagiert nach einer Latenzzeit von einigen Tagen, noch bevor im CTG pathologische Aufzeichnungen zu finden sind, die fetale Aorta so, daß auch hier ein diastolischer Block sichtbar wird. Dies findet man bei chronisch verlaufender schwerer Minderversorgung. Oft wird – da die Durchblutungsverhältnisse nicht bekannt sind – ein leicht pathologisches CTG zu mild beurteilt. In Kombination mit den Flußmessungen bekommt dann das CTG oft ein anderes Gewicht. Es hat sich in solchen Fällen bewährt, bei noch normalem CTG aber pathologischen Flußmessungen die Schwangere stationär aufzunehmen, die Lungenreifung zu induzieren und bei engmaschigen CTG und Doppler-Ultraschallkontrollen in dem Moment, wo das CTG pathologisch wird, die schon evtl. geplante Sectio unter besseren Vorbedingungen durchzuführen.

Bei Vorliegen einer plazentaren Insuffizienz an der fetalen Seite kann diese mit Doppler-Ultraschall gut diagnostiziert werden. Hier findet man normale mütterliche und erhöhte bis pathologische Meßwerte an der A. umbilicalis, zusätzlich können oft plazentare Infarkte im normalen Ultraschall beobachtet werden. Bei Plazenten mit einem Gewicht post partum unter der 20. Gewichtsperzentile nach Kloos und Vogel werden bereits sehr früh schwere Retardierungen und pathologische Wellenformen bei meist normalen Werten der A. arcuata beobachtet. Auch hier kommt es oft nach kurzer Zeit zu einem diastolischen Block in der Aorta mit darauffolgendem pathologischen CTG. Bei Entwicklung dieser Symptomatik entsteht bei der Mutter meist eine Gestose mit nachträglichem Zusammenbruch der mütterlichen Blutzufuhr zur Plazenta.

Auch Nabelschnurumschlingungen und Knoten können – wie andere Autoren berichten – auf ihre hämodynamischen Auswirkungen recht gut beobachtet werden.

Auf der anderen Seite werden oft die genetisch kleinen Kinder als Retardierung geführt. Hier kann der Doppler-Ultraschall neben genauer Anamnese der elterlichen Gewichts- und Größendaten wertvolle Hilfe leisten. In wenigen dieser Fälle findet man völlig normale Verhältnisse im Blutfluß, meistens aber normale mütterliche und leicht erhöhte Werte der A. umbilicalis neben meist kontinuierlichen Größen- und Gewichtszunahmen der Feten. Hier genügen engmaschige ambulante Kontrollen, um nicht doch eine sich anbahnende Retardierung zu übersehen.

Tabelle 1 zeigt unser derzeitiges Kontrollschema bei Retardierungen:

Tabelle 1. Kontrollschema bei Retardierungen

A. arcuata	A. umbili-calis	Aorta	CTG	Prozedere
Normal	Normal	Normal	Normal	Amb. Ko.
Normal	Erhöht	Normal	Normal	Amb. Ko.
Normal	Patholog.	Normal	Normal	Stat. Beobachtung
Normal	Patholog.	Patholog.	Normal	Stat. Beobachtung
Patholog.	Normal	Normal	Normal	Amb. Ko. + Schonung (Bettruhe)
Patholog.	Erhöht	Normal	Normal	Stat. Beobachtung
Patholog.	Patholog.	Normal	Normal	Stat. Beobachtung
Patholog.	Patholog.	Patholog.	Normal	Stat. Beobachtung + Sectiobereitschaft
Patholog.	Patholog.	Patholog.	Patholog.	Sectio caes.

Literatur

1. Giffin D, Cohen-Overbeek T, Campbell S (1983) Fetal and uteroplacental blood flow. Clinics in Obstetrics and Gynaecology, Vol 10, No 3, December, 565–601
2. Skodler WD, Philipp K, Pateisky N, Stempel-Smekal G (1986) Erste Erfahrungen mit gepulstem Doppler-Ultraschall während der Schwangerschaft. Perinatale Medizin, Band XI. Georg Thieme, Stuttgart New York, ISBN 3-13-695001-1
3. Kloos K, Vogel M (1974) Pathologie der Perinatalperiode. Grundlage, Methodik und erste Erfahrungen einer Kyematopathologie. Thieme, Stuttgart, pp 1–361

Doppler-Flow-Untersuchungen bei intrauterinen Wachstumsretardierungen und unauffälligen Schwangerschaften

W. Schmidt, W. Rühle, W. Braun und R. Boos

Einleitung

In einer prospektiven Studie wurden von Mai 1985 bis September 1986 insgesamt 180 Patientinnen ab der 28. Schwangerschaftswoche mit Hilfe der Doppler-Flow-Methode untersucht. Darunter befanden sich 21 Schwangere mit den klinischen und biometrischen Zeichen der intrauterinen Wachstumsretardierung.

Material und Methodik

Das Untersuchungsprogramm umfaßte die fetale Aorta, Arteria umbilicalis und die mütterliche Arteria arcuata [1, 2]. Die Untersuchungen wurden mit dem gepulsten Doppler-Ultraschallgerät ADR 5000 der Firma SMS-Kranzbühler durchgeführt [5]. Als hauptsächliche Auswertungskriterien wurden die Bestimmung der A/B-Ratio, des Resistance-Index (A-B/A) (Porcelot 1974) sowie des Pulsatility-Indexes (A-B/V_{mean}) (Gosling u. King 1975) angewandt (s. Abb. 1) [4, 6].

Ergebnisse

Bei der Untersuchung der fetalen Aorta fand sich als aussagefähigster Parameter die A/B-Ratio. Grundsätzlich gilt als Zeichen der Retardierung ein abfallender enddiastolischer Flow bis hin zum enddiastolischen Block [3, 4, 7].

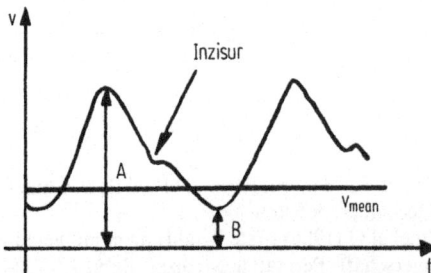

Abb. 1. Beurteilungskriterien für die „Flow Velocity Form". A/B-ratio: Quotient aus systolischem Maximum und diastolischem Minimum; RI (Resistance Index): $\dfrac{A-B}{A}$; PI (Pulsatility Index): $\dfrac{A-B}{V_{mean}}$

Ultraschalldiagnostik 86
Herausgegeben von M. Hansmann u. a.
© Springer-Verlag

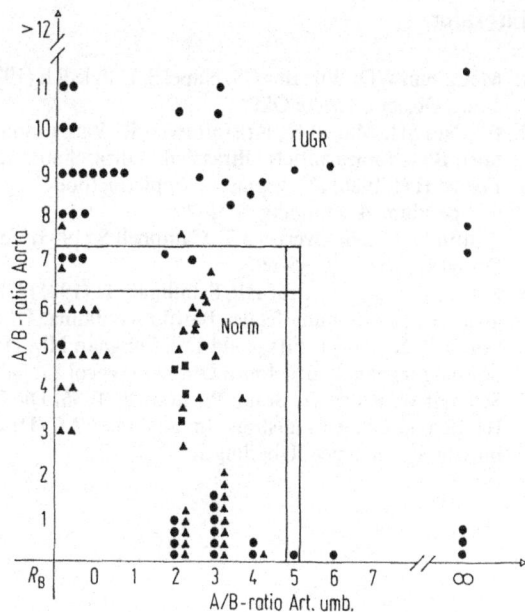

Abb. 2. Normale und pathologische Ergebnisse der Doppler-Flow-Untersuchungen

19 Patientinnen mit IUGR (=89%) zeigten eine Erhöhung der A/B-Ratio in der Aorta fetalis auf 7 oder mehr. 90% der Normalschwangerschaften zeigten eine normale A/B-Ratio bis ~6. Sensitivität und Spezifität der A/B-Ratio der fetalen Aorta zeigten somit ausreichend gute Werte. Die besondere Bedeutung der A/B-Ratio erwies sich auch in der Beurteilung der Flows in der Arteria umbilicalis. Lediglich ein Drittel der Patientinnen mit IUGR zeigten eine auf über 5 erhöhte A/B-Ratio, aber keine Patientin mit unauffälliger Schwangerschaft zeigte eine erhöhte A/B-Ratio. Dies bedeutet eine hinreichend hohe Spezifität bei gleichzeitig hoher Sensitivität. Das Charakteristikum eines pathologischen Arcuatasignals ist das Auftreten einer frühdiastolischen Inzisur. Es ist hochspezifisch, war aber nur in der Hälfte aller Fälle mit intrauteriner Wachstumsretardierungen nachweisbar (11 von 21). Die frühdiastolische Inzisur in der Arteria arcuata war in erster Linie als Entscheidungshilfe bei einer grenzwertigen A/B-Ratio in der Aorta fetalis zu werten. In der Abb. 2 sind die Ergebnisse der vorliegenden Studie zusammenfassend dargestellt. Aus den bisher vorliegenden Ergebnissen können die nachstehend genannten klinischen Schlußfolgerungen gezogen werden:

1. Die Doppler-Flow-Untersuchung gibt bei der Fragestellung „fetale Wachstumsretardierung?" zusätzliche wertvolle Hinweise.
2. Bei biometrisch sicheren IUGRs sind – nach unserer Meinung – Doppler-Flow-Kontrollen in 3–5tägigen Abständen notwendig.
3. Zusätzlich sollen bei pathologischen Doppler-Flow-Ergebnissen engmaschige CTG-Kontrollen veranlaßt werden.
4. Pathologische Doppler-Flow-Untersuchungsergebnisse können als Erweiterung der Indikation zur primären Sectio betrachtet werden.

Literatur

1. McCallum WD, Williams CS, Napel S, Daigle RE (1978) Fetal blood velocity waveforms. Am Journ Obstet Gynecol Okt 15
2. Eik-Nes SH, Marsal K, Kristofferson K, Vernersson E (1981) Noninvasive Messung des fetalen Blutstromes mittels Ultraschall. Ultraschall 2:226–231
3. Fendel H (1/1986) Die gepulste Dopplermethode, ein neues Diagnostikum in der Geburtshilfe. Speculum, 4. Jahrgang, S 23–26
4. Griffin D, Cohen-Overbeck T, Campbell S (1983) Fetal and uteroplacental blood flow. Clin Obstet Gynecol 10:565–602
5. Kurz CS, Klosa W, Graf HP, Schillinger H (1985) Ultraschall-Doppler-Verfahren zur nicht-invasiven Bestimmung fetaler Blutflußvolumina. Ultraschall 6:90–96
6. Stuart B, Drumm J, Fitzgerald DE, Duignan NM (1980) Fetal blood velocity waveforms in normal pregnancy. Brit Journ Obstet Gynecol 87:780–785
7. Schmidt W, Rühle W, Braun W, Boos R (1986) Die Ultraschall-B-Bild-Dopplermethode bei IUGR und Diabetes mellitus. In: Schindler AE (Hrsg) Prävention in Gynäkologie und Geburtshilfe. Terramed, Überlingen

Doppler-Blutflußmessungen an der uteroplazentofetalen Einheit bei fetaler Wachstumsretardation

K. Vetter, S. Baer, F. Fallenstein, R. Huch und A. Huch

Die intrauterine Wachstumsretardation des Feten kann auf sehr unterschiedlichen Mechanismen beruhen. Einen nicht unerheblichen Teil stellen Veränderungen der Hämodynamik in Uterus oder Plazenta dar. Eine Methode, die eine Differenzierung hämodynamischer von nicht hämodynamischen Problemen, möglichst noch mit Lokalisation in ein bestimmtes Gefäßgebiet zuläßt, wäre für die Bearbeitung dieser Fragestellung eine große Hilfe. Die Spektralanalyse von Doppler-Signalen, die nicht-invasiv von mütterlichen oder fetalen Gefäßen gewonnen werden, erlaubt es, Aussagen über das Strömungsverhalten korpuskulärer Bestandteile in diesen Gefäßen zu machen. Mit einem Duplexscanner 8130/8106 der Firma Kranzbühler mit einem 2,0 MHz gepulsten Doppler wurden die Messungen an der uteroplazentofetalen Einheit durchgeführt. In den letzten Jahren hatten wir Gelegenheit, diese Untersuchungen an über 100 Schwangeren mit fetaler Wachstumsretardation vorzunehmen. Von den gut 40 normotensiven und anderweitig symptomlosen Schwangeren werden einige Fälle beispielhaft dargestellt, um unsere Erfahrungen systematisch zu illustrieren. Es geht dabei um die Frage, ob fetales Untergewicht hämodynamischen Veränderungen an der uteroplazentofetalen Einheit zugeordnet werden kann, wie dies bei der Präeklampsie möglich ist. Untersucht wurden die Aa. arcuatae als Indikatoren der präplazentaren Hämodynamik, die Aa. umbilicales als Vermittler des intraplazentaren Widerstandes und schließlich die Aorta descendens als Indikator des fetalen Kreislaufverhaltens.

Drei Fälle mit intrauteriner Wachstumsretardation bei sonst unauffälliger Schwangerschaft nach der 37. Woche zeigen exemplarisch, daß keine systematische Lokalisation eines hämodynamischen Problems gefunden wurde; denn einmal war der diastolische Blutfluß in den Aa. arcuatae beeinträchtigt, einmal in den Aa. umbilicales und einmal in der Aorta descendens bei jeweils normalen Blutflußspektren in den anderen Gefäßgebieten. Die einzige Gemeinsamkeit war eine erheblich reduzierte mittlere Blutflußgeschwindigkeit in der fetalen Aorta.

In keinem dieser Fälle mit eher diskreten hämodynamischen Veränderungen wurde ein Hinweis auf eine Gefährdung des Feten mittels CTG nachgewiesen, und es kam in allen Fällen zur vaginalen Entbindung (Tabelle 1).

Daneben steht ein viertes Beispiel für eine andere, vital gefährdete Gruppe der symptomlosen normotensiven Schwangerschaft mit Wachstumsretardation. Hier fiel schon mit 29 Schwangerschaftswochen ein relativ kleiner Fetus auf. Das CTG war vollkommen unauffällig und lediglich die Blutflußspektren von Nabelschnurarterie und fetaler Aorta waren hochpathologisch bei unauffälligem Fluß in den

Tabelle 1. Blutflußgeschwindigkeit der beschriebenen Fälle

	Diastolisch			Mittlere
	A. arcuata	A. umbilicalis	Aorta	Aorta
1	↓			↓↓
2		↓		↓↓
3			↓	↓↓
4		↓↓	↓↓	↓

Aa. arcuatae. Infolge dieser reproduzierbaren Befunde wurde die Schwangere intensiv überwacht und erst 4 Wochen später – bei gegebener Lungenreife und jetzt auch suspekten CTG-Befunden – wurde eine Sectio caesarea durchgeführt. Der Knabe von 1 370 g zeigte keinerlei Adaptationsprobleme (Tabelle 1).

In diesem Fall muß das hämodynamische Problem *in* die Plazenta lokalisiert werden, wo offensichtlich auf der fetalen Seite eine erhebliche hämodynamische Veränderung aufgetreten war, die initial nutritive, später auch respiratorische Probleme für den Feten bot. Besonders anzumerken ist, daß auch in anderen vergleichbaren Fällen hochpathologische Muster im Blutfluß der uterofetoplazentaren Einheit Tage oder Wochen vor Veränderungen des CTG nachgewiesen werden können.

Dies bedeutet, daß sich einerseits – wenn häufig auch nur diskrete – hämodynamische Korrelate mit unterschiedlicher Lokalisation für ein vermindertes fetales Wachstum ohne Gefährdung des Feten finden lassen, speziell eine Verminderung der mittleren Blutflußgeschwindigkeit in der Aorta descendens, die am ehesten als eine Art offensichtlich erfolgreicher Sparmaßnahme des fetalen Kreislaufs angesehen werden kann. Andererseits können Fälle mit vitaler Gefährdung des Feten erheblich früher als bisher durch pathologische Blutflußspektren seligiert werden. Weitere Untersuchungen werden zeigen müssen, ob sich unsere Vermutung bestätigt, daß die Blutflußmessung an der uteroplazentofetalen Einheit eine sichere und frühe Differentialdiagnose relativ blander von vital bedeutungsvollen hämodynamischen Veränderungen für den Feten mit intrauteriner Wachstumsretardation ermöglicht.

Der Zusammenhang zwischen Plazentadurchblutung und Neugeborenengewicht

R. Sagl, W. D. Skodler, K. Philipp, N. Pateisky und E. Reinold

An der I. Univ.-Frauenklinik Wien werden seit Januar 1985 Flußmessungen mit gepulstem Doppler-Ultraschall durchgeführt. Das System besteht aus einem Linearscanner (Sonolayer SAL 50, Toshiba Corp.), der mit einer Puls-Doppler-Einheit (SDL-OIA) verbunden ist. Der Linearscanner arbeitet mit einer Frequenzbreite von 2–7 MHz, die Puls-Doppler-Sonde mit 2,4 MHz, der Doppler-Strahl ist mit einem fixen Winkel von 55 Grad eingestellt. Die Highpass-Filter arbeiten in einem Frequenzbereich von 100, 200 und 300 Hz. Außerdem besteht die Möglichkeit, die Größe des Doppler-Fensters zu variieren. Wesentlich ist, daß mit dieser Gerätekombination mit 2 getrennten Schallköpfen der Real-time-Scand *und* die Doppler-Sonde *gleichzeitig* ohne Real-time-Bildverlust verwendet werden können. Ohne diese Kombination besteht kaum eine Möglichkeit, die mütterlichen und fetalen Gefäße in relativ kurzer Zeit darzustellen und messen zu können.

Die Flußmessungen werden an den uterinen Arterien (Aa. arcuatae), an den Nabelarterien und der fetalen Aorta durchgeführt. Die Arkardenarterien sind Äste der A. uterina und versorgen über die Radialarterien und die nachgeschalteten Basal- und Spiralarterien die Plazenta mit mütterlichem Blut. Zur Auffindung der Arkardenarterien wird der Linearscanner über der Uteruswand, die hinter der Plazenta liegt, eingestellt. Durch Kippen des Linearscanners wird der Puls-Doppler-Strahl solange verändert, bis durch das akkustische Signal und durch die charakteristische Wellenform des M-mode-Bildes eine der Arkardenarterien identifiziert wird. Bei der Beurteilung der Kurven wird das Verhältnis von enddiastolischer Flußgeschwindigkeit zur Peakgeschwindigkeit berechnet und in % angegeben. Normale Flußkurven zeigen eine hohe enddiastolische Geschwindigkeit, der Blutfluß ist nicht gestört, die Durchblutung der Plazenta ausreichend. Die enddiastolische Flußgeschwindigkeit beträgt bei normalen Kreislaufverhältnissen mehr als 60% der Peakgeschwindigkeit. Bei einer Erhöhung des Gefäßwiderstandes, z. B. durch Gefäßspasmen oder morphologische Veränderungen im Rahmen einer EPH-Gestose der Mutter, wird eine deutliche Abnahme der enddiastolischen Geschwindigkeit registriert, die auf eine Minderdurchblutung hinweist. Bei einer Abnahme unter die Hälfte der Peakgeschwindigkeit liegt ein eindeutig pathologischer Wert vor.

Das Auffinden einer der A. umbilicalis in der Nabelschnur bereitet in der Regel keine Schwierigkeiten. Die Norm bei der A. umbilicalis ist abhängig von der SS-Dauer. Wird in der Diastole auch bei der niedrigsten Filterfrequenz kein Blutfluß registriert, liegen eindeutige pathologische Werte vor. Die Meßergebnisse zwischen Standardabweichung in pathologischen Werten werden als erhöhter Widerstand bezeichnet.

Die Flußmessungen wurden zwischen der 28. und 40. SSW bei 103 Schwangeren mit bis dahin unauffälligem Schwangerschaftsverlauf durchgeführt. Die Ergebnisse wurden mit dem Geburtsgewicht der Neugeborenen korreliert, um zu sehen, ob eine Beeinträchtigung der uteroplazentaren Durchblutung, die eine intrauterine Wachstumsretardierung zur Folge hat, erfaßt werden kann.

Bei 103 Schwangeren wurden im 3. Trimenon Puls-Doppler-Flußmessungen an den Umbilikalarterien durchgeführt und bei 90 dieser 103 Frauen wurden brauchbare Messungen der uterinen Arterien bei bis dahin unauffälligem Schwangerschaftsverlauf durchgeführt.

Die Befunde der Arkardenarterien waren bei 78 Schwangeren normal, 4 Kinder hatten jedoch ein Geburtsgewicht unter der 10. Perzentile nach Hohenauer.

Bei den pathologischen Befunden hingegen waren 9 von 12 Kindern dystroph, d. h. das Geburtsgewicht lag unter der 10. Perzentile für das entsprechende Gestationsalter. Die Erklärung ist darin zu suchen, daß die schlechte mütterliche Blutversorgung der Plazenta zu einer Plazentainsuffizienz und damit zu einer Wachstumsretardierung des Feten führt.

Bei der Gegenüberstellung der Flußmessungsergebnisse der Nabelarterie mit dem Geburtsgewicht zeigt folgendes Bild: Bei pathologischem Befund lag in den 4 Fällen das Geburtsgewicht immer unter der 10. Perzentile. Bei den 19 als erhöht bezeichneten Meßwerten fand man 9 Kinder unter der 10., 7 zwischen der 10.–25., 2 zwischen der 25.–50. und eines über der 50. Gewichtsperzentile. 80mal wurden normale Werte erhoben. 10 Kinder wurden zwischen der 10.–25., 24 zwischen der 25.–50. und 45 über der 50. Gewichtsperzentile geboren. Ein Kind war jedoch dystroph. In nur 5 Fällen lag also ein falsch-positiver Befund vor (Tabelle 1).

Tabelle 1. Gewichtsperzentile nach Hohenauer

	n	10	10–25	25–50	50
A. arcuata					
Normal	78	4	12	26	36
Path.	12	9	3		
Gesamt	90				
A. umbilicalis					
Normal	80	1	10	24	45
Erhöht	19	9	7	2	1
Path.	4	4			
Gesamt	103				

Literatur

1. Campbell S, Griffin DR, Pearce JM, Diaz-Recasens J, Cohen-Overbeek TE, Willson K, Teague JJ (1983) New technique for assessing uteroplacental blood flow. Lancet I:675–677
2. Skodler WD, Stempel-Smekal G, Pateisky N, Philipp K, Reinold E (1986) Messungen der uteroplazentaren Durchblutung mit gepulstem Doppler-Ultraschall. In: Otto Schnaars Ultraschalldiagnostik 1985. Georg Thieme, Stuttgart New York, ISBN 3136923014
3. Hohenauer L (1980) Intrauterine Wachstumskurven für den deutschen Sprachraum. Z Geburtshilfe-Perinatologie 184:167–179

Die sonographische Früherkennung des Mammakarzinoms

D. G. Kieback, C. C. Kieback und K. H. Pfeiffer

Die Eignung der Sonographie zur Beurteilung der Dignität solider Herdbefunde in der Mamma wurde lange angezweifelt. Nachdem diese Bedenken entkräftet werden konnten [1, 5], stellte sich die Frage nach dem Stellenwert der Mammasonographie innerhalb der diagnostischen Möglichkeiten zur Früherkennung des Mammakarzinoms. Die vorliegende Untersuchung wurde durchgeführt, um prospektiv festzustellen, inwieweit von der Ultraschalluntersuchung eine Erhöhung des Anteils frühzeitig diagnostizierter Mammakarzinome erwartet werden kann.

Hierzu wurden bei symptomatischen Patientinnen 1 500 Untersuchungen parallel klinisch, mammographisch und mammasonographisch durchgeführt. Die ersten 500 Untersuchungen wurden mit einer Kombination von 3,5-MHz-Linear-Real-time und 4,2-MHz-Sektor-Compound-Scanner vorgenommen, die folgenden 1 000 mit einem 5-MHz-Real-time-Sektorscanner. Nur mit 5 MHz kamen Karzinome zur Darstellung, die mammographisch und palpatorisch nicht nachweisbar waren. Diese Schallkopffrequenz wird daher in Übereinstimmung mit den Ergebnissen anderer Untersucher als technische Voraussetzung für eine zeitgemäße mammasonographische Diagnostik angesehen [4]. Im folgenden wird daher nur auf die Ergebnisse der 5-MHz-Technik bezug genommen.

63 invasive Karzinome und Carcinomata lobulares in situ (6,3%) wurden bei 1 000 Untersuchungen mit 5 MHz sonographisch dargestellt. Diagnostisch richtungsweisend waren in absteigender Gewichtung vor allem die sonographischen Merkmale „unscharfe Randkontur", „Inhomogenität der Binnenechos" sowie „Schallabschwächung hinter dem Tumor". Die genannten Echophänome werden auch von anderen Autoren als ausschlaggebend für die sonographische Dignitätsbeurteilung angesehen [3, 4]. 24, also 35,5% der sonographisch diagnostizierten Mammakarzinome, wurden bei unverdächtigem mammographischem und palpatorischen Befund ausschließlich durch die Ultraschalluntersuchung nachgewiesen: 12mal fanden sich sonographisch malignitätsverdächtige Strukturen bei Frauen, die wegen einer ausgeprägten „Mastopathie" untersucht wurden. Neben 2 Carcinomata lobulares in situ fanden sich 9 invasive Karzinome im Stadium T1 mit Durchmessern zwischen 0,5 und 1,9 cm, sowie ein Malignom im Stadium T2. Bei den beiden plurifokalen Karzinomen, die in dieser Gruppe histologisch gesichert wurden, waren bereits im Ultraschall mehrere Herde dargestellt worden.

Drei palpatorisch als benigne Zysten angesehene Befunde erwiesen sich sonographisch als malignomverdächtig. Zwei davon waren mammographisch nicht sichtbar, in einem Fall war die Zyste, die das Karzinom enthielt, im Röntgenbild unverdächtig. Es sei darauf hingewiesen, daß die Punktionszytologie des Zysteninhaltes mit PAP II beurteilt wurde.

Ultraschalldiagnostik 86
Herausgegeben von M. Hansmann u. a.
© Springer-Verlag

Bei 3 glatten, soliden, mobilen Arealen, die vom Tastbefund her als Fibroadenome eingestuft worden waren, bestätigte sich der sonographisch geäußerte Malignomverdacht. Ein Tumor erschien mammographisch als benigne Opazität, die beiden anderen stellten sich nicht dar.

Bei der Nachsorgeuntersuchung von Frauen, bei denen auf einer Seite bereits wegen eines Mammakarzinoms eine Mastektomie durchgeführt worden war, fand sich in der kontralateralen Mamma einmal ein Ca. lobulare in situ und bei einer weiteren Patientin ein 1,8 cm großes Karzinom. Beide Befunde waren nicht tastbar und mammographisch negativ.

Ein 2,4 cm großes Karzinom wurde sonographisch in einer dichten Narbe nach Exzisionsbiopsie eines benignen Knotens gefunden. Palpatorisch und mammographisch wurden narbige Veränderungen beschrieben.

Die Ultraschalluntersuchung einer Patientin mit intramammärer Prothese und Kapselschrumpfung nach subkutaner Mastektomie ergab bei nicht auswertbarem mammographischem und klinischem Befund ein 2,1 cm großes mamillennahes Karzinom mit beginnender Kutisinfiltration.

Ein weiteres Mammakarzinom konnte anläßlich der Suche nach dem Primärtumor bei nachgewiesener Skelettmetastasierung präoperativ nur im Ultraschall nachgewiesen werden. Auch diesmal wurde die plurifokale Wachstumsform vom Untersucher beschrieben.

Ebenfalls primär sonographisch wurde ein Karzinom bei einer 38j., I. Grav., in der 36. SSW erkannt, die über eine seit kurzem bestehende Induration einer Brust klagte. Klinisch ließ sich kein Herdbefund nachweisen. Das 10 cm große Karzinom war im Ultraschall gut darstellbar, die Mammographie hingegen zeigte in der schwangerschaftsbedingt dichten Brust nur eine wolkige Struktur mit vereinzelten nicht gruppierten Mikroverkalkungen. Die Abb. 1a faßt die klinischen und histologischen Merkmale der beschriebenen Tumoren zusammen.

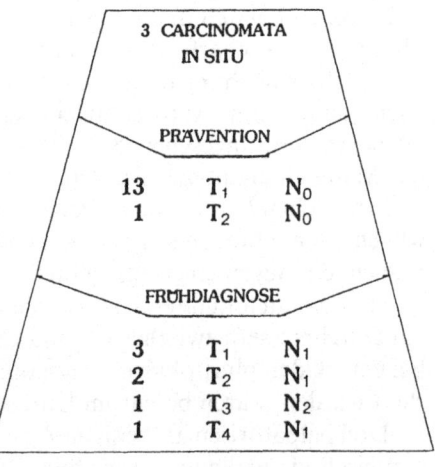

Indikationen zur Sonographie	n	Histologie
Mastopathie ohne palpablen Herdbefund	3	C.l.i.s. 0.6 cm - 1.0 cm
	12	Karzinome 0.5 cm - 1.9 cm
PALPATIONSBEFUND: Zyste	2	Karzinome 1.2 cm - 1.3 cm
	1	intrazystisches Karzinom
Fibroadenom	3	Karzinome 1.4 cm - 2.4 cm
Narbe	1	Karzinom 2.4 cm
Kapselschrumpfung bei Prothese	1	Karzinom 2.1 cm (T₄)
Diffuse Induration in graviditate	1	Karzinom 10.0 cm

a   b

Abb. 1. Klinische und histologische Merkmale sowie Tumorstadien der 24 nur sonographisch erkennbaren Malignome

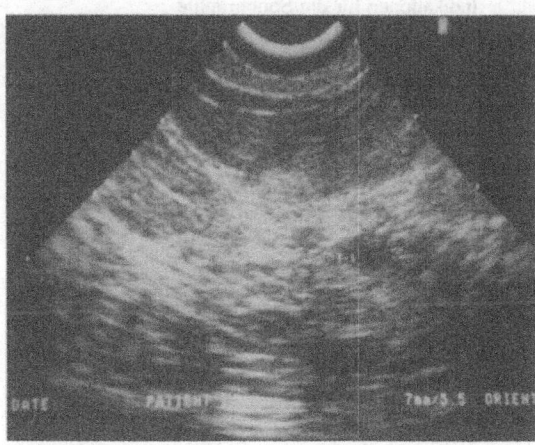

Abb. 2. Sonographisches Bild eines Carcinoma lobulare in situ der Mamma von 0,6 cm Größe

Insgesamt wurden in der vorliegenden Untersuchung 3 CLIS, 13 T1N0, 3 T1N1, 1 T2N0, 2 T2N1 und je 1 T3 und T4 nur durch die Sonographie als malignitätsverdächtig erkannt. Wie aus der Abb. 1b hervorgeht, darf in 2/3 der Fälle bei präkanzerösen Veränderungen oder negativen Lymphknoten von einer Prävention des invasiven Karzinoms bzw. einer Frühdiagnose gesprochen werden. Die Mammasonographie ist also in der Lage, auch ohne richtunggebende Vorbefunde die Diagnose selbst kleiner Karzinome zu ermöglichen (Abb. 2). Auch in den fortgeschrittenen Fällen wurde die Einleitung adäquater Therapiemaßnahmen durch die sonographische Diagnostik beschleunigt.

Da die Mammasonographie ein vergleichsweise zeitaufwendiges Untersuchungsverfahren ist, ist ihr Einsatz als Screening-Methode insbesondere in der Praxis problematisch. Es läßt sich jedoch aus unseren Untersuchungsergebnissen ableiten, welche Frauen im Hinblick auf die Früherkennung des Mammakarzinoms am meisten von einer Ultraschalluntersuchung der Brust profitieren (Abb. 3).

Jeder mammographisch oder palpatorisch festgestellte Herdbefund sollte sonographisch differenziert werden. Wie anhand des nur sonographisch erkannten intrazystischen Karzinoms mit unauffälliger Zytologie des Zysteninhaltes deutlich wurde, reicht eine durch Blindpunktion gewonnene Punktatzytologie allein zum Karzinomausschluß nicht aus.

In dichtem Gewebe ist der Karzonomnachweis sonographisch sicherer als mit der Mammographie möglich [1]. Die Indikation zur Sonographie ist daher immer dann gegeben, wenn die Aussagefähigkeit der Mammographie eingeschränkt ist.

Als Beispiele sind zu nennen: Mastopathie in jedem Lebensalter, dichter Drüsenkörper. Auch bei Patientinnen mit intramammärer Prothese ist wegen fehlender mammographischer Beurteilungsmöglichkeit die Sonographie das Untersuchungsverfahren der Wahl [2].

Patientinnen mit erhöhtem Erkrankungsrisiko, z. B. durch eine belastete Familienanamnese, sollten ebenfalls generell mammasonographisch untersucht werden.

Indikationen für die Sonographie

bekannter Herdbefund	- palpatorisch - mammographisch
eingeschränkt beurteilbare Mammographie	- Mastopathie - Alter < 35 J - Mammaprothese
" high - risk "– Patientin	- z.B. belastete Anamnese

Indikationen für die Sonographie
als Primäruntersuchung

Vermeidung von Strahlenbelastung	- Schwangerschaft - Adoleszenz - engmaschige Verlaufskontrollen

Abb. 3. Die Indikationsstellung zur Mammasonographie

Als primäres apparatives diagnostisches Verfahren bietet sich die Ultraschalluntersuchung immer dann an, wenn eine Strahlenbelastung möglichst vermieden werden soll, also z. B. in der Schwangerschaft, in der Adoleszenz und bei Befunden, die engmaschige Verlaufskontrollen erfordern.

Zusammenfassend läßt sich feststellen: Für die mammasonographische Untersuchung ist eine Schallkopffrequenz von 5 MHz in Real-time-Technik erforderlich.

Eine Wasserverlaufstrecke ist in manchen Fällen hilfreich. Die Indikationsstellung zur Mammasonographie nach den genannten Kriterien ermöglicht eine sinnvolle Patientenselektion bei realisierbarem Untersuchungsaufwand. Mammakarzinome können bei der sonographischen Untersuchung unter diesen Bedingungen in einer Häufigkeit von ca. 6,3% erwartet werden. Der Anteil ausschließlich durch Ultraschall darstellbarer Malignome und präkanzeröser Herde liegt bei 2,4%. Die frühzeitige Erfassung dieser Tumoren ist der Beitrag der Mammasonographie zur Früherkennung des Mammakarzinoms.

Literatur

1. Frischbier HJ (1985) Diagnostische Möglichkeiten. In: Beller FK (Hrsg) Atlas der Mammachirurgie. Schattauer, Stuttgart New York S 36
2. Kieback DG, Kieback CC (1986) Advanced breast cancer after subcutaneous mastectomy and immediate prosthetic reconstruction for benign breast diseases – a rare observation and a diagnostic problem. Breast Cancer Res Treat 7:119–120
3. Kozlowski P, Terinde R, Beck L (1986) Tumorkriterien in der Mammasonographie und ihre differentialdiagnostische Wertigkeit. Ber Gyn 122:915
4. Leucht W, Rabe D, Humbert KD, Schmidt W (1986) Beurteilung sonographischer Malignitätskriterien im Echomammogramm. Ber Gyn 122:915
5. Schmidt W, Teubner J, van Kaick G, von Fournier D, Kubli F (1981) Ultrasonographische Untersuchungsergebnisse bei der Mammadiagnostik. Geburtsh u Frauenheilk 41:533

Häufigkeit und Ursache mammasonographischer Fehldiagnosen

D. G. Kieback, C. C. Kieback und K. H. Pfeiffer

725 von 1500 mammasonographischen Befunden, die im Rahmen einer Brustsprechstunde erhoben wurden, konnten morphologisch abgeklärt werden. Die ersten 500 sonographischen Untersuchungen erfolgten mit einer Kombination von 3,5-MHz-Linear-Real-time mit einem 4,2-MHz-Sektor-Compound-Scanner, die übrigen mit einem 5-MHz-Sektor-Real-time-Schallkopf. Die morphologische Beurteilung wurde von einem Gynäkopathologen vorgenommen. Anhand einer Gegenüberstellung von Ultraschallbefund und feingeweblichem Korrelat wurden die Ursachen der häufigsten Fehldiagnosen untersucht, um das Leistungsspektrum der Mammasonographie weiter zu präzisieren. Folgende Diagnosen wurden sonographisch gestellt: „Unauffälliger sonographischer Befund", „Mastopathie", d. h. eine Inhomogenität des Parenchyms mit multiplen echoarmen Zonen, die allgemein als Mastopathie bezeichnet wird, „Zyste", „Fibroadenom", „Karzinom", „Benigner solider Herd", „Suspekter solider Herd", „Seltene Befunde".

Insgesamt war die Ultraschalldiagnose nach morphologischer Kontrolle in 87,7% zutreffend, die Zuverlässigkeit innerhalb der einzelnen diagnostischen Untergruppen ist in Tabelle 1 aufgeführt. Die 89 oder 12,3% Fehldiagnosen verteilen sich wie folgt:

1. 41 unauffällige sonographische Befunde wurden aus anderer Indikation biopsiert. Die Diagnose war in 36 Fällen richtig, bei 5 Untersuchungen falsch, ent-

Tabelle 1. Aufstellung mammasonographischer Diagnosen bei 1500 Untersuchungen; Häufigkeit, Anzahl morphologischer Abklärungen und bestätigter Diagnosen sowie prozentuale Treffsicherheit

Sonographische Diagnose	Häufigkeit der Einzeldiagnose	Morphologische Untersuchung	Sonographische Diagnose bestätigt	
	n	*n*	*n*	%
Unauffälliger sonographischer Befund	307	41	25	61
Zyste	376	267	259	97
Mastopathie	311	83	80	96,4
Fibroadenom	225	120	110	92
Karzinom	69	66	60	91
Benigner solider Herdbefund	72	40	35	87,5
Suspekter solider Herdbefund	57	53	27	51
Sonstige	83	55	40	72,8

Ultraschalldiagnostik 86
Herausgegeben von M. Hansmann u. a.
© Springer-Verlag

sprechend 12,2%: 2 nicht-palpable invasive Karzinome von 0,8 und 1,5 cm, 2 Carcinomata in situ und 1 Papillom wurden nicht gesehen. Die Biopsien erfolgten in den 4 erstgenannten Fällen aufgrund von Mikrokalzifikationen in der Mammographie. Diese sind nach neueren Untersuchungen zwar bei bekannter Lokalisation z. T. sonographisch darstellbar, als Suchmethode zur primären Entdeckung von Kalzifikationen ist der Ultraschall jedoch bisher nicht geeignet [5].

2. Bei der Diagnose der sogenannten Mastopathie wurden 83 Befunde histologisch abgeklärt, der sonographische Befund war in 80 Fällen entsprechend 96,4% zutreffend. In 3 Präparaten fanden sich keine pathologischen Veränderungen.

Häufig wurden hier die Restparenchyminseln einer Involutionsmamma als mastopathische Herde verkannt. Ein Karzinom wurde in dieser Gruppe, die sich mammographisch durch eine deutlich eingeschränkte Beurteilbarkeit auszeichnet, sonographisch nicht übersehen.

3. 267 als Zysten eingeordnete Befunde (Abb. 1 A) wurden punktiert oder biopsiert und 259 entsprechend 97% bestätigt. In 8 Fällen fand sich ein Fibroadenom. Karzinome wurden nicht übersehen. Zur Fehldiagnose führten häufig: ein extrem dichtes umliegendes Gewebe, das die Binnenstruktur echoleer erscheinen ließ, eine apparative Fehljustierung mit zu geringer Schallenergie und auf diese Weise nicht dargestellten Binnenechos sowie eine scheinbare zystentypische dorsale Pseudoschallverstärkung hinter einem Fibroadenom bei geringer Echodichte des umgebenden Gewebes.

4. 120 sonographisch diagnostizierte Fibroadenome (Abb. 1 B) wurden morphologisch untersucht, wobei 110 i.e. 92% bestätigt wurden. Fibroadenome wurden in keinem Fall mit Karzinomen verwechselt, was auf die scharf umrissenen sonographischen Kriterien des Fibroadenoms zurückzuführen ist. Häufig wurde eine Zyste fälschlich als solider Befund angesehen. In einigen Fällen

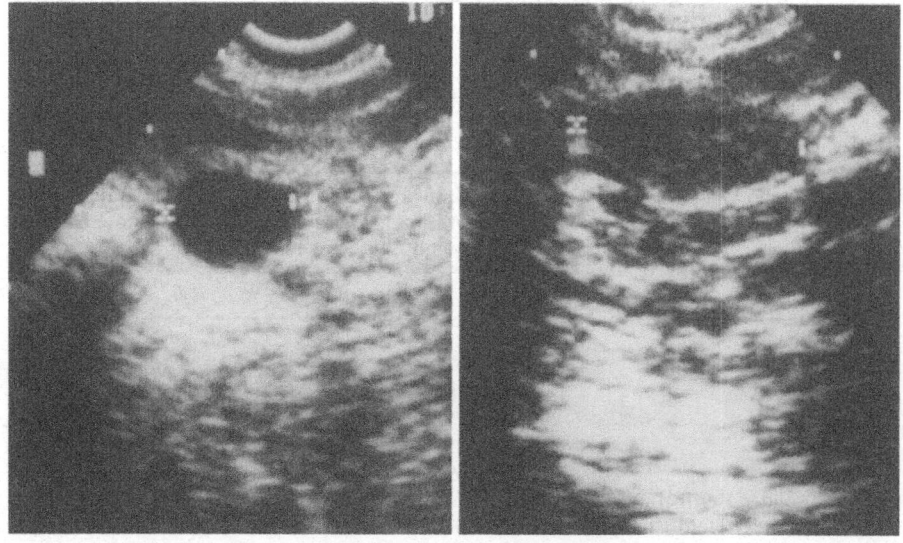

A   B

Abb. 1 A, B. Typisches sonographisches Bild. A Unverdächtige Mammazyste. B Fibroadenom

waren sonographisch beschriebene sehr kleine Fibroadenome histologisch nicht auffindbar.

Für diese Fehldiagnosen sind folgende Ursachen zu nennen: Eine dicke Zystenwand, die ein fibroadenomtypisches laterales "shadowing" verursachte, Streuechos in oberflächlich gelegenen Zysten bei zu hoch eingestellter Schallintensität oder bei gallertigem Zysteninhalt, die Grauzone der histologischen Auffindbarkeit bei Befunden von 3–6 mm oder die falsche Einordnung mastopathischer Inseln als Herdbefund. Ein Befund sollte nur dann als sonographischer Herdbefund beschrieben werden, wenn er in 2 Ebenen darstellbar ist.

5. Bei 69 Frauen wurde sonographisch ein eindeutiges Karzinom beschrieben. 66 histologische Befunde liegen vor. In 60 Fällen, d. h. in 91%, war die Diagnose richtig. Die 6 Fehldiagnosen verteilen sich auf 2 proliferierende Fibroadenome, 1 malignes Lymphom, 2 Restzustände nach Mastitis und 1 Skleroseherd. Die 91%ige Treffsicherheit ergibt sich aus 87% bei Verwendung einer kombinierten 3,5-MHz-Real-time- und 4-MHz-Compoundscan-Technik und einer Treffsicherheit von 95% bei Anwendung der 5-MHz-Real-time-Technik. In Übereinstimmung mit anderen Autoren wird daher darauf hingewiesen, daß heute eine 5-MHz-Real-time-Technik für die Mammasonographie Standard sein sollte [2, 3, 4].

Anlaß zur Fehldiagnose eines Karzinoms war besonders häufig die Imitation sonographischer Malignomkriterien, wie dorsale Schallauslöschung, echodichter

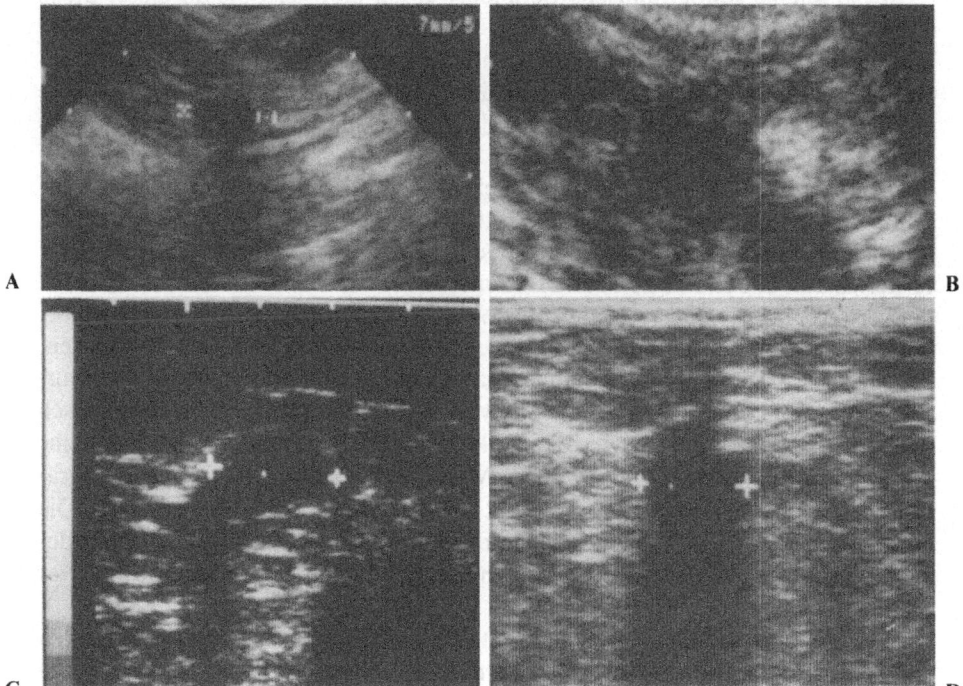

Abb. 2 A–D. Sonographische Kriterien des Mammakarzinoms und ihre Imitation durch benigne Befunde. **A** 1,2 cm großes Karzinom mit dorsalem Schallschatten, **B** 1,5 cm großes Karzinom, unscharf berandet, inhomogen, kein Schallschatten, **C** Mastitis, **D** Mamillenschatten

Randsaum, Inhomogenität, unscharfe Berandung oder positiver Kompressions-
test, z. B. durch eine Mastitis (Abb. 2C) oder ein proliferierendes Fibroadenom.
Auch der Mamillenschatten (Abb. 2D) kann hier zu Irrtümern führen. Zu wenige
„harte" Karzinommerkmale oder eine Kombination von nur „weichen" Kriterien
führten häufig zur Fehldiagnose. Es scheint sich allgemein durchzusetzen [3, 4],
daß eine unscharfe Randkontur und eine inhomogene Binnenstruktur in Kombination als „härteste" Merkmale eines Karzinoms anzusehen sind (Abb. 2B). In
ca. 27% [4] werden diese Kriterien durch das Vorliegen eines dorsalen Schall-
schattens vervollständigt (Abb. 2A).

6. 40 Herdbefunde ohne typische Fibroadenom-Kriterien wurden als benigner solider Tumor eingestuft und biopsiert. Die sonographische Diagnose wurde
bei 35 Tumoren, das sind 87,5%, bestätigt. 2 Karzinome von je 1,1 cm, 1 mastopathische Insel und 2 Fiberoseherde wurden verkannt. Bei diesen Karzinomen
fehlte die oben beschriebene Kombination sonographischer Malignitätskriterien.

7. 53 als „suspekter solider Herd" eingeordnete Befunde wurden biopsiert. Es
ließen sich jedoch nur 27 Malignome von 0,6–2,8 cm Größe nachweisen. Dies
entspricht einer Treffsicherheit von 51%. Anlaß für die Fehlbeurteilung als „suspekt" war hier wiederum die fehlende Kombination typischer sonographischer
Benignitäts- oder Malignitätskriterien. Außerdem entstanden diagnostische Irrtümer durch die Imitation der genannten Merkmale, z. B. durch Fiberoseherde,
mastopathische Inseln, Galaktophoritiden, Fremdkörpergranulome oder
Lymphknoten.

8. 55 seltene sonographische Befunde wurden biopsiert, die an dieser Stelle
nicht im einzelnen beschrieben werden können. Die sonographische Diagnose
ließ sich jedoch auch in dieser heterogenen Gruppe in 40 Fällen oder 72,8% bestätigen. Unter 15 Fehldiagnosen fand sich kein Karzinom.

Es ist ermutigend, daß sich gerade die sonographische Diagnose des Karzinoms wegen der inzwischen präzisierten diagnostischen Kriterien als sehr zuverlässig erwiesen hat. Die Diagnose „suspekter solider Herd" ist demgegenüber mit
„nur" 51% bestätigten Karzinomen vergleichsweise unsicher. 27 Malignome wiesen nicht die für die Karzinomdiagnose geforderte Kombination sonographischer
Kriterien auf. Die Indikation zur Exzisionsbiopsie eines soliden Tumors sollte bei
der vertretbaren Anzahl von Eingriffen ohne Malignomnachweis jedoch auch bei
Nachweis eines einzelnen sonographischen Malignitätskriteriums gestellt werden.
Vier invasive Karzinome und 2 Carcinomata in situ (0,87% von 725 Befunden) wurden sonographisch nicht erkannt. Sie wurden ausnahmslos wegen radiologisch
nachgewiesener gruppierter Mikroverkalkung biopsiert. Demgegenüber kann eine
Anzahl von Malignomen bei negativer Mammographie und Klnik nur sonographisch, insbesondere bei Patientinnen mit „Mastopathie", entdeckt werden [1]. Die
Sonographie führt gerade bei dieser in der klinischen Praxis häufigen Veränderung des Drüsengewebes zu einer echten Steigerung der Anzahl diagnostizierter
Karzinome [1].

Zusammenfassend lag die Fehlerquote der sonographischen Diagnose bei 725
morphologisch kontrollierten Mammauntersuchungen bei 12,3%. Damit ist die
Mammasonographie auch in bezug auf die Häufigkeit von Fehldiagnosen als
komplementäres Untersuchungsverfahren mit der klinischen Untersuchung und
der Mammographie auf eine Ebene zu stellen.

Durch die weitere Zunahme der individuellen Erfahrung der Untersucher und die fortschreitende technische Entwicklung läßt sich die Anzahl falsch beurteilter Befunde in Zukunft wahrscheinlich weiter reduzieren.

Literatur

1. Frischbier HJ (1985) Diagnostische Möglichkeiten. In: Beller FK (Hrsg) Atlas der Mammachirurgie. Schattauer, Stuttgart New York, S 36
2. Kieback DG, Kieback CC, Pfeiffer KH (1986) Sonographie der Mamma – Fortschritt in der Frühdiagnostik von Brustdrüsenerkrankungen. In: Schindler AE, Prävention in Gynäkologie und Geburtshilfe. Terramed, Überlingen, S 172
3. Kozlowski P, Terinde R, Beck L (1986) Tumorkriterien in der Mammasonographie und ihre differentialdiagnostische Wertigkeit. Ber Byn 122:915
4. Leucht W, Rabe D, Humbert KD, Schmidt W (1986) Beurteilung sonographischer Malignitätskriterien im Echomammogramm. Ber Gyn 122:915
5. Leucht W, Bauer M, Rabe D, Krapfl E, Humbert KD, Schmidt W (1986) Gibt es sonographische Kriterien im Real-time-Sonogramm bei Mikrokalzifikationen der Mamma? Ultraschall Klin Prax 1 Suppl 1:62

Sonographische Diagnose klinisch okkulter Mammatumoren

Th. Gyr, A. C. Almendral und D. Meier

Klinisch okkulte Mammatumoren werden fast ausschließlich aufgrund einer suspekten radiologischen Mammographie diagnostiziert. Obwohl Sensitivität sowie Spezifität dieser Methode nicht optimal sind [2], stellt die Mammographie die einzig praktikable Methode dar, welche in größerem Umfang subklinische Mammakarzinome entdecken kann, alle anderen diagnostischen Methoden, die Sonographie eingeschlossen, müssen sich deshalb an der radiologischen Mammographie messen.

Uns interessierte die Frage, ob radiologisch erkennbare, subklinische Mammakarzinome sonographisch darstellbar sind und ob evtl. durch eine differenzierte sonographische Diagnostik unnötige Biopsien vermieden werden können.

Krankengut und Methode

Im Rahmen einer prospektiven Studie wurden alle Patientinnen, bei welchen aufgrund eines karzinomverdächtigen radiologischen Befundes eine Mammaprobeexzision vorgesehen war, sonographisch untersucht. Dem Untersucher war der radiologische Befund bekannt. Verwendet wurde ein Sectorscanner mit handgehaltenem 6-MHz-Schallkopf und Wasservorlaufstrecke. War der radiologische Befund sonographisch erkennbar, wurde der ½ h vor der Operation unter Ultraschallkontrolle markiert.

Verwendet wurde dabei das von uns vor 2 Jahren in Innsbruck vorgestellte Lokalisationsgerät.

War der radiologisch suspekte Befund sonographisch nicht erkennbar, wurde eine radiologische Lokalisation mit Hilfe einer Rastermammographie vorgenommen. In beiden Fällen wurden die Nadeln nach Frank verwendet.

Ergebnisse

Vom 1.6.84 bis zum 31.8.86 wurden im Rahmen dieser Studie in der Univ.-Frauenklinik Basel insgesamt 76 Probeexzisionen von subklinischen, karzinomverdächtigen Mammabefunden vorgenommen (Tabelle 1). 46 Lokalisationen wurden radiologisch vorgenommen, 30 konnten unter Ultraschallkontrolle durchgeführt werden. Von diesen 76 biopsierten Patientinnen wiesen 6 oder 8% ein invasives duktales Karzinom Stadium T0 auf. Weitere 7 wiesen ein duktales in-situ-

Ultraschalldiagnostik 86
Herausgegeben von M. Hansmann u. a.
© Springer-Verlag

Tabelle 1. Histologische Diagnosen

	RX-LOK	US-LOK	Total
Mastopathie I, II	24	6	30
Fibrose			
Sklerosierende Adenose	0	2	0
Fibroadenom	10	15	25
Andere benigne Befunde	3	1	4
CIS lobulaer	2	0	2
CIS duktal	5	2	7
Invasive Karzinome	2	4	6
Gesamt	46	30	76

Karzinom auf. Bei 13 Patientinnen (17%) wurde histologisch eine präkanzeröse bzw. eine bösartige Erkrankung diagnostiziert. Bei weiteren 2 Fällen lautete die histologische Diagnose: lobuläres Carcinoma in situ. Bei den übrigen 61 Patientinnen (80%) wurden histologisch nicht karzinomatöse Läsionen diagnostiziert. Am häufigsten wurde die Diagnose Mastopathie oder Fibrose gestellt. Radiologisch waren derartige Befunde häufig wegen Mikrokalk karzinomverdächtig. Die Ultraschalluntersuchung zeigte hier gewisse Vorteile, nur 6 dieser 30 radiologisch suspekten Befunde waren auch sonographisch auffällig, die restlichen 24 wurden sonographisch korrekt als Mastopathie diagnostiziert. Die zweithäufigste histologische Diagnose lautete: Fibroadenom. Etwas mehr als die Hälfte dieser Fibroadenome waren sonographisch darstellbar. Bei uns wird primär jeder sonographisch darstellbare solide Befund als suspekt angesehen, auch wenn klassische Malignitätskriterien [1] fehlen. Differenzierung der Dignität unternehmen wir nicht. Von den duktalen In-situ-Karzinomen, bzw. invasiven duktalen Karzinome, waren knapp die Hälfte sonographisch darstellbar. Vier der histologisch nachgewiesenen invasiven Karzinome (Stadium T0) waren sonographisch suspekt, d. h. sie imponierten als echohaltige, abgrenzbare Befunde. Ein invasives Karzinom war in einer adipösen, großen Brust nicht erkennbar. Bei einem weiteren invasiven Karzinom wurde sonographisch die Diagnose Mastopathie gestellt.

Von den 7 duktalen In-situ-Karzinomen waren 2 sonographisch suspekt. Bei 1 Karzinom wurde sonographisch die Diagnose mastopathischer Knoten gestellt. Einmal wurde eine Mastopathie diagnostiziert und in 3 Fällen war sonographisch kein Befund erhebbar. Die lobulären In-situ-Karzinome waren ebenfalls sonographisch nicht darstellbar.

Zusammenfassung

Subklinische invasive Mammakarzinome und duktale In-situ-Karzinome lassen in etwa der Hälfte der Fälle auch sonographisch nachweisen. Die Sensitivität der Sonographie ist der radiologischen Mammographie mit den heute gebräuchlichen Apparaten in der Diagnose klinisch okkulter Mammakarzinome unterlegen. Die

Spezifität der sonographischen Untersuchung ist besser wie die der Radiomammographie. Will man keine unnötigen Risiken eingehen, hilft die Sonographie bei klinisch okkulten Mammabefunden wegen der ungenügenden Sensitivität jedoch nicht, unnötige Probeexzisionen zu vermeiden. Als Screening-Methode kann deshalb die Sonomammographie zum jetzigen Zeitpunkt nicht empfohlen werden.

Literatur

1. Kobayashi T (1983) Current status of interpretative criteria for breast tumor. In: Jellins J, Kobayashi T (Hrsg) Ultrasonic examination of the breast. Wiley, Chichester New York Brisbane Toronto Singapore, S 57–64
2. Skrabanek P (1985) False premises and false promises of breast cancer screening. Lancet II:316–319

Die Bedeutung ausgewählter seltener Befunde für die mammasonographische Differentialdiagnose

D. G. Kieback, B. Gerlach, C. C. Kieback und Th. Schumacher

Neben den häufigen, vergleichsweise exakt definierten Sonographiebefunden wie Zyste, Fibroadenom oder Karzinom wurden bei inzwischen 2 200 Mammasonographieuntersuchungen mit der 5-MHz-Technik auch seltene Befunde gesehen, die in den Rahmen der mammasonographischen Differentialdiagnose miteinbezogen werden sollten.

Die Beurteilung der Innenwände zystischer Prozesse ist in der Mammographie nicht möglich. Bei der sonographischen Beurteilung ergeben sich manchmal Schwierigkeiten im Zusammenhang mit der Differenzierung zwischen Zystensepten und karzinomverdächtigen soliden Wandausstülpungen. Die typische echoleere glatte Begrenzung und dorsale Schallverstärkung als Kriterien der Zyste sind in jedem Fall zu beobachten. Von einer Zystenwand ausgehend ragt gelegentlich ein solides Gebilde in das Lumen hinein.

Bei der in der Abb. 1 a abgebildeten Zyste wurde durch den Wechsel der Schallebenen eine Septierung in Form einer zarten durchgehenden Trennwand erkannt.

Die Wandausstülpung der Zystenwand der Abb. 1 b erreichte hingegen die gegenüberliegende Wand nicht und erschien als inhomogenes polypöses solides Ge-

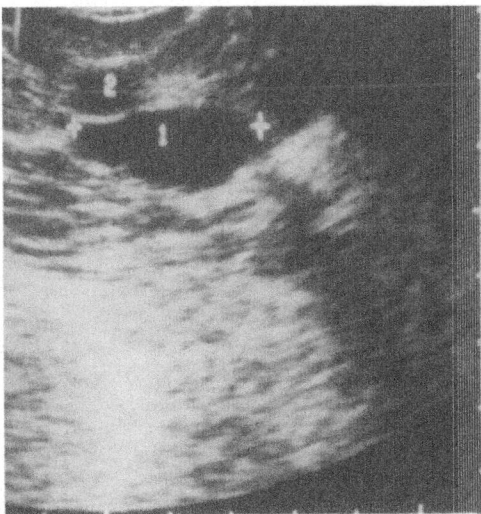 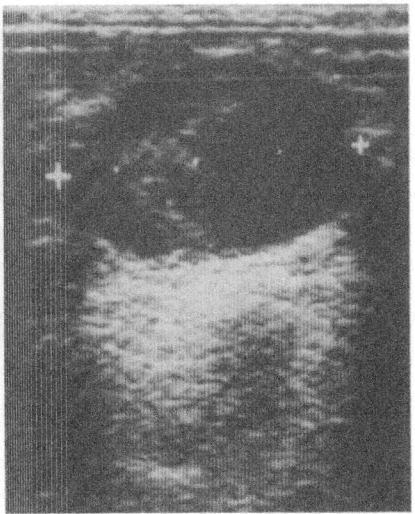

a   b

Abb. 1. a Gekammerte unverdächtige Mammazyste, **b** Zyste mit intrazystischem Karzinom

Ultraschalldiagnostik 86
Herausgegeben von M. Hansmann u. a.
© Springer-Verlag

bilde malignomverdächtig. Die zytologische Beurteilung des Zystenpunktates ergab einen unauffälligen Befund. Aufgrund des sonographischen Befundes wurde eine Exzisionsbiopsie durchgeführt und das vermutete intrazystische Karzinom histologisch bestätigt.

Die Häufigkeit des intrazystischen Karzinoms beträgt ca. 0,5% aller Mammakarzinome, die Prognose ist mit einer Fünfjahresüberlebenszeit von 83,3% besser als bei allen anderen malignen Mammatumoren [3].

Die Zystenwand muß also auch bei sonographisch eindeutigen Zysten sorgfältig abgesucht werden, wobei durch Beurteilung mehrerer Bildebenen eventuelle Septen und Wandausstülpungen anhand ihrer Struktur und ihres Verlaufes unterschieden werden müssen.

Bei den fibroadenomähnlichen soliden Tumoren von 3,5 bzw. 5,3 cm Durchmesser der Abb. 2 handelt es sich um 2 Cystosarcomata phylloides. Die differentialdiagnostische Abgrenzung zu einem Fibroadenom gelingt am ehesten durch die polyzyklische Kontur des Zystosarkoms. Histologisch wurde die sonographische Verdachtsdiagnose jeweils nach Exzision bestätigt.

Das Cystosarcoma phylloides ist mit 0,3% aller Mammatumoren selten. Unter den Fibroadenomen tritt es mit einer Häufigkeit von 2–3% auf. Im Gegensatz zum ausnahmslos benignen Fibroadenom unterscheidet man beim Cystosarcoma phylloides jedoch eine benigne und eine maligne Form. Die benigne Form stellt sich sonographisch – entsprechend der Histologie eines zellreichen intrakanikulären Fibroadenoms mit Spaltenbildung und Begrenzung durch eine Pseudokapsel – in der Regel glatt begrenzt mit homogenen Binnenechos dar (Abb. 2a). Nach einer Literaturübersicht sind 85–94% der Cystosarcomata phylloides benigne [2].

Das maligne Zystosarkom wächst destruierend in das Drüsengewebe und evtl. den M. pectoralis major ein und ist entsprechend seinem Wachstum auch im sonographischen Bild unscharf begrenzt. Im Gegensatz zur nicht metastasieren-

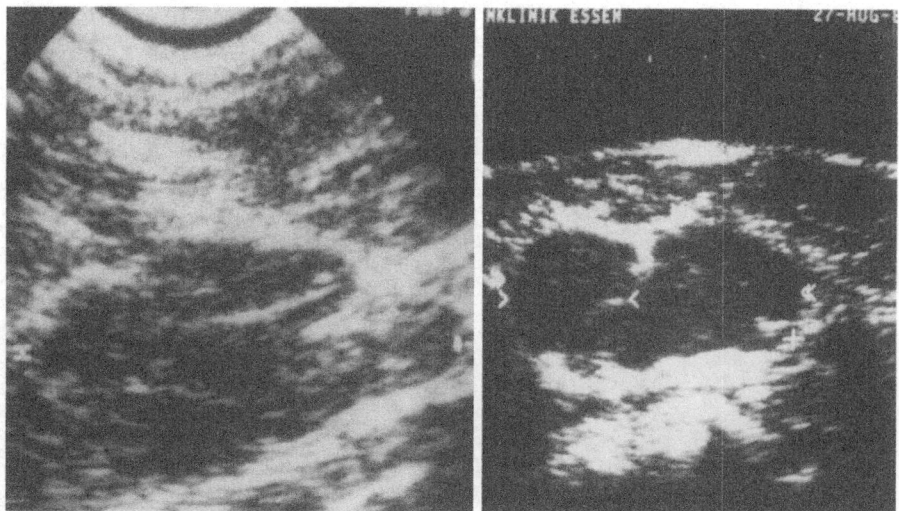

a   b

Abb. 2. a Cystosarcoma phylloides benignum, b Cystosarcoma phylloides malignum

den benignen Form treten bei der malignen Form in 5–6% Metastasen auf. Neben der unscharfen Begrenzung weist das maligne Zystosarkom – entsprechend der Histologie eines zirkumkanalikulären Stromasarkoms mit Zell- und Kernpolymorphie – bei der sonographischen Darstellung inhomogene Binnenechos auf.

Bei dem gezeigten malignen Zystosarkom erscheint die im übrigen glatte Randkontur fokal rechts unten unterbrochen. Außerdem sind dort inhomogene Echostrukturen sowie ein dorsaler Schallschatten sichtbar (Abb. 2b). In diesem Bereich wurde histologisch ein intraduktales invasives Wachstum gesichert.

Bei scheinbar typischen Fibroadenomen muß also der Konturverlauf genau verfolgt werden, wobei eine knollige Struktur auf ein Cystosarcoma phylloides hinweist. Die Malignitätskriterien des Cystosarcoma phylloides stimmen mit denen überein, die auch beim Mammakarzinom diagnostisch wegweisend sind: unscharfe Begrenzung, inhomogene Binnenechos und fokaler Schallschatten.

Bei einer Patientin mit einer Kapselschrumpfung 6 Jahre nach subkutaner Mastektomie mit Prothesenimplantation wegen multipler Papillome waren Mammographie und Tastbefund nicht interpretierbar. Sonographisch stellte sich ein 1,5 cm messender, unscharf begrenzter solider Bezirk mit irregulärer Struktur im Hauptmantel paramamillär dar, der als malignomverdächtig eingestuft wurde.

Eventuelle laterale oder dorsale Schallphänomene ließen sich wegen des Silikonimplantates nicht beurteilen (Abb. 3a). Histologisch ergab sich ein duktales Mammakarzinom mit beginnender Kutisinfiltration.

Es ist unzweifelhaft, daß die Beurteilung des Weichteilsaumes um Implantate in der Brust mammographisch fast unmöglich, mittels Ultraschall jedoch generell problemlos ist [5, 6]. Es empfiehlt sich die Verwendung einer Wasservorlaufstrecke.

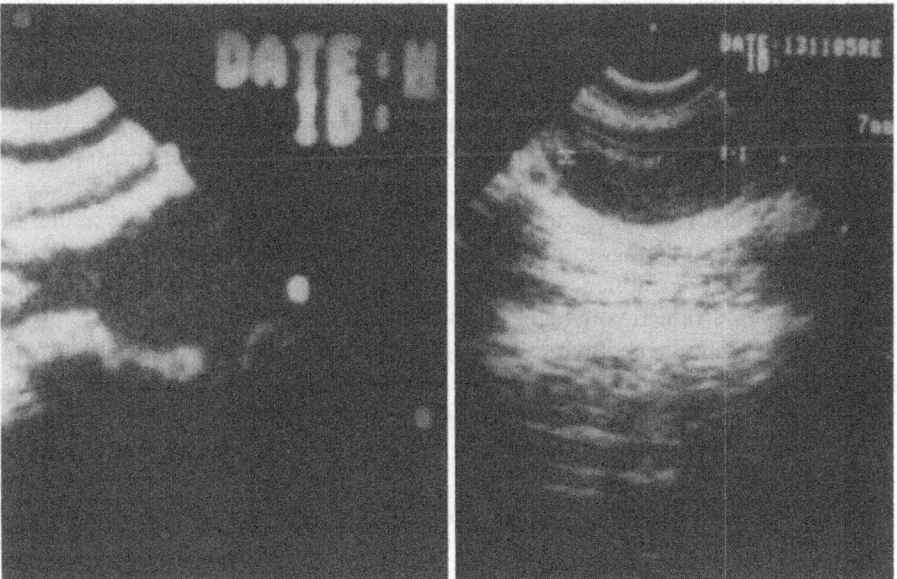

a b

Abb. 3. a Karzinom mit subkutaner Silikonprothese, **b** submamilläres Lymphom

Nach bisherigen Untersuchungen an weit mehr als 10 000 Implantaten wurde übereinstimmend festgestellt, daß die implantierten Kunststoffprothesen keine kanzerogenen Eigenschaften haben [4]. Dennoch sollten Frauen, die entweder mit einem hohen Karzinomrisiko belastet sind oder präoperativ eindeutig proliferative Erkrankungen mit Zellatypien aufwiesen, der Nachsorge unterliegen, weil residuales Drüsengewebe aus okkulten Vorstufen zum Ausgangspunkt eines Karzinoms werden kann [4].

In diesem Zusammenhang erscheint uns die Forderung berechtigt, daß bei Patientinnen mit Mammaprothesen die Mammasonographie routinemäßig als Nachsorgeuntersuchung durchgeführt werden sollte, da klinische Untersuchung und Mammographie allein keine ausreichende diagnostische Sicherheit bieten.

Die Abb. 3 b zeigt einen nach unserem Wissen bisher nicht publizierten mammasonographischen Befund. Der etwas unscharf begrenzte, bohnenförmige Tumor von 1,8 cm Größe ohne dorsales oder laterales Schallphänomen erwies sich histologisch als ein Non-Hodgkin-Lymphom intermediärer Malignität und zweifelhafter Prognose mit atypischer Primärlokalisation im Mamillenbereich. Dieses in der „Kiel"-Klassifikation „zentroblastisch-zentrozytisch" benannte Lymphom wurde früher als „groß-follikuläres Lymphoblastom Brill-Symmers" bezeichnet. In der Literatur fanden wir nur einen einzigen weiteren Fall dieses Sarkoms mit primärem Brustbefall beschrieben [1].

Bei der Suche nach Herdbefunden in der Mamma sollte nicht vergessen werden, daß auch dystope Mammakarzinome vorliegen können.

In unserer Klinik fanden sich sonographisch 2 derartige maligne Herdbefunde. In einem Fall wurde in 2,3 cm messender solider Herdbefund mit unscharfer Begrenzung, der in einem inselartigen soliden Gewebsareal in der Axilla lag, bei klinisch, mammographisch und sonographisch eindeutigem ipsilateralen Mammakarzinom als befallener Lymphknoten eingestuft. Histologisch wurde das Mammakarzinom bestätigt, bei dem 2,3 cm messenden axillären Herdbefund handelte es sich jedoch nicht um einen Lymphknoten, sondern um ein gleichzeitiges Zweitkarzinom im Processus axillaris des Drüsenkörpers.

In dem anderen Fall wurden 3 solide Foci in der linken Axilla mit unscharfer Kontur und relativ homogenen Binnenechos sonographisch als suspekt eingestuft. Histologisch handelte es sich um Karzinommetastasen eines rechtsseitigen Mammakarzinoms im linken Lobus axillaris.

Diese Kasuistiken sollen deutlich machen, daß es sinnvoll ist, die axillären Parenchymgrenzen sonographisch abzusuchen, zumal derartig exzentrisch gelegene Befunde mit der üblichen Röntgenmammographie im kraniokaudalen und mediolateralen Strahlengang nicht erfaßt werden.

Aus den beschriebenen mammasonographischen Befunden ergeben sich trotz der Seltenheit ihres Auftretens folgende Konsequenzen für den Untersuchungsablauf und die Indikationsstellung zur Mammasonographie:

1. Auch klinisch eindeutige Mammazysten und Fibroadenome sollten sonographisch beurteilt werden.
2. Bei subkutanen Mammaprothesen sollte die Mammasonographie routinemäßig erfolgen.
3. Das Aufsuchen und Beurteilen axillärer Parenchymausläufer sollte zum normalen Untersuchungsablauf gehören.

Literatur

1. Adair FE, Herrmann JB (1944) Primary lymphosarcoma of the breast. Surgery 16:836–853
2. Bässler R (1978) Pathologie der Brustdrüse. In: Doerr W, Seifert G, Uehlinger E (Hrsg) Spezielle pathologische Anatomie, Band 11. Springer, Berlin Heidelberg New York, S 374–387
3. idem: S 625–630
4. idem: S 837–844
5. Hackelöer B-J, Duda V, Lauth G (1986) Ultraschall-Mammographie. Springer, Berlin Heidelberg New York Tokyo, S 79–86
6. Kieback DG, Kieback CC (1986) Advanced breast cancer after subcutaneous mastectomy and immediate prothetic reconstruction for benign breast disease – a rare observation and a dignostic problem. Breast Cancer Research and Treatment 7:119–120

Gibt es sonographische Korrelate im Real-time-Sonogramm für Mikrokalzifikationen der Mamma?

W. Leucht, E. Krapfl, D. Rabe, K. D. Humbert und W. Schmidt

Klinisch okkulte Karzinome werden fast zur Hälfte aufgrund von Mikroverkalkungen entdeckt. Nahezu übereinstimmend war man der Ansicht, daß Mikrokalzifikationen der röntgenmammographischen Diagnostik vorbehalten sind und daß aufgrund der Tatsache, daß die Partikelgröße unterhalb des Auflösungsvermögens von Ultraschallgeräten liegt, sonographische Darstellungen nicht möglich seien.

Die Absicht unserer Untersuchung war es, herauszufinden, inwieweit die Mammasonographie bei der Abklärung der Dignität röntgenmammographisch entdeckter Mikrokalzifikationen einen Beitrag leisten kann.

22 Patientinnen, bei denen röntgenmammographisch Mikrokalk aufgefallen war, wurden sonographisch mit einer 7,5-MHz-Real-time-Schallsonde untersucht. Dem sonographischen Untersucher war der Quadrant der Mikroverkalkung bekannt. Wurde ein sonographisches Mikrokalkkorrelat gesehen, wurde eine sonographische Dignitätsprognose erhoben. In einigen Fällen sind wir dazu übergegangen, die Mikroverkalkungen sonographisch zu markieren und die Nadellage präoperativ radiologisch zu kontrollieren. Postoperativ wurde die sonographische Dignitätsprognose mit der histologischen Diagnose verglichen.

Bei 18 von 22 Fällen wurde ein sonographisches Mikrokalkkorrelat gefunden; 14mal war dieses mit einem sonographischen Herdbefund kombiniert (Abb. 1). Bei 4 sonographisch dargestellten Mikroverkalkungen fehlte ein sonographischer Herdbefund (Abb. 2). In 4 Fällen konnte sonographisch nicht auf eine Mikrokalzifikation geschlossen werden. In 3 Fällen wurde eine präoperative sonographische Nadelmarkierung durchgeführt. Die radiologische Kontrolle bestätigt jeweils die richtige Lokalisation.

Bei 3/18 Fällen stimmte die sonographische Lokalisation nicht überein. In 15/18 Fällen, bei denen die Lokalisation des sonographischen und des mammographischen Mikrokalkbefundes übereinstimmten, wurde die sonographische Dignitätsprognose gewertet. Sieben Befunde wurden sonographisch als maligne, 4 als unklar und 4 weitere als benigne eingestuft. Histologisch fanden sich tatsächlich 6 Karzinome und 9 benigne Befunde. Faßt man die malignen und die unklaren Dignitätsprognosen zusammen, so wurden alle 6 Karzinome sonographisch richtig eingestuft. Drei von 9 benignen Befunden wurden jedoch sonographisch als maligne und 2 von 9 als unklar erachtet (Tabelle 1).

Die histologische Diagnose der malignen Befunde lautete in 4 Fällen: duktal invasives Karzinom mit vorwiegend intraduktaler Ausbreitung, intraduktalen Mikrokalzifikationen und Komedonekrosen. Zweimal fand sich ein Carcinoma

Ultraschalldiagnostik 86
Herausgegeben von M. Hansmann u. a.

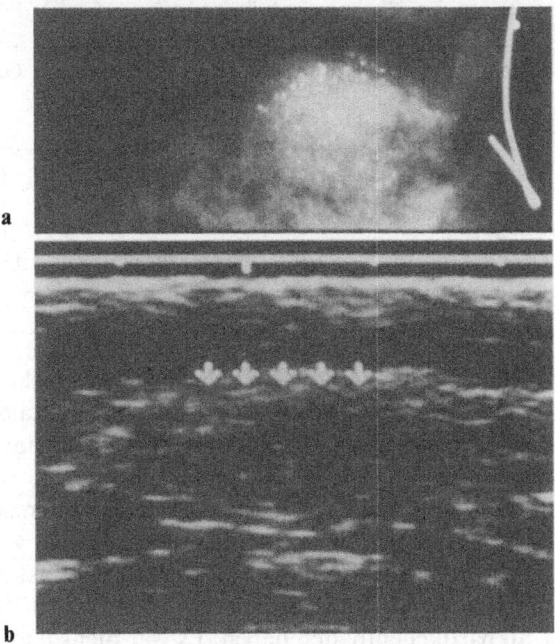

Abb. 1 a, b. I. G., 46 Jahre, Histologie: 1,2 cm großes duktal-invasives Karzinom mit vorwiegend intraductaler Ausbreitung. **a** Präparatradiographie mit gruppiertem Mikrokalk und Markierungsdraht; **b** Real-time-Sonogramm. Mikrokalkkorrelat *mit* sonographischem Herdbefund (7,5 MHz)

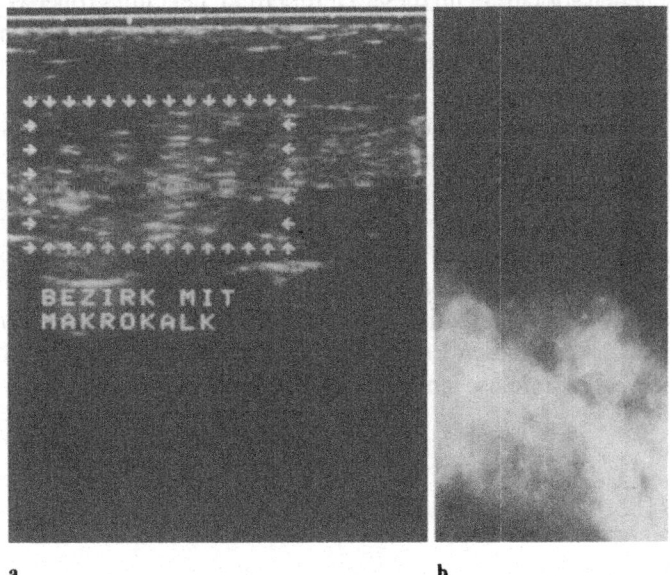

Abb. 2 a, b. L. P., 66 Jahre, Histologie: Carcinoma ductale in situ mit atypischen intraduktalen Epithelproliferanten. **a** Röntgenmammographie mit ausgedehnten Mikroverkalkungen; **b** Real-time-Sonogramm. Mikrokalkkorrelat *ohne* sonographischen Herdbefund (7,5 MHz)

Tabelle 1. Sonographische Dignitätsprognose bei Mikrokalk-korrelaten gegen histologische Diagnose

Sonographie	Histologie		Gesamt
	Maligne	Benigne	
Maligne	4	3	7
Unklar	2	2	4
Benigne	0	4	4
Gesamt	6	9	15

ductale in situ mit intraluminalen Tumorzellnekrosen. Unter den histologisch benignen Befunden gab es 5 Fälle mit intraduktalen Papillomen und 4mal lautete die Diagnose fibrocystische Mastopathie mit intraluminalen Mikrokalzifikationen.

Ausgangspunkt für die vorliegende Untersuchungsreihe war die Tatsache, daß wir in den letzten Jahren bei mammasonographischen Untersuchungen immer wieder Karzinome mit dem typischen, fast echoleeren Zentrum mit einigen bizarren Echos darin gefunden haben, die in der histologischen Beschreibung Kalkpartikel enthalten haben. Es war nicht unser primäres Ziel, Mikrokalkpartikel abzubilden, sondern *Mikrokalkkorrelate, d. h. sonographisch faßbare Gewebeveränderungen* in Regionen gruppierter Mikrokalzifikationen zu finden.

Die Analyse der gefundenen Mikrokalkkorrelate zeigt, daß das führende Kriterium – insbesondere wenn man eine Zuordnung der Dignität treffen will – der sonographische Herdbefund ist, der mit großer Sicherheit für ein malignes Geschehen spricht. Fehlt dieser Herdbefund, liegt mit großer Wahrscheinlichkeit ein benigner Prozeß vor (in 6 von 7 Fällen *ohne* sonographischen Herdbefund war die histologische Diagnose benigne, wobei 3 Fälle korrekt diagnostizierten Mikrokalk zeigten).

Wir möchten vorläufig schlußfolgern, daß es sonographische Mikrokalkkorrelate gibt, daß – wenn auch nicht immer – Mikrokalkpartikel zur Abbildung kommen, und daß eine sonographische Dignitätsprognose in Richtung eines malignen Befundes relativ sicher abgegeben werden kann. Wenn ein sonographisches Mikrokalkkorrelat ohne Herdbefund gefunden wird, spricht dies mit großer Wahrscheinlichkeit für einen benignen Prozeß. Diese Untersuchungsergebnisse sind als vorläufig anzusehen. Es ist sicher verfrüht, irgendwelche Konsequenzen aus diesen Ergebnissen in Richtung Einsparung von Probeexstirpationen bei radiologischen Mikrokalkbefunden zu ziehen.

Einführung in die Doppler-Analyse zur Mammadiagnostik

H. Madjar und H. Schillinger

Die traditionelle B-Bild-Diagnostik wird mit gepulstem Ultraschall durchgeführt; unterschiedliche Schallaufzeiten kurzer Sendeimpulse dienen dazu, ein zweidimensionales anatomisches Korrelat des Körpergewebes wiederzugeben. Beim Doppler-Ultraschall liefert nicht die Laufzeit, sondern das Frequenzverhalten des Ultraschallsignales die diagnostische Information. Verwendet man hierbei ein gepulstes Signal, so kann durch ein laufzeitgesteuertes "gate" die Schallinformation aus ganz bestimmten Regionen gewonnen werden. Mit der B-Bild-Diagnostik gekoppelt, wird dieses Verfahren zunehmend angewendet, um nicht-invasive Blutflußmessungen in unterschiedlichen Körperregionen durchzuführen. Die hier eingesetzten niedrigen Frequenzen sowie die notwendige Dämpfung des Sendekristalles reduzieren die Sensitivität bezüglich der registrierbaren Gefäßlumina und Blutflußmenge. In der Mammadiagnostik interessieren uns aber extrem kleine Gefäße, die mit gepulsten Verfahren derzeit nicht erfaßt werden können. Kontinuierlicher Doppler-Ultraschall (CW = continuous wave) gehört ebenfalls zu den traditionellen Methoden in der Angiologie. In erster Linie geht es dort um die Diagnostik von Flußrichtungen und Stenosierungen größerer oberflächennaher Venen und Arterien. Da Brusttumore ebenfalls oberflächennah gelegen sind und es hochfrequente CW-Doppler-Sonden mit hoher Empfindlichkeit gibt, lassen sich hiermit auch ohne simultane B-Bild-Darstellung die Durchblutungsverhältnisse analysieren [1–4].

Material und Methode

Wir verwendeten ein direktionales Doppler-Gerät (760 bzw. 762, Fa. Kranzbühler) mit Outphaserprinzip, das gleichzeitig entgegengesetzte Flußrichtungen erfaßt. Sendefrequenz beträgt 8 MHz. Ein 100-Hz-Filter wird zur Reduktion der Störsignale eingesetzt. Bei den auftretenden Flußgeschwindigkeiten ist dadurch keine wesentliche Informationsbeeinträchtigung zu erwarten. Hingegen bedeutet der Einsatz von niedrigeren Frequenzen einen erheblichen Informationsverlust (Abb. 1). Das Doppler-Prinzip kommt in der Gleichung (Abb. 2) zum Ausdruck. Wenn die vom Sendekristall ausgehende Schallwelle mit der Frequenz (f_e) sich mit der Schalleitgeschwindigkeit (c) im Gewebe fortpflanzt und in einem Winkel (α) auf Erythrozyten trifft, die sich mit der Geschwindigkeit (v) bewegen, so beträgt die Frequenzänderung: $f_D = 2f_e{}^{v\,\cos}\alpha/c$. Die im Gewebe vorkommenden Flußgeschwindigkeiten zwischen 5 und 100 cm/s ergeben somit einen Doppler-

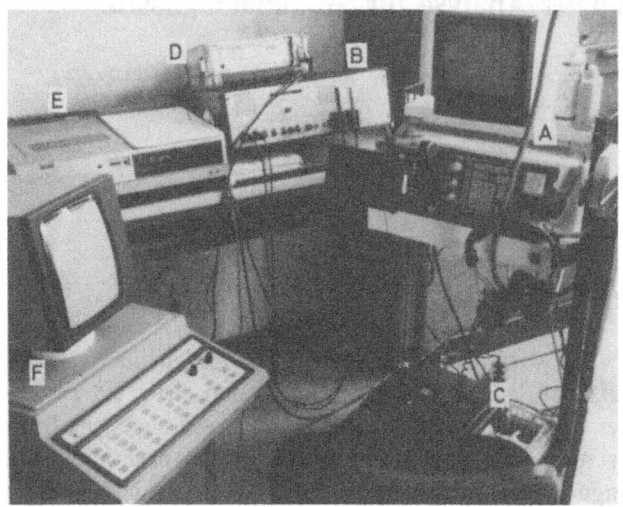

Abb. 1. Anordnung der Geräte zur B-Bild- und Doppler-Diagnostik an der Mamma. *A* B-Bild-Gerät. *B* Doppler mit 4- und 8-MHz-Sonde. *C* Kassettenrecorder zur Registrierung der Doppler-signale. *D, E* Videorecorder zum Aufzeichnen der B-Bild-Untersuchung sowie von Doppler-Spektren. *F* Frequenzspektrumanalyser

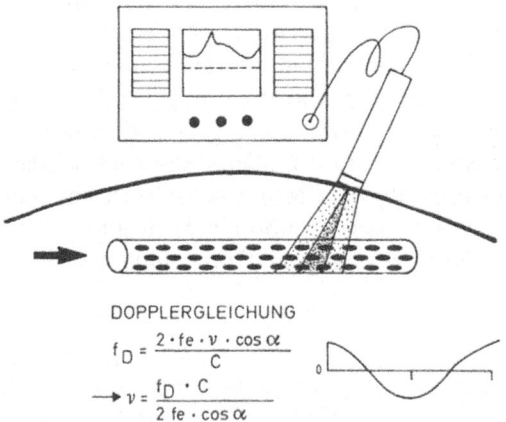

DOPPLERGLEICHUNG

$$f_D = \frac{2 \cdot fe \cdot v \cdot \cos \alpha}{C}$$

$$\rightarrow v = \frac{f_D \cdot C}{2 \, fe \cdot \cos \alpha}$$

Abb. 2. Schematische Darstellung der Doppler-Untersuchung an Gefäßen. Oben das Doppler-Gerät mit Schallsonde. Der Doppler-Shift erscheint auf dem Monitor, das akustische Signal wird über die beidseitigen Lautsprecher übertragen. Die Gleichung zeigt die Abhängigkeit des Dopp-ler-Shifts von der Flußgeschwindigkeit der Erythrozyten und dem Einfallswinkel (beachte hierzu die cos-Kurve rechts)

Shift von ca. 0,5 bis 10 kHz. Da nicht die absolute Frequenz, sondern lediglich die Differenz zwischen Sende- und Empfangsfrequenz übertragen werden, sind die Flußsignale direkt hörbar. Mit wenig Übung lassen sich somit rein akustisch folgende Charakteristika beurteilen:

1. Fluß auf den Sender zu   → Frequenzanstieg (Stereokanal 1)
2. Fluß vom Sender weg   → Frequenzabfall (Stereokanal 2)

3. Frequenzshift (Tonhöhe) ≙ Flußgeschwindigkeit
4. Amplitude (Lautstärke) ≙ Durchblutungsmenge
5. Flußprofil ≙ Verhältnis Systole zu Diastole
6. Turbulenzen ≙ Bandbreite und Inhomogenität des Signals

Die Reinheit des Tons, d. h. die Schmalbandigkeit des Doppler-Signals, informiert über normale Flußverhältnisse mit homogener Geschwindigkeitsverteilung der Erythrozyten im Gefäßquerschnitt. Ein breites, rauhes Signal mit inhomogener Amplitudenverteilung im gesamten Frequenzspektrum weist auf pathologische Flüsse mit ungeordneten Durchblutungsverhältnissen hin, d. h. mehrere Gefäße mit Kaliberschwankungen und unterschiedlichen Flußrichtungen [1, 2]. Die direkte akustische Beurteilung hängt jedoch von subjektiven Faktoren ab und ist nicht quantifizierbar. Fehlende Dokumentation macht exakte Reproduktion sowie Vergleiche zu Voruntersuchungen unmöglich. Deshalb, und um später weitere Analysen durchführen zu können, haben wir alle Signale auf einem Hi-Fi-Kassettenrekorder aufgezeichnet und durch einen Spektrumanalyser (Kranzbühler 8107) bildlich dargestellt sowie quantitativ ausgewertet. Dieser ist mit seiner 2-Kanal-Ausführung an o. g. Doppler-Gerät angepaßt. Der Datenspeicher von 256 KB erlaubt Analysen in verschiedenen Meßbereichen von 0 bis 16 kHz. Die Abtastfrequenz ist 200 Hz, entsprechend 1 Analyse pro 5 ms. Je Analyse stehen 160 Meßschritte zur Verfügung. Bei einem Meßbereich von 2 kHz ist die Frequenzauflösung also 25 Hz (für je 1 von 2 zu messenden Kanälen). Der speicherfähige Signalumfang beträgt 1 000 Abtastungen, das entspricht 5 s. Aus dem Speicher sind zur detaillierten Analyse beliebige Meßphasen anwählbar. Es

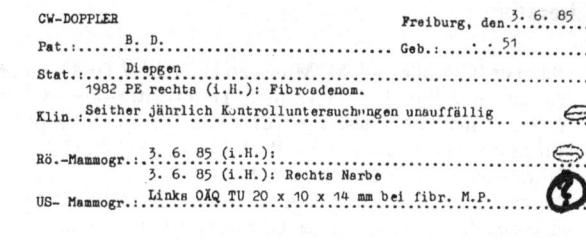

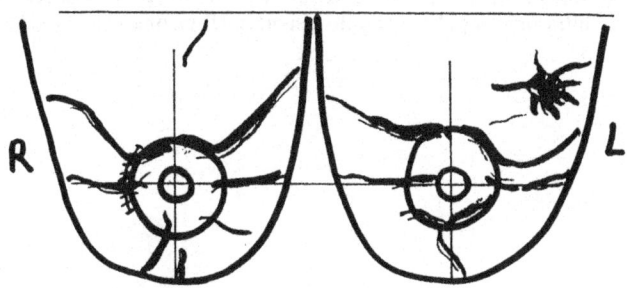

Abb. 3. Befundbogen für Doppler-Untersuchungen der Mamma. Die Gefäße werden in eine Skizze eingezeichnet. In einem Herdbefund mit Gefäßasymmetrien fand sich hier eine ausgeprägte Hypervaskularisation mit turbulenten Flußgeräuschen

stehen automatische Auswertprogramme zur Verfügung sowie die Möglichkeit, mit dem eingebauten Cursor oder nachträglich per Zirkel die Frequenzspektren zu vermessen und weiteren Berechnungen zu unterziehen. Wir gehen bei unseren Untersuchungen so vor, daß wir beide Mammae zirkulär nach allen Gefäßen absuchen (Abb. 3). Venen werden wegen ihres inkonstanten Flußverhaltens lediglich auf der Mammaskizze eingezeichnet. Arterien werden ebenfalls vollständig registriert. Außerdem werden sie jeweils am Ort ihres stärksten Flußsignals auf Band gespeichert und der Spektrumanalyse zugeführt. Die Reproduzierbarkeit der Messungen ergibt sich daraus, daß am Meßpunkt Position und Winkel der Doppler-Sonde solange verändert werden, bis das lauteste Signal mit dem höchsten Frequenzshift resultiert. Wie aus der Doppler-Formel zu ersehen, ist dieser vom Einfallswinkel abhängig. Haben wir jedoch den maximalen Frequenzshift erreicht, so liegt der $\cos \alpha$ bei 0,9 und weist im Bereich von 15–35° nur eine Abweichung von ca. 10% auf.

Da maligne Tumore völlig andere Durchblutungsverhältnisse als normales Gewebe aufweisen [1–4], läßt sich eine Differenzierung nicht nur durch Gefäßasymmetrien, sondern vor allem durch das besondere Durchblutungsverhalten in diesem Gebiet durchführen. Außerdem ist die Brust hormonellen Einflüssen unterworfen, die unterschiedliche Stoffwechselleistungen bewirken. Daher lassen sich anhand von Durchblutungsmessungen auch Funktionsuntersuchungen machen, was für Therapiekontrollen jeglicher Art interessant sein dürfte [1].

Literatur

1. Bamber JC, Sambrook M, Minasian H, Hill CR (1983) Doppler-study of blood flow in breast cancer. In: Jellins J, Kobayashi T (Hrsg) Ultrasonic examination of the breast. John Wiley & Sons Chichester, New York Brisbane Toronto Singapore, S 371–378
2. Burns PN, Halliwell M, Wells PNT, Webb AJ (1982) Ultrasonic doppler-studies of the breast. Ultrasound Med & Biol 8:127–143
3. Madjar H, Jellins J, Schillinger H, Hillemanns HG (1986) Differenzierung von Mammakarzinomen durch CW-Doppler-Ultraschall. Ultraschall 7:183–184
4. Wells PNT, Halliwell M, Skismore B, Webb AJ, Woodcock JP (1977) Tumour detection by ultrasonic doppler blood flow signals. Ultrasonics 15:231–232

Wert der Sonographie in der präoperativen Diagnostik des multizentrischen/multifokalen Mammakarzinoms

R. Ernst, A. Weber, S. von Liebe und J. Friemann

Einleitung

Die multifokale oder multizentrische Manifestation des Mammakarzinoms ist ein wohlbekanntes Phänomen, dem zunächst nur beim Studium der Pathogenese dieser Erkrankung große Aufmerksamkeit gewidmet wurde [1]. Erst die Anstrengungen zur Früherkennung des Mammakarzinoms und vor allem die brusterhaltende Therapie haben das multifokale oder multizentrische Auftreten des Mammakarzinoms mehr in den Blickpunkt gerückt und ihm klinische Bedeutung zukommen lassen [1].

Methode

Wir haben deshalb in einer prospektiven Studie überprüft, wie weit durch Sonographie präoperativ multizentrische oder multifokale Mammakarzinome nach Größe und Lokalisation erfaßt werden können. 50 Patienten mit 54 Mammakarzinomen wurden standardisiert mit einem 5-MHz-Real-time-Scanner untersucht (Tabelle 1). Die Ergebnisse wurden mit dem intraoperativen Befund und dem pathohistologischen Befund verglichen.

Ergebnisse

Sieben Patientinnen hatten multifokal, 6 Patientinnen hatten multizentrisch ausgebildete Karzinome (Tabelle 2). Bezüglich des Durchschnittsalters ergab sich kein Unterschied zwischen dieser Gruppe von 13 Patientinnen und dem Gesamtkollektiv. Die Inzidenz eines beidseitig ausgebildeten Mammakarzinoms bei 4 Pa-

Tabelle 1. Gesamtpatientenkollektiv

49 Patientinnen und 1 Patient mit:
54 Mammakarzinomen
 4 beidseitigen Karzinomen
   Alter: 61,2 ± 15,9 Jahre

Tabelle 2. Multizentrische/multifokale Karzinome

13 Patientinnen mit
 6 multizentrischen Karzinomen
 7 multifokalen Karzinomen
 2 beidseitigen Karzinomen
   Alter: 63,6 ± 18,3 Jahre

Ultraschalldiagnostik 86
Herausgegeben von M. Hansmann u. a.
© Springer-Verlag

Tabelle 3. Tumorstadien des Gesamtpatientenkollektivs

	pT1	pT2	pT3	pT4
pN3				4
pN2	3	2	1	3
pN1	7	9	1	8
pN0	13	4		1

Tabelle 4. Tumorstadien, multizentrische/multifokale Mammakarzinome

	pT1	pT2	pT3	pT4
pN3				1
pN2		2	1	
pN1	2	3		1
pN0	3			

tientinnen unseres Gesamtkollektivs und von 2 Patientinnen der Gruppe mit multilokulärem Tumorwachstum deckt sich sehr gut mit den Angaben in der Literatur, wonach bei multilokulärem Tumorwachstum die Rate der Karzinome der kontralateralen Brust doppelt so hoch sein soll [1]. Die Rate von 13 multifokalen oder multizentrischen Tumoren von 54 Mammakarzinomen entspricht annähernd den Literaturangaben mit durchschnittlich 30% primär multilokulärer Tumormanifestation [1, 2].

Bei der Betrachtung des Tumorstadiums unseres Patientenkollektivs (Tabelle 3 und 4) mit Darstellung der Tumorgröße und davon abhängig des Lymphknotenbefalles fällt auf, daß in der Gruppe der multifokalen und multizentrischen Karzinome das pT4-Stadium seltener vertreten ist. Dagegen zeigen nur 3 Fälle keinen Lymphknotenbefall im Gegensatz zu 18 Fällen des Gesamtkollektivs. Es scheint somit häufiger schon bei kleinen Primärtumoren in dieser Gruppe eine Lymphknotenmetastasierung vorzuliegen, so daß unseres Erachtens insgesamt von einer schlechteren Prognose dieser Gruppe ausgegangen werden muß. Von den 13 multifokalen oder multizentrischen Karzinomen wurden 10 sonographisch richtig diagnostiziert, 3 wurden sonographisch nicht erkannt, wobei 2mal ein multifokales Karzinom vorlag (Tabelle 5). In 3 weiteren Fällen konnte der sonographische Verdacht auf Vorliegen eines multilokulären Tumors histologisch nicht bestätigt werden. In unserer Untersuchung schnitt die Mammographie deutlich schlechter ab, mit nur 6 von 13 erkannten Fällen und 3maligem falsch-positivem Verdacht

Tabelle 5. Ergebnisse der präoperativen Sonographie

13 Patientinnen mit multizentrischem/multifokalem Mammakarzinom
10 Sonographisch richtig erkannt
 3 Sonographisch nicht erkannt
 3 Weitere Fälle sonographisch falsch-positiv beurteilt

Tabelle 6. Ergebnisse der präoperativen Mammographie

13 Patientinnen mit multizentrischem/multifokalem Mammakarzinom
 6 Mammographisch richtig erkannt
 7 Mammographisch nicht erkannt
 3 Weitere Fälle mammographisch falsch-positiv beurteilt

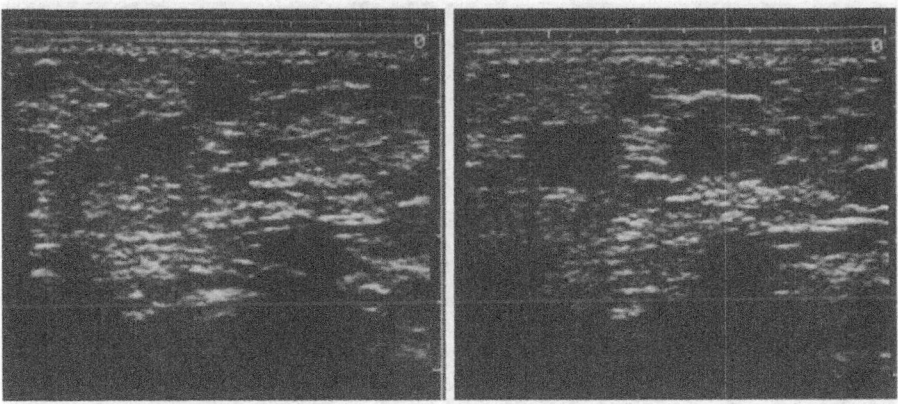

Abb. 1. Multizentrisches Tumorwachstum eines nur sonographisch nachweisbaren Karzinoms

auf multilokuläres Tumorwachstum (Tabelle 6). In der Regel ergaben sich nur mm-große Abweichungen zwischen sonographisch und histologisch bestimmter Größe der einzelnen Herde. Die einzelnen Tumorherde wiesen in der Regel „tumorspezifische" Echomuster auf [3–5].

Das Beispiel in Abb. 1 zeigte uns deutlich die Vorteile der Sonographie gegenüber der Mammographie auf. Bei der Patientin war zunächst wegen eines unverdächtigen Mammographiebefundes das Krankheitsgeschehen nur beobachtet worden. Bei ausgeprägter Adipositas und mammographisch nur schwer darstellbarem dichten Drüsenkörper konnten wir sonographisch präoperativ ein multizentrisches Karzinom nachweisen mit multiplen echoarmen Tumorherden, die sich histologisch bestätigen ließen. Die Beurteilung größerer Tumoren bezüglich Multifokalität ist sicher problematisch. Es kann häufig nicht sicher zwischen Ausläufern des Tumors und multifokalen Läsionen unterschieden werden. Zweimal wurde von uns deswegen bei fortgeschrittenen Tumoren ein multifokales Karzinom nicht erkannt.

In Abb. 2 ist ein Fall dargestellt, bei dem mammographisch der V.a. ein multizentrisches Karzinom geäußert wurde. Sonographisch konnte der größere Herd als Fibroadenom identifiziert werden, der zweite 0,7 cm große Herd war ein Karzinom. So kann in Einzelfällen sonographisch auch durchaus ein multizentrischer Tumor ausgeschlossen werden. In diesem Zusammenhang möchten wir betonen, daß wir die histologische Abklärung jedes soliden Herdbefundes, auch der nach sonographischen Kriterien benignen [3, 4, 5], für notwendig halten.

Die Diagnostik kann durch das Schallverhalten des Tumors beeinträchtigt werden. Ein Tumor zeigte ein deutliches Schallauslöschphänomen, so daß wir einen darunterliegenden kleineren Zweitherd nicht erkennen konnten.

In Abb. 3 können Sie 2 Tumorherde erkennen, die etwas unterschiedliches Schallverhalten zeigen. Man sollte sich auch in solchen Fällen nicht scheuen, den V. a. Vorliegen eines multifokalen Tumors zu äußern, da die einzelnen Tumorherde durchaus unterschiedliche histologische Tumortypen aufweisen können, wie das in diesem Fall gewesen ist.

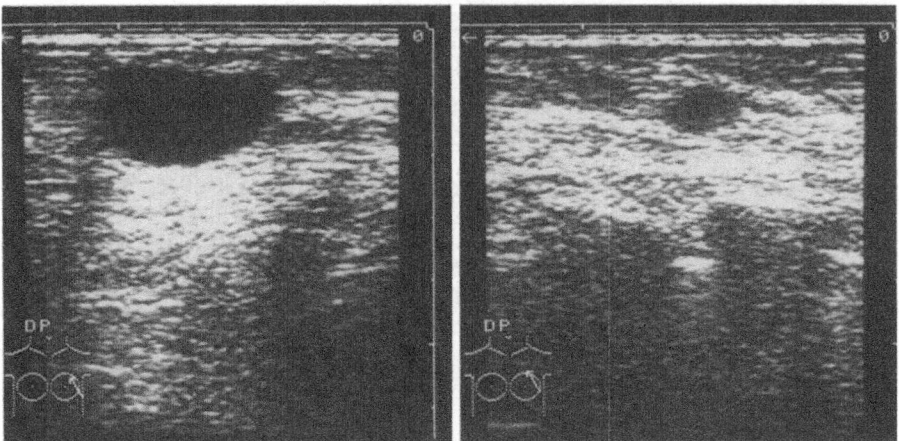

Abb. 2. Bei mammographischem V. a. multizentr. Karzinom kann sonographisch der große Herd als Fibroadenom und der kleinere Herd (Durchmesser 0,7 cm) als Karzinom erkannt werden

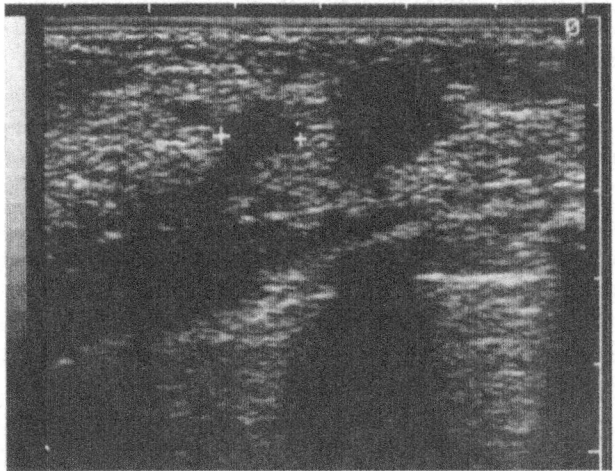

Abb. 3. Multizentrisches Karzinom mit 2 Herden unterschiedlicher Histologie und unterschiedlichen Schallverhaltens

Schlußfolgerungen

Vorbehaltlich der kleinen Fallzahl können wir aufgrund unserer Untersuchungen feststellen, daß die Sonographie in der präoperativen Diagnostik des Mammakarzinoms eine deutlich verbesserte Aussage bezüglich Multizentrizität oder Multifokalität des Tumors erlaubt. Die Sonographie scheint der Mammographie bezüglich dieser Fragestellung überlegen zu sein. Die Ergebnisse der präoperativen Sonographie sind für uns sehr hiflreich für das präoperative Aufklärungsgespräch und die Planung der Operation. Wir können mit größerer Sicherheit die Patien-

tinnen mit multizentrischem oder multifokalem Karzinom bei der brusterhalten-
den Therapie oder der primären Wiederaufbauplastik der abladierten Mamma
berücksichtigen und evtl. ausschließen.

Literatur

1. Gallager HS (1983) Multicentricity in breast cancer. In: Harris JR, Hellman S, Silen W (Hrsg) Conservative management of breast cancer, new surgical and radiotherapeutic techniques. JB Lippincott Company, London, St Louis, Mexico City, Sao Paulo, New York, Sydney, Philadelphia, S 117–122
2. Lesser ML, Rosen PP, Kinne DW (1982) Multicentricity and bilaterality in invasive breast cancer. Surgery 91:234
3. Leucht W, Rabe D, Boos R, Humbert KD, von Fournier D, Schmidt W (1984) Stellenwert der hochauflösenden Real-time-Sonographie beim Mammakarzinom. Geburtsh u Frauenheilk 44:557–562
4. Majewski A, Rosenthal H, Wagner HH (1986) Ergebnisse der Real-time-Sonographie und Rastermammographie bei 200 Mammakarzinomen. Fortschr Röntgenstr 144:343–350
5. Teubner J, van Kaick G, Junkermann H, Pickenhan L, Wesch H, Eggert-Kruse W, Tschahargane C, von Fournier D, Kubli F (1985) 5-MHz-Real-time-Sonographie der Brustdrüse, Teil 2: Untersuchungstechnik und diagnostische Wertigkeit. Radiologe 25:457–467

Ergebnisse des CW-Dopplers in der Mammadiagnostik

H. Madjar, H. Schillinger, Ch. Wilhelm, A. Pfleiderer und H. G. Hillemanns

Wie wir aus früheren Brustuntersuchungen mittels Röntgenangiographie und Thermographie wissen, weisen Mammakarzinome eine auffällige Vaskularisation auf [4]. Bildgebende Verfahren sind zwar zum Tumornachweis erfolgreich, weniger jedoch zur Dignitätsbeurteilung. Computerisierte Ultraschallmethoden mit Messung von Schallgeschwindigkeit und Schallabschwächung sind aufwendig, und auch die Kernspintomographie erfüllt bislang nicht die Erwartungen. Es lag daher nahe, mit einer einfachen Methode zuverlässig und nicht-invasiv die Durchblutung zu untersuchen [2].

Material und Methode

Dieser Abschnitt wurde ausführlicher im vorausgehenden Beitrag abgehandelt. Nach üblicher B-Bild-Diagnostik mit einem Real-time-Gerät (5 MHz, Linear-array) haben wir mit der 8-MHz-CW-Doppler-Sonde bei 229 Frauen beide Mammae systematisch nach Gefäßen abgesucht und ihren Verlauf skizziert. Arterien wurden jeweils am Orte ihres größten Frequenzshifts auf Band aufgenommen und die Frequenzspektren vermessen. Wir achteten auf Symmetrie sowohl der Gefäßverläufe als auch der Flußcharakteristika. Bei asymmetrisch auftretenden Arterien wurde deren Zahl sowie Lautstärke und Frequenzshift im Vergleich zu den übrigen Arterien bewertet. Als suspekt wurde befundet, wenn Gefäßasymmetrien eine oder 2 der folgenden Charakteristika aufwiesen, ab 3 Kriterien galt dies als deutlicher Malignitätshinweis:

– mehr als 2 Arterien, die in einen Herdbefund einstrahlen,
– wirrer Gefäßverlauf,
– Doppler-Shift > 2 kHz,
– hoher diastolischer Fluß,
– umschriebene Erhöhung des Doppler-Shifts > 50%,
– Verlust des normalen Flußprofils.

Beim charakteristisch malignen Flußsignal sind demnach hohe Amplituden im Bereich niedriger Frequenzen von einem hohen systolischen Frequenzshift mit niedrigen Amplituden überlagert. Das größte Blutvolumen fließt also mit relativ langsamer Geschwindigkeit durch einzelne Gefäße. Von diesem Jet abgesehen, fließt in der Diastole jedoch annähernd die gleiche Menge wie in der Systole. Dies ist durch die in Tumoren zahlreichen AV-Shunts zu erklären.

Ultraschalldiagnostik 86
Herausgegeben von M. Hansmann u. a.
© Springer-Verlag

Das Signal ist sehr laut, fauchend und rauh. Da dieses akustische Kriterium quantitativ schwer faßbar ist, haben wir uns in der Auswertung auf die Messung der Frequnzshifts beschränkt, so daß immer der direkte Vergleich zwischen normalen Arterien und Tumorarterien durchgeführt wurde.

Ergebnisse

Die mittleren Frequenzshifts zeigten keine eindeutige Altersabhängigkeit und lagen zwischen 0,7 und 1,7 kHz. Die absolute Streuung reichte von 0,25 bis 5,5 kHz. Außerdem war innerhalb eines Individuums die Verteilung der Arterien sehr symmetrisch und die Flußgeschwindigkeiten im Seitenvergleich sehr konstant, mit einem Korrelationskoeffizienten von 0,983 für die Systolen (Abb. 1).

Ganz anders waren die Verhältnisse bei 39 Karzinomen (30 primäre, 9 Rezidive). 37 Fälle zeigten 2 und mehr der o. g. Kriterien. Unter den 30 primären Mammakarzinomen hatten 26 ausgeprägte Gefäßasymmetrie mit starker Hypervaskularisation. Drei szirrhöse Karzinome waren ohne Hypervaskularisation, aber hatten asymmetrische Gefäße mit sehr niedriger Frequenzamplitude und einem Abbruch des diastolischen Flusses. Ein Carcinoma in situ bei einer 79jährigen Patientin mit völlig involutorischem Drüsenkörper wies keine dopplersonographischen Auffälligkeiten auf. Ein Tumorrezidiv nach Ablatio mammae wies lediglich 2 schwach perfundierte Gefäße auf, es fehlte jedoch auch die Vergleichsmöglichkeit zur gesunden Seite, so daß hieraus nach unseren Kriterien kein positiver Befund erhoben werden konnte. Die erheblichen Schwankungen der Doppler-Shifts zwischen erkrankter und gesunder Brust sind in Abb. 2 dargestellt. Ent-

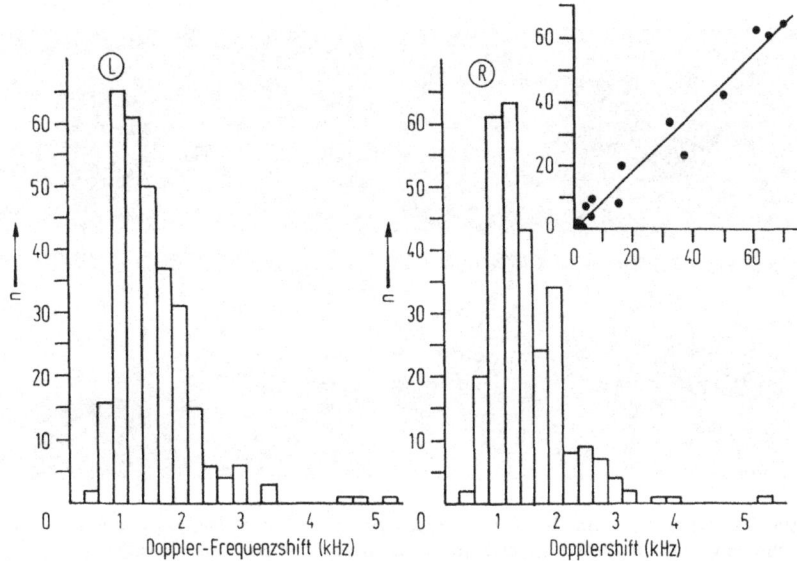

Abb. 1. Häufigkeit des Auftretens bestimmter systolischer Doppler-Frequenzshifts im Seitenvergleich beider Mammae. Das Säulendiagramm sowie die Regressionsgerade (Korrelationskoeffizient 0,983) zeigen die hohe Übereinstimmung der Flußgeschwindigkeiten

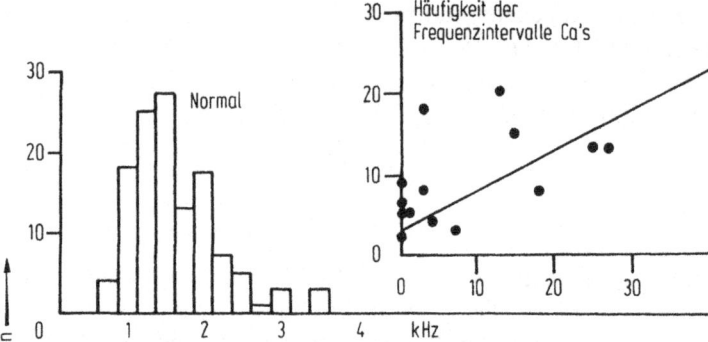

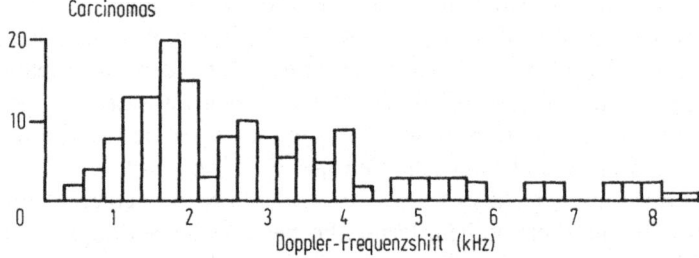

Abb. 2. Doppler-Frequenzshifts in der an einem Karzinom erkrankten Brust verglichen mit der Kontralateralen gesunden Brust. Säulendiagramm sowie Regressionsgerade (Korrelationskoeffizient 0, 663) zeigen keine Übereinstimmung der Flußgeschwindigkeiten

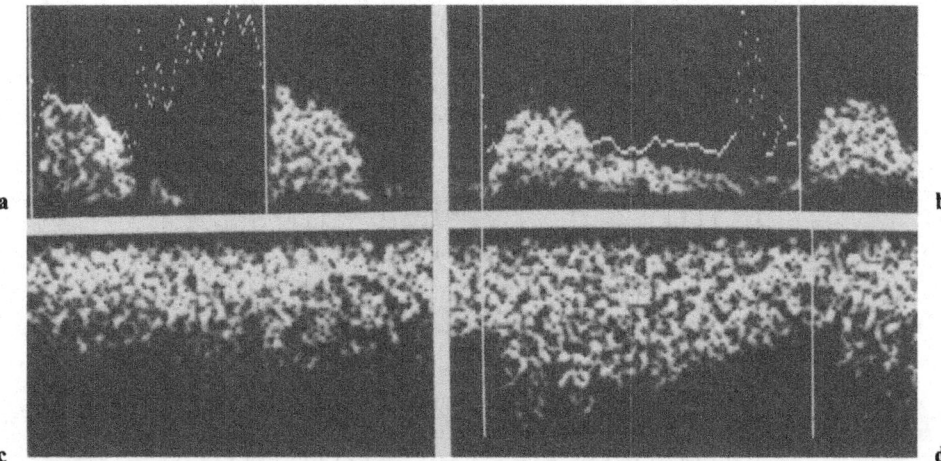

Abb. 3 a–d. Beispiele von Doppler-Frequenzspektren. **a** Szirrhöses Karzinom mit fehlendem diastolischen Fluß. **b** Zum Vergleich normale Mammaarterie mit niedrigem Frequenzshift und schmalbandigem Frequenzmuster. **c** Venöser Doppler-Shift mit relativ gleichmäßigem Fluß. **d** Doppler-Spektrum eines zellulären Karzinoms mit hohem Doppler-Shift, breitbandigem Frequenzmuster, hoher Diastole und hohem Amplitudenanteil im niedrigfrequenteren Bereich

sprechend betrug der Korrelationskoeffizient hier nur 0,663. Abbildung 3 zeigt Beispiele normaler Gefäße mit dem schmalbandigen Frequenzmuster niedriger Amplitude einer Arterie sowie dem mehr oder weniger konstanten Flußprofil einer Vene. Ein zelluläres Karzinom mit hohem Frequenzshift, breitbandigem Frequenzspektrum und hohem diastolischen Fluß, ein szirrhöses Mammakarzinom mit dem typischen Abbruch des Signals in der Diastole.

Von 18 Fibroadenomen wiesen 14 nur einen einfachen Gefäßstiel ohne erhöhte Perfusion auf. Vier Tumoren zeigten jedoch mehrere Gefäße, aber die Hypervaskularisation ging mit einer generell verstärkten Durchblutung beider Mammae bei 2 schwangeren und einer laktierenden Patientin einher. Ein Riesenfibroadenom mit offensichtlich raschem Wachstum ging mit asymmetrischer Hypervaskularisation einher und wurde fälschlicherweise als suspekt bewertet. Bei 23 Patientinnen mit Zysten war kein Herdbefund nachweisbar. Es fiel jedoch eine allgemein verstärkte Durchblutung auf. Eine Fettnekrose erwies sich ebenfalls als unauffällig.

Als problematisch waren die Mastitiden zu betrachten. Von 15 erschienen 5 dopplersonographisch wegen erhöhter Perfusion suspekt, jedoch verhalf die B-Bild-Diagnostik zusammen mit der „Klinik" zur richtigen Diagnose.

Diskussion

Unsere Ergebnisse decken sich mit denen anderer Untersucher [1, 3]. Ein durchscreenen der gesamten Brust nur durch CW-Doppler erscheint zu aufwendig. Die angesprochenen Kriterien erlauben jedoch eine zuverlässige Differenzierung solider Herdbefunde, die durch Palpation, B-Bild-Ultraschall oder Röntgenmammographie auffallen. Daher erachten wir den den einfach anzuwendenden und preiswerten CW-Doppler als besonders geeignete Diagnostikhilfe.

Literatur

1. Burns PN, Halliwell M, Wells PNT, Webb AJ (1982) Ultrasonic doppler studies of the breast. Ultrasound Med & Biol 8:127–143
2. Burns PN, Virjee JM, Gowland M, Rimmer S, Wells PNT (1983) The origin of doppler shift signals from breast tumours. In: Jellins J, Kobayashi T (Hrsg) Ultrasonic examination of the breast. John Wiley & Sons, Chichester New York Brisbane Toronto Singapore, S 379–384
3. Jellins J (1985) B-Mode and doppler assessment of breast disease. In: Jellins J, Kossoff G, Croll J (Hrsg) Proceedings of the 4th international congress on the ultrasonic examination of the breast. Witton Press, Sydney, S 215–220
4. Maeda M (1979) Die weibliche Brust – neue angiographische Kenntnisse. Fortschr Röntgenstr 6:711–715

Anwendungsmöglichkeiten des Farb-Dopplers bei der Abklärung von Mammatumoren

W. Leucht, B. Köstering und W. Schmidt

Das Mammakarzinom zeichnet sich wie auch viele andere maligne Tumoren durch eine pathologische Vaskularisation aus. Dies wurde schon vor Jahren durch angiographische Untersuchungen der weiblichen Brust und von Mammakarzinomen bestätigt. In der Angiographie werden als wesentliche Malignitätskriterien pathologische Gefäße und besonders die Hypervaskularisation gewertet (Abb. 1).

Doppler-Flußmessungen mit einem C/W-Doppler an Brustdrüsengewebe und Mammatumoren befinden sich in der Erprobung. Die Analysen dieser Messungen erfolgen über qualitative Kriterien im Strömungsprofil, welches durch manuelle Abtastung einer Fläche mit einem Meßpunkt entsteht. Der Farb-Doppler arbeitet als Flächen-Doppler mit automatischer Abtastung (16 000 Abtastpunkte innerhalb 1/30 Sekunde). Flußphänomene werden in Farbe umgesetzt und in das B-Bild projiziert und können somit sofort in ihrer lokalen Ausbreitung erkannt

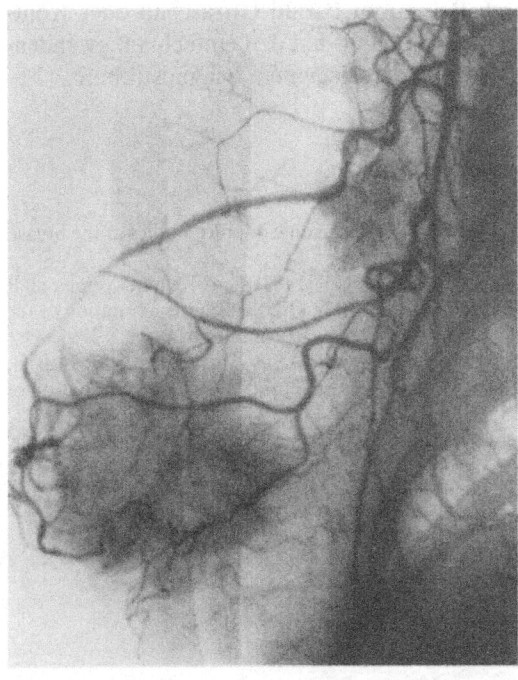

Abb. 1. Arteriographie eines Mammakarzinoms. Hypervaskularisation mit pathologischen Gefäßverläufen

Ultraschalldiagnostik 86
Herausgegeben von M. Hansmann u. a.
© Springer-Verlag

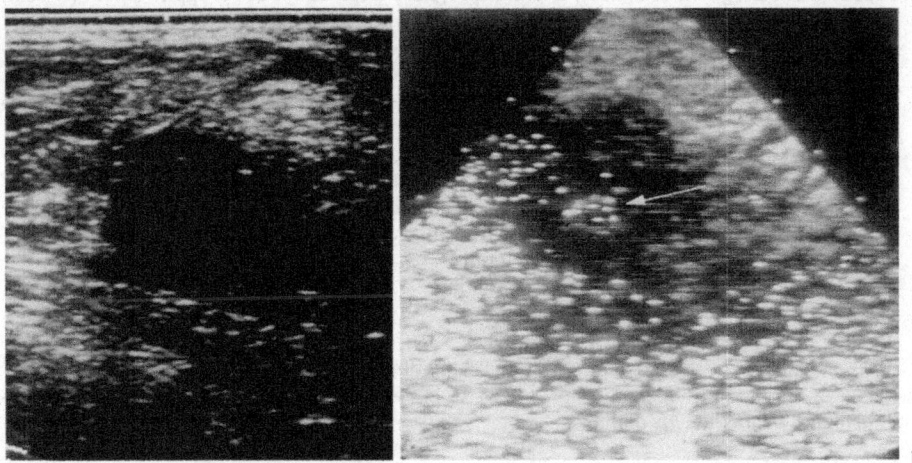

a   b

Abb. 2a. Real-time-Sonogramm (5 MHz), 4,5 cm großes duktal invasives Karzinom; **b** Farb-Doppler-Sonogramm (5 MHz), dasselbe Karzinom wie 2a → positiver Farb-Doppler-Effekt = Flußphänomen im Tumor

werden. Bislang haben Farb-Doppler-Untersuchungen nur in der kardiovaskulären Diagnostik Bedeutung erlangt.

Bei der Durchführung der vorliegenden Studie sollte geprüft werden, ob durch Anwendung eines Farb-Dopplers (Aloka Color Doppler SSD-860 Hellige, 5-MHz-Sectorscan) eine Unterscheidung zwischen malignen und benignen Prozessen der Mamma möglich ist. Hypothetisch war bei malignen Prozessen, die eine Hypervaskularisationszone darstellen, eine „Anfärbung" zu erwarten.

Bei 10 Patientinnen, die zur sonographischen Untersuchung überwiesen wurden (8mal mit nachfolgender Probeexzision), wurde im Anschluß an die übliche B-Bild-Sonographie eine Farb-Doppler-Untersuchung angeschlossen. Die Dignitätsprognose im B-Bild wurde nach unseren üblichen Beurteilungskriterien vorgenommen. Beim Farb-Doppler-Verfahren gab es alternativ die beiden Möglichkeiten einer „Anfärbung" des sonographischen Herdbefundes oder keiner „Anfärbung". Eine „Anfärbung" wurde als positiv (maligne) gewertet, keine „Anfärbung" als negativ (benigne).

Von 5 Karzinomen zeigten 4 einen positiven Farb-Doppler-Effekt (Abb. 2), in einem Fall eines undifferenzierten Karzinoms (das auch bei der histologischen Diagnose große Schwierigkeiten bereitete) war der Farb-Doppler-Effekt negativ. Bei 5 benignen Prozessen fand sich 3mal ein negativer Farb-Doppler-Effekt; 2mal trat eine „Anfärbung" (positiv) auf. Es handelte sich dabei um eine postoperative Fettgewebsnekrose und um einen Fall einer laktierenden Mamma (positiver Farb-Doppler-Effekt in der gesamten Brust) (Tabelle 1).

Soweit es im Rahmen dieser begrenzten Patientinnenzahl zu beurteilen ist, liegen Hinweise dafür vor, daß Hypervaskularisationszonen bei malignen Mammatumoren durch Farb-Doppler-Sonographie zu erfassen sind, und daß benigne Prozesse ohne vermehrten Blutfluß durch das Fehlen erfaßbarer Flußphänomene zu erkennen sind.

Tabelle 1. Histologische Diagnose, Dignitätsprognose im B-Bild, Farb-Doppler-Effekt (s. Text; $n = 10$ Patientinnen)

		Histologie	B-Bild	Farb-Doppler
1.	E. J.	Abszedierende Mastitis	B	Negativ
2.	A. G.	Fibroadenom	B	Negativ
3.	E. P.	Zyste, fokal-zystische Mastopathie	B	Negativ
4.	G. N.	Fettgewebsnekrose (nicht histol. gesichert)	U	Positiv
5.	R. S.	Mamma lactans (nicht histol. gesichert)	B	Positiv
6.	J. F.	Duktal invas. Karzinom	M	Positiv
7.	A. K.	Undifferenziertes Karzinom	U	Negativ
8.	U. A.	Duktal invas. Karzinom	M	Positiv
9.	S. K.	Medulläres Karzinom	M	Positiv
10.	N. N.	Rezidiv eines Mamma-Karzinoms	M	Positiv

B, benigne, *U*, unklar, *M*, maligne.

Kritisch ist anzumerken, daß in der vorliegenden Untersuchung nur Tumoren über einer Größe von 1,5 cm untersucht wurden und daß das Auftreten von Rauschphänomenen bei der Interpretation schallkopfferner Geweberegionen Schwierigkeiten bereitet. Zur statistischen Absicherung dieser Ergebnisse sollten größere Kollektive – am besten mit einem "Linear array" – untersucht werden. Möglicherweise ist man mit dem Farb-Doppler in der Lage, bisherige diagnostische Unsicherheiten in der Mammasonographie zu beseitigen.

Standardisierte Axillasonographie bei Mammakarzinompatientinnen durch die Einführung von Referenzebenen

V. Duda, Ch. Bog, B. Ludwikowski, G. Lauth und K.-D. Schulz

Beim Mammakarzinom hängen die therapeutischen Möglichkeiten sehr von einer möglichst frühzeitigen Diagnosestellung und einem exakten Staging ab. Da die axilläre LK-Metastasierung direkt mit der Primärtumorgröße korreliert und etwa 40% aller Mammakarzinome zum Zeitpunkt der Diagnosestellung bereits axilläre Lymphknotenmetastasen aufweisen [1], wird z. Z. zum operativen Staging neben der Untersuchung des Primärtumors die diagnostische Axillarevision eingesetzt. Als allgemein gültige Grenzen gelten dabei kranial der Unterrand der V. axillaris, medial der M. pektoralis und dorsolateral das thorakodorsale Gefäßbündel.

Beim präoperativen Staging stand bisher nur die Palpation der Axilla zur Verfügung. Sie ist allerdings mit einer hohen Irrtumswahrscheinlichkeit von 30–40% belastet [4, 6]. Aus einer Literaturzusammenstellung [1, 6] ergeben sich bei ca. 28% der Mammakarzinome histologisch axilläre LK-Metastasen ohne palpatorisches Korrelat. Andererseits ergibt sich in ca. 12% klinisch der Verdacht auf LK-Metastasen ohne eine später nachweisbare Metastasierung [6]. Die Zahl der Mammakarzinompatientinnen ohne LK-Metastasen, die vergrößerte axilläre LK aufweisen (z. B. mit reaktiver Hyperplasie, lipomatöser Atrophie oder Sinushistiozytose), wird mit ca. 35% angegeben [4]. Aus der Untersuchung von 1 084

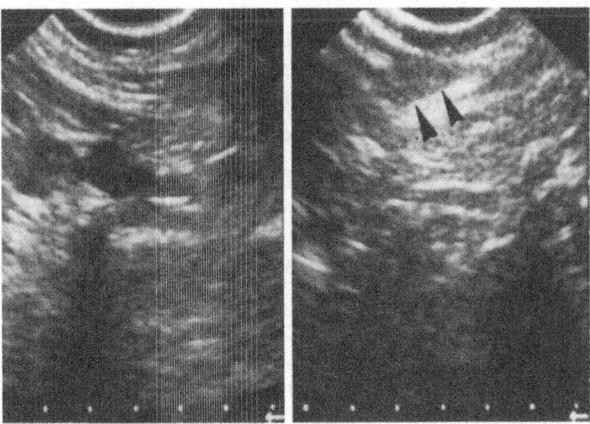

Abb. 1. *links:* postoperativ bestätigte LK-Metastasen; *rechts:* postoperativ als 2,5 cm großer LK mit lipomatöser Atrophie bestätigter Befund

Ultraschalldiagnostik 86
Herausgegeben von M. Hansmann u. a.
© Springer-Verlag

Lymphknoten zeigen tumorfreie LK einen mittleren Durchmesser von 6,5 mm und LK-Metastasen einen von 9,7 mm (1,8–40,6 mm) [1].

Über den Einsatz der Sonographie zum präoperativen Staging beim axillären LK-Befall gibt es bisher nur wenige Literaturhinweise [2, 3]. Ernst et al. berichten über 37 Patientinnen, bei denen der LK-Status sonographisch in 80% richtig eingestuft werden konnte. Bruneton et al. geben bei 60 Fällen die Sensitivität des Ultraschalls mit 72,7% deutlich höher als die der Palpation mit 45,4% an, bei vergleichbarer Spezifität um 97,3%.

Bei einem eigenen Kollektiv von 30 Mammakarzinompatientinnen wurde präoperativ eine nur an der Palpation orientierte Axillasonographie durchgeführt. In 13 Fällen ergaben sich axilläre LK-Metastasen; 16mal stimmte der pathohistologische Metastasennachweis mit dem sonographischen LK-Nachweis überein, d. h. in nur 53%. In weiteren 9 Fällen konnten sonographisch Lymphknoten dargestellt werden, die von 0,4 bis 2,2 cm groß waren, aber histologisch nur eine reaktive Hyperplasie, Sinushistiozytose, lipomatöse Atrophie oder Vernarbung aufwiesen. Bei 5 Patientinnen konnten 0,8 bis 1 cm große histologisch nachgewiesene LK-Metastasen sonographisch nicht dargestellt werden.

Tabelle 1. Sonographischer Nachweis und pathohistologische Aufarbeitung axillärer Lymphknoten bei 30 Mammakarzinompatientinnen

		Pathohistologie	
		Positiv	Negativ
Sonographie	Positiv	8	9
	Negativ	5	8

Aus den Literaturangaben und den eigenen Ergebnissen stellen sich 2 Probleme:
1. Nicht alle sonographisch darstellbaren LK sind Metastasen!
2. Wie kann sichergestellt werden, daß die präoperativ entdeckten LK später auch operativ entfernt werden?

In bezug auf das erste Problem belastet die Palpation das präoperative Staging mit 12% falsch-positiven Aussagen, die Sonographie aber sogar mit 30%. Falschnegative Aussagen erbringt die Palpation in ca. 28%, die Sonographie in 17%. Die zwischen 30 und 40% liegende palpatorische Irrtumswahrscheinlichkeit in der Einstufung axillärer LK läßt sich also durch den Einsatz der Sonographie nicht verbessern.

Die Sonographie könnte sich allerdings auf einem anderen Sektor als durchaus hilfreich erweisen. Die große Problematik bei der Beurteilung der Axilla liegt in der Unübersichtlichkeit dieses Untersuchungsgebietes. Während sich der Operateur an den bereits erwähnten anatomischen Leitstrukturen orientieren kann, ist dies bei der Palpation nicht, bei der Sonographie aber sehr wohl ebenfalls möglich. Auch beim Ultraschall bietet sich – wie schon von Schröcksnadel et al.

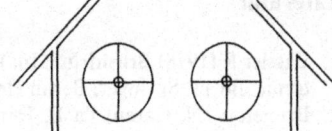

Abb. 2. Dokumentationsskizze zur Axillasonographie

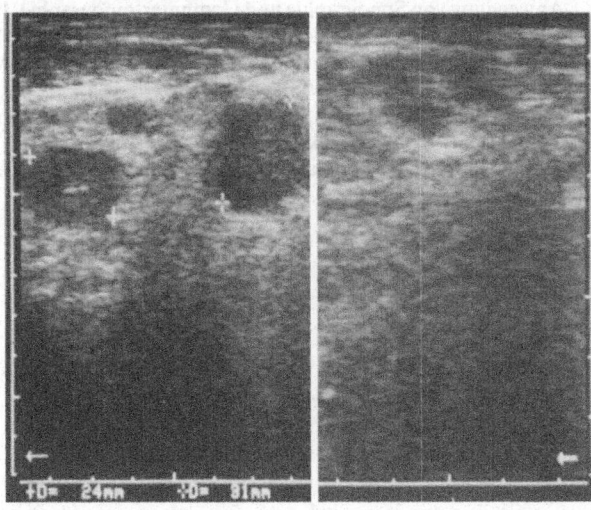

Abb. 3. *links:* postoperativ nachgewiesene bis zu 2,3 cm große LK-Metastasen mit perinodalem Wachstum/sonographisch relativ gut abgrenzbar; *rechts:* postoperativ nachgewiesene bis zu 1,6 cm große LK-Metastasen/sonographisch völlig unscharf begrenzt

1986 ansatzweise erwähnt [5] – die Orientierung an anatomischen Leitstrukturen geradezu an. Sie erlaubt eine durch den Operateur später gut nachvollziehbare sonographische Aufarbeitung der Axilla in einem standardisierten Untersuchungsablauf:

1. Nach Aufsuchen der A. und V. axillaris im Längsschnitt wird der Schallkopf nach kaudal gekippt.
2. A. und V. axillaris werden im Querschnitt dargestellt, die nach kaudal ziehenden Gefäßabgänge (A. und V. thorakodorsalis, V. thorakoepigastrika) aufgesucht und der Schallkopf jeweils aus dieser Ebene nach medial und lateral gekippt.

Die bei diesem Vorgehen entdeckten LK werden in eine Skizze eingetragen (Abb. 2).

Diese topographischen Zusatzinformationen erleichtern nach unseren bisherigen Erfahrungen dem Operateur deutlich die Entfernung der präoperativ entdeckten Lymphknoten.

Literatur

1. Bässler R (1978) Brustdrüse. In: Doerr Seifert Uehlinger (Hrsg) Spezielle pathologische Anatomie, Bd 11. Springer, Berlin Heidelberg New York
2. Bruneton JN, Caramella E, Héry M, Aubanel D, Manzino JJ, Picard JL (1986) Axillary lymph node metastases in breast cancer: Preoperative detection with US. Radiology 158:325–326
3. Ernst R, Weber A, Friemann J (1986) Präoperatives Staging beim Mammakarzinom durch Anwendung von Sonographie und Computertomographie. In: Otto & Schnaars (Hrsg) Ultraschalldiagnostik 85. Thieme, Stuttgart New York, S 151–152
4. Feiereis H, Grewe HE, Johannigmann J, Kaiser P, Schmid MA, Siebert W (1983) Brustkrebs der Frau. Hans Marseille Verlag, München
5. Schröcksnadel H, Haid Ch, Heim K, Martin J (1986) Mammasonographie mit hochfrequenten nahfokussierten Schallköpfen. Gebfra 46:140–144
6. Zinser HK (1972) Mammakarzinom – Diagnose und Differentialdiagnose. Thieme, Stuttgart

Ultraschallgeleitete Markierung von Mammatumoren

P. Fitzal und G. Wolf

Präoperative Markierungen nicht tastbarer Mammaveränderungen werden von uns fast ausschließlich mammographisch durchgeführt und bis jetzt nur in wenigen Fällen ultraschallgeleitet. Die Indikationen stellen sich wie folgt: Alle sonographisch entdeckten soliden Veränderungen und komplizierten Zysten, die nicht oder nur schlecht zu tasten sind und mammographisch nicht oder nur ungenau zur Darstellung gelangen. Solche Läsionen fanden wir:
1. in dichten Brüsten mit hochgradiger Mastopathie,
2. bei Seitenasymmetrien,
3. bei unklarem Tastbefund,
4. bei Kontrollen nach Operationen und Bestrahlungen.

Wir haben in den letzten 10 Jahren 24 300 Mammographien durchgeführt, dabei waren 306 präoperative Markierungen erforderlich. In den letzten 2½ Jahren, seit 1984, haben wir 110mal markiert, 59 gutartige Fälle und 51 Malignome.

Seit 1984 steht uns ein Ultraschallgerät zur Verfügung, in diesem Zeitraum ergaben sich 7 ultraschallgeleitete Markierungen, 3 davon waren gutartig, 4 davon Malignome.

Unser Vorgehen der ultraschallgeleiteten Markierung ist einfacher und schneller durchführbar als mittels Röntgenmammographie:

Eine Hand führt den Schallkopf, die andere Hand führt die auf eine Spritze aufgesetzte Nadel. Dabei hilft ein wesentlicher Handgriff der Assistentin: Zwischen abgespreiztem Daumen und Zeigefinger wird die Brust gespannt und vom Schallkopf weggezogen. Dadurch erreicht man:
1. einen praktisch schmerzlosen Eingriff,
2. eine gewisse Fixierung des suspekten Herdes,
3. die Nadelspitze wird sonographisch besser sichtbar.

Im Unterschied zur radiologischen Markierung, bei der die Nadel in die Brust parallel zur Thoraxwand eingeführt wird, wobei des öfteren eine längere Strecke zurückzulegen ist, wird sonographisch der Herd auf kürzestem Weg hautnah markiert. Wir verwenden ein Real-time-Gerät mit einem 5-MHz-Schallkopf, zur Markierung die Stahlkanüle einer Venflon (0,860 mm). Nach Nadelfixierung oder Farbstoffeinspritzung, und zwar Kohlenstoff, wird die Patientin dem Operateur übergeben. Im Bedarfsfall überwacht eine Präparatmammopgraphie den Erfolg des Eingriffes.

Ultraschalldiagnostik 86
Herausgegeben von M. Hansmann u. a.
© Springer-Verlag

Ultraschall als diagnostisches Mittel bei der Punktion von Mammatumoren vs. Röntgenkontrolle

B. Ludwikowski, V. Duda, G. Lauth, B.-J. Hackelöer, K.-D. Schulz

In dem Zeitraum vom Dezember 1984 bis Januar 1986 wurden an der UFK Marburg insgesamt 223 Mammapunktionen unter Ultraschall- und Röntgenkontrolle durchgeführt, davon 112 Zystenpunktionen und 111 Punktionen solider Tumoren.

Wir haben einen Imager der Firma Siemens mit einem 5-MHz-Linearscanner, teilweise mit und teilweise ohne Gelvorlaufstrecke verwendet, die Wahl war abhängig von der Tiefe des Tumors in der Mamma.

Das Punktionsbesteck bestand aus einem Cameco-Handgriff, bestückt mit einer 20-ml-Spritze und einer 1er-Nadel, mit einem Durchmesser von 0,9 mm und einer Länge von 40 mm. Die ermöglicht die Gewinnung mikrohistologisch auswertbarer Gewebsproben.

Zur Punktion wandten wir die Freihandtechnik an, d. h. der Schallkopf wurde durch eine Hilfsperson direkt neben der Nadel plaziert, und der punktierende Arzt kann mit der freien Hand die Haut über dem Tumor spannen.

Zunächst gehe ich auf die Zystenpunktion ein; mit Hilfe der Sonographie können Zysten bereits vor der Punktion als solche identifiziert werden.

Wir punktierten Zysten ab einem Durchmesser von 1 cm, oder wenn die Zysten Schmerzen verursachten. Bei 84 Patientinnen wurden 112 Punktionen durch-

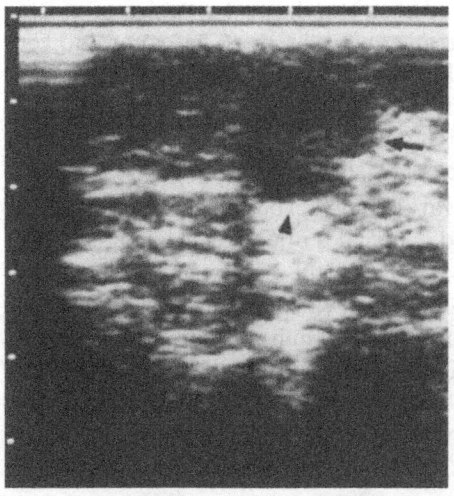 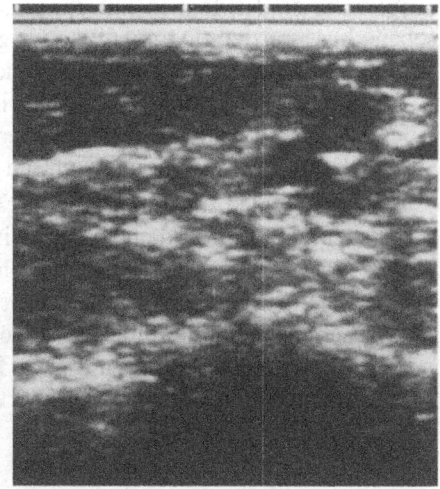

Abb. 1. Intrazystischer Tumor vor Punktion **Abb. 2.** Während der Punktion

Ultraschalldiagnostik 86
Herausgegeben von M. Hansmann u. a.
© Springer-Verlag

geführt, davon bei 10 Frauen beidseits und bei 9 Patientinnen wurden an einer Mamma multiple Punktionen durchgeführt. Das mittlere Alter in dieser Gruppe lag bei 46,2 Jahren.

Ergebnisse von 112 Zystenpunktionen

Zytologisch auswertbar 112mal:
Pap. 1/2: 110mal, Pap. 3: 1mal, Pap. 4: 0, Pap. 5: 1mal. Histologisch ausgewertet 2mal, da in diesen Fällen nicht nur Flüssigkeit aspiriert wurde; in einem Fall war es eine Mastitis, das andere mal ein intrazystischer Tumor.

Auswertung

Rechte Seite punktiert	45,5%
Linke Seite punktiert	55,5%
Solitärzyste	28,6%
Multiple Zysten	71,4%
Zyste gekammert	16,0%
Sonographisch glatt berandet	88,4%
In PCG glatt berandet	91,1%
Sonographisch vollständig entleert	93,2%
In PCG vollständig entleert	85,7%
Zystendurchmesser	12,1 mm (5–28 mm)
Zystentiefe	15,6 mm (6–43 mm)

In der Auswertung fällt auf, daß die Zystenberandung in der PCG besser zu beurteilen ist als im Sonogramm; dies liegt daran, daß die seitliche Begrenzung der Zyste meistens nicht sicher zu bewerten ist, der Entleerungszustand ist in der PCG ebenfalls besser zu beurteilen. Die Beurteilung der Zystenberandung im Sonogramm wird in der Zukunft sicherlich besser möglich sein, da jetzt schon in den neuen Geräten eine bessere Lateralisierung festzustellen ist. Die Darstellbarkeit der Nadel während der Punktion ist unabhängig von der Tiefe der Zyste.

Man kann nicht nur in Zysten die Nadellage kontrollieren, sondern dies gelingt sonographisch auch in soliden Tumoren. Das mittlere Alter lag in dieser Gruppe bei 54,4 Jahren, mit einem Gipfel zwischen dem 45. un d 50. Lebensjahr. Sonographisch lag die Nadel in 96,4% korrekt, in 2,7% war die Nadellage nicht möglich, da es sich um versprengtes Drüsengewebe in der Axilla handelte, und in einem Fall um eine Metastase in der Axilla. Unser Schallkopf ist für die Axillasonographie nicht geeignet, da er zu lang ist, und so konnten wir in der Axilla nicht unter Sicht punktieren. In einem Fall (0,9%) konnte man in einem klinisch verdächtigen Herd, eine sekundär verheilte Mastektomienarbe, weder mammographisch noch sonographisch eine Nadellage durchführen.

Mammographisch war die Nadellage in 67,6% korrekt, in 15,3% inkorrekt, in 9% nicht möglich, und in 8,1% nicht durchgeführt worden, weil dies z. B. von der Patientin abgelehnt wurde. Die Tumorgröße betrug im Schnitt 18 mm (5–56) und die Tiefe 11 mm (2–22).

Alle Punktate wurden histologisch und zytologisch ausgewertet.

Zytologie   Pap. 1/2: 27,9%
              Pap. 3: 19,0%
              Pap. 4: 0%
              Pap. 5: 45,9%

Histologie invasives ca. 34,3% $\left.\begin{array}{c} \\ \\ \end{array}\right\}$ $= 46,96\%$
                   ca. 12,6%

Fibroadenom   13,5%
Fettgewebe   13,5%
Fadenreste, Milchgangsepithelien, Narbengewebe 12,6%

Wir stellten fest, daß jede Methode ihren spezifischen Einsatzbereich hat, sie sich beide gut ergänzen, und daß sich die Sonographie auch zur Punktionskontrolle bei soliden Tumoren einsetzen läßt, besonders in Fällen, in denen sich in der Mammographie kein Rundherd nachweisen läßt.

Die Vorteile des Ultraschalls gegenüber dem Röntgen sind die Punktion unter Sicht, die prompte Korrekturmöglichkeit, eine geringere Dislokation der Nadel und keine Strahlenbelastung.

Die Vorteile des Röntgens sind die bessere Beurteilung von Mikrokalk und die Möglichkeit der PCG sowie der Einsatz bei Herdbefunden, die im Ultraschall nur schlecht oder auch nicht erfaßt werden.

Pädiatrie

Sonographische und radiologische Untersuchung der Säuglingshüfte im Vergleich

H.-R. Casser und H. J. Vehr

Einleitung

Die sonographische Untersuchung der Säuglingshüfte stellt heute ein etabliertes Verfahren zur Frühdiagnostik der kongenitalen Hüftdysplasie dar [2, 4] und verdrängt damit zunehmend die Röntgendiagnostik als bisher führendes bildgebendes Verfahren. Im Ultraschallbild sind im Gegensatz zur Röntgenaufnahme knorpelige und bindegewebige Strukturen schon in den ersten Lebenstagen sichtbar [4] und verhelfen damit der Sonographie zu einer höheren Aussagekraft als eine vergleichsweise durchgeführte Röntgenaufnahme [4]. Sonographische Untersuchungen sind aufgrund fehlender Strahlenbelastung und einfacher Handhabung unkompliziert und können unbedenklich jederzeit zur Verlaufskontrolle eingesetzt werden [2, 4].

In dieser Studie gingen wir der Frage nach, wie sich sonographischer und röntgenologischer Befund der Säuglingshüfte zueinander verhalten, ob ggf. Differenzen festzustellen sind und inwieweit überhaupt noch Indikationen zur Röntgenuntersuchung der Säuglingshüfte bestehen.

Methodik

Zu diesem Zweck wurden aus einem Gesamtkollektiv von 1 500 klinischen und sonographischen Erstuntersuchungen von Säuglingshüften in einem Zeitraum von 1 Jahr 185 Hüften ausgewählt, die gleichzeitig sonographisch und radiologisch untersucht worden waren. Das Alter der Kinder erstreckte sich vom 1. Lebenstag bis zu 1 ½ Jahren. 82% der ausgewählten Säuglingshüften wiesen einen pathologischen, 18% einen altersentsprechenden Hüftbefund auf. Zur Klassifizierung der sonographischen Befunde wurden die qualitativen und quantitativen Kriterien der Typeneinteilung nach Graf [4] verwandt. Ihnen wurden die zugehörigen Röntgen-Beckenübersichtsaufnahmen gegenübergestellt unter Berücksichtigung qualitativer und quantitativer Eigenschaften (Pfannendachform, Pfannendachwinkel [6], Instabilitätsindex nach Smith [5]). In dieser Studie wurden nur Säuglingshüften berücksichtigt, deren Sonogramme der Standardebene nach Graf [4] entsprachen und deren Röntgen-Beckenübersichtsaufnahmen die von Tönnis [7] und Ball [1] angegebenen Indizes für Beckendrehung und -aufrichtung nicht überschritten.

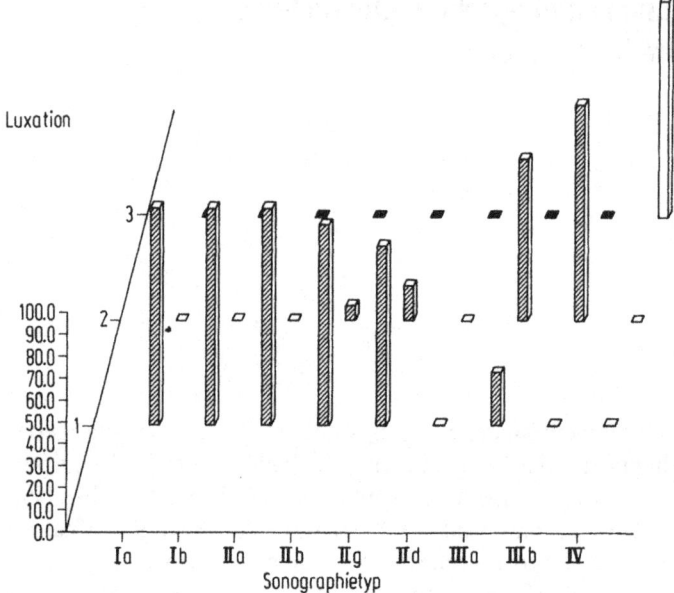

Abb. 1. Zweidimensionale Häufigkeitsverteilung von Sonographietyp und Luxationsgrad im Röntgenbild

Ergebnisse

Bei der Gegenüberstellung der im Röntgenbild festgestellten Luxationsgrade nach Tönnis [8] und den im Sonogramm ermittelten Typen nach Graf [4] entsprach der Luxationsgrad I den Typen I und II a, b, g; der Luxationsgrad II dem Typ III und der Luxationsgrad III/IV dem Typ IV im Sonogramm. Ein Vergleich des radiologischen Pfannendachwinkels (AC-Winkel) mit dem Knochenwinkel (α) im Ultraschallbild zeigte eine eindeutige Korrelation: $-1,2$. Unter Berücksichtigung der Standardabweichung (s-Bereiche nach Tönnis und Brunken [6]) befanden sich im 1-s-Bereich überwiegend die Typen I a, b und II a, im 1-s- bis 2-s-Bereich die Typen II a–g und im Bereich oberhalb 2 s die Typen II g–IV. Im pathologischen Bereich des Lateralisationsindex nach Smith [5] befanden sich Sonogramme vom Typ II a, III a, b und IV. Ein röntgenologisch nicht sichtbarer Kopfkern war in 11,4% der Fälle im Sonogramm erkennbar, umgekehrt stellte sich in 3,3% der Fälle ein röntgenologisch erkennbarer Kopfkern im Sonogramm nicht dar. Insgesamt wiesen Sonogramm und Röntgenaufnahme in 84,9% der Fälle einen übereinstimmenden Befund auf. In 12,4% der Fälle war das Röntgenbild im Gegensatz zum Sonogramm unauffällig. In 2,7% fanden sich verdächtige Röntgenbefunde bei unauffälligem Sonogramm.

Diskussion

Die Ergebnisse zeigen, daß mit Hilfe der Ultraschalldiagnostik gerade bei Neugeborenen eine differenziertere Diagnostik der Säuglingshüfte möglich ist als mit dem Röntgenbild [4]. Der Luxationsgrad I nach Tönnis [8] erlaubt sonographisch eine Unterteilung in 4 Typen vom Normalbefund bis hin zur Dezentrierungsgefährdung. Auch die Alter und Prognose berücksichtigende Einteilung der radiologischen Pfannendachwinkel in s-Bereiche nach Tönnis läßt die Spannbreite der röntgenologischen Befunde gegenüber den Sonogrammen erkennen (s. o.). Auffällig ist das Auftreten von 1/3 der II a-Hüfte im pathologischen Bereich des Lateralisationsindex, in dem sich erwartungsgemäß nur Sonogramme vom Typ III und IV befanden. Die Hälfte dieser röntgenologisch auffälligen II a-Hüften gehörten dem Typ II a ⊕ an und waren somit auch sonographisch als therapiebedürftig angesehen worden. Sämtliche IIa-⊕- und II a-⊖-Hüften zeigten bei der Kontrolluntersuchung im 3. Lebensmonat ausgereifte Hüftverhältnisse.

Das frühere Auftreten des Kopfkerns im Sonogramm gegenüber der röntgenologischen Darstellung im Röntgenbild ist bekannt [4] und auf die Strukturinhomogenitäten am Ort der Hüftkopfanlage vor Einlagerung der röntgenologisch sichtbaren Kalksalze zurückzuführen [4]. Unter den wenigen Fällen eines röntgenologisch nachgewiesenen, aber im Sonogramm nicht eindeutig erkennbaren Kopfkerns fanden sich 2 Fälle einer Coxa vara congenita und eine Hüftkopfnekrose.

Eine eingehende Untersuchung der nicht übereinstimmenden Befunde zwischen Röntgenbild und Sonogramm (15,1%) zeigte, daß hiervon in erster Linie Hüften von Kindern unter dem 3. Lebensmonat betroffen waren, die radiologisch fehlinterpretiert worden waren. Ältere Kinder zeigten vereinzelt unauffällige Sonogramme (Typ I a oder b), die aber radiologisch leichte Erkerdefekte aufwiesen und somit nicht als völlig intakt angesehen werden konnten. Zusätzliche Untersuchungen zeigten, daß bei sorgfältigem sonographischen Durchmustern der Hüfte derartige Fehlinterpretationen vermeidbar sind.

Aufgrund unserer Ergebnisse ergeben sich folgende Empfehlungen für den Einsatz bildgebender Verfahren in der Frühdiagnostik der kongenitalen Hüftdysplasie:

1. Bei Neugeborenen unter dem 3. Lebensmonat kommt als bildgebendes Verfahren nur die Sonographie in Frage, da die Rötgenuntersuchung aufgrund des überwiegend knorpeligen Aufbaus der Neugeborenenhüfte nur eine mangelhafte Aussagekraft besitzt.
   Ausnahmeindikation für eine Röntgenuntersuchung stellt der Verdacht auf eine Becken- oder Femurmißbildung dar.
2. Bei Säuglingen, die älter als 3 Monate sind, ist im Falle einer Dezentrierung oder Luxation im Sonogramm auch eine röntgenologische Abklärung anzustreben, insbesondere hinsichtlich therapeutischer Maßnahmen.
3. Stellt sich im Sonogramm ein verbreiterter knorpeliger Erker dar, bei ansonsten ausreichender knöcherner Formgebung, ist eine röntgenologische Darstellung empfehlenswert, um eine Restdysplasie zu erfassen und Ausgangsbefunde zur weiteren Verlaufsbeobachtung zu besitzen. Bei normal entwickelten Kindern gewinnt die röntgenologische Untersuchung des Hüftkopfes ab dem 1. Lebensjahr zunehmend an Bedeutung und sollte zur Abklärung unklarer Hüftbefunde eingesetzt werden.
4. Stellt sich bei einem Kind im Alter von 8 Monaten oder älter sonographisch kein Kopfkern dar, ist eine röntgenologische Überprüfung empfehlenswert,

insbesondere bei einseitigem Fehlen, um Hüftkopfnekrosen, enchondrale Dysostosen oder Fehlformen des proximalen Femurs nicht zu übersehen.

Zusammenfassung

Die sonographische und radiologische Untersuchung der Säuglingshüfte zeigt eine weitgehende Übereinstimmung (84,9%). Differenzen ergeben sich einmal aufgrund der mangelhaften röntgenologischen Darstellbarkeit der Neugeborenenhüfte, andererseits infolge mangelhaften sonographischen Durchmusterns des Pfannenrandes bei älteren Kindern mit Übersehen der radiologisch zumeist sichtbaren Dysplasierinne. Säuglinge unter dem 3. Lebensmonat sollten ausschließlich sonographisch untersucht werden; Kinder älter als 1 Jahr sowie Säuglinge mit dezentrierten oder luxierten Hüften im Alter von 3 Monaten oder älter sollten hinsichtlich therapeutischer Fragestellung zusätzlich röntgenologisch untersucht werden.

Literatur

1. Ball F, Kommenda K (1968) Sources of error in the roentgen-evaluation of the hip in infancy. Annales de Radiologie 11:1–6
2. Casser H-R, Forst R (1985) Realtime – Sonographie des kindlichen Hüftgelenkes zur Frühdiagnostik der kongenitalen Hüftdysplasie. Klin Pädiat 197:398–408
3. Casser H-R, Straub A, Forst R (1986) Behandlungsmaßnahmen in Abhängigkeit vom sonographischen Befund. In: Symposion Ultraschalldiagnostik des Bewegungsapparates, Nürnberg 1986. Springer, Berlin Heidelberg New York (in Druck)
4. Graf R (1986) Sonographie der Säuglingshüfte. F Enke, Stuttgart
5. Smith S, Badgley CE, Orwig Jb, Harper JM (1968) Correlation of postreduction roentgenograms and thirty one – year follow up in congenital dislocation of the hip. J Bone Jt Surg 50A:1081–1098
6. Tönnis D, Brunken D (1986) Eine Abgrenzung normaler pathologischer Hüftpfannendachwinkel zur Diagnose der Hüftdysplasie. Arch orthop Trauma Surg 64:197
7. Tönnis D (1981) Probleme der Abgrenzung normaler und dysplastischer Hüften. In: Fries G, Tönnis D (Hrsg.) Hüftluxation und Hüftdysplasie im Kindesalter. Med Lit Verlagsanstalt, Uelzen, S 17–19
8. Tönnis D (1984) Die angeborene Hüftdysplasie und Hüftluxation im Kindes- und Erwachsenenalter. Springer, Berlin Heidelberg

Schädelsonographie beim Risikoneugeborenen: sonographische Befunde und Entwicklungsprognose

G. Bernert, J. Fertl, A. Rosenkranz und G. Zoder

Einleitung

Nachdem seit Jahren die Schädelsonographie routinemäßig an neonatologischen Abteilungen eingesetzt wird, drängt sich die Frage nach Inzidenz und prognostischer Bedeutung der diagnostizierbaren Veränderungen auf. Bezüglich Inzidenz und Mortalität herrscht – besonders was intrakranielle Blutungen betrifft – in der Literatur der letzten Jahre weitgehend Übereinstimmung, während andererseits die Bedeutung für die neuromotorische und mentale Entwicklung noch in vielen Punkten umstritten ist.

Wir hoffen, anhand unseres großen Krankengutes einen Beitrag zu dieser Diskussion liefern zu können.

Patienten und Methodik

Zwischen 1983 und 1985 wurden an der Kinderklinik der Stadt Wien-Glanzing 887 Neugeborene schädelsonographisch untersucht. Dabei wiesen 475 Säuglinge einen normalen und 412 Säuglinge einen pathologischen Befund auf.

Die neurologischen und entwicklungsmotorischen Nachuntersuchungen wurden in Anlehnung an Prechtl, Beintem und Vojta in der 2. Lebenswoche sowie mit 3, 6, 9 und 12 Monaten durchgeführt. Eine vorläufige Diagnose wurde im Alter von 12 Monaten gestellt und unsere Patienten nach einem einfachen Prinzip in die Gruppe N = Normal, S = Suspekt und A = Abnorm eingeteilt. Unter „N" verstanden wir Kinder mit unauffälligem neurologischen Befund und einem Entwicklungsquotienten > 90 im Alter von 12 Monaten, unter „S" fielen Patienten mit minimalen neurologischen Auffälligkeiten, jedoch ohne Zeichen einer manifesten infantilen Zerebralparese und/oder Entwicklungsquotienten zwischen 80 und 90 im Alter von 12 Monaten. Unter „A" wurden Kinder subsummiert, die an einer spastischen, dystonen, ataktischen oder kombinierten Form von infantiler Zerebralparese leiden und/oder einen Entwicklungsquotienten < 80 im Alter von 12 Monaten erreichten.

Ultraschalldiagnostik 86
Herausgegeben von M. Hansmann u. a.
© Springer-Verlag

Ergebnisse

Den größten Anteil der pathologischen Befunde machten die intrakraniellen Blutungen mit 320 aus, es folgten die Hirnödeme mit 43, ischämische Läsionen mit 32 und Malformationen mit 17 Patienten.

Intrakranielle Blutungen

Unter den intrakraniellen Blutungen herrschten die subependymalen Blutungen, die wir in die Stadien I–IV nach Papille einteilten, mit 262 (81,9% der intrakraniellen Blutungen), vor. Plexusblutungen wurden bei 46 Patienten, primär intraparenchymatöse Blutungen bei 8 und Blutungen der hinteren Schädelgrube bei 4 Patienten diagnostiziert.

Tabelle 1. Typen intrakranieller Blutungen ($n = 320$)

	n	%
Subependymal (SEB) I^0–IV^0	262	81,9
Plexus (PB)	46	14,3
Primär Intraparenchymatös (IPB)	8	2,5
Hintere Schädelgrube (HSG)	4	1,3

In ihrer neurologischen und mentalen Entwicklung unterschieden sich Patienten mit SEB I^0, II^0 und III^0 nicht statistisch signifikant von der Kontrollgruppe (Risikoneugeborene derselben Gewichtsklasse ohne pathologischen Schädelsonographiebefund). Ausschließlich im Fall der Subependymalblutung Stadium IV, d. h. im Falle einer intrakraniellen Blutung mit Parenchyminvolvierung war die Entwicklungsprognose deutlich schlechter. Aufgrund der hohen Letalität dieser Blutung konnten jedoch nur 4 Patienten nachuntersucht werden.

Intraventrikuläre Blutungen, die vom Plexus chorioideus ausgingen, wiesen eine niedrige Mortalität und eine gute Entwicklungsprognose, die sich ebenfalls

Tabelle 2. Intrakranielle Blutungen > < Kontrollgruppe Neuromotorische Entwicklung

	n	N	S	A
SEB I°	72	64	6	2
SEB II°	46	39	5	2
SEB III°	11	8	2	1
SEB IV°	4	1	2	1
PB	32	26	5	1
IPB	4	1	1	2
HSG	3	3	0	0
Kontrollgruppe	266	235	24	7

nicht von der Kontrollgruppe unterscheidet, auf. Primär intraparenchymatöse Blutungen sind sowohl hinsichtlich ihrer Mortalität als auch der Entwicklungsprognose deutlich ungünstiger. Blutungen in die hintere Schädelgrube wirkten sich bei allen Kindern, die diese überlebten, nicht auf ihre neuromotorische oder mentale Entwicklung aus (Tabelle 2).

Hirnödem

Das typische sonographische Bild eines Hirnödems beim Neugeborenen besteht in einer Kompression der Seitenventrikel, die Parenchymstruktur ist deutlich echoreicher als im Normalfall, die Gefäßpulsationen im Bereich der Arteria cerebri anterior sind herabgesetzt. In unserem Krankengut wurde bei 43 Kindern postpartal ein Hirnödem nach diesen Kriterien diagnostiziert, die Letalität war mit 21% (9 Kinder) relativ hoch, 63% der nachuntersuchten Kinder entwickelten sich unauffällig, 37% wiesen mit 12 Monaten einen suspekten oder abnormen Befund auf.

Infarkte

Bei 5 Kindern wurden Infarkte im Versorgungsbereich der Arteria cerebri media oder Arteria cerebri posterior diagnostiziert. Zwei Kinder mit einem Infarkt der Arteria cerebri media verstarben, 2 überlebende Kinder mit einem Infarkt dieses Typs entwickelten eine Hemiparese der kontralateralen Körperseite. Interessant ist, daß sich 1 Kind mit einem Infarkt der Arteria cerebri posterior bis zum Alter von 12 Monaten normal entwickelte. Wir konnten es danach leider nicht weiter nachuntersuchen.

Periventrikuläre Läsionen

Läsionen der periventrikulären weißen Substanz sind ein typisches ischämisches Schädigungsmuster des unreifen Gehirns und hinsichtlich ihrer Morbidität von großer Bedeutung. In ausgedehnten Fällen einer zystischen periventrikulären Leukomalazie muß man in 100% der Fälle mit Entwicklung einer spastischen Di- oder Tetraplegie rechnen. Die Prognose von Grenzzoneninfarkten zwischen den Versorgungsgebieten der Arteria cerebri anterior und media sowie von frontal gelegenen isolierten periventrikulären Zysten ist demgegenüber deutlich besser. Insgesamt ist die Letalität von periventrikulären Läsionen gering (3,7%), aber die Morbidität mit 56% sehr hoch.

Malformationen

Von 16 Kindern mit zerebralen Malformationen verschiedener Art sind mehr als die Hälfte, d. h. 9 gestorben. Drei Kinder entwickelten sich normal, davon 2 mit einer Arnold-Chiari-II-Malformation und 1 Kind mit einer Arachnoidalzyste. Ein Kind mit kompletter Agenesie des Corpus callosum zeigte vor allem im Bereich der höheren Hirnleistungen einen grenzwertigen Befund mit 12 Monaten. Drei Kinder mit kongenitalem Hydrozephalus waren mit 12 Monaten auffällig.

Zusammenfassung

1. Neuromotorische Entwicklungskontrollen unserer Patienten zeigten, daß eine SEB I, II und III sich in der Prognose *nicht* von der Kontrollgruppe von Patienten mit unauffälligen schädelsonographischen Befunden unterscheidet.
2. Obwohl die Zahl der untersuchten Patienten nach SEB IV und intraparenchymatösen Blutungen gering ist, konnten wir Patienten mit normaler oder nur gering beeinträchtigter neuromotorischer Entwicklung beobachten.
3. Ischämische Läsionen sind besonders dann prognostisch ungünstig, wenn größere Parenchymareale, wie beispielsweise im Fall von ausgedehnten periventrikulären Leukomalazien, betroffen sind.
4. Patienten mit zerebralen Malformationen weisen eine hohe Mortalität und Morbidität auf.

Literatur

Beim Verfasser

Die Ultraschalluntersuchung des distalen Femurepiphysenkernes im Neugeborenenalter

K. Schunk, W. Kraus und R. Boor

Patientengut und Methodik

174 Neugeborene aus dem ambulanten und stationären Patientengut der Universitäts-Kinderklinik Mainz mit einem Gestationsalter zwischen 32. und 50. SSW wurden im ersten Lebensmonat untersucht. Darunter befanden sich 91 Kinder, die keinen Faktor aufwiesen, der eine Akzelerierung oder Retardierung der Skelettentwicklung verursachen könnte, und daher zur Erstellung einer Normalwerttabelle geeignet waren, sowie 83 Kinder mit einem solchen Faktor (Mehrlingsgeburt, Gewicht über der 90er- oder unter der 10er-Perzentile, Vitium cordis, mütterlicher Nikotin- oder Alkoholabusus u. v. m.). Die Untersuchungen wurden im Zeitraum von März bis Juli 1986 mit einem 5-MHz-Sektorscanner mit Kunststoffvorlaufstrecke (Kretz Combison 320) durchgeführt. Die Kinder befanden sich dabei in Bauchlage, so daß die Femurepiphysenkerne beider Kniegelenke in sagittaler und transversaler Schnittebene bei beugeseitiger Position des Schallkopfes dargestellt werden konnten. Longitudinaler und transversaler Durchmesser beider Knochenkerne wurden vermessen, addiert und zum Gestationsalter in Beziehung gesetzt. Für jede SSW zwischen 35. und 43. SSW wurden Mittelwert und Standardabweichung der Knochenkerndurchmessersummen berechnet. Die Beziehung der Mittelwerte der Durchmessersummen zum Gestationsalter wurde einer linearen Regressionsrechnung unterzogen.

Ergebnisse

Die Diaphysen von Femur und Tibia stellten sich im Sagittalschnitt als echoreiche, totalreflektierende Strukturen dar, die bis zur metaphysären Abschlußplatte zu verfolgen waren. Die knorplig präformierten Epiphysen erwiesen sich als glatt begrenzt und homogen echoarm, die bereits ossifizierten Epiphysenkerne ließen sich als echoreiche, gut abgrenzbare Strukturen mit Schallauslöschung erkennen (Abb. 1 und 2). Im Normalkollektiv betrug der Durchschnitt der Durchmessersummen in der 35. SSW 10,9 mm (Standardabweichung: 7,6 mm) und in der 43. SSW 38,4 mm (Standardabweichung: 6,3 mm). Alle Durchschnittswerte und Standardabweichungen sind in Tabelle 1 dargestellt (s. a. Abb. 3). Die lineare Regressionsrechnung der Mittelwerte der Knochenkerndurchmessersummen y gegen das Gestationsalter x ergab einen Korrelationskoeffizienten $R = 0,95$ (Regressionsgerade: $y = -117,7 + 3,7x$).

Ultraschalldiagnostik 86
Herausgegeben von M. Hansmann u. a.
© Springer-Verlag

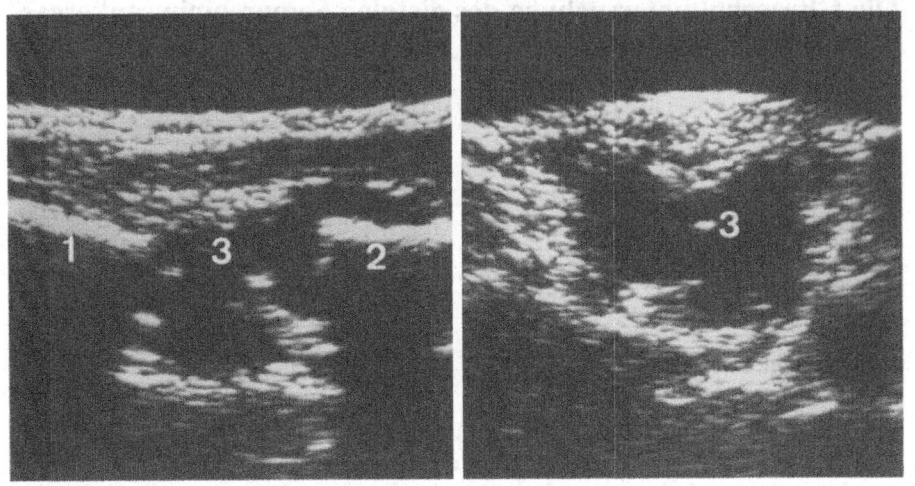

Abb. 1 a, b. Distaler Femurepiphysenkern mit einer Knochenkerndurchmessersumme von 13,5 mm (männl., 38 SSW, 2700 g). **a** Sagittalschnitt, **b** Transversalschnitt

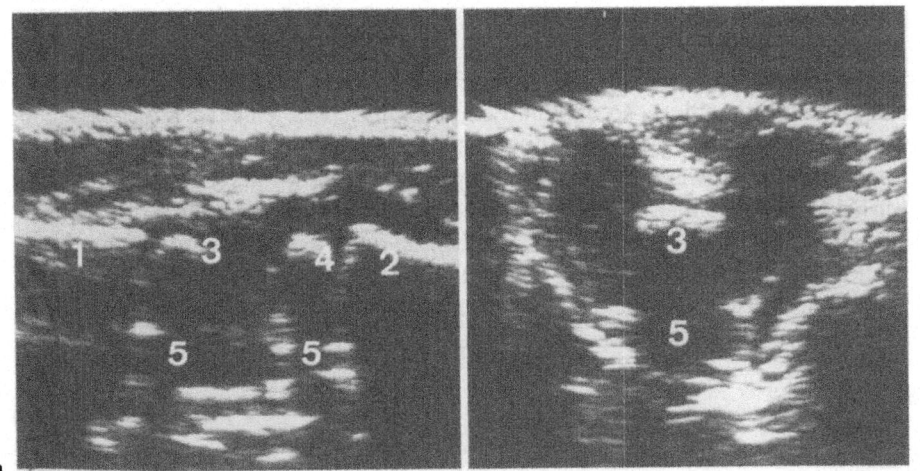

Abb. 2 a, b. Distaler Femurepiphysenkern mit einer Knochenkerndurchmessersumme von 41 mm (männl., 41 SSW, 3340 g). **a** Sagittalschnitt, **b** Transversalschnitt. (*1* Femur, *2* Tibia, *3* distaler Femurepiphysenkern, proximaler Tibiaepiphysenkern, *5* Schallschatten)

Tabelle 1. Durchschnittliche Epiphysenkerndurchmesser

Gest.-Alter (SSW)	35	36	37	38	39	40	41	42	43
Anzahl	7	8	6	5	8	16	20	8	4
Mittel [mm]	10,9	15,1	17,8	22,7	29,6	34,2	35,9	36,8	38,4
Stand. Abweich. [mm]	7,6	8,0	6,5	9,8	4,2	3,6	5,9	3,9	6,3

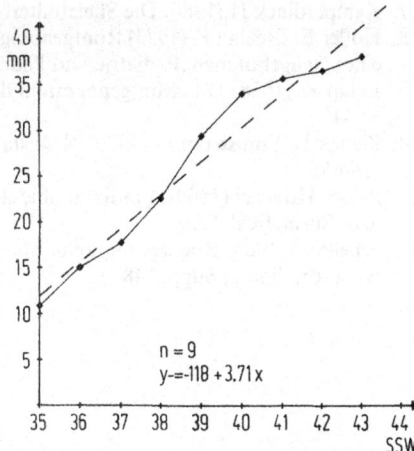

Abb. 3. Durchschnitt und Standardabweichung der Durchmessersummen der distalen Femurepiphysenkerne y (mm) in Abhängigkeit vom Gestationsalter x (SSW) im Normalkollektiv

Diskussion

Seit Beclard 1819 einen Zusammenhang zwischen der Ausbildung des distalen Femurepiphysenkernes und der Reife eines Neugeborenen beschrieben hat, gilt der Beclard-Knochenkern als objektives Reifezeichen [1, 2, 3, 4, 5, 6, 7, 8, 9, 10, 11, 12]. Insbesondere Harnacks Normalwerttabelle, in der er die Größenentwicklung u. a. des distalen Femurepiphysenkernes bei zunehmendem Gestationsalter beschrieb, fand breitere klinische Anwendung [5, 6, 7]. Im Vergleich zu dieser röntgenologischen Methode, lediglich einen Durchmesser eines, meist des linken, distalen Femurepiphysenkernes auszumessen, verspricht die von uns vorgestellte sonographische Methode, jeweils 2 Parameter beider Seiten zu verwenden, eine zumindestens gleich große Genauigkeit in bezug auf die Bestimmung der tatsächlichen Knochenkerngröße und damit des Skelettalters. Die sonographische Darstellung und Vermessung des Beclard-Knochenkernes ist bei der Quantifizierung der Skelettreife eines Neugeborenen nicht nur eine vollwertige Alternative zur Röntgenuntersuchung, sondern dieser aufgrund der fehlenden Strahlenexposition vorzuziehen.

Literatur

1. Brezina K, Kofler E (1972) Zur pränatalen Beurteilung der kindlichen Kniegelenkskerne im Röntgenbild. Fortschr Röntgen und Nukl 117:38
2. Christie A et al. (1950) The estimation of fetal maturity by roentgen studies of osseous development. Amer J Obstet Gynaec 60:130
3. Deutinger J, Bernaschek G (1986) Sonographische Messung von fetalen Epiphysenzentren und fetale Lungenreife. Abstracts Drei-Ländertreffen Zürich, Ultraschalldiagnostik '85, 130
4. Dubowitz L, Dubowitz V (1977) Gestational age of the newborn. Addison-Wesley, London
5. Harnack Gv (1960) Das übertragene, untergewichtige Neugeborene. Monatsschrift Kinderheilk 108:412
6. Harnack Gv (1974) Reifebestimmung des Skeletts im Kindesalter. Z Geburtshilfe Perinatol 178:237

7. Kemperdinck H (1986) Die Skelettalterbestimmung beim Kind. Radiologe 26:216
8. Kofler E, Brezina K (1973) Röntgenologische Bestimmung der Kniegelenkskerne und Reife eines Neugeborenen. Pädiatrie und Pädologe 8:52
9. Lahm W (1928) Das Röntgenogramm des übertragenen Neugeborenen. Fortschr Röntgen 37:34
10. Kuhns L, Finnstrom O (1976) New standards of ossification of the newborn. Radiology 119:655
11. Pyle S, Hoerr N (1969) A radiographic standard of reference for the growing knee. CC Thomas, Springfield 2. ed
12. Scheller S (1965) Roentgenographic studies on the ossification of the distal femoral epiphysis. Act radiolog, Suppl 248

Sonographie bei cerebralen Malformationen

G. Zoder und D. Tscholakoff

Zerebrale Malformationen stellen ein wichtiges Kapitel innerhalb der intrakraniellen Pathologie von Neugeborenen und Säuglingen dar. Durch den weitverbreiteten Einsatz der Sonographie besteht nun die Möglichkeit, neue Erkenntnisse über Epidemiologie und Prognose zu erzielen. Die Inzidenz zerebraler Fehlbildungen ist abhängig von der Zusammensetzung des untersuchten Patientenkollektivs.

In einem Zeitraum von 3½ Jahren – von März 1983 bis September 1986 – wurden an der Kinderklinik der Stadt Wien-Glanzing 1 642 Patienten in standardisierter Technik schädelsonographischen Untersuchungen unterzogen. Das Patientenkollektiv setzte sich vorwiegend aus Risikoneugeborenen und zu einem kleinen Teil aus Säuglingen mit auffälligen neuromotorischen Entwicklungsbefunden zusammen.

35 Patienten (entsprechend 2,1%) wiesen zerebrale Fehlbildungen auf; in Tabelle 1 sind die Diagnosen zusammengefaßt. Die Verifizierung der Ergebnisse erfolgte bei 28 Patienten mittels CT, Kernspintomographie und/oder Obduktion.

Auf die verschiedenen Formen des kongenitalen Hydrozephalus soll in der Folge nicht näher eingegangen werden.

Alle Mittellinienfehlbildungen wie Holoprosenzephalie, Agenesie des Septum pellucidum und Agenesie des Corpus callosum sind sonographisch diagnostizierbar. Die alobäre Holoprosenzephalie ist die schwerste Form einer Mittellinienfehlbildung [2]. Durch mangelnde Differenzierung in die beiden Großhirnhemisphären ist an Stelle der Seitenventrikel und des III. Ventrikels ein singulärer Hohlraum getreten, welcher auf dem Koronarschnitt eine typische Hufeisenform aufweist. Weiteres sonographisches Merkmal ist die Herzform der Mittelhirnkerne, welche durch Fusion von Thalami und Corpora striata entstanden ist. Corpus

Table 1. Zerebrale Malformationen ($n = 35$)

	n	†
Kong. Hydrozephalus	9	6
Balkenagenesie	9	1
Arnold-Chiari-II-Malformation	8	5
Agenesie d. Septum pellucidum	6	2
Holoprosenzephalie	1	1
Dandy-Walker-Syndrom	1	1
Arachnoidalzyste	1	0

Ultraschalldiagnostik 86
Herausgegeben von M. Hansmann u. a.
© Springer-Verlag

callosum, Falx cerebri und Fornix fehlen, sowie auch Bulbi und Nervi olfactorii, wobei letzteres dem sonographischen Nachweis entgeht. Das Sonogramm läßt das stark rarefizierte Hirnparenchym und das hypoplastische Kleinhirn erkennen.

Die sonographische Diagnose einer Agenesie des Septum pellucidum ist einfach: auf dem koronaren Schnittbild sind die Vorderhörner der Seitenventrikel zu einem singulären Hohlraum verschmolzen. Als isolierte Fehlbildung ist die primäre Agenesie des Septum pellucidum selten; als septooptische Dysplasie wurde das gleichzeitige Auftreten einer Optikusatrophie in Kombination mit endokrinen Störungen von De Morsier beschrieben [3].

Eine weitere Fehlbildung der Mittellinie ist die totale oder partielle Agenesie des Corpus callosum.

Vom partiellen Balkenmangel ist zumeist der posteriore Anteil betroffen. Da die normale Entwicklung des Balkens von anterior nach posterior erfolgt, dürfte der partielle anteriore Balkenmangel durch sekundäre Zerstörung eines primär normal angelegten Balkens hervorgerufen werden [11]. Von 9 Patienten mit Balkenagenesie lag bei 6 Patienten ein totaler, bei 3 Patienten ein partieller Balkenmangel vor. Bei kompletter Agenesie des Corpus callosum ist der als sonographische Leitstruktur dienende Balken, welcher als bandförmige echoarme Struktur imponiert, weder in der koronalen noch in der median-sagittalen Schnittebene nachzuweisen. Die Vorderhörner der Seitenventrikel sind lateralisiert und meist schmal, das Probst-Bündel verursacht die typische konkave Form der inneren Seitenventrikelkontur. Der III. Ventrikel ist aszendiert und häufig dilatiert, dadurch entsteht die sogenannte Stierkopfkonfiguration. Auf dem median-sagittalen Schnittbild ist der typische radiäre Verlauf der Gyri und Sulci vom Dach des III. Ventrikels aus zu sehen. Der normalerweise parallel zum Balken verlaufende Gyrus cinguli läßt sich nicht identifizieren (Abb. 1). Mögliche asoziierte Fehlbildungen sind: Hydrozephalus, Hypo- bzw. Aplasie des Septum pellucidum und als benigne Raumforderung Mittellinienlipome [1].

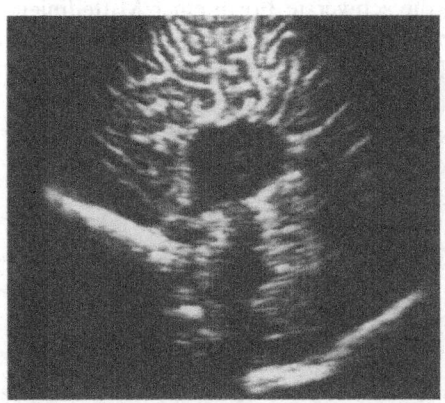 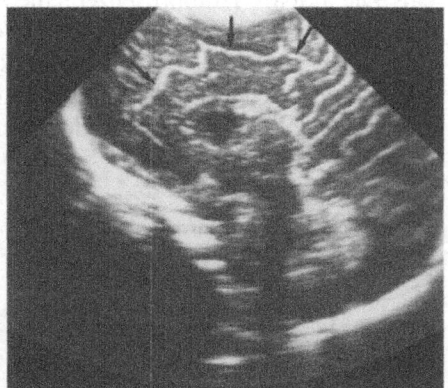

Abb. 1   **Abb. 2**

Abb. 1. Median-sagittaler Schnitt: kompletter Balkenmangel. Die Sulci verlaufen radiär vom Dach des dilatierten III. Ventrikels

Abb. 2. Median-sagittaler Schnitt: partieller posteriorer Balkenmangel. Parallel zum intakten Balkenabschnitt verläuft der Gyrus cinguli (*Pfeile*)

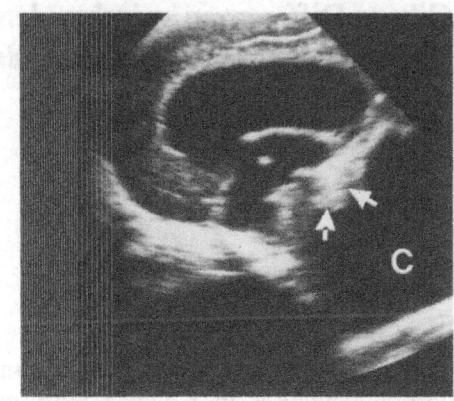

Abb. 3. Median-sagittaler Schnitt: Dandy-Waiker-Syndrom. Zystische Dilatation des IV. Ventrikels (C), Hypoplasie des Kleinhirns (*Pfeile*)

Sonographisches Merkmal des partiellen Balkenmangels ist der radiäre Abgang der Sulci im Bereich des fehlenden Balkenabschnittes in der Medianen (Abb. 2).

Die Arnold-Chiari-II-Malformation ist bei mehr als 90% aller Patienten mit Meningomyelozele zu finden. Auf dem median sagittalen Schnittbild ist der dilatierte III. Ventrikel mit seinen plumpen Rezessus und der prominenten Massa intermedia zu erkennen. IV. Ventrikel und Kleinhirn sind nach kaudal verlagert; die Cisterna magna fehlt und somit liegt das Zerebellum direkt der Hinterhauptschuppe an. Bei der Mehrzahl der Patienten mit Meningomyelozele ist gleichzeitig eine Ventrikeldilatation unterschiedlicher Ausprägung vorhanden.

Charakteristisch für das Dandy-Walker-Syndrom sind die zystische Dilatation des IV. Ventrikels, die meist komplette Vermisagenesie, sowie die Verlagerung der hypoplastischen Kleinhirnhemisphären nach anterolateral (Abb. 3). Das Dandy-Walker-Syndrom kann ebenfalls mit anderen Fehlbildungen, wie Agenesie des Corpus callosum oder mit einer Störung der neuronalen Migration vergesellschaftet sein.

Die bei einem unserer Patienten gefundene Arachnoidalzyste war supratentoriell im Temporallappen lokalisiert und imponierte als echofreie runde Raumforderung mit glatter Wandbegrenzung im Sonogramm.

Die Schädelsonographie ist als Methode der Wahl in der Primärdiagnostik zerebraler Malformationen im Säuglingsalter anzusehen. Röntgen-CT und MR-Tomographie werden dann eingesetzt, wenn Abschnitte des Hirnstammes oder des kraniozervikalen Überganges zu untersuchen sind und in jenen Fällen, wo die Schädelsonographie nicht alle wichtigen Hirnstrukturen erfassen konnte.

Literatur

1. Babcock DS (1984) The normal, absent, and abnormal corpus callosum: sonographic findings. Radiology 151:449–453
2. Couture A (1983) Les malformations cérébrales. In: Couture A, Cadier L (ed) Echographie cérébrale par voie transfontanellaire. Editions Vigot, Paris, S 142–143
3. DeMorsier G (1956) Etudes sur les dysraphies cranioencéphaliques III. Agénésie du septum lucidum avec malformations du tractus optique: la dysplasie septo-optique. Schweiz Arch Neurol Psychiatr 77:267–292

Gibt es Differenzen zwischen den radiologischen und sonographischen Befunden der Säuglingshüfte?

H. Gluch und W. Skripitz

Seit über 2 Jahren werden regelmäßig an der orthopädischen Abteilung des Brüderkrankenhauses in Koblenz Ultraschalluntersuchungen der Säuglingshüfte durchgeführt. Bisher wurden ca. 4000 Hüften geschallt, vom Neugeborenen bis zum 12 Monate alten Kleinkind.

Lediglich bei 8 Hüften der ca. 2000 untersuchten Kindern, fanden wir eine Diskrepanz zwischen dem sonographischen und radiologischen Befund. Bei jedem Patienten wurde das standardisierte Röntgenbild doppelt geprüft (den Sym-

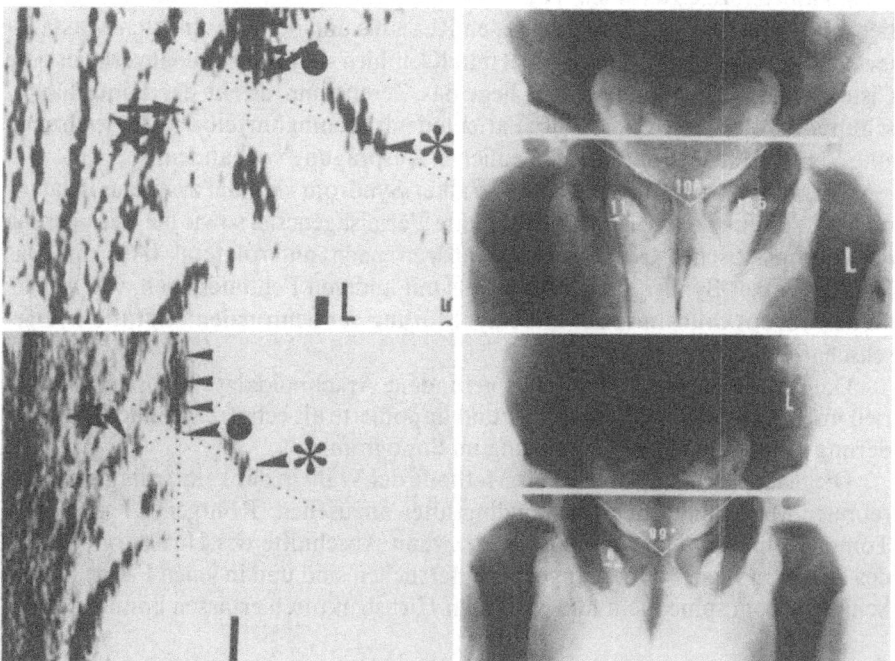

Abb. 1. Der Säugling K. M., zum ersten Mal mit 3 Monaten vorgestellt, zeigte auf der linken Seite ein Klick-Phänomen, klinisch und sonographisch unauffällig. Die 3. Untersuchung mit 6 Monaten zeigte klinisch keine Auffälligkeiten. Das Ultraschallbild (*links oben*): keine Auffälligkeiten, die Winkel nach Graf α = 63°, β = 62°. Die gleichzeitig angefertigte Röntgenaufnahme zeigte eine linksseitige Hüftdysplasie mit einem AC-Winkel von 35° (*rechts oben*). Das Kind wurde 3 Monate mit Spreizhosen behandelt. Der Befund nach 3 Monaten: ultraschallmäßig keine wesentlichen Veränderungen, die Winkel nach Graf α = 62°, β = 63° (*links unten*). Das Röntgenbild zeigte eine wesentliche Besserung des Befundes. Der AC-Winkel betrug 24° (*rechts unten*)

Ultraschalldiagnostik 86
Herausgegeben von M. Hansmann u. a.
© Springer-Verlag

physensitzbeinwinkel, Obturatordistanzindex), so daß die Röntgenaussage glaubwürdig ist (Abb. 1).

Bei der Ultraschalluntersuchung waren wir bemüht, die regelrechte sagitale Ebene zu finden, um eine exakte Vermessung nach Graf [1] vornehmen zu können.

Ergebnisse

Die Differenz zwischen den sonographischen und radiologischen Befunden kommen in unserem Krankengut bei 8 Hüften vor. Alle unsere auffälligen Patienten waren weiblich und zwischen dem 4. und 10. Lebensmonat. Weder in der Schwangerschaft der Mütter noch familienanamnestisch zeigten sich Auffälligkeiten. Drei dieser Kinder waren klinisch auffällig aufgrund von Veränderungen eines Hüftgelenkes, wo sonographischer und radiologischer Befund übereinstimmen, die Gegenseite aber Diskrepanzen zwischen beiden Befunden erkennen ließ. Vier von unseren Hüften zeigten klinische Auffälligkeiten, 2mal eine Faltenasymmetrie, 2mal eine Abspreizhemmung von 45 und 55 Grad.

Es handelt sich bei allen Hüfterkrankungen um primäre Dysplasien der Hüftgelenke. Jeder von unseren Patienten war nach Feststellung der Diskrepanzen mit Spreizhosen behandelt, bis zur Übereinstimmung beider Befunde (Tabelle 1).

Wie erklären sich nun die unterschiedlichen Befunde? Die Röntgenaufnahme der Säuglingshüfte ist generell eine Summationsaufnahme des knöchernen Pfannenbezirkes. Wenn pathologische Veränderungen im vorderen Pfannenpfeiler vorliegen, dann sind sie auf dem Röntgenbild immer zu erkennen.

Bei der Ultraschalluntersuchung wird lediglich in einer Ebene ein exaktes Schallbild zu erwarten sein. Auch wenn beim Schwenken des Schallkopfes vordere und hintere Pfannenbezirke mit untersucht werden, ist eine Aussage über hier vorliegende pathologische Veränderungen nicht eindeutig zu treffen, da nur ein Teil der anatomischen Pfanne im zu vermessenden Ultraschallbild beurteilt wird.

In 3 Fällen haben wir bei der Ultraschalluntersuchung eine bestimmte Winkelkombination vom grenzwertigen α-Winkel mit über 65 Grad bestehendem β-Winkel zu berücksichtigen. Das bedeutet, daß bei nicht so gut ausgebildeter knöcherner Überdachung des Kopfes ein kurzes, breit aufsitzendes knorpeliges Pfannendach besteht.

Wenn wir von 2 Prinzipien ausgehen, daß
1. bei dem gleichen α-Winkel nach Graf die Hüfte mit größerem β-Winkel schlechter überdacht ist, und
2. bei grenzwertigem knöchernen Erker die Stabilität des Hüftgelenkes durch das knorpelige Pfannendach deutlich unterstützt werden soll, stellt sich die Frage, ob wir diese Befunde als normal betrachten dürfen.

Eine weitere Erklärung für die unterschiedlichen Befunde wäre darin zu sehen, daß das Röntgenbild des Kleinkindes die beginnende Verknöcherung des Pfannenerkers noch wegen zu geringer Ossifikation nicht darzustellen vermag, das Ultraschallbild aber aufgrund höherer Dichtigkeit des eingeleiteten Ossifikationsprozesses das Pfannendach gut schallreflektierend darstellt.

Tabelle 1. Patientengut und deren einzelne Befunde

Nr.	Initial	Auffällige Seite	Feststellung der Differenzen									Zeit der Behandlungsdauer	Befund nach der Behandlung					
			Alter	Befund der Gegenseite	Klinischer Befund	Sonographischer Befund Winkeldiagnose nach Graf		Röntgen-Befund	Bestimmungswerte			Sonographischer Befund Winkeldiagnose nach Graf		Röntgen-Befund	Bestimmungswerte	
						α	β	AC-Winkel	Symphys-spitzbeinwinkel	Obturatordistanz-Index		α	β	AC-Winkel	Symphys-spitzbeinwinkel	Obturatordistanz-Index
1.	O.A.	R	5 Mon.	o.B.	Abspreizhemmung 45°	62°	69°	31°	105°	1,0	5 Mon.	62°	60°	22°	107°	1,0
2.	O.A.	L	5 Mon.	o.B.	–	61°	66°	32°	105°	1,0	5 Mon.	61°	60°	21°	107°	1,0
3.	B.C.	R	4 Mon.	Hüftdysplas.	Faltenasymmetrie	60°	66°	35°	125°	1,0	3 Mon.	64°	59°	21°	112°	1,2
4.	D.S.	R	4 Mon.	Hüftluxat.	–	62°	60°	32°	106°	0,9	6 Mon.	62°	54°	23°	118°	0,9
5.	M.J.	R	6 Mon.	o.B.	Faltenasymmetrie	61°	60°	31°	118°	1,0	in der Behandlung					
6.	P.M.	L	6,5 Mon.	Hüftdysplas.	Abspreizhemmung 55°	61°	57°	32°	109°	1,0	4 Mon.	68°	61°	21°	108°	1,8
7.	K.M.	L		o.B.	–	63°	62°	35°	108°	1,0	3 Mon.	62°	63°	24°	99°	0,9
8.	F.S.	L	10 Mon.	o.B.	–	65°	56°	29°	104°	1,1	3 Mon.	62°	63°	23°	112°	1,1

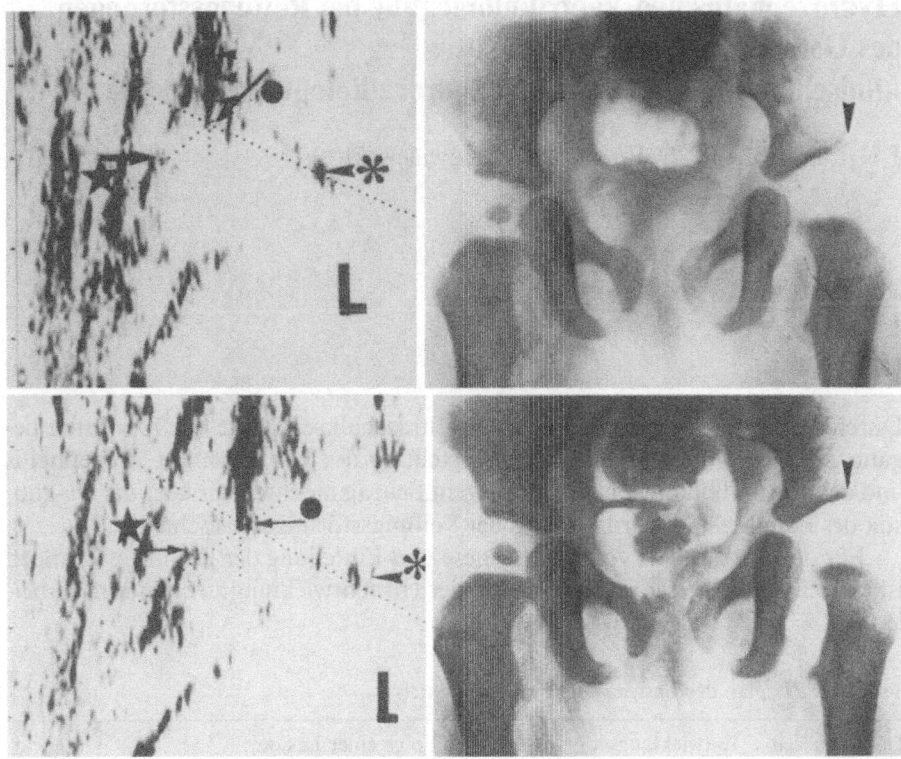

Abb. 2. Der Säugling F. S., 10 Monate alt. Das Ultraschallbild zeigte einen eckigen, knöchernen Erker und spitzen, knorpeligen Erker. Die Winkelwerte nach Graf: $\alpha = 65°$, $\beta = 52°$ (*links oben*). Das Röntgenbild zeigte eine linksseitige Hüftdysplasie mit einem AC-Winkel von 29° (*rechts oben*). Die nach 3 Monaten durchgeführte Kontrolluntersuchung zeigte ultraschallmäßig keine Veränderungen. Die Winkelwerte nach Graf $\alpha = 62°$, $\beta = 63°$ (*links unten*). Das Röntgenbild zeigte eine gute Überdachung des Hüftkopfes mit einem AC-Winkel von 23° (*rechts unten*)

Ein Fall des 10 Monate alten Säuglings läßt das gut demonstrieren (Abb. 2).

Auffällig war die Unruhe der Knochenstruktur im Erkerbereich, die auf dem Röntgenbild gut zu erkennen war.

Die nach 3monatiger Behandlung durchgeführte Kontrolluntersuchung zeigte weder ultraschallmäßig noch im Röntgenbild Auffälligkeiten.

Wo vor 3 Monaten eine strukturelle Unruhe herrschte, war ein gut ausgebildeter knöcherner Erker zu erkennen. Der Unterschied zwischen den 2 Röntgenbildern hat keine Parallelität im Ultraschall gefunden.

Unserer Meinung nach kann es tatsächlich unterschiedliche Befundungen zwischen Röntgenbild und Ultraschallbild geben. Die Differenzen lassen sich durch verschiedene Faktoren erklären.

Literatur

1. Graf R (1985) Sonographie der Säuglingshüfte. F Enke Verlag, Stuttgart

Hydrozephalus und Ventrikulomegalie bei Reifungsstörungen des Gehirns im Neugeborenenalter – klinische, sonographische und neuroradiologische Aspekte

J. H. Lu, R. Mielke, D. Emons und S. Kowalewski

Einleitung

Durch die Einführung des CT und des Ultraschall seit Mitte der 70er Jahre begann eine Revolution in der Diagnosestellung des konnatalen Hydrozephalus und der Hirnmißbildungen [6]. In unserem Beitrag möchten wir über die Diagnostik des konnatalen Hydrozephalus bei Reifungsstörungen berichten.

Für das Verständnis von Pathogenese und Einteilung der Reifungsstörungen ist es wichtig, die verschiedenen Phasen der Hirnentwicklung zu erläutern (Tabelle 1) [4].

Tabelle 1. Zeitplan der Entwicklung des Hirnmantels

Gestationszeit	Entwicklungsvorgang	Folge einer Läsion
01.–18. Tag	Anlage der 3 Keimblätter	
07.–22. SSW	Entwicklung des Neokortex	
08.–16. SSW	Neuronale Proliferation	Mikrocephalia vera, unilaterale Makrozephalie
09.–18. SSW	Neuronale Migration	
10.–11. SSW	Neokortexbildung im 1.–2. Stadium	Schizenephalie, agenetische Porenzephalie, Lissenzephalie-Syndrom (Typ II)
11.–13. SSW	Neokortexbildung im 3.–4. Stadium	Agyrie, Pachygyrie, Lissenzephalie-Syndrom (Typ I).
13.–15. SSW	Neokortexbildung im 4. Stadium	Heterotopien
20.–24. SSW	Rindendifferenzierung	Mikrogyrie, Mikropolygyrie
02. Trimenon	Massenentwicklung	Enzephaloklastische Porenzephalie, Hydranzephalie
Postpartal	Destruktive Läsionen	Multilokuläre zystische Enzephalopathie

Die meisten Migrationsstörungen des Gehirns, z. B. Lissenzephalie Typ I, Hydranenzephalie Form 1, agenetische Porenzephalie und Schizenzephalie ohne Spalt wurden oft als „kleiner Kopf" bzw. Mikrozephalie beschrieben. Es ist jedoch nicht korrekt, so zu denken, daß die Reifungsstörung immer mit Mikrozephalie einhergeht. Im Gegenteil ist ein konnataler Hydrozephalus oft mit einer Reifungsstörung kombiniert (Tabelle 2) [1, 2, 5]

Unsere vorläufigen Ergebnisse der Diagnostik des konnatalen Hydrozephalus bei Reifungsstörungen des Gehirns (6 Fälle) werden anhand einer Kasuistik gezeigt.

Ultraschalldiagnostik 86
Herausgegeben von M. Hansmann u. a.
© Springer-Verlag

Tabelle 2. Die Reifungsstörungen des Gehirns mit konnatalem Hydrozephalus

1. Migrationsstörungen
   Agenetische Porenzephalie
   Schizenzephalie (Typ 2)
   Lissenzephalie-Syndrom (Typ 2)
   Walker-Warburg-Syndrom
   Cerebro-oculo-musculäres Syndrom
2. Proliferationsstörungen
   Mikrocephalia vera
3. Destruktive Läsionen
   Enzephaloklastische Porenzephalie
   Hydranenzephalie (Typ 2)

Kasuistik

Kongenitaler Hydrozephalus bei agenetischer Porenzephalie

Epikrise. Kind Martin L., 12.11.1985 (Kind Nr. 1)

Anamnese. 1. Kind gesunder Eltern. Komplikationslose Schwangerschaft. Bis Ende der 30. SSW hatte das Kind sich stets zeitgerecht entwickelt. Durch US-Untersuchung wurde ein Hydrozephalus in der 36. SSW festgestellt. Sectio abdominalis in der 41. SSW. Kopfumfang 48,3 cm, Länge 52 cm, Geburtsgewicht 4 629 g. Apgar 8–8 nach 1 und 5 Minuten.

Klinische Befunde. Erhebliche Makrozephalie, Balkonstirn, Venenerweiterung am Kopf. Spärliche Spontanmotorik. Primitivreflexe normal seitengleich auslösbar. Deutliches Sonnenuntergangsphänomen.

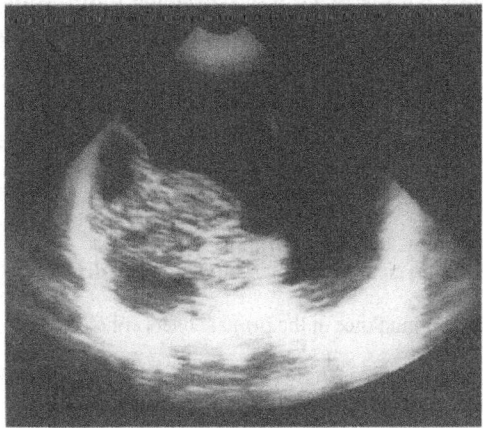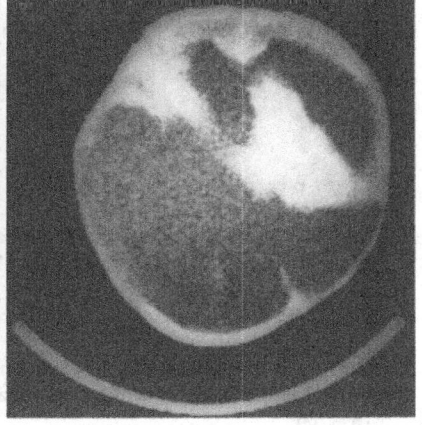

a b

Abb. 1 a, b. Ventrikulomegalie und Mißbildungshydrozephalus bei agenetischer Porenzephalie. **a** Koronarschnitt in Höhe dorsal des 3. Ventrikels. Sonogramm. **b** Computertomogramm

Klinischer Verlauf. Die Implantation eines Ventils aus pflegerischer Indikation wurde von den Eltern abgelehnt. Unauffällige Laborwerte. Kein Anhalt für Virusinfektionen. Das Kind verstarb mit 16 Monaten an einem Atemstillstand. Kopfumfang 69 cm.

Die in CT und US (Abb. 1) diagnostizierte agenetische Porenzephalie wird bei der pathologischen Demonstration bestätigt. CT und US zeigten bei diesem Fall die gleiche Diagnose. Die Windungsstörung konnte jedoch besser im CT als im US erkannt werden.

Diskussion

Die Ätiopathogenese des Hydrozephalus internus ist äußerst kompliziert. Viele verschiedene Hirnmißbildungen können sich dahinter verbergen. Die Reifungsstörungen des Gehirns (Lissenzephalie, Polymikrogyrie, agenetische Porenzephalie) sind oft mit dysraphischen Mißbildungen vergesellschaftet. Vor der Computertomographieära könnte die Diagnose einer Reifungsstörung im Neugeborenenalter nur post mortem aufgrund des pathoanatomischen Befundes gestellt werden. CT, US und MR haben die Diagnose vereinfacht. Beim unkomplizierten Hydrozephalus ist das Operkulum immer durch Sonographie im Koronarschnitt nachweisbar. Bei der sonographischen Schädeldiagnostik des Hydrozephalus mit Hirnmißbildungen muß das Operkulum gezielt gesucht werden. Eine fehlende Darstellung des Operkulums mit oder ohne Insula indiziert eine weitere Diagnostik (CT und MR). Der Nachteil liegt darin, daß durch die transfontanelläre Sektorsonographie nicht das gesamte Gehirn – insbesondere nicht die Strukturen am Rand des Hirnmantels und die kortikalen Furchen – dargestellt werden können. Die Indikationen zum kranialen CT können auf besondere Fragestellungen, insbesondere vor operativen Eingriffen oder bei vermuteter Reifungsstörung des Gehirns eingeengt werden. Das CT ist geeignet, die Veränderungen des Telenzephalons darzustellen. Eine periventrikuläre Dichteminderung im CT ist oft schwierig zu interpretieren, weil sie für einen hohen Hirndruck, ein Marklagerödem oder eine zystische Veränderung des Marklagers bei Lissenzephalie sprechen kann. Eine Differentialdiagnose zu dieser Fragestellung ist nur durch MR möglich [3].

Literatur

1. Dobyns WB, Carl-Patric JB, Hetter HM (1985) Syndromes with lissencephaly. Amer J Med Genet 22:157–195
2. Friede RL (1975) Developmental neuropathology. Springer, Berlin New York
3. Lu JH, Mielke R, Emons D, Kowalewski S (1986) Neuroradiologische Diagnostik des Lissenzephalie Typ II (in Vorbereitung)
4. Rakic P (1978) Neuronal migration and contact guidance in the primate telencephalon. Postgrad Med J (suppl) 54:25–40
5. Yakovlew PI, Waldworth RC (1946) Schizencephaly: A study of the congenital clefts in the cerebral mantle II (clefts with hydrocephalus and lips seperated). J Neuropathol Exp Neurol 5:169–206
6. Zimmermann RA, Bilanicuk LT (1983) Computed tomography in migratory disorders of human brain development. Neuroradiology 25:257–283

Periventrikuläre Läsionen:
Inzidenz, Sonographie und Prognose

G. Zoder, G. Bernert, J. Fertl und A. Rosenkranz

Veränderungen der periventrikulären weißen Substanz sind sonographisch deutlich von den bei Frühgeborenen häufig vorkommenden Keimlagerblutungen abgrenzbar.

Ziel unserer Studie war es, verschiedene morphologische Formen von Läsionen der periventrikulären weißen Substanz sonographisch zu identifizieren und ihre unterschiedliche Rolle in der neuromotorischen Entwicklung der betroffenen Patienten zu untersuchen. Von 1 564 an der Kinderklinik der Stadt Wien-Glanzing schädelsonographisch untersuchten Risikoneugeborenen wiesen 2,2% der Patienten Veränderungen der periventrikulären weißen Substanz auf. In standardisierter Technik wurde unter Verwendung von 7,5- und 5-MHz-Schallköpfen in koronaler und sagittaler Schnittebene sonographiert. Die Erstuntersuchung erfolgte innerhalb der ersten 48 Lebensstunden, Kontrolluntersuchungen wurden solange fortgesetzt, bis ein konstanter Befund vorlag. Die durchschnittliche Untersuchungsfrequenz war 10. Neurologische Untersuchungen wurden in Anlehnung an Prechtl, Beintema und Vojta im Alter von 2 Wochen sowie mit 3, 6, 9 und 12 Monaten durchgeführt. Mit einem Mindesalter von 12 Monaten wurde eine vorläufige Diagnose gestellt.

Aufgrund ihres differenten sonographischen Erscheinungsbildes wurden Läsionen der periventrikulären weißen Substanz in 3 Gruppen eingeteilt (Abb. 1). Alle 15 Patienten der Gruppe I hatten solitäre uni- oder bilaterale Zysten, welche am lateralen Winkel der Vorderhörner oder der pars centralis der Seitenventrikel lokalisiert waren. Im Sonogramm waren diese Veränderungen bereits bei der Erstuntersuchung als echofreie glatt begrenzte runde Raumforderungen von variabler Größe (durchschnittlich 1,6 cm) sichtbar. Im Alter von 3–4½ Monaten waren diese Zysten bei 12 von 14 Patienten nicht mehr nachweisbar.

Gruppe II beinhaltet 6 Neugeborene mit triangulären Grenzzoneninfarkten, welche auf Ebene der Vorderhörner und/oder der Cella media der Seitenventrikel lokalisiert waren. Im Initialstadium war das dreiecksförmige Areal sehr echoreich, in der Folge setzten resorptive Vorgänge ein und es kam zur Bildung multipler Zystchen. Im Alter von 6 Monaten war von den beschriebenen Veränderungen nichts mehr zu sehen, einziges Residuum war eine Asymmetrie der Seitenventrikel; auf der betroffenen Seite war das Vorderhorn keulenförmig und plump konfiguriert.

Alle 13 Patienten der Gruppe III hatten Veränderungen der periventrikulären weißen Substanz im Sinne einer zystischen periventrikulären Leukomalazie (PVL). Bei 12 Patienten waren die Veränderungen bilateral, bei 1 Patienten uni-

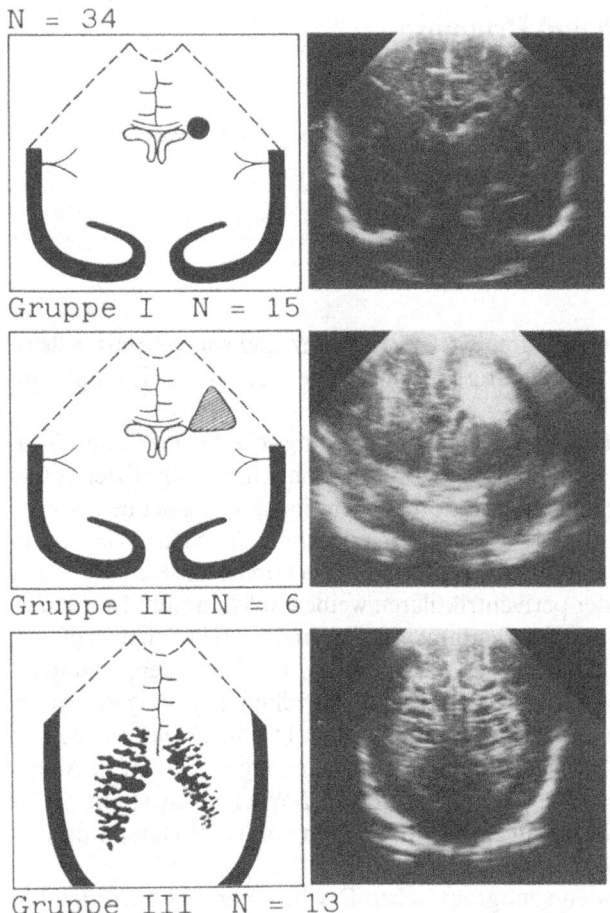

Abb. 1. Erscheinungsformen von Läsionen der periventriculären weißen Substanz auf koronalen Schnitten

lateral. Die Ausdehnung der PVL variierte; in einigen Fällen war die gesamte periventrikuläre Region von den Veränderungen betroffen. Bei allen Patienten der Gruppe III ließ sich sonographisch ein phasenhafter Verlauf nachweisen [2]. Als echographisches Korrelat einer Koagulationsnekrose stand anfänglich eine flammenförmige periventrikuläre Echogenitätserhöhung mit unscharfer Randbegrenzung im Vordergrund [1]. Diese vermehrte Echogenität war mit der des Plexus vergleichbar und ließ sich in jeder Schnittebene reproduzieren. Zwischen dem 6. und dem 28. Lebenstag setzte die Entwicklung von Zysten innerhalb der echoreichen periventrikulären Areale ein, wobei die Zystengröße stark variierte. Drei Patienten entwickelten durch massive zystische Degeneration das Bild der sogenannten Mottenfraßnekrose. Jenseits des 30. Lebenstages begann die Zystengröße wieder abzunehmen und im Alter von 3 ½ Monaten war bei 11 von 12 sonographisch kontrollierten Patienten die zystische PVL nicht mehr nachzuweisen.

Einzige sonographische Auffälligkeit war bei 7 Patienten eine mäßige bis deutliche Dilatation der Seitenventrikel und eine Verbreiterung des Interhemisphärenspaltes im Alter von 6 Monaten. Neuromotorische Entwicklungskontrollen zeigten, daß alle 10 nachuntersuchten Patienten der Gruppe I im Alter von 12 Monaten unauffällig waren. Während ein Patient der Gruppe II eine MCP entwickelte, leiden alle Patienten der Gruppe III an einer spastischen Di- oder Tetraplegie [3].

Die von uns gewählte Einteilung bewährte sich somit nicht nur zur sonographischen Typisierung von Läsionen der periventrikulären Substanz, sondern sie ermöglicht auch verläßliche prognostische Aussagen.

Literatur

1. De Reuck J, Chattha AS, Richardson EP (1972) Pathogenesis and evolution of periventricular leukomalacia in infancy. Arch Neurol 27:229–236
2. Dubowitz LM, Bydder GM, Mushin J (1985) Developmental sequence of periventricular leukomalacia. Arch Dis Child 60:349–355
3. Weindling AM, Rochefort MJ, Calvert SA, Fok TF, Wilkinson A (1985) Development of cerebral palsy after ultrasonographic detection of periventricular cysts in the newborn. Dev Med Child Neurol 27:800–806

Sonographische Verlaufskontrolle
pränatal diagnostizierter obstruktiver Uropathien

R. Mallmann, D. Emons, M. Hansmann, P. Brühl und S. Kowalewski

Bei normaler Fruchtwassermenge sind die Nieren bei mehr als 90% aller Feten in der 17. bis 20. Schwangerschaftswoche ultrasonographisch darstellbar, hydronephrotisch oder zystisch veränderte im Einzelfall noch früher. Daß dennoch nicht alle Kinder mit kongenitaler Harntraktanomalie bereits intrauterin entdeckt werden, mag seine Erklärung in der jeweiligen Artdiagnose, aber auch in vermutlich unterschiedlichen apparativen und personellen Voraussetzungen finden. Erste mitgeteilte Ergebnisse von sonographischen Screening-Untersuchungen in der Neonatalperiode machen dies deutlich.

Welche Konsequenzen die pränatale Feststellung einer Erweiterung des Harntrakts bereits intrauterin hat oder haben könnte, hängt bislang zumeist im wesentlichen vom Ultraschallbefund ab, das Wissen um fetale Nierenfunktionsparameter ist derzeit noch unzureichend. Unbestritten ist die Oligohydramnie als Marker der fetalen Harnausscheidungsinsuffizienz. Inwieweit bei diesen Kindern die intrauterine Entlastung des gestauten Harntrakts über Double-pigtail-Katheter die Nierenschädigung reversibel macht, ist derzeit noch offen. Im Tierversuch gelang sogar, intrauterin beim Lammfeten beidseitige Ureter-Haut-Fisteln anzulegen und die Schwangerschaft austragen zu lassen.

In der Universitäts-Kinderklinik Bonn werden derzeit mehr als 30 Kinder im Alter zwischen 2 und 54 Monaten mit pränatal diagnostizierter Harntraktanomalie betreut; primäre Nierenfehlbildungen sind in dieser Aufstellung nicht enthalten.

Der Stellenwert der Sonographie bei der postnatalen Versorgung und Verlaufsbeobachtung dieser Kinder soll im folgenden anhand einiger Beispiele aufgezeigt werden.

Fall 1

Eine in der 30. SSW erstmals diagnostizierte beidseitige Nierenbeckenektasie war urographisch nach der Geburt auf extrarenale Nierenbecken, eine Normvariante ohne Krankheitswert, zurückzuführen. Die vollständige Normalisierung bis zum Ende des ersten Lebensjahres war sonographisch nachweisbar.

Ultraschalldiagnostik 86
Herausgegeben von M. Hansmann u. a.
© Springer-Verlag

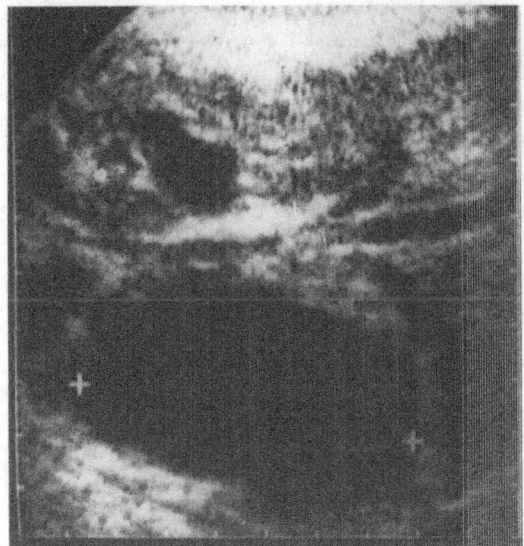

Abb. 1. 32. SSW. Beidseitige Ureterabgangsstenose

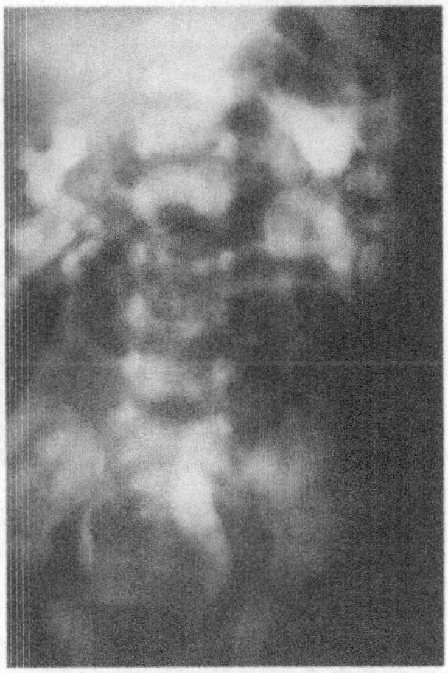

Abb. 2. Beidseitige Ureterostiumstenose; Urogramm am 10. Lebenstag

Fall 2

Als Ursache einer seit der 32. SSW bekannten beidseitigen Hydronephrose (Abb. 1) fanden sich Ureterabgangsstenosen unterschiedlichen Schweregrades, die zweizeitig nach der Methode von Anderson-Hynes korrigiert wurden. Die postoperativ noch bestehende Ektasie der Nierenbecken ist bei normalem Furosemidsonogramm funktionell ohne Bedeutung.

Fall 3

Eine beidseitige Ureterohydronephrose rechtfertigte seit der 29. SSW den Verdacht auf das Vorliegen von Ureterostiumstenosen, der sich urographisch nach der Geburt bestätigte (Abb. 2). Bei beidseits normaler Nierenfunktion und regelmäßiger sonographischer Kontrolle wurde therapeutisch zugewartet und bislang – das Kind ist jetzt 8 Monate alt – keine Zunahme der Obstruktion festgestellt (Abb. 3).

Fall 4

Das postnatale Urogramm bestätigte die seit der 32. SSW bestehende Vermutung auf das Vorliegen beidseits hochgradiger Ureterostiumstenosen (Abb. 4). Wegen grenzwertiger Retentionswerte wurden bilateral Pyeloureterocutaneostomien vorgenommen, die den Harntrakt sichtlich entlasten (Abb. 5) und die Nierenfunktion normalisiert haben.

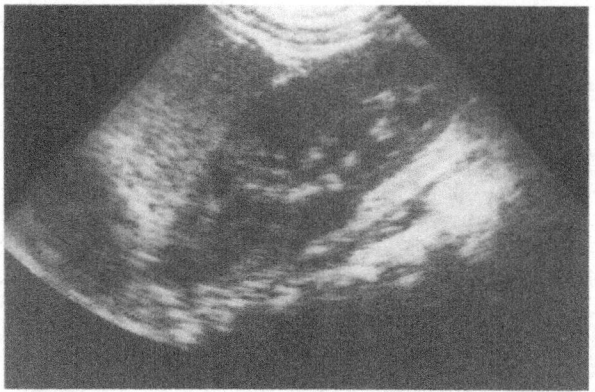

Abb. 3. Ureterostiumstenose; linke Niere im Alter von 8 Monaten

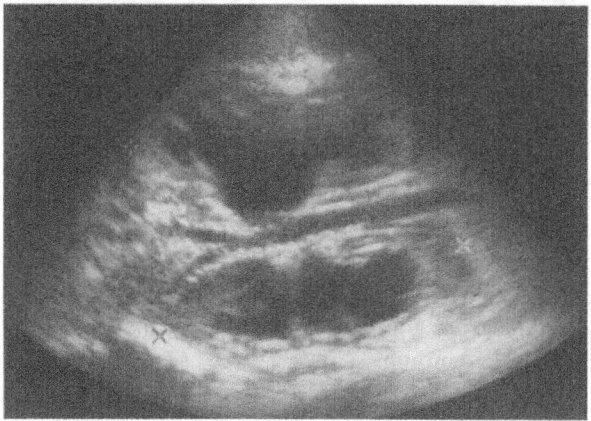

Abb. 4. 32. SSW. Beidseitige Ureterostiumstenose

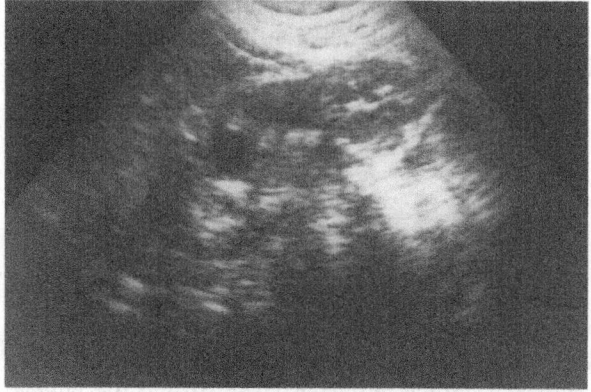

Abb. 5. Ureterostiumstenose; linke Niere nach mehrwöchiger Pyeloureterocutaneostomie

Fall 5

Posteriore Urethralklappen vermögen mittelbar den oberen Harntrakt in unterschiedlicher Weise zu schädigen. Bei beidseitiger Refluxnephropathie und Oligohydramnie (Abb. 6) in der 32. SSW mußte neben der Urethralklappenbeseitigung die frühe Dekompression der Nieren erfolgen, um regenerative Reserven der Säuglingsniere (Mayor 1975) zu nutzen. Dabei korreliert der laborchemische Befund nicht zwingend mit dem sonographischen (Abb. 7).

Die Sonographie steht unbestritten am Anfang der nachgeburtlichen Diagnostik bei den Kindern mit bereits pränatal vermuteter obstruktiver Harntraktanomalie. Zusammen mit dem Miktionszysturethrogramm ist in der Regel am 1. Lebenstag die exakte Diagnose zu stellen; unter Berücksichtigung der initial noch unreifen Nierenfunktion wird mit der Urographie oder szintigraphischen Nierenuntersuchungen möglichst bis zur 2. oder 3. Lebenswoche gewartet, falls die Gesamtsituation des Kindes dies zuläßt.

Ureterabgangsstenosen sind früh korrigierbar, der Operationserfolg sonographisch mit Diuresebelastung zu belegen. Bei der Ureterostiumstenose ist vom

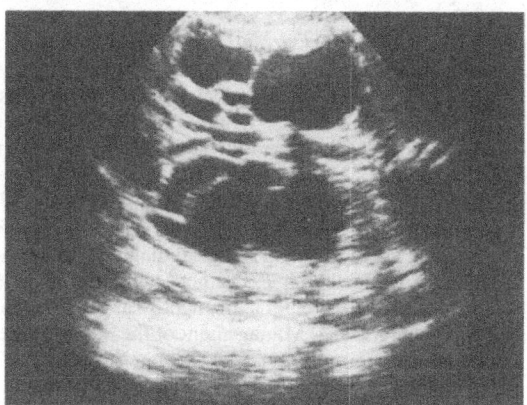

Abb. 6. 30. SSW. Ausgeprägte Ureterohydronephrose beidseits mit Oligohydramnie

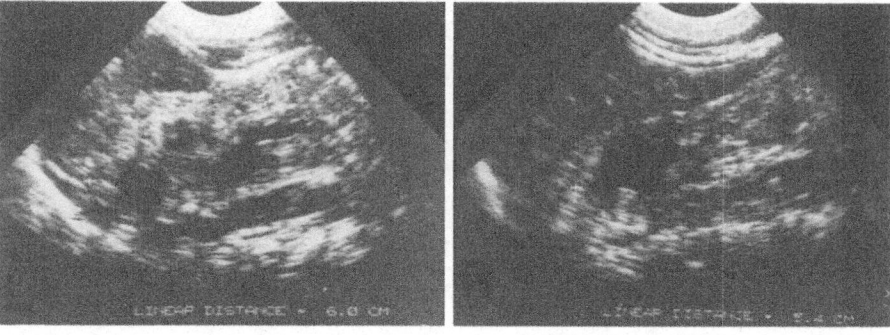

Abb. 7. Posteriore Urethralklappen. Zustand nach Klappenresektion und beidseitiger Pyeloureterocutaneostomie

Versuch der frühzeitigen Harnleiterneueinpflanzung mit Resektion des engen aperistaltischen Segments und Harnleitermodellage abzuraten. Das Risiko der postoperativen Restenosierung oder eines sekundären Refluxes gilt im Säuglingsalter als sehr hoch. Bei entsprechend bedrohter Nierenfunktion ist der zeitlich begrenzten hohen Harnableitung der Vorzug zu geben, deren anatomisch-funktioneller Effekt sonographisch gut zu erfassen ist. Da diese Patienten erwartungsgemäß über lange Jahre in pädiatrisch-nephrologischer Betreuung bleiben müssen, ist ein zwar im Einzelfall mitunter belästigendes, aber, soweit wir wissen, nicht belastendes Verfahren wie die Sonographie von besonderem Wert. Zusammen mit klinischen, laborchemischen und nuklearmedizinischen Parametern gewährleistet sie eine zuverlässige Überwachung und reduziert die Notwendigkeit konventioneller Röntgentechnik.

Literatur

1. Hadlock FP, Deter RL, Carpenter R, Gonzalez ET, Park SK (1985) Sonography of fetal urinary tract anomalies. Am J Roentgenol 137:261–267
2. Harrison MR, Golbus MS, Filly RA, Nakayama DK, Callen PW, De Lorimier AA, Hricak H (1982) Management of the fetus with congenital hydronephrosis. J Pediat Surg 17:728–742
3. Kramer SA (1983) Current status of fetal intervention for congenital hydronephrosis. J Urol 130:641–646
4. Laing FC, Burke VD, Wing VW, Jeffrey RB Jr, Hashimoto B (1984) Postpartum evaluation of fetal hydronephrosis: Optimal timing for follow-up sonography. Radiology 152:423–424
5. Mahony BS, Callen PW, Filly RA (1985) Fetal urethral obstruction: US evaluation. Radiology 157:221–224
6. Mayor G, Genton N, Torrado A, Guignard J-P (1975) Renal function in obstructive nephropathy: Long-term effect of reconstructive surgery. Pediatrics 56:740–747
7. Thomas DFM (1984) Urological diagnosis in utero. Arch Dis Child 59:913–915
8. Thorup J, Mortensen T, Diemer H, Johnsen A, Nielsen OH (1985) The prognosis of surgically treated congenital hydronephrosis after diagnosis in utero. J Urol 134:914–917
9. Wikström S (1984) Management of the infant with an abnormal foetal urinary tract detected by ultrasonography. Proc XV. Congr Scand Assoc Paediat Surg Odense 1984
10. Wood BP, Ben-Ami T, Teele RL, Rabinowitz R (1985) Ureterovesical obstruction and megaloureter: Diagnosis by real-time US. Radiology 156:79–81

Dopplersonographische Flußparameter
in der A. cerebri anterior im Säuglingsalter

K. H. Deeg

Bei über 5000 Früh- und Neugeborenen wurden von 1983 bis 1986 die Flußparameter in der A. cerebri anterior (ACA) mit einem gepulsten Doppler-System (ATL Mark 600) bestimmt. Bei allen Kindern wurde die A. cerebri anterior in einem leicht von der Mittellinie abweichenden Sagittalschnitt eingestellt. Die ACA kann zweidimensional als pulsierende Struktur vor dem 3. Ventrikel nachgewiesen werden (Abb. 1 a). In diesem Bereich besteht kein nennenswerter Winkel zwischen dem einfallenden Ultraschallsignal und der Gefäßachse und somit der Flußrichtung. Aus diesem Grund können in der ACA aus der Doppler-Verschiebung absolute Flußgeschwindigkeiten nach folgender Formel ermittelt werden: $V = (f_d \cdot C) : (2 f_o \cdot \cos \Theta)$. Dabei ist V die Flußgeschwindigkeit im Gefäßsystem, C die Schallgeschwindigkeit im Hirngewebe, die mit $1,54 \cdot 10^5$ cm·s^{-1} eine Konstante darstellt. Θ stellt den Winkel zwischen den einfallenden Ultraschallwellen und dem Geschwindigkeitsvektor im Gefäßsystem dar. Kleine Winkel ($0 \pm 15°$) können vernachlässigt werden, da der Cosinus eines kleinen Winkels annähernd 1 beträgt. Dies ist bei der Flußbestimmung in der ACA der Fall. f_o stellt die verwendete Ultraschallfrequenz von 5 MHz dar. f_d ist die ermittelte Doppel-Verschiebung. Bei Konstanz von f_o, C und einem kleinen Winkel Θ ist die Flußgeschwindigkeit im Gefäßsystem direkt proportional zur Doppler-Verschiebung f_d und kann aus dieser ermittelt werden.

Normalbefunde

Normalerweise kann in den Hirngefäßen ein systolisch-diastolisch positiver Fluß nachgewiesen werden (Abb. 1 b). Das Flußprofil ist durch einen steilen Anstieg mit schmalem Gipfel und einem schnellen Abfall in der Systole charakterisiert. Das Ende der Systole ist durch eine Schulter im Flußprofil gekennzeichnet, die durch den Aortenklappenschluß bedingt ist. Während der Diastole kommt es zu einem langsamen kontinuierlichen Abfall der Flußgeschwindigkeit. Aus dem Frequenzspektrum wurde die maximale systolische Geschwindigkeit V_s, die dem Gipfel der Kurve entspricht, die endsystolische Geschwindigkeit V_{es}, die der Schulter der Kurve entspricht und die enddiastolische Flußgeschwindigkeit V_{ed} ermittelt (Abb. 1 b). Weiterhin wurde der von Planiol und Pourcelot definierte Pulsatilitätsindex (PI) nach folgender Formel bestimmt: $PI = V_s - V_{ed}/V_s$.

144 gesunde Früh- und Neugeborene mit einem Gestationsalter von $37,5 \pm 4$ Wochen wurden untersucht. Die maximale systolische Flußgeschwindigkeit V_s

Ultraschalldiagnostik 86
Herausgegeben von M. Hansmann u. a.
© Springer-Verlag

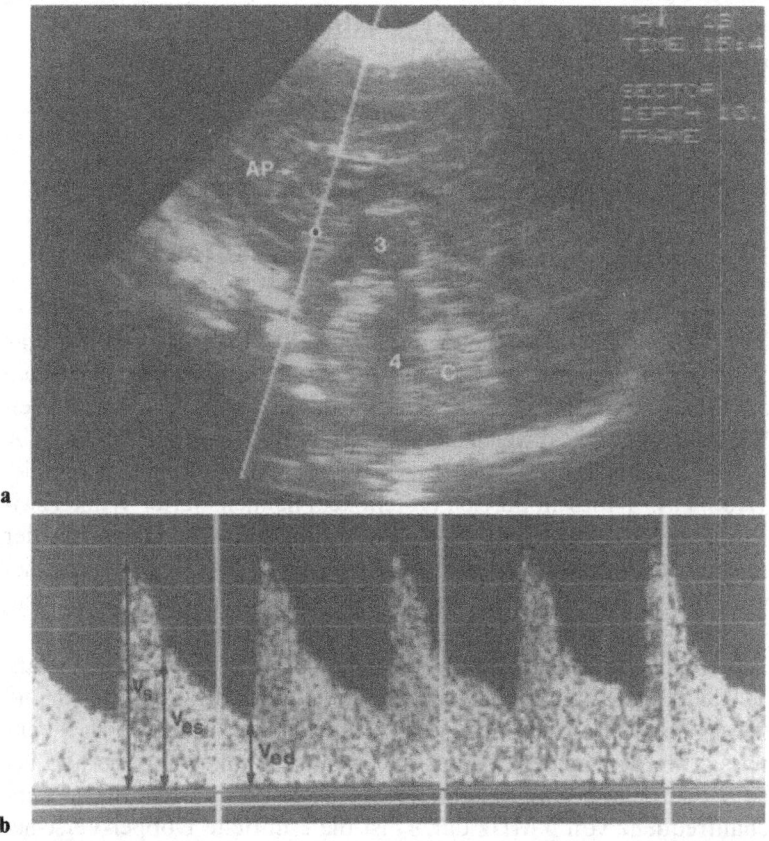

a

b

Abb. 1. a Medianer Sagittalschnitt. Meßvolumen (*O*) in der A. cerebri anterior, die direkt vor dem 3. Ventrikel (*3*) verläuft und sich als A. pericallosa (*AP*) fortsetzt. *4* ≠ 4. Ventrikel; *C* ≠ Cerebellum. **b**. Normales Flußprofil in der A. cerebri anterior. Systolisch-diastolisch positiver Fluß. V_s ≠ maximale systolische Geschwindigkeit; V_{es} ≠ endsystolische Geschwindigkeit; V_{ed} ≠ enddiastolische Geschwindigkeit

betrug 42 ± 13 cm·s^{-1}, die endsystolische Geschwindigkeit $V_{es} = 19 \pm 8$ cm·s^{-1}, die enddiastolische Geschwindigkeit $V_{ed} = 10 \pm 5$ cm·s^{-1}. Der Pulsatilitätsindex bei gesunden Früh- und Neugeborenen betrug $0,75 \pm 0,12$.

Pathologische Befunde

Ductus arteriosus Botalli

53 Kinder mit offenem Ductus arteriosus Botalli (Gestationsalter $33 \pm 3,8$ Wochen) wurden untersucht. Das Leck im Winkkessel der Aorta führte vor allem in der Diastole zu einem Abstrom des Blutes ins Niederdrucksystem des Pulmonalkreislaufes. Aus diesem Grund war vor allem der diastolische Vorwärtsfluß erniedrigt. Bei kleinem Ductus arteriosus Botalli konnten wir einen deutlich eingeschränkten, aber noch positiven diastolischen Fluß finden (Abb. 2a). Der große

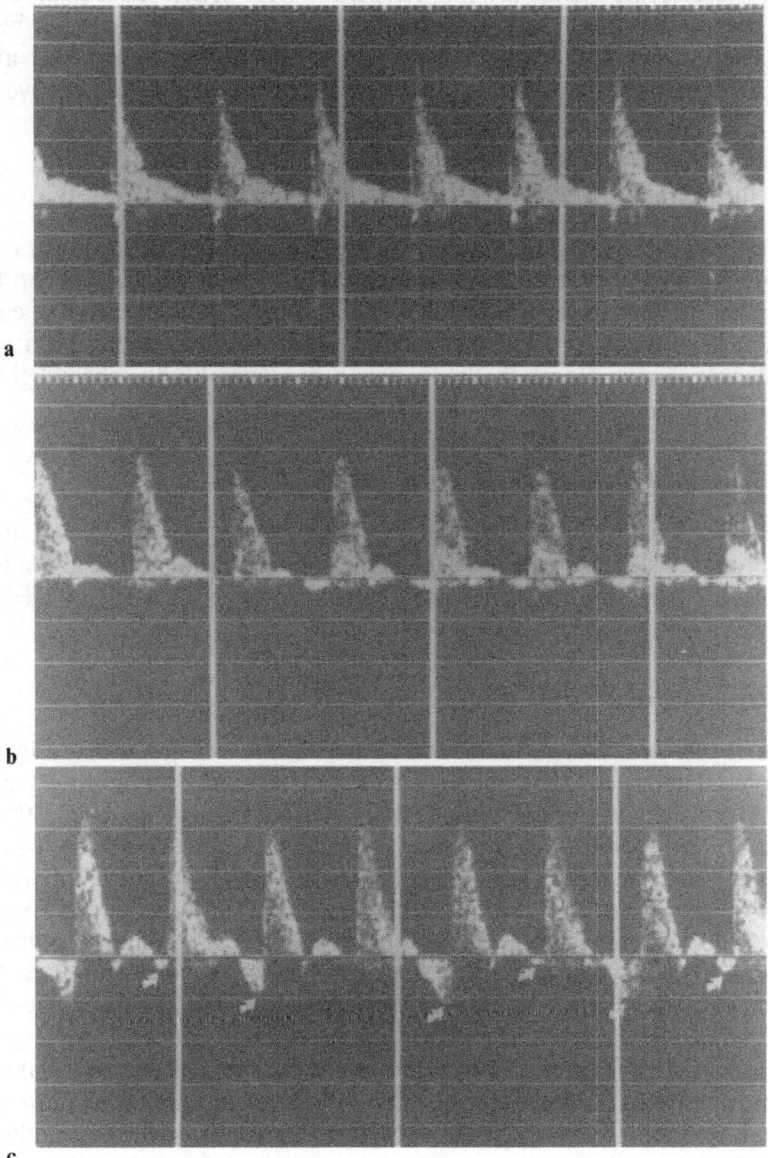

Abb. 2 a–c. Flußprofil in der A. cerebri anterior beim offenen Ductus arteriosus Botalli. **a** *Kleiner*, hämodynamisch unbedeutender *Ductus:* Erniedrigter diastolischer Vorwärtsfluß, **b** *mittelgroßer Ductus:* fehlender enddiastolischer Fluß, **c** *großer Ductus:* enddiastolisch negativer Fluß, der einem Rückfluß des Blutes vom perfundierten Organ ins Niederdrucksystem des Pulmonalkreislaufes entspricht (*Pfeile*)

Ductus war durch einen fehlenden diastolischen oder sogar negativen diastolischen Fluß gekennzeichnet (Abb. 2 b, c).

Die maximale systolische Flußgeschwindigkeit beim offenen Ductus war nicht verändert. Der Pulsatilitätsindex war signifikant erhöht.

Komplexe Herzfehler mit offenem Ductus arteriosus Botalli zeigten in den Hirngefäßen ähnliche Flußverhältnisse. Desweiteren konnten wir beim Truncus arteriosus communis, dem aortopulmonalen Fenster sowie einer ausgeprägten Aorteninsuffizienz eingeschränkte, aufgehobene oder sogar negative diastolische Flüsse in den Hirngefäßen registrieren.

Aortenisthmusstenose

Bei der Aortenisthmusstenose war der Fluß in den Hirngefäßen entsprechend dem erhöhten Blutdruck an der oberen Extremität deutlich erhöht. Poststenotische Flußmessungen am Truncus coeliacus zeigten demgegenüber eine deutliche Einschränkung der Flußgeschwindigkeiten sowie einen wenig pulsatilen Fluß. Im Vergleich zum Normalkollektiv waren sämtliche Flußgeschwindigkeiten in den Hirngefäßen signifikant erhöht.

Kritische Aortenstenose – hypoplastisches Linksherz

Bei der hochgradigen Aortenstenose sowie beim hypoplastischen Linksherz-Syndrom ließ sich ein deutlich abgeflachter, wenig pulsatiler Fluß in den Hirngefäßen nachweisen. Das Flußprofil war durch einen trägen Anstieg mit niederem Gipfel sowie einem trägen Abfall gekennzeichnet.

Hydrozephalus

67 Früh- und Neugeborene mit Ventrikelerweiterung wurden dopplersonographisch untersucht. Hierbei zeigte sich, daß bei rasch progredientem ausgeprägten Hydrozephalus der diastolische Vorwärtsfluß ähnlich wie beim offenen Ductus arteriosus Botalli erniedrigt war (Abb. 3a). Bei besonders rasch progredienter Ventrikelerweiterung konnte diastolisch kein nennenswerter Fluß (Abb. 3b) oder sogar ein negativer Fluß entsprechend einem Rückfluß aus den Hirngefäßen registriert werden (Abb. 3c). Bei allen Kindern mit erhöhtem Fontanellenmitteldruck ließ sich eine pathologische diastolische Perfusion nachweisen. Überschreitet der intrakranielle Druck den Perfusionsdruck, so kommt es zu einem Perfusionsstillstand oder zu einem Rückfluß aus den Hirngefäßen. Dies ist insbesondere in der späten Diastole der Fall. Der Einfluß therapeutischer Maßnahmen, wie Serienlumbalpunktion oder regelmäßige Punktionen eines Rickhamreservoirs führten zu einer raschen Normalisierung der Flußprofile sowie der Flußgeschwindigkeiten.

Subduralergüsse

Bei ausgeprägten Subduralergüssen mit erhöhtem Schädelinnendruck ließen sich ähnliche Flußverhältnisse wie beim rasch progredienten Hydrozephalus nachweisen. Hier war der diastolische Vorwärtsfluß ebenfalls deutlich eingeschränkt, aufgehoben oder sogar negativ. Die Doppler-Sonographie ermöglicht eine gute Differenzierung zwischen einer Erweiterung der äußeren Liquorräume aufgrund einer Hirnatrophie und Subduralergüssen. Bei Vorliegen einer Hirnatrophie ließen sich normale Flußverhältnisse in den Hirngefäßen nachweisen.

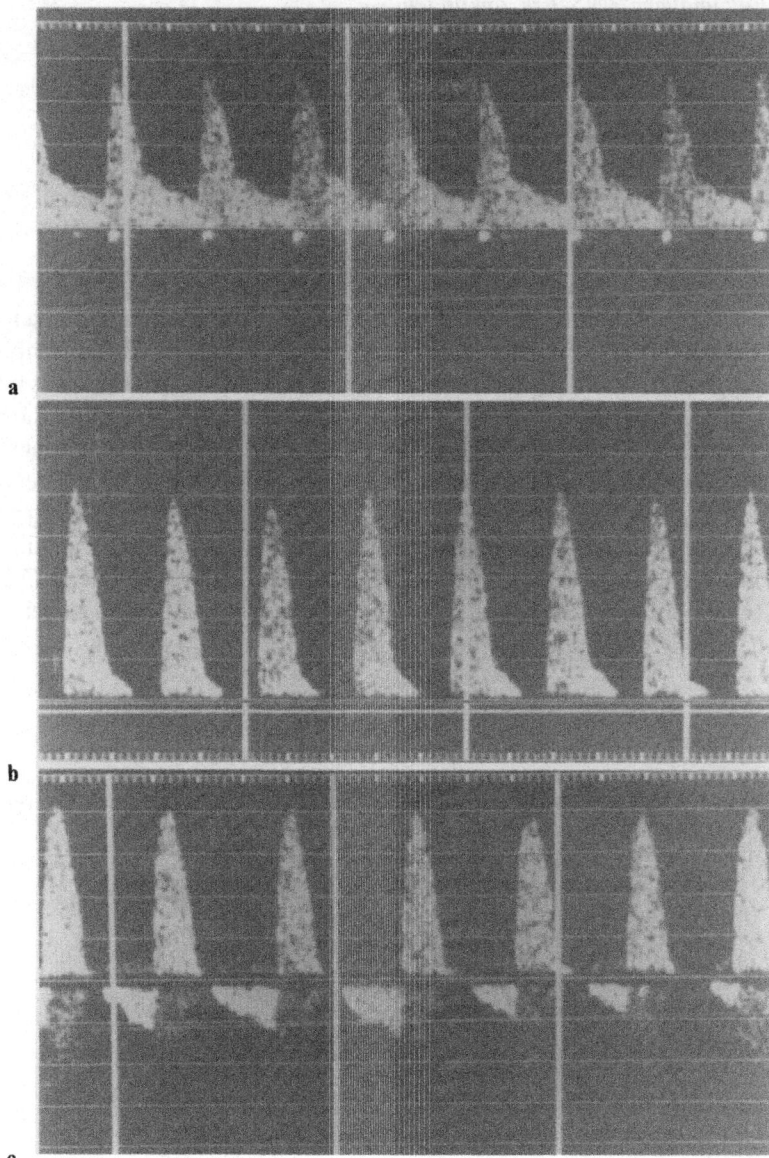

Abb. 3 a–c. Flußprofil in der A. cerebri anterior bei Ventrikelerweiterung unterschiedlichen Ausmaßes. **a** *Mäßige Ventrikelerweiterung:* erniedrigter diastolischer Fluß, **b** *ausgeprägter Hydrozephalus:* fehlender enddiastolischer Fluß, **c** *massiver, rasch progredienter Hydrozephalus:* diastolischer Rückfluß

Hirnödem

Beim Hirnödem waren alle Flußgeschwindigkeiten erniedrigt. Bei Rückbildung des Ödems ließ sich eine signifikante Erhöhung der endsystolischen und enddiastolischen Geschwindigkeit nachweisen. Der Pulsatilitätsindex war erniedrigt.

Entzündliche ZNS-Erkrankungen

zeigten eine Erhöhung sämtlicher Flußgeschwindigkeiten, wobei vor allem die endsystolische und enddiastolische Geschwindigkeit erhöht war, was zu einer Erniedrigung des Pulsatilitätsindex führte.

Zusammenfassung

Die gepulste Doppler-Sonographie ermöglicht die nichtinvasive Registrierung der Hirndurchblutung an definierter Stelle. Insbesondere beim schwerkranken beatmeten Frühgeborenen können Veränderungen der Hirndurchblutung frühzeitig erkannt und gegebenenfalls therapiert werden. Hierbei gilt es insbesondere, den offenen Ductus arteriosus Botalli frühzeitig zu erfassen, um dann rasch therapeutische Maßnahmen zu dessen Verschluß ergreifen zu können. Prinzipiell können veränderte Flüsse bei allen Erkrankungen, die sich im Bereich des linken Herzens und der Aorta abspielen, gefunden werden. Die wichtigsten ZNS-Erkrankungen, die zu einer Veränderung der Hirndurchblutung führen können, sind der Hydrozephalus, Subduralergüsse sowie das Hirnödem. Die frühzeitige Registrierung einer pathologischen Hirndurchblutung kann dabei die Therapie maßgeblich mitbeeinflussen.

Literatur

Berman W (1983) Pulsed doppler ultrasound in clinical pediatrics. Futura Publishing Company, Inc Mount Kosco New York

Duplexsonographisches Strömungsprofil der Vena portae bei kindlicher hepataler Dysfunktion

G. Sommer, K. Vergesslich, J. Haller, W. Ponhold und M. Götz

Einleitung

Die Vena portae als anatomischer Konfluens der Äste des Splanchnicusgebietes sorgt zu 4/5 für die physiologische Durchblutung der Leber. Veränderungen des intrahepatalen Gefäßbettes der Vena portae und unterschiedliche Durchblutungsanforderungen der Leber führen daher zu Änderungen im Strömungsprofil der Vena portae. In der vorliegenden Studie haben wir die Wertigkeit duplexsonographischer Messungen der Strömungsgeschwindigkeit der Vena portae bei Kindern mit zystischer Fibrose (CF) und gesichertem fibrozirrhotischen Organumbau der Leber untersucht [1].

Patienten und Methoden

An 11 Kindern mit hepataler Dysfunktion im Rahmen der Grunderkrankung (mittleres Alter 12,7 Jahre) sowie einer Kontrollgruppe von 12 Kindern mit normaler Leberfunktion und gleichen Alters wurden mittels gepulster Doppler-Flußmessung die Strömungsgeschwindigkeit der V. portae berechnet. Zusätzlich wurden Form, Struktur und Größe von Leber und Milz real-time-sonographisch beurteilt. Es kamen ein mechanischer Real-time-Sektorscanner unter Verwendung von Schallköpfen mit 3,5 und 7,5 MHz kombiniert mit einem 3- bzw. 5-MHz-gepulstem Doppler im Duplexsystem zum Einsatz. Die Untersuchungen erfolgten morgens am nüchternen, liegenden Patienten in mittlerer Atemlage, 5 Patienten hatten 2 aufeinanderfolgende Sonographien mit unterschiedlichen Untersuchern. Unter Darstellung der V. portae im Längsschnitt wurde das Meßvolumen (1,52 mm) zentral in das Gefäßlumen plaziert, der Winkel zwischen Blutflußrichtung und Doppler-Schallstrahl lag unter 60°. Die maximale Strömungsgeschwindigkeit V_{max} wurden nach der Doppler-Formel: Amplitude · maximale Frequenzverschiebung · cos des Winkels zwischen Blutflußrichtung und Doppler-Schallstrahl computerunterstützt berechnet und um den Faktor $0,6 V_{max} - 1,723$ korrigiert [3]. Zum statistischen Vergleich der Gruppen wurde der Student-T-Test für ungepaarte Gruppen herangezogen, die Ergebnisse sind als Mittelwert +/- eine Standardabweichung angegeben. Zur Diagnosesicherung des Leberumbaus dienten die Leberbiopsie, der Child-score und der klinische Verlauf.

Ultraschalldiagnostik 86
Herausgegeben von M. Hansmann u. a.
© Springer-Verlag

Ergebnisse

Patienten der CF-Gruppe wiesen eine signifikant niedrigere Strömungsgeschwindigkeit in der Vena portae als Patienten der Kontrollgruppe auf: $10,1+/-2,5$ cm/s vs. $13,7+/-3,2$ cm/s, $p < 0,01$. Die Interobservervariabilität betrug 5%. Zehn Patienten der CF-Gruppe hatten einen regulären hepatopetalen Fluß, bei einem Patienten fand sich ein atemvariabler Pendelfluß. Thrombotische Verschlüsse konnten nicht nachgewiesen werden. Acht Patienten der CF-Gruppe hatten eine echodichtere, vergrößerte Leber im Sinne eines diffusen Leberparenchymumbaues, bei 6 Patienten fand sich eine Splenomegalie.

Diskussion

Die Duplexsonographie ermöglicht die Differenzierung pathoanatomischer und hämodynamischer Veränderungen des Gefäßsystems. Strömungsrichtung und Qualität – arteriell, venös oder Fehlen – des Blutflusses in der splenoportalen Achse sind damit einer nichtinvasiven Beurteilung zugänglich [5]. Unter physiologischen Bedingungen hat die Vena portae einen kontinuierlich laminaren, hepatopetalen Fluß (Abb. 1).

Als Ursache des signifikanten Abfalls der Strömungsgeschwindigkeit in der CF-Gruppe (Abb. 2) ist die Ausbildung intrahepataler Kurzschlüsse zwischen A. und V. hepatica und V. portae im Rahmen der Leberfibrose und die Erhöhung des zirrhosebedingten postsinusoidalen Widerstandes anzusehen [2]. Der Nachweis eines atemvariablen Pendelflusses deutet auf eine fortgeschrittene portale Hypertension hin und setzt eine wirksame portosystemische Kollateralisation voraus [4].

Unsere Ergebnisse zeigen, daß das duplexsonographische Strömungsprofil der V. portae nichtinvasive Hinweise auf die kindliche hepatale Dysfunktion gibt.

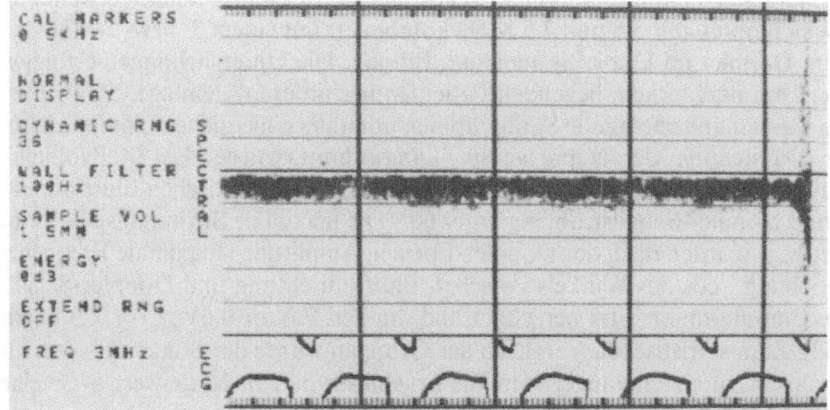

Abb. 1. Normalgruppe: Duplexsonographische Flußsignale unter der 0-Linie entsprechend hepatopetalem Fluß. Frequenzverschiebung max. 0,5 kHz. Mittlere max. Strömungsgeschwindigkeit $13,7 \pm 3,2$ cm/s

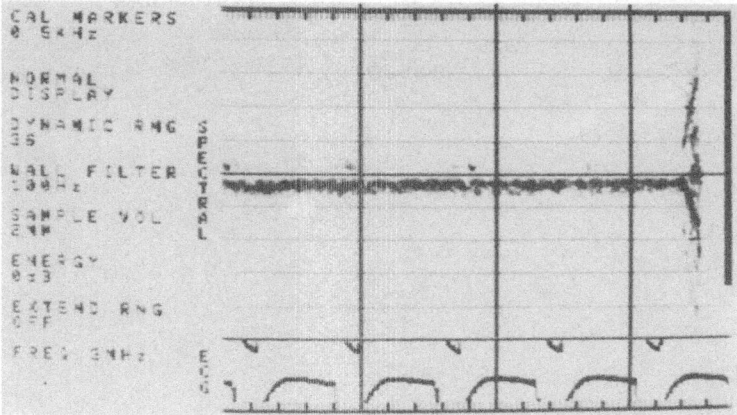

Abb. 2. CF-Gruppe: Geringere Frequenzverschiebung max. 0,3 kHz. Mittlere max. Strömungs-geschwindigkeit $10{,}1 \pm 2{,}5$ cm/s

Bei zunehmend höherer Lebenserwartung von Patienten mit zystischer Fibrose kommt dem Ausmaß der Leberschädigung eine wichtige prognostische Bedeutung zu. Unter diesem Aspekt sollte die Duplexsonographie der V. portae in die routinemäßigen Kontrolluntersuchungen von CF-Patienten integriert werden.

Literatur

1. Di Saint'Agnese PA, Blanc WA (1956) A distinct type of biliary cirrhosis associated with cystic fibrosis of the pancreas. Pediatrics 18:387
2. Moreno AH, Burchell AR, Reddy RV, Panke WF, Nealon TF (1975) The hemodynamics of portal hypertension revisited: determinants and significance of occluded portal pressure. Surgery 77:167
3. Ohnishi K, Saito M, Koen H, Nakayama T, Nomura F, Okuda K (1985) Pulsed doppler flow as a criterion of portal venous velocity: Comparison with cinangiographic measurements. Radiology 154:495
4. Takayasu K, Takashi M, Musha H, Ohnishi K, Omata M, Kobayashi C, Okuda K (1982) Spontaneous reversal of portal blood flow demonstrated by percutaneous transhepatic catheterization: report of two cases. Gastroenterology 82:753
5. Taylor KJW, Burns BN, Woodcock JP, Wells PNT (1985) Blood flow in deep abdominal and pelvic vessels: ultrasonic pulsed Doppler analysis. Radiology 154:487

Chirurgie

Sonographie beim kritisch kranken Patienten

N. Börner, C. Kelbel und H. J. Steinhardt

Die differenzierte Abklärung von kritisch kranken Patienten auf der Intensivstation ist häufig schwierig, da aufwendige apparative Diagnostik (CT, Szintigraphie, Angiographie) großen organisatorischen und personellen Aufwand erfordert und zudem für die Patienten meist sehr belastend ist. Um so mehr kommen bettseitigen Untersuchungsmethoden wie der Sonographie mit transportablen Ultraschallgeräten Bedeutung zu [1].

Zielsetzung

An einem ausgewählten Krankengut soll die Wertigkeit der Ultraschalluntersuchung auf der internistischen Intensivtherapiestation aufgezeigt werden.

Patienten und Methode

Untersucht wurden Patienten der kardiologischen und allgemeinen internen Intensivstation der II. Medizinischen Klinik mit Schocksymptomatik, Koma unklarer Genese und der Verdachtsdiagnose Sepsis. Die Untersuchung wurde von einem intensivmedizinisch tätigen Internisten in Kenntnis klinischer und laborchemischer Daten vor dem Einsatz weiterführender radiologischer Diagnostik durchgeführt. Neben der abdominellen Untersuchung erfolgte bei gezielter Indikation die Exploration des Thorax und Mediastinums. Die orientierende Echokardiographie beschränkte sich auf die Suche nach Perikardergüssen.

Verwendet wurde ein mechanischer Sektorscanner mit 3,5 MHz und kleiner Schallkopffläche (Firma Diasonic DRF 400).

Der sonographische Befund wurde vom Untersucher im Hinblick auf die Relevanz zur Klärung der Erkrankungen gewertet und mit dem abschließenden Ergebnis verglichen. Im Untersuchungszeitraum von 6 Monaten wurden 43 Patienten in die Studie aufgenommen. In 13 Fällen handelte es sich um Problempatienten nach großen, vorwiegend kardiochirurgischen Eingriffen. Bei 24 Patienten (55,8%) bestand Sepsisverdacht. 30 Patienten (70%) wurden kontrolliert beatmet.

Ergebnisse

Bei 43 Untersuchungen wurden insgesamt 96 pathologische Organbefunde nachgewiesen (vgl. Tabelle 1). 32 Befunde (33%) bei 31 Patienten wurden als relevant

Tabelle 1. Pathologische Organbefunde ($n = 96$) bei kritisch kranken Patienten ($n = 43$)

Organ	Gesamtzahl	Relevante Befunde	Nebenbefunde
Leber	18 (18,7%)	6 (33,3%)	12 (66,7%)
Gallenblase/-wege	16 (16,7%)	2 (12,5%)	14 (87,5%)
Niere	1 (1,0%)	– –	– –
Pankreas	6 (6,25%)	5 (83,3%)	1 (17,7%)
Milz	12 (12,5%)	3 (25,0%)	9 (75,0%)
Abdomen	16 (16,7%)	4 (25,0%)	12 (75,0%)
Thorax	13 (13,5%)	4 (30,8%)	9 (69,2%)
Herz/Gefäße	14 (14,6%)	8 (57,0%)	6 (43,0%)

eingestuft (direkter oder indirekter Nachweis der Erkrankung). 64 pathologische Veränderungen (67%) waren Nebenbefunde unterschiedlicher Wertigkeit. Bei 12 Patienten (27,9%) konnte sonographisch keine relevante Veränderung nachgewiesen werden. Die weiterführenden Untersuchungen bestätigten die sonographische Ausschlußdiagnosen (richtig-negative Ergebnisse).

In 16 Fällen (37,2%) wurde sonographisch die Erkrankung geklärt. Dabei sicherte in 13 Fällen die sonographisch geführte Punktion die Diagnose. Drei Patienten wurden allein aufgrund des sonographischen Befundes operiert (Aortendissektion, Milzruptur, Mediastinalblutung).

Bei 15 Untersuchungen lieferte die Sonographie richtungsweisende Befunde, die in 13 Fällen zum gezielten Einsatz ergänzender radiologischer Diagnostik führten (CT n = 10, Angiographie n = 3). Bei einem 33jährigen Patienten mit Coma hepaticum konnte aufgrund einer Verbrauchskoagulopathie keine diagnostische Punktion von multiplen konfluierenden, zum Teil zystischen Leberveränderungen vorgenommen werden. Die Computertomographie bestätigte die sonographische Verdachtsdiagnose einer fulminanten Lebernekrose. Bei der Autopsie des Patienten fand sich eine disseminierte Leberabszedierung infolge einer aszendierenden Cholangiitis (falsch-negativer Befund).

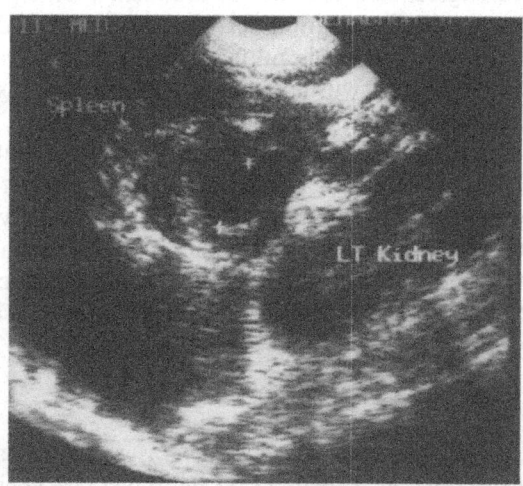

Abb. 1. Milzinfarkte und Pankreaspseudaneurysma bei akuter Pancreatitis

Drei sonographische Ergebnisse (6,9%) sind als falsch-positiv zu werten. Bei einer Patientin mit Knochenmarkphlegmone konnte computertomographisch der Verdacht auf einen intraabdominellen Abszeß nicht bestätigt werden. Bei einem weiteren Patienten mit Sepsis (Aortenklappenendokarditis) wurde ein Milzinfarkt sonographisch und computertomographisch als Abszeß fehlgedeutet und operiert. Der dritte Patient mit Schocksymptomatik und Oberbauchperitonismus zeigte sonographisch eingeschmolzene Milzinfarkte sowie eine Raumforderung im Milzhilus mit zirkulierenden Echos (Abb. 1). Der Verdacht auf ein rupturiertes Milzarterienaneurysma wurde mit der digitalen Substraktionsangiographie erhärtet. Intraoperativ fand sich allerdings eine nekrotisierende Schwanzpankreatitis mit einem Pankreaspseudoaneurysma.

Zusammenfassung

Im vorliegenden selektionierten Krankengut konnte die bettseitige sonographische Untersuchung bei 31 Patienten (72%) mit Verdacht auf Sepsis, Schock und Koma richtungsweisende Befunde zur Klärung der Erkrankung beitragen. Drei (6,9%) falsch-positive Befunde und ein (2,3%) falsch-negatives Resultat wurden nur in einem Fall durch die ergänzende radiologische Diagnostik korrigiert. Bei 16 Patienten (37,2%) konnte sonographisch die Diagnose definitiv geklärt werden.

Bei einer Prävalenz von 65,1% errechnet sich die Sensitivität auf 96,4% und die Spezifität auf 80%. Bei einem positiven bzw. negativen prädiktiven Wert von 90 respektive 92,3%.

Wertung

Die Beurteilung sonographischer Befunde bei kritisch kranken Patienten erfordert neben großer Untersuchererfahrung eine enge Kooperation mit dem betreuenden Arzt. Bei Intensivpatienten wird die kritische Wertung pathologischer Veränderungen im besonderem Maße von anamnestischen und klinischen Daten sowie von den Laborparametern beeinflußt. Es ist daher sicher von Vorteil, wenn die Ultraschalluntersuchung von dem auf der Intensivstation tätigen Internisten selbst durchgeführt werden kann. Inwieweit die vorliegenden Ergebnisse an einem selektionierten Krankengut auf ein großes Kollektiv kritisch kranker Patienten übertragbar sind, bleibt weiteren prospektiven Studien vorbehalten.

Literatur

1. Aufschnaiter M (1984) Sonographie beim chirurgischen Akutfall. Intensivbehandlung 4:149–155

Sonographie bei akuter Appendizitis

E. Doringer, M. Feurstein und HJ. Schmoller

Die Diagnose einer Appendizitis wird routinemäßig anhand von Anamnese, klinischer Untersuchung sowie Laborergebnissen gestellt [1, 2]. Die negative Laparotomierate liegt bei 20–25% [1, 2, 4]. Eine Reihe radiologischer Untersuchungsverfahren werden eingesetzt, um die diagnostische Aussagekraft zu erhöhen. Abdomennativaufnahme [1] und Bariumuntersuchungen besitzen eine beschränkte Aussagekraft. CT und Ultraschall werden hauptsächlich bei Komplikationen einer Appendizitis verwendet [3, 5, 6]. Über den Einsatz des Ultraschalls bei der Diagnose der frühen akuten Appendizitis liegen bisher nur eine Reihe von Fallberichten vor. Erst die Arbeit von Julien und Puylaert [4] beschäftigt sich ausführlich mit dieser Fragestellung. Wir haben in einer prospektiven Studie an 62 Patienten mit Verdacht auf akute Appendizitis – nicht bei klinisch eindeutiger Appendizitis – den Wert der Sonographie bei diesem Krankengut geprüft.

Methodik

Im Zeitraum Mai bis September 1986 wurden 62 Patienten mit klinischer Frage nach akuter Appendizitis sonographisch untersucht. Die Untersuchungen erfolgten ohne Kenntnis klinischer oder laborchemischer Daten. Die Dokumentation erfolgte mit einer Multispotkamera. Die explorierten Fälle wurden in 48,4% mit dem Operationspräparat, der Rest durch den Krankheitsverlauf überprüft. Alle Untersuchungen wurden von ultraschallerfahrenen Radiologen mit 5- oder 7,5-MHz-Linear-array-Schallköpfen durchgeführt. Dabei wurde der Schallkopf unter dosierter Kompression in der Art angelegt, daß störende Darmschlingen entweder verlagert oder zusammengedrückt werden.

Ergebnisse und Sonomorphologie der akuten Appendizitis

Bei den 62 explorierten Patienten fand sich insgesamt 14mal eine histologisch bestätigte akute Appendizitis (Tabelle 1). Bei 47 Patienten konnte eine akute Appendizitis ausgeschlossen werden – 15mal durch operative bzw. histologische Bestätigung, 32mal durch den weiteren klinischen Verlauf.

In einem Fall wurde fälschlicherweise ein Tumor des terminalen Ileum sonographisch für eine akute Appendizitis gehalten. Bei 12 von 14 chirurgisch und histologisch bestätigten Fällen konnte die Appendix eindeutig sonographisch gese-

Ultraschalldiagnostik 86
Herausgegeben von M. Hansmann u. a.
© Springer-Verlag

Tabelle 1. Patienten mit der klinischen Fragestellung einer akuten Appendizitis, $n = 62$

	n	Darstellung einer abnormalen Appendix im US	Appendix nicht darstellbar
Akute Appendizitis (histolog. überprüft)	14	12	2
Keine akute Appendizitis (histolog. überprüft)	16	1 (Dg.: entzündl. Tumor d. termin. Ileums)	15
Keine akute Appendizitis (klinischer Verlauf)	32	0	32

hen werden. Das sonographische Bild ist dabei, entsprechend der großen pathomorphologischen Bandbreite des Befundbildes vielgestaltig. Im Idealfall zeigt sich die akute Appendizitis als eine tubuläre Struktur mit blindem Ende (Abb. 1). Axial geschnitten findet sich ein sogenanntes "target sign" (Abb. 2). Das Zentrum der entzündeten Appendix ist echoarm, umgeben von einer inneren echoreichen und einer äußeren echoarmen Schicht. Die Untersuchung eines Operationspräparates im Wasserbad illustriert die Schichtung noch deutlicher (Abb. 3). Das echoarme Zentrum entspricht dem entzündlichen Inhalt, der daran anschließende echoreiche Ring der Mukosa und der darauffolgende echoarme Saum der entzündlich – ödematösen Submukosa und Muskularis. Die Abgrenzung der entzündlich veränderten Appendix gelingt durch Berücksichtigung von Form, Größe, Lokalisation und Fehlen jeglicher Peristaltik. Im Gegensatz zu Darmschlingen ist die erkrankte Appendix rigid und kaum zu komprimieren. Bei den meisten Patienten konnte die Appendix in Folge ihrer gekrümmten Lage nicht im Ganzen dargestellt werden.

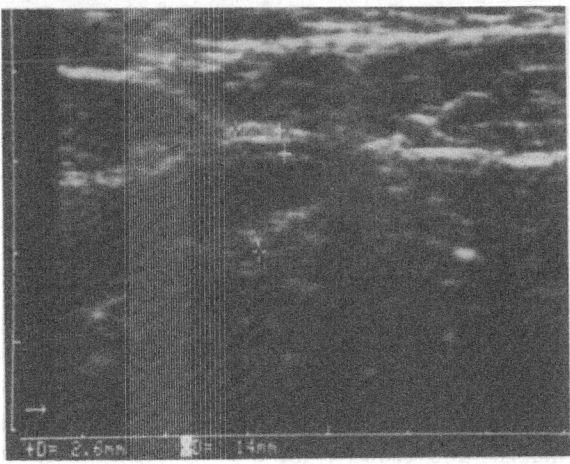

Abb. 1. Annähernder Längsschnitt durch die Appendix. -¦- markiert die Dicke der gesamten Appendix, + markiert die Wandverdickung

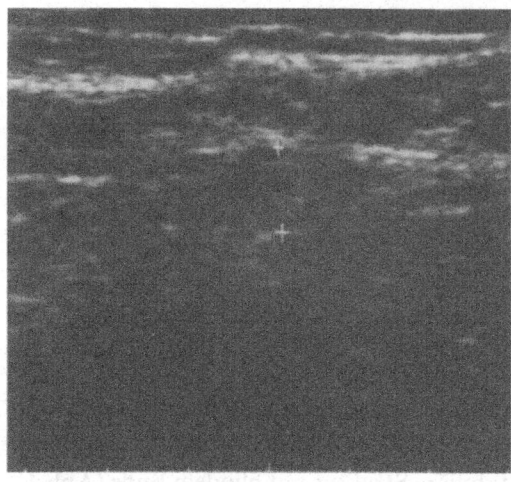

Abb. 2. Querschnitt durch die wandverdickte, akute Appendizitis

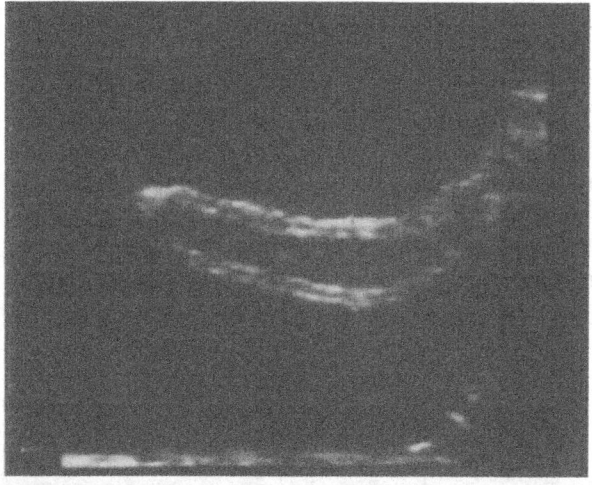

Abb. 3. Akute Appendizitis im Wasserbad. Der entzündliche Inhalt und die Wandschichtungen
deutlich erkennbar

Es zeigt sich somit abhängig von der sonographischen Schnittebene die entzündlich veränderte Appendix entweder als runde, ovoide oder tubuläre Struktur.

Bei 2 von 14 Patienten mit histologisch bestätigter akuter Appendizitis konnte
die Appendix sonographisch nicht dargestellt werden.

Einmal war der Patient sehr adipös und die physikalischen Untersuchungsbedingungen dadurch deutlich eingeschränkt, einmal lag eine makroskopisch nur
mäßig wandverdickte, mit am fixierten Präparat nicht beurteilbare Schleimhaut
vor, die erst histologisch eindeutig als Appendizitis akuta ulzerosa befundet wurde.

In der Patientengruppe mit klinisch oder histologisch ausgeschlossener akuter Appendizitis konnten häufig andere pathologische Veränderungen sonographisch erfaßt werden, die zu Schmerzen im rechten Unterbauch und somit zur klinischen Verdachtsdiagnose einer akuten Appendizitis führten.

Diskussion

Die akute Appendizitis war bisher selten Gegenstand von Ultraschalluntersuchungen. Gründe dafür sind unter anderem Darmgasüberlagerungen, fehlende sonomorphologische Kenntnis und die erwartete Schmerzhaftigkeit der Untersuchung.

Bei mäßiger Kompression können störende Dünndarmschlingen verlagert oder zusammengedrückt werden [4]. Schmerzen zwangen im eigenen Krankengut nie zum Abbruch der Untersuchung, die dosierte Kompression mit dem Schallkopf wurde erstaunlicherweise gut toleriert, ganz im Gegensatz zum gut bekannten Schmerz bei plötzlicher Kompression oder Loslaßschmerz. Ein wesentlicher Vorteil der dosierten Kompression liegt auch darin, daß die Distanz zwischen Schallkopf und pathologischem Prozeß wesentlich verkleinert wird, wodurch hochfrequente Schallköpfe mit kurzem Fokus verwendet werden können.

Insgesamt wurden 2 falsch-negative und 1 falsch-positiver Befund erstellt, wobei aber insbesondere dem falsch-positiven Ergebnis Bedeutung zukommt, da es sich um einen entzündlichen, durch einen Phytobezoar verursachten Tumor des terminalen Ileum handelte, der im Ultraschall ein typisches "target sign" aufwies und eine berechtigte Operationsindikation darstellte.

Die genannten Ergebnisse haben uns ermutigt, die Untersuchungen fortzusetzen und an einem größeren Patientengut zu überprüfen. Im eigenen Krankengut liegt die Trefferquote derzeit bei akuter Appendizitis, unter Verwendung von Schallköpfen von 5 bzw. 7,5 MHz, bei 90%.

Literatur

1. Beyer D, Friedmann G, Krestion GP (1984) Sinnvoller Einsatz bildgebender Verfahren bei akuter Appendizitis. Fortschr Röntgenstr 140:269–275
2. Dombal FT de (1979) Diagnose und Operationsindikation bei der akuten Appendizitis. Wie viele „Irrtümer" sind unvermeidlich? Chirurg 50:291–296
3. Gale ME, Birnbaum S, Gerzof SG, Sloan G, Johnson WC, Robbins AH (1985) CT appearence of appendicitis and its local complications. J Comput Assist Tomogr 9:34–37
4. Julien BC, Puylaert M. Acute appendicits: US-evaluation using graded compression. Radiology 158:355–360
5. Parulekar SG (1983) Ultrasonographic findings in diseases of the appendix. J Ultrasound Med 2:59–64
6. Preusser R (1981) Ultrasonographische Diagnose einer akuten, phlegmonösen Appendizitis. Klin Wochenschr Wien 18:587–588

Peri- und intraoperative Ultraschalldiagnostik der Leberechinokokkose und Leberegel

A. EL Mouaaouy, G. Breucha und R. Arlt

Der Echinococcus cysticus ist in unseren Breitengraden die einzige bedrohliche Parasitose. Aus der ins Lebergewebe gelangten Onkosphäre entwickelt sich durch expansives Wachstum die mit Flüssigkeit gefüllte Hydatide. Aus der Keimschicht der Parasitenzyste bilden sich Tochterblasen, die sich ablösen und dann als Hydatidensand in der Zystenflüssigkeit schwimmen. Der Wirtsorganismus bildet um die Zyste eine bindegewebige Hülle aus faserreichem Gewebe (Abb. 1).

Demgegenüber wächst beim Echinococcus alveolaris die Larve in der Leber infiltrativ [2, 7]. Der Parasit vermehrt sich durch Sprossung und verhält sich dabei wie ein bösartiger Tumor, der keine Organgrenze respektiert. Es kommt gelegentlich zentral zu Nekrosen und Hohlräumen, die mit den Zysten des Echinococcus cysticus verwechselt werden können. Die Therapie der Wahl bei Echinokokkus ist die operative Entfernung [2, 4, 7].

Für die operative Versorgung ist eine genaue Lokalisation der Zyste notwendig. Die Einteilung des Echinococcus cysticus in mehrere Typen [6], wie oft in der Literatur zitiert wird, hat für die operative Therapie kaum Konsequenzen. Den Chirurgen interessieren beim Vorliegen eines Echinokokkus folgende Punkte: Form, Größe, Inhalt. Bestehen eine oder mehrere selbständige Zysten? Wo sind die Zysten lokalisiert? Wie ausgeprägt ist die Infiltration zu Nachbarorganen? Bestehen Komplikationen? Die Beantwortung dieser Fragen hat direkten Einfluß auf die Indikation und chirurgische Therapie.

Anhand der Resultate von 52 Patienten, die in unserer Klinik wegen eines Echinococcus cysticus, 13 wegen Echinococcus alveolaris und 1 mal wegen Leberegel operiert wurden, prüften wir die Aussagefähigkeit von Sonographie, indem wir deren Diagnose mit den intraoperativen und histologischen Befunden verglichen.

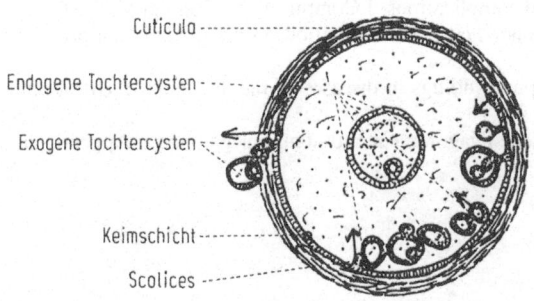

Cuticula

Endogene Tochtercysten

Exogene Tochtercysten

Keimschicht

Scolices

Abb. 1. Echinokokkencyste

Ultraschalldiagnostik 86
Herausgegeben von M. Hansmann u. a.

Tabelle 1

EINTEILUNG NACH GRÖSSE:	N	
BIS 5 CM DURCHMESSER	7	JUNGE CYSTE (N 11):
ZWISCHEN 5 UND 10 CM	20	NICHT GRÖSSER ALS 10 CM, CYSTENWAND ZART,
GRÖSSER ALS 25 CM	25	KEINE AUSGEPRÄGTE VERKALKUNGEN, CYSTEN-
CYSTENBEFUND:		INHALT NICHT TRÜB, NUR VEREINZELTE RAND-
KLARER INHALT	16	STÄNDIGE SEPTEN BZW. TOCHTERCYSTEN.
VERMEHRTE BINNENECHOS	27	ALTE CYSTEN (N 32)
TOCHTERCYSTEN	37	CYSTENWAND BZW. WIRTSKAPSEL DERB UND
DERBE TRENNWÄNDE INNER-		UNHOMOGEN KONTURIERT, MASSIVE VERKALKUN-
HALB DER CYSTE	13	GEN, UNHOMOGENE KOMPLEXE TOCHTERCYSTEN,
VERKALKUNGEN	15	NARBIGE EINZIEHUNG DER UMGEBENDEN LEBER-
LAMELLENARTIGE CYSTENWAND	23	GEWEBE, TRÜBER INHALT.

Echinococcus cysticus

Die Mehrzahl der Zysten war alt (s. Tabelle 1) und hatten einen Durchmesser über 10 cm, so daß deren Diagnose sonographisch keine Schwierigkeiten bereitete; jedoch wurde die Größe bei der präoperativen Sonographie fast immer erheblich unterschätzt. Fast alle Mutterzysten hatten eine lamelläre, verdickte Wand und zahlreiche Tochterzysten und Verkalkungen. Diese typischen Echinococcus-cysticus-Merkmale wurden jedoch bei 7 Patienten mittels der perkutanen Sonographie nicht eindeutig erkannt. Erst die intraoperative Sonographie war in der Lage, die kleinen Tochterzysten und die anderen typischen Merkmale darzustellen. Bei 5 Patienten konnte der Operateur die Leberechinokokkuszyste zunächst nicht finden; hier erwies sich die intraoperative Sonographie hilfreich. Es handelte sich dabei im einzelnen um Zysten mit einem Durchmesser unter 5 cm, die zwischen dem Lobus caudatus und Lobus quadratus lagen. Bei 3 Patienten mit ausgedehnten Echinokokkuszysten konnte die intraoperative Sonographie Auskunft über Lagebeziehung zu Hauptgefäßen geben und damit entscheidende Hilfe bei der Entscheidung sein, ob eine Resektion, eine Perizystektomie oder Teilzystektomie machbar ist.

In unserem Patientengut mit Echinococcus cysticus konnten wir 2 Patientengruppen voneinander unterscheiden (Tabelle 2). Während bei der einen Gruppe lediglich eine einzelne Mutterzyste, umgeben von einer Wirtskapsel, vorlag, gab es bei der anderen Patientengruppe multiple Mutterzysten, die jeweils von einer eigenen Wirtskapsel umgeben waren. Dabei wurde bei 2 Patienten der zweiten Patientengruppe sonographisch eine Fehldiagnose dahingehend gestellt, daß ein Echinococcus alveolaris vermutet wurde, der zusätzlich für inoperabel gehalten wurde. Die Konsequenz war, daß beide Patienten erst verzögert zur Operation kamen. Postoperativ ermöglicht es die Sonographie, die Komplikationen wie Nachblutung (bei 5 Patienten), Abzedierungen (bei 6 Patienten), Fistelbildung (bei 5 Patienten) und Rezidive (bei 5 Patienten) zu erkennen. Die Interposition von Netzteilen in den Zystenraum kann postoperativ Schwierigkeiten bei der Differentialdiagnose eines Abszesses bzw. eines Rezidivs bereiten.

Tabelle 2

I	EINFACHE SOLITÄRE CYSTE (N 36)
	DIE CYSTE IST VON EINER EINHEITLICHEN WIRTSKAPSEL UMSCHLOSSEN
	A CYSTENINHALT KLAR (VEREINZELTE TOCHTERCYSTEN)
	B BINNENREFLEXE (INHALT SANDARTIG)
	C ZAHLREICHE UNTERSCHIEDLICH GROSSE TOCHTERCYSTEN
	D DICKE TRENNWÄNDE INNERHALB DER CYSTE
	E VERKALKUNGEN
	F AUSGEPRÄGTE LAMELLENARTIGE CYSTENWAND
	G CYSTENWAND UNREGELMÄSSIG
II	KOMPLIZIERTE POLYCYSTISCHE RAUMFORDERUNG (N 16) MEHRERE EIGENSTÄNDIGE CYSTEN

Echinococcus alveolaris

Verglichen mit den Befunden der Patienten mit Echinococcus cysticus war das sonographische Bild bei den 13 Patienten mit Echinococcus alveolaris nicht einheitlich. Die Befunde und die Typisierung von Echinococcus alveolaris sind aus der Tabelle 3 zu entnehmen.

Die Ausdehnung des Befundes wurde sowohl durch die präoperative Sonographie als auch die Computertomographie stark unterschätzt. In 5 Fällen wurde der Echinococcus alveolaris anhand der Untersuchungsergebnisse für operabel gehalten. Dies hatte zur Folge, daß in 3 Fällen nur eine Probelaparotomie durchgeführt wurde und daß es in 2 Fällen intraoperativ zu massiven Blutungen kam. In beiden Fällen wurde die Infiltration bzw. die Einbeziehung großer Lebervenen und der Vena Cava in dem parasitären Tumor nicht erkannt.

Tabelle 3

I	INHOMOGENE HYPODENSE NICHT SCHARF BEGRENZTE RAUMFORDERUNG
	MIT/OHNE KLEINE CYSTISCHE VERÄNDERUNGEN
	MIT/OHNE VERKALKUNGEN
	MIT/OHNE CHOLOSTASE
II	WIE I, TEILS ECHOARM, TEILS ECHODICHT
	DIFFUSE KLEINCYSTISCHE VERÄNDERUNGEN
	HEPATOMEGALIE
III	WIE I UND II, GROSSE UNSCHARF BEGRENZTE HOHL-RÄUME, NEKROSEN, TUMORÖSE INFILTRATIONEN, HEPATOMEGALIE

Leberegel

Ein besonders seltenes Krankheitsbild stellt in unserem Breitengrad der Leberbefall bei der Bilharziose dar. Wir möchten daher über einen 47jährigen Patienten berichten, der unter einer Fehldiagnose laparotomiert wurde:

Sowohl die präoperativ durchgeführte Computertomographie als auch Sonographie zeigten einen kleinen hypodensen Tumor im linken Leberlappen mit leichter intrahepatischer Cholostase. Die Gallengänge waren unregelmäßig derb, der linke Leberrand war nicht glatt konturiert. Dieser Befund führte zu der Verdachtsdiagnose eines cholangiozellulären Karzinoms, unter der der Patient schließlich laparotomiert wurde. Die intraoperativ durchgeführte Sonographie zeigte, daß der Tumor den ganzen linken Leberlappen befallen hatte, und sich über den Hilusbereich in den rechten Leberlappen ausgebreitet hatte. Das vermeintlich cholangiozelluläre Karzinom wurde daraufhin für inoperabel erklärt und eine Probeexzision zur histologischen Sicherung entnommen. Zu unserer Überraschung ergab die Histologie den Befund eines Bilharziabefalles der Leber.

Nach unseren Erfahrungen stellt die perkutane Sonographie eine wesentliche Hilfe bei der Abklärung der Leberechinokokkos dar. Für den Chirurgen ist die intraoperative Sonographie jedoch von wesentlich größerer Bedeutung.

Literatur

1. Amann R et al. (1979) Diagnostik der Echinokokkose. DMW 104:1466–1469
2. Bähr R, Koslowski L (1977) Echinokokkose. DMW 102:1098–1101
3. Castaing D (1985) L'échographie peropératoire en chirurgie hépatique. Rev Prat 35:2487–2494
4. Grundmann R, Eitenmüller J, Pichlmaier H (1981) Zur Indikation der verschiedenen Operationsverfahren bei Leberechinococcus. Chirurg 52:332–337
5. Kasai et al. (1980) Alveolar echinococcosis of the Liver Studies on 60 operated cases. Ann Surg 191:145–152
6. Kaischwitz D, Frommhold H, Granthoff HJ (1979) Sonographische Diagnostik der Leberechinokokkose. DMW 104:401–405
7. Koslowski L, Bähr R, Kummer D (1979) Klinik und Therapie des Leberechinococcus. Chirur 50:140–145
8. Otto R, Woodtli W, Ammann R (1982) Sonographie versus Computertomographie bei Lebermanifestationen der Echinokokkose. DMW 107:1717–1721

Sonographische Verlaufskontrolle der Lebermetastasen unter regionaler Perfusionschemotherapie

A. EL Mouaaouy, G. Breucha und Heer

In den Jahren 1983–1986 wurden an der Chirurgischen Universitätsklinik Tübingen insgesamt 20 Patienten mit Kolorektalkarzinomen einer regionalen Perfusionschemotherapie der Leber wegen Metastasen unterzogen. Anhand unserer Ergebnisse hat bei der Verlaufskontrolle der Therapie die Sonographie einen zentralen Stellenwert erlangt. Wir möchten Ihnen über unsere vorläufigen Ergebnisse und Beobachtungen bei 14 Patienten berichten. Um den Erfolg der isolierten Leberperfusion beurteilen zu können, haben wir sonographisch die Metastasenfläche bestimmt und mit dem akutellen CEA-Wert verglichen. Wie in verschiedenen Arbeiten berichtet wird, hat sich das CEA bei der Suche nach Lokalrezidiv- und Lebermetastasen als guter Parameter [2, 3] erwiesen. Eine hohe diagnostische Sicherheit ergibt sich bei der gemeinsamen Betrachtung von CT, Sonographie und CEA [1].

Von metastasenbedingten sonographisch nachweisbaren Leberveränderungen müssen Veränderungen abgegrenzt werden, die als akute Reaktion auf die regionale Chemotherapie zu interpretieren sind (Tabelle 1).

So kann es nach Beginn der Leberperfusion zu einer akuten Leberschwellung kommen, die dem Bild einer Hepatitis ähnlich ist. Sonographisch zeigt sich dabei eine leichte Größenzunahme der Leber mit Echoarmut des Lebergewebes und einer Erweiterung der Portalgefäße. Dieses Krankheitsbild haben wir in 2 Fällen beobachtet, was nach kurzfristiger Unterbrechung der Chemotherapie wieder vollständig zurückging.

Der Erfolg bzw. Mißerfolg der Chemotherapie wird von uns anhand der sonographisch bestimmten Größenveränderung der Metastasen und dem Verlauf der CEA-Werte beurteilt (Tabelle 2 und 3). Für einen Erfolg der Chemotherapie spricht, wenn die Metastasen entweder nicht mehr nachweisbar sind, deren Größe abnimmt oder konstant bleibt und gleichzeitig der CEA-Wert konstant bleibt oder abnimmt. Steigt jedoch der CEA-Wert an, ohne daß sonographisch ein Korrelat der Metastasengröße festgestellt werden kann, muß mit okkulten, sonogra-

Tabelle 1

Das sonographische Bild einer chemotoxischen
Reaktion der Leber bei regionaler Cytostatikatherapie:

Leberschwellung / Hepatomegalie
Echoarmut / vermehrte Echodichte
Portalgefäßerweiterung

Ultraschalldiagnostik 86
Herausgegeben von M. Hansmann u. a.
© Springer-Verlag

Tabelle 2

Sonographische Zeichen des Chemotherapieerfolges
der Lebermetastase:

Größe: konstant
      kleiner
      kein Metastasennachweis

Leberstruktur:

    Tumorumbauzonen

    Verkalkungen

    Nekrosen

    Zerfallräume

Zeichen eines Therapiemißerfolges:

Nachweis neu aufgetretener Metastasen

Metastasengrößenzunahme

Hepatomegalie

Cholestase

Pfortader-Venalienalis-Erweiterung

Pfortader-Thrombose

Splenomegalie

Aszites

---

phisch nicht erfaßten Lebermetastasen oder mit Fernmetastasen gerechnet werden.

Ein CEA-Anstieg war bei allen Patienten mit Tumorprogredienz vorhanden. Als weiterer empfindlicher Parameter einer Tumorprogredienz ist die Zunahme der Lebergröße anzusehen. In der Terminalphase ist die Leber eindeutig vergrößert und erreicht manchmal das 3fache vom ursprünglichen Volumen. Vergleichende Untersuchungen von CT und Sonographiebefunden zeigten, daß in der Beurteilung des Leberbefundes unter Chemotherapie die Sonographie dem CT ebenbürtig, wenn nicht sogar überlegen ist.

Bei 6 von 14 Patienten, die einer isolierten Leberperfusion unterzogen wurden, konnte sonographisch eine Regression der Tumormasse der Leber um 50% nachgewiesen werden. In einem Fall kam es bei sonographisch identischem Befund zu einem Abfall des CEA-Spiegels, was ebenfalls hinweisend für ein Ansprechen auf die Zytostatikatherapie war. Bei einem weiteren Patienten fiel der CEA-Wert zunächst ab, obwohl sonographisch keine Größenveränderung festzustellen war. Eine Veränderung der Binnenechos am Rande der Metastase wies jedoch auf den Erfolg der Zytostatikatherapie hin. Im weiteren Verlauf stieg der CEA-Wert wieder an, wohingegen der Sonographiebefund unverändert blieb. Erst 4 Wochen nach erhöhtem CEA-Wert konnten sonographisch neu aufgetretene kleine Lebermetastasen gefunden werden, die die höhere CEA-Werte erklärten. Bemerkenswert ist, daß die primäre Lebermetastase weiterhin unverändert groß blieb.

Bei einem anderen Patienten hatten die Metastasen unter der Therapie etwas an Größe zugenommen, ließen sich jedoch immer mehr von der Umgebung ab-

Tabelle 3

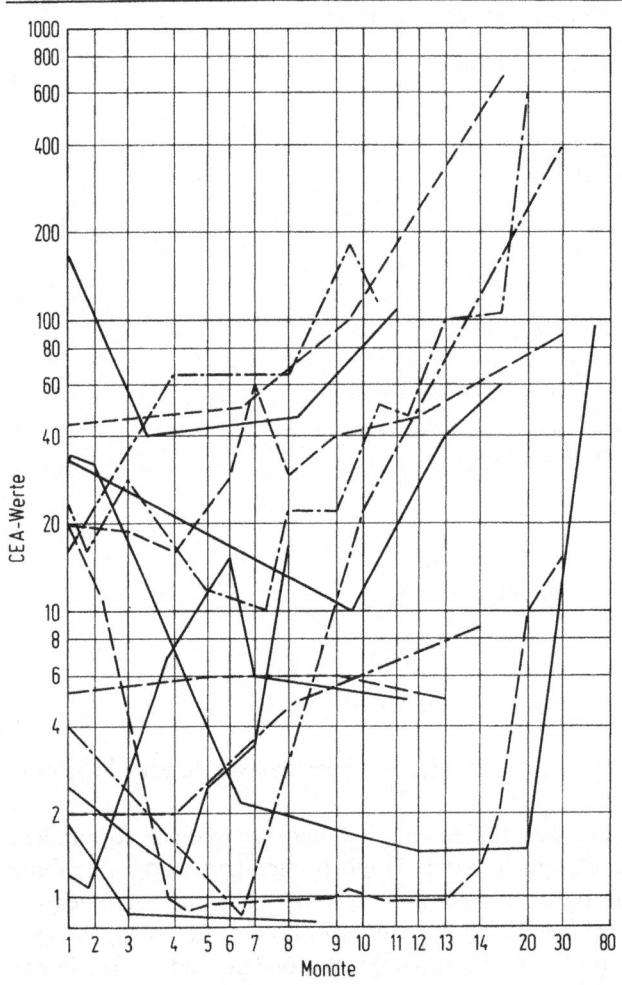

grenzen und waren schließlich teilweise ineinander übergegangen. Weder ein Tumorzerfall, noch eine Nekrosenbildung wiesen auf ein Ansprechen der Therapie hin, wofür auch steigende CEA-Werte sprachen.

Ein anderer Patient hatte eine große Lebermetastase. Unter Chemotherapie veränderte sich die Größe der Metastasen bei konstantem CEA-Wert zunächst nicht. Im weiteren Verlauf konnten bei weiterhin konstantem CEA-Wert sonographisch Tumornekrosen und später, nach Ablauf eines Jahres, Umbaustrukturen und Verkalkungen festgestellt werden. Später sonographisch nachgewiesene neu aufgetretene Lebermetastasen fanden ihr laborchemisches Korrelat in höheren CEA-Werten.

Bei 2 Patienten fielen im Verlauf der Leberperfusion die CEA-Werte ab. Sonographisch und computertomographisch konnten keine Metastasen mehr nachgewiesen werden, so daß man von einer kompletten Remission der Lebermetastase ausgehen konnte. Im weiteren Verlauf stiegen jedoch die CEA-Werte wieder langsam an, obwohl im Sonogramm als auch im CT weiterhin kein Anhalt für erneute Lebermetastasen bestand. Ein Patient starb schließlich an der Tumorkachexie bei diffuser Peritonealkarzinose und Anastomosenrezidiv. Die Leber war zum Zeitpunkt des Todes makroskopisch und histologisch tumorfrei. Der zweite Patient starb an ausgedehnten Lungenmetastasen.

Die von uns vorgestellten Ergebnisse dürfen nicht darüber hinwegtäuschen, daß auch bei gründlicher Untersuchungstechnik und großer Erfahrung mit Hilfe der Perkutansonographie Lebermetastasen nicht erkannt werden. Insofern überrascht uns die in der Literatur von anderen Autoren angegebene Treffsicherheitsquote von über 90% in bezug auf die Diagnose von Lebermetastasen.

Um die Treffsicherheit der Perkutansonographie zu überprüfen, werteten wir in einer retrospektiven Studie 70 Patienten unserer Tumornachsorge aus, die über längere Zeit sowohl klinisch, sonographisch als auch computertomographisch verfolgt wurden.

Bezieht man andere Untersuchungsmethoden bei der Suche nach Lebermetastasen mit ein, so zeigt sich, daß die Sonographie nur in 70% der Fälle richtige positive Befunde erbrachte.

Bei 20 Patienten, die primär wegen eines Karzinoms oder sekundär wegen eines Rezidivs operiert wurden, und bei denen intraoperativ Lebermetastasen festgestellt werden mußten, konnte bei der präoperativen Sonographie nur in 50% der Fälle ein positiver Lebersonographiebefund erhoben werden. Bedenklich sollte auch das Ergebnis bei 40 Patienten machen, die wegen eines Adeno-Ca. des Magen-Darm-Trakts operiert wurden. Bei diesen Patienten wurde sowohl präoperativ perkutan als auch intraoperativ die Leber nach Metastasen sonographisch abgeklärt. Dabei zeigte sich, daß mit Hilfe der intraoperativen Sonographie der Leber in 40% der Fälle neue Lebermetastasen aufgedeckt werden konnten, die präoperativ nicht bekannt waren.

Anhand unserer Ergebnisse zeigte sich, daß die perkutane Sonographie bei der Verlaufsbeobachtung von Lebermetastasen unter isolierter Leberperfusion bessere Ergebnisse als die Nativcomputertomographie erbrachte. Eine zusätzliche Treffsicherheit bei der Verlaufsbeobachtung war unter Einbeziehung der CEA-Werte zu erzielen.

Vergleichende Untersuchungen der perkutanen und intraoperativen Ultraschalldiagnostik auf Lebermetastasen zeigt eine enttäuschend niedrige Treffsicherheit der perkutanen Sonographie. Als alternative Beobachtungsmethode käme die laparoskopische Sonographie in Betracht. Ob sie jedoch bei Patienten mit Tumorleiden angezeigt ist, deren durchschnittliche Überlebenszeit 14 Monate beträgt, bleibt unserer Ansicht nach umstritten.

Literatur

1. Kemmey MM et al. (1982) A prospective analysis of laboratory tests and imaging studies to detect hepatic lesions. Ann Surg 193(2):163–167
2. Mackay AM et al. (1974) Role of serial plasma CEA assays in detection of recurrent and metastatic colorectal carcinomas. British Medical Journal 4:382–385
3. Slater G et al. (1979) Preoperative CEA levels in colorectal carcinoma. Arch Surg 114:52–53

Der Ductus hepatocholedochus nach Cholezystektomie
Sonographische Nachuntersuchung an 101 Patienten

W. Frank, B. Schwaighofer, W. Pichler, N. Gritzmann und H. Jantsch

Einleitung

In der Literatur finden sich unterschiedliche Angaben über die Gallengangsweite nach Cholezystektomie (CHE) und Eingriffen am Ductus hepatocholedochus (D.h.ch.). Frühere Mitteilungen berichten von einer postoperativen Erweiterung als Anpassung an die fehlende Windkesselfunktion der Gallenblase [4, 5], obwohl andere Arbeitsgruppen keine obligate Kaliberzunahme nachweisen konnten [1, 2]. Neue Untersuchungen mittels Ultraschall zeigen ebenfalls widersprechende Resultate [3, 6], weshalb wir am eigenen Krankengut dieser Fragestellung nachgegangen sind.

Material und Methode

Bei 101 Patienten (61 weibl., 40 männl.), die wegen eines Gallensteinleidens operiert worden sind, wurde die Weite des Gallengangs prä- und postoperativ sonographisch gemessen. Das Alter der Patienten lag zum Zeitpunkt der Operation zwischen 24 und 81 Jahren (durchschnittlich 58 a). Durchschnittlich betrug die Zeit zur Nachkontrolle $4,2 \pm 0,2$ Jahre. Patienten, die bei der Nachkontrolle pathologische Laborwerte hatten oder nicht beschwerdefrei waren, wurden exkludiert. Bei 84 Patienten war der operative Eingriff auf die Gallenblase beschränkt, bei 17 Patienten wurde zusätzlich zur CHE eine Choledochotomie wegen Choledochussteinen durchgeführt und die Operation mit einem T- oder Zystikusdrain abgeschlossen. Weitere Eingriffe, wie Bougierung oder Spaltung der Papille wurden nicht vorgenommen. Bei allen Patienten wurde intraoperativ eine Cholangiographie sowie eine Druckmessung im Gallengang durchgeführt.

Die prä- und postoperative Untersuchung wurde mit einem mechanischen 3,5-MHz-Sektorschallkopf durchgeführt, wobei der innere Durchmesser des Ductus hepatocholedochus an typischer Stelle ventral der Pfortader möglichst distal der rechten Leberarterie gemessen wurde. Als obere Normgrenze der Weite des D.h.ch. wurden 6 mm angenommen.

Ergebnisse

1. Patienten (n = 84) mit einfacher Cholezystektomie ohne Eingriff am D.h.ch.

Bei der präoperativen Sonographie war bei 80 von 84 Patienten der D.h.ch. normal weit, bei 4 dilatiert, wobei intraoperativ kein Abflußhindernis gefunden werden konnte.

Bei 57 ($\widehat{=}$ 71,4%) kam es postoperativ zu keiner Kaliberänderung (< 6 mm), während bei 23 ($\widehat{=}$ 28,6%) eine geringe Erweiterung des D.h.ch. bis maximal 10 mm nachgewiesen werden konnte. Bei den 4 Patienten mit präoperativ dilatiertem Gallengang kam es 2mal zu einer Weitenabnahme (präoperativ 9 und 10 mm, postoperativ 4,3 und 6 mm), 2mal konnte keine wesentliche Lumenänderung festgestellt werden (präoperativ 9 und 10 mm, postoperativ 8,2 bzw. 9,7 mm).

Der Mittelwert der präoperativen Choledochusweiten betrug 5,4 ± 0,3 mm. Die durchschnittliche postoperative Weite des D.h.ch. war mit 5,5 ± 0,3 mm nur geringfügig (statistisch nicht signifikant) unterschiedlich.

2. Patienten (n = 17) mit Cholezystektomie und Choledochotomie wegen Choledochussteinen

In jedem Fall war der D.h.ch. präoperativ erweitert, wobei Weiten von 7–28 mm gemessen wurden. Postoperativ zeigte sich bei allen Patienten eine Abnahme des Gallengangdurchmessers, bei 6 Patienten kam es zu einer Normalisierung der Gallengangsweite. Die Abnahme in der Weite war um so ausgeprägter, je stärker die präoperative Dilatation war (durchschnittlich 47%). Der D.h.ch. war präoperativ durchschnittlich mit 13,3 ± 1,2 mm deutlich erweitert. Postoperativ kam es zu einer signifikanten Abnahme der Gallengangsweite, wobei der Mittelwert 7 ± 0,2 mm betrug (p = 0,001).

Diskussion

Die Änderung des Kalibers des D.h.ch. nach CHE und Choledochotomie sowie ihre klinische Bedeutung wird nach wie vor diskutiert. In neuerer Zeit, insbesondere unter Einsatz des Ultraschalls, wird eher die Meinung vertreten, daß die früher diskutierte Windkesselfunktion als Ersatzreservoir für die Gallenblase mit konsekutiver Weitstellung des Gallengangens nur in einer Minderzahl zu erwarten ist.

Die eigenen Resultate zeigen, daß in fast drei Viertel der Fälle ($\widehat{=}$ 71%) nach einer einfachen CHE keine Kaliberänderung eines präoperativ normal weiten D.h.ch. zu erwarten ist. In lediglich einem Viertel der Fälle ($\widehat{=}$ 29%) kommt es zu einer meist nur geringen Kaliberzunahme bis maximal 10 mm Durchmesser. Falls keine klinischen Beschwerden bestehen und normale Laborparameter vorliegen, kann in diesen Fällen auf weitere Untersuchungen wie Infusionscholangiographie mit Tomographie oder retrograde Cholangiographie (ERC) verzichtet werden.

Bei Patienten mit zusätzlichem Eingriff am D.h.ch. wegen Choledochussteinen ist mit einer deutlichen Abnahme des präoperativ erweiterten Gallenganges zu rechnen, wie die signifikanten Unterschiede zeigen. In Abhängigkeit vom Ausgangswert kann es zu einer Normalisierung kommen oder es bleibt eine Resterweiterung des Gallenganges zurück. Möglicherweise kommt es durch Fibrosierung sowie durch eine stauungsbedingte Schädigung der elastischen Fasern zu Strukturveränderungen in der Gallengangswand, wodurch eine komplette Retonisierung nicht mehr möglich ist. Einschränkend muß jedoch gesagt werden, daß bei den von uns untersuchten Patienten lediglich eine Choledochotomie, aber keine Eingriffe an der Papille vorgenommen wurden, so daß über die Auswirkung einer Bougierung auf die Weite des Gallenganges keine Aussage gemacht werden kann.

Literatur

1. Anderson FG (1957) The biliary tract in the normal and cholecystectomiced patient. AJR 78:623–629
2. Edmunds R, Garciano V, Finby N (1971) The common duct after cholecystectomy. Arch Surg 103:79–81
3. Graham MF, Cooperberg PL, Cohen MM, Burhenne HJ (1980) The size of a normal common hepatic duct following cholecystectomy: an ultrasonographic study. Radiology 135:137–139
4. Heuck F, Leupold F (1955) Beobachtungen an der Gallenblase nach Cholezystektomie. Fortschr Röntgenstr 83:784–792
5. Judd ES, Mann FC (1917) Effects of the removal of the gallbladder: an experimental study. Surg Gynecol Obstr 24:347–442
6. Mueller PR, Ferrucci JT Jr, Simeone JF, Wittenberg J, van Sonnenberg E, Polansky A, Isler RJ (1981) Postcholecystectomy bile duct dilatation: Myth or reality? AJR 136:355–358

Diagnose und therapeutische Strategie der akuten Sigmadivertikulitis anhand der Sonographie

G. Meiser, K. Meissner und P. Sattlegger

Einleitung

Klinisch imponiert die akute Sigmadivertikulitis in ihrer klassischen Erscheinungsform als „linksseitige Appendizitis" und findet diagnostische Bestätigung durch Röntgenkontrastuntersuchungen – meist im blanden Intervall. Klinische Fehldiagnosen sind jedoch keineswegs selten und implizieren das Risiko eines Therapieverzuges sowie inadäquater Behandlungsmaßnahmen. Da die Sonographie in der Literatur bezüglich definitiver Diagnostik simpler sowie komplizierter Krankheitsverläufe wenig Beachtung findet, versuchten wir, anhand unseres einschlägigen Krankengutes den Stellenwert dieser Methode zu definieren.

Methode und Patientengut

Die abdominale Sonographie ist zum wesentlichen Bestandteil unserer chirurgischen Aufnahmeuntersuchung avanciert. Sie wird von speziell ausgebildeten Chirurgen im Anschluß an die körperliche Untersuchung und vor weiterführenden laborchemischen, radiologischen und endoskopischen Maßnahmen durchgeführt. Sie erfolgt in Rücken-, Links- und Rechtsseitenlage, am günstigsten bei voller Harnblase, was wir gegebenenfalls durch Auffüllen mit steriler Kochsalzlösung über liegendem Blasenkatheter erzielen. Wir verwenden 2 Ultraschallgeräte, wahlweise 3,5 bzw. 5 MHz mit Linear- oder Sektorscanner.

Tabelle 1. Auflistung der verschiedenen Einweisungsdiagnosen

Einweisungsdiagnosen	n
Simple Divertikulitis	7
Akutes Abdomen	4
Gallenkolik	3
Nierenkolik	3
Komplizierte Divertikulitis	2
Mechanischer Ileus	2
Peptisches Ulkus	2
Stielgedrehte Ovarialzyste	1
Total	24

Ultraschalldiagnostik 86
Herausgegeben von M. Hansmann u. a.
© Springer-Verlag

Angeführten Modalitäten entsprechend untersuchten wir vom 1.1.1984–1.12.1986 24 Patienten mit im weiteren Verlauf radiologisch oder operativ bestätigter simpler (15) und komplizierter (9) Sigmadivertikulitis. Es handelte sich um 14 Männer und 10 Frauen zwischen 35 und 79 Jahren mit einem Durchschnittsalter von 63 ± 11 Jahren. Bei allen Patienten bestand eine akute abdominale Symptomatik mit mehr oder weniger ausgeprägten lokalisierten oder diffusen Bauchschmerzen, Meteorismus, Übelkeit, Brechreiz, Stuhlunregelmäßigkeiten und Dysurie. Die typischen Einweisungsdiagnosen sind aus Tabelle 1 ersichtlich.

Sonographische Befunde und Diagnose

Mittels Ultraschall objektivierten wir sigmaspezifische (Tabelle 2, Abb. 1, 2, 3) sowie allgemeine unspezifische Kriterien (Tabelle 3). Aufgrund der somit gewonnenen Informationsfülle konnten wir bei 21 Patienten (88%) unmittelbar eine korrekte Diagnose erstellen. Die Synthese sonographischer Befunde rechtfertigte bei 8 Patienten (89%) eine Akutoperation: *Perforation* (5), *Dickdarmileus* (3). Bei

Tabelle 3. Sonographische Zusatzbefunde in unserem einschlägigen Krankengut

Unspezifische Ultraschallbefunde	n
Freie Peritonealflüssigkeit	13
Lokalisierte Abszeßbildung	5
Pneumoperitoneum	5
Peritonitischer Ileus	4
Freie Ingesta/Stuhl	3
Total	30

Tabelle 2. Spezifische Ultraschallkriterien bei 21 Patienten mit akuter Sigmadivertikulitis

Sigmaspezifische Ultraschallbefunde	n
Pathologische Sigmakokarde (11 ± 4 mm)	21
Entzündliche Divertikel	9
Blasenadhäsionen	5
Dickdarmobstruktion	3
Total	38

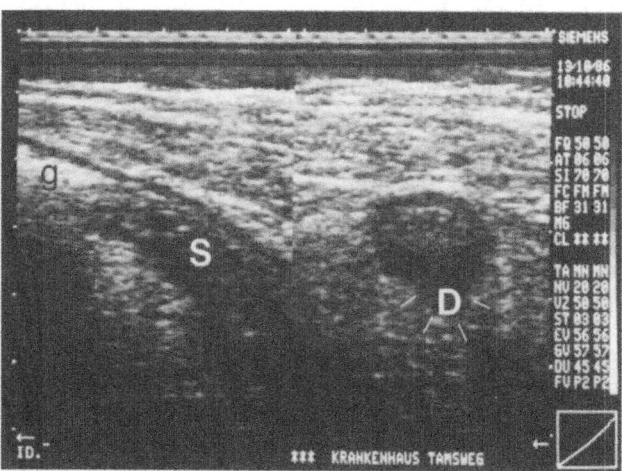

Abb. 1. Entzündlich starres Sigmasegment *S* bei akuter Divertikulitis, *g* intraluminäre Gase, *D* traubenförmiges Divertikel im Querschnitt

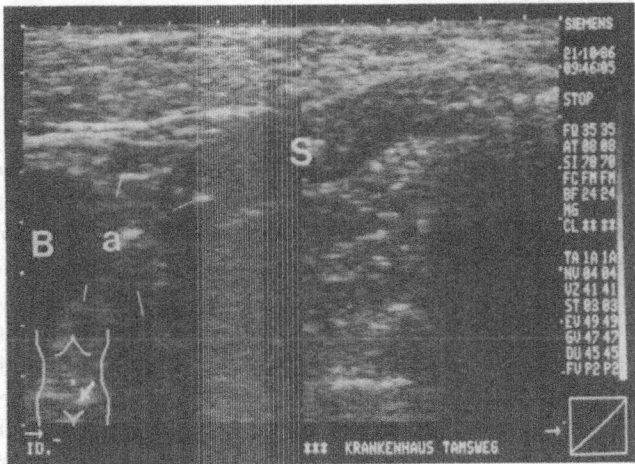

Abb. 2. Deutliche Rückbildung der Wandinfiltration; *a* Adhäsion zur Blasenkuppe *B* unter konservativer Therapie

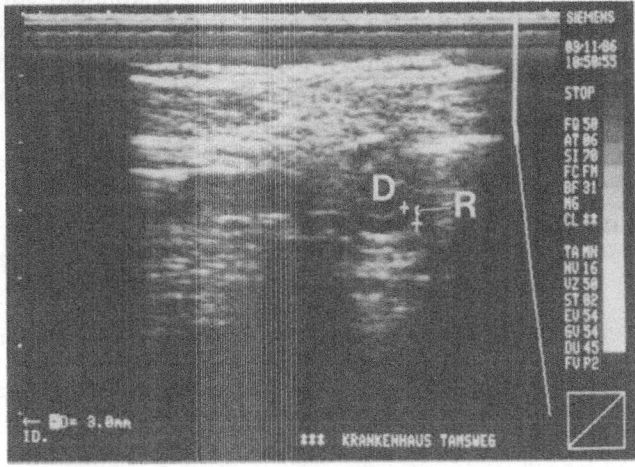

Abb. 3. Entzündliches Divertikel *D* in der Vergrößerung. *R* hypodenser 3-mm-messender Randwall

13 Patienten wurde aufgrund sonographischer Erkenntnisse die Indikation zu primär konservativen Behandlungsmaßnahmen gestellt (87%). Bei 9 dieser Patienten kam es zur klinischen Besserung bei gleichzeitig sonographisch faßbarer Rückbildung beschriebener Wandinfiltrationen bis zum vollständigen Verschwinden. 4 Patienten mußten wegen progredienten Verlaufs und sonographischen Nachweises interkurrent auftretender Komplikationen im Intervall operiert werden: Darmobstruktion (1), Perforation (1), Peridivertikulitis mit Blasenadhäsionen (2). Drei Patienten konnten wir sonographisch nicht abklären: Perforation (1), simple Divertikulitis (2). In diesen Fällen erfolgte die Diagnose radiologisch-operativ (1) und durch Gastrografineinlauf.

Diskussion

Durch besondere topographisch-anatomische Verhältnisse – relative retroperitoneale Fixation, Bauchwandnähe, enge Vizinität zur kontrastgebenden Harnblase – eignet sich das Sigma in besonderem Maße zur diagnostischen Beurteilung. Neben den unspezifischen Kriterien der Wandinfiltration und Rigidität des erkrankten Darmsegmentes, welche bestenfalls als Indizien zu werten sind, findet man als pathognomonische Befunde in nahezu 50% einschlägiger Fälle entzündliche Divertikel [2]. Diese treten als hypodense Gebilde – traubenförmig – mit doppelkonturiertem Randwall, gegebenenfalls mit intraluminären Stuhlpartikeln in Erscheinung [2, 3]. Dysurische Beschwerden, laborchemisch meist als Benzidin pos. Harn aufscheinend, lassen sich sonographisch durch Identifizierung peridivertikulitischer Adhäsionen zur Blasenkuppe erklären und klassische urologische und gynäkologische Fehldiagnosen aus dem Weg räumen. Als absolute Operationsindikation gilt der sonographische Nachweis vorhandener oder interkurrent auftretender Komplikationen. Freie Luft [4] und/oder freie Ingesta [1, 2], letztere durch typisches flockig-fleckiges Reflexverhalten charakterisiert, sowie klassische Ileuszeichen, sind spezifische Komplikationen, welche mühelos objektiviert werden können [2]. Die sonographisch faßbare Rückbildung entzündlicher Sigmawandinfiltration rechtfertigt ein primär konservativ orientiertes Behandlungskonzept [2]. Zum Ausschluß maligner Prozesse kann und darf die Sonographie kein Ersatz für die im blanden Intervall absolut erforderlichen radiologischen und/oder endoskopischen Maßnahmen sein.

Literatur

1. Aufschnaiter M (1984) Sonographie beim chirurgischen Akutfall. Intensivbehandlung 9:149–155
2. Meiser G, Meissner K (1986) Akute entzündliche Dickdarmerkrankungen. Sonographische Befunde und Therapiekonzept. Akt Chir, im Druck
3. Parulekar SG (1985) Sonography of colonic diverticulitis. J Ultrasound Med 5:565–566
4. Seitz K, Reising KD (1982) Sonographischer Nachweis freier Luft in der Bauchhöhle. Ultraschall 3:4–6

Das postoperative akute Abdomen: die Sonographie als therapeutische Entscheidungshilfe

G. Meiser und K. Meissner

Einleitung

Patienten mit in der postoperativen Phase auftretender akuter abdominaler Symptomatik bedürfen – auf dem Boden einer raschen und präzisen Diagnostik – in besonderem Maße therapeutischer Entscheidungen. Trotz Ermangelung objektiver Kriterien von schlüssiger Beweiskraft sollen physiologische Wundschmerzen von ernsthaften Komplikationen mit abdominaler Symptomatik differentialdiagnostisch abgegrenzt und damit inadäquate Relaparotomien und/oder Therapieverzug bestmöglich vermieden werden. In dieser Situation ermöglicht der gezielte Einsatz der belastungsfreien Ultraschalluntersuchung – nicht zuletzt aus praktischen und wirtschaftlichen Überlegungen – als diagnostische Methode erster Wahl eine sofortige Befundobjektivierung.

Patientengut

Vom 1.1.1983 bis 1.12.1986 wurden auf unserer Wachstation – von speziell ausgebildeten Chirurgen – 123 Patienten mit akutem Abdomen nach abdominalchirurgischen Eingriffen einer Ultraschalluntersuchung unterzogen. Es handelte sich um 59 Männer und 64 Frauen zwischen 6 und 88 Jahren mit einem Durchschnittsalter von 51 ± 22 Jahren, welche aufgrund klinischer und laborchemischer Daten allein nicht abgeklärt werden konnten (Abb. 1).

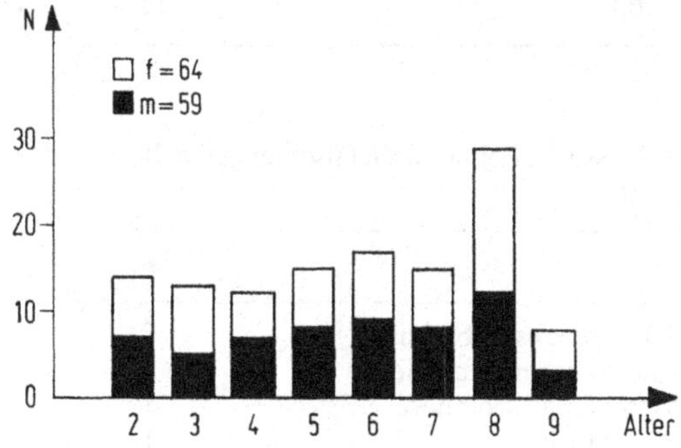

Abb. 1. Alters- und Geschlechtsverteilung von 123 Patienten mit postoperativer akuter abdominaler Symptomatik

Ultraschalldiagnostik 86
Herausgegeben von M. Hansmann u. a.
© Springer-Verlag

Sonographische Befunde und diagnostische Ergebnisse

Bei 110 Patienten (89%) konnte mittels Sonographie eine sofortige korrekte Diagnose erstellt werden, wobei 29 Patienten (24%) einen unauffälligen Befund aufwiesen und konservativ symptomatisch behandelt wurden (Tabelle 1). Bei 81 Patienten (69%) – mehr oder weniger ernsthaft tatsächlich erkrankt – dokumentierten wir, wie aus Tabelle 1 ersichtlich, 91 pathologische Befunde. Aufgrund sonographischer Kriterien und engmaschiger Verlaufskontrollen wurden 51 Patienten (42%) korrekt konservativ behandelt. 46 Patienten (37%) wurden auf dem Boden sonographisch gewonnener Informationsfülle einer gezielten frühzeitigen Zweitoperation unterzogen (Tabelle 2). Ohne neuerliche Narkose konnten 13 Patienten (11%) durch Minimaleingriffe erfolgreich therapiert werden: Miller-Abbott-Sonde beim postoperativen Frühileus (6), gezielte Abszeßdrainage (4), Pleurapunktiondrainage (3). 13 Patienten konnten sonographisch nicht abgeklärt werden, wobei in 7 Fällen falsch-negative sowie in 6 Fällen falsch-positive Ultraschallbefunde erhoben wurden. Bei 4 Patienten mit sonographischer Falschdiagnose bestand eine absolute, bei 3 Patienten eine relative Indikation zur Relaparotomie. In den genannten Fällen erfolgte aufgrund progredienter klinischer Verschlechterung letztendlich der Eingriff als „Probatoria" (Tabelle 3). Zwei Patienten mit falsch-positiven Ultraschallbefunden wurden aufgrund dramatischer Klinik probelaparotomiert, ohne daß intraoperativ ein faßbares Korrelat gefunden wurde.

Tabelle 1. Sonographisch korrekte Befunde bei 110 Patienten

	n
Unauffälliger Beruf	29
Entzündliche Veränderungen	28
Intestinale Obstruktion/Ileus	23
Blutung/Hämatom	15
Anastomoseninsuffizienz	7
Platzbauch	4
Pleuraerguß/Hämatothorax	7
Überlaufblase	7
Total	120

Tabelle 2. Sonographische Kriterien als Operationsindikation

	n
Intestinale Obstruktion/Ileus	17
Abszeßbildung	14
Nachblutung	9
Anastomoseninsuffizienz	7
Platzbauch	4
Rektusscheidenhämatom	2
Hämatothorax	2
Reaktive Cholezystitis	1
Total	56

Tabelle 3. Sonographisch falsch-negative Befunde

	n
Schlingenabszeßbildung	3
Anastomoseninsuffizienz	2
Mesenterialthrombose	1
Platzbauch	1
Total	7

Diskussion

Bei laparotomierten Patienten mit postoperativ einsetzender akuter abdominaler Symptomatik sind der klinischen und radiologischen Beurteilung naturgemäß Grenzen gesetzt. Subjektive Schmerzen lassen sich klinisch nur bedingt hinsichtlich therapeutischer Konsequenzen einschätzen und objektiv ergründen; laborchemische Daten sind ebenso wie die radiologisch faßbare Luftverteilung uncharakteristisch und somit nicht beweisend. Sonographisch objektivierbare Befunde pathologischer postoperativer Substrate betreffen – wie unser Patientengut widerspiegelt – krankhafte Veränderungen von Pleura- und Bauchwand, Pleura- und Bauchhöhle sowie morphologische Wand-, Parenchym- und Lumenabnormitäten intra- sowie retroperitoneal gelegener Organe. Zusätzlich lassen sich nicht oder nicht absolut operationspflichtige Zustandsbilder – z. B. Überlaufblase, reaktive Cholezystitis oder Rektusscheidenhämatom – klinisch durchaus als akutes Abdomen präsent [3], mühelos darstellen und bewerten.

Freie Ingesta – als absolut pathognomisches Indiz auf das Vorliegen einer Anastomoseninsuffizienz – können lageabhängig in der verschiedenen Peritonealexkavationen identifiziert werden [1, 3, 4]. Sie imponieren als in Flüssigkeit schwimmende, flockig-fleckige Binnenstrukturen [1] und rechtfertigen bedingungslos die sofortige Relaparotomie. Auch Abszesse, Hämatome, Blutungen in Pleura- und Bauchhöhle oder in tubuläre oder parenchymatöse Organe und auch Infiltrationen treten als hypodense Areale mit vom jeweiligen Organisationszustand abhängigem Reflex- und Beweglichkeitsmuster in Erscheinung [1, 2, 4, 7]. Eine definitive Differentialdiagnostik kann allerdings nur aus der kombinierten Analyse und Synthese von klinischen, laborchemischen und sonographischen Befunden resultieren [3, 4]. So läßt sich z. B. ein frischer Hämaskos von freier echoloser peritonealer Spülflüssigkeit ohne die Respektierung von Blutbild- und Kreislaufparametern nicht als solcher erkennen und unterscheiden. Abszesse lassen sich – beim gleichzeitigen sonographischen Ausschluß weiterer ernsthafter Komplikationen und guter Zugänglichkeit – durch Minilaparotomie oder Punktion gezielt entleeren und drainieren [7], während alleinige Infiltrate schulgemäß bis zum vollständigen – auch sonographischen – Verschwinden einer klinisch kontrollierten konservativen Therapie überantwortet werden können [3, 4]. In der Interpretation postoperativer Alterationen der Magen-Darm-Peristaltik kommt der Real-time-Untersuchung überragende diagnostische Bedeutung zu. Es gilt dabei, passagere physiologische oder auch protrahierte postoperative Magen-Darm-Paralysen vom absolut operationspflichtigen Adhäsionsfrühileus oder peritonitischen Ileus aufgrund verschiedenster Komplikationen klar zu differenzieren und standardisierten adäquaten Behandlungsrichtlinien zu unterwerfen. In allen genannten Fällen bedingt eine, wie auch immer geartete peritoneale Reizung oder ein mechanisches Hindernis, eine rasch progrediente intraluminäre Flüssigkeits- und Ingestasequestration mit konsekutiver Darmdistension und bei weiterem Fortschreiten die Transsudation echofreier Peritonealflüssigkeit. Lassen sich neben der klassischen Ileusdarmdistension auch kollabierte Darmsegmente – meist mit deutlich nachweisbarer Peristaltik aboral einer Passagebehinderung – auffinden, so kann man rückschließend den mechanischen Ileus daraus ableiten [5]. Bei alleiniger Paralyse ohne sonographisch erkennbare Komplikationen ist durchaus – wie auch im vorgelegten Krankengut – der Versuch einer konservativen, endoskopischen Darmdekompression gerechtfertigt [6].

Zusammenfassung

Die Sonographie eröffnet neue Dimensionen in der Abklärung postoperativer akuter abdominaler Zustandsbilder. Im einschlägigen Patientengut konnte in 89% der Fälle eine korrekte Sofortdiagnose erstellt werden, welche aus einer Sensitivität von 0,9 und einer Spezifität von 0,85 resultierte. Diese Ergebnisse unterstreichen den Stellenwert dieser Methode, welche verständlicherweise herkömmliche diagnostische Maßnahmen ergänzen, jedoch keineswegs ersetzen kann und darf.

Literatur

1. Aufschnaiter M (1984) Sonographie beim chirurgischen Akutfall. Intensivbehandlung 9:149–155
2. Aufschnaiter M (1983) Sonographie des koagulierten Blutes. Experimentelle und klinische Befunde. Ultraschall 4:110–113
3. Meiser G, Meissner K (1986) Akutes Abdomen – Vermeidung indikatorischer Fehler durch Ultraschallscreening in der Allgemeinchirurgie. In: Häring R (Hrsg) Indikatorische und operative Fehler in der Chirurgie. De Gruyter, Berlin New York 223–237
4. Meiser G, Meissner K (1986) Ultraschalldiagnostik bei entzündlichen, penetrierenden und perforierenden Erkrankungen des Magen-Darmtraktes. Acta chir Austr 18:165–166
5. Meiser G, Meissner K (1985) Ileus and cause of ileus. The influence of sonographic patterns on the surgical concept. 31th Congr SIC, Paris
6. Meissner K (1978) Möglichkeiten und Grenzen der konservativen Ileusbehandlung. Langenbecks Arch Chir 346:239–253
7. Van Sonnenberg E et al. (1982) Percutaneous drainage of abszesses and fluid collections: technic, results and applications. Radiology 142:1–6

Die echtzeitsonographische Ortung von Schrittmachersonden – eine Entscheidungshilfe bei Dysfunktion und Komplikation

P. Meyer, G. Rudofsky, F. Nobbe und M. Stauch

Nach Verlegung eines temporären als auch nach Implantation eines permanenten Schrittmachers erfolgt für gewöhnlich eine röntgenologische Kontrolle, um den Verlauf und die korrekte Lokalisation der Elektroden optisch zu überprüfen, was in der Regel zufriedenstellend gelingt. Darüber hinaus können mit Hilfe gezielter Röntgenaufnahmen bei Schrittmacherdysfunktion Defekte in der Kontinuität des Elektrodenverlaufes aufgedeckt sowie Veränderungen am Adapter oder auch mögliche Kabelbrüche im Bereich der Schrittmacherloge nachgewiesen werden. Sondenbrüche treten in etwa mit einer Häufigkeit von 1–2% pro Patientenbeobachtungsjahr auf. Die häufigste Komplikation stellt allerdings die Sondendislokation mit ca. 4–11% aller Schrittmacherimplantationen laut der vorhandenen Übersichtsstatistiken dar. Eher als Rarität ist demgegenüber eine Sondenperforation einzustufen. Dafür vermag sie sich neben stummen bzw. asymptomatischen Stadien desto dramatischer in Szene zu setzen, zumal wenn sie von einer lebensbedrohlichen konsekutiven Herzbeuteltamponade begleitet wird.

Sondenbrüche und grobe Sondendislokationen bedeuten normalerweise kein Problem für die Röntgendiagnostik. Dagegen bleiben minimale Dislokationen, die zum Beispiel nur aus einem Verlust des erforderlichen Anstellwinkels resultieren und Sondenperforationen oftmals dem Röntgenauge verborgen. Für Schrittmachersysteme, die von außen überhaupt nicht zugänglich sind, bietet die zweidimensionale Sonographie die einzige Möglichkeit, eine minimale Dislokation zu entdecken, während dies bei den multiprogrammierbaren Systemen genausogut durch Abfragen über das Programmiergerät geschehen kann. Den Anstoß für meinen Plan, nach jeder Schrittmacherimplantation die Plazierung der Sonden echtzeitsonographisch zu untersuchen, gab mir das Erlebnis einer Sondenperforation. Nach etlichen vorgeschalteten Experimenten kristallisierte sich der Subkostalschnitt als die geeigneteste Projektion heraus.

Was war passiert? Ein ca. 60jähriger Patient litt 3 Wochen nach relativ blande verlaufenem Herzinfarkt zunehmend unter Sinusbradykardie mit assoziierten Schwindelzuständen. Medikamentös war keine befriedigende Abhilfe zu schaffen, also entschieden wir uns für einen Schrittmacher. Am Samstagnachmittag wurde auf der Intensivstation der temporäre Schrittmacher gelegt, um dann am darauffolgenden Montag einem permanenten zu weichen. Am Montagmorgen wurden wir vom diensthabenden Arzt der letzten Nacht gemeldet, daß der Patient über ein lageabhängiges und atmungsintensiviertes Herzstechen geklagt habe. Auskultatorisch sei ein Reiben und im EKG sehe man perikarditistypische Veränderungen. Die Röntgenbilder ließen keinen auffälligen Befund erkennen. Daraufhin fertigte ich sofort ein 2-D-Echo an, auf dem eindeutig eine Septumperforation und ein Vordringen der Elektrode in die linke Herzspitze bis hin zum Perikard sichtbar wurde. Lassen Sie mich meine bisherige Erfahrung mit mittlerweile 25 Schrittmacherpatienten kurz skizzieren. Die wichtigsten Vorteile einer subkostalen Herzechokontrolle:

- Wählt man für den passageren Schrittmacher eine lumenhaltige Sonde, so kann man anhand des Doppelreflexes eindeutig die Lage der passageren Elektrode gegenüber der permanenten Elektrode differenzieren.
- Sitz und Eindringtiefe in das Myokard von Schraubelektroden können rasch überprüft werden.
- Beim Ziehen der passageren Schrittmachersonde läßt sich mühelos kontrollieren, ob die permanente Elektrode ihre Lokalisation unverändert beibehält.
- Im Falle einer postoperativen Schrittmacherdysfunktion kann man sofort abklären, ob die Störung allein durch den Verlust des erforderlichen Anstellwinkels hervorgerufen wird.
- Als wichtigsten Vorteil von allen sehe ich jedoch die Möglichkeit an, bei plötzlicher Komplikation nach Schrittmacherimplantation unmittelbar eine Septumperforation zu erkennen oder auszuschließen.

Zusammenfassend läßt sich sagen, daß mit Hilfe des 2-D-Echos in subkostaler Projektion rasch wertvolle Zusatzinformationen gewonnen werden können, wenn die Ursache für eine plötzliche Dysfunktion oder Komplikation nach Schrittmacherimplantation im Herzen selbst begründet liegt.

Interventionelle Sonographie

Sonomorphologische Verlaufskontrollen intraabdominaler Abszesse

C. Jakobeit

Die Sonographie hat bei der Aufdeckung intraabdomineller Abszedierungen und zur Verlaufskontrolle von Abszessen eine hervorragende und ständig zunehmende Bedeutung erlangt.

Unsere Untersuchungen galten der Frage, ob die primär unterschiedliche Echomorphologie (s. Typeneinteilung) das sonographische Bild beim Ausheilungsprozeß beeinflußt und sich dadurch unter Umständen Änderungen im therapeutischen Procedere ergeben.

Die Abszeßeinteilung erfolgte in Anlehnung an die Untersuchungen von Hekkemann (s. Drei-Länder-Treffen Graz 1981).

Detritusgehalt, Flüssigkeitsuntermischung, Luftpartikelbesatz und Organisationsgrad beeinflussen die Abszeßtextur bekannterweise entscheidend.

Die Verteilung der von uns nachkontrollierten Abszesse ist aus Tabelle 1 ersichtlich. Für die Verlaufsbeobachtungen wurden die Abszesse nach ihrem Erscheinungsmuster bei der Aufdeckung in 5 Typen eingeteilt (s. Anhang 1–3).

Tabelle 1. Abszeßlokationen

Subhepatisch	18 (9)
Subphrenisch re	4 (2)
Subphrenisch li	8 (3)
Pankreasloge	16 (7)
Leber	12 (9)
Milz	6 (3)
Nierenloge	11 (9)
Douglas	8 (3)
Appendixloge	9 (5)
Interenterisch	7 (6)
Übrige	5 (1)

( ) Nachkontrollierte A

Anhang 1. Echomorphologische Verlaufskontrollen von Abszessen

Typ I
- Struktur echoarm-liquid (primär), Begrenzung scharf;
- ab 2.–4. Tag echoarm mit Binnenechos;
- innerhalb 4–6 Wochen zunehmende Echogenität → völliges Verschwinden oder feiner Narbenreflex (25%)

Typ II
- Struktur echoreich-organoid (primär), Begrenzung scharf;
- fortlaufend ansteigende Echogenität unter Schrumpfung innerhalb 2–4 Wochen (20%)

Ultraschalldiagnostik 86
Herausgegeben von M. Hansmann u. a.
© Springer-Verlag

Anhang 2. Echomorphologische Verlaufskontrollen von Abszessen

Typ III
- Struktur primär gemischt (echoarm-echoreich);
- ungleich ansteigende, insgesamt zunehmende Echogenität und Verkleinerungstendenz innerhalb 2–4 Wochen (30%)

Typ IV
- Struktur inhomogen mit hell reflektiven Oberflächenarealen, Abgrenzung?;
- Verkleinerungstendenz, langsam zunehmende Echogenität innerhalb 2–4 Wochen; nur abschnittsweise einsehbar (15%)

Anhang 3.

Typ V
- Kokardentyp (echoarmes Zentrum), unscharfe Begrenzung
- zögerliche Echogenitätszunahme im Zentrum, verzögerte Schrumpfungstendenz; allmähliche Echogenitätszunahme insgesamt innerhalb 2–4 Wochen (10%)

Aus den Ergebnissen ist ersichtlich, daß Abszesse im Abheilungsstadium (unabhängig, ob konservative Therapie oder Entlastungspunktion) ein ähnliches sonomorphologisches Muster mit Echogenitätsanstieg unter Verkleinerungstendenz zeigen.

Fehlende Verkleinerungstendenz und zunehmende Sonoluzenz waren Hinweise auf fortbestehende Einschmelzungstendenz. Bei diesen Zeichen wurde bei uns durch Entlastungspunktion oder Drainage interveniert. Abszeßlokalisationen mit guter Abheilungstendenz (sowohl unter konservativer Therapie als auch unter Entlastungspunktion) waren Lagepositionen subhepatisch, subphrenisch, intrahepatisch, Nierenloge, Bauchdecke.

Mangelnde oder zögerliche Ausheilung haben wir häufiger bei folgenden Abszeßlokalisationen gesehen: Pankreasloge, interenterischer Bereich, Milz, Retroperitoneum.

Dabei zeigten Abszedierungen in der Pankreasloge ein auffallend uniformes (gleichbleibendes) Strukturmuster bei geringem Ansprechen auf konservative Therapie oder Entlastungspunktion. Ursächlich für dies Verhalten bzw. komplizierend könnten dafür u. E. sein: schwelende Pankreasentzündung, Fistelung, Enzymstau.

Interenterische Abszesse zeigten ebenfalls häufiger einen protrahierten Heilungsverlauf, ursächlich dafür konnten wir u. a. beobachten: Fistelungen und Sequesterbildungen postoperativ.

Zusammenfassend konnten wir nachweisen, daß die Sonographie eine wesentliche Entscheidungshilfe bei der Verlaufskontrolle intraabdomineller Abszedierungen ist. Verkleinerungstendenz und zunehmender Echogenitätsanstieg sprechen für eine gute Ausheilungstendenz. Fehlende Schrumpfung und zunehmende Sonoluzenz sollten zur Entlastungs- bzw. Entleerungspunktion Anlaß geben. Unserer Erfahrung nach scheinen insbesondere kleinere Abszedierungen (unter 3 cm) bei den oben angegebenen vorteilhaften Lokalisationen (und insbesondere auch postoperativ entstandene Abszedierungen) auf alleinige konservative Therapie gut anzusprechen.

Literatur

Beim Verfasser

Nutzen und Risiko ultraschallgeführter perkutaner Punktionen

T. Frieling, D. Bach, H. Lübke, W. Berges, J. F. Erckenbrecht, M. Wienbeck und G. Strohmeyer

Die Bedeutung der Sonographie in der Diagnostik von Abdominalerkrankungen nimmt durch neue technische Entwicklungen zu. Trotz dieser verbesserten apparativen Möglichkeiten vermag die Sonographie in der Regel nicht eine endgültige Artdiagnose anzugeben. Viele Diagnosen sind vielmehr erst durch die feingewebliche Untersuchung zu sichern. Hierbei kommt der ultraschallgeführten perkutanen Punktion eine besondere Bedeutung zu, da durch dieses bildgebende Verfahren eine strahlenbelastungsfreie und technisch einfache Einstellung des zu punktierenden Areales möglich ist.

Methodik

Ziel der Untersuchung war, die Effektivität und Sicherheit sonographisch gesteuerter Fein- und Grobnadelpunktionen zu überprüfen. Aus diesem Grunde wurden in einer prospektiven Untersuchung von 1983 bis 1986 150 Punktionen untersucht. Nierenpunktionen wurden mit Tru-cut-Nadeln, alle anderen Punktionen mit Spinalnadeln (20 G) durchgeführt (s. Abb. 1). Antegrade Pyelographien erfolgten unter sterilen Bedingungen nach sonographisch geführter Feinnadelpunktion des Nierenbeckens (s. Abb. 2). Die Lokalisation der Nadel wurde durch Aspiration kontrolliert. Hiernach wurden ca. 30 ml eines wasserlöslichen Kontrastmittels in das Pyelon instilliert. Die ableitenden Harnwege wurden durch ein Röntgenbild dokumentiert.

Tabelle 1. Ergebnisse

Gesamt	Leber	Pankreas	Verdacht auf Abszeß	Niere	Nieren-transpl.	Antegrade Pyelographie
Anzahl 150	44	19	6	49	25	7
Blutung 14	1	1	0	11	1	0
Pos. Punkt. 132	34	13	6	48	25	6

Die höchste Rate der positiven, d. h. der diagnostisch verwertbaren Punktate, war bei Abszeß und Nierenpunktionen zu verzeichnen. In insgesamt 14 Fällen trat eine Blutungskomplikation auf, die bei 6 Patienten nach Nierenpunktion eine

Ultraschalldiagnostik 86
Herausgegeben von M. Hansmann u. a.
© Springer-Verlag

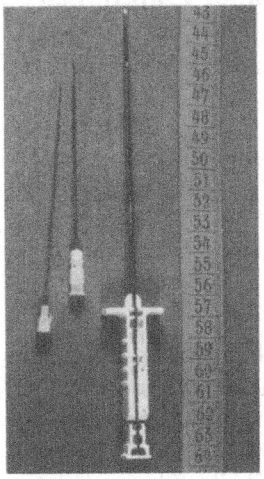 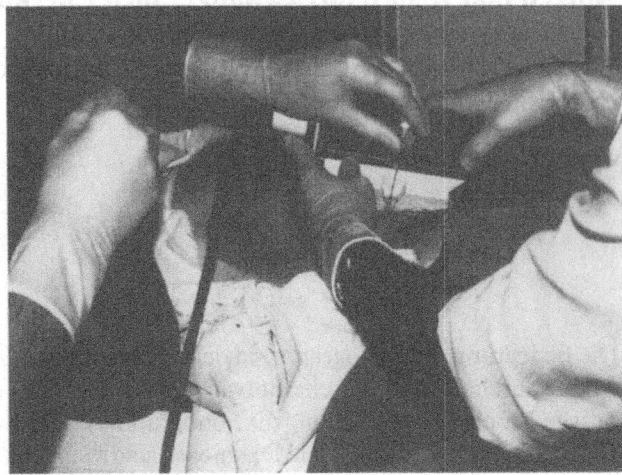

Abb. 1   **Abb. 2**

Abb. 1. Punktionsnadeln: Tru-cut-Nadel, Spinalnadel (20 G) mit nebenliegendem Mandrin

Abb. 2. Positionierung des Punktionsschallkopfes in Höhe des Nierentransplantates

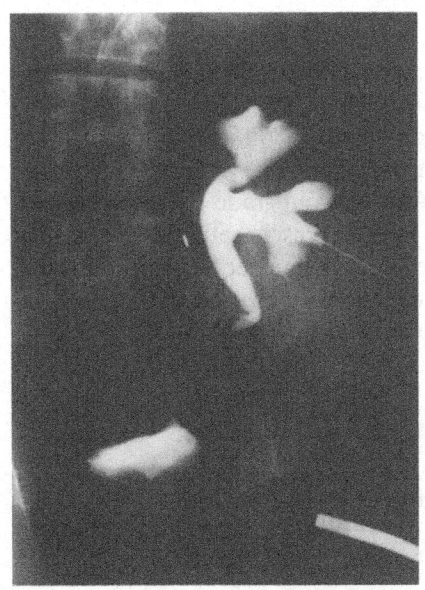

Abb. 3. Sonographisch gesteuerte Feinnadel-punktion des Nierenbeckens. Nach Kontrast-mittelgabe über die in einem Nierenkelch posi-tionierte Punktionsnadel stellen sich gestaute ableitende Harnwege und eine fadenförmige distale Ureterstenose dar

Blasendauerspülung und Erythrozytensubstitution erforderte. Ein Patient verstarb nach Punktion eines primären Leberkarzinomes trotz einer frühzeitigen Laparotomie an einer schweren Blutung. Bei der Obduktion fand sich eine hochgradige zirrhotisch umgebaute Leber. Der primäre Punktionskanal war infolge der herabgesetzten Leberelastizität nicht kollabiert.

Anfang 1985 wurde ein technisch weiterentwickeltes Ultraschallgerät mit höherer Bildauflösung eingeführt. Hiernach stieg die Rate der diagnostisch verwertbaren Punktate (Sensitivität) von 62 auf 97%. Die Rate der erfolgreich punktierten Organe (Spezifität) blieb mit 96 bzw. 97% konstant.

In 7 Fällen wurde eine antegrade Pyelographie durchgeführt. Bei 3 Patienten zeigten sich durch Ureternekrosen bedingte Stenosen, die chirurgisch saniert werden mußten. Bei 2 Patienten lag eine Ureterkompression von außen durch eine Lymphozele vor (s. Abb. 3). In einem Fall war die Punktion des Nierenbeckens wegen technischer Schwierigkeiten nicht erfolgreich. Nach Instillation von Kontrastmittel kam es zur Ausbildung eines kleinen Paravasates, das im Verlauf folgenlos resorbiert wurde. Komplikationen nach antegraden Pyelographien wurden nicht beobachtet.

Diskussion und Schlußfolgerung

Die sonographisch gesteuerte perkutane Punktion hat eine hohe Aussagekraft in der Diagnostik von Abdominalerkrankungen. Hierbei hängt die Rate der diagnostisch verwertbaren Punktate entscheidend von der Qualität des technischen Gerätes ab, während die Organtrefferrate hiervon weitgehend unabhängig ist. Die höchste Rate positiver Punktate wurde bei Nierenpunktionen erzielt, was im wesentlichen durch die Verwendung einer großlumigen Punktionskanüle, die die Möglichkeit einer histologischen Aufarbeitung des Punktates zuläßt, bedingt ist. Grobnadelpunktionen weisen ein erhöhtes Blutungsrisiko auf, aber auch nach Feinnadelpunktionen muß mit tödlichen Zwischenfällen gerechnet werden. Das Blutungsrisiko hängt hierbei von der Durchblutung und Gewebekonsistenz des punktierten Organes ab. Ein Kollabieren des Punktionskanals nach Zurückziehen der Nadel sollte gewährleistet sein.

Durch seine oberflächliche Lage ist das Nierentransplantat einer sonographischen Beurteilung gut zugänglich. Hierbei kommt der Sonographie in der Beurteilung von postrenalen Abflußstörungen eine besondere Bedeutung zu, da eine exakte Stenoselokalisation infolge der häufig postoperativ erhöhten Retentionswerte durch andere bildgebende Verfahren nicht möglich ist. Die sonographisch geführte Punktion des Nierenbeckens mit nachfolgender antegrader Pyelographie umgeht diese Problematik und erlaubt in einem hohen Anteil der Fälle eine Stenoselokalisation.

Ultraschalldiagnostik und Feinnadelpunktionen pleuraler, pulmonaler und mediastinaler Prozesse

W. Blank, B. Braun und E. Gekeler

Die thorakale Sonographie nimmt an Bedeutung zu. Mit kleinen Real-time-Schallköpfen können pleuranahe, mediastinale und unter bestimmten Voraussetzungen auch pulmonale Veränderungen dargestellt werden. Pulmonale Prozesse dann, wenn die Thoraxwand erreicht wird, oder der Luftgehalt des Lungengewebes herabgesetzt ist.

Die Ultraschalluntersuchung erfolgt in der Regel in indizierten Fällen im Anschluß an die Röntgenuntersuchung. Sie sollte vor aufwendigeren diagnostischeren Verfahren wie CT, Mediastinoskopie, Thoraxendoskopie oder Angiographie zur Anwendung kommen.

Mögliche Indikationen (Tabelle 1)

Pleuraergüsse und deren Verlaufskontrolle. Kammerungen oder auch kleinste Ergüsse (5 ml) können sicherer diagnostiziert, echogene Ergüsse erkannt werden.

Röntgenologisch unklare thoraxwandständige Verschattungen lassen sich zwischen liquide und solide differenzieren.

Komplementär zur Röntgendiagnostik bei mediastinalen Raumforderungen und peripheren pulmonalen Verschattungen wie gefangenen Ergüssen, Atelektasen, Abszessen, Tumoren und Pneumonie.

Die dynamische Untersuchung erlaubt eine genaue Zwerchfellbeurteilung, wobei subpulmonale Ergüsse, ein Zwerchfellhochstand oder eine paradoxe Beweglichkeit festgestellt werden können.

Die ultraschallgesteuerte Feinnadelpunktion ermöglicht eine weitere Differenzierung pathologischer Prozesse. Erguß- oder Empyemdrainagen sind sicherer durchführbar, erfolgreiche Pleurodesen bei malignen Pleuraergüssen können mittels schonender Technik durchgeführt werden. Ausschlußkriterien wie Septierungen oder nicht vollständige Entleerung des Pleuraraums sind sicher erfaßbar.

Tabelle 1. Thoraxsonographie – Indikationen

Pleuraerguß – Verlaufskontrolle
DD. wandständige Verschattung
Mediastinale Raumforderung und periphere pulmonale Verschattung
Zwerchfellbeurteilung
Punktion und Drainagen

Die Pneumothoraxfrequenz und Fehlpunktionen konnten drastisch reduziert werden.

Material

Um die Ergiebigkeit der Thoraxsonographie in einem großen Kreiskrankenhaus zu erfassen, wurden im ersten Halbjahr 1986 bei den o. g. Indikationen sonographische Thoraxuntersuchungen durchgeführt.

Ergebnisse

Bei insgesamt 4 400 Ultraschalluntersuchungen ergaben sich 189 Thoraxsonographien mit pathologischen Befunden. Eine Feinnadelpunktion oder Drainage wurde bei ca. 50% angeschlossen.

Tabelle 2 zeigt die einzelnen Diagnosen.

Bei den Pleuraergüssen wurde nur die Erstuntersuchung mit evtl. Probepunktion vermerkt. Kleine Ergüsse wurden meistens primär sonographisch erkannt. Pleurodesen bei malignen Pleuraergüssen mit Fibrinkleber schmerzlos durchgeführt.

Tabelle 3 zeigt eine Aufschlüsselung der Neoplasien. Die Diagnose konnte teils durch Feinnadelpunktion, teils durch andere diagnostische Methoden wie

Tabelle 2. Diagnosen. 01.–06. 86

Thoraxsonographie	FNP/Drainage	n
Pleuraerguß	120	70
Kleiner Erguß	20	12
Pleurodese	11	11
Neoplasien	22	9
Pneumonien	9	3
Pleuraempyem/Hämatom TBC/inkarz. Magen	7	4
Gesamt	189	109

Tabelle 3. Neoplasien

	n	FNP
Bronchial-Ca.	6	2
Lungensarkom	2	1
Pleuramesotheliom	4	4
Lymphom	3	1
Lungenmetastase	4	1
Rippenmetastase	3	–
Gesamt	22	9

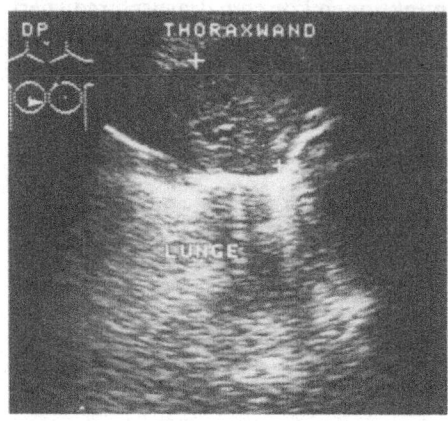

Abb. 1. Infraklavikulär, polyzyklischer, solider, echoarmer leberähnlicher Tumor, der die ersten 4 Rippen umfaßt und destruiert. Die Pleura wird abgedrängt und teils infiltriert. DD Pancoast-Tumor, Metastase oder Pleuramesotheliom. D: FNP: Mesotheliom

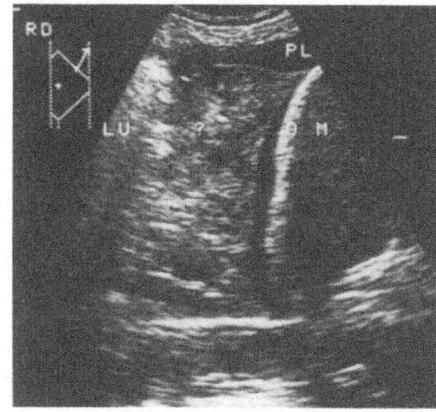
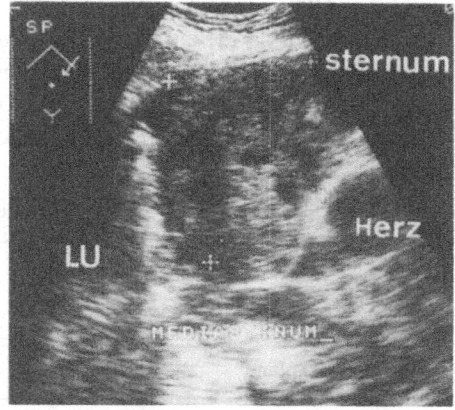

Abb. 2   **Abb. 3**

Abb. 2. Leberähnliche Struktur im linken Lungenunterlappen, echoarme Rundherde. Pleuraerguß. D: Lymphominfiltrationen im linken Unterlappen

Abb. 3. Parasternal rechts über 4 ICR eine solide, teils echoarme, teils echodichte mediastinale Raumforderung, die die vordere Brustwand und den Herzbeutel erreicht. D: FNP: Hiluslymphom

Bronchoskopie, Thoraxendoskopie oder Mediastinoskopie geweblich gesichert werden.

Gerade beim peripheren Tumor ist die Feinnadelpunktion der Bronchoskopie deutlich überlegen. Keine Punktion führte zu einem Pneumothorax.

Einige exemplarische Fälle werden in den Abb. 1–3 dargestellt.

Zusammenfassung

Die thorakale Sonographie erfolgt im Rahmen einer sinnvoll abgestuften Diagnostik nach der konventionellen Röntgenaufnahme. Unsere Studie zeigt in

Übereinstimmung mit anderen Autoren [1–3], daß die Domäne des Ultraschalls im Bereich pleuraler Prozesse und Ergüsse zu finden ist. Sie dient primär zur Differenzierung zwischen solide und liquide. Auch kleinste Ergüsse können sicher diagnostiziert und risikoarm gezielt feinnadelpunktiert werden. Beim peripheren Tumor ist die Feinnadelpunktion der Bronchoskopie deutlich überlegen und wesentlich einfacher und ohne Strahlenbelastung im Vergleich zur röntgenolog. Perkutanbiopsie.

Der Durchmesser der kleinsten von uns punktierten Läsion betrug 1,5 cm. Rippenmetastasen können erkannt werden. Die Beurteilung intrapulmonaler Veränderungen beschränkt sich auf Prozesse, die die Thoraxwand erreichen.

Literatur

1. Braun B (1983) Abdominelle und thorakale Ultraschalldiagnostik. Klinik der Gegenwart, Bd XI. Urban & Schwarzenberg, München Wien Baltimore, S 1021
2. Schwerk WB (1983) Pleura und Lunge. In: Braun B, Günther R, Schwerk WB (Hrsg) Ultraschalldiagnostik – Lehrbuch und Atlas. ecomed-Verlag, Landsberg/Lech
3. Pernice H, Braun B (1979) Sonographische Differenzierung pulmonaler Verschattungen. Prax Pneumol 33, S 1132

Ultraschallgeleitete Gewebeentnahme mit der Schneidbiopsiekanüle – Indikationen, Ergebnisse, Risiken

R. Ch. Otto, F. Antonucci, E. Koch und H. Burger

Die diagnostischen Möglichkeiten bei der Untersuchung von Weichteilorganen sind durch die modernen Schnittbildverfahren Sonographie, Computertomographie und Kernspintomographie beträchtlich erweitert worden. Dennoch steht man gerade heute gelegentlich vor großen Problemen, indem umschriebene Parenchymveränderungen mit diesen Methoden sichtbar werden, hinsichtlich ihrer Dignität aber beim Patienten, insbesondere wenn er keine Symptome hat, schwer beurteilbar sind.

In Anbetracht dieses diagnostischen Dilemmas wurden bereits in den siebziger Jahren Punktionstechniken unter Ultraschallkontrolle entwickelt, die stets weiter perfektioniert wurden und heute überall in der Routinediagnostik eingeführt sind [5, 6].

Für die Tumordiagnostik wird vor allem die zytologische Untersuchung eingesetzt; der histomorphologischen Untersuchung kommt bei generalisierten parenchymatösen Erkrankungen, etwa der Leber oder Niere die größere Bedeutung zu. Werden Punktionen der Leber auch heute meist noch blind durchgeführt, so lassen sie sich unter Ultraschallkontrolle einfach und noch sicherer vornehmen, da die permanente optische Kontrolle das Risiko des Eingriffs vermindert und etwaige Komplikationen sofort erkannt werden können; zudem stehen Punktionskanülen zur Verfügung, die bei weitem weniger traumatisierend sind.

Material und Biopsietechnik

In den vergangenen drei Jahren wurden bei mehr als 150 Kranken Leberbiopsien unter Ultraschallkontrolle vorgenommen unter Verwendung der neuen Schneidbiopsiekanüle[1] [1] und zudem über 350 Nierenbiopsien durchgeführt [7]. Diese setzen sich mehrheitlich aus den Patienten des Universitätsspitals Zürich und zu einem geringeren Teil des Kantonsspitals Winterthur zusammen.

Für die Indikation der Leberbiopsie folgten wir dem intern-medizinischen Auftrag. Er ergab sich bei Verdacht auf einen generalisierten Parenchymumbau, z. B. im Sinne der Steatose oder Zirrhose. Die Punktion wurde gemäß üblicher Technik mit einem zentral perforierten Linear-array-Transducer vorgenommen [6]. Bei der Leberpunktion wurden mit wenigen Ausnahmen Schneidbiopsiekanülen des Außendurchmessers 0,95 mm (gauge 19,5), nur selten des feineren Typs

---

[1] Fa. Angiomed GmbH, Karlsruhe/BRD.

mit dem Außendurchmesser 0,8 mm (gauge 20,5) verwendet. Für die Nierenbiopsien wurden ebenfalls die Schneidbiopsiekanülen verwendet mit dem Außendurchmesser von 0,95 mm (gauge 19,5), mehrheitlich aber auch mit dem Außendurchmesser von 1,15 mm (gauge 18,5).

Nach Lokalanästhesie erfolgt der Einstich der Biopsienadel mit Stilet in das
zu punktierende Organ bis unter die Kapsel oder bis in eine herdförmige Veränderung desselben. Nach Entfernung des Stilets und Ansetzen einer permanent
saugenden Spritze wird die Schneidbiopsiekanüle jeweils bis 90° im Uhrzeigersinn
gedreht und gleichzeitig vorgeschoben. Dabei wird ein Gewebezylinder gewonnen, der je nach Organ bzw. Tumorkonsistenz zwischen 0,5 und bis mehr als 2 cm
Länge erreicht. Nach sorgfältiger Kompression während 1–2 Stunden nach dem
Eingriff erfolgt nochmals die sonographische Kontrolle zum Ausschluß einer
Blutung.

Ergebnisse

Die Ergebnisse der Feinstanzbiopsiekanüle wurden bereits ausführlich dargestellt
und seien hier summarisch zusammengefaßt. Von 158 genau überprüften an der
Leber biopsierten Patienten mit fokalen oder generalisierten Erkrankungen
konnte in 94,3% der Fälle eine endgültige histologische Gewebebeurteilung vorgenommen werden (Tabelle 1 a, b) [1].

Tabelle 1a. Erkrankung der Leberbiopsie bei generalisierter
Erkrankung ($n = 112$) (z. T. liegen Mehrfachnennungen vor)

	Total		
Unspezifisch relative Hepatitis	24	10	14
Zirrhose	24	13	11
Hämochromatose	2	–	2
Granulomatöse Hepatitis	2	–	2
Äthyl. Leberschaden	12	9	3
Cholostase	6	3	3
Hepatitis vom Virustyp	10	3	7
Cholangitis	1	–	1
Verschiedenes	3	1	2
Steatose	33	7	26
Portale Fibrose	18	4	14

Tabelle 1b. Ergebnisse der Leberbiopsie bei herdförmiger Erkrankung ($n = 20$)

Primärtumor		Metastase
Benigne	Maligne	
1	4	15[a]

[a] Je 2 Patienten mit Lymphommanifestationen und Metastase
eines Karzinoids

Tabelle 2. Indikationen für die Leberbiopsie bei herdförmigen Erkrankungen

---

Bestimmte Metastasen (z. B. Karzinoid, Lymphom etc.)
Primärer Lebertumor (z. B. Hepatom)
Unklarer Herd im Ultraschallbild oder im Computertomogramm
Benigne Leberneoplasie

Tabelle 3. Histologische Diagnosen bei körpereigenen und transplantierten Nieren (z. T. liegen Mehrfachnennungen vor)

	n	%
Glomerulonephritis mit erkennbarer Grundform	120	36,8
mit erkennbarer Ätiologie	74	22,7
Interstitielle Nephritis	45	13,8
Diverse generalisierte Nierenerkrankungen	122	37,4
Hypernephroide Tumoren	8	2,5
Nierentransplantate	129	39,6

Während für fokale Veränderungen meist die zytologische Untersuchung ausreicht, gibt es an der Leber aber Veränderungen, die die histologische Untersuchung wünschenswert machen (Tabelle 2).

Die Indikation für die *Nierenbiopsie* bei körpereigener Niere waren Glomerulonephritis, glomeruläre Sklerose und medikamentös-toxische Tubulusschädigung sowie die interstitielle Nephritis (Tabelle 3). Ein Drittel der Biopsien wurden bei Transplantatnieren durchgeführt. Lediglich in 4 Fällen von 326 Punktionen konnte kein interpretierbares Nierengewebe gefunden werden. Dabei handelt es sich um Patienten, die eine Zweitpunktion in derselben Sitzung verweigerten oder eine stark geschrumpfte Restniere besaßen.

Diskussion

Bei mehr als 500 Patienten wurde in der Zwischenzeit die Schneidbiopsiekanüle für die Gewebeentnahme zur histologischen Überprüfung fokaler oder generalisierter Erkrankungen von parenchymatösen Organen, namentlich der Leber und der Niere, eingesetzt. Dabei konnte in 94,3% respektive 98,2% der Fälle auswertbares Gewebe allein der Leber und Niere gewonnen und eine verbindliche histologische Diagnose gestellt werden.

Die Schneidbiopsiekanüle hat im Vergleich zu herkömmlichen Biopsienadeln den Vorteil, ein geringeres Trauma zu verursachen und damit die Gewebeentnahme auch auf ambulanter Basis zu ermöglichen. Ihr weiterer Vorteil ist, daß sie unter sonographischer Kontrolle im Gewebe gut kontrolliert werden kann und damit das Risiko vermindert wird, unerwünschte Gewebeanteile zu erhalten; gleichzeitig wird die Gefährdung des Patienten vermindert.

Unter der Voraussetzung, daß der Quickwert mindestens 50% beträgt und die Thrombozytenzahl nicht unter $80\,000/mm^3$ liegt, bei normaler Blutungszeit, ist die Verwendung auch der kaliberstärksten Schneidbiopsiekanüle nicht mit einem wesentlichen Blutungsrisiko behaftet. Immerhin kann eine subkapsuläre Nierenblutung einmal auftreten, so daß die exakte Lagerung zwecks Kompression nach der Punktion von besonderer Bedeutung bleibt.

Auf das Problem der hypotonen Krisen bei bestimmten Leberpunktionen wurde in der Literatur verschiedentlich hingewiesen [2, 3, 4, 8]. Die Punktion von Leberhämangiomen ist u. U. nicht ganz so ungefährlich und bedarf bestimmter Sicherheitsmaßnahmen.

Schwere Blutungen, welche eine Operation erforderlich gemacht hätten, wurden bei uns in keinem Falle beobachtet. Auch mit einer galligen Peritonitis ist bei sonographisch gesteuerter Punktion kaum zu rechnen.

In Anbetracht der hohen diagnostischen Ausbeute und der großen Sicherheit des Eingriffs gerade mit Schneidbiopsiekanüle wird diese Untersuchungstechnik unter Ultraschallführung oder computertomographischer Kontrolle weiter an Bedeutung zunehmen.

Zusammenfassung

Leber- und Nierenbiopsien sind heute Routinemaßnahmen, die, unter Ultraschallkontrolle und mit modernen Schneidbiopsiekanülen durchgeführt, zu hoher diagnostischer Ausbeute und Sicherheit führen. Indikationen und Ergebnisse dieser Untersuchungstechnik werden dargelegt.

Literatur

1. Antonucci F, Stuckmann G, Burger HR, Otto RC (1986) Ultraschallgeleitete Schneidbiopsie bei generalisierten und fokalen Erkrankungen der Leber. Ultraschall, Thieme, Stuttgart New York 7:203–208
2. Barrett GM (1974) Hypotension after percutaneous liver biopsy. Lancet 1:624
3. De Ford JW (1974) Acute transient hypotension following percutaneous liver biopsy. Lancet 1:741
4. Falchuk KR (1974) Hypertension after percutaneous liver biopsy. Lancet 1:624
5. Otto R, Deyhle P (1979) Ultraschallgezielte Feinnadelpunktion unter permanenter Sichtkontrolle. Vorläufige Ergebnisse. Dtsch med Wochenschr 104:1667–1669
6. Otto RC, Wellauer J (1985) Ultraschallgeführte Biopsie. Springer, Berlin Heidelberg New York Tokyo
7. Stuckmann G, Burger HR, Keusch G, Otto RC (in Vorbereitung) Die Nierenbiopsie mit der Schneidbiopsiekanüle unter sonographischer Kontrolle. Ultraschall in Klinik und Praxis 1986
8. Sullivan S, Watson WS (1974) Acute transient hypotension as complication of percutaneous liver biopsy. Lancet 1:389–390

Immunzytologische Untersuchungen von ultraschallgezielten Feinnadelpunktaten

J. Hastka, A. Weiss und H. Weiss

Ultraschallgezielt durchgeführte Feinnadelpunktionen spielen insbesondere bei der Abklärung vergrößerter abdomineller Lymphknoten eine wichtige Rolle. Die Beurteilung solcher Punktate kann durch immunzytologische Untersuchungen erheblich gesteigert werden.

Im Jahre 1986 wurden bisher in unseren Kliniken ca. 7000 Sonographien durchgeführt, in 162 Fällen wurde ultraschallgezielt feinnadelpunktiert. Das punktierte Material wurde in 65 Fällen immunzytologisch aufgearbeitet. Dabei werden in typischer Weise Objektträgerpräparate angefertigt, luftgetrocknet, bei Zimmertemperatur aufbewahrt und innerhalb von 4 Tagen verarbeitet. Unmittelbar vor der Untersuchung werden die Präparate 5 min bei 4° C in Aceton fixiert, danach 5 min luftgetrocknet, 5 min in PBS-Puffer pH 7,4 rehydriert und anschließend 45 min bei Zimmertemperatur in einer feuchten Kammer mit einem spezifischen Antikörper inkubiert. Als Nachweissystem verwenden wir den Avidin-Biotin-Peroxidase-Kit der Fa. Vector, welches mit Diaminobenzidin eine Braunfärbung der positiven Zellen hervorruft. Die Zellkerne werden mit Mayer-Hämalaun gegengefärbt und die Präparate in Kaiser-Gelatine eingedeckt.

Die erste Frage, die sich einem Zytologen bei der Beurteilung von Feinnadelpunktaten stellt, ist die nach dem Gewebe, aus welchem das Zellmaterial stammt. Mit Hilfe von Antikörpern, die gegen sog. Intermediärfilamente gerichtet sind, kann diese Frage immunzytologisch eindeutig beantwortet werden. Intermediärfilamente sind gewebespezifische Bestandteile des Zytoskeletts. So ist das Zytokeratin spezifisch für das Epithel, das Vimentin spezifisch für das Bindegewebe, Desmin für Muksulatur und das Neurofilament für neurogene Strukturen.

Von großer praktischer Bedeutung ist besonders der Zytokeratin-Antikörper. Mit seiner Hilfe einerseits sowie einem Leukozytenantikörper andererseits kann eine Lymphknotenmetastase eines Karzinoms von einem malignen Lymphom sicher unterschieden werden. Die diagnostischen Möglichkeiten dieser Methode sollen an folgendem Beispiel dargestellt werden:

Die Abb. 1 und 2 zeigen ein großes Hypernephrom der linken Niere bzw. vergrößerte Lymphknoten präaortal bei einem CLL-Patienten, der außerdem vergrößerte Lymphknoten zervikal und axillär aufwies. Nachdem die Histologie des axillären Lymphknotens einen Befall durch die chronisch lymphatische Leukämie ergab, wurde zur Abklärung der abdominellen Lymphknoten eine ultraschallgezielte Feinnadelpunktion durchgeführt. In der Pappenheim-Färbung kamen Inseln von hypernephromverdächtigen Zellen zur Darstellung. In der Immunzytologie waren diese Zellen zytokeratin-positiv (Abb. 3) bzw. negativ mit einem Leu-

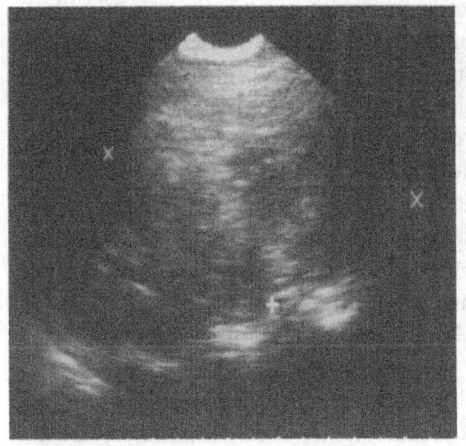 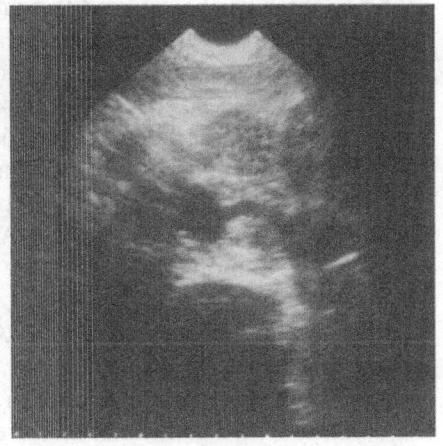

Abb. 1. Hypernephrom der linken Niere bei einem CLL-Patienten

Abb. 2. Vergrößerter präaortaler Lymphknoten: Patient s. o.

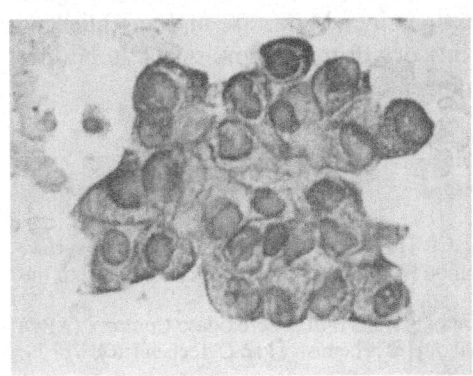 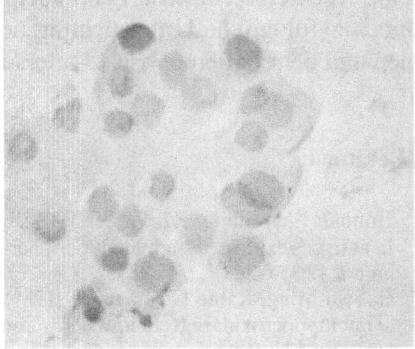

Abb. 3   **Abb. 4**

Abb. 3. Metastasierendes Hypernephrom bei CLL s. o.; immunzytologische Untersuchung mit einem Zytokeratinantikörper (Anti-Cytokeratin; Becton; Dickinson) unter Verwendung des Avidin-Biotin-Peroxidase(ABC)-Nachweissystems(Vector); positive Reaktion

Abb. 4. Metastasierendes Hypernephrom bei CLL s. o.; immunzytologische Untersuchung mit einem Leukozytenantikörper (HLe-1; Becton, Bickinson) unter Verwendung des Avidin-Biotin-Peroxidase(ABC)-Nachweissystems (Vector); negative Reaktion

kozytenantikörper (Abb. 4). Bei dem punktierten Lymphknoten mußte es sich somit um eine Hypernephrommetastase handeln. Die Diagnose wurde im Rahmen einer Nephrektomie mit Lymphadenektomie bestätigt.

Nachdem der Zytologe die Diagnose einer Karzinose gestellt hat, stellt er sich die Frage nach deren Ursprungsort. Auch dabei kann die Immunzytologie eine große Hilfe leisten, denn organspezifische monoklonale Antikörper ermöglichen in vielen Fällen eine Zuordnung der Zellen zu einem bestimmten Organ und können somit die Suche nach dem Primärtumor entscheidend erleichtern.

So konnten wir bei unseren Patienten eine Karzinommetastase mit Hilfe des Zytokeratinantikörpers nicht nur sicher nachweisen (bei 46 der 65 punktierten Fälle wurde eine Karzinommetastase diagnostiziert, im Vergleich zur Histologie gab es keine falsch-positiven bzw. falsch-negativen Ergebnisse), sondern mit organspezifischen monoklonalen Antikörpern in 15 Fällen auch ihrem Ursprungsort zuordnen. Bezüglich des Primärtumors gab es 1 Fehldiagnose.

Die Zytokeratin- und Leukozytenantikörper beziehen wir von der Fa. Becton, Dickinson/Heidelberg, alle übrigen Antikörper sowie das Vector-Nachweissystem über Fa. Camon/Wiesbaden. Der Hersteller der Antikörper gegen Vimentin, Desmin, Neurofilament, CEA, AFP, Lunge, Mamma, Prostata ist die Fa. BioGenex, die Kolonantikörper werden von AMD, die Melanomantikörper von Hybritech hergestellt.

Auch bei den von uns verwendeten Antikörpern, die schon eine positive Auslese darstellen, wird manchmal eine Kreuzreaktion zwischen Mamma, Lunge und Kolonantikörpern beobachtet. Aus diesem Grund ist es notwendig, die Primärtumorsuche mit möglichst vielen Antikörpern durchzuführen und die Methode kritisch anzuwenden. Bei Berücksichtigung dieser Einschränkung sowie der zu erwartenden Entwicklung noch spezifischer Antikörper wird es zukünftig möglich sein, durch eine einfache Feinnadelpunktion einer Metastase und anschließend immunzytologische Untersuchung den Sitz des Primärtumors sicher zu bestimmen und dem Patienten viele Untersuchungen damit zu ersparen.

Literatur

1. Hofman FM, Billing RJ, Parker JW, Taylor CR (1982) Cytoplasmic as opposed to surface Ia antigens expressed on human peripheral blood lymphozytes and monocytes. Clin Exp Immunol 49:355–363
2. Hsu Su-Ming, Raine L, Fanger H (1981) Use of Avidin-Biotin-Peroxidase Complex (ABC) in immunoperoxidase techniques. The Journal of Histochemistry and Cytochemistry, Vol 29, No 4, pp 577–580
3. Makin CA, Bobrow LG, Bodmer WF (1984) Monoklonal antibody to cytokeratin for use in routine histopathology. J Clin Pathol 37:975
4. Pizzolo G, Sloan J, Beverley P, Thomas JA, Bradstock KF, Janossy G (1980) Differential diagnosis of malignant lymphoma and non-lymphoid tumors using anti-leucocyte antibody. Cancer 46:2640

Therapie von Leberabszessen – Punktieren oder Drainieren?

H. Weiss, B. Wallacher und A. Weiss

Die Ultraschalldiagnostik hat den Nachweis von Leberabszessen erheblich vereinfacht [5, 6]. Bei der Frage nach der angemessenen Therapie sonographisch entdeckter Leberabszesse herrschen jedoch regional, und je nach Fachrichtung des Therapeuten, verschiedene Ansichten. Nach wie vor wird ein Großteil der Abszesse operativ therapiert [4]. Die sonographisch gezielte Einlage eines Drainagesystems [1, 2, 3] ist einfach, führt jedoch häufiger zur Obturation des Drainagesystems [2], das dann erneut plaziert werden muß. Rezidivierende sonographisch gezielte Feinnadelbiopsien zur Entlastung des Prozesses sind komplikationsarm durchzuführen, müssen jedoch bei der Tendenz der Abszesse, rasch nachzulaufen, häufig, d. h. oft täglich wiederholt werden [7].

Auf der Suche nach der optimalen Therapieform haben wir die von uns in den Med. Kliniken Mannheim in den Jahren 1979 bis 1984 nach verschiedenen Methoden therapierten Abszesse retrospektiv verglichen. Bei 75 840 Untersuchungen wurde sonographisch 68mal der Verdacht auf das Vorliegen eines Leberabszesses geäußert (0,09%). Dieser Verdacht wurde in 41 Fällen (0,05%) bestätigt, die übrigen Veränderungen waren atypische Zysten oder zerfallende Metastasen (Tabelle 1).

Tabelle 1. Leberabszesse (Med. Kliniken Mannheim 1979–1984)

Untersuchte Personen	75 840
Verdacht Leberabszeß	68 (0,09%)
Endgültig Leberabszeß	41 (0,05%)
Sonstiges (Zysten, Metastasen)	27

Die 41 Leberabszesse wurden in 22 Fällen durch Feinnadelbiopsie, in 21 Fällen durch CT, in wenigen Fällen durch ERCP, Angiographie und Szintigraphie bestätigt.

Das sonographische Bild der Abszesse war in 8 Fällen durch einen reflexkräftigen Randwall, in 25 Fällen durch eine unscharfe Begrenzung charakterisiert (Abb. 1), der Abszeßinhalt war sonographisch in 11 Fällen z. Z. der Diagnose reflexreich, in 13 Fällen reflexarm, in den übrigen Fällen gemischt reflektierend. Die Größe der Prozesse lag bei 16 Patienten unter 5 cm, bei 16 Patienten zwischen 5 und 10 cm und bei 9 Patienten über 10 cm. In 16 Fällen war ein multipler Befall nachweisbar.

Ultraschalldiagnostik 86
Herausgegeben von M. Hansmann u. a.
© Springer-Verlag

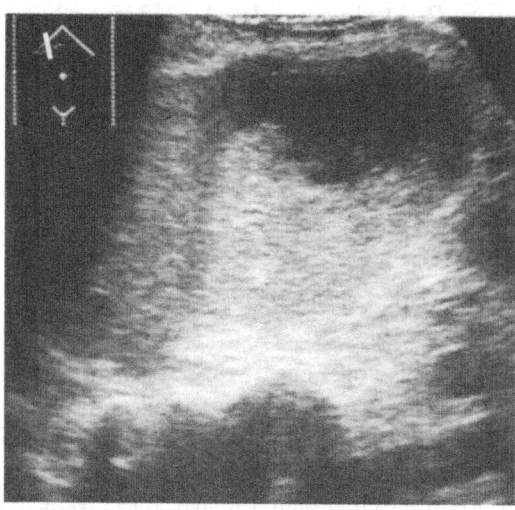

Abb. 1. Cholangiogener Leberabszess im re. Leberlappen. Dieser Prozeß wurde insgesamt 5mal punktiert

Tabelle 2. Leberabszesse Genese ($n = 41$)

Echinokokkuszyste	1
Pankreatitis	3
Pfortaderthrombose	1
Posttraumatisch	2
Post OP (Leber)	1
Amöbenabszeß	1
Hämatogen	3
Nachbarschaft	2
Peritoneale Prozesse	5
Cholangiopathie	18
Unklare Genese	4

Die Ursache war bei 18 Patienten cholangiogen, bei 5 Patienten waren peritoneale Prozesse Ursache der hepatischen Abszedierung, bei 4 Patienten blieb die Ursache unklar. Die Pankreatitis war 3mal Ursache der Abszedierung, in 3 Fällen waren hämatogene Abszedierungen nachweisbar. Die übrigen Ursachen waren durch posttraumatische Veränderungen, postoperative Veränderungen, Echinokokkuszysten, Pfortaderthrombosen und in einem Fall durch einen Amöbenprozeß bedingt (Tabelle 2).

In 10 Fällen wurde eine Laparotomie mit Drainage des Abszesses durchgeführt (Tabelle 3), von diesen 10 Patienten verstarben 2, in 6 Fällen wurde eine Punktion mit anschließender Drainage des Abszesses durchgeführt, von den 6 Patienten starb einer. In 8 Fällen wurden rezidivierende Punktionen mit gleichzeitiger antibiotischer Therapie durchgeführt. Unter dieser Patientengruppe verstarb kein Patient. Die nur konservativ behandelten 9 Patienten hatten ebenfalls 2 Todesfälle. Die Verweildauer schwankte zwischen 27 und 40 Tagen. Sie lag am niedersten in der Gruppe der Punktierten und Drainierten und am höchsten in

Tabelle 3. Therapie von Leberabszessen

	Verstorben	Verweildauer in Tagen
Laparotomie + Drainage	10 (24,4%)	2	38,2
Punktion + Drainage	6 (14,6%)	1	27,6
Punktion + konservativ	8 (19,5%)	–	40
Cholecystektomie/Choledochotomie + Drainage	8 (19,5%)	1	30
Konservativ	9 (21,9%)	2	36,4

der Gruppe der Patienten, die rezidivierend punktiert und gleichzeitig antibiotisch behandelt wurden.

Die Untersuchungen lassen erkennen, daß die sonographisch gezielte fraktionierte Abszeßpunktion mit gleichzeitiger gezielter antibiotischer Therapie auf der Grundlage der bakteriologsichen Untersuchung des Punktats unter den Vergleichsgruppen die besten Ergebnisse erzielt hat. Keiner der so behandelten Patienten war verstorben. Natürlich wird sich die Therapie von Leberabszessen nach den individuellen Gegebenheiten richten. In jedem Falle ist es aber gerechtfertigt, zunächst eine fraktionierte ultraschallgezielte Abszeßpunktion mit gleichzeitiger antibiotischer Therapie einzusetzen. Nach unseren bisherigen Erfahrungen ist die fraktionierte Punktion ebenso erfolgreich wie die übrigen Verfahren bei geringerer Gefährdung des Patienten.

Literatur

1. Chudáček Z, Kohoutek V (1984) Perkutane Drainage eines cholangiogenen Leberabszesses mit Kommunikation zu den Gallenwegen. Fortschr Röntgenstr 140, 4:470–471
2. Dähnert W, Günther R, Klose K, Gamstätter G (1983) Ergebnisse der perkutanen Abszeßdrainagetherapie. Fortschr Röntgenstr 139, 4:400–407
3. Egender G, Riedler L (1984) Zur percutanen ultraschallgezielten Drainage von Leberabszessen. Chirurg 55:822–827
4. Greenstein AJ, Barth J, Dicker A, Bottone EJ, Aufses AH (1985) Amoebic liver abscess: A study of 11 cases compared with a series of 38 patients with pyogenic liver abscess. Am J Gastroenterol 80:472–478
5. Kern P, Hazay M, Hartmann MG (1982) Amöbenleberabszeß: Sonographische und klinische Verlaufsbeobachtung bei 20 Patienten. Ultraschall 3:7–11
6. Schorlemmer RN, Saltzstein EC, Peacock JB, Mercer LC, Dougherty SH (1983) Amoebic liver abscess – Differential diagnosis of cholecystitis. American Journal of Surgery 146:827–829
7. Wernecke K, Heckemann R (1985) Treatment of pyogenic splenic abscess by ultrasonically guided fine needle puncture. Europ J Radiol 5:216–217

Ultraschallgezielte Feinnadelpunktion malignitätsverdächtiger Leberläsionen im Vergleich zu histologischen Ergebnissen

H. Kathrein, Ch. Prior, G. Mikuz, W. Vogel und G. Judmaier

Einleitung

Sonographisch malignitätsverdächtige Leberläsionen stellen weiterhin ein diagnostisches Problem dar und erfordern eine exakte Abklärung. Die histologische Diagnose, die gerade bei Lebertumoren sehr variieren kann, beeinflußt in hohem Maße Prognose und Therapie.

Material und Methode

Retrospektiv verglichen wir zytologische Befunde mit histologischen, nicht nur hinsichtlich der Aussage maligne/nicht-maligne, sondern auch, inwieweit bei Lebertumoren die zytologischen Befunde mit den histologischen (Abschluß-)Diagnosen übereinstimmten.

Zur Abklärung umschriebener malignitätsverdächtiger Leberläsionen führten wir in den vergangenen Jahren an 36 Patienten Feinnadelpunktionen (FNP) mit der Chiba-Nadel unter sonographischer Kontrolle (d.h. ohne Punktionsschallkopf) durch. Von denselben Leberveränderungen lagen histologische Befunde vor, gewonnen durch Laparoskopie (n = 34), Laparotomie (n = 7) und Autopsie (n = 3). Dies erklärt auch die geringe Fallzahl, die nur einen Bruchteil der an unserer Abteilung routinemäßig durchgeführten Biopsien darstellt.

Laparoskopie und Laparotomie erfolgten immer nach der FNP und durchwegs auf Wunsch zuweisender Stationen, um einerseits zytologische Diagnosen zu präzisieren und andererseits ein Tumorstaging durchzuführen. Bei 6 Patienten war ein extrahepatischer Primärtumor bereits bekannt. Alle Eingriffe verliefen komplikationslos.

Ergebnisse

Bei 8 von 36 Patienten konnte bei negativer Zytologie durch nachfolgende invasive Verfahren eine maligne Erkrankung ausgeschlossen werden (Tabelle 1); 28 Patienten hatten hingegen ein Malignom (Tabelle 2). Bei insgesamt 24 FNP zeigten sich eindeutig maligne Zellen. 20 dieser Befunde wurden histologisch im Rahmen einer Laparoskopie bestätigt. Dabei stimmten in 11 Fällen zytologische und histologische Diagnosen vollständig überein (Tabelle 3). Viermal konnte

Tabelle 1. Patienten ohne maligne Lebererkrankung ($n = 8$)

Diagnose	n	Diagnose durch
Hämangiom	2	Laparotomie
Hämangiom und FNH	1	Laparotomie
Benignes Adenom und FNH	1	Laparotomie
Zirrhose	2	Laparoskopie
Fettleber	1	Laparoskopie
Echinococcus alveol.	1	Laparotomie

Tabelle 2. Patienten mit maligner Lebererkrankung ($n = 28$)

Diagnose	n
Metastasen	19
Primäres Leberzellkarzinom	6
Malignes Lymphom	1
Infiltration durch Leiomyosarkom	1
Infiltration durch Nebennierenkarzinom	1

Tabelle 3

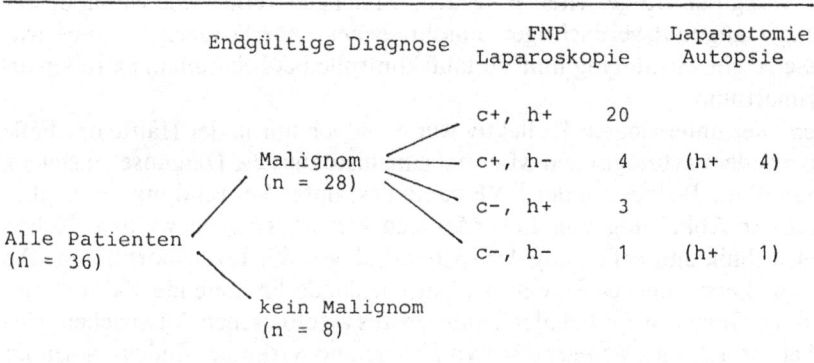

+ Malignität

- Kein(e) malign. Gewebe (Zellen)

trotz positiver Zytologie laparoskopisch nicht ausreichend Material gewonnen werden. Erst die Laparotomie ($n = 2$) und Autopsie ($n = 2$) bestätigten den bereits zytologisch geäußerten Malignitätsverdacht, wobei wiederum die zytologische Diagnose 3mal mit der histologischen übereinstimmte. Bei 3 Patienten enthielt das Punktat nicht ausreichend verwertbares Material. Die Laparoskopie bewies das Vorliegen des Malignoms. Ähnlich verhielt es sich in einem weiteren Fall, wobei klinisch und sonographisch ein primäres Leberzellkarzinom vermutet wurde, Zytologie und Histologie jedoch negativ waren und erst die Autopsie 4 Wochen später den endoskopischen Verdacht bestätigte. Ortsspezifisches verwertbares

Material konnte somit in 85,7% (24 von 28 FNP) gewonnen werden. Aus diesen Daten errechneten wir für die FNP malignitätsverdächtiger Leberläsionen eine Sensitivität von 85,7%, für die Laparoskopie von 82,1%. Erst die Kombination beider Methoden steigerte die Sensitivität auf 96,4%. Falsch-positive Ergebnisse kamen bei beiden Methoden nicht vor.

Nur in 14 von 28 Fällen (50%) stimmten die zytologischen Diagnosen exakt mit den histologischen überein. Diese überraschend niedere Zahl, die auch im Widerspruch zu einigen bisher publizierten Daten steht [1, 3], läßt sich damit erklären, daß einerseits in 5 Fällen zytologisch nur eine Unterscheidung zwischen maligne/nicht-maligne möglich war, andererseits bestanden 5mal Diskrepanzen zwischen zytologischen und histologischen Befunden. Dabei handelte es sich um Sarkome, maligne Lymphome und primäre Leberzellkarzinome. Durch die Laparoskopie konnte die histologische Diagnose in 23 von 28 Fällen (82,1%) gestellt werden. Diese Methode war damit der FNP hinsichtlich exakter histologischer Aussagen überlegen. Darüber hinaus erfolgte im beschriebenen Patientengut eine Erweiterung des Sonographiebefundes in 9 Fällen, bei denen 2mal eine peritoneale Metastasierung, 7mal minimaler Aszites und 3mal ein portaler Hochdruck gefunden wurde.

Zusammenfassung

Die Bedeutung der US-gezielten FNP als ausreichend verläßliche Methode zur Abklärung malignitätsverdächtiger umschriebener Leberläsionen ist unbestritten. Dasselbe gilt für Staging und Verlaufskontrolle bei bekanntem extrahepatischen Primärtumor.

In dem hier untersuchten Kollektiv war es jedoch nur in der Hälfte der Fälle möglich, aus dem zytologischen Material eine histologische Diagnose zu stellen. Deshalb muß die Bedeutung der FNP zumindest unter Verwendung der Chiba-Nadel bei der Abklärung von Leberläsionen kritisch gesehen werden. Neben Punktionstechnik und Erfahrung des Zytopathologen dürfte die morphologische Vielfalt von Lebertumoren jedoch der entscheidende limitierende Faktor sein. Während die Diagnose epithelialer Tumoren aus zytologischen Ausstrichen häufig möglich ist, gilt dies weniger für Lymphome und Sarkome. Zudem lassen im Routinebetrieb Ausstriche eine Klassifizierung maligner Lymphome derzeit kaum zu; bei mesenchymalen Tumoren ist eine ausreichende Gewebsausbeute oft schwierig. Ein Leberzellkarzinom kann von regenerierenden Hepatozyten in einer zirrhotischen Leber vorgetäuscht werden [3] und ist andererseits bei multilokulärem Befall punktionstechnisch nicht immer zu erfassen.

Wenn Therapieplanung und Beurteilung der Prognose eine exakte histologische Diagnose erfordern, so soll nach unserer Erfahrung Gewebe dafür entweder durch Verwendung anderer Nadeltypen [2] oder im Rahmen einer Laparoskopie gewonnen werden. Letztere erlaubt neben der makroskopischen Beurteilung der Leber und des gesamten Bauchraumes ausreichende Gewebeentnahmen unter Sicht sowie ein weiterführendes Tumorstaging.

Literatur

1. Klann H, Waldthaler A, Voeth C, Ottenjann R (1983) Perkutane, ultraschallgezielte Feinnadelpunktion (Leber, Pankreas und Darm) und ultraschallgezielte Pankreasgangpunktion. Dtsch med Wschr 40:1503–1507
2. Otto R, Stuckmann G, Burger HR (1983) Punktionsergebnisse mit einer Spezialnadel „Schneidbiopsiekanüle". In: Lutz H, Reichel L (Hrsg) Ultraschalldiagnostik 83. Thieme, Stuttgart New York, S 571–574
3. Schwerk WB, Schmitz-Moormann P (1981) Ultrasonically guided fine-needle biopsies in neoplastic liver disease. Cancer 48:1469–1477

Kopf, Hals

Sonographische Halsanatomie und ihre klinische Relevanz

N. Gritzmann, H. Czembirek, P. Hajek und F. Frühwald

Die hochauflösende Real-time-Sonographie gewinnt zunehmend an Bedeutung in der Diagnostik zervikaler Raumforderungen. Insbesonders zum zervikalen Lymphknotenstaging bei malignen Kopf-Hals-Tumoren wird die Sonographie häufig eingesetzt. Im folgenden wird die sonographische Halsanatomie und ihre Bedeutung im Rahmen operativer Eingriffe beschrieben.

Muskulatur

Muskelgewebe ist sonographisch als echoarmes, längsgefiedertes Gewebe darstellbar.

Der *M. sternocleidomastoideus* ist in seinem gesamten Bereich sonographisch analysierbar. Er bildet die dorsale Grenze einer supraomohyoidalen Neck-dissection. Bei einer radikalen Neck-dissection wird er entfernt.

Der *M. omohyoideus* ist vom Hyoid abgehend nach kaudal bis in die Supraklavikularregion als schmale, bandförmige Struktur darstellbar, wobei er die großen Halsgefäße überkreuzt. Der M. omohyoideus bildet die kaudale Grenze der supraomohyoidalen Neck-dissection.

Die *Mm. sternohyoideus, sternothyroideus und thyrohyoideus* sind in ihrem gesamten Bereich als schmale bandförmige Strukturen darstellbar. Der M. sternohyoideus liegt ventral des M. sternothyroideus und des M. sternohyoideus. Die *Skalenusgruppe* kann von der Wirbelsäule bis supraklavikulär verfolgt werden. Die Echostruktur ist aufgrund von Fetteinlagerungen häufig inhomogen. Die Skalenusgruppe bildet die tiefe, dorsale Grenze einer radikalen Neck-dissection.

Der *M. longus colli* ist ein schmales, prävertebrales Muskelband und kann lediglich im kaudalen Anteil sonographisch analysiert werden. Eine tumoröse Infiltration dieser Muskelgruppe schließt ein operatives, kuratives Vorgehen nahezu aus.

Der *M. biventer* ist mit Ausnahme seiner, durch ein Retinakulum am Hyoid fixierten Zwischensehne im gesamten Bereich darstellbar. Der subdigastrischen Region kommt besondere Bedeutung zu, da viele Kopf-Hals-Tumoren bevorzugt in diesem Bereich primär metastasieren.

Ultraschalldiagnostik 86
Herausgegeben von M. Hansmann u. a.
© Springer-Verlag

Gefäße

Die A. carotis communis, interna und externa sind sonographisch konstant darstellbar. Die A. carotis interna liegt in ca. 90% dorsal der A. carotis externa. Die A. carotis interna ist im Normalfall das kaliberstärkere Gefäß. Sowohl interna als auch externa zeigen typische Doppler-Frequenzspektralanalysen. Die großen zervikalen Arterien weisen sonomorphologisch eine Dreischichtung auf. Die sonographisch darstellbare Intimalinie entspricht jedoch nicht der anatomisch definierten Intima. Klinisch bedeutend sind Gefäßwandinfiltrationen der A. carotis communis bzw. A. carotis interna durch maligne zervikale Raumforderungen. Die Gefäßwandinfiltration ist gekennzeichnet durch einen Verlust der echoreichen Gefäßwand sowie die mangelnde Verschieblichkeit der Raumforderung gegenüber dem Gefäß im Rahmen der Real-time-Sonopalpation.

Sonographisch häufig darstellbar ist die A. thyroidea inferior, die die A. carotis communis in typischer Weise unterkreuzt und die A. thyroidea sup., die als erster Ast von der A. carotis ext. nach kaudal verläuft. A. facialis und die A. lingualis können zumeist dargestellt werden.

Die V. jugularis interna, die Schilddrüsenvenen und die V. retromandibularis sind konstant darstellbar. Die V. jug. interna wird im Rahmen einer radikalen Neck-dissection entfernt. Bei beidseitigen Lymphknotenbefall ist von Bedeutung, auf welcher Seite die V. jugularis interna erhalten werden kann, da eine bilaterale radikale Neck-dissection vermieden werden sollte.

Speicheldrüsen

Die *Glandula parotis* besteht aus einem oberflächlichen und einem tiefen Anteil. Ein fakultativ bestehender retromandibulärer Anteil ist sonographisch nicht beurteilbar. Die Speicheldrüsen sind sonographisch als homogene, echoreiche Organe darstellbar. Die normal weiten intraglandulären Ausführungsgänge sind sonographisch nicht darstellbar. Der extraglandulär verlaufende Hauptausführungsgang (Stenon-Gang) ist in ca. der Hälfte der Fälle analysierbar. Intraglanduläre Raumforderungen werden je nach Lokalisation und Histologie durch oberflächliche bzw. radikale Paroditektomie therapeutisiert.

Die *Glandula submandibularis* liegt am Hinterrand des bogenförmig verlaufenden M. mylohyoideus, sie ist knapp nußgroß.

Fakultativ können die konfluierenden intraglandulären Ausführungsgänge im Zentrum als kleine zystoide Struktur dargestellt werden. Der Hauptausführungsgang der Unterkieferdrüse (Wharton-Gang) kann in der Hälfte der Fälle sonographisch dargestellt werden. Im Mundbodenbereich muß er von der ebenfalls längs verlaufenden A. lingualis differenziert werden. A. und V. facialis sind zumeist im Bereich des dorsalen Anteiles der Unterkieferdrüse darstellbar.

Schilddrüse

Die Schilddrüse ist als gesamtes Organ sonographisch analysierbar.

Die Echostruktur ist echoreich und homogen.

Der Mittelwert des Längsdurchmessers eines normalen Schilddrüsenlappens beträgt 38 mm, der Querdurchmesser eines Lappens 22 mm und der sagittale Durchmesser 18 mm. Sonographisch ist die Differenzierung zwischen intraglandulären und extraglandulären Raumforderungen wichtig.

Nebenschilddrüse

Die normal großen Nebenschilddrüsen, die eine sehr variable Lage aufweisen, sind sonographisch nur selten darstellbar. Über 7/5/3 mm große, echoarme Strukturen im parathyroidalen Bereich sollten bei entsprechender Klinik als vergrößerte Nebenschilddrüsen gewertet werden.

Larynx

Sonographisch ist lediglich der präepiglottische Raum beurteilbar. Dieser kommt als keilförmige, echoreiche Struktur zwischen Hyoid und Schildknorpel zur Darstellung. Eine Analyse der Stimmbänder gelingt beim Erwachsenen aufgrund des verkalkten Knorpels sowie der intralaryngealen Luft nur unzureichend.

Die *zervikalen Nerven* sind sonographisch aufgrund des zu geringen Impedanzunterschiedes zwischen Myelinscheide und perineuralem Fett nicht darstellbar.

Der *Ösophagus* ist im kaudalen zervikalen Bereich häufig paramedian dorsal des li. Schilddrüsenlappens als kokardenartige Struktur analysierbar.

Zur Differenzierung zu Nebenschilddrüsenadenomen ist gelegentlich ein Schluckmanöver erforderlich.

Die *normale Tonsille* kommt sonographisch mediodorsal der Glandula submandibularis als unterschiedlich große, echoarme, längliche bis ovaläre Struktur zur Darstellung. Die Grenzen zwischen vergrößerter Tonsille und normaler Gaumenmandel sind fließend.

Zusammenfassend ermöglicht die hochauflösende Real-time-Sonographie, mit Ausnahme der Nerven, die Darstellung aller, für eine Neck-dissection wichtigen Strukturen und ermöglicht die exakte Lokalisation von Raumforderungen im Bereiche der vorderen und seitlichen Halsweichteile.

Literatur

1. Gritzmann N, Czembirek H, Hajek P, Karnel F, Frühwald F (1987) Sonographische Halsanatomie und ihre Bedeutung bei Lymphknotenstaging von Kopf-Hals-Malignomen. RÖFO 146:(1)
2. König R (1984) Computertomographische Anatomie des Halses. RÖFO 140(1):31–36

Sonographische Rezidivdiagnostik
maligner zervikaler Raumforderungen

N. Gritzmann, F. Karnel, F. Frühwald, W. Frank, B. Schwaighofer

90% der malignen Kopf-Hals-Tumoren sind Plattenepithelkarzinome. Lokal-bzw. Lymphknotenrezidive treten vorwiegend in den ersten beiden Jahren nach der Primärbehandlung auf. Die klinische Beurteilung des operativ bzw. radiotherapeutisch behandelten Halses ist infolge von Narbenplatten und myokutanen Lappen nur sehr eingeschränkt möglich. Dies führt, insbesondere bei kleinen Rezidiven, zu einer geringen Sensitivität der Palpation in der Rezidivdiagnostik. Comptertomographisch kann beim Zustand nach Neck-dissection in den soliden, narbigen Arealen ein kleines Rezidiv nicht ausgeschlossen werden.

Ziel der Studie war, den Stellenwert der Real-time-Sonographie in der Rezidivdiagnostik maligner Kopf-Hals-Tumoren im Vergleich zur Palpation darzulegen und die Sonomorphologie der zervikalen Weichteile nach Radiotherapie und Neck-dissection zu beschreiben.

Patientengut und Methode

Bei 124 Patienten mit Zustand nach malignem Kopf-Hals-Tumor wurden posttherapeutisch 291 sonographische Untersuchungen der vorderen und seitlichen Halsweichteile durchgeführt. Das Intervall zwischen Behandlung der Zervikalregion (operativ bzw. radiotherapeutisch) lag zwischen 14 Tagen und 24 Monaten.

Die Primärtumorlokalisation ist in Tabelle 1 angegeben. 72 Patienten wiesen unilateral bzw. bilateral eine Neck-dissection auf. 65 dieser Patienten erhielten eine postoperative Nachbestrahlung.

Tabelle 1. Lokalisation des Primärtumors: $n = 124$

Zunge-Mundboden	27
Pharynx	22
Larynx	24
Ösophagus	5
Speicheldrüsen	18
Nasennebenhöhlen	7
Lippen	5
Schilddrüse	11
Branchiogenes Karzinom	5

Ultraschalldiagnostik 86
Herausgegeben von M. Hansmann u. a.
© Springer-Verlag

Sonographisch wurden umschriebene echoarme Raumforderungen als Rezidive gewertet und in eine Skizze eingetragen. Die Raumforderungen wurden teils operativ, teils bioptisch und zum kleineren Teil auch durch den Verlauf gesichert. 52 Patienten wurden in der Zervikalregion primär radiotherapeutisch behandelt. Bei diesen Patienten wurde sonographisch ein prätherapeutischer Ausgangsbefund erhoben und die Raumforderung in eine Skizze eingetragen. Danach erfolgte die Radiatio. Posttherapeutisch wurden palpatorische und sonographische Verlaufskontrollen durchgeführt. Mangelnde Größenabnahme bzw. Größenzunahme und neu aufgetretene Raumforderungen wurden als Rezidiv- bzw. Resttumor gewertet. Bei fraglichem Befund wurden kurzfristige klinische und sonographische Verlaufskontrollen durchgeführt. Bei positivem Befund erfolgte die operative bzw. bioptische Verifizierung.

In beiden Gruppen werteten wir echoarme Auslöschungen der echoreichen Gefäßwand als Gefäßwandinfiltration. Ein weiteres Zeichen der Gefäßwandinfiltration war die mangelnde Verschieblichkeit der Raumforderung unter Realtime-Bedingungen (Sonopalpation).

Ergebnisse

Bei 11 Patienten konnte sonographisch ein Lokalrezidiv nachgewiesen werden, wobei bei 2 Patienten ein Zungen- bzw. Mundbodenrezidiv, 3mal ein Parotiskarzinomrezidiv, 2 Ösophaguskarzinomrezidive, 2 Schilddrüsenkarzinomrezidive und ein branchiogenes Rezidiv histologisch gesichert werden konnte. Bei 16 Patienten wurde ein Lymphknotenrezidiv gesichert. Sonographisch wurden alle Raumforderungen erkannt, bei 3 Patienten lagen falsch-positive Befunde vor, die durch reaktive bzw. entzündliche zervikale Lymphknoten bedingt waren. 5 Patienten wiesen sonographisch ausgeprägte perivaskuläre Strukturinhomogenen auf, die durch Verlaufskontrollen als entzündlich reaktive Veränderungen gesichert wurden.

Palpatorisch und inspektorisch wurden lediglich bei 16 Patienten (70%) die Rezidive erkannt. Palpatorisch waren 2 Patienten falsch-positiv, 18 Patienten zeigten klinisch einen fraglichen Befund.

Die überwiegende Mehrzahl der Lymphknotenrezidive lag im Bereiche der Gefäßscheide. Bei 6 Patienten konnte eine Gefäßwandinfiltration der A. carotis communis bzw. A. carotis interna sonographisch richtig diagnostiziert werden. Bei 2 Patienten bestand sonographisch ein falsch-positiver Befund.

Sonomorphologisch zeigte sich nach Radiotherapie zumeist eine Zunahme der Echodichte des Bindegewebes. Die Speicheldrüsen zeigten eine Abnahme der Echodichte, wobei insbesondere die Glandula submandibularis betroffen war. Das narbige Gewebe im Rahmen einer Neck-dissection erscheint sonographisch in typischer Weise echoreich ohne umschriebenen raumfordernden Effekt.

Ein myokutaner Lappen ist durch seine charakteristische Längsfiederung gekennzeichnet.

Diskussion

Sonographisch können typische Veränderungen sowohl nach Radiotherapie als auch nach einer Neck-dissection dargestellt werden. Die genaue Kenntnis der durchgeführten Behandlung scheint zur Befundung unbedingt notwendig. Narbengewebe ist sonomorphologisch typischerweise echoreich. Sonographisch können Lokalrezidive im Mundboden-Zungenbereich, im Speicheldrüsenbereich, im Schilddrüsenbereich und mit Einschränkungen auch im zervikalen Ösophagus und Larynxbereich nachgewiesen werden. Mit Ausnahme der retropharyngealen Lymphknotengruppe können alle zervikalen Lymphknotenstationen sonographisch erfaßt werden. Sowohl Lymphknotenrezidive als auch Lokalrezidive erscheinen sonomorphologisch als umschriebene echoarme Raumforderungen. Die Differenzierung zu reaktiven bzw. entzündlichen Läsionen ist, außer durch den Nachweis einer Infiltration der umgebenden Organe, jedoch nicht möglich.

Im Vergleich zur Palpation zeigte die Sonographie eine deutlich höhere Sensitivität im Nachweis eines Rezidivs. Problematisch ist bei manchen Fällen die Beurteilung der Regression eines zervikalen Tumors bzw. einer zervikalen Lymphknotenmetastase nach Strahlentherapie. Hier können jedoch kurzfristige sonographische Verlaufskontrollen in den meisten Fällen zu einer Klärung führen. Als wichtige Voraussetzung für die sonographische Beurteilung des radiotherapeutisch behandelten Halses erachteten wir den prätherapeutischen Ausgangsbefund.

Die Sonographie hat sich als sensitive Methode in der Beurteilung einer arteriellen Gefäßwandinfiltration eines Rezidivs erwiesen. Tangentialschatten der Raumforderung bzw. Infiltration in die umgebende Muskulatur können jedoch eine Gefäßwandinfiltration vortäuschen.

Zusammenfassend hat sich die hochauflösende Real-time-Sonographie des operativ bzw. radiotherapeutisch behandelten Halses als wertvolle Ergänzung des klinischen Befundes erwiesen. Sie sollte in die Nachsorge von malignen Kopf-Hals-Tumoren als Standarduntersuchung aufgenommen werden.

Literatur

1. Fezoulidis I, Hajek P, Czembirek H, Karnel F, Gritzmann N (1985) Stellenwert von Ultraschall und CT bei präoperativen cervicalen Halslymphknoten-Staging. In: Otto R, Schnaars P (Hrsg) Ultraschalldiagnostik 85. Thieme
2. Westhofen M (1985) Frühdiagnostik von Kopf-Hals-Tumorrezidiven durch Einsatz des Real-time-B-mode-Sonographie. In: Otto R, Schnaars P (Hrsg) Ultraschall-Diagnostik 85. Thieme

Sonographie bei nichttumorösen Speicheldrüsenerkrankungen

H. Schurawitzki, N. Gritzmann, F. Karnel und J. Kramer

Einleitung

Im Rahmen dieser Studie wurden 308 Patienten mit unklarer Schwellung im Bereich der Speicheldrüsen einer Sonographie unterzogen. Für die häufigsten nichtblastomatösen Erkrankung (Tabelle 1) wird die typische Sonomorphologie beschrieben.

Patienten und Methode

Bei 142 Patienten bestand der Verdacht auf einen blastomatösen intra- oder periglandulären Prozeß. Detailliert beschrieben werden die sonomorphologischen Veränderungen bei den übrigen 166 Patienten.

Die Untersuchungen wurden mittels eines 7,5-MHz-Sektorscanners, fakultativ mit Wasservorlaufstrecke, im Real-time-Verfahren durchgeführt.

Tabelle 1. Sonographische Diagnosen

	Patienten
Sialolithiasis	74
Akute Sialadenitis ohne Konkrement	27
Abszedierung ohne Konkrement	7
Chron. rez. Sialadenitis oder Immunsialadenitis	53
Speicheldrüsenzysten	5

Bei den Patienten mit Speichelsteinen wurden insgesamt 108 Konkremente nachgewiesen. Davon waren 27 im Bereich der Glandula Parotis, 79 im Bereich der Glandula Submandibularis und 2 in der Glandula Sublingualis gelegen. Eine Differenzierung zwischen intraduktal (41) und intraglandulär (67) gelang in allen Fällen.

15 Konkremente waren nativradiologisch nicht schattengebend, 6 Konkremente entgingen dem sonographischen Nachweis. Der Speichelstein ist als dichter Echoreflex hoher Amplitude mit dorsaler Schallabschwächung sonographisch zu erkennen. Bei Konkrementen <2 mm fehlt meist die Schallabschwächung. Alle Konkremente wurden operativ verifiziert.

Eine unspez. akute Sialadenitis wurde unter Berücksichtigung begleitender Entzündungen bei Sialolithiasis (47,3% der Patienten) bei insgesamt 54 Patienten festgestellt. Eine Abszedierung war bei 15 Patienten nachzuweisen.

Die akute Sialadenitis ist sonographisch durch folgende Veränderungen gekennzeichnet: Im Vergleich zur Gegenseite ist die Drüse vergrößert, die Echogenität vermindert, die Struktur inhomogen. Bei fokalen Entzündungen ist lediglich ein unscharf begrenztes Areal betroffen. Die Abszedierung ist als unscharf begrenztes, echoarmes Areal zu erkennen. In diesem zeigen sich fakultativ harte, grob strukturierte Binnenechos.

Alle Abszedierungen sowie die akuten Sialadenitiden bei Sialolithiasis wurden operativ verifiziert. Die übrigen akuten Entzündungen wurden durch Kontrollsonographien nach AB-Therapie mit völliger Rückbildung der Veränderungen (9mal) bzw. durch klinische Kontrollen mit Befundnormalisierung (18mal) bestätigt.

Bei chron. rez. Sialadenitis bzw. Immunsialadenitis konnten sonographisch nur bei 14 von 53 Patienten uncharakteristische Veränderungen festgestellt werden. Dies waren bei chron. rez. Sialadenitis eine geringe Drüsenvergrößerung und Stukturinhomogenität mit kleinsten zystoiden, echoarmen Arealen innerhalb des Parenchyms. Mehrmals war der Ausführungsgang erweitert. Bei Immunsialadenitis fanden sich lediglich diskrete Strukturinhomogenitäten und kleinste zystoide Areale.

5 Patienten mit Speicheldrüsenzysten zeigten innerhalb der Glandula Parotis ein zwischen 18 und 45 mm großes, scharf begrenztes Areal mit dorsaler Schallverstärkung, 2 dieser Zysten wiesen zarte Binnenechos auf. Alle Zysten wurden operativ verifiziert.

Schlußfolgerungen

Der hohe Wert der Sonographie bei Schwellungen im Bereich der Speicheldrüsen liegt einerseits im Ausschluß blastomatöser Prozesse. Andererseits sind jedoch auch wertvolle Differenzierungen zwischen nichttumorösen Veränderungen möglich.

Bei Sialolithiasis liefert die Sonographie entscheidende Informationen hinsichtlich der Konkrementlage. Dies hat wichtige therapeutische Konsequenzen (Exstirpation bzw. Gangschlitzung). Die Treffsicherheit lag in unserer Studie bei 94,5%, im Vergleich zu 86.1% beim Nativröntgen. Begleitende entzündliche Veränderungen konnten stets erkannt werden.

Für akute Entzündungen waren Grad und Ausdehnung erfaßbar, Abszedierungen wurden stets erkannt, eine in Hinblick auf die damit verbundenen therapeutischen Konsequenzen besonders essentielle Information.

Unbefriedigend war die sonographische Information bei chron. rez. Sialadenitis und Immunsialadenitis; es fand sich nur bei 26% der Patienten ein uncharakteristisches Substrat. Bei diesen Entitäten bleiben Sialographie und Szintigraphie Methoden der Wahl.

Zystische Veränderungen sind sonographisch problemlos darstellbar, hier erfolgt eine sichere Differenzierung gegen solide, blastomatöse Prozesse.

Literatur

1. Gritzmann N, Hajek P, Karnel F, Fezoulidis I, Türk R (1985) Sonographie bei Speichelsteinen – Indikation und Stellenwert. RÖFO 142:559–562
2. Schwerck W, Schröder H, Eichhorn T (1985) Hochauflösende Real-time-Sonographie bei Speicheldrüsenerkrankungen. Teil 1: Entzündliche Erkrankungen. HNO 33:505–510
3. Wittich G, Scheible W, Hajek P (1985) Ultrasonography of salivatory glands. Radiol Clin North America 23:29–37

Sonographie des Whartin-Tumors der Ohrspeicheldrüse

N. Gritzmann, F. Karnel, R. Türk und H. Schurawitzki

10 bis 20% der Tumoren der Glandula parotis sind Zystadenolymphome (Whartin-Tumor W.T.)

Nach dem pleomorphen Adenom ist der W.T. der zweithäufigste Speicheldrüsentumor. Der W.T. tritt vorwiegend in den Ohrspeicheldrüsen auf, ein Zystadenolymphom der Unterkieferdrüse gilt als Rarität. Der W.T. entsteht aus heterotopen Speichelgangsepithelien in intraglandulären bzw. paraparotischen Lymphknoten. Die meisten Autoren geben eine männliche Prävalenz an. Ziel dieser Studie war die Sonomorphologie des W.T. an einem größeren Krankengut darzulegen und die sonomorphologischen Differentialdiagnosen zu erörtern. Weiter wurde die Inzidenz des multizentrischen Auftretens analysiert und die Häufigkeit von Zweittumoren nach Exstirpation von W.T. dargelegt.

Patienten und Methode

Das Patientenkollektiv bestand aus 2 Gruppen mit insgesamt 66 Patienten.

Gruppe I wurde retrospektiv ausgewertet. Sie bestand aus 28 Patienten mit 37 histologisch verifizierten W.T.

Gruppe II wurde prospektiv sonographisch untersucht. Sie bestand aus 38 Patienten mit Zustand nach Exstirpation eines W.T. 8 Patienten wurden operativ, 5 Patienten mittels Feinnadelpunktion verifiziert.

Ergebnisse

Gruppe I

Alle W.T. zeigten sich sonographisch gegenüber dem Parotisparenchym als echoarme Raumforderungen, wobei bei 42% zusätzlich zystoide Anteile nachweisbar waren. 98% der W.T. waren glatt begrenzt. In 85% der Patienten wurde der W.T. präoperativ sonographisch richtig als Zystadenolymphom klassifiziert.

32% der Patienten wiesen ein multizentrisches Auftreten des W.T. auf.

Ultraschalldiagnostik 86
Herausgegeben von M. Hansmann u. a.
© Springer-Verlag

Gruppe II

Bei 23 Patienten (60%) der postoperativ untersuchten Patienten konnte sonographisch ein Zweittumor festgestellt werden (54 Tumoren), wobei in 44% ein multizentrisches Wachstum nachweisbar war. Die operierte Seite war gleich häufig betroffen wie die kontralaterale Seite. Bei 15 Patienten war kein Tumor nachweisbar.

76% der Raumforderungen entgingen der Palpation und sind daher als klinisch okkulte Tumoren zu bezeichnen. Raumforderungen unter 12 mm Größe konnten palpatorisch nur in 2 Fällen erfaßt werden. Auch 4 Raumforderungen über 12 mm entgingen bei tiefer intraglandulärer Lage der Palpation.

Diskussion

Der W.T. ist sonomorphologisch vorwiegend eine glatt begrenzte echoarme Raumforderung, die in knapp der Hälfte der Fälle zystoide Anteile aufweist (Abb. 1). Raumforderungen über 4 mm Durchmesser konnten konstant dargestellt werden. Palpatorisch gilt eine weiche Konsistenz als typisch. Differentialdiagnostisch ist bei solitärem Auftreten an ein pleomorphes Adenom zu denken, dies zeigt jedoch häufig echoreiche Anteile. Palpatorisch erscheint das pleomorphe Adenom typischerweise als indolenter, derber Tumor. Weiter kommt als sonomorphologische Differentialdiagnose ein vergrößerter intraglandulärer Lymphknoten bzw. eine Abszedierung (meist typische Klinik!) in Betracht. Bei multiplen intraglandulären Raumforderungen ist an eine Lymphadenitis parotidea bzw. an multiple intraglanduläre Abszesse zu denken, wobei diese zumeist die typische Entzündungszeichen aufweisen.

In insgesamt 37% zeigte der W.T. ein bilaterales Auftreten, folglich sollten bei Parotistumoren stets beide Ohrspeicheldrüsen sonographisch untersucht werden.

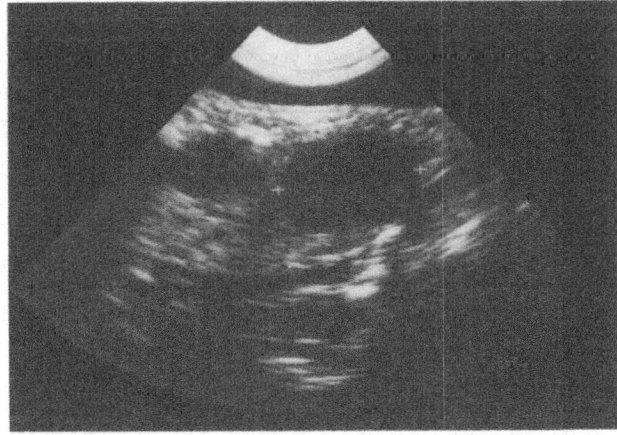

Abb. 1. Das typische Bild von 2 Whartintumoren in der Glandula parotis: 2 ovaläre, scharf begrenzte, echoarme Areale mit teils soliden, teils zystischen Anteilen

Die Häufigkeit der Zweittumore nach Exstirpation eines Zystadenolymphoms beträgt 60%. Kontralaterale Zweittumore waren ebenso häufig wie ipsilaterale Zweittumoren, so daß ein Rezidivieren im eigentlichen Sinn nicht bestehen dürfte. Bei Zustand nach Exstirpation eines Adenolymphoms zeigten sich in 76% klinisch okkulte Zweittumoren, wobei Raumforderungen unter 12 mm Durchmesser der Palpation zumeist entgingen. Bei tiefer intraglandulärer Lage wurden aber auch bis zu 26 mm im Durchmesser haltende Raumforderungen palpatorisch nicht erfaßt.

Zusammenfassend erwies sich die hochauflösende Sonographie als bildgebende Methode der Wahl in der präoperativen Beurteilung von Parotistumoren, wobei aufgrund des häufigen multizentrischen Wachstums des Zystadenolymphom stets beide Ohrspeicheldrüsen untersucht werden sollten. Auch nach Exstirpation eines W.T. ist in einem hohen Prozentsatz mit Zweittumoren zu rechnen, wobei die Sonographie dem palpatorischen Nachweis deutlich überlegen ist.

Literatur

1. Gritzmann N, Türk R, Wittich G, Karnel F, Schurawitzki H, Brunner E (1986) Hochauflösende Sonographie nach Operation von Zystadenolymphomen der Glandula Parotis. RÖFO 145:6
2. Chapnik JS (1983) The controversy of Whartin's Tumors. Laryngoscope 73, 6:675–716

Vergleich der Wertigkeit von CT und Ultraschall zum Staging von Zungen- und Tonsillenkarzinomen

F. Frühwald, N. Gritzmann, B. Schwaighofer, F. Kainberger und F. Karnel

Wie im letzten Jahr gezeigt werden konnte, ist die Sonographie zum Staging von Tumoren im Bereich von Mundboden und Tonsillen hervorragend geeignet. Was bisher nicht ausreichend belegt war, ist der Vergleich mit anderen bildgebenden Verfahren – insbesonders mit der CT als der besteingeführten Methode. Um nun den Stellenwert der Sonographie beim Staging von Zungen- und Tonsillenkarzinomen in Gegenüberstellung zur CT zu definieren, wurden die Untersuchungen von 46 Patienten in eine Studie einbezogen.

Material und Methoden

46 Patienten (9 weiblich, 35 männlich) mit Zungen- und Tonsillenkarzinomen bzw. -rezidiven wurden innerhalb eines Zeitraumes von maximal 4 Wochen einer CT und einer sonographischen Untersuchung des Oro- und Hypopharynx unterzogen. In diesem Zeitraum erfolgte auch die Verifikation (in 26 Fällen durch Operation, in 20 Fällen durch sehr ausgedehnte Biopsien).

Die Sonographien wurden mit einem handelsüblichen Hochfrequenzgerät durchgeführt, wobei mechanische Sektorköpfe mit einer Frequenz von 5- bzw. 7,5 MHz zum Einsatz kamen. In einigen Fällen wurde ein 5-MHz-Annular-array verwendet. Zusätzlich wurde in der überwiegenden Mehrzahl der Fälle ein echofreier Silikonblock als Vorlaufstrecke zur Absorbtion der Nahfeldartefakte eingesetzt.

Die Computertomographien wurden an einem Gerät der 3. Generation mit einer Bildmatrix von 512×512 durchgeführt. In der Regel wurde eine koronale Serie ohne KM und eine Serie in axialer Schnittführung mit KM angefertigt. Die Untersuchungen waren oft nicht in idealer Weise durchzuführen, da die Patienten mit Oropharynxmalignomen meistens (auch schmerzbedingt) unruhig sind. Außerdem tragen viele der Patienten (besonders bei der Rezidivsuche) Kanülen. Dadurch können sie nur schlecht so liegen, wie das für eine koronale Schichtung erforderlich wäre.

Die klinische, sonographische und computertomographische Untersuchung hatten 12 Kriterien zu erfassen: Infiltration der Zunge, Beteiligung des ventralen, mittleren oder dorsalen Drittels der Zunge, Tumorinfiltration über die Zungenmitte, Beteiligung von Pharynxseitenwand, Pharynxhinterwand, Mundboden und Gaumen, Osteodestruktionen und Infiltration an die Schädelbasis.

Die Aussagen der verschiedenen Untersuchungsmethoden wurden dem Ergebnis der Verifikation gegenübergestellt und untereinander verglichen.

Ultraschalldiagnostik 86
Herausgegeben von M. Hansmann u. a.
© Springer-Verlag

Ergebnisse

Die beurteilten Kriterien waren mit verschiedener Häufigkeit nachweisbar (Tabelle 1).

Die Sonographie war am besten geeignet, die Zunge und den Mundboden zu beurteilen, insbesondere die Beteiligung der verschiedenen Zungendrittel wurde nahezu immer richtig beurteilt. Auch die Beteiligung der Pharynxseitenwand wurde immer richtig beurteilt (Tabelle 2).

Die Computertomographie konnte in optimaler Weise die Situation am Larynx, an der Pharynxhinterwand und am Gaumen beurteilen, was sich allerdings mit der klinischen Untersuchung deckte. Darüber hinaus konnten computertomographisch Osteodestruktionen und eine Tumorinfiltration im parapharyngealen Raum bis an die Schädelbasis nachgewiesen werden (Tabellen 3 und 4).

Diskussion

Zum Staging von Oropharynxkarzinomen müssen bildgebende Verfahren neben der klinischen Untersuchung eingesetzt werden, da die alleinige Palpation zur Erfassung aller relevanten Tumorparameter nicht ausreicht [1–4].

Die klinische Untersuchung und besonders die Palpation ist aber wegen oftmals eingeschränkter Mundöffnung oder schmerzbedingter Abwehr nur bedingt anwendbar, im indurierten, vernarbten Gebiet nach Radiatio völlig insuffizient.

Von besonderer Bedeutung bei den Oropharynxtumoren ist ihre Tendenz, bei relativ kleiner Läsion des Mukosa umfangreiche submuköse Infiltrationen mit großen Tumorknoten in der Tiefe auszubilden.

Die einzelnen Kompartments des Oro- und Hypopharynx sind darüber hinaus voneinander nur durch sehr lockeres Bindegewebe getrennt, so daß ein Übergreifen einer malignen oder auch entzündlichen Infiltration von der Zunge auf den Mundboden oder auf die seitliche Pharynxwand und von dort entlang des parapharyngealen Raumes bis an die Schädelbasis leicht möglich ist.

Die im Rahmen unserer Studie geprüften Verfahren US und CT eignen sich für jeweils verschiedene Kriterien und ergänzen sich daher in idealer Weise.

Sonographisch ist eine Infiltration des Zungenmuskels selbst sehr einfach nachweisbar, da hohe Impedanzunterschiede zwischen Muskel und Tumor bestehen. Abgesehen davon ist eine Überschreitung der Mittellinie problemlos zu evaluieren. Die Involvierung einzelner Drittel ist ebenfalls leicht zu bestimmen, da mit Hilfe sagittaler Schnitte die Zuordnung leicht gelingt. Ebenfalls gut zu erkennen sind auf koronalen und sagittalen Schichten eine Mundbodeninfiltration und eine Beteiligung der Pharynxseitenwand.

Computertomographisch sind Gaumeninfiltration, Beteiligung der Pharynxhinterwand, des Gaumens und des parapharyngealen Raumes bis zur Schädelbasis besser darstellbar.

Die Kriterien, in denen die CT der Sonographie überlegen ist, wurden im Rahmen unserer Studie selten beobachtet (Tabelle 1); außerdem werden Gaumeninfiltration, Pharynxhinterwand- und Larynxbeteiligung klinisch sicher erkannt. Osteodestruktionen sind zumeist von Röntgenaufnahmen her bereits bekannt, so

Tabelle 1. Nachweishäufigkeit relevanter Tumorkriterien

Pathologie	OP		CT				US				KLIN			
	TP	TN	TP	FP	TN	FN	TP	FP	TN	FN	TP	FP	TN	FN
Zungeninf.	37	9	32	0	9	5	36	0	9	1	33	0	4	1
Ventr. Drittel	6	40	4	1	39	2	6	0	40	0	6	1	39	0
Mittl. Drittel	20	26	18	1	25	2	19	0	26	1	18	0	26	2
Dors. Drittel	26	20	23	2	18	3	26	0	20	0	24	0	20	2
Über Mitte	23	23	14	1	22	9	23	0	23	0	10	1	22	13
Phar. SW	30	16	28	1	15	2	30	0	16	0	27	0	16	3
Mundboden	10	36	7	1	33	3	10	0	36	0	4	0	30	6
Larynxinf.	2	44	2	0	44	0	2	0	44	0	2	0	44	0
Phar. HW	2	44	2	0	44	0	0	0	44	2	2	0	44	0
Gaumeninf.	2	44	2	0	44	0	0	0	44	2	2	0	44	0
Osteodestr.	4	42	4	0	42	0	3	0	42	1	3	0	42	1
Schädelbasis Inf.	2	44	3	0	43	0	0	0	43	3	0	0	43	3

Tabelle 2. Statistik US

Pathologie	Spez.	Sens.	PVNT	PVPT	Accuracy
Zungeninf.	1	0,97	0,90	1	0,97
Ventr. Drittel	1	1	1	1	1
Mittl. Drittel	1	0,95	0,96	1	0,97
Dors. Drittel	1	1	1	1	1
Über Mitte	1	1	1	1	1
Phar. SW	1	1	1	1	1
Mundboden	1	1	1	1	1
Larynxinf.	1	1	1	1	1
Phar. HW	1	1	0,95	0	0,95
Gaumeninf.	1	0	0,95	0	0,95
Osteodestr.	1	0,75	0,97	1	0,97
Schädelbasis-Inf.	1	0	0,93	0	0,93
Total	1	0,92	0,66	1	0,93

Tabelle 3. Statistik CT

Pathologie	Spez.	Sens.	PVNT	PVPT	Accuracy
Zungeninf.	1	0,86	0,64	0,93	0,89
Ventr. Drittel	0,97	0,66	0,95	0,80	0,93
Mittl. Drittel	0,96	0,90	0,92	0,94	0,93
Dors. Drittel	0,90	0,88	0,85	0,92	0,89
Über Mitte	0,95	0,60	0,70	0,93	0,78
Phar. SW	0,93	0,93	0,88	0,96	0,93
Mundboden	0,97	0,70	0,91	0,87	0,89
Larynxinf.	1	1	1	1	1
Phar. HW	1	1	1	1	1
Gaumeninf.	1	1	1	1	1
Osteodestr.	1	1	1	1	1
Schädelbasis-Inf.	1	1	1	1	1
Total	0,83	0,80	0,38	0,93	0,80

Tabelle 4. Statistik Klinik

Pathologie	Spez.	Sens.	PVNT	PVPT	Accuracy
Zungeninf.	1	0,89	0,69	1	0,89
Ventr. Drittel	0,97	1	1	0,85	0,97
Mittl. Drittel	1	0,90	0,92	1	0,95
Dors. Drittel	1	0,92	0,90	1	0,95
Über Mitte	0,95	0,43	0,62	0,90	0,69
Phar. SW	1	0,90	0,75	1	0,93
Mundboden	1	0,40	0,83	1	0,95
Larynxinf.	1	1	1	1	1
Phar. HW	1	1	1	1	1
Gaumeninf.	1	1	1	1	1
Osteodestr.	1	0,75	0,97	1	0,97
Schädelbasisinf.	1	0	0,93	0	0,93
Total	1	0,85	0,50	1	0,86

daß der Nachweis einer eventuellen Schädelbasisinfiltration die wesentlichste Aufgabe der CT darstellt.

Die Sonographie kann außerdem im Gegensatz zur CT sehr sicher Narbe von Rezidiv differenzieren.

Wir empfehlen, bei Tumoren bis T3 (auf die Zunge beschränkte Tumoren) nur noch die Sonographie einzusetzen, bei Tumoren die eine Pharynxwandbeteiligung zeigen bzw. vermuten lassen, zur besseren Beurteilung der Situation im parapharyngealen Raum, eine ergänzende Computertomographie.

Literatur

1. Frühwald F, Neuhold A, Seidl G, Pavelka R, Zrunek M, Mailath G (1985) Staging and therapy control of tongue tumors by US examination. Radiology, November 1985, Vol 157 (P) Spezial Edition. RSNA
2. Frühwald F, Schmid AP, Neuhold A, Schwaighofer B (1986) Real-time-Sonographie zur Verlaufskontrolle von Zungenmalignomen während und nach Radiatio. Tumordiagnostik & Therapie 7:150–154
3. Frühwald F, Salomonowitz E (1986) US-guided biopsy of tongue lesions. Sem Interv Radiol 3:4
4. Frühwald F, Salomonowitz E, Gritzmann N, Neuhold A, Schwaighofer B, Karnel F (1986) Respective roles of CT and US in staging of tongue cancer. Radiology, November 1986, Vol 161 (P), Spezial Edition. RSNA

Sonoanatomie der mimischen Muskulatur und Vergleich des Darstellungsumfanges mit CT und UR

F. Frühwald, B. Balogh, W. Millesi, L. Wicke, A. Neuhold und B. Schwaighofer

Die Darstellung der mimischen Muskulatur mit bildgebenden Verfahren ist möglich. Diese Möglichkeit wurde bisher aber diagnostisch nicht genützt. Während sowohl CT als auch MR nur definierte Ebenen abzubilden in der Lage sind, die dem normalen Verlauf der einzelnen mimischen Muskeln zumeist nicht entsprechen, kann die hochauflösende Sonographie ebenfalls Muskeln im Gesicht abbilden, die Ebene des Schallstrahles aber im Real-time-Verfahren der Verlaufsrichtung der Muskeln anpassen. So können erstmals klinisch relevante Aussagen über einzelne Muskeln getroffen werden. Basis jeglicher Auswertung zu diagnostischen Zwecken sind anatomische Grundlagen, die im folgenden beschrieben werden sollen.

Material und Methoden

Die Untersuchungen wurden mit einem mechanischen Real-time-Hochfrequenzschallkopf mit 10 MHz durchgeführt. 15 freiwillige Probanden wurden untersucht.

Der Patient befindet sich für die Untersuchung in Rückenlage. Zwischen Hautoberfläche und Schallkopf wird eine echofreie Vorlaufstrecke von etwa 2,5 cm Durchmesser eingebracht, die die nahfeldartefakte des mechanischen Sektorschallkopfes auffängt. Aus hygienischen Gründen befindet sich zwischen der Vorlaufstrecke und der Haut noch ein steriles Kunststoffvließ. Als Ankoppelungsmedium dient reines Wasser um eine Reizung der Augen-Bindehäute durch Kontaktgel zu vermeiden.

Beginnend an der Stirn bis zum Kinn werden nun alle Muskeln bzw. Muskelgruppen aufgesucht und von Ursprung bis Ansatz dargestellt. Die anatomische Zuordnung der einzelnen Muskeln erfolgte anhand anatomischer Lehrbücher [1–5]. Zusätzlich wurden eigene anatomische Präparate angefertigt (Abb. 1) und die mimische Muskulatur mittels Fotogrammetrie vermessen.

Ergebnisse und Diskussion

Normale Anatomie

Die mimische Muskulatur des Kopfes stammt von der Muskulatur des zweiten Viszeralbogens ab, hat ihre alte Lage am Zungenbein aufgegeben und ist flächenhaft über den Kopf gewandert. Sie umgibt die Öffnungen des Kopfes, beeinflußt

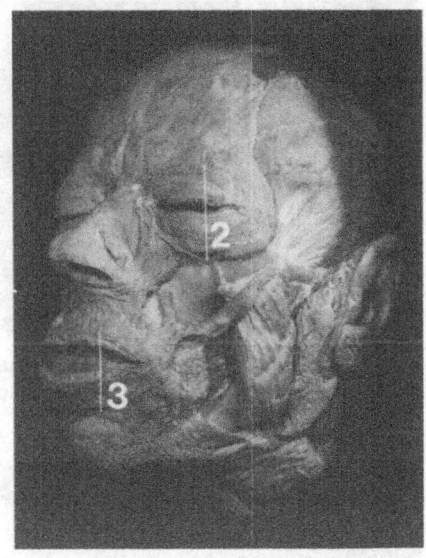

Abb. 1. Anatomisches Präparat der mimischen Muskulatur. *2* –Schnittrichtung der Abb. 2; *3* – Schnittrichtung der Abb. 3

ihre Form und Größe, setzt an der Haut und anderen Weichteilen des Gesichtes an, die sie gegen die Unterlage verschiebt und dadurch den Ausdruck des Gesichtes beeinflußt. Da sie direkt in die Haut einstrahlt, fehlt ihr die Faszie. Versorgt wird die mimische Muskulatur durch den Nervus facialis.

Sonoanatomie

Der sonographische Aspekt der mimischen Muskulatur ist sehr uniform. Die Gesichtsmuskeln stellen sich als schmale, echoarme Platten dar, während der Kontraktion ist eine Dickenzunahme zu beobachten.

Musculus orbicularis oculi (Abb. 2) und Orbicularis oris (Abb. 3) sind ausgezeichnet zu unterscheiden.

An diesen Muskeln ist insbesondere die Funktion gut zu beurteilen: Am Auge ist ein Einrollen der Lider und der Pars palpebrae nach innen bei starker Kontraktion nachweisbar, der M. orbicularis oris kann bei Kontraktion der Lippen sowohl nach außen als auch nach innen aufgerollt werden. Die Muskeln der Stirn und die Levatoren der Oberlippe sind voneinander nicht zu differenzieren, sie bilden eine einheitliche Muskelplatte. Ebenfalls voneinander sonographisch nicht zu unterscheiden sind M. zygomaticus major und minor.

Der M. buccinator und depressor angulis oris sind immer gut zu erkennen, M. depressor labii inferioris und mentalis sind gegeneinander nicht abzugrenzen.

Der M. risorius ist nahezu niemals nachweisbar, da er einen äußerst geringen Durchmesser besitzt und nur aus wenigen Fasern besteht.

Computertomographisch stellen sich die Muskeln im Gesicht als schmale, bandförmige, hyperdense Strukturen im subkutanen Fett zwischen Haut und knöchernem Schädel dar. Die Schnittführung ist grundsätzlich axial und koronal möglich, sinnvoll erscheint allerdings nur die axiale Schnittebene. Die Muskel können nur grob den Funktionsgruppen zugeordnet werden.

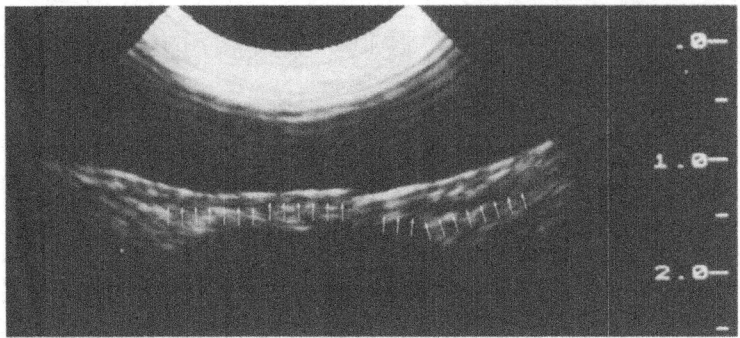

Abb. 2. Sagittalschnitt über dem rechten Auge mit Darstellung der Pars Palpebrae des M. orbicularis oculi des Ober- und Unterlides

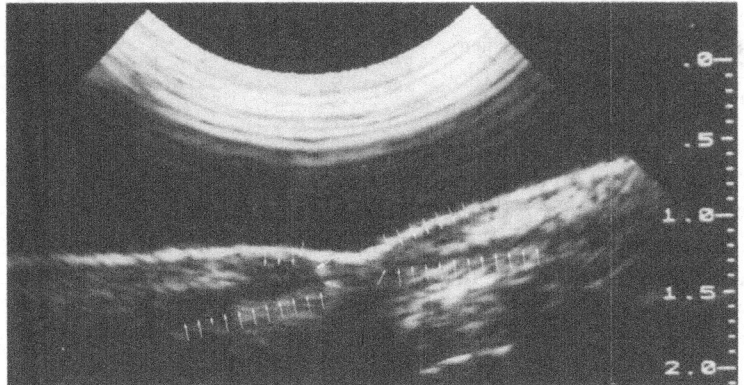

Abb. 3. Sagittalschnitt über dem Mund. M. orbicularis oris der Ober- und Unterlippe

Magnetresonanztomographisch kontrastieren sich die Gesichtsmuskel gegenüber dem hyperintens dargestellten subkutanen Fett ebenfalls sehr gut; sie heben sich als hypointense bandartige Strukturen davon hervorragend ab. Die axialen Schichten sind analog zur CT für eine genaue Beurteilung der einzelnen Muskel nicht ausreichend; es besteht jedoch bei der MRT die Möglichkeit, ergänzend sagittale und oblique Schichten anzuwählen, die dann der Verlaufsrichtung einzelner Muskeln besser entsprechen.

Literatur

1. Gray H (1980) Gray's anatomy. In: Williams PL, Warwick R (ed) 36th edition. Churchill Livingston, Edinburgh London Melburne New York
2. Hafferl A (1969) Lehrbuch der topographischen Anatomie. Springer, Berlin Heidelberg New York
3. Pernkopf E (1980) Atlas der topographischen und angewandten Anatomie des Menschen. In: Ferner H (Hrsg) 2. Aufl. Urban & Schwarzenberg, München Wien Baltimore
4. Thompson JR, Hasso AN (1980) Correlative sectional anatomie of the head and neck. Mosby, St Louis Toronto London
5. Waldeyer A (1975) Anatomie des Menschen, 13. Auflage. De Gruyter, Berlin New York

Klinische Bedeutung der sonographischen Analyse der mimischen Muskulatur

F. Frühwald, W. Millesi, B. Balogh, H. Millesi, N. Gritzmann und R. Stiglbauer

Der Beitrag bildgebender Verfahren zur Diagnostik von fazialen Innervationsstörungen oder Anomalien der Gesichtsmuskeln war bisher bescheiden. Obwohl eine Darstellung der Muskeln mittels CT und MR grundsätzlich möglich ist [1–7], wurde die Anwendung der Methode zur Lösung klinischer Probleme nie beschrieben.

Die klinische Untersuchung ist andererseits nur grob möglich, insbesondere ist die Verlaufsbeurteilung von Innervationsstörungen unter Therapie rein klinisch sehr ungenau.

Mit Hilfe des Elektromyogramms läßt sich die klinische Diagnostik verbessern, die Methode leidet allerdings darunter, daß die Lage der EMG-Sonden nicht kontrolliert werden kann, die Muskeln des Gesichts sind nicht palpabel.

Die Sonographie bietet sich als bildgebende Methode in allen unklaren Fällen an. Im folgenden sollen die Indikationen beschrieben und mit Beispielen belegt werden.

Material und Ergebnisse

Die Untersuchung wurde mit einem handelsüblichen Hochfrequenzsystem mit 10-MHz-Schallköpfen durchgeführt. Da auch bei dieser hohen Frequenz bei mechanisch rotierenden Sektorköpfen das Nahfeld etwa 1 cm weit durch Artefakte gestört ist und die mimischen Muskeln im Normalfall in einer Tiefe von wenigen mm aufgefunden werden, mußte eine echofreie Silikonvorlaufstrecke von etwa 2,5 cm Durchmesser verwendet werden, um die Nahfeldartefakte zu absorbieren.

Zur Untersuchung gelangten 36 Patienten von 4–62 Jahren (davon 12 Kinder unter 14 Jahren). Die Indikationen umfaßten: angeborene Störungen wie kongenitale Fazialislähmungen, Aplasien von mimischen Muskeln und Mißbildungssyndrome mit Einbeziehung der Gesichtsmuskulatur sowie erworbene Störungen wie traumatische Fazialisläsionen, Narbenbildungen im Gesicht, Hämatome, Tumoren und auch entzündliche Raumforderungen.

Die Aufgaben der Sonographie waren sehr unterschiedlich:

Bei 3 Fällen komplexer fazialer Mißbildungen sollten Störungen im Bereich der mimischen Muskulatur nachgewiesen werden, was in einem Fall auch gelang.

Bei Funktionsausfällen einzelner Muskeln war zu erheben, ob die Muskeln fehlten oder vorhanden waren (4 Fälle). In 3 Fällen konnten die fraglichen Mus-

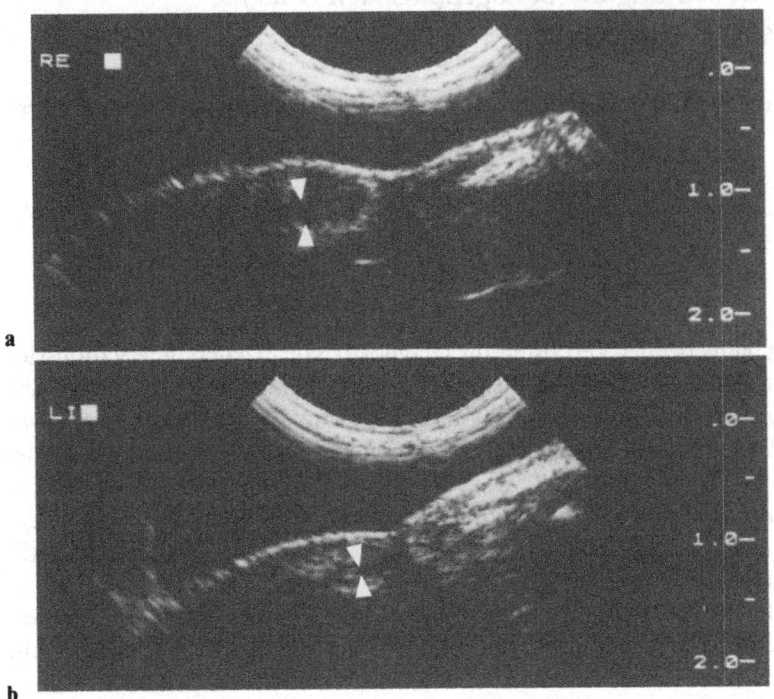

Abb. 1 a, b. Sagittalschnitt über dem Mund bei Lähmung des N. facialis LI seit 1 Jahr. **a** *RE* – gesunde Seite, normaler Durchmesser des M. orbicularis oris; **b** *LI* – gelähmte Seite: der M. orbicularis oris nur als fadendünne, echoarme Struktur in der Lippe nachweisbar

keln nachgewiesen werden (Abb. 1). Bei Fazialislähmungen während physikalischer Therapie war der Heilungsvorgang zu quantifizieren (bei fehlendem Therapieeffekt wurde frühzeitig die Indikation zur Operation gestellt; 9 Fälle). In 6 von 9 Fällen konnte dabei eine Zunahme der Dicke ausgewählter Referenzmuskeln während physikalischer Therapie nachgewiesen werden.

In 2 Fällen war nach frischen Verletzungen im Gesicht ein Muskelabriß nachzuweisen bzw. auszuschließen, in 1 Fall wurde ein Abriß diagnostiziert; beide Fälle wurden operativ verifiziert und waren richtig bewertet worden.

Bei älteren posttraumatischen Zuständen war zwischen Hämatom bzw. Narbe einerseits und Muskelausriß andererseits zu differenzieren (5 Fälle).

Präoperativ sollte in 4 Fällen vor Nerven- oder Muskeltransplantation ein Ausgangsstatus festgelegt werden, um später Therapieverlaufskontrollen durchführen zu können. In 3 Fällen sollten nach Muskeltransfer oder Transplantation die Transplantate morphologisch beurteilt werden; die Muskeltransplantate waren in allen Fällen sonographisch darstellbar.

In diesen 3 Fällen wurde die Sonographie zur exakten, gezielten Insertion einer Elektromyogrammelektrode eingesetzt, um die gefragten Muskeln (in allen Fällen transferierte oder transplantierte Muskelanteile) zu punktieren und die EMG-Elektroden korrekt zu plazieren. In allen 3 Fällen konnte die Aktion erfolgreich durchgeführt werden (Abb. 2).

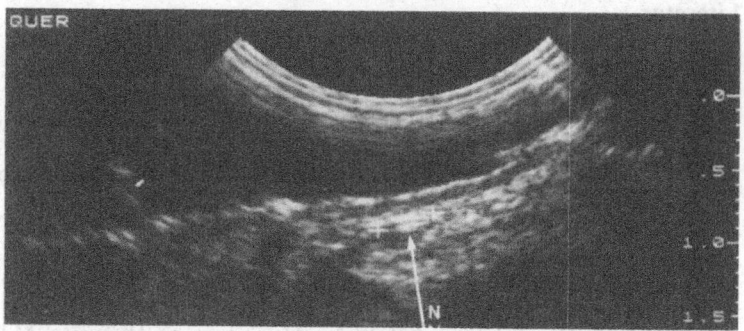

Abb. 2. Patient mit massiver Ptose beider Augenlider. Es besteht ein Zustand nach beidseitigem Transfer eines Anteils des Venter frontalis des M. occipito-frontalis in der Oberlieder, um das Heben der Lider zu ermöglichen. Da die Funktion schlecht war, wurde ein Elektromyogramm vorgenommen, der transferierte Strang konnte jedoch nicht aufgefunden werden. Unter sonographischer Kontrolle konnte die Nadel korrekt in den Muskelstrang plaziert werden und das EMG wurde erfolgreich abgeleitet. (Querschnitt über dem Oberlid: der transferierte Muskelstrang ist als rundliche, echoarme Struktur zu erkennen, die EMG-Elektrode als hyperreflexiver Punkt --- >)

Bei Tumoren oder Abszessen im Bereich des Gesichtes sollte in 3 Fällen die evtl. Involvierung mimischer Muskeln nachgewiesen und deren Ausmaß bestimmt werden (in 2 Fällen) lagen Abszesse vor, in 1 Fall ein Lippenkarzinom).

Diskussion

Die Muskeln des Gesichts sind sonographisch darstellbar, wobei in einigen Fällen (z. B. Levatoren der Oberlippe) die Muskeln nur als Funktionsgruppen erfaßt werden können, die einzelnen Muskelzüge voneinander aber nicht sicher differenzierbar sind. Je kräftiger die Konstitution und je besser ausgebildet die Muskulatur ist, um so besser kann sie sonographisch dargestellt werden.

Diese Voraussetzungen der guten Darstellbarkeit gelten allerdings auch für Computertomographie und Magnetresonanztomographie. Den größten Vorteil der Sonographie gegenüber den konkurierenden bildgebenden Verfahren MR und CT stellt aber die der Situation anpaßbare Schnittführung dar, wodurch die Muskel im Gesamtverlauf aufgefunden werden können. Kosten und Geräteverfügbarkeit sprechen ebenfalls für die Sonographie, ebenso der Verzicht auf ionisierende Strahlung.

Einzelne Muskel können unter Ultraschallsicht auf ihre Funktion geprüft werden – was wesentlich exakter möglich ist, als rein klinisch.

Die Untersuchung ist bei Kindern, die gelegentlich auch kurze Untersuchungen von weniger als 5 min Dauer nicht tolerieren, schwierig, und ebenso ist eine exakte Funktionsprüfung bei sprachlichen Verständigungsschwierigkeiten erschwert.

Die hochauflösende Sonographie scheint für viele Belange der Diagnostik im Bereiche der mimischen Muskulatur ein gut geeignetes und effizientes Verfahren zu sein, genauere statistische Daten müssen allerdings noch in größeren klinischen Studien erarbeitet werden.

Literatur

1. Braun IF, Hoffmann JC (1984) Computed tomographie of the buccomasseteric region: 1. Anatomy. AJNR 5:605–610
2. Braun IF, Hoffmann JC, Reede D, Grist W (1984) Computed tomographie of the buccomasseteric region: 2. Pathology. AJNR 5:611–616
3. Chakeres DW, Kapila A (1984) Normal and pathologic radiographic anatomy of the motor innervation of the face. AJNR 5:591–597
4. Disbro MA, Harnsberger HR, Osborne AG (1985) Peripheral facial nerve dysfunction: CT Evaluation. Radiology 155:659–663
5. Harnsberger HR, Dillon P (1985) Major atrophic patterns in the face and neck: CT Evaluation. Radiology 155:665–670
6. Hesselink JR, New PF, Davis KR, Weber AL, Roberson GH, Tveras JM (1978) Computed tomography of the paranasal sinuses and face: Part I: Normal Anatomy. J Comp Assisted Tomography 2:559–567
7. Hesselink JR, New PF, Davis KR, Weber AL, Roberson GH, Tveras JM (1978) Computed tomography of the paranasal sinuses and face: Part I: Pathological anatomy. J Comp Assisted Tomography 2:568–576

Die Ultraschalldopplersonographie als Hilfsmittel für gefäßgestielte Lappenplastiken in der Mund-Kiefer-Gesichtschirurgie

H. W. Krannich, E. Krüger und K. Krumholz

Zum Ersatz von Weichteilen, die nach Tumorentfernung oder Trauma verlorengegangen sind, spielt der gefäßgestielte myokutane Lappen eine dominierende Rolle.

Das für die Ernährung wichtige Gefäßbündel soll axial in der Lappenmitte verlaufen. Der Lappenstiel kann entsprechend schmal dimensioniert werden und erlaubt sowohl Rotation um 180° als auch Evertierungen um 180°. Das Konzept der axialen Gefäßversorgung bedingt die sofortige Verfügbarkeit des Lappens und erspart zeitraubende Zusatzeingriffe.

Die Kenntnis des Ursprungs sowie des Verlaufs der ernährenden Gefäße ist von entscheidender Bedeutung, weil die Gefahr einer partiellen oder gar totalen Lappennekrose herabgesetzt ist, die individuelle präoperative Planung und der operative Zugangsweg erheblich erleichtert werden und die Operationszeit deutlich verkürzt wird. Zur Darstellung der den Lappen versorgenden Gefäße bedienen wir uns seit 1982 der USD, die auf nichtinvasive Art den Gefäßverlauf präoperativ erkennen läßt und damit eine optimale Lappenplanung ermöglicht (Abb. 1–3).

Bei dem von uns benutzten Gerät dient eine 9-MHz-Sonde zum Erfassen der oberflächlich gelegenen Gefäße, wie z. B. der A. supratrochlearis oder der Endaufzweigungen der Rami pectorales der A. thoracoacromialis. Mit Hilfe einer 5-MHz-Sonde wird ihr Abgang aus der A. subclavia erfaßt. Die gebräuchlichsten Entnahmeareale sind:

Im Berich der Stirn: paramediane Hautlappen mit Unterhautfettgewebe, die von der A. supratrochlearis ernährt werden.

Im Bereich der vorderen Brustwand: Anteile des M. pectoralis major, deren ernährendes Gefäß die A. thoracoacromialis mit ihren pektoralen Ästen ist.

Den Pectoralis-major-Lappen verwenden wir bevorzugt zur Defektdeckung im Gesichts- und Halsbereich und bei kombinierter intra- und extraoraler sowohl zur primären als auch zur sekundären Rekonstruktion [1].

Da die präoperative Verlaufsbestimmung der A. thoracoacromialis und ihrer Äste bei 16 unserer Patienten erhebliche Variationen des Abgangs sowie des weiteren Verlaufes erkennen ließen, führten wir mit Hilfe der USD anatomische Reihenuntersuchungen bei 39 freiwilligen Probanden durch.

Die Dokumentation der auf die Brustwand aufgezeichneten Gefäßverläufe für die Auswertung erfolgte durch das topometrische Verfahren, einer Messung der Orts-Zeit-Veränderungen ausgewählter Körperpunkte, die mit Ultraschallsonden markiert sind [3].

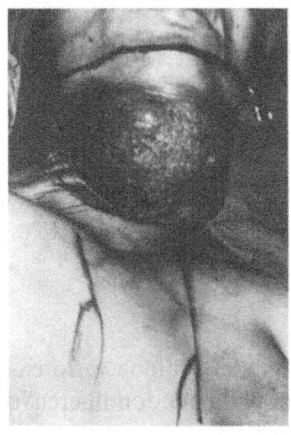 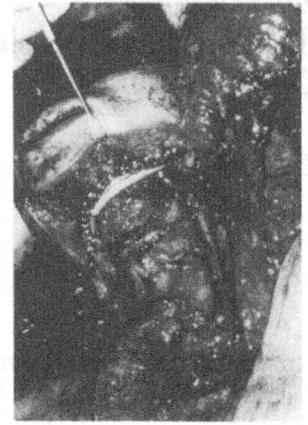 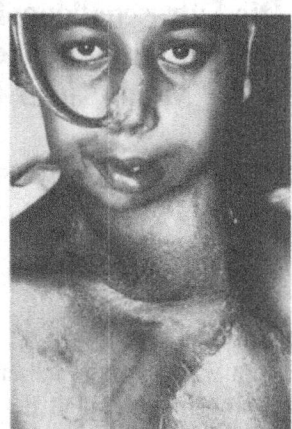

Abb. 1   **Abb. 2**   **Abb. 3**

Abb. 1. Lymphknotenmetastasen eines voroperierten Karzinoms der rechten Parotisdrüse im Kinnbereich. Die dopplersonographisch ermittelten Gefäßverläufe für einen axial versorgten Pectoralis-major-Lappen sind beidseits medial der Mamille dargestellt

Abb. 2. Zustand nach operativer Entfernung des Tumors mit Kinn- und Unterkieferrekonstruktion und Neck-dissection links. Der Unterkiefer ist durch ein primäres Rippentransplantat ersetzt und durch eine Rekonstruktionsplatte fixiert. Das gefäßgestielte Pectoralis-major-Transplatat ist angehoben

Abb. 3. Die Patientin nach der Abheilung. Die Durchblutung war ungestört, das gefäßgestielte Transplantat reizlos eingeheilt

Der dopplersonographisch ermittelte Gefäßverlauf wurde dann mit einem Ultraschallsender abgefahren und vom Computer ausgedruckt:

In 17% der Fälle stellten sich bereits im Bereich der Fossa infraclavicularis Ramifikationen dar. Die Arterienäste endeten 148mal lateral, 108mal medial und 34mal auf die Mamille zulaufend.

Das häufigste Bild eines Arterienverlaufs sah so aus: mehr oder weniger senkrechter Verlauf in Richtung Mamille, unter Abgabe von Seitenästen in nach unten spitzem Winkel.

Der Ursprung lag in 58% der Fälle mit einer Bandbreite von 3 cm senkrecht oberhalb der Mamille in der Fossa infraclavicularis, in 5% lateral und in 37% medial.

Mit Hilfe der USD kann in besonders geeigneter Weise das Ziel der modernen Wiederherstellungschirurgie, nämlich die Erreichung eines Zustandes, der dem natürlichen Vorbild möglichst nahe kommt, äußerst risikoarm erreicht werden; durch ihren Einsatz ist die Gefahr einer Durchblutungsstörung erheblich reduziert.

Seit ihrem Einsatz beobachteten wir bei den so vorbereiteten Lappen weder partielle noch komplette Nekrosen [2].

Literatur

1. Krüger E (1985) Lehrbuch der chirurgischen Zahn-, Mund- und Kieferheilkunde. Bd 2. Quintessenz Verlags-GmbH
2. Krüger E, Krumholz K, Hoischen R, Ludwig M (1984) Gefäßdarstellung in myokutanen Lappen durch Doppler-Sonographie. Dtsch Z Mund-Kiefer-Gesichtschir 8:105–108
3. Schumpe G, Hansen M, Syndicus E (1979) Ganguntersuchungen und funktionelle Wirbelsäulenvermessungen mittels eines neu entwickelten Echtzeit-Ultraschall-Topometers (ESKT). In: Morscher E Funktionelle Diagnostik in der Orthopädie. Enke, Stuttgart, S 69–72

Hochauflösende Real-time-Sonographie beim malignen Melanom

B. Schwaighofer, H. Pohl-Markl, F. Frühwald, P. Hübsch und E. M. Kokoschka

Einleitung

Die hochauflösende Real-time-Sonographie ermöglicht auf nichtinvasive Weise eine morphologische Darstellung von Kutis und Subkutis [2]. Die Invasionstiefe eines Hauttumors ist von wichtiger prognostischer Bedeutung. Es ist daher naheliegend, die Sonographie zur präoperativen Vermessung von Hauttumoren einzusetzen, um auf diese Weise die Operationsstrategie genau planen zu können [1].

Material und Methode

21 Patienten (13 männliche, 8 weibliche, Durchschnittsalter 38 Jahre) mit malignen Melanomen wurden präoperativ sonographisch untersucht. Der Schallkopf wurde über einen Silikonblock an der Haut angekoppelt und die max. Tumordikke vermessen.

Die Untersuchung wurde mit einem mechanischen 10-MHz-Sektorschallkopf durchgeführt.

Postoperativ wurde der Tumor histometrisch vermessen, wobei diese Werte mit den sonographisch ermittelten Infiltrationstiefen korreliert wurden.

Ergebnisse

Superficial spreading melanoma (SSM) kommen als echoreiches, ganz oberflächlich gelegenes Band zur Darstellung und wurden bei 11 Patienten nachgewiesen (Abb. 1). In allen Fällen zeigte sich eine gute Korrelation zwischen Ultraschall und histometrisch ermittelten Werten, wobei die Ultraschallmessung meist gering über der Histometriemessung lag.

Maligne noduläre Melanome (NM) stellen sich als umschriebene Knoten mit echoarmer Struktur dar und wurden bei 10 Patienten nachgewiesen (Abb. 2). Auch hier fand sich eine sehr gute Übereinstimmung zwischen Ultraschall und Histometrie, wobei der histometrische Wert meist knapp unter dem sonographisch ermittelten Wert lag.

Ultraschalldiagnostik 86
Herausgegeben von M. Hansmann u. a.
© Springer-Verlag

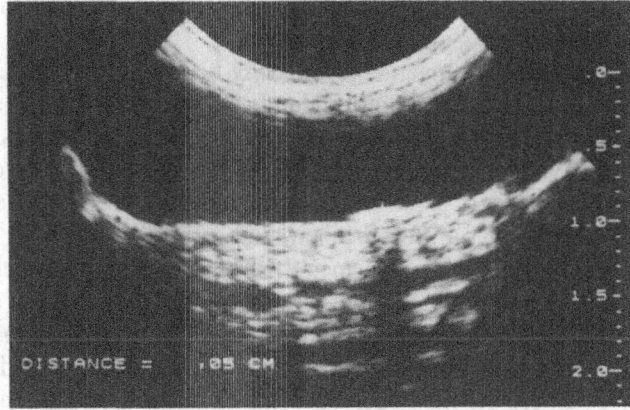

Abb. 1. Superfical spreading melanoma: Echoreiches, ganz oberflächlich gelegenes Band

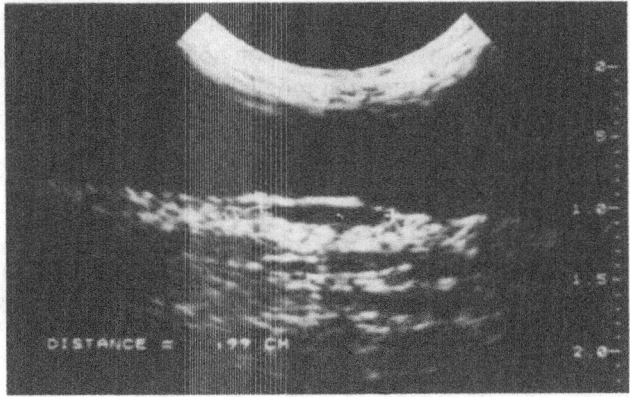

Abb. 2. Noduläres Melanom: Unter dem echoreichen Schalleintrittsband kommt ein echoarmes, scharf begrenztes Tumorareal zur Darstellung

Diskussion

Die Sonographie ist die einzige nichtinvasive Möglichkeit, bereits präoperativ die Tumordicke (als wichtigster prognostischer Parameter) eines malignen Melanoms zu bestimmen. Bis max. 1,5 mm Tumordicke wird lediglich eine großzügige lokale Resektion durchgeführt, über 1,5 mm wird zusätzlich eine prophylaktische Lymphknotendissektion der regionalen Lymphknotenstationen vorgenommen. Aufgrund der präoperativen Messung ist erstmals eine exakte Planung der Operationsstrategie möglich.

Es besteht eine ausgezeichnete Korrelation zwischen Histometriewerten und Ultraschallwerten, obwohl letztere meist gering höher sind. Diese kleine Diskrepanz ist insofern zu erklären, daß das Stratum corneum, das sonographisch nicht differenzierbar ist, histologisch nicht mitgemessen wird. Weiter kann es durch die

Fixation des histologischen Materials in aufsteigenden Alkoholreihen zu einer Schrumpfung bis zu 15% kommen.

Einschränkungen ergeben sichg bei der Sonographie insofern, als sehr oberflächlich gelegene Tumore, deren Durchmesser kleiner als 0,5 mm ist, aufgrund der zu geringen Auflösung des Schallgerätes nicht exakt bestimmt werden können. Weiter ist es schwierig, den elektronischen Meßcursor auch bei max. Bildvergrößerung ganz exakt zu positionieren, so daß ein manuelles Nachmessen der Ultraschallbilder mittels Stechzirkel erforderlich ist.

Aufgrund der echoarmen Struktur des malignen Melanoms ist eine Differenzierung von pigmentierten seborrhoischen Warzen, die eine echoreiche Struktur aufweisen, möglich. Auch Tumorrezidive kommen echoarm zur Darstellung und lassen sich eindeutig von echoreichem Narbengewebe differenzieren. Ein weiterer Vorteil ergibt sich in der Beurteilung der regionalen Lymphknoten. Lymphknotenmetastasen, die palpatorisch oft unzugänglich bleiben, können sonographisch leicht nachgewiesen werden.

Durch die hochauflösende Real-time-Sonographie ist eine exakte Planung des operativen Eingriffs möglich. Aufgrund der echoarmen Struktur ist bei nodulären Melanomen auch eine artdiagnostische Aussage möglich. Weitere Untersuchungen werden zeigen, ob mit Hilfe von höherfrequenten Schallköpfen noch exaktere Aussagen bei Hauttumoren möglich sind.

Literatur

1. Breitbart EW, Rehpenning W (1983) Möglichkeiten und Grenzen der Ultraschalldiagnostik zur In-vivo-Bestimmung der Invasionstiefe des malignen Melanoms. Z Hautkr 58:975–987
2. Rukavina B, Mohar M (1979) An approach of ultrasound diagnostic techniques of the skin and subcutaneous tissue. Dermatologica 158:81–92

Szintigraphie und Sonographie bei der Schilddrüsenautonomie

W. Becker, W. Börner und G. Gruber

Das typische sonographische Bild des autonomen Schilddrüsenadenomes ist der echoarme Herdbefund. Die typische In-vitro-Testkonstellation für die Schilddrüsenautonomie ist die hyperthyreote Stoffwechsellage oder der negative TRH-Test bei noch euthyreoter Stoffwechsellage. Trotzdem ist die Schilddrüsenautonomie eine rein szintigraphische Diagnose.

Wegen der ubiquitären Verbreitung der Sonographie erschien es aber interessant zu prüfen, ob die Schilddrüsenautonomie mit Hilfe der Kombination von In-vitro-Testparametern und Sonographie diagnostiziert werden kann.

Patienten und Methodik

Retrospektiv wurden die Untersuchungsergebnisse von 526 Patienten mit szintigraphisch gesicherter uni- oder multiregionaler Schilddrüsenautonomie ausgewertet (1977–1985).

In-vitro-Testparameter. Bei allen Patienten wurde das Gesamtthyroxin (TT_4), Gesamttriodthyronin (TT_3) und ein Parameter für das freie Thyroxin (FT_4-Index, FT_4-RIA) bestimmt. Der TRH-Test wurde ausnahmslos als i.v.-Test durchgeführt. Ein TSH-Anstieg um mehr als 2,5 mU/l wurde als positiver, um weniger als 2,5 mU/l als negativer TRH-Test interpretiert. Die *Szintigraphie* wurde mit 18–37 MBq Tc-99 m Pertechnetat oder 4 MBq J-123 durchgeführt. Erforderlichenfalls wurde ein Suppressionsszintigramm angefertigt.

Seit 1980 kamen zur *Sonographie* zunächst ein 7,5-MHz-Datason-DB-Compoundgerät (General Electric), dann ein Gerät LC 7000 A (Picker) mit einem 5-MHz-Schallkopf zum Einsatz. Die sonographischen Befunde werteten wir nach dem Vorhandensein von Herdbefunden und deren Echogenität (echoarm, echonormal, echoreich) im Vergleich zum umgebenden Schilddrüsengewebe aus. Zusätzliche liquide Erweichungsherde haben wir registriert. Das Schilddrüsenvolumen errechneten wir nach der von Brunn et al. [1] vorgeschlagenen Formel. Dabei wurden Schilddrüsenvolumina von mehr als 20 ml bei Frauen und von mehr als 25 ml bei Männern als vergrößerte Schilddrüsenvolumina angesehen. Zur Volumenbestimmung von Herdbefunden wurde die Formel einer Kugel zugrundegelegt ($^4/_3 r^3 \pi$). Bei 150 Patienten errechneten wir den Impuls-Dicke-Quotienten nach der von Igl et al. [2] vorgeschlagegen Formel.

Ultraschalldiagnostik 86
Herausgegeben von M. Hansmann u. a.
© Springer-Verlag

Statistik. Neben der Berechnung des Standardfehlers des Mittelwertes (x ± SEM) wurden als Mehrstichprobentests die Varianzanalyse und der Test für multiple Vergleiche von Mittelwerten nach Scheffé, für 2 unverbundene Stichproben der t-Test auf einem Signifikanzniveau von α = 0,01 angewandt.

Ergebnisse

In-vitro-Testparameter. Nach den In-vitro-Testparametern waren 56% der Patienten euthyreot und 44% hyperthyreot. Von den euthyreoten Patienten wiesen 52% einen negativen TRH-Test und 48% einen positiven TRH-Test auf. Mit zunehmendem Alter traten häufige Hyperthyreosen auf (< 50 J.: 33%, > 50 J.: 49%).

Impuls-Dicke-Quotient. Legt man der Berechnung des Impuls-Dicke-Quotienten einen Normalwert von 1,6 [2] zugrunde, so konnten 91% der gesamten Schilddrüsenautonomien richtig klassifiziert werden. 77% der Patienten hatten einen IDQ > 2 [3]. Von 14 Patienten mit kompensierter Schilddrüsenautonomie, bei denen der IDQ berechnet und eine Suppressionsszintigraphie durchgeführt wurde, hatten 5 einen IDQ > 2, bei 6 lag der IDQ zwischen 1,6 und 2 und bei 3 Patienten unter 1,6.

Sonographie. 10% aller Patienten hatten sonographisch ein normal großes Schilddrüsenvolumen. Das Volumen der autonomen Adenome betrug bei Echoarmut 4,3 ml ± 0,4, bei Echonormalität 11,7 ml ± 1,7 und bei echodichter Struktur 13,6 ml ± 2,3. Echonormale und echoreiche Adenome zusammen unterschieden sich signifikant (p < 0,01) von autonomen Adenomen mit echoarmer Binnenstruktur (Abb. 1).

Bei 74% aller sonographisch nachweisbarer Herde im Bereich der Autonomie fand sich ein echoarmer, bei 16% ein echonormaler und bei 10% ein echoreicher Herdbefund (Abb. 2).

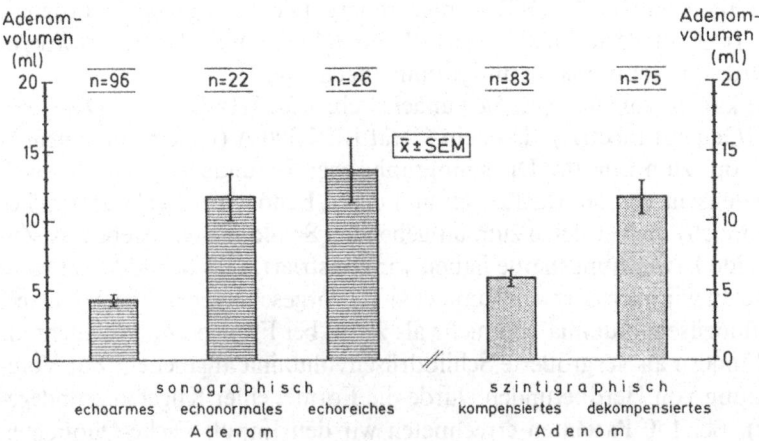

Abb. 1. Zusammenhang des Echomusters und des szintigraphischen Kompensationsgrades mit dem Volumen autonomer Schilddrüsenadenome

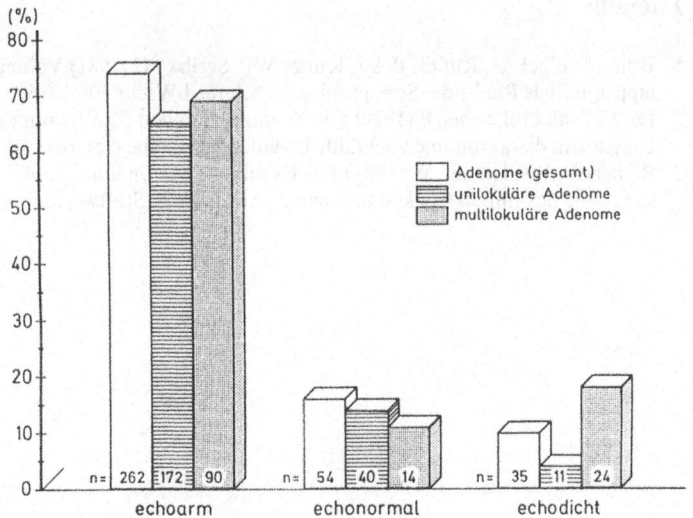

Abb. 2. Verteilung des sonographischen Echomusters bei 351 Patienten mit Schilddrüsenautonomie in Abhängigkeit von uni- bzw. multikulärem Auftreten

Bei 94% von 378 sonographierten Patienten war im Bereich des heißen Knotens ein sonographischer Herdbefund gut abgrenzbar. Betrachtet man nur die Patienten mit diffuser Struma, so waren es 95%. Patienten unter 30 Jahren ließen bei nachweisbarer Autonomie immer einen Herdbefund nachweisen.

Diskussion und Schlußfolgerung

Auch die Kombination von In-vitro-Testparametern und Sonographie ersetzt nicht die Schilddrüsenszintigraphie bei der Diagnostik der Schilddrüsenautonomie, da das Echomuster eines Schilddrüsenherdbefundes nur Hinweise auf die Regressivität von Organveränderungen gibt, nicht jedoch auf das Vorliegen einer Autonomie, auch nicht unter Einbeziehung der Schilddrüsen-in-vitro-Testparameter. Es muß also jeder nachweisbare Herdbefund unabhängig von seiner Echogenität und unabhängig vom Alter szintigraphisch weiter abgeklärt werden. Bei Patienten unter 30 Jahren allerdings spricht ein Sonogramm ohne Herdbefund gegen das Vorliegen einer Schilddrüsenautonomie, nicht dagegen bei Patienten über 30 Jahren. Weder eine normal große noch eine diffus vergrößerte Schilddrüse lassen mit Sicherheit eine Schilddrüsenautonomie ausschließen. Beim szintigraphischen Verdacht auf eine kompensierte Schilddrüsenautonomie sollte neben der Bestimmung des IDQ zur Sicherung der Diagnose immer ein Suppressionsszintigramm angefertigt werden.

Literatur

1. Brunn I, Block U, Ruf G, Bos I, Kunze WP, Scriba PC (1981) Volumetrie der Schilddrüsenlappen mittels Real-time-Sonographie. Dtsch med Wschr 106:1336
2. Igl W, Fink U, Leisner B (1979) Die Kombination von Szintigramm und Sonogramm in der Diagnostik des autonomen Schilddrüsenadenomes. Nuc Compact 10:184
3. Reiners C, Wiedemann W (1983) Die Kombination von Sonographie und Szintigraphie, Bestimmung des Impuls-Dicke-Quotienten. Akt Endokr Stoffwechsel 4:130

Die Sonographie der Halsregion
bei der Verlaufskontrolle des Schilddrüsenkarzinoms

H. Fritzsche, H. Hugl, M. Kargl und P. Weiß

Bei der Verlaufskontrolle von Patienten mit operiertem und radiojodbehandeltem differenziertem Schilddrüsenkarzinom stehen mit der Jod-131-Szintigraphie, der Jod-131-Retentionsmessung und dem Tumormarker Thyreoglobulin (TG) sehr empfindliche diagnostische Parameter zur Verfügung. Von Untersuchungen ist jedoch bekannt, daß die Verabreichung von Jod-131 nicht immer zur Aufdeckung von Rezidiven bzw. Metastasen führt [3], und daß bei Patienten mit mäßig oder deutlich erhöhtem TG-Spiegel im Serum nicht immer Rezidive oder Metastasen nachgewiesen werden können [5].

Die Sonographie der Halsregion mit hochfrequenten Transducern hat in den letzten Jahren zunehmend an Interesse gewonnen und sich bei der Diagnostik krankhafter Prozesse bewährt. Auch bei der operierten Schilddrüse kann diese Methode mit Erfolg eingesetzt werden [2, 4].

Es erschien uns deshalb sinnvoll, die Sonographie der Halsregion auch bei Patienten mit operiertem und radiojodbehandeltem Schilddrüsenkarzinom einzusetzen und den Informationsgehalt dieser Methode bei der Verlaufskontrolle zu prüfen.

Patientengut, Material und Methoden

Zur Auswertung gelangten die Ergebnisse von 46 Patienten (7 Männer, 39 Frauen) im Alter von 28 bis 80 Jahren ($\tilde{x}$ 53 Jahre). Alle Patienten wurden bis auf einen minimalen Kapselrest beidseits thyreoidektomiert und erhielten anschließend ein- oder mehrmalig Jod-131 in einer Dosierung von insgesamt 50–800 mCi ($\tilde{x}$ 120), die letzte Therapie lag 2 bis 96 Monate ($\tilde{x}$ 20) zurück. Histologisch fand sich bei 17 Patienten ein papilläres, bei 29 Patienten ein follikuläres Schilddrüsenkarzinom. Die Jod-131-Szintigraphie wurde 72 Stunden nach Gabe von 3 mCi Jod-131 durchgeführt.

Das TG im Serum wurde mit dem RIA der Firma Henning (untere Nachweisgrenze 5 ng/ml) bestimmt und nur Werte mit einer Wiederfindung von ± 30% herangezogen.

Die Sonographie erfolgte mit dem Gerät Diasonics DRF 1, 6.0 MHz, Transducer mit Wasservorlauf. Die Volumsbestimmung erfolgte nach Brunn et al. [1] und Fritzsche [2].

Ultraschalldiagnostik 86
Herausgegeben von M. Hansmann u. a.
© Springer-Verlag

Ergebnisse

Bei 21 von 46 Patienten konnten im Halsbereich keine auffälligen sonographischen Strukturen nachgewiesen werden (Tabelle 1). Auch die Jod-131-Szintigraphie war bei diesen Patienten negativ. Bei 12 Patienten war das TG im Serum sowohl ohne als auch unter laufender suppressiver Hormontherapie nicht meßbar. Bei 9 Patienten konnte jedoch TG nachgewiesen werden.

Bei 20 Patienten wurden ein- oder beidseitig der Trachea sonographisch Parenchymstrukturen erfaßt (Tabelle 2). Bei 12 Patienten zeigte sich ein Parenchymvolumen von 0,5–5,8 ml ($\tilde{x}$ 2,3 ml), jedoch fand sich im Jod-131-Szintigramm keine Speicherung und das TG im Serum war nicht meßbar. Bei 8 Patienten fand sich ein Parenchymvolumen von 0,5–3,4 ml ($\tilde{x}$ 1,3 ml). Ebenso war im Jod-131-Szintigramm keine Speicherung nachzuweisen, jedoch waren mäßig erhöhte TG-Spiegel im Serum meßbar. Die bei diesen Patienten durchgeführten Feinnadel-

Tabelle 1. Patienten ohne sonographisch nachweisbare Reste bzw. Rezidive

Patienten n	Alter $\tilde{x}$	Dosis J-131 $\tilde{x}$	Monate seit Therapie $\tilde{x}$	J-131-Scan	TG ng/ml, $\tilde{x}$ mit/ohne Therapie
12	49,5	100 mCi	46,5	neg.	< 5/<5
9	60,0	150 mCi	11,0	neg.	15/23

Tabelle 2. Patienten mit sonographisch nachweisbaren Resten ohne sicheren Hinweis auf Malignität

Patienten n	Alter $\tilde{x}$	Dosis J-131 $\tilde{x}$	Monate seit Therapie $\tilde{x}$	J-131-Scan	Tg ng/ml, $\tilde{x}$ Therapie	Vol. (ml) mit/ohne Bereich
12	45.0	120 mCi	27	neg.	<5/<5	2.3 (0.5–5.8)
8	64.0	175 mCi	8	neg.	<5/16	1.3 (0.5–3.4)

Tabelle 3. Patienten mit sonographisch nachweisbaren Rezidiven mit Hinweis auf Malignität und mit Metastasen (+)

Patienten	Alter	Histol.	Dosis mCi J-131	Monate seit L.-Therapie	J-131 Scan	T_L-201 Scan	TG ng/ml mit/ohne Therapie	Rest-vol. (ml)	Fein-nadel-punktion
S.A.,W	67	F	500	5	pos.	pos.	>400/400+	3,9	pos.
B.E.,W	66	F	300	5	neg.	pos.	161/225+	2.3	pos.
H.O.,W	80	P	400	12	neg.	pos.	>400/400+	17,4	pos.
G.E.,W	73	F	150	41	neg.	pos.	9/25	0,6	neg.
B.J.,W	71	F	470	42	neg.	pos.	5/10.5	2.9	neg.

punktionen waren zum Teil erfolglos bzw. zeigten sie keinen Hinweis auf Malignität.

Bei 5 weiteren Patienten (Tabelle 3) fanden sich Parenchymstrukturen von 0,6–17,4 ml, die mit Jod-131-Szintigraphie, Thalliumszintigraphie oder Feinnadelpunktion als malignes Gewebe identifiziert werden konnten.

Diskussion

Der sonographische Nachweis von Resten bzw. Rezidiven bei operierten und radiojodbehandelten Patienten mit differenziertem Schilddrüsenkarzinom wird insofern erleichtert, da diese Strukturen ein- oder beidseits der Trachea gefunden werden können, während nicht tastbare lokoregionäre Lymphknoten außerordentlich schwierig darzustellen sind.

Bei 12 von 21 Patienten ohne Nachweis von Parenchymstrukturen beidseits der Trachea zeigte sich eine Übereinstimmung der fehlenden Jod-131-Speicherung und dem nicht meßbaren TG im Serum. Bei weiteren 9 Patienten konnte TG im Serum gemessen werden. Diese sind möglicherweise jenen Patienten zuzuordnen, die nach Stumpf et al. [6] erst nach vielen Jahren eine Metastasierung zeigen.

Bei 25 der insgesamt 46 Patienten (54%) war es möglich, ein- oder beidseits der Trachea Parenchymstrukturen zu erfassen. Es ist jedoch nicht möglich, mit der Sonographie eine Aussage im Hinblick auf Malignität zu treffen. Dies zeigen vor allem jene 12 Patienten, bei denen zwar Parenchymstrukturen nachgewiesen werden konnten, die jedoch keine Jod-131-Speicherung bzw. kein Serum-TG zeigten. Offenbar handelt es sich hier um Kapselreste. Bei weiteren 8 Patienten war das Jod-131-Szintigramm zwar negativ, jedoch TG im Serum meßbar. Diese sonographisch nachweisbaren Strukturen entsprechen entweder benignem oder malignem Schilddrüsengewebe, das keine Jod-131-Speicherung, zumindest bei einer Testdosis von 3 mCi, zeigt. Nur bei 5 Patienten war es möglich, sonographisch nachweisbare Parenchymstruktur als malignes Restgewebe bzw. Rezidive zu identifizieren.

Mit der Sonographie der Halsregion können beim operierten und radiojodbehandelten Patienten mit differenziertem Schilddrüsenkarzinom in der Mehrzahl Parenchymstrukturen nachgewiesen werden. Diese könnten bei jenen Patienten mit negativer Jod-131-Szintigraphie als Erklärung für meßbares TG im Serum herangezogen werden. Eine Aussage über die Dignität der nachweisbaren Strukturen ist mit der Sonographie nicht möglich, dazu müssen neben Jod-131-Szintigraphie und TG-Messung andere diagnostische Maßnahmen, wie Thalliumszintigraphie und Feinnadelbiopsie, einbezogen werden.

Literatur

1. Brunn J, Block U, Ruf G, Bos I, Kunze WP, Scriba PC (1981) Volumetrie der Schilddrüsenlappen mittels Real-time-Sonographie. Dtsch Med Wschr 106:1338–1330
2. Fritzsche H (1986) Die resezierte Struma: Diagnose, Rezidivprophylaxe, Therapie. Acta Med Austriaca 13:Suppl Nr 34

3. Hüfner M, Stumpf HP, Hermann HJ, Kimming B (1983) Diagnostischer Wert des 131-J-Ganzkörperszintigramms in der Nachsorge des differenzierten Schilddrüsencarzinoms. Dtsch Med Wschr 108:1234–1238
4. Otto RC, Schnaars P (1986) Ultraschalldiagnostik 85. Thieme, Stuttgart New York p. 531–534
5. Schatz H, Grebe S, Mäser E, Teuber J, Horn W, Schröder O, Schatz C (1982) Serum-Thyreoglobulinspiegel als Tumormarker bei Schilddrüsencarzinom. Klin Wschr 60:457–464
6. Stumpf HP, Hüfner M, Hermann HJ, Kimming B (1984) Langzeitbeobachtung bei 15 Patienten mit differenziertem Schilddrüsencarzinom und unklar erhöhten Plasmathyreoglobulinspiegeln (TG). Klin Wschr 62:417–422

Zur Problematik des kompensierten autonomen Knotens bei unauffälligem TRH-Test

U. Braun, E. Habsburg, K. Stellamor und A. Kroiss

In der Schilddrüsenambulanz der Rudolfstiftung Wien werden jährlich ca. 6000 Patienten betreut, von denen ca. 55% ambulant abgeklärt werden. Patienten mit der Diagnose Struma, Thyreoiditis und Autonomie werden zusätzlich zu den In-vitro- und In-vivo-Testen routinemäßig sonographiert. Bei Patienten mit der Fragestellung „Ausschluß einer Autonomie" werden der T3-, T4- und der TRH-Test zur Diagnose herangezogen, seit ca. 2 Jahren unter Hinzuziehen auch sonographischer Kriterien.

Anhand zweier Fälle möchte ich Ihnen demonstrieren, daß bei bereits ausgeprägter Autonomie die In-vitro-Diagnostik versagen kann.

Fall 1: 62jährige Patientin, Durchuntersuchung wegen schwankenden Blutdrucks. T3: 1,03 ng/ml – T4: 9,6 ng/100 ml, TSH Basalwert: 0,75 µIE/ml, 25 min nach Gabe von TRH: 6,52 µIE/ml.

Fall 2: 63jährige Patientin. Durchuntersuchung wegen steigender Nervosität. T3: 0,97 ng/ml – T4: 7,17 ng/100 ml, TSH Basalwert: 0,56 µIE/ml, 25 min nach TRH-Stimulation: 4,74 µIE/ml.

Die Schilddrüse ist bei beiden Patientinnen normal ausgebildet und von unauffälliger Echostruktur. Der szintigraphisch speichernde Bezirk entspricht einem scharf begrenzten, fast zystoid anmutenden, echoarmen, solitären Knoten.

Beide Patientinnen weisen ein hoch pathologisches Szintigramm und Sonogramm auf, während die In-vitro-Teste im Normbereich liegen.

Aus unserer Sicht handelt es sich in beiden Fällen um ein bereits in Dekompensation begriffenes, noch euthyreotes, autonomes Adenom. Das extranoduläre Schilddrüsengewebe ist sonographisch unauffällig.

Wie aus mehreren Studien hervorgeht, kommt es bei kompensierten autonomen Adenomen mit dem sogenannten kritischen Volumen nach Gabe von jodhaltigen Medikamenten oder Kontrastmitteln infolge anhaltender Jodidfreisetzung sehr häufig zur Dekompensation. Diese kann sich bis zur thyreotoxischen Krise steigern. Besonders gefährdet sind Strumapatienten in Jodmangelgebieten. Ältere Knotenstrumen neigen zur Bildung von disseminierten follikulären und adenomatösen autonomen Schilddrüsengewebe [4, 5, 6, 7, 8, 10].

Um diesem Problem Herr zu werden, haben einige Autoren sogar einen Maßnahmenkatalog erarbeitet, der diese Patienten vor einer derartigen Jodexposition schützen soll. Am Anfang eines solchen Kataloges sollte unserer Meinung nach der Ausschluß eventuell vorhandenen autonomen Schilddrüsengewebes stehen.

Das aus diesem Grund lange Jahre hindurch angefertigte Tc-Suppressions-szintigramm der Schilddrüse wurde in Österreich und der BRD nach Einführung des TRH-Tests und der Sonographie teilweise verlassen [3, 9].

Der TRH-Test spiegelt nur die derzeitige periphere Stoffwechselsituation – nämlich enthyreot/hyperthyreot wieder, ohne aber Auskunft über vorhandenes kompensiertes autonomes Gewebe zu geben [1, 2].

Die Sonographie kann ebenfalls nur einen begrenzten Beitrag zur Auffindung autonomer Bezirke leisten. Autonomes Gewebe besitzt nicht immer ein echoar-mes Reflexmuster, wie anfangs vermutet. Es kann in manchen Fällen echoreich oder sogar zystisch imponieren. Der Untersucher ist also bei der Suche nach sol-chen Gebieten fast ausschließlich auf Übereinstimmung der Sonomorphologie mit szintigraphischem Speichermuster angewiesen. Trotzdem versagt die Metho-de wie auch die In-vitro-Technik, wenn noch keine Suppression des extranodulä-ren Schilddrüsengewebes statgefunden hat. Es ist zu bezweifeln, daß in der Kno-tenstruma 2. oder 3. Grades mit ausreichender Sicherheit eine disseminierte Au-tonomie sonographisch ausgeschlossen werden kann.

Das Suppressionsszintigramm ist unserer Meinung nach verlassen worden, ohne daß eine adäquate andere Methode es ersetzt hätte. Unsere Fallbeispiele werfen die Frage auf, ob auf das Suppressionsszintigramm zum Ausschluß einer kompensierten Autonomie verzichtet werden kann.

Literatur

1. Börner W (1976) Bewährte und neue Methoden bei der Diagnostik der Hyperthyreose und des autonomen Adenoms. Med Welt 27:16
2. Emrich D, Bähre M (1978) Autonomy in euthyroid goitre: maladaptation to iodine deficiency. Clin Endocrinol 8:257
3. Hesch R-D (1984) Diagnostisches Vorgehen bei Verdacht auf Funktionsstörungen der Schilddrüse. Klin Wochenschr 62:1059
4. Hesch R-D (1981) Schilddrüsenfunktion im Alter. Dtsch med Wschr 10:315
5. Herrmann J, Krüskemper HL (1978) Gefährdung von Patienten mit latenter und manifester Hyperthyreose durch jodhaltige Röntgenkontrastmittel und Medikamente. Dtsch med Wschr 103:1434
6. Joseph K, Mahlstedt J (1980) Früherkennung potentieller Hyperthyreosen im Struma-Ende-miegebiet. Dtsch med Wschr 105:1113
7. Kroiss A (1983) Schilddrüsenerkrankungen im Alter. Öst Ärzteztg 38:775
8. Mahlstedt J, Joseph K (1973) Dekompensation autonomer Adenome der Schilddrüse nach prolongierter Jodzufuhr. Dtsch med Wschr 98:1748
9. Mann W, Die Sonographie des Halses. Thieme, Stuttgart
10. Steidle B, Grehn S, Seif FJ (1979) Jodinduzierte Hyperthyreosen durch Kontrastmittel. Dtsch med Wschr 104:1435

Der Wert der Sonographie für die Schilddrüsenchirurgie

W. Thaler

Einleitung

In der präoperativen Schilddrüsendiagnostik hat die Sonographie mittlerweile einen festen Platz. Meine bisherige Erfahrung mit Kollegen an verschiedenen Krankenhäusern hat den Eindruck erweckt, daß der Chirurg die Sonographie nicht gebührend anerkennt bzw. bei der Operationsstrategie kaum berücksichtigt. Das hat mich veranlaßt, die Strumapatienten präoperativ selbst zu sonographieren.

Patientengut und Methode

40 Patienten wurden vor der Operation einer Ultraschalluntersuchung unterzogen. Das Sonogramm wurde mit dem Szintigramm und dem intraoperativen Situs bzw. dem Resektionspräparat verglichen. Auch das Trachearöntgenbild wurde vergleichsweise berücksichtigt.
   Folgende Kriterien wurden beachtet:
1. Lokalisation von soliden Knoten, Zysten und Verkalkungen;
2. Beziehung der Struma zur Arteria carotis und vena jugularis;
3. Durchmesser des Schilddrüsenisthmus;
4. Lage und Durchmesser der Trachea;
5. Größe der Schilddrüse.
   Geringeres Augenmerk wurde auf den Versuch gerichtet, Funktionszustände und Dignität aufgrund des Echomusters zu definieren.

Ergebnisse

Bei 24 Patienten (60%) bestand eine Diskrepanz zwischen dem Sonogramm und dem Szintigramm hinsichtlich der Schilddrüsengröße, Ausdehnung und Struktur. Zysten von 1 cm Durchmesser und darüber waren in 7 Strumen vorhanden, die erwartungsgemäß im Szintigramm nicht erfaßt wurden, ebenso wie 3 Verkalkungen von mindestens 1 cm Durchmesser. Dreimal war die Struma szintigraphisch deutlich größer als sonographisch, 2mal kleiner. Bei 8 Strumen wurde die Zahl der Knoten im Szintigramm überschätzt. Die richtige Zuordnung einer Lymphknotenmetastase eines Epipharynxtumors bei gleichzeitig vorhandener Knotenstruma gelang nur mit Hilfe des Ultraschalls mit Feinnadelpunktion.

Ultraschalldiagnostik 86
Herausgegeben von M. Hansmann u. a.
© Springer-Verlag

Eine Information über den Verlauf der großen Halsgefäße ist für den Chirurgen von Bedeutung. Bei einem Patienten mit großer Rezidivstruma wurde sonographisch ein intrathyreoidaler Verlauf der großen Halsschlagader links festgestellt. Die Vena jugularis war nicht auffindbar. Dabei handelte es sich um ein hochdifferenziertes Karzinom mit Invasion bzw. Obstruktion der Vena jugularis. Die A. carotis wurde vom Karzinom befreit, der Tumor weitgehend radikal entfernt. Bei einem anderen Patienten wurde sonographisch auch die Okklusion der A. carotis objektiviert. Hier handelte es sich um ein anaplastisches Karzinom, welches unter Mitnahme des Gefäßes palliativ operiert wurde.

Die Zuordnung prätrachealer Raumforderungen hat für das chirurgische Procedere keine allzugroße Bedeutung. Bei unseren Patienten entsprachen sie nur selten einem vergrößerten Schilddrüsenisthmus, sondern meist einer von rechts oder links ausgehenden Struma, die sich über die Trachea auf die Gegenseite erstreckte. Diese Tatsache bewirkte auch einige sonographische Fehlbefunde, wobei ein viel zu großer Isthmus resultierte.

Wir waren der Meinung, daß einseitige Schilddrüsenvergrößerungen eine Verschiebung der Trachea zur Gegenseite bewirken, mit oder ohne Verkleinerung ihres Durchmessers, und daß bilaterale symmetrische Strumen eine Einengung der Trachea ohne Seitenverschiebung zur Folge haben. Bei 4 Patienten verlief die Trachea, trotz deutlich unterschiedlicher Lappenvergrößerung, median, bei 3 Patienten war eine Rechts-Links-Verschiebung der Trachea festzustellen, trotz sonographisch identischer Schilddrüsenvolumina beidseits. Das Ausmaß der Trachealeinengung und ihrer Verschiebung wurden radiologisch bei 33 Patienten (82,5%) anschaulicher und exakter diagnostiziert.

Bei 8 Patienten (20%) bestand eine Diskrepanz zwischen dem sonographischen und intraoperativen Befund. Schwierigkeiten ergaben sich in 3 Fällen bei der Festlegung des Durchmessers des Schilddrüsenisthmus, bei 2 Patienten wurde die retrosternale Strumaausdehnung falsch beschrieben. Bei den letztgenannten half das Szintigramm weiter. Bei den übrigen verhinderten ausgedehnte Verkalkungen eine genaue morphologische Beschreibung.

Absichtlich wird die sonographische Größenbestimmung der Schilddrüse zuletzt angeführt. Die Operation einer voluminösen Struma muß technisch nicht schwieriger sein als die einer kleinen.

Diskussion

Die genaue Lokalisation von Knoten in der Schilddrüse ist für den Chirurgen wichtiger als für den Endokrinologen. Ziel jeder Strumaresektion sollte es sein, sämtliche Adenome zu entfernen [1]. Knotige Veränderungen, die an die hintere Schilddrüsenkapsel heranreichen, indizieren eine Vorgangsweise, die unter Umständen einer Thyreoidektomie der betroffenen Seite gleichkommt. Das Wissen um die zystische Natur einer Schilddrüsenvergrößerung erscheint uns vor allem bei retrostrenalen Strumen wertvoll, da die Resektion bzw. Luxation nach zumindest teilweiser intraoperativer Punktion leichter und risikoärmer wird. Intrathyreoidale Verkalkungen stören weniger den Operateur als den Sonographen. Die präoperative Information über den Verschluß einer Halsschlagader erlaubt uns, das Gefäß gegebenenfalls mit dem Tumor en bloc zu resezieren. Der Durchmesser der Trachea ist bei unserem chirurgischen Procedere von Bedeutung, da die Resektion gewöhnlich mit der Durchtrennung der Isthmus beginnt. Der Verlauf der Trachea wird radiologisch besser dargestellt als szintigraphisch.

Schlußfolgerung

Das Schilddrüsensonogramm liefert dem Chirurgen mehr Information als die herkömmlichen Untersuchungen. Der sonographische Befund entsprach in 80% dem intraoperativen, der szintigraphische in 40%. Wegen seiner funktionsdiagnostischen Bedeutung verzichten wir aber nicht auf die Durchführung des Szintigramms. Der Nutzen, den die Sonographie für den Operateur bringt, ist natürlich am größten, wenn er sie selbst durchführt. Der schriftliche Befund, ergänzt durch einige Bilder, vermag die Aussagekraft und den Wert der Real-time-Sonographie nicht zu übermitteln. Die Untersuchung ist für den Patienten wenig belastend, auch die Wiederholung der Sonographie präoperativ bei einem bereits Voruntersuchten ist zumutbar.

Ob die Sonographie die Schilddrüsenchirurgie nachhaltig beeinflussen wird, ob die Rezidive nach Resektionen abnehmen und ob die iatrogenen Rekurrensparesen durch ein radikaleres Vorgehen zunehmen, wird sich zeigen.

Literatur

1. Fritsche H, Gassner H, Kargl M, Blum E (1985) Die präoperative Sonographie der Schilddrüse zur Verbesserung der Ergebnisse in der Strumaresektion. In: Ultraschalldiagnostik 1984. Judmaier G, Frommhold H, Kratochvil A (Hrsg). Thieme, Stuttgart New York S 254–256

Vergleichende Untersuchungen der Schilddrüse mit bildgebenden Verfahren: Ultraschall, Szintigraphie und MR-Tomographie (MRT)

P. Held, H. G. Zilch, W. Baumgartl und Th. Auberger

Einleitung

Sonographie und Szintigraphie sind bewährte bildgebende Methoden in der Schilddrüsendiagnostik. Die Möglichkeiten, aber auch die Probleme dieser Verfahren bei der Untersuchung retrotrachealer bzw. substernaler Strumaanteile und bei der Beurteilung der Ausdehnung organüberschreitender Schilddrüsentumoren oder des Lymphknotenbefalles sind bekannt. Es stellt sich die Frage, ob bzw. inwieweit die MRT die Sonographie und die Szintigraphie hierbei ergänzen kann.

Methode

Die Ultraschalluntersuchung führen wir mit Linearschallköpfen mit einer Frequenz von 5 und 7,5 MHz durch. Die Szintigramme werden mit einem Linearscanner nach Verabreichung von ^{99m}Tc04 oder 131J angefertigt. Die MR-Untersuchungen werden mit einem „Magnetom" (Siemens) vorgenommen. Die Magnetfeldstärke beträgt 1 T. Eine hochauflösende Oberflächenspule dient der besseren Darstellung der Schilddrüsenregion. Wir fertigten bevorzugt frontale, aber auch axiale und sagittale Schnitte mit einer Schichtdicke von 5 mm an. Intrathorakale Strumaanteile bzw. mediastinaler Lymphknotenbefall werden mit der Ganzkörperspule – EKG-Triggerung – erfaßt. Bei bestimmten Fragestellungen verabreichen wir Gd-DTPA. Für die Bildgebung bevorzugen wir folgende Sequenzen: $TR = 0,5$ s, $TE = 30$ ms und $TR = 2$ s, $TE = 30/120$ ms. Sog. schnelle Sequenzen (Fisp, Flash) wurden erprobt. Zur Berechnung der T1- und T2-Relaxationszeiten werden folgende Sequenzen gewählt: $TR = 0,3$ s, $TE = 30$ ms und $TR = 2$ s, $TE = 30–480$ ms in Intervallen von 30 ms. Nach Injektion von Gd-DTPA wurde eine Sequenz mit $TR = 0,5$ s und $TE = 30$ ms aufgenommen.

Patienten/Probanden

Wir haben 122 MR-Untersuchungen der Schilddrüse – davon 76 vergleichende Untersuchungen mit Ultraschall, Szintigraphie und MRT an Patienten – durchgeführt: Die Untersuchungen an Patienten lassen sich wie folgt unterteilen: gesunde Schilddrüse (6), blande Struma diffusa (7), (inakt.) adenomatöse Knoten und

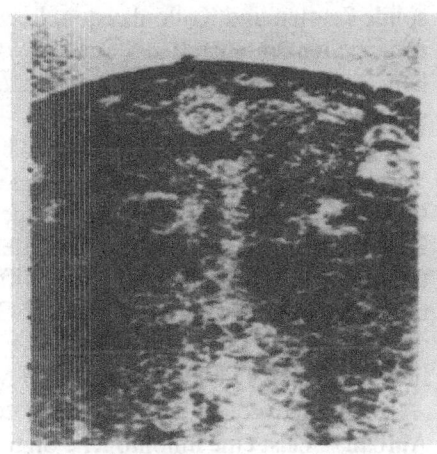

Abb. 1. Metastase eines Hypernephroms im Schilddrüsenisthmus; adenomatöser Knoten im rechten Schilddrüsenlappen; sonographischer Querschnitt

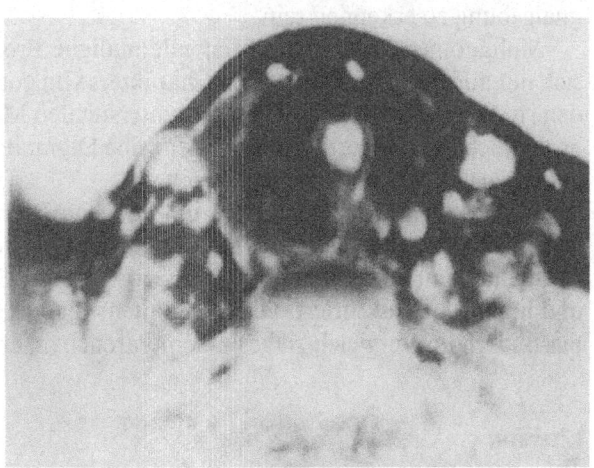

Abb. 2. MRT axialer Schnitt desselben Patienten

Zysten (23), autonome Adenome (22), Immunhyperthyreose (3), subakute Thyreoiditis de Quervain (2), prim. und sek. Malignome (13).

Ergebnisse und Diskussion

Gesunde Schilddrüse: Das MRT weist im T1-betonten Bild eine im Vergleich zur Muskulatur höhere, im Vergleich zum Fettgewebe geringere Signalintensität auf. Die Binnenstruktur ist homogen. Das Organ ist gegen die umliegenden Strukturen gut abzugrenzen.

Die blande Struma diffusa zeigt in den meisten Fällen eine der normalen Schilddrüse entsprechende Signalverteilung.

Zysten: Hämorrhagische Pseudozysten erscheinen im MRT sowohl in T1- wie T2-betonten Bildern sehr signalintensiv. Dadurch gelingt eine Abgrenzung gegen solide Knoten und Kolloidzysten. Letztere weisen in T1-betonten Bildern eine geringere Signalintensität als „Schokozysten" auf, lassen sich aber aufgrund der hohen Signalintensität in T2-betonten Bildern gut von soliden Knoten unterscheiden.

Autonome Adenome (AA): AA haben bei T1-betonter Einstellung eine im Vergleich zu gesundem Parenchym gleiche, geringere oder erhöhte Signalintensität. In T2-betonter Einstellung nehmen sie deutlich an Intensität zu. Bei 18 von 22 AA unterscheiden sich die T2-Zeiten von denen inaktiver adenomatöser Knoten deutlich. In 4 Fällen war eine Differenzierung aufgrund der Intensität nicht möglich. Ein charakteristisches MR-Signal konnte somit nicht festgestellt werden. 16 der von uns untersuchten AA hatten im Sonogramm ein komplexes Reflexionsmuster. Diese AA zeigten im MRT eine inhomogene Signalverteilung.

Adenomatöse Knoten: Diese Knoten zeigten im MRT – in Abhängigkeit vom Aufbau – meist eine inhomogene Signalverteilung. Sie waren gut vom paranodulären Gewebe abzugrenzen. Kleinere Verkalkungen kommen im MRT nicht zur Darstellung. Lediglich große Verkalkungsbezirke können als Zonen fehlender Signalgebung zu erkennen sein.

Malignome: Organüberschreitende maligne Prozesse der Schilddrüse lassen sich nur aufgrund ihres invasiven Charakters von gutartigen Läsionen unterscheiden [1, 2]. Zwar zeigten alle von uns untersuchten Malignome der Schilddrüse eine deutliche Verlängerung der T2-Zeit, eine Dignitätsbeurteilung mit Hilfe der Signalintensität war aber nicht möglich.

Weitere Erkrankungen: Eine inhomogene Binnenstruktur der Schilddrüse fand sich bei den beiden Fällen einer subakuten Thyreoiditis de Quervain. Bei den 3 Patienten mit einer Immunhyperthyreose war die Schilddrüse diffus vergrößert und homogen strukturiert. Die Signalintensität war sowohl in T1- wie T2-betonten Bildern im Vergleich zu gesundem Parenchym erhöht.

Literatur

1. Mancuso AA, Hanafee WN (1985) Computed tomography and magnetic resonance imaging of the head and neck. Ed Williams & Wilkins, Baltimore
2. Mountz JM, Glazer GM, Sisson JC (1985) Evaluation of the thyroid disease using MR imaging and scintigraphy. Radiology 57:157

Orthopädie

Die sonographische Diagnostik der Schultergelenksinstabilität

N. M. Hien und P. Sedlmeier

Bei charakteristischer Anamnese oder im frisch luxierten Zustand bereitet die Diagnose der Schultergelenksinstabilität keine Schwierigkeiten. Bei nicht luxiertem Gelenk oder nach Reposition ist die radiologische Dokumentation der Instabilität oft nicht einfach [4]. Wir haben seit 1984 eine Technik sonographischer Funktionsuntersuchungen entwickelt, die es gestatten, auf einfache Weise Richtung und Ausmaß der bestehenden Schultergelenksinstabilität zu bestimmen.

Voraussetzung für sonographische Funktionsaufnahmen sind genau anatomisch definierte Schnittebenen, meist anhand knöcherner Fixpunkte, ein ausreichend breiter Schallkopf und eine exakte Ausführung der klinischen Untersuchungstechnik sowie international übliche Bilddokumentation. Fehlende Schmerzhaftigkeit und Strahlenbelastung bei gegebener Meßbarkeit der Instabilität sind Vorteile dieser unaufwendigen Untersuchungstechnik. Zusätzlich können wichtige Informationen über die periartikulären Weichteilstrukturen gewonnen werden. Vor Fehlinterpretationen durch Artefakte und pathologische Strukturen wie z. B. Hämatome ist zu warnen.

Wir verwenden einen 5- bzw. 7,5-MHz-Linearschallkopf, bei Bedarf mit handelsüblicher Wasservorlaufstrecke. Bei der Untersuchung stellen wir uns hinter den Patienten, der dem Ultraschallgerät gegenüber sitzt.

Von den 5 von uns für die Schultergelenkssonographie angegebenen Schnittebenen bieten sich zunächst 3 Ebenen für die Diagnostik der Schulterinstabilität an [2, 3]. Die Transversalebene a. p., die Frontalebene zentral im Akromionbereich und die Transversalebene p.a. (Abb. 1). In der Transversalebene im antero-

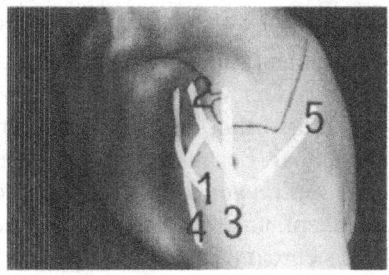

Abb. 1. Sonographische Standardebenen am Schultergelenk. 1 Transversalebene a. p. vom Korakoid zum Tuberculum minus 2 Frontalebene vor dem Akromion 3 Frontalebene vom Akromion zum Tuberculum majus 4 Longitudinalebene im Sulcus intertubercularis 5 Transversalebene p. a. vom dorsalen Pfannenrand zum Tuberculum majus

Ultraschalldiagnostik 86
Herausgegeben von M. Hansmann u. a.
© Springer-Verlag

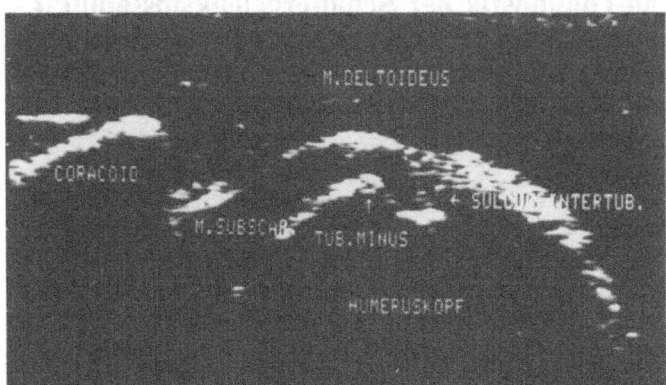

Abb. 2. Transversalebene a. p. der rechten Schulter eines 25jährigen Sportlers

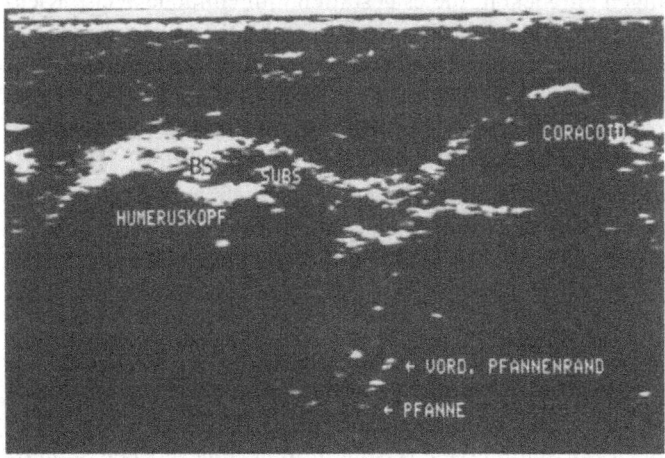

Abb. 3. Transversalebene a. p. der linken Schulter eines 13jährigen Mädchens in habitueller Luxationsstellung nach dorsal. Der Humeruskopf ist nach dorsal getreten, zwischen Korakoid und Humeruskopf wird der vordere Pfannenrand sichtbar. *BS* Sulcus intertubercularis mit Bicepssehne. *Subs* M. subscapularis

posterioren Schalleinfall stellt das Korakoid und das Tuberculum minus mit angrenzendem Sulcus intertubercularis die charakteristischen Leitstrukturen dar (Abb. 2). Der ventrale Pfannenrand als unmittelbarer Bezugspunkt zur Stellung des Humeruskopfes im Gelenk ist in dieser Ebene bei Neutralstellung nur schlecht darstellbar. Bei ausgeprägter Gelenksinstabilität tritt der Humeruskopf entweder nach ventral vor das Korakoid, oder der ventrale Pfannenrand und die Schultergelenkspfanne wird bei Luxation nach dorsal zwischen Humeruskopf und Korakoid sichtbar (Abb. 3). Bei dysplastischen Schultern beobachten wir gehäuft einen auffällig flach ausgebildeten Sulcus intertubercularis.

In der Frontalebene zentral im Akromionbereich dient uns das Akromion und das Tuberculum majus mit der bogenförmigen Doppelkontur der Grenze zwischen M. deltoideus und M. supraspinatus als Orientierungshilfe (Abb. 4a). Der

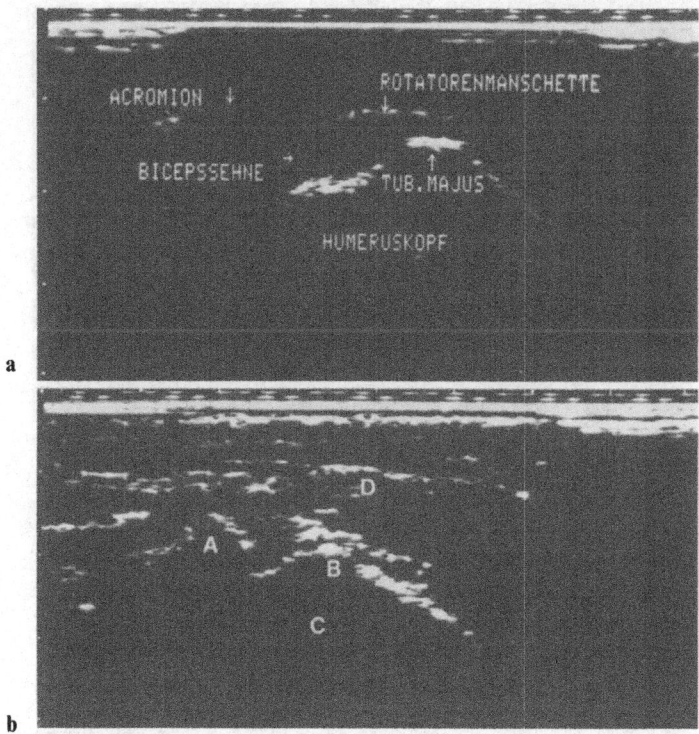

Abb. 4. a Frontalschnitt vom Akromion zum Tuberculum majus. Gesunde Schulter eines 25jäh-rigen, **b** Frontalschnitt vom Akromion zum Tub. majus bei einem 52jährigen Patienten mit kom-pletter Rotatorenmanschettenruptur *rechts*. Die Humeruskopfkontur mit dem Tuberculum ma-jus *B* ist an das Akromion *A* herangetreten, die typische bogenförmige Doppelkontur der Rota-torenmanschette fehlt. *C* Humeruskopf, *D* M. deltoideus

Abstand zwischen Akromion und Humeruskopf schien uns zunächst als Maß für eine Schultergelenksinstabilität in kraniokaudaler Richtung geeignet. Dieser Ab-stand ist jedoch auch bei stabilen Schultern sehr variabel, abhängig vom Muskel-tonus, vom ggf. am Arm ausgeübten Zug nach kaudal oder auch von der Integri-tät der Rotatorenmanschette. Bei komplett rupturierter Manschette kann die Hu-meruskopfkontur unmittelbar unterhalb des Akromions zu liegen kommen, wo-bei die Bogenkontur der Manschettengrenze völlig fehlt (Abb. 4b).

Die Tansversalebene im posteroanterioren Schalleinfall mit Darstellung des dorsalen Pfannenrandes und der dorsalen Humeruskopfbegrenzung hat sich uns zur Beurteilung der Schultergelenksstabilität am besten bewährt (Abb. 5). In die-ser Ebene führen wir zunächst in Neutralstellung den vorderen Schubladentest aus, ähnlich wie von Gerber und Ganz 1984 beschrieben [1]. Bei entspannter Mus-kulatur wird bereits mit geringem Kraftaufwand eine deutliche Separierung der Gelenkpartner erkennbar (Abb. 6). In verschiedenen Rotationsstellungen des Hu-meruskopfes wird dieser Test wiederholt. Während ein gewisses Federn des Ge-lenkes auch bei klinisch völlig beschwerdefreien Kontrollpersonen beobachtet wurde, haben wir eine eindeutige Separation der Gelenkpartner nur bei Personen

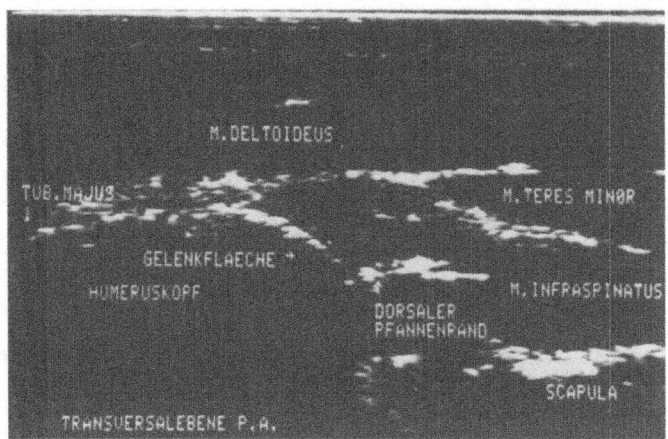

Abb. 5. Transversalschnitt p. a. einer gesunden linken Schulter

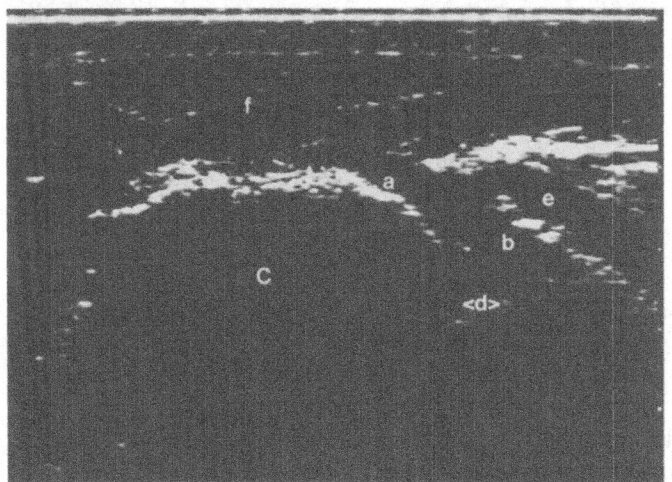

Abb. 6. Transversalschnitt p. a. der linken Schulter eines 33jährigen Mannes mit habitueller Instabilität nach ventral. Bei manuell ausgeführter Schublade nach ventral kommt es dorsal zur Separation *d* von Humeruskopf *C* und Pfanne, *a* Gelenkfläche, *b* dorsaler Pfannenrand, *e* M. infraspinatus, *f* M. deltoideus

mit subjektiv unangenehmem Instabilitätsgefühl beobachtet. Allerdings bestand hier nicht notwendigerweise eine Luxationsanamnese.

Die Instabilität nach dorsal ist in bezug zum hinteren Pfannenrand eindeutig zu beurteilen. Jede Dislozierbarkeit des Humeruskopfes nach dorsal über den hinteren Pfannenrand hinaus kann als pathologisch gewertet werden. Bei ausreichender Schallkopfbreite kann durch Einführen von Hilfslinien das Ausmaß der Instabilität ausgemessen werden (Abb. 7 und 8). Bei zu schmalen Schallköpfen kann bei zu geringem Skapulaanschnitt eine genaue Messung nicht mehr vorgenommen werden.

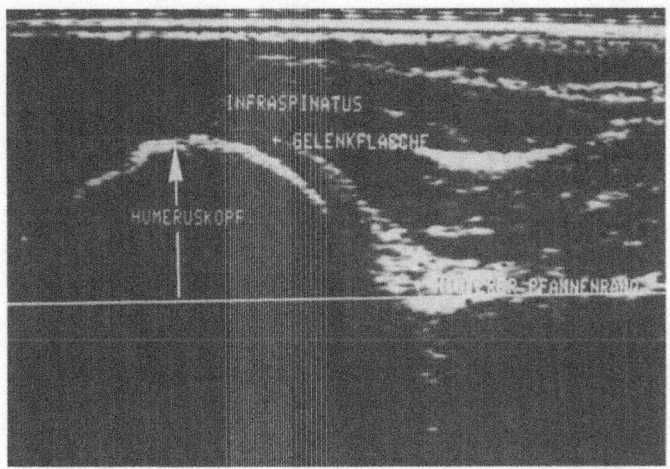

Abb. 7. Tranversalschnitt p. a. bei habitueller Subluxation nach dorsal in manuell gehaltener Subluxationsstellung

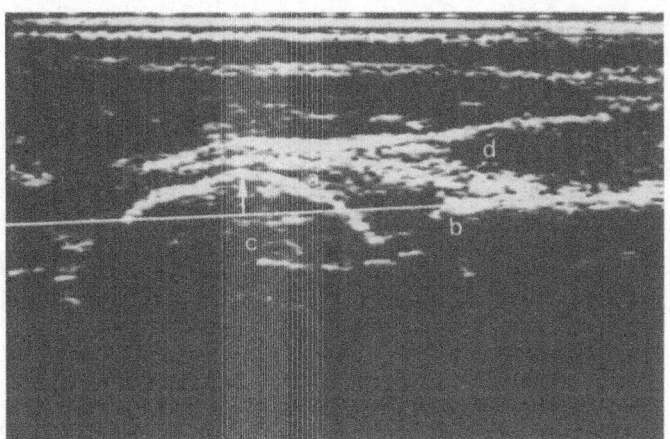

Abb. 8. Gleiche Schulter wie Abb. 7 in Repositionsstellung; *a* Gelenkfläche, *b* hinterer Pfannenrand, *c* Humeruskopf, *d* M. infraspinatus

Bei den meisten posttraumatischen Luxationen ist eine mehr oder weniger ausgeprägte Hill-Sachs-Delle zu beobachten, die in der Transversalebene p. a. eindrucksvoll dargestellt werden kann (Abb. 9). Interessanterweise ist bei diesen posttraumatischen Luxationen mit Hill-Sachs-Delle in Neutralstellung keine Dislozierbarkeit des Humeruskopfes nach dorsal oder ventral durch translatorische Schubladenbewegung festzustellen. Allerdings läßt sich der Luxationsmechanismus sonographisch anschaulich beobachten: In Außenrotation wird die Hill-Sachs-Delle an den hinteren Pfannenrand herangeführt und eingestellt (Abb. 10), bei zunehmender Abduktion und forcierter Außenrotation kommt es dann zur Luxationsangst, im englischen Sprachgebrauch "apprehension test" genannt [1].

Aufgrund unserer sonographischen Beobachtungen schließen wir, daß sich die Hill-Sachs-Delle bei Außenrotation nicht durch das Gelenk hindurch zum

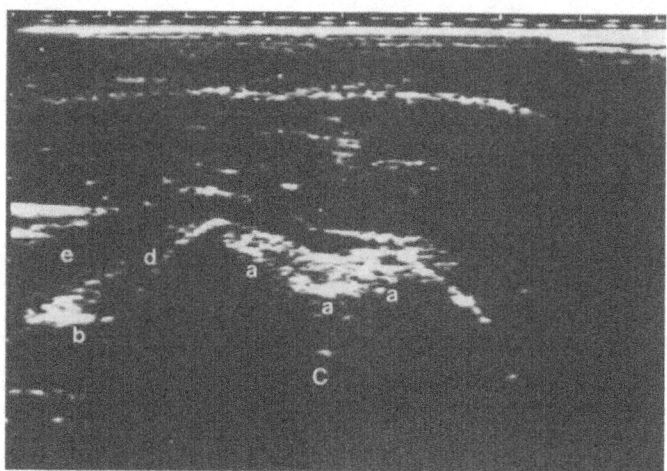

Abb. 9. Transversalschnitt p. a. der rechten Schulter eines 39jährigen Patienten mit posttraumatischer Schulterinstabilität. Große Hill-Sachs-Delle *a, b* dorsaler Pfannenrand, *c* Humeruskopf, *d* Gelenkfläche, *e* M. infraspinatus

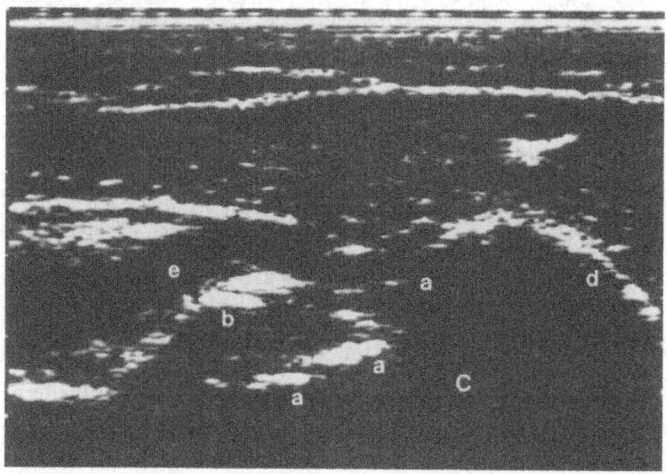

Abb. 10. Gleiche Schulter wie Abb. 9 in Außenrotation, die Hill-Sachs-Delle *a* ist am hinteren Pfannenrand eingestellt; *b* hinterer Pfannenrand, *c* Humeruskopf, *e* M. infraspinatus

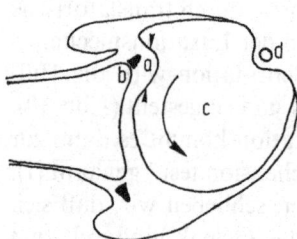

Abb. 11. Schematische Darstellung zum Luxationsmechanismus nach ventral bei Hill-Sachs-Delle. Die Delle *a* ist am hinteren Pfannenrand *b* eingestellt (Situation wie Abb. 10). *c* Humeruskopf, *d* lange Bizepssehne im Sulcus intertubercularis

ventralen Pfannenrand bewegt, sondern daß durch das Einstellen der Hill-Sachs-Delle am hinteren Pfannenrand eine latente Gelenkinstabilität auftritt mit Separation der ventralen Gelenkpartner. Durch Abduktion und forcierte Außenrotation wird die Hill-Sachs-Delle um den dorsokaudalen Pfannenrand herumgeführt und führt dann ventral ggf. mit einem korrespondierenden Pfannenranddefekt zur Luxation (Abb. 11).

Bei kompletter ventraler Luxation ist die Gelenkpfanne leer, der dorsale Pfannenrand ist von Weichteilen umgeben.

Literatur

1. Gerber C, Ganz R (1984) Clinical assessment of instability of the shoulder. J Bone Joint Surg (Brit) 66-B:551–556
2. Hien NM, Sedlmeier P, Heltzel W (1987) Standardschnittebenen zur sonographischen Diagnostik am Schultergelenk. In: Stuhler T (Hrsg) Ultraschalldiagnostik des Bewegungsapparates. Springer, Berlin
3. Hien NM, Kremer H (1987) Extremitäten. In: Kremer H, Dobrinski W (Hrsg) Sonographische Diagnostik innerer Erkrankungen. Urban und Schwarzenberg, München, 2. Aufl.
4. Keyl W (1986) Schultergürtel. In: Jäger M, Wirth C-J (Hrsg) Praxis der Orthopädie. Thieme, Stuttgart

Sonographie des Schultergelenks

A. Weber, A. Hedtmann und J. Brandt

Pathologische Veränderungen am Schultergelenk manifestieren sich immer auch im periartikulären Weichteilgewebe. Da sich Omarthrosen, Tumoren des Schultergelenks oder Arthritiden schon im Nativröntgenbild diagnostizieren lassen, hat die Sonographie hier nur eine geringere Bedeutung. Wichtig ist dagegen die Ultraschalluntersuchung für die Periarthritis humeroscapularis (PHS) (Tabelle 1), da sie sich nur schwer mit den bisher bekannten Methoden diagnostizieren ließ. Die Sonographie der Schulter unter der Fragestellung einer PHS erfolgt im standardisierten Vorgehen. Wir benutzen die korakoakromiale Ebene als Schallfenster, weil hier der größte Einblick auf die Rotatorenmanschette gegeben ist. In 2 senkrecht zueinander stehenden Schallkopfstellungen wird die Rotatorenmanschette im Real-time-Verfahren durchgemustert. Dabei ist es das Prinzip, daß das periartikuläre Weichteilgewebe unter den Schallkopf gedreht wird und somit fast lückenlos erfaßt werden kann. Diejenigen Strukturen, die nicht unter das korakoakromiale Fenster gebracht werden können, müssen mit anderen Schallkopfstellungen untersucht werden. Der Normalbefund für die Schallkopfposition I und II ist das reifenähnliche Bild, wie es in Abb. 1 und 2 dargestellt ist. Partial- und Totalrupturen der Rotatorenmanschette manifestieren sich als Strukturunregelmäßigkeiten, die recht variabel sein können. Totalrupturen sind häufig echoarm, Partialrupturen zeigen oft eine durchgehende echogene Zone. Eine Zuordnung der letztendlich deskriptiven Befunde kann manchmal schwierig sein und erfordert eine subtile Untersuchungsmethode. Entzündliche Veränderungen der Bursa gehen mit einer Verbreiterung der Grenzfläche zur Rotatorenmanschette einher.

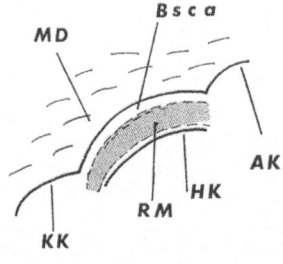

Abb. 1. Schematisch ist ein Normalbefund gezeichnet, wie er in der Schallkopfstellung I gefunden wird. Die lateralen Begrenzungen in dieser Einstellung bilden das Akromion *AK* und das Korakoid *KK*. Die Rotatorenmanschette *RM* ist vom M. deltoideus *MD* durch die Bursa supscapularis *Bsca* getrennt

Ultraschalldiagnostik 86
Herausgegeben von M. Hansmann u. a.
© Springer-Verlag

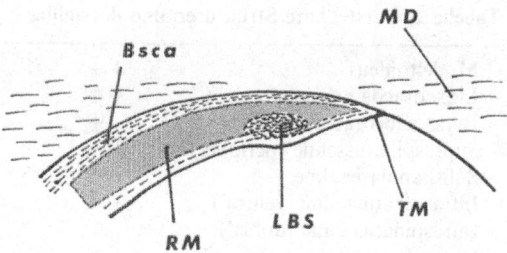

Abb. 2. Die Position II steht senkrecht zur Position I (Abb. 1). In Außenrotation ist die lange Bizepssehne *LBS* senkrecht getreoffen darzustellen. Die knöcherne Begrenzung bilden das Tuberkulum majus *TM* und Hüftkopf *HK*

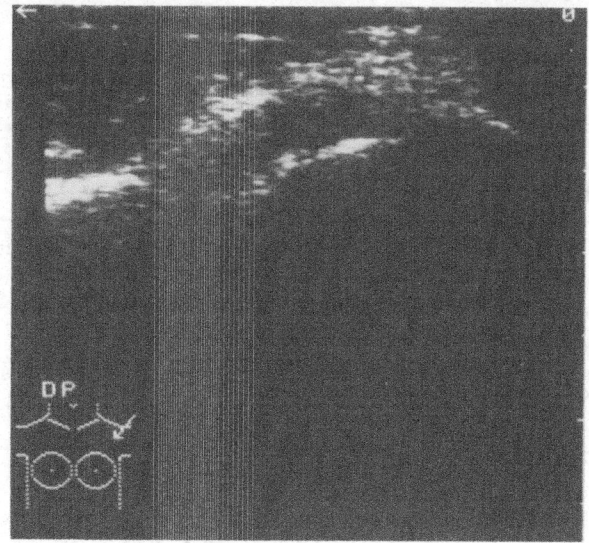

Abb. 3. Das Sonogramm zeigt eine Rotatorenmanschettenruptur. Der Befund ist deutlich echoärmer. Die präoperative Diagnose einer totalen Rotatorenmanschettruptur wurde operativ bestätigt. Die Bursa ist entzündlich verbreitert

In einer prospektiven Studie an 95 operierten Patienten mit der Diagnose Rotatorenmanschettenruptur hatten wir eine Treffsicherheit von 83%. 11% waren falsch-positiv. Falsch-positive wie falsch-negative Befunde einer Ruptur ergaben sich vor allem in der Umgebung der langen Bizepssehne. Die deutlich schalldichtere Sehne kann vor allem beim tangentialen Anschnitt leicht als rupturverdächtig interpretiert werden. Auch die häufige Verdichtung am kranialen Subskapularis wird leicht als Ruptur gedeutet. Falsch-negative Ergebnisse sind fast ausschließlich darauf zurückzuführen, daß die pathologische Stelle nicht unter das Fenster gedreht worden ist. Besonders bei bewegungseingeschränkten Schultern muß mit Hilfspositionen gearbeitet werden. Mit Hilfe der dynamischen Untersuchung ist auch eine weitere Strukturdifferenzierung möglich.

Die Schultersonographie sollte nicht allein, sondern im Rahmen eines diagnostischen Stufenplanes betrieben werden, wie es in Tabelle 2 abgebildet ist. Neben

Tabelle 1. Darstellbare Strukturen und darstellbare pathologische Veränderungen

– M. deltoideus	+ +	– Rotatorenmanschette
– Lig. coracoacromiale	+ +	– Totalruptur
– Bursa subcoracoacromialis	+	– Partialruptur
– Supraspinatussehne (peripher)	+ +	– Strukturinhomogenität
– Subskapularissehne	+ +	– Verkalkungen
– Infraspinatussehne (ventral)	+ +	– Bursa subcoracoacromialis
– Infraspinatussehne (dorsal)	–	– Verbreiterung
– Lange Bizepssehne, intraartik.	+ +	– Echogenitätsänderung
– Humeruskopfkontur	+ +	– Adhäsionen
– Akromionkontur	+ +	– Verkalkungen
– Kontur des Processus coracoideus	+ +	– Lange Bizepssehne
		– Ruptur
		– Verdickung
		– Ausdünnung
		– Subluxation
		– Kanalosteophyten
		– Instabilitäten

Tabelle 2. Diagnostischer Stufenplan

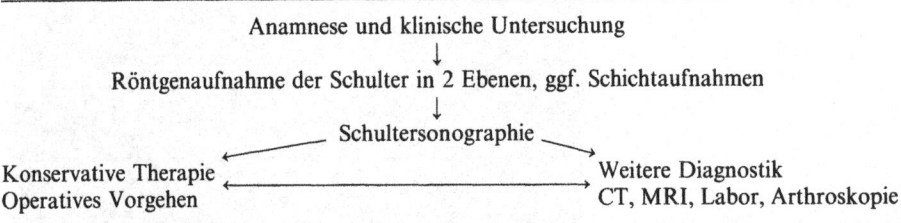

der klinischen Untersuchung und der Anamnese, die selbstverständlich sind, muß eine Darstellung der knöchernen Schulter vorliegen, um ossäre Prozesse auszuschließen oder nachzuweisen. Die Bedeutung der Sonographie ist nicht isoliert zu sehen, sondern in der Synopsis mit anderen Untersuchungsmethoden. Die Schultersonographie kann einen Untersuchungsablauf abschließen oder weitere Verfahren notwendig machen. Richtig angewandt und interpretiert führt die Schultersonographie zu einem differenzierteren Untersuchungsergebnis und damit auch zu einer gezielteren Therapie.

Literatur

1. Bretzke CA, Crass JR, Craig EV, Feinberg SB (1985) Ultrasonography of the rotator cuff: normal and pathologic anatomy. Invest Radiol 20:311–315
2. Fornage MD, Touche DH, Segal P, Rifkin MD (1983) Ultrasonography in the evaluation of musculoscetal trauma. J Ultrasound Med 2:549–554
3. Hedtmann A, Weber A, Schleberger R (1985) Möglichkeiten der Ultraschalldiagnostik am Schultergelenk. In: Kölbel R (Hrsg) 2. Hamburger Schulterworkshop Febr 1985. 3M-Deutschland, Neuss
4. Weber A, Hedtmann A, Brandt J (1986) Ultraschalluntersuchung des Schultergelenkes. In: Otto RC, Schnaars P (Hrsg) Ultraschalldiagnostik 85. Thieme, Stuttgart New York 640–641

Sonographie bei paraartikulären Erkrankungen der Schulter

L. Löffler, A. Englhard und W. Keyl

Schulterbeschwerden sind häufig und meist weichteilbedingt, so daß sie der konventionellen Röntgendiagnostik nicht zugänglich sind. Aufwendige und invasive Untersuchungsmethoden wie Arthrographie, Arthroskopie, Computertomographie, Computerarthrotomographie oder gar NMR sind notwendig zur differenzierten Darstellung der periartikulären Strukturen. Aufgrund unserer über 2jährigen Erfahrung mit der Weichteilsonographie in der Orthopädie sollen hier anhand eigener Ergebnisse an 224 Schultern bei 112 Patienten mit 132 pathologischen Befunden die Untersuchungstechnik, der Indikationsbereich und die diagnostischen Möglichkeiten der Schultersonographie sowie deren Fehlermöglichkeiten gezeigt werden. Sämtliche Befunde wurden durch Zusatzuntersuchungen wie klinische Untersuchung, konventionelle Röntgendiagnostik, Computertomographie, Arthrographie, Arthroskopie oder durch operatives Vorgehen kontrolliert. Die Indikationen zur Schultersonographie waren unklare Schulterschmerzen, habituelle sowie posttraumatische Instabilitäten, das Supraspinatussehnensyndrom allgemein sowie die Rotatorenmanschettenruptur speziell, Bizepssehnenveränderungen sowie postoperative Zustände. Untersucht wurde die Schulter grundsätzlich in 3 Standardebenen [4]: ventral-horizontal, lateral-horizontal und longitudinal sowie dorsal-horizontal zur Darstellung von Subscapularis und Bizepssehne und Rotatorenmanschette sowie das Labrum im ventralen Bereich, das Tuberculum majus mit der Infraspinatussehne lateral und zur Darstellung der Infraspinatussehne, des Humeruskopfes sowie des Labrums dorsal (Tabelle 1).

Bei der Darstellung der ventralen Standardebene am sitzenden Patienten findet sich in neutraler Rotation der Oberarmkopf mit dem Sulcus bicipitalis und der darinliegenden Bizepssehne als echodichter Punkt sowie in die Bizepssehnenscheide einstrahlende Subscapularissehne [2]. Bei der Bizepssehnenruptur findet sich ein leerer Sulcus bicipitalis sowie eine evtl. erweiterte Bizepssehnenscheide.

Tabelle 1. Standardebenen der Schulter

1. Ventral-horizontal:
   - Arm neutral: Coracoid, Sulcus bicepitalis, Humeruskopf, Subscapularis
   - Arm außenrotiert: Subscapularis
   - Arm innenrotiert: Supraspinatus
   - Arm retroflektiert (Rückenlage): ventrales Labrum
2. Lateral-horizontal: Oberarmkopf mit Tuberculum majus und Infraspinatus
3. Dorsal-horizontal: Infraspinatus, Humeruskopf, dorsales Labrum

Ultraschalldiagnostik 86
Herausgegeben von M. Hansmann u. a.
© Springer-Verlag

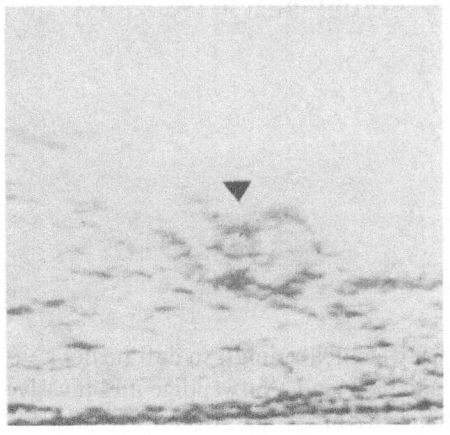

Abb. 1. Bizepssehensubluxation mit Erguß in der Sehnenscheide und Ruptur des Retinakulum

Durch nicht orthographe Darstellung der Bizepssehne kann eine Bizepssehnenruptur vorgetäuscht werden. Eine Erweiterung der Bizepssehnenscheide im Sinne einer Tendinitis findet sich neben einer Sehnenscheidenentzündung auch bei anderen Erkrankungen der Schulter wie Rotatorenmanschettenruptur, Empyem oder rezidivierenden Luxationen. Subluxationen der langen Bizepssehne oder degenerative Veränderungen lassen sich sonographisch gut dokumentieren (Abb. 1). In unserem Krankengut fanden wir 6 Rupturen der langen Bizepssehne (operativ bestätigt), 4 Fälle mit einer Bizepssehnentendinitis (arthroskopisch bestätigt), in 2 Fällen fand sich ein Erguß anderer Genese und in 4 Fällen eine Subluxation.

Zur Darstellung der Supraspinatussehne bedarf es einer starken Innenrotation der Schulter [1, 3, 4]. Diese stellt sich dann als homogenes, glattbegrenztes Band zwischen Oberarmkopf und Deltoideus dar mit einer Dicke von etwa 5 bis 6 mm. Die Echogenität ist etwas stärker als die Muskulatur. Als Kriterium für eine Rotatorenmanschettenruptur gelten neben der Konturunterbrechung, die sich in Rotation vergrößert, die nicht Darstellbarkeit der Rotatorenmanschette sowie die Ausdünnung der Rotatorenmanschette [5]. Die Sonographie eignet sich auch zur Kontrolle von Rotatorenmanschettennähten, die Sehne ist dann verdickt, stark echogen mit einer unregelmäßigen Oberfläche.

In unserem Krankengut fanden wir 15 Rotatorenmanschettenrupturen, die entweder arthrographisch oder arthroskopisch bestätigt wurden. In 2 Fällen fand sich sonographisch eine Rotatorenmanschettenruptur, die arthroskopisch nicht bestätigt werden konnte. Die Erklärung lag in einem Echodefekt durch falsch aufgesetzten Schallkopf. In 20 Fällen konnte sonographisch eine Rotatorenmanschettenruptur bei klinischem Verdacht ausgeschlossen werden. Der Befund konnte arthrographisch bestätigt werden. Es lag aufgrund des sonographischen Befundes ein Impingementsyndrom vor mit inhomogener Struktur und unregelmäßiger Oberfläche der Supraspinatussehne in einigen Fällen begleitet von einer Vergrößerung der Bursa. In 11 Fällen fand sich ein Tendinitis calcarea (röntgenologisch bestätigt), die sich durch einen entsprechenden Schallschatten hinter der Verkalkung im Sehnenniveau darstellte. In 1 Fall wurde die intraartikulär gelegene

Bizepssehne als Tendinitis calcarea fehlinterpretiert. In 2 Fällen ließ sich ein knöcherner Ausriß des Tuberculum majus als Ursache für ein Impingementsyndrom darstellen. In 2 Fällen konnte eine Rotatorenmanschettenruptur nach Naht kontrolliert werden.

Zur Darstellung des Labrum glenoidale ventrale bewährte sich, wenn der Patient in Rückenlage den Arm leicht außenrotiert und die Schulter retroflektiert. Dann stellt sich das Labrum glenoidale als echodichtes Dreieck am vorderen Pfannenrand unmittelbar an den Schallschatten des Oberarmkopfes anliegend dar. Es darf nicht verwechselt werden mit der darüber hinwegziehenden Subscapularissehne (in Bewegung untersuchen!). Beim Labrumabriß findet sich eine plane echodichte Fläche anstelle des echogenen Dreiecks am vorderen Pfannenrand (Abb. 2). 15 Fälle von sonographisch gesehenen Labrumabrissen nach ventraler Schulterluxation konnten arthroskopisch bestätigt werden. In einem Fall wurde ein basisnaher Labrumeinriß sonographisch nicht gesehen. Der Sitz von Spänen oder Schrauben am ventralen Pfannenrand konnte sonographisch immer einwandfrei dokumentiert werden.

In der lateralen horizontalen Standardebene läßt sich neben der Oberarmkopfkontur das Tuberkulum maius mit der darin einstrahlenden Infraspinatussehne darstellen. Beim Schultergelenkserguß verschiedener Genese findet sich eine Anhebung der Rotatorenmanschette. Beim Tuberkulum-maius-Abriß findet sich hier eine Stufe, die bei Abduktion ein Impingementsyndrom verursacht. Unter Abduktion der Schulter und längs aufgesetzten Schallkopf kann das Engpaßsyndrom sonographisch dargestellt werden.

Der dorsale Anteil der Schulter läßt sich durch die dorsale transversale Standardebene darstellen. Neben der runden glatten Oberarmkopfkontur findet sich der hintere Skapularand und als echogenes Dreieck zwischen Skapula und Oberarmkopf das dorsale Labrum, das dem Kopf eng anliegt. Die Infraspinatussehne zieht als homogenes Band zwischen Oberarmkopf und Deltoideus mit einer

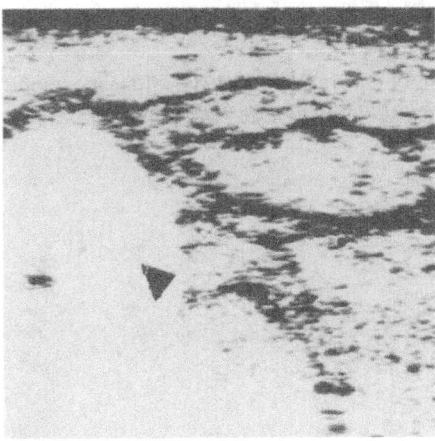 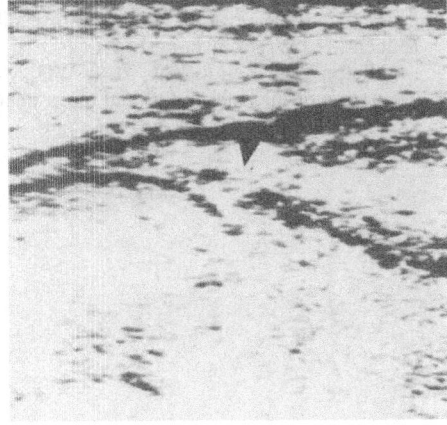

Abb. 2. Ventraler Labrumabriß mit breiten planen ventralen Echo am vorderen Pfannenrand

Abb. 3. Dorsaler Labrumeinriß am hinteren Pfannenrand

scharfen Begrenzung durch. Sonographisch konnten habituelle hintere Schulterluxationen von posttraumatischen hinteren Luxationen oder Subluxationen abgegrenzt werden. Erstere können spontan willentlich oder nicht willentlich ausgelöst werden, das intakte Labrum wird lediglich angehoben. Bei der der rezidivierenden posttraumatischen hinteren Luxation/Subluxation besteht immer ein Labrumdefekt in Form eines Abrisses oder einer Nichtdarstellbarkeit des Labrums (Abb. 3). Zusätzlich findet sich bei der hinteren posttraumatischen Instabilität eine ventrale Kopfimpression. Nach Operationen läßt sich wiederum die Spanposition darstellen und damit das Therapieergebnis kontrollieren.

Hill-Sachs-Impressionen am hinteren Humeruskopfanteil nach ventraler Luxation lassen sich sonographisch mühelos darstellen als Defekt. In allen Fällen (n = 16) konnte der Befund arthroskopisch bestätigt werden. Unklare Luxationsoder Subluxationsstellungen lassen sich sonographisch mühelos darstellen, bedürfen aber zum Ausschluß einer Fraktur immer des Röntgenbildes bzw. der Computertomographie (Ausdehnung der Fraktur). Zusammenfassend ist die Sonographie zur differenzierten Diagnostik der periartikulären Strukturen der Schulter geeignet. Hauptindikation sind die Rotatorenmanschette mit ihren zahlreichen Veränderungen, die Bizepssehne und die habituellen wie rezidivierend-posttraumatischen Instabilitäten mit ihren entsprechenden Veränderungen an Oberarmkopf und dorsalen oder ventralen Labrum. Die Untersuchung in Funktion bringt zusätzlich wertvolle Information. Auf die exakte Einstellung der entsprechenden Standardebene ist zu achten.

Literatur

1. Bretzke CA, Crass JR, Craig EV, Feinberg SB (1985) Ultrasonography of the rotator cuff. Normal and pathological anatomy. Invest Radiol 20:311–315
2. Harland U (1986) Die sonographische Diagnostik des Schultergelenks. Med Orthop Techn 2:48–52
3. Hedtmann A, Weber A, Schlehberger R, Fett H (1986) Ultraschalluntersuchung des Schultergelenks bei der Periarthopathia humeroscapularis. Orthop Prax 9:647–661
4. Löffler L, Rosemeyer R (1986) Ultraschalldiagnostik bei orthopädischen Erkrankungen. Münch Med Wschr 128:641–645
5. Middleton WD, Reinus WR, Totty WG, Melson CC, Murpy WA (1986) Ultrasonographic evaluation of the rotator cuff and biceps tendon. J Bone Joint Surg 68A 3:440–450

Morbus Perthes, Epiphysiolysis capitis femoris und Coxitis in der sonographischen Darstellung

U. Harland

Bei Hüftgelenksbeschwerden von Kindern, Jugendlichen und Erwachsenen kommt der Röntgenaufnahme in der Regel zentrale Bedeutung bei der Diagnosestellung zu. Aus der Anamnese und der klinischen Untersuchung ergibt sich eine Verdachtsdiagnose, die durch radiologische Untersuchung bestätigt oder auch entkräftet wird.

Wenn die Beschwerden nur gering sind und der klinische Befund unauffällig, kann das gerade bei Kindern und Jugendlichen bei gleichzeitiger Angst der Eltern vor Strahlenschäden dazu führen, daß Röntgenaufnahmen unterlassen und die Beschwerden als Wachstumsschmerzen interpretiert werden. Verspätet erkannte Epiphysenlösungen oder Perthes-Erkrankungen sind die Folge. Bei negativem Röntgenbefund bleibt bei Kindern und Jugendlichen die Diagnose des Hüftschnupfens oder postinfektösen Rheumatoids.

Von verschiedenen Autoren wurde die Untersuchung des Hüftgelenkes mit der Sonographie angegeben. Besonders Wilson untersuchte die Veränderungen der Kapsel bei Hüftgelenksergüssen und wies auf die gute sonographische Darstellungsmöglichkeit hin. Die Weichteilstrukturen wie Gelenkkapsel und umgebende Muskulatur lassen sich sonographisch gut erfassen. Wir wollten überprüfen, ob Gelenkergüsse, außer beim postinfektiösen Rheumatoid, auch bei anderen Erkrankungen auftreten. Außerdem sollte bei den für das Kindes- und Jugendlichenalter typischen Hüftgelenkserkrankungen (Morbus Perthes und Epiphysiolysis capitis femoris) nach charakteristischen Veränderungen im sonographischen Bild gesucht werden.

Vom Februar 1985 bis zum August 1986 wurden an der Orthopädischen Universitätsklinik in Gießen zusätzlich zur klinischen und radiologischen Untersuchung sonographische Untersuchungen an Hüftgelenken von Kindern, Jugendlichen und Erwachsenen durchgeführt. Die Untersuchungen wurden mit einem 5-MHz-Schallkopf durchgeführt, die Dokumentation erfolgte mit einer Multiformatkamera in einem standardisierten Schnitt.

Der Schnitt liegt ventral im Verlauf des Schenkelhalses nahezu senkrecht zur Leistenbeuge. Bedingt durch die Antetorsion des Schenkelhalses und die ventral abgeflachte Hüftpfanne ist so ein relativ großer Sektor des Hüftkopfes von ventral darstellbar. Der Schenkelhals kann bis weit nach lateral zur Linea intertrochanterica dargestellt werden, die Gelenkkapsel verläuft parallel zum Schenkelhals.

Die Abbildung der Hüftgelenke erfolgte einheitlich, so daß gleichgültig, ob rechte oder linke Hüfte untersucht wurden, der Hüftkopf am linken Bildrand lag (Abb. 1).

Ultraschalldiagnostik 86
Herausgegeben von M. Hansmann u. a.
© Springer-Verlag

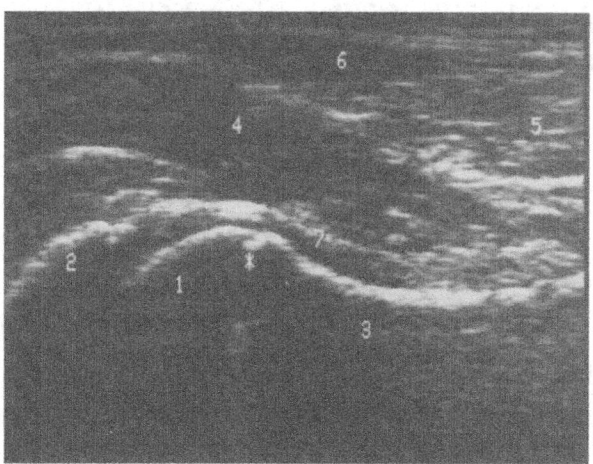

Abb. 1. Sonographischer Normalbefund des Hüftgelenkes beim 12jährigen Mädchen, die Epiphysenfuge ist mit einem * markiert. *1* Epiphyse, *2* Os ileum, *3* Schenkelhals, *4* Muskulus ilio psoas, *5* Muskulus tensor fasciae latae, *6* Muskulus satorius und Rectus femoris

Aus dem Kollektiv von 187 Patienten, bei denen beide Hüftgelenke untersucht wurden, möchte ich 3 Gruppen vorstellen:
- Epiphysiolysis capitis femoris (17 Patienten),
- Morbus Perthes (11 Patienten),
- Koxitis (13 Patienten).

Epiphysiolysis capitis femoris (Abb. 2)

Bei der Epiphysiolysis capitis femoris kommt es in über 90% der Fälle zu einer Kranial- und Ventralverlagerung des Schenkelhalses gegenüber der Kopfkappe. Der sonographische Normalbefund ist durch eine harmonische halbkreisförmige Kontur des Hüftkopfes, in dessen Mitte etwa die Epiphysenfuge liegt, gekennzeichnet. Beim Abrutschen der Epiphyse entsteht in Höhe der Fuge eine Stufe. Die Aufstellung der 17 ausgewerteten Fälle zeigt Tabelle 1.

Der Kappenabrutsch reichte von 10° bis 60°, was einer sonographischen Stufenbildung von 2 mm bis 12 mm entsprach. Statistisch besteht ein enger Zusam-

Tabelle 1. Epiphysiolysis, $n = 17$

Einseitig	14
Beidseitig	3
Geschlecht	3 (♀) 14 (♂)
Alter	13,2 (11,3–16)
Radiologischer Abrutschwinkel	27,2 (10–60)
Sonographische Stufe	4,5 (2–12)
Erguß	5

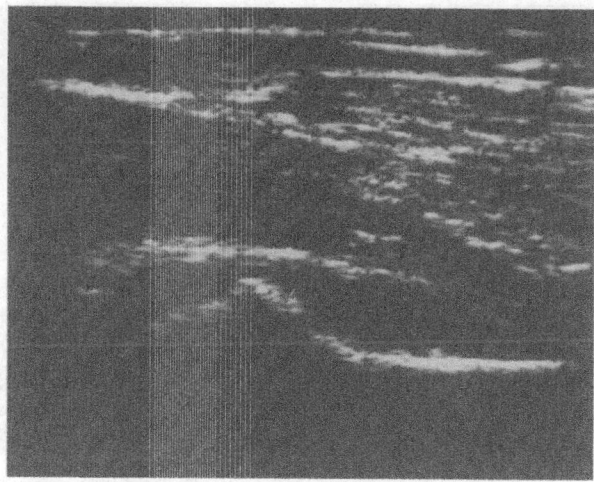

Abb. 2. Epiphysenlösung bei 12jährigem Mädchen, außer der Dislokation der Epiphyse besteht ein Hüftgelenkserguß

menhang zwischen dem radiologischen Abrutsch und der Stufenbildung. Näherungsweise kann 1 mm Stufe mit 5° Abrutsch gleichgesetzt werden. Der durchschnittliche Zeitraum vom Beschwerdebeginn bis zur Diagnosestellung betrug 7,4 Wochen. Bei den Epiphysenlösungen mit Gelenkerguß betrug er 3 Wochen. Das Ausmaß des Kappenabrutsches lag bei den Hüften mit Erguß zwischen 15° und 40°. Wir glauben daher, daß das Auftreten eines Ergusses weniger vom Ausmaß der Dislokation abhängig ist, sondern daß er vielmehr bei Beginn der Epiphysiolysis einsetzt und sich mit der Zeit zurückbildet. Die Ausmessung der Stufe haben wir in dem oben beschriebenen Schnitt durchgeführt. Die Diagnose muß jedoch in einem senkrecht dazu liegenden zweiten Schnitt überprüft werden.

Morbus Perthes (Abb. 3)

Bei der Perthes-Erkrankung beschränkt sich unser Kollektiv auf 11 Fälle.

Davon sind 2 als Kontrollen nach abgelaufener Erkrankung anzusehen. Bei ihnen war lediglich noch die Verplumpung des Hüftkopfes gegenüber der gesunden Seite feststellbar.

Bei 7 weiteren war die Diagnose bereits früher (1–2 Jahre vorher) gestellt worden und sie befanden sich zum Zeitpunkt der sonographischen Untersuchung bereits im Stadium des scholligen Zerfalls. Die Fragmentation führte sonographisch zu einem Wechsel echoreicher und echoarmer Sprenkel im Bereich der Epiphyse, der Gelenkknorpel ließ sich gut vom nekrotischen Knochen abgrenzen. Alle Patienten waren varisiert worden, bei einem lag ein steriler Gelenkerguß vor, weswegen die weitere Entlastung mit Thomassplint erfolgte.

Bei 2 weiteren Patienten waren vor jeweils 6 Monaten erstmals Schmerzen aufgetreten. Diese Patienten befanden sich radiologisch im Stadium der Sklero-

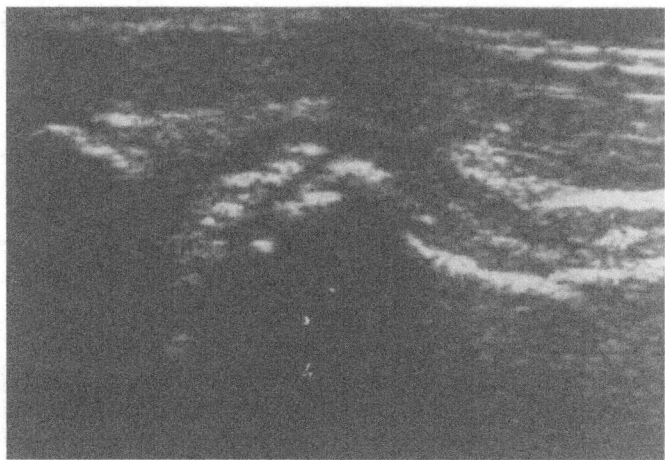

Abb. 3. Morbus Perthes bei 4jährigem Mädchen, Stadium des scholligen Zerfalls. Gute Abgrenzbarkeit des hyalinen Gelenkknorpels gegen die schollig zerfallene Epiphyse

sierung. Bei beiden bestand eine Abflachung der verknöcherten Epiphyse gegenüber der gesunden Seite sowie einzelne Defekte der Epiphysenkortikalis.

Daß Kinder, bei denen zuvor die Diagnose Koxitis gestellt worden war im späteren Verlauf in Perthes-Erkrankungen übergingen, ist uns nicht bekannt.

Coxitis (Abb. 4)

Die Gruppe mit der Diagnose Koxitis besteht aus 13 Patienten. Nicht aufgeführt sind in dieser Gruppe Patienten mit bekannter RA (seropositiv oder seronegativ), vorher bekanntem Morbus Bechterew, Hüftkopfnekrose, Hüftdysplasien, Schenkelhalsfrakturen und Koxarthrosen.

Diese Erkrankungen können ebenfalls Gelenkergüsse machen.

Von den 13 aufgeführten Patienten hatten 5 eine postinfektiöse Begleitarthritis. Es waren grippale Infekte vorausgegangen (2 Wochen bis 2 Monate vorher). Die Laborwerte waren unauffällig. Zweimal wurde punktiert mit negativem bakteriologischen Ergebnis. Bei allen Patienten gingen die Beschwerden in 1 Woche bis maximal 2 Monate zurück.

Zwei Patienten hatten radiologische Veränderungen mit Hüftkopfdestruktion. Die Senkung war bei beiden beschleunigt (in der 1. Stunde mehr als 50, in der 2. Stunde mehr als 100), bei beiden war das Punktat trüb, die bakteriologische Untersuchung positiv.

Bei 5 Patienten bestanden Hüftgelenksbeschwerden (seit maximal 2 Jahren) mit Kontrakturen, ohne daß bisher mit einem bildgebenden Verfahren ein pathologischer Befund erhoben worden wäre oder eine laborchemische Zuordnung möglich gewesen wäre. Bei allen 5 halten wir Erkrankungen des rheumatischen Formenkreises für am wahrscheinlichsten.

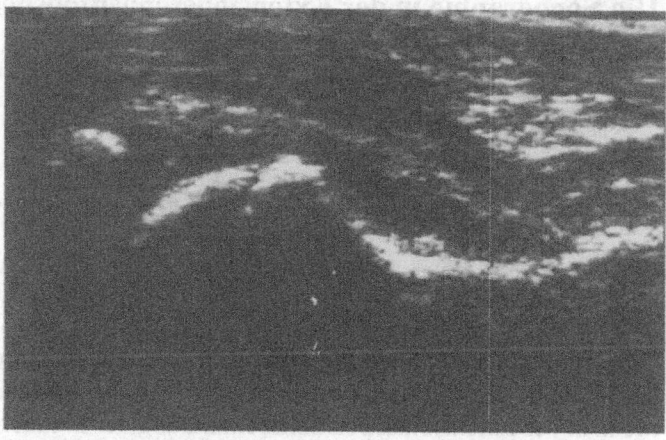

Abb. 4. Postinfektiöse Begleitarthritis bei 5jährigem Jungen, Punktat steril, Rückgang der Beschwerden nach 2 Wochen

Durch ein Computertomogramm der ISG wurde bei 2 von den 5 Patienten eine Sakroileitis festgestellt.

Eine Patientin hatte eine Abhebung der Gelenkkapsel vom Schenkelhals mit intraartikulären echoreichen Gebilden, die zu Schallschatten führten. Es handelt sich um eine Chondromatose, die Patientin steht zur Synovektomie an.

Zusammenfassung

Die sonographische Untersuchung liefert bei Hüftgelenksbeschwerden wertvolle Zusatzinformationen.

Bei der Epiphysenlösung kommt es zu einer dem Kappenabrutsch entsprechenden Stufenbildung.

Die verschiedenen Stadien der Perthes-Erkrankung sind durch typische Veränderungen der Hüftkopfschenkelhalssilhouette gekennzeichnet.

Unter der Diagnose Koxitis sind verschiedenartige Krankheitsbilder zusammengefaßt.

Literatur

1. Graf R (1983) Die sonographische Beurteilung der Hüftdysplasie mit Hilfe der „Erkerdiagnostik". Z Orthop 121:693–702
2. Kramps HA (1979) Einsatzmöglichkeiten der Ultraschalldiagnostik am Bewegungsapparat. Z Orthop 118:355–364
3. Moulton A (1982) A direct method of measuring femoral anteversion using ultrasound. J Bone Jt Surg 64-B:469–472
4. Wilson DJ (1984) Arthrosonography of the painful hip. Clin Radiol 35:17–19

Die Sonographie in der Extensionsrepositionsbehandlung bei Hüftluxation

A. Weber und R. Steffen

Die Sonographie der Säuglingshüfte ist in den letzten Jahren zu einer anerkannten Methode gereift. Kaum beachtet ist jedoch die Anwendung als Kontrollmethode in der Extensionsrepositionsbehandlung der kindlichen Hüftluxation. Die Extensionsrepositionsbehandlung nach Krämer stellt eine funktionelle Therapiemethode dar, mit dem Ziel der Reposition, Retention und der Nachholentwicklung der Hüfte. Bei der Extensionsrepositionsbehandlung wird zunächst in Längsrichtung so lange gezogen, bis die Hüftköpfe unterhalb des Pfannenerkers stehen. Dann werden die Hüftgelenke im Vertikalzug gebeugt und durch Abduktion die Adduktoren vorsichtig aufgedehnt.

Die angestrebte Repositionsstellung ist erreicht, wenn sich Kopf und Pfanne spannungsfrei gegenüberstehen. In dieser funktionellen Retentionsstellung erfolgt die Weiterbehandlung ambulant in der Düsseldorfer Spreizschiene.

Für die Sonographie ergeben sich dabei 2 wichtige Ansatzpunkte von therapeutischer Konsequenz:

1. Während der Längsextension kann das Tiefertreten des Hüftkopfes verfolgt und der Zeitpunkt, wann auch bei Reduktion des Extensionsgewichtes der Hüftkopf unterhalb des knöchernen Erkers bleibt, exakt bestimmt werden (Abb. 1).
2. In der kritischen instabilen Phase nach Abschluß der Extensionsrepositionsbehandlung mit der Düsseldorfer Spreizschiene kann die Lage des Kopfes im Gelenk beurteilt und ggf. sonographisch kontrolliert werden (Abb. 2 und 3).

Für unsere Untersuchungen benutzen wir 5-MHz-Schallköpfe mit linearer und konvexer Form. Während der Längsextension schallen wir seitlich in das Gelenk. Wir beurteilen hierbei die Lage des Femurkopfes zum Pfannenerker und zur γ-Fuge.

Zu Beginn der Behandlung haben wir wöchentlich einmal eine Untersuchung durchgeführt, rückte der Zeitpunkt zum Übergang in die Abduktionsphase näher, alle 2 Tage bis täglich.

Während der Retentionsbehandlung in der Düsseldorfer Spreizschiene kontrollierten wir die Stellung des Femurkopfes zur Pfanne. Wir gehen dabei so vor, daß wir mit einer Konvexsonde entlang des ventralen Oberschenkels schallen. Wir können dabei den knöchernen Pfannenerker, die ventrale Kapsel und den Femurkopf zur Darstellung bringen. Dabei ist es auch möglich, graduelle Unterschiede zu erheben. Mit dieser Einstellung kann eine drohende oder vollständige Reluxation sowie die Anteposition frühzeitig erkannt und adäquat behandelt

Ultraschalldiagnostik 86
Herausgegeben von M. Hansmann u. a.

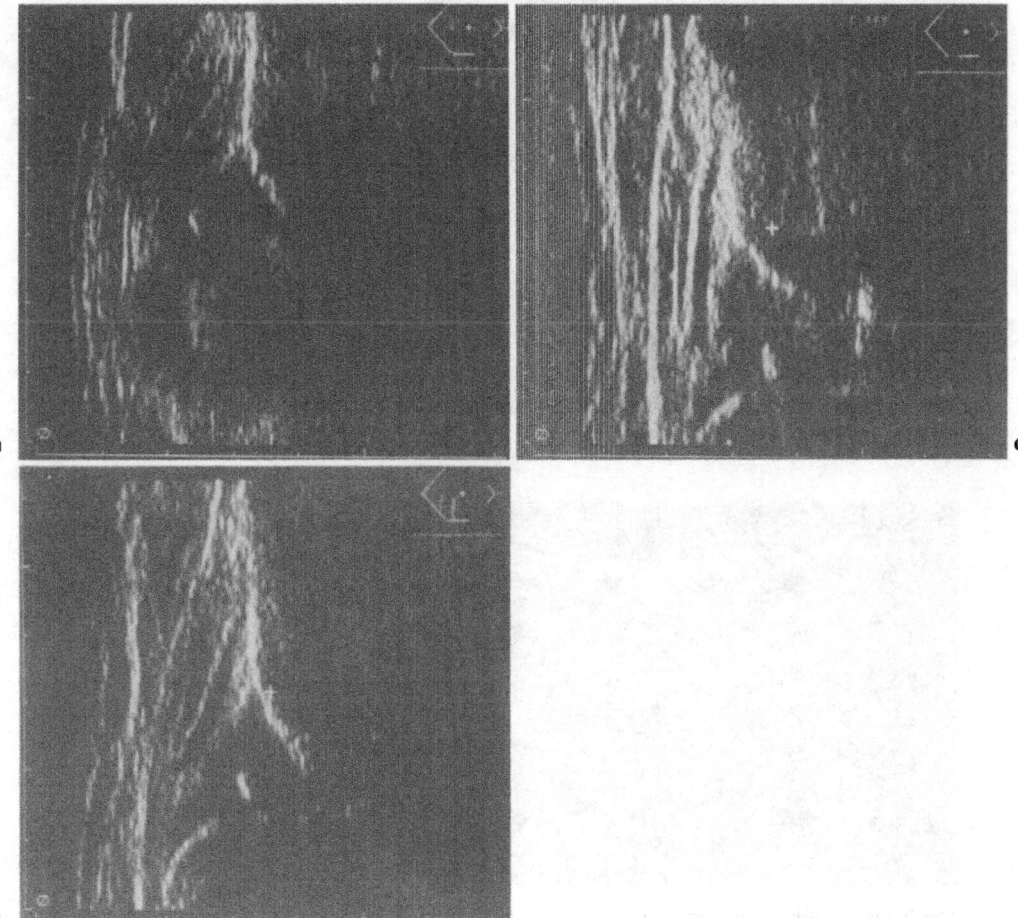

Abb. 1. a zeigt eine Luxationshüfte am Tag der Aufnahme, **b** unter manuellem Zug ist das Tiefertreten des Hüftkopfes zu verfolgen, **c** Hüfte nach 2 Wochen Längsextension unter Belastung Die Kapsel ist deutlich gestreckt, die Retentionskräfte sind im Vergleich zu b deutlich gemindert. Der Femurkopfkern steht in Höhe der Y-Fuge. Die Abspreizphase kann eingeleitet werden

werden. In der Zeit von 1984 bis 1985 haben wir 20 Kinder mit einer Luxationshüfte nach der Extensionsrepositionsmethode ultraschallorientiert behandelt.

Wir haben die Extensionszeiten, wie sie in der Literatur angegeben werden, mit denen unseres eigenen Patientengutes verglichen. Bezüglich der Mittelwerte für die einzelnen Untergruppen, gegliedert nach dem Behandlungsalter, ergaben sich vergleichbare Zahlen.

Anders waren die Ergebnisse der einzelnen Extensionszeiten, verglichen mit den Durchschnittswerten. Für Kinder mit einem Behandlungsalter unter einem halben Jahr betrug die Differenz zwischen dem Mittelwert und der persönlichen Extensionszeit bis zu 7 Tagen. Bei älteren Kindern waren die Unterschiede deutlich größer. Teilweise betrug die Differenz bis zu 21 Tagen.

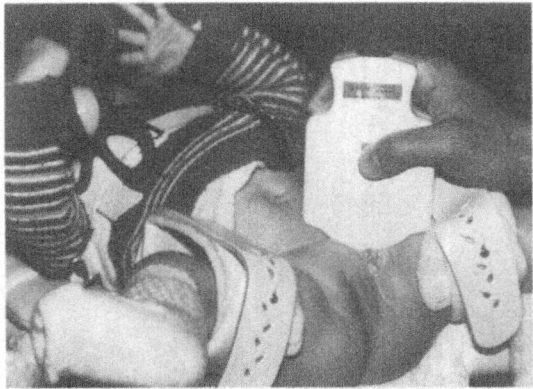

Abb. 2. Das Kind liegt in der Düsseldorfer Spreizschiene. In der dargestellten Schallkopfposition wird die Untersuchung durchgeführt

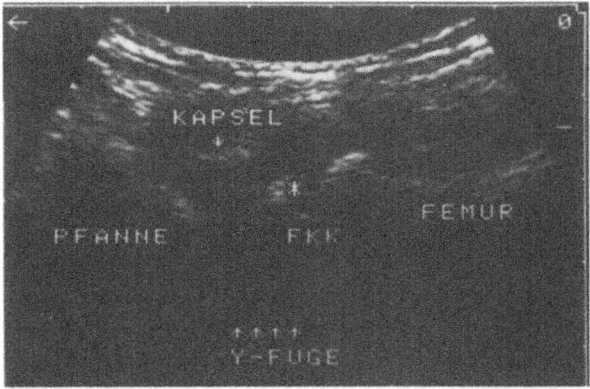

Abb. 3. Das Sonogramm eines Kindes in der Düsseldorfer Spreizschiene. Die einzelnen anatomischen Strukturen sind in das Sonogramm geschrieben

Die Sonographie in der Extensionsrepositionsmethode führt in der Extensionsphase zu einem individuelleren Behandlungsergebnis und in der Düsseldorfer Spreizschiene zu einer größeren therapeutischen Sicherheit.

Literatur

1. Graf R (1985) Sonographie der Säuglingshüfte. Enke, Stuttgart
2. Krämer J (1982) Konservative Behandlung kindlicher Luxationshüften. Enke, Stuttgart
3. Lenz G, Jansen H (1980) Die Düsseldorfer Spreizschiene zur Retention der sog. angeborenen Hüftdysplasie und Luxation aller Schweregrade. Teufel, Stuttgart
4. Lorenz A (1895) Pathologie und Therapie der angeborenen Hüftverrenkung auf der Grundlage von hundert operativ behandelten Fällen. Urban & Schwarzenberg, Wien Leipzig
5. Weber A, Steffen R, Spanke O, Dankwarth G (1987) Sonographie der Säuglingshüfte nach der „Bochumer Methode". In: Stuhler Th, Feige A (Hrsg) Ultraschalldiagnostik des Bewegungsapparats. Springer Berlin Heidelberg New York London Paris Tokyo

Das sonographische Bild der Koxitis

U. Dörr, M. Zieger und R. D. Schulz

Die Prognose der septischen Koxitis ist abhängig vom Zeitpunkt der Diagnose. Im Frühstadium und insbesondere beim jungen Säugling kann die klinische Diagnose schwierig sein. Zudem sind altersabhängig eine Reihe weiterer Erkrankungen wie Coxitis fugax, Epiphysiolysis capitis femoris, M. Perthes oder rheumatoide Arthritis differentialdiagnostisch abzugrenzen.

Material und Methode

Aufgrund der Anatomie des Hüftgelenkinnenraumes sammeln sich Ergußflüssigkeiten zuerst in den ventralen Rezessus an, da die Kapselumschlagsfalte hier am weitesten kaudal zu liegen kommt. Die sonographische Darstellung der vorderen Rezessus gelingt von ventral in sagittaler sowie dem Verlauf des Schenkelhalses angepaßter Schnittführung (Abb. 1). Die Gelenkkapsel verläuft dabei als zarte echogene Linie parallel zu Femurkopf und Schenkelhals; die kaudale Umschlagsfalte liegt am Übergang von Schenkelhals zu proximaler Femurdiaphyse. Ventral der Gelenkkapsel stellt sich der Musculus iliopsoas dar. Abhängig vom Alter des Patienten markiert ein echogenes Reflexband oder eine Einkerbung am Übergang von Femurkopf zu Schenkelhals die Epiphysenfuge.

Die Aussagemöglichkeit der Sonographie bei Hüftgelenksergüssen wurde bei 40 Patienten in einer prospektiven Studie untersucht. Das Alter der Patienten lag zwischen 14 Tagen und 72 Jahren mit einem Durchschnitt von 10 Jahren. Bei allen Patienten lag eine Röntgenaufnahme des Beckens vor.

Ergebnisse

1. Bei 20 Patienten konnte sonographisch ein intraartikulärer Erguß ausgeschlossen werden; statt dessen fand sich einmal ein Lymphknotenabszeß in der Leistenbeuge, bei einem weiteren Patienten eine Einblutung in den Musculus iliopsoas bei Hämophilie.

2. In 20 Fällen wurde eine intraartikuläre Ergußformation sonographisch nachgewiesen:
- Septische Koxitis   n = 7
- Coxitis fugax   n = 9
- Traumatischer Erguß   n = 1

Ultraschalldiagnostik 86
Herausgegeben von M. Hansmann u. a.
© Springer-Verlag

- Rheumatoide Arthritis   n = 1
- Synovialom   n = 1
- Hüftkopfnekrose   n = 1

Alle neun operativ bestätigten Ergüsse wurden sonographisch eindeutig gesehen (septische Koxitis 7, traumatischer Erguß 1, Synovialom 1). Die Röntgenaufnahme war hierbei jedoch in 6 Fällen ohne pathologischen Befund.

3. Die Differentialdiagnose des Ergusses erfolgte sonographisch im wesentlichen anhand der Echogenität. In allen Fällen von *Coxitis fugax* fand sich ein echofreier Erguß (Abb. 2). In allen Fällen mit *septischer Koxitis* zeigte sich ein nicht echofreier Erguß (Abb. 3).

Bei frischem traumatischem Erguß lag ebenfalls eine *echofreie* intraartikuläre Formation vor.

Weitere *nicht echofreie,* intraartikuläre Raumforderungen ergaben sich bei der Hüftkopfnekrose mit zusätzlicher Entrundung des Hüftkopfes sowie bei dem Synovialom, wobei bei letzterem die atypisch kraniale Lage des Prozesses imponierte.

Die wiederholte Arthrosonographie bei einer 14jährigen Patientin mit rheumatoider Arthritis ergab unterschiedliche Befunde bezüglich Lokalisation, Seitendifferenz und Echostruktur. Konstantes Merkmal war hierbei die Kapselverdickung.

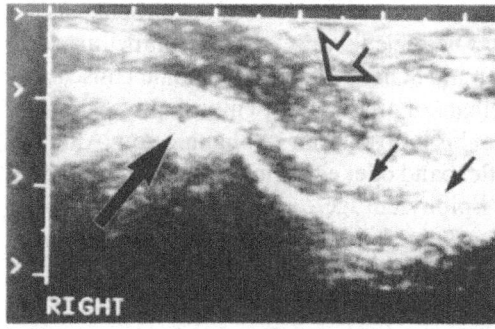

Abb. 1. Ventraler Sagittalschnitt durch ein gesundes Hüftgelenk. Die *kurzen Pfeile* markieren den Verlauf der Gelenkkapsel mit kaudaler Umschlagfalte. *Langer Pfeil:* Einkerbung im Bereich der Epiphysenfuge. *Offener Pfeil:* Musculus iliopsoas

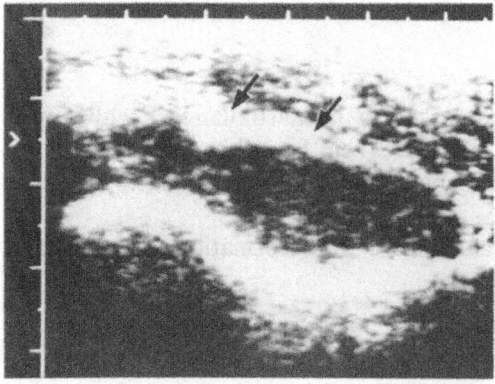

Abb. 2. Nicht echofreier Erguß bei septischer Koxitis. Die Gelenkkapsel ist verdickt (*Pfeile*), ausgespannt; der kaudale Rezessus ist abgerundet

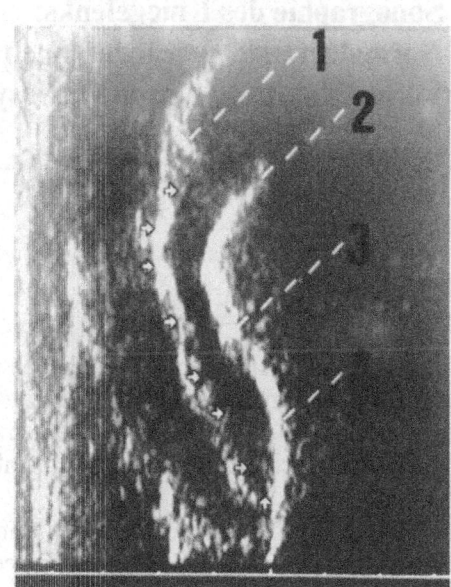

Abb. 3. Echofreier Erguß bei Coxitis fugax.
Knöcherner Erker *1*, Femurkopfkontur *2*,
Wachstumsfuge *3*, Schenkelhals *4*. Die Pfeile markieren die ausgespannte, jedoch nicht
verdickte Gelenkkapsel

Als *Schlußfolgerung* ergeben sich:
– Der Nachweis eines Gelenkergusses ist im Vergleich zum Röntgen mittels
Ultraschall früher und bei geringer Ergußmenge möglich.
– Die für die Prognose entscheidende Differentialdiagnose zwischen Coxitis fugax und septischer Koxitis konnte in allen Fällen sicher gestellt werden. Um Folgezustände einer zu spät erkannten septischen Koxitis zu vermeiden, bietet sich
die *Sonographie* als *Methode der Wahl* zum frühzeitigen Nachweis bzw. Ausschluß eines Gelenkergusses an.

Sonographie des Kniegelenks:
Normalbefunde, Veränderungen bei rheumatoider Arthritis,
Verlaufskontrollen nach Radiosynoviorthese

G. Mielke, A. Brandrup-Lukanow, Ch. Utech, K. Bandilla, P. Higer
und E. G. Loch

Die Ultraschalluntersuchung ist bei einer Reihe von Kniegelenkserkrankungen, insbesondere im Rahmen der rheumatoiden Arthritis (r. A.), eine wertvolle diagnostische Hilfe [4]. Neben dem Nachweis von Ergüssen und Baker-Zysten ist auch eine Beurteilung der Synovialmembran und der Synovialflüssigkeit möglich [2, 3].

Chronische Synovitiden können durch die Radiosynoviorthese mit Yttrium-90 in ungefähr 60% der Fälle günstig beeinflußt werden [1]. Wir führten sonographische Verlaufskontrollen bei mit Yttrium-90-behandelten Patienten durch, um zu prüfen, ob therapiebedingte Veränderungen sonographisch erfaßbar sind und sonographisch prognostische Kriterien für den Therapieerfolg gefunden werden können. Durch Ultraschalluntersuchung gesunder Probanden wurden in reproduzierbaren Schnittebenen Kniegelenksbinnenstrukturen dargestellt und Anhaltspunkte für Normalbefunde erstellt.

Methodik und Patienten

Für alle Untersuchungen wurde ein Kretz Combison 320 mit 5-MHz-Schallkopf und Wasservorlaufstrecke verwendet.

Zum besseren anatomisch-topographischen Verständnis wurde das Reflexverhalten normaler Synovialis und Synovialis bei r. A. durch Darstellung von jeweils einem OP-Präparat im Wasserbad überprüft. Bei 56 Probanden ohne klinisch bekannte Kniegelenkserkrankung, entzündliche Allgemeinerkrankung oder Stoffwechselkrankheit im Alter zwischen 21 und 75 Jahren wurden die Bursa suprapatellaris, die Patellarsehne mit Bursa infrapatellaris profunda, der Kondylenknorpel, die Menisci und die Fossa poplitea in definierten Schnittebenen dargestellt. Unter den gleichen Bedingungen wurden 22 Patienten mit r. A., 1 Patient mit Psoriasisarthritis und 1 Patient mit aktivierter Arthrose am Tag vor der Radiosynoviorthese mit 6 mCi Yttrium-90, 2 Tage danach und nochmals nach 6 Wochen untersucht. Zum Vergleich wurde das nichtbehandelte Knie am Tag vor der Injektion und nach 6 Wochen mituntersucht.

Ergebnisse

Die sonographischen in-vitro-Befunde entsprachen dem makroskopischen Bild. Die pathologische Synovialis stellte sich im Vergleich zur 1,4 mm dicken, glatt be-

Ultraschalldiagnostik 86
Herausgegeben von M. Hansmann u. a.
© Springer-Verlag

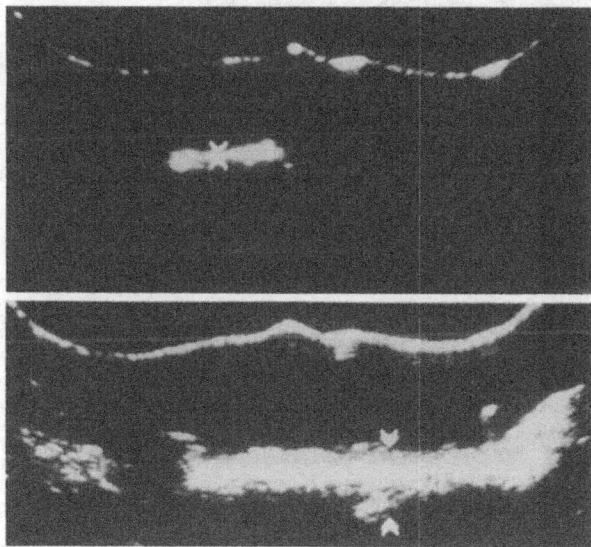

Abb. 1. Normale Synovialis und Synovialis bei r. A. im Wasserbad

grenzten normalen Synovialis verdickt dar und zeigte eine unregelmäßige, teilweise zottige Oberfläche (Abb. 1).

Zur in-vivo-Beurteilung der Synovialis eignet sich am besten die Bursa suprapatellaris. Wir führten mit senkrecht aufgesetztem Schallkopf einen Längs- und Querschnitt bei Rückenlage des Probanden und 20 Grad gebeugtem Knie (Unterlage einer Knierolle) durch.

Die normale Bursa suprapatellaris ist als durchschnittlich 40 mm (s = 7) langer und 2 mm (s = 0,3) hoher, echofreier Spalt zwischen der Quadrizepssehne und der aus Binde- und Fettgewebe bestehenden präfemoralen Verschiebeschicht der Sehne zu erkennen. Die Synovialis begrenzt als echoreiches, durchschnittlich 1,7 mm (s = 0,3) dickes Band mit glatter Oberfläche die Bursa. Das vordere Synovialisblatt ist durch den Kontrast der echofreien Sehne besser abgrenzbar als das Fettpolsterweichteilen aufliegende hintere Blatt. Die Synovialflüssigkeit stellt sich echoarm oder echofrei dar (Abb. 2)

Die individuell unterschiedlich große Bursa infrapatellaris profunda liegt unter dem distalen Anteil der echofreien oder echoarmen Patellarsehne, deren sagittaler Durchmesser 3,5 mm bis 5,0 mm betrug. Der Kondylenknorpel läßt sich am besten bei maximaler Kniebeugung suprapatellar darstellen. Die Dicke der echofreien Knorpelauflage betrug medial und lateral durchschnittlich 2 mm (s = 0,3), interkondylär 2,4 mm (s = 0,4). Die Menisci lassen sich in 2 Ebenen keil- bzw. halbkreisförmig darstellen. Die zweifelsfreie Abgrenzung der Kreuzbänder erscheint problematisch.

Popliteal konnten keine flüssigkeitsgefüllten Strukturen beobachtet werden. Intrakapsulär stellte sich nur der Kondylenknorpel echofrei dar, dessen Dicke auch hier medial und lateral durchschnittlich 2 mm (s = 0,4/0,3) betrug. Der sehnige Ansatz des M. semimembranosus an der medialen Tibiarückfläche kann jedoch aufgrund seiner Echogenität, Form und Gelenknähe mit einer Zyste verwechselt werden.

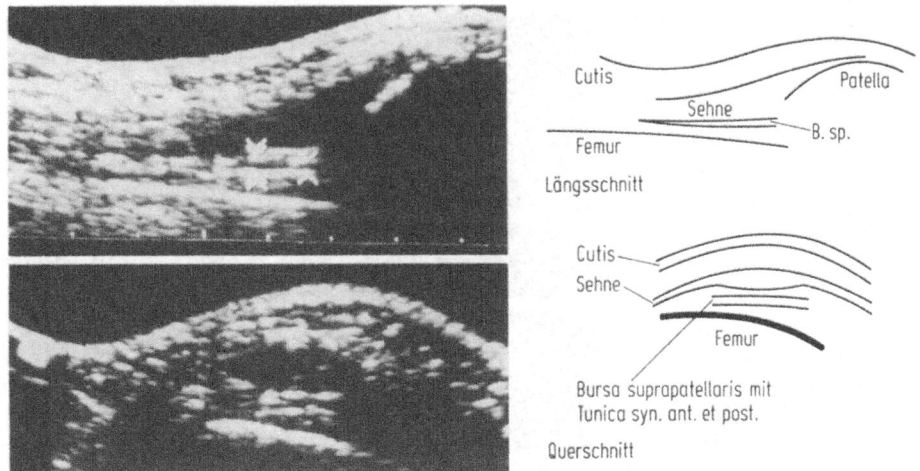

Cutis
Sehne
Femur
Längsschnitt
Patella
B. sp.

Cutis
Sehne
Femur
Bursa suprapatellaris mit
Tunica syn. ant. et post.
Querschnitt

Abb. 2. Die normale Bursa suprapatellaris im Längs- und Querschnitt

Veränderungen bei rheumatoider Arthritis

Die auffallendsten Veränderungen wurden an der Synovialis und der Synovialflüssigkeit festgestellt. Die meist vermehrte Flüssigkeit führt zu einer mitunter erheblichen Ausdehnung der Bursa suprapatellaris. Auch infrapatellar und popliteal läßt sich die Flüssigkeit zwischen Kondylenknorpel und Hoffa-Fettkörper
bzw. Gelenkkapsel als Verbreiterung des echofreien Saums nachweisen. Bakerzysten unterschiedlicher Größe wurden in 40% der untersuchten Gelenke gefunden.
Die Dicke der Synovialis betrug in den beschriebenen Schnittebenen durchschnittlich 4,3 mm (s = 1,8). Die der Bursa zugewandte Oberfläche der Synovialis
war unregelmäßiger als bei den gesunden Probanden, teilweise auch zottig. Die
Synovialflüssigkeit stellte sich echoreicher dar. Es fand sich statistisch ein Zusammenhang zwischen der subjektiv beurteilten Echodichte des Ergusses und der im
Punktat gefundenen Zellzahl.

Verlaufskontrollen

Typischerweise zeigte sich 2 Tage nach Yttrium-90-Applikation eine Zunahme
der Ergußmenge und der Echodichte des Ergusses, während nach 6 Wochen das
Bild wieder dem Ausgangsbefund glich. Bei der Aufteilung der Patienten nach
dem Therapieerfolg fielen Unterschiede hinsichtlich der Synovialisdicke auf. Die
Gruppe der Patienten mit klinischer und subjektiver Besserung nach 6 Wochen
hatte einen Ausgangswert der Synovialisdicke von durchschnittlich 3,4 mm,
2 Tage nach der Yttrium-90-Behandlung fand sich eine Strukturauflockerung der
Synovialis und eine Zunahme der Synovialisdicke, während nach 6 Wochen die
mittlere Synovialisdicke unter den Ausgangswert sank. Die Gruppe der Patienten, die nicht auf die Therapie ansprachen, hatte einen höheren Ausgangswert der
Synovialisdicke (4,7 mm); im Verlauf zeigten sich keine auffallenden Veränderungen.

Diskussion

Anhand der durchgeführten Untersuchungen konnte gezeigt werden, daß auch die normale Bursa suprapatellaris und die nicht verdickte Synovialis sonographisch darstellbar sind. Die angegebenen Meßwerte erleichtern das Erkennen pathologischer Veränderungen. Im Rahmen chronisch entzündlicher Kniegelenkserkrankungen sind Ergüsse, Zysten, Synovialishypertrophie, Zotten, intraartikuläre Septen und qualitative Veränderungen der Synovialflüssigkeit sonographisch diagnostizierbar und können bei Anwendung reproduzierbarer Schnittebenen im Verlauf kontrolliert werden.

Bei der Radiosynoviorthese ist zur Berechnung der Radionukliddosis unter anderem auch die Synovialisdicke zu berücksichtigen [1]. Aufgrund des beobachteten Zusammenhangs zwischen Therapieerfolg und sonographisch meßbarer Synovialisdicke wird zur Zeit eine prospektive Studie durchgeführt, in der bei Patienten mit einer Synovialisdicke über 3,5 mm die Standarddosis von 6 mCi Yttrium-90 auf 8 mCi erhöht wird. Zur Überprüfung der sonographischen Befunde steht die Kernspintomographie zur Verfügung. In den bisherigen Untersuchungen konnten hiermit die sonographischen Ergebnisse bestätigt werden.

Literatur

1. Bandilla K (1981) Radiosynoviorthese: Die radiochemische Synovektomie in der Behandlung der rheumatoiden Arthritis. Therapiewoche 31:5053–5056
2. Cooperberg P, Tsang I, Truelove L, Knickerbocker J (1978) Gray scale ultrasound in the evaluation of rheumatoid arthritis of the knee. Radiology 126:759–763
3. Müller-Brodmann W, Goebel KM (1982) Ultraschalldiagnostik entzündlicher Kniegelenkserkrankungen. Dtsch med Wschr 107:1400–1403
4. Sattler H, Gerhold H (1984) Die Arthrosonographie – ein neues zusätzliches bildgebendes Verfahren in der Erfassung von Erkrankungen des Kniegelenkes. Z Rheumatol 43:160–166

Meniskussonographie

Ch. Sohn

Bei der Sonographie der Poplitealgefäße fiel auf, daß im Längsschnitt ein homogenfarbenes Dreieck zur Darstellung kam, das nur als Meniskus interpretiert werden konnte. Beim Durchforsten der Literatur fand sich eine Arbeit von Dragonat und Claussen, die 1980 an 10 kniegesunden Probanden den Meniskus mit einem 5-MHz-Compoundscan darstellten. Der Meniskus zeigt sich ihnen als inhomogenes Dreieck. Eine klinische Anwendung ergab sich daraus nicht.

Dagegen stellen Sattler und Gerhold 1984 fest, der Meniskus ließe sich nicht abgrenzen. Sie benutzten die 4-MHz-Sonde eines Real-time-Sektorscans. Angeregt durch diese Arbeiten wollten wir experimentell am Leichenknie die sonographische Darstellbarkeit des Meniskus und seiner Läsionen überprüfen. Dabei zeigte sich, daß diese sonographische Darstellung problemlos gelingt. Voraussetzung hierfür scheint die Verwendung eines 7,5-MHz-Schallkopfes eines Sektorscans zu sein. Wir verwandten den Real-time-Scan Marc 300 der Firma Kranzbühler, der sich durch einen kugelförmigen Schallkopf mit sehr kleiner Auflagefläche auszeichnet. Der Vergleich mit der 5-MHz-Einstellung ergab, daß sich hier der Meniskus inhomogen darstellt und somit eine Abgrenzung von gesundem bzw. verletztem Meniskus nicht gelingt. Unter der 7,5-MHz-Einstellung hingegen stellt sich der intakte Meniskus im Längsschnitt als homogenes Dreieck mit glatten Begrenzungen dar, deutlich abgesetzt von Femur und Tibia. Allein der Längsschnitt bewährt sich, da sich nur in dieser Schnittführung ein der Anatomie problemlos zuordbares Bild ergibt.

Nach dieser prinzipiellen Untersuchung setzten wir arthroskopisch am Leichenknie die verschiedensten Läsionen. Alle Verletzungen waren sonographisch gut zu erfassen, selbst kleinste, haarfeine Risse kamen zur Darstellung. Diese Risse zeigen sich als weißes Reflexmuster. An einem Leichenmeniskus wurde sonographisch eine Degeneration festgestellt, die histologisch bestätigt wurde.

Im Anschluß an diese experimentelle Studie erfolgte eine klinische Studie, in deren Verlauf an 91 Patienten ein Vergleich zwischen Sonographie und Operation (Arthroskopie/Arthrotomie) stattfand; 50 dieser Patienten wurden zusätzlich noch arthrographiert, so daß die Sonographie-, Arthrographie- und OP-Befunde miteinander verglichen werden konnten. 86mal, also in 95%, stimmten der sonographische und operative Befund überein. Bei 5 Patienten wurde die sonographisch festgestellte Reflexverstärkung als Riß fehlinterpretiert, operativ ergaben sich Meniskuskontusionen und Hoffa-Hypertrophien.

Bei den 50 Patienten, bei denen Sonographie, Arthrographie und Operation durchgeführt wurden, zeichnete sich die Sonographie durch eine bessere Treffer-

Ultraschalldiagnostik 86
Herausgegeben von M. Hansmann u. a.
© Springer-Verlag

quote gegenüber der Arthrographie aus. Die sonographischen Befunde waren in 98% richtig, die arthrographischen nur in 85%.

An 98 Patienten konnte inzwischen Sonographie und Arthrographie verglichen werden. Dabei ergab sich eine Übereinstimmung von 89%; die Operation steht bei einigen dieser Patienten noch aus, so daß auf ein endgültiges Ergebnis hier noch gewartet werden muß. Insgesamt waren unsere Patienten im Alter zwischen 20 und 35 Jahren.

Die bessere Trefferquote der Sonographie gegenüber der Arthrographie erklärt sich wohl aus der Tatsache, daß die Arthrographie zur Erkennung eines Risses das Eindringen des Kontrastmittels zwischen die Rißanteile benötigt, während in der Sonographie der Riß als Reflexionsebene dient, die Ultraschallwellen zurückwirft und sich als Reflexionsmuster zeigt. Auch Degenerationen stellen sich im Meniskus als weiße Reflexmuster dar, doch in der Regel gelingt die Abgrenzung von Rissen problemlos: Während sich nämlich der Riß normalerweise glatt begrenzt zeigt und sich über mehrere Schnittebenen darstellen läßt, bietet die Degeneration ein mehr punktförmiges und wolkiges Bild.

Der große Vorteil der Sonographie liegt in ihrer völligen Schmerz- und Risikofreiheit bei gleichzeitig sehr hoher Trefferquote. Weiterhin kann sie nach einem akuten Trauma angewandt werden, während hier die Arthrographie kontraindiziert ist. Funktionsaufnahmen sind bei der Sonographie problemlos möglich. Unseren Erfahrungen an über 400 Patienten zufolge scheint die Meniskussonographie in der Lage zu sein, die Arthrographie zu ersetzen und die Indikation zur Arthroskopie – vor allem hinsichtlich der Diagnose von Meniskusläsionen – einzuschränken.

Literatur

Dragonat P, Claussen C (1980) Sonographische Meniskusdarstellungen. Fortschr Röntgenstr 133:2

Sattler H, Gerhold H (1984) Arthrosonographie – ein neues zusätzliches bildgebendes Verfahren in der Erfassung von Erkrankungen des Kniegelenks. Zeitschr f Rheumatologie 43:160–166

Sonographische Achsenbestimmungen am Skelett

U. Harland

Sonographische Achsenbestimmung am Skelett

An mazerierten Oberschenkel- und Oberarmknochen sollte eine sonographische Meßmethode zur Bestimmung des Antetorsions- bzw. Retrotorsionswinkels entwickelt werden. Die Wertigkeit des Verfahrens sollte mit bekannten Bestimmungsmethoden verglichen werden.

Sonographische Bestimmung des Antetorsionswinkels

Rippstein versteht unter der Antetorsionswinkel des Schenkelhalses denjenigen Winkel, der zwischen der Collumachse und der hinteren Kondylentangente liegt. In der Regel ist der Schenkelhals aus der Kondylenebene nach ventral heraus gedreht, so daß im Normalfall beim Erwachsenen der Antetorsionswinkel bei ca. 20° liegt.

König und Schult definierten den Antetorsionswinkel als den Winkel, der zwischen der Schenkelhalsachse und ihrer lotrechten Projektion auf die Kondylenebene liegt. Bei einem CCD-Winkel von 90° sind beide Winkel gleich.

Es wurden 14 mazerierte Leichenfemora untersucht. Die Antetorsionswinkel wurden dabei am anatomischen Präparat, nach röntgenologischen Aufnahmen in der exakten ap-Projektion und in der Lagerung nach Rippstein sowie in einer sonographischen Untersuchung, bestimmt. Die sonographische Bestimmung der Antetorsionswinkel erfolgte im Wasserbad (Abb. 1).

Zur exakten Festlegung der sonographischen Schnittebene war die Beachtung zweier Punkte wesentlich:

Medial wurde der Schnitt im Zenit des Hüftkopfes gelegt, lateral wurde der Schnitt so angelegt, daß der Schenkelhals von distal abgetastet wurde, bis eine durchgezogene echoreiche Linie entstand.

Wird der Schnitt lateral weiter proximal gelegt, so geht er durch das Trochantermassiv und weicht von der tatsächlichen Schenkelhalsachse ab.

Die gewonnenen Meßwerte wurden miteinander verglichen (Tabelle 1). Nimmt man als Ausgangswert die anatomische Antetorsion, so ergab sich bei den Rippsteinaufnahmen eine durchschnittliche Abweichung von 1,7°, bei den Bestimmungen nach König eine Abweichung von 1,3° und bei den sonographischen Bestimmungen eine Abweichung von 2,2°.

Ultraschalldiagnostik 86
Herausgegeben von M. Hansmann u. a.
© Springer-Verlag

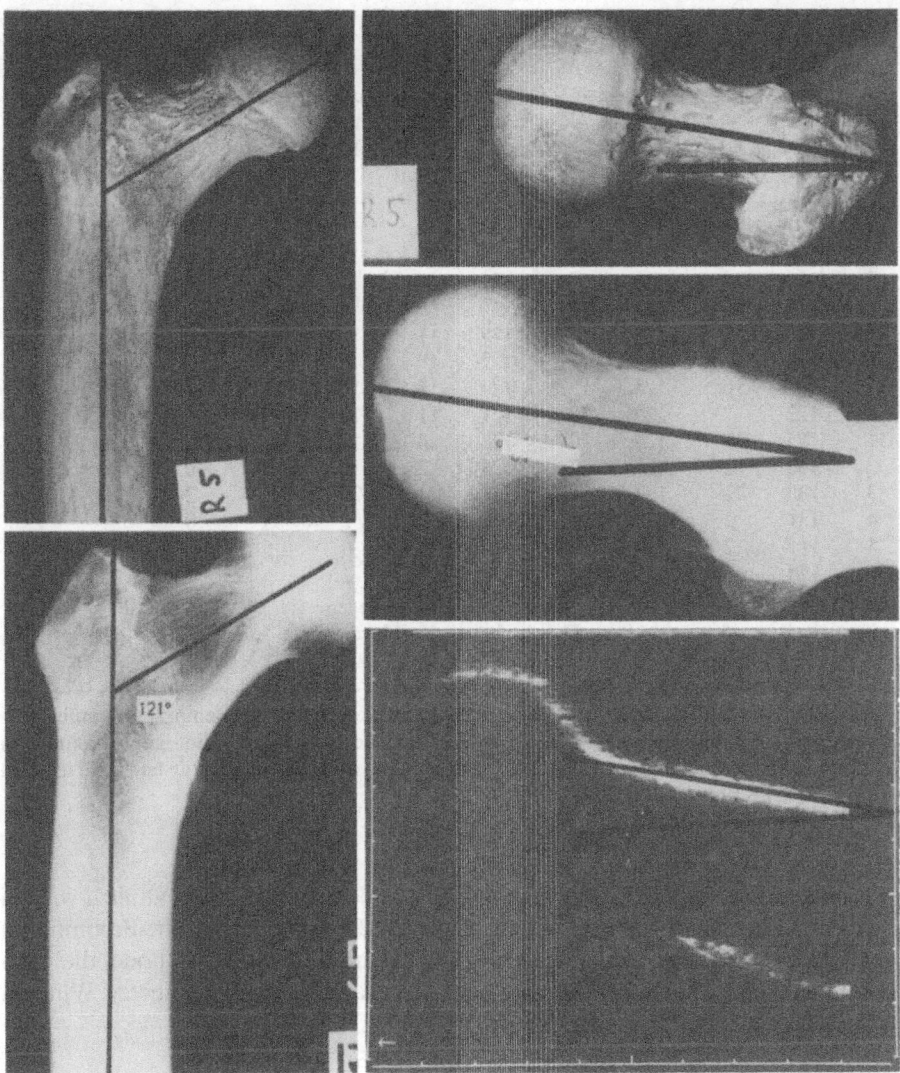

Abb. 1. Gegenüberstellung des anatomischen Präparates, des röntgenologischen Befundes und der sonographischen Antetorsionswinkelbestimmung am Beispiel des Femur R7

Nach dieser guten Übereinstimmung der Meßmethoden wurde in einer 2. Phase die Anwendbarkeit am Patienten überprüft. Die Messungen wurden bei 23 Hüftgelenken bei 15 Patienten durchgeführt (Tabelle 2).

Hierbei zeigte sich eine gute Übereinstimmung der Werte mit den Berechnungen der Antetorsionswinkel nach König. Die durchschnittliche Abweichung lag bei 2,8°, die maximale bei 7°. Größere Differenzen bestanden zu den nach Rippstein bestimmten Winkel. Die Abweichung lag im Durchschnitt bei 9,5°, die größte bei 29°. Generell bestanden die großen Abweichungen bei hohen CCD-Winkeln. Hier lagen die nach Rippstein berechneten Werte deutlich höher. In den Fäl-

Tabelle 1. Bestimmung der Antetorsion des Schenkelhalses

Prä-parat	Anat.		Röntgenol. proj.		Reeller			Sono-graph. AT-∢	Diff. zum anat. best. AT-∢		
	CCD-∢	AT-∢	CCD-∢	AT-∢	CCD-∢	AT-∢ nach Ripp-stein	AT-∢ nach König		Ripp-stein	König	Sono-gra-phie
R1	127	16	125	14	123	16,5	13,5	16	0,5	2,5	0
2	123	20	128	17	124	20,5	16	25	0,5	4	5
3	123	15	128	16	125	18	15	11	3	0	4
4	111	2	114	2	114	2	2	2	0	0	0
5	120	11	121	10	119	11	10	11	0	1	0
6	119	16	124	17	122	19	16,5	19	3	0,5	3
7	124	−16	124	−15	124	−15	−15	−14	1	1	2
8	122	7	122	10	121	11	10	10	4	3	3
L1	125	17	129	20	126	24	19	14	7	2	3
2	130	2	125	2	125	2	2	3	0	0	1
3	130	22	133	21	128	24	20	25	2	2	3
4	131	2	128	2	128	2	2	3	0	0	1
5	111	2	114	4	114	4	4	6	2	2	4
6	120	− 3	121	− 2	121	− 2	− 2	− 5	1	0	2
			Summe der Abweichungen						24	18	31
			Durchschnittliche Abweichung						1,7	1,3	2,2
			Größte Abweichung						7	4	5

Meßergebnisse der Bestimmungen des Antetorsionswinkels an Leichenfemora. Gegenüberstellung der anatomisch gefundenen CCD- und AT-Winkel sowie der radiologisch bestimmten Winkel nach Rippstein und nach König. Die sonographische Messung wurde nach den im Text anggegebenen Kriterien durchgeführt

len, in den normale CCD-Winkel vorlagen, war die Abweichung ähnlich wie bei den an den Leichenfemora gefundenen Werten. Die sonographische Bestimmung des Antetorsionswinkels ist eine klinisch gut durchführbare Methode, die nach unseren Untersuchungen weitgehend mit den nach König berechneten Winkeln übereinstimmen.

Sonographische Bestimmung des Retrotorsionswinkels am Humerus

Die Bestimmung des Retrotorsionswinkels des Humerus geht auf Arbeiten von Gegenbaur zurück. Der anatomisch anthropologische Humerustorsionswinkel wird anhand von Umrissen der Gelenkenden des proximalen und distalen Humerus bestimmt. Die Achsen durch den Humeruskopf und durch die distalen Epikondylen legen den Retrotorsionswinkel fest.

An 20 mazerierten Leichenhumeri wurde die anatomische, radiologische, computertomographische und sonographische Winkelbestimmung durchgeführt.

Die anatomische Bestimmung erfolgte nach den von Gegenbaur und Saha angegebenen Methoden.

Tabelle 2. Bestimmung der Antetorsion des Schenkelhalses an Patienten

Mes-sung Nr.	Proj. CCD-∢	Proj. AT-∢	Reeller CCD-∢	Reeller AT-∢ nach Rippst.	Reeller AT-∢ nach König	Sono-graph. AT-∢	Diff. sonograph. AT-∢ zu AT∢ Rippst.	Diff. sonograph. AT-∢ zu AT∢ König
1	146	30	136	40	25	25	15	0
2	129	12	128	14,5	11	12	2,5	1
3	144	26	137	34,5	22	20	14,5	2
4	149	26	142	36	20	20	16	0
5	141	37	129	46	33	33	13	0
6	140	13	137	17	11	12	5	1
7	145	10	143	14	8	10	4	2
8	136	22	131	27,5	20	26	1,5	6
9	137	20	133	25,5	18	23	2,5	5
10	158	40	142	56	29	27	29	2
11	135	5	135	6	4,5	3	3	1,5
12	126	2	126	2	2	3	1	1
13	137	17	135	22	15	14	8	1
14	127	11	129	13	11	18	5	7
15	105	11	105	11	11	17	6	6
16	126	12	124	14	12	19	5	7
17	129	20	126	24	19	23	1	4
18	161	62	153	43	17	18	25	1
19	151	18	145	27	14	19	8	5
20	144	28	137	37	24	20	13	4
21	135	23	130	28,5	21	14	14,5	7
22	148	20	142	28,5	16	17	11,5	1
23	149	24	143	34	19	19	15	0

Vergleichende Meßwerte der röntgenologisch bestimmten CCD- und AT-Winkel nach Rippstein und König sowie des sonographisch bestimmten AT-Winkels

Röntgenologisch wurde der Retrotorsionswinkel nach einer von Pieper angegebenen Methode bestimmt. Dazu wurden 2 Röntgenaufnahmen angefertigt, eine in ap-Projektion, die andere in einer Projektion nach Debovoise (Abb. 2).

Zur computertomographischen Bestimmung wurden nach der von Dähnert vorgeschlagenen Methode Schnitte in Höhe des proximalen und distalen Humerus gelegt (Abb. 3).

Bei der sonographischen Bestimmung wurden die Knochen mit einer Klemme im Wasserbad fixiert. Sie wurden dabei so gelagert, daß das Lot senkrecht auf der Tangente im tiefsten Punkt des Sulcus stand. Am distalen Humerus wurde ein Schnitt in Höhe der Epikondylen gelegt und die volare Trochleatangente eingezeichnet (Abb. 4).

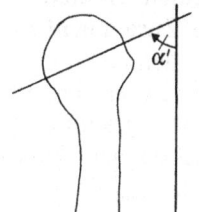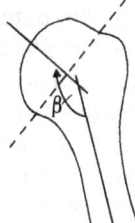

Abb. 2. Röntgenologische Bestimmung des projizierten Humerustorsionswinkels (α'). Berechnung des Retrotorsionswinkels (α) aus α' und β nach Pieper. *Links* Aufnahme nach Debovoise, Hyatt und Townsend, *rechts* ap-Aufnahme. α' projizierter Retrotorsionswinkel, β Collumdiaphysenwinkel

Tabelle 3. Bestimmung der Retrotorsion des Humerus

Präparat	Nach Gegenbaur	Nach Saha	Röntgennologisch nach Pieper	Computertomographisch nach Dähnert	Sonographisch
R 1	30	24	48,3	80	86
2	18	42	40,4	67	68
3	17	41	32,4	67	68
4	30	23	43,9	79	78
5	32	31	47,4	74	76
6	36	22	40,4	76	81
9	20	36	37,0	68	72
10	15	42	34,9	64	64
11	11	53	33,1	63	60
L 1	29	28	37,5	80	80
2	20	39	34,5	68	68
3	2	58	30,2	63	69
4	33	27	47,5	72	74
6	22	46	38,3	76	80
7	2	52	28,9	57	52
9	27	35	36,6	70	73
10	14	45	32,1	66	67
11	11	42	30,4	56	58
12	15	44	27,9	64	63
0	14	41	35,2	73	76
Mittelwert	19,9	38,55	36,84	69,25	70,65
Größter Wert	36	58	48,3	80	86
Kleinster Wert	2	22	27,9	56	52

Tabellarische Aufstellung der an 20 Leichenhumeri gemessenen Retrotorsionswinkel

Der zwischen dem Lot im Sulcus und der ventralen Trochleatangente bestehende Winkel wurde als Retrotorsionswinkel definiert. Die Werte wurden miteinander verglichen (Tabelle 3). Die Differenzen zwischen den einzelnen Methoden erklären sich dadurch, daß unterschiedliche Meßpunkte zur Bestimmung des Winkels gewählt werden.

Die computertomographische und sonographische Methode der Winkelbestimmung orientieren sich nicht wie die anatomische Bestimmungsmethode nach Gegenbaur an der vorhandenen Kopf-Hals-Achse oder an Hilfslinien zu ihrer Rekonstruktion, sondern am Sulcus intertubercularis. Dies setzt voraus, daß einer Lageänderung des Sulcus intertubercularis auch eine Änderung der Kopf-Hals-Achse entspricht. Dähnert fand bei seinen Untersuchungen eine hochsignifikante Korrelation beider Methoden. Die Abweichung der Werte betrug bei seinen 50 untersuchten Humeri 46°. Auch in unserem Kollektiv bestand ein hochsignifikanter Zusammenhang zwischen der anthropometrisch bestimmten Retrotorsion und den computertomographisch und sonographisch bestimmten Werten. In unserer Untersuchung lagen die im CT gemessenen Winkel im Schnitt um 49,3° und die sonographisch gemessenen Winkel im Schnitt um 49,3° und die sonographisch gemessenen Winkel im Schnitt um 50,8° höher als die anthropometrischen Winkel.

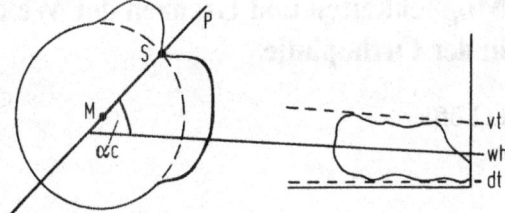

Abb 3. Computertomographische Torsionswinkelbestimmung (α_c) des Humerus nach Dähnert. *Links* Schnitt durch den proximalen Humerus, *rechts* Schnitt durch den distalen Humerus. *M* Kreismittelpunkt, *S* tiefster Punkt des Sulcus intertubercularis, *P* proximale Gelenkachse, *vt* ventrale Trochleatangente, *dt* dorsale Trochleatangente, *wh* Winkelhalbierende

Abb. 4. Sonographische Torsionswinkelbestimmung (α_s) des Humerus. *Links* ventraler Schnitt über dem proximalen Humeruskopf, *rechts* ventraler Schnitt über dem distalen Humerus. Linker Bildrand entspricht medial. *SS* Sulcus intertubercularis Senkrechte, *vt* ventrale Trochleatangente, α_s sonographischer Retrotorsionswinkel

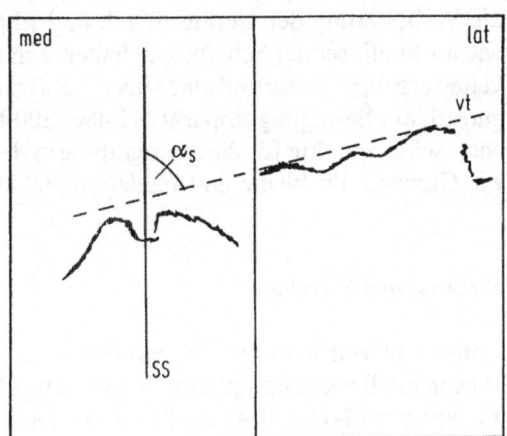

Zusammenfassung

Die sonographische Bestimmung des Antetorsionswinkels des Femur und des Retrotorsionswinkels des Humerus sind komplikationslos durchführbare und wenig aufwendige Methoden.

Die sonographisch bestimmten Antetorsionswinkel entsprechen weitgehend dem von König definierten Winkel.

Die sonographisch bestimmten Retrotorsionswinkel entsprachen den computertomographisch bestimmten Winkeln. Die Korrelation dieser Methoden mit den anthropometrischen Bestimmungsmethoden ist gut.

Literatur

1. Dähnert W, Bernd W (1986) Computertomographische Bestimmung des Torsionswinkels am Humerus. Z Orthop 124:46–49
2. Exner G, Pieper HG (1979) Röntgenologische Torsionsbestimmung des Humerus bei habitueller Schulterluxation. In: Funktionelle Diagnostik in der Orthopädie. Enke-Verlag, Stuttgart
3. König G, Schult W (1973) Der AT- und Schenkelhalsschaftwinkel des Femur. Bücherei des Orthopäden, Band 10. Enke-Verlag, Stuttgart
4. Rippstein J (1955) Zur Bestimmung des AT des Schenkelhalses mittels 2er Röntgenaufnahmen. Z Orthop 86:345–360

Möglichkeiten und Grenzen der Weichteilsonographie in der Orthopädie

L. Löffler

Die Weichteilsonographie in der Orthopädie ist seit 1968 bekannt (Aoki). Durch die Verbesserung der Gerätetechnik und Entwicklung der Real-time-Geräte sowie hochauflösender Schallköpfe haben sich in den letzten Jahren neue Möglichkeiten ergeben. Aufgrund einer über 2jährigen Erfahrung mit der Ultraschalldiagnostik am Bewegungsapparat bei über 300 Patienten sollen hier nun die möglichen Schwerpunkte für die Sonographie in der Orthopädie dargestellt werden sowie Grenzen, Probleme und Fehlermöglichkeiten aufgezeigt werden.

Material und Methode

Untersucht wurden über 300 Patienten mit unterschiedlichen Weichteilerkrankungen am Bewegungsapparat. Verwendung fand ein Real-time-Ultraschallgerät mit einem 5-MHz-Linearschallkopf, als Dokumentation fand Verwendung Multiformatkamera, Videofilm und Sofortbildkamera. Zur Kontrolle des sonographischen Befundes wurden klinischer Befund, Röntgenbefund, Computertomogramm, Arthroskopie und Arthrographie sowie Operationsbefund hinzugezogen.

Folgende Organe wurden untersucht: Neben dem Schultergelenk (darüber wird an anderer Stelle berichtet) wurden vor allem Kniegelenke und Handgelenke sonographisch untersucht. Schwerpunkte der sonographischen Diagnostik waren Veränderungen an Muskeln und Sehnen im Bereich der Extremitäten, wie Achillessehne, Quadrizepssehne, Patellarsehne, Sehnen an der oberen Extremität sowie die Extremitätenmuskulatur. Ein weiteres Schwerpunktgebiet war Weichteiltumoren, wie Zysten, Ganglien, Bursen, Abszesse, Hämatome oder derbe Tumoren verschiedener Abstammung.

Ergebnisse

Kniegelenk

Das Kniegelenk (68 Fälle) wurde je nach Fragestellung in verschiedenen Standardebenen untersucht. Bei Zysten und Tumoren in der Kniekehle wurde der dorsale Gelenkanteil in Längs- und Querschnitt unter Darstellung von Tibia und Femurkondylen geschallt. Sehnenrupturen (Quadrizepssehne, Patellarsehne) wur-

Ultraschalldiagnostik 86
Herausgegeben von M. Hansmann u. a.

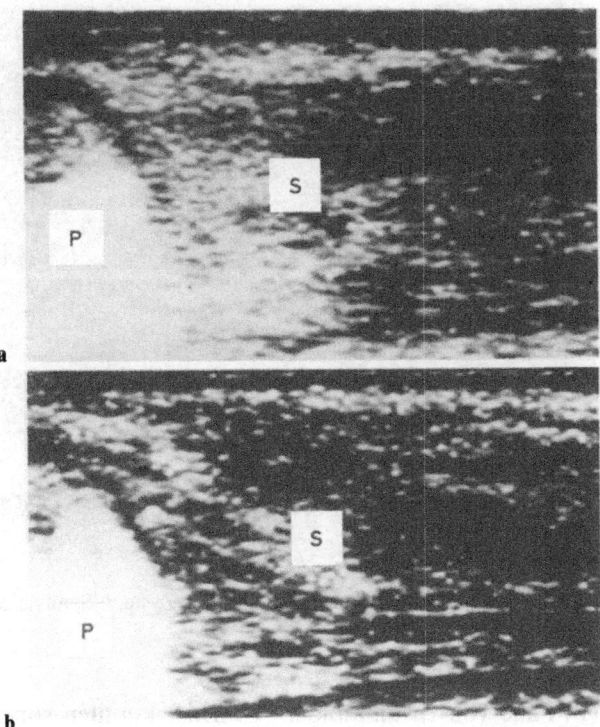

Abb. 1. Frische Quadrizeps-
sehnenruptur **a** und 6
Wochen nach Naht **b**.
P Patella, *S* Sehne

den entsprechend dem Sehnenverlauf längsdorsal dargestellt mit Tibia bzw. distalem Femur als Referenzstruktur. Bei Gelenkergüssen und rheumatischen Veränderungen wurde der obere Recessus in 2 Ebenen unter Darstellung von Femur und Patella dargestellt. Meniskusganglien wurden am Gelenkspalt in 2 Ebenen dokumentiert.

Die Quadrizepssehnenruptur (8 operativ bestätigte Fälle) stellt sich als Defekt am oberen Patellapol dar, der sich unter Extension vergrößert (Abb. 1). Das Operationsergebnis nach Naht und die Frage der Belastbarkeit läßt sich sonographisch kontrollieren (n = 2). 6 operativ bestätigte Meniskusganglien (5 lateral, 1 medial) stellen sich als glattbegrenzte Zyste ohne Binnenechos in Gelenkspaltnähe dar. Baker-Zysten (10 Fälle operativ bestätigt) stellen sich als mehr oder weniger ausgedehnte zystische Befunde in der Kniekehle dar, selten mit geringen Binnenechos, manchmal durch Gastrocnemius vermeindlich gekammert (Abb. 2). Die Baker-Zyste dehnt sich nicht selten bis zur Tibiamitte aus, in einigen Fällen konnte die Gelenkverbindung sonographisch dargestellt werden. Eine Abgrenzung von derben Tumoren (1 Fall von Synovialom) ist möglich.

2 Fälle von Bursa semimembranacea, arthrographisch bestätigt, konnten sonographisch nicht dargestellt werden, da die dünnwandige Zyste mit einer breiten Gelenkverbindung sich in Kniestreckung entleerte (operativ bestätigt). Bei klinischem Verdacht auf Baker-Zyste und negativem Sonogramm empfiehlt sich nach wie vor die Arthrographie. Rheumatoide Baker-Zysten konnten in allen Fällen sonographisch dargestellt werden. Auch Gelenkergüsse mit Pannus und Zotten

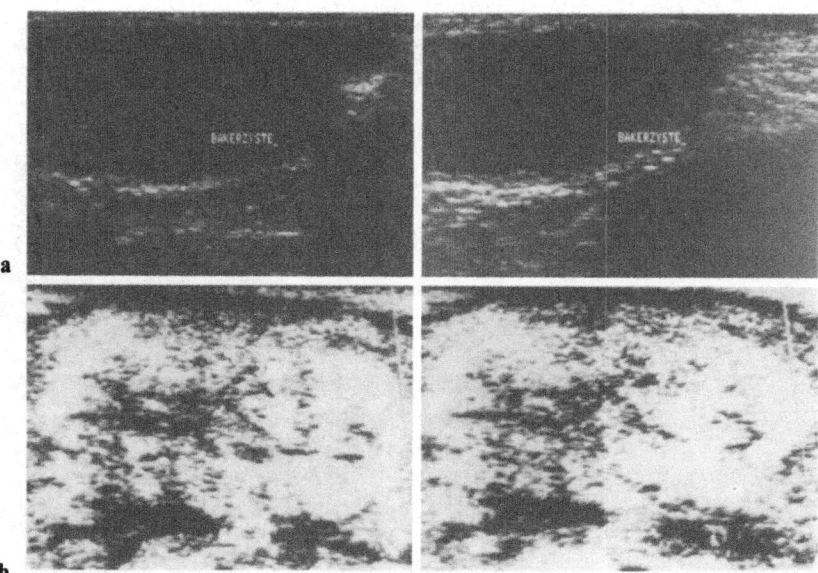

Abb. 2. „Tumor" in der Kniekehle: **a** Baker-Zyste, **b** Synovialom mit multiplen Binnenechos

(14 Fälle von rheumatoider Arthritis) konnten sonographisch präoperativ gut dargestellt werden und die Indikation zur Synovektomie bestätigt werden. Nicht nur präpatellare Bursitiden, sondern auch infrapatellare Bursitiden lassen sich sonographisch gut dokumentieren und von Tumoren anderer Genese abgrenzen. Für die übrigen, vor allem intraartikulären Gelenkstrukturen wie Kreuzbänder, Menisci, Gelenkknorpel, insbesondere retropatellar, ergibt sich keine Indikation für die Sonographie. Die bisher gezeigten Ergebnisse [3] sind nicht überzeugend.

Achillessehne

Die Achillessehne wurde in einer dorsal entlang der Sehne verlaufenden Standardebene dargestellt, wobei die hintere Tibiakante (Volkmann-Dreieck) und der Calcaneus (Schallschatten) als Referenzstrukturen dienten, um die Achillessehne orthograd reproduzierbar zu treffen. Die Sehne stellt sich als echodichtes, glatt begrenztes Band unmittelbar subkutan dar, mit einer Dicke von etwa 12 mm. Untersucht wurde Strukturdicke und Verlauf der Sehne in Beugung und Streckung des oberen Sprunggelenkes. Vorlaufstrecken wurden nur in vereinzelten Fällen verwendet, da durch Überstrahlung die Beurteilbarkeit der Sehne eingeschränkt ist. Sehnenrupturen (22 Fälle operativ bestätigt) stellen sich als Defekt mit Einblutung dar, der sich in Streckung vergrößert. Bei alten Rupturen kann das organisierte Hämatom gesehen werden. Defekte durch nicht orthograd aufgesetztem Schallkopf können Rupturen vortäuschen. Genähte Sehnen (n = 2) können auf Strukturdicke hinsichtlich der Frage der Belastbarkeit untersucht werden. Achillodynien können differenziert werden nach paratendinösen und intratendinösen Veränderungen sowie subachillären Bursitiden. Die Achillodynie zeigt eine inho-

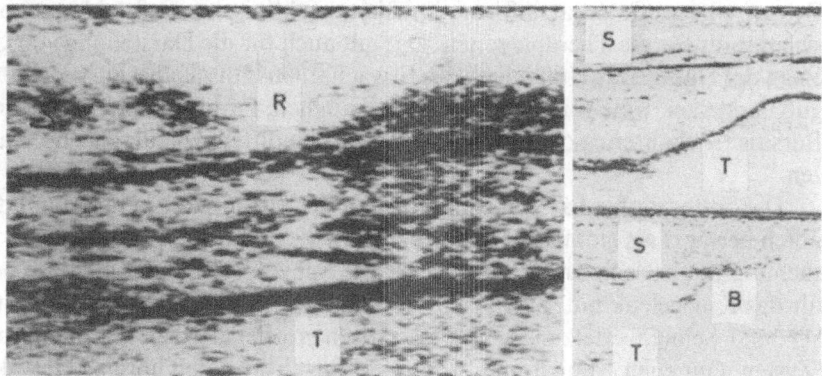

Abb. 3. Achillessehne: *li:* Frische Ruptur, *re oben:* normale Sehne, *re unten:* Bursa subachillea
R = Riß, T = Tibia, S = Sehne, B = Bursa

mogene Struktur mit echostarken und echoarmen Arealen und einer unregelmäßigen Oberfläche. Die Peritendinitis und die Bursitis subachillea kann abgegrenzt werden (Abb. 3).

Muskeln und Sehnen

Grundsätzlich sollten Muskulatur und Sehnen in 2 Ebenen dargestellt werden, wobei Knochen oder Gelenke als Referenzstrukturen verwendet werden. Die Untersuchung findet immer im Seitenvergleich und in Bewegung statt. Die gesunde Muskulatur zeigt ein homogenes Bild mit multiplen kleinen Septen und einer glatten Abgrenzung der Muskellogen. Der Muskelriß (12 Fälle) zeigt sich als Defekt mit Einblutung unscharf begrenzt, wobei sich der Defekt in Funktion vergrößert. Der Heilverlauf kann sonographisch kontrolliert werden, ebenso wie Funktion und Belastbarkeit. Andere Veränderungen in der Muskulatur wie Hämatome (5 Fälle operativ bestätigt), Abszesse (4 Fälle operativ bestätigt) können von derben Tumoren abgegrenzt werden und in Form und Ausdehnung präoperativ exakt dargestellt werden (Septierung!) und so die Operation genau geplant werden. Bei derben Tumoren (1 Fall von Leiomyosarkom) läßt die Sonographie nur die Unterscheidung derbzystisch zu und gibt evtl. Aufschluß über Ausdehnung des Tumors, eine Artdiagnose ist nicht möglich. Bursen und Zysten (n = 10) an schlecht zugänglichen Stellen wie z. B. Os ischii oder Trochanter major, sind der Sonographie gut zugänglich und lassen sich durch Form und Ausdehnung (glatt begrenzt ohne Binnenechos) gut von derben Tumoren abgrenzen. Größe und Ausdehnung kann gut bestimmt werden. Eine gezielte Punktion ist möglich, ebenso eine Verlaufskontrolle unter Therapie.

Seltene Indikation

Handgelenk, Ellbogengelenk und Sprunggelenk sind sehr selten eine Indikation für die sonographische Diagnostik. Ergüsse intraartikulär oder im Sehnenverlauf lassen sich bei Rheumatikern gut darstellen, ebenso Ganglien und Bursen oder

Zysten, eine große Zusatzinformation über den klinischen Befund hinaus ergeben sich daraus für die Therapie selten. Das gilt auch für die Darstellung von Ganglien an der Hand. Das Hüftgelenk des Erwachsenen läßt sich bei ausgedehntem Erguß darstellen. Eine gezielte Punktion ist möglich. Paraartikuläre Strukturen wie Bursitis trochanterica oder ischiatica lassen sich differenzialdiagnostisch abgrenzen.

Die Sonographie hat sich somit auch in der Orthopädie in der Hand des Geübten bewährt als einfache, billige, nichtinvasive, schnell reproduzierbare Untersuchungsmethode mit hoher Aussagekraft. Neben der Schulter gilt das vor allem für das Kniegelenk mit seinen zahlreichen paraartikulären Strukturen, für Muskel- und Sehnenverletzungen sowie zystischen oder derben Weichteilprozessen (Zysten, Ganglien, Hämatome, Abszesse, Bursen). An den übrigen Gelenken besteht nur eine begrenzte Einsatzmöglichkeit.

Literatur

1. Kremer H, Schierl W, Schattenkirchner M, Baumann D, Metz I, Zollner N (1977) Sonographische Diagnostik von Kniegelenkszysten. Münch Med Wschr 119:37
2. Löffler L, Rosemeyer B (1986) Ultraschalldiagnostik bei orthopädischen Erkrankungen. Münch Med Wschr 128:641–645
3. Röhr E (1984) Die Sonographie des Kniegelenkes. Orthop Praxis 11:937–943
4. Sattler H, Gerhold H (1984) Die Arthrosonographie – ein zusätzliches bildgebendes Verfahren in der Erfassung von Erkrankungen des Kniegelenkes. Z Rheumat 43:160–166
5. Wieser R, Rossak K (1986) Ultrasonographie in der Orthopädie bei Weichteilerkrankungen und Weichteilverletzungen. Med Orthop Techn 2:42–47

Quantitative Ultraschalluntersuchungen am Skelettmuskel bei degenerativen Myopathien im Erwachsenenalter

C. D. Reimers, M. Schmidt-Achert, W. Müller, W. Heldwein und D. Pongratz

Die nicht belastende Ultraschalluntersuchung der Skelettmuskulatur wird im Gegensatz zur etablierten computertomographischen Untersuchung [1] nur wenig ausgeführt. Sie diente bisher besonders zur Carrier-Diagnostik bei der progressiven Muskeldystrophie Duchenne [6, 7] und zur Suche einer geeigneten Biopsiestelle [3]. Systematische Untersuchungen Erwachsener mit neuromuskulären Erkrankungen liegen – abgesehen von vorläufigen eigenen Mitteilungen [4, 5] – nicht vor.

Ziel unserer Untersuchung war es, am Beispiel degenerativer Myopathien im Erwachsenenalter klinische und sonographische Befunde miteinander zu vergleichen.

Es wurden in der laufenden Studie bisher 22 weibliche und 11 männliche gehfähige Patienten im Alter von 18 bis 65 Jahren (Median 34 Jahre) untersucht. Der Erkrankungsbeginn lag im Jugend- oder Erwachsenenalter. 20 Patienten litten an einer Dystrophia myotonica Curschmann-Steinert, 4 an einer Gliedergürteldystrophie, je 3 an einer progressiven Muskeldystrophie Becker-Kiener und an einer fazioskapulohumeralen Muskeldystrophie, 2 an einer distalen Muskeldystrophie und eine Patientin an einer skapuloperonäalen Muskeldystrophie (Tabelle 1). Die Befunde dieser Patienten wurden mit den Befunden von 2 weiblichen und 5 männlichen Patienten im Alter von 17 bis 48 Jahren (Median 43 Jahre), die an einer hereditären progressiven spinalen Muskelatrophie litten, und 6 weiblichen und 20 männlichen Patienten im Alter von 20 bis 78 Jahren (Median 56 Jahre) mit sporadischen Formen der progressiven spinalen Muskelatrophie verglichen (Tabelle 2).

Die Patienten wurden mit einem kommerziellen elektronischen 3,5-MHz-Linear-Parallel-Scanner im Echtzeitverfahren untersucht. Es wurden 15 Extremitä-

Tabelle 1. Degenerative Myopathien. Muskelkraft und normierte Echointensitäten

Paresegrad nach H. H. Wieck [8]	Dystrophia myotonica		Prog. Muskeldystrophien	
	n	Median mit 1. und 3. Quartile	n	Median mit 1. und 3. Quartile
6	331	$+0,7$ $(-0,5/+1,6)$	302	$+0,4$ $(-0,7/+1,3)$
5	298	$+0,8$ $(\ \ 0,0/+1,6)$	216	$+1,5$ $(+0,1/+2,5)$
4	50	$+1,2$ $(-0,1/+1,8)$	21	$+2,2$ $(+1,4/+3,4)$
0–3	39	$+0,9$ $(-0,1/+1,7)$	46	$+1,7$ $(+1,3/+2,8)$

$n =$ Zahl der untersuchten Muskeln

Ultraschalldiagnostik 86
Herausgegeben von M. Hansmann u. a.
© Springer-Verlag

Tabelle 2. Progressive spinale Muskelatrophien. Muskelkraft und normierte Echointensitäten

Paresegrad nach H. H. Wieck [8]	hereditäre Formen		sporadische Formen	
	n	Median mit 1. und 3. Quartile	n	Median mit 1. und 3. Quartile
6	114	+1,0 (+0,3/+2,2)	666	−0,1 (−0,8/+0,7)
5	80	+1,9 (+0,8/+3,0)	236	+0,4 (−0,5/+1,2)
4	32	+2,4 (+1,4/+3,5)	101	+0,6 (−0,3/+1,7)
0–3	54	+3,6 (+1,7/+4,9)	49	+0,7 (0,0/+1,8)

n = Zahl der untersuchten Muskeln

tenmuskeln und der M. rectus abdominis beiderseits in transversalen, teilweise auch in longitudinalen Schnitten untersucht. Die Echointensitäten und die Standardabweichung der Grauwertverteilung wurden durch eine rechnergestützte Texturanalyse ermittelt. Paresen wurden entsprechend der von H. H. Wieck [8] vorgeschlagenen 7stufigen Skala festgelegt.

Für jeden Muskel und für jede Schnittebene waren anhand der Befunde von 46 gesunden Freiwilligen im Alter von 4 bis 72 Jahren Normalwerte ermittelt worden. Da sich für die Mehrzahl der Muskeln eine positive Abhängigkeit zwischen den gemessenen Echointensitäten und dem Alter der untersuchten Person zeigte, wurde für jeden Muskel und jede Schnittebene eine Regressionsgerade zwischen den Echointensitäten und dem Alter errechnet. Außerdem wurde eine Regressionsgerade zwischen den Echointensitäten und den zugehörigen Standardabweichungen der Grauwertverteilung ermittelt. Die Streuung der Variablen um die Regressionsgeraden wurde wiederum in Form einer Standardabweichung angegeben. Die Abweichungen der Meßparameter Echointensität und Grauwertverteilung in den einzelnen Muskeln wurden als Vielfaches der Standardabweichung um die Regressionsgerade ausgedrückt. Hiermit war es möglich, die Echointensitäten verschiedener Muskeln unabhängig vom Alter der untersuchten Person miteinander zu vergleichen. Im folgenden werden die so umgeformten Meßwerte normierte Echointensität und normierte Grauwertverteilung genannt.

Der Anteil nichtparetischer Muskeln, deren Echointensität oberhalb der für Normalpersonen errrechneten Regressionsgeraden zwischen Alter und Echointensität lag, war in den 4 Krankheitsgruppen unterschiedlich. Er betrug bei der Dystrophia myotonica 61,3%, bei den progressiven Muskeldystrophien 52,6%, bei den sporadischen progressiven spinalen Muskelatrophien 40,2% und bei den hereditären progressiven spinalen Muskelatrophien 80,7%. Der Unterschied zwischen den Prozentsätzen bei der Dystrophia myotonica und den Muskeldystrophien war signifikant ($\chi^2 = 4,51$, $p < 0,05$), ebenso der Unterschied zwischen den degenerativen Myopathien und den hereditären progressiven spinalen Muskelatrophien einerseits ($\chi^2 = 21,43$, $p < 0,001$) sowie den sporadischen Formen andererseits ($\chi^2 = 35,59$, $p < 0,001$). Im allgemeinen nahm mit zunehmender Parese auch die Echointensität der Muskeln zu.

Kein Proband der Normalgruppe wies einen Muskel auf, dessen normierte Echointensität mehr als 2,8 Standardabweichungen oberhalb der Regressionsgeraden zwischen Echointensität und Alter lag. Der Median der normierten Echointensitäten aller untersuchten Muskeln lag bei keinem Probanden der Normalgruppe mehr als 1,3 Standardabweichungen oberhalb der Regressionsgeraden, der Median der normierten Grauwertverteilung in keinem Falle mehr als 1,35 Standardabweichungen unterhalb der Regressionsgeraden zwischen Echointensität und zugehöriger Standardabweichung der Grauwertverteilung. Die Echointensitäten lagen bei den Kranken mehrheitlich oberhalb der für die Normalgruppe errechneten Regressionsgeraden, die Streuungen der Grauwertverteilungen darunter. Deshalb wurde ein Befund dann als pathologisch gewertet, wenn die Meßparameter außerhalb der eben genannten Grenzwerte lagen. Falsch-pathologische Befunde wurden damit vermieden. So konnten anhand der nicht paretischen Muskeln die Ultraschallbefunde von 10 der 13 Patienten mit einer progressiven Muskeldystrophie und von 11 der 18 Kranken mit einer Dystrophia myotonica als pathologisch eingestuft werden. Von den 26 Patienten mit einer sporadischen Form der progressiven spinalen Muskelatrophie wurden 10 und bei den hereditären Formen 4 Kranke erfaßt. Bei den übrigen 3 Patienten mit einer hereditären progressiven spinalen Muskelatrophie und bei 2 Patienten mit einer Dystrophia myotonica waren alle sonographisch untersuchten Muskeln paretisch. Der Anteil der pathologischen Befunde war bei den sporadischen progressiven spinalen Muskelatrophien signifikant niedriger als bei den degenerativen Myopathien ($p = 0,025$, exakter Test nach Fisher). In einigen Fällen war es möglich, aufgrund der gemessenen Echointensitäten die hereditären progressiven spinalen Muskelatrophien eindeutig von den degenerativen Myopathien und diese wiederum von den sporadischen progressiven spinalen Muskelatrophien abzugrenzen. Eine zusätzliche Entscheidungshilfe bot die sonographische Erfassung von Faszikulationen, die teilweise sensitiver als die klinische Untersuchung war.

Zusammenfassend stellen wir fest, daß die Echointensitäten in der Regel mit zunehmender Parese ansteigen, und daß erhöhte Echointensitäten vor allem bei den hereditären progressiven spinalen Muskelatrophien und degenerativen Myopathien oft den Paresen vorausgehen. Bei Vermeidung falsch-pathologischer Befunde fanden wir eine unterschiedliche Sensitivität der Ultraschalluntersuchung bei den 4 Krankheitsgruppen. Sie betrug bei den degenerativen Myopathien 60–70%, bei den sporadischen progressiven spinalen Muskelatrophien nur 35–40% und bei den hereditären Vorderhornerkrankungen nahe 100%. Faszikulationen als Hinweis auf die spinale Muskelatrophie blieben dabei unberücksichtigt. Die Ultraschalluntersuchung eignet sich somit zur Früherfassung der genannten Erkrankungen. Im Gegensatz zu R. Forst [2] sind wir zudem der Auffassung, daß die Ultraschalluntersuchung in einem Teil der Fälle einen Beitrag zur differentialdiagnostischen Einordnung leisten kann.

Literatur

1. Bulcke JAL, Baert AL (1982) Clinical and radiological aspects of myopathies. CT Scanning – EMG – Radioisotopes. Springer, Berlin Heidelberg New York
2. Forst R (1986) Skelettmuskel-Sonographie bei neuromuskulären Erkrankungen unter Einsatz rechnergestützter Ultraschall-B-Bild-Auswertung. Enke, Stuttgart

3. Heckmatt JZ, Dubowitz V (1986) Ultrasound imaging and needle biopsy in detecting focal pathology in the quadriceps muscle. Muscle & Nerve, Suppl 9:242
4. Reimers CD, Schmidt-Achert M, Müller W, Heldwein W, Pongratz D (1986) Rechnergestützte sonographische Untersuchungen am Skelettmuskel. Psycho 12:355–356
5. Reimers CD, Schmidt-Achert M, Müller W, Heldwein W, Pongratz D (1986) Skeletal muscle sonography in dystrophia myotonica. In: Reisner T, Binder H, Deisenhammer E (Hrsg) Advances in neuroimaging. Wiener Medizinische Akademie, S 364–366
6. Rott HD, Mulz D (1983) Duchenne's muscular dystrophy: Carrier detection by muscle ultrasound. J Genet Hum 31:63–65
7. Steinbicker V, von Rohden L, Krebs P, Szibor R (1984) Duchenne muscular dystrophy: Carrier detection by ultrasound. Lancet I:1463
8. Wieck HH (1976) Neurologie und Psychiatrie in der Praxis. Notfälle – Sprechstunde. Schattauer, Stuttgart New York

Kalkulation der Gesamtkörperfettmasse durch Ultraschallmessung

J. G. Wechsler, W. Swobodnik, H. Wenzel, F. Ludwig und H. Ditschuneit

Einleitung

Die Ermittlung der Körperzusammensetzung und des Fettgewebsanteils am Körpergewicht ist zur Abschätzung des Ernährungszustandes und für die Planung und Überwachung diätetischer Studien erforderlich. Für epidemiologische Untersuchungen wird eine einfache und schnell anwendbare Methode zur Bestimmung der Körperfettmasse benötigt, die für den Probanden keine Nachteile hat. Es wurden zahlreiche Untersuchungsmethoden entwickelt, die zum Teil sehr fehlerhaft (Gasverdünnungsmethode 13) oder sehr aufwendig sind (Messung des Gesamtkörperwassers [8] und des Gesamtkörperkaliums [11]). Die Bestimmung der subkutanen Fettschichtdicke und Kalkulation der Gesamtkörperfettmasse mittels Caliper war bisher die einfachste Methode [6]. Zahlreiche Arbeitsgruppen beschäftigen sich inzwischen mit der Ultraschallmessung der subkutanen Fettschichtdicken [1, 4, 7, 18]. Ziel unserer Untersuchungen ist es, Caliper- und Ultraschallmessung zu vergleichen und anhand der densitometrisch ermittelten Körperzusammensetzung die Fehler der jeweiligen Methode festzustellen.

Methodische Fettschicht Probanden: Es wurden 30 gesunde Personen sowohl mit Ultraschall als auch mit Caliper gemessen. Zusätzlich wurde densitometrisch die Körperdichte ermittelt [19] und daraus nach der Formel von Siri die Körperfettmasse errechnet [14]. 11 Männer und 19 Frauen wurden untersucht. Durchschnittsalter: $34,0 \pm 2,21$ Jahre. Körpergröße: $170 \pm 0,02$ cm. Körpergewicht: $105,2 \pm 3,23$ kg. Body mass index: $36,5 \pm 0,89$. Das Körpergewicht lag mit 73% über dem Idealgewicht nach den Tabellen der Metropolitan Life Insurance Company.

Gemessen wurde mittels Ultraschall jeweils rechts und links an beiden Körperseiten an Bizeps, Trizeps, subskapular, suprailiakal, Quadrizeps und paraumbilikal. Die Calipermessung wurde an Bizeps, Trizeps, subskapular und suprailiakal vorgenommen.

Die Ultraschallmessung der subkutanen Fettschichtdicke erfolgte mit einem Real-time-B-Bildgerät mit elektronischem Linear-array-Scanner von 12 cm Länge und 1 cm Breite. Die Frequenz betrug 3,5 MHz. Es wurde ein Wasservorlauf verwendet. Die Bestimmung der fettfreien Körpermasse (lean-body-mass = LBM) erfolgte densitometrisch. Das Körpergewicht wurde mit einer schwingenden Waage mit wegeabhängiger Auftriebskraft ermittelt. Die Gesamtkörperfettmasse wurde aus der Körperdichte kalkuliert nach der Formel von Siri % body fat $= 4,95 : (\text{Dichte} - 4,50) \cdot 100$.

Ultraschalldiagnostik 86
Herausgegeben von M. Hansmann u. a.
© Springer-Verlag

Ergebnisse

Die densitometrische Bestimmung der fettfreien Körpermasse über die Dichte
[17] erfolgte durch teilweises Eintauchen des Patienten in Wasser nach der
Methode von Wenzel et al. (1984), modifiziert nach Garrow et al. (1979). Es ist
möglich, mit diesem Apparat („Ulmer Faß") Probanden bis 150 kg exakt zu
vermessen. Die Volumenmessung hat einen methodischen Fehler von 0,1%. Bei
der Anwendung der Formel von Siri für die Kalkulation der Gesamtkörperfettmasse muß bei einer Person von 80 kg von einem Fehler von ± 75 g ausgegangen werden. Die ermittelte Dichte der untersuchten Probanden war
$1,001 \pm 0,001$ g/ml. Der Anteil des Körperfetts am Körpergewicht betrug densitometrisch ermittelt 45%.

Aus statistischen Gründen wurde eine Korrelation zwischen Caliper und ul-
traschallermittelter Gesamtkörperfettmasse zur Dichte vorgenommen. Die
Dichte diente als Referenzparameter. Die Korrelation zwischen der subkutan
gemessenen Fettschichtdicke mit Ultraschall und der Dichte betrug 0,85. Die cali-
perermittelten Fettschichtdicken korrelierten mit der Dichte nur mit einem Korrelationskoeffizienten von 0,44. Regressionsanalytisch waren Bizeps und sub-
skapulare Region die besten Meßstellen zur Ermittlung der Dichte und damit der
Gesamtkörperfettmasse mittels Ultraschall.

Für das untersuchte Kollektiv wurde rechnerisch eine Formel ermittelt, die es
erlaubt, mittels zweier Ultraschallmessungen die Dichte und nach der Formel von
Siri die Gesamtkörperfettmasse zu bestimmen.

Für das untersuchte Kollektiv gilt die Formel: Dichte $= 1,34 - 0,14 \cdot \log \Sigma$
Schichtdicke 1–4, 1 = Abdomen, 2 = Bizeps, 3 = subkapsular, 4 = Quadrizeps.

Diskussion

Unter den zahlreichen Methoden zur Bestimmung der Gesamtkörperfettmasse ist
bis heute keine Technik eindeutig überlegen. Die Gasverdünnungsmethode weist
relativ hohe Fehler auf [13]. Die Messung des Gesamtkörperkaliums mit Isotopen
(Kalium 40) ist an teure und aufwendige Apparaturen gebunden [8]. Die Kalkulation des subkutanen Fettgewebes über die Leitfähigkeit der Haut (conductivity)
ist ebenfalls technisch aufwendig und für die Praxis schwer anwendbar [2]. Neuere
radiologische Verfahren, wie die Röntgencomputertomographie sind für Reihenuntersuchungen nicht geeignet und weisen eine relativ hohe Strahlenbelastung
pro Schicht auf [16]. Für die Bestimmung des intraabdominellen Fettanteils ist die
Computertomographie in hervorragender Weise geeignet [10, 3], jedoch muß
zur Ermittlung der Gesamtkörperfettmasse eine Ganzkörpertomographie mit
zahlreichen Schichten durchgeführt werden. Dies ist aus ethischen und Strahlen-
schutzgründen nicht möglich. Untersuchungen holländischer Arbeitsgruppen [5]
weisen darauf hin, daß eine ausreichend gute Korrelation zwischen subkutaner
Fettschichtdicke und intraabdominellem Fettgehalt besteht. Somit kann durch
alleinige Messung der subkutanen Fettschichtdicke die Gesamtkörperfettmasse
hinreichend genau berechnet werden. Zur Kernspintomographie liegen noch keine Ergebnisse vor.

Die Anwendung der Calipertechnik ist leicht erlernbar und für den Patienten ohne Nachteil. Unsere Untersuchungen zeigen, daß mit zunehmendem Übergewicht die Calipermethode unsicherer wird. Der Fehler der Einzelmessung wird größer [12], aber auch die kalkulierte Fettmasse aus verschiedenen Messungen wird unsicherer mit zunehmender Schichtdicke des subkutanen Fettes. Während bei schlanken Personen Caliper und Ultraschallmessung der subkutanen Fettschichtdicke eine nahezu gleiche Korrelation zur dichteermittelten Fettmasse aufweisen, nimmt mit zunehmendem Übergewicht der Korrelationskoeffizient für die Ultraschallmessung zu. Die Calipermessung wird in gleichem Maße schlechter. Die besten Meßpunkte waren Bizeps und Subskapular-Region.

Für epidemiologische Untersuchungen sind möglichst wenige Meßstellen zu fordern. Die zunehmende Bedeutung androider und gynoider Fettsuchtsformen hinsichtlich des Risikos macht eine Berücksichtigung des Fettverteilungstyps bei der Messung erforderlich. Untersuchungen an android oder gynoid ausgeprägten Fettsuchtsformen müssen zeigen, ob bei diesen Kollektiven andere Meßstellen eingebracht werden müssen. Die bisherigen Untersuchungen zeigen, daß bei adipösen Personen die Gesamtkörperfettmasse durch Ultraschallmessung der subkutanen Fettschichtdicke mit hinreichender Genauigkeit kalkuliert werden kann. Die Calipermessung weist eindeutig schlechtere Ergebnisse auf. Androide und gynoide Fettsuchtsformen müssen bei der Erstellung von Formeln zur Ermittlung der Gesamtkörperfettmasse berücksichtigt werden.

Literatur

1. Balta PJ, Ward MWM, Tomkins AM (1981) Ultrasound for measurement of subcutaneous fat. The Lancet I:504–505
2. Booth RAD, Goddard BA, Paton A (1966) Measurement of fat thickness in man: a comparison of ultrasound, Harpenden calipers and electrical conductivity. Br J Nutr 20:719–725
3. Borkan GA, Gerzof SG, Robbins AH, Hults DE, Silbert CK, Silbert JE (1982) Comparison of ultrasound and skinfold measurements in assessment of subcutaneous and total fatness. Am J Clin Nutr 36:172–177
4. Chumlea C, Roche AF, Webb P (1984) Body size, subcutaneous fatness and total body fat in older adults. Int J Obes 8:311–317
5. Deurenberg P, Seidell JC, Thyssen MAO, Ruys RHJ, Hautvast JGAJ (1986) Schätzung des intra-abdominalen Fettdepots durch anthrompometrische Verfahren. Akt Ernähr 11:269
6. Durnin JVGA, Womersley J (1974) Body fat assessed from the total body density and its estimation from skinfold thickness: measurements on 481 men and women aged from 16 to 72 years. Brit J Nutr 32:77–97
7. Fanelli MT, Kuczmarski RJ (1984) Ultrasound as an approach to assessing body composition. Am J Clin Nutr 39:703–709
8. Forbes GB, Gallub J, Hursh JB (1961) Estimation of total body fat from potassium-40 content. Science 133:101–106
9. Garrow JS, Stalley S, Diethelm R, Pittet P, Hesp R, Halliday D (1979) A new method for measuring the body density of obese adults. Br J Nutr 42:173–183
10. Grauer WO, Moss AA, Cann CE, Goldberg HI (1984) Quantification of body fat distribution in the abdomen using computed tomography. Am J Clin Nutr 39:631–637
11. Halliday D, Miller AG (1977) Precise measurement of total body water using trace quantities of deuterium oxide. Biomedical mass spectrometry 2:82–86
12. Himes JH, Roche AF, Siervogel RM (1979) Compressibility of skinfold and the measurement of subcutaneous fatness. Am J Clin Nutr 32:1734–1740

13. Lesser GT, Perl W, Steele JM (1960) Determination of total body fat by absorption of an inert gas: measurements and results in normal human subjects. J Clin Invest 39:1791–1796
14. Siri WE (1956) The gross composition of the body. Advan Biol Med Phys 4:239–244
15. Swobodnik W, Wenzel H, Wechsler JG, Ditschuneit H (1984) Ultraschall-Untersuchungen bei Adipositas zur Kalkulation der Fettgewebsmasse. In: Ditschuneit H, Wechsler JG (Hrsg) Ergebnisse der Adipositasforschung, perimed Erlangen, S 79–89
16. Tokunaga K, Matsuzawa Y, Ishikawa K, Tarui S (1983) A novel technique for the determination of body fat by computed tomography. Int J Obes 7:437–445
17. Watanuki S, Iwanaga K (1984) The accuracy of estimation of the body density in obese men. Annals Physiol Anthrop 3:139–141
18. Weits T, van der Beek EJ, Wedel M (1986) Comparison of ultrasound and skinfold caliper measurement of subcutaneous fat tissue. Int J Obes 10:161–168
19. Wenzel H, Schimming H, Wechsler JG, Ditschuneit H (1984) Die Messung der Körperdichte des Menschen – Ziel, Verfahren und Anwendung. In: Ditschuneit H, Wechsler JG (Hrsg) Ergebnisse der Adipositasforschung perimed, Erlangen, S 52–69

Ultraschallgesteuerte Punktionen von skelettdestruierenden Prozessen

E. Koch und R. Otto

Die Ultraschalluntersuchung und die ultraschallgesteuerte Punktion sind bei vielen Erkrankungen der parenchymatösen Organe und der Weichteile zur Methode der Wahl geworden. Daß mit der gleichen Technik auch Veränderungen des Skelettes erfaßt und differenziert werden können, scheint noch weniger bekannt zu sein.

Am Universitätsspital Zürich wurden in den letzten 18 Monaten unter der Leitung von Professor Dr. R. Otto 23 Patienten mit unklaren, skelettdestruierenden Prozessen unter Ultraschallsicht punktiert. Zur Punktion wurden ein zentral perforierter, linearer Schallkopf und die Chiba-Nadel verwendet.

Bei den meisten Patienten war die Lokalisation der Osteolyse bekannt und auf einem Röntgenbild, Computertomogramm oder Szintigramm dokumentiert. Die ultrasonographische Untersuchung des pathologisch veränderten Skelettabschnittes ergab verschiedene, morphologische Erscheinungsbilder. Damit eine Oseolyse mit der Chiba-Nadel unter Ultraschallsicht punktiert werden kann, muß die Knochendestruktion an der Oberfläche liegen, das heißt: die Kortikalis oder Kompakta müssen an dieser Stelle durchbrochen sein (Abb. 1). Als erstes ultrasonographisches Kriterium beobachtet man manchmal eine lokalisierte *Auftreibung* an der Stelle des pathologischen veränderten Knochens.

Solche Auftreibungen beobachteten wir besonders häufig an den Rippen. Ein zweites, ultrasonographisches Kriterium ist die *Stufenbildung* an der Knochenoberfläche im Bereich der Skelettdestruktion. Die partiell *fehlende Reflexion* der Kortikalis an den Stellen, wo diese durch den pathologischen Prozeß zerstört wurde, war ein drittes ultrsonographisches Kriterium. Dieses Merkmal wird besonders bei größeren Osteolysen leicht erkannt (Abb. 2). Für eine erfolgreiche Punktion brauchen jedoch die Osteolysen nicht sehr groß zu sein. Gewisse Osteolysepunktionen wurden von uns an Patienten vorgenommen, deren konventionelles Röntgenbild keine Destruktion erkennen ließ und lediglich das Computertomogramm die zerstörten Knochenstrukturen zeigte.

Zu den Ergebnissen dieser Untersuchung: An 23 Patienten (Alter: 18–84 Jahre; Geschlecht: 10 weiblich, 13 männlich) mit unklaren Osteolysen wurden 26 Punktionen vorgenommen. 3 Patienten mußten ein zweites Mal punktiert werden, da das erste Material vom zytologischen Untersucher als „nicht repräsentativ" beurteilt wurde. Bei 17 Punktaten konnten maligne Zellen nachgewiesen werden. Diese *17 Präparate mit malignen Zellen* wurden zur Hälfte als Karzinomzellen und zur Hälfte als sarkomatöse oder neoplastische, lymphatische Zellen typisiert.

Ultraschalldiagnostik 86
Herausgegeben von M. Hansmann u. a.
© Springer-Verlag

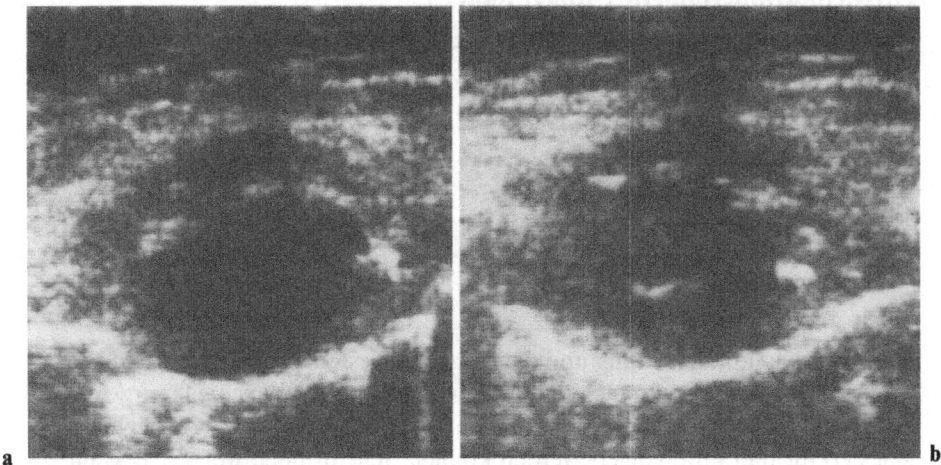

a   b

Abb. 1 a, b. Rippenosteolyse ohne und mit Punktionsnadel, deren reflexkräftige Spitze in **b** zentral im Destruktionsherd liegt

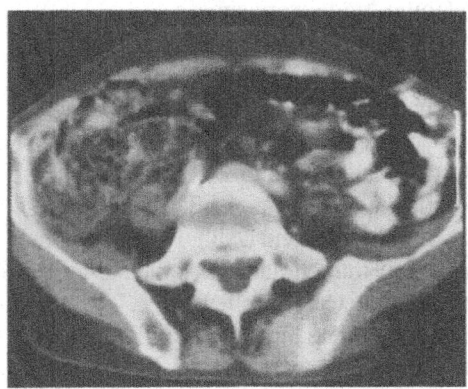

Abb. 2. Osteolyse im Os ilium *links*, welche ultrasonographisch-gesteuert punktiert wurde

Bei 13 Osteolysen konnte somit die Metastase oder das Rezidiv eines bekannten Primärtumors bewiesen werden. In den weiteren 4 Fällen diente der zytologische Befund als Wegweiser für die Suche nach dem noch unbekannten Primärtumor.

Bei den 6 *Punktaten mit benignem Zellmaterial* handelte es sich um Osteolysen folgender Ätiologie:
- 2mal wurden Entzündungszellen nachgewiesen. Mikrobiologisch konnte der Erreger der Osteomyelitis im entnommenen Material gefunden werden.
- 2mal handelte es sich um Bindegewebszellen. Einer dieser Patienten zeigte bei der später durchgeführten Operation hyperplastisches Regenerationsgewebe, welches die Ursache der lokalen Druckatrophie der Schädelkalotte war.
- Bei 2 Patienten ergaben die Nachforschungen, daß die Punktion ein falsch-negatives Resultat gebracht hatte. Bei einer Rippenosteolyse bei bekanntem, fort-

geschrittenem Hypernephrom fanden sich auf dem mikroskopischen Präparat lediglich Mesothelzellen. Im andern Fall war bei der Patientin ein Mammakarzinom bekannt. Eine große Osteolyse im Hüftgelenksbereich wurde 2mal punktiert, ohne daß maligne Zellen aspiriert werden konnten. Die Operation zum Ersatz des Hüftgelenkes bestätigte die vermutete Malignität der Osteolyse.

Von diesen 23 Patienten, welche uns wegen unklaren Osteolysen vom Kliniker überwiesen wurden, konnten wir mittels der ultraschallgezielten Feinnadelpunktion und zytologischer oder allenfalls zusätzlicher mikrobiologischer Untersuchung des entnommenen Materials die Ätiologie in 21 Fällen richtig ermitteln. Bei nur 2 Patienten war die Methode ungenügend und führte zu falsch-negativen Resultaten. Somit empfiehlt sich bei oberflächlichen, skelettdestruierenden Prozessen die ultraschallgesteuerte Punktion. Damit erspart man dem Patienten den aufwendigeren und strahlenbelastenden Eingriff unter Durchleuchtung oder mit der Computertomographie.

Erweiterter Einsatz der Sonographie am Bewegungsapparat – Punktion und Injektion

H.-J. Vehr und H.-R. Casser

Einleitung

Im Rahmen orthopädischer Fragestellungen gewinnt die Sonographie des Bewegungsapparates zunehmend an Bedeutung. Die Ultraschalluntersuchung der Säuglingshüfte ist ein etabliertes Verfahren. Bei pathologischen Veränderungen der großen Gelenke des Erwachsenen oder zystischen oder soliden Raumforderungen der Weichteile bietet sie eine wesentliche Erweiterung der bisherigen diagnostischen Möglichkeiten. Die Punktion und Injektion der Gelenke und Weichteile kann ultraschallgesteuert mit einer bisher nicht gekannten Treffsicherheit durchgeführt werden.

Methodik

Über einen Zeitraum von 13 Monaten wurden bis September 1986 insgesamt 1 200 sonographische Untersuchungen bei Kindern, die älter als 3 Jahre waren, sowie Erwachsenen durchgeführt. Als Indikationen wurden Raumforderungen im Bereich des Bewegungsapparates im weitesten Sinne angesehen, bei denen die übrigen klinischen oder apparativen Methoden versagen oder zu aufwendig waren. Hierzu zählten Gelenkergüsse, Hämatome, Serome, Abszesse, Synovialitiden und Tumoren. Bei insgesamt 55 Patienten wurde eine ultraschallgesteuerte Punktion entweder mit dem 3,5-MHz-Punktionsschallkopf oder bei der freien Punktion mit dem 5-MHz-Lineartransducer durchgeführt. Falls notwendig, wurde eine Spezialkanüle verwendet, deren Sichtbarkeit durch querverlaufende Oberflächenschliffe erhöht wurde [1]. Weiterhin wurden Injektionen an die kleinen Wirbelgelenke bei Facettenreizsyndromen gesetzt und die Nadellage sonographisch kontrolliert.

Ergebnisse

Gelenkergüsse lassen sich sicher sonographisch darstellen. Bei Gelenken, die der Palpation zugänglich sind, wie z. B. das Kniegelenk, bietet die Ultraschalltechnik keine diagnostischen Vorteile, wenn man einmal von der Dokumentationsmöglichkeit absieht. Flüssigkeitsansammlungen im Hüftgelenk wie Erguß, Empyem oder Hämarthros lassen sich sicher nachweisen. Am günstigsten hat sich hierbei

Ultraschalldiagnostik 86
Herausgegeben von M. Hansmann u. a.
© Springer-Verlag

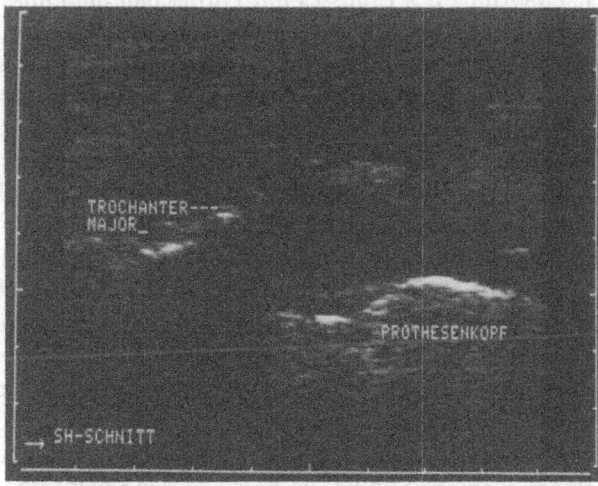

Abb. 1. Sonographischer Nachweis eines postoperativen Hämatoms nach TEP-Versorgung des Hüftgelenkes (Schallkopfposition v. ventral in Schenkelhalsrichtung)

die Schallkopfposition von ventral in Schenkelhalsschrägrichtung erwiesen. Der Erguß hebt sich deutlich durch seine echoarme Binnenstruktur von der Umgebung wie Muskulatur, Gelenkkapsel oder Knochenkontur ab. Bei gegebener Indikation konnte durch die Punktion der sonographische Befund bestätigt werden. Bei 20% der Patienten, die mit einer Totalendoprothese des Hüftgelenkes operativ versorgt wurden, zeigten sich zum Teil ausgedehnte Flüssigkeitsansammlungen (Abb. 1). Das Punktat fand in der Mehrzahl der Fälle ein Serom.

Die sonographische Untersuchung der Weichteiltumoren wie Hämangiom, Fibrom, Lipom, Sarkom, Synovialom oder periossärem Infiltrat von Knochenmetastasen ermöglichte Aussagen über die Lokalisation und Ausdehnung der Prozesse. Eine operative Probeentnahme zur histologischen Untersuchung wurde in allen Fällen von soliden Weichteiltumoren notwendig; die sonographischen Malignitätskriterien erschienen zu unsicher. Bei der Facetteninfiltration unter Ultraschall konnte in 6 von 10 Fällen die korrekte Nadellage radiologisch bestätigt werden.

Diskussion

Die Ultraschalluntersuchung des Bewegungsapparates ist eine hervorragende Ergänzung der bestehenden diagnostischen Methoden. So lassen sich Gelenkergüsse, periartikuläre Raumforderungen, Weichteilabszesse ohne großen apparativen Aufwand nachweisen, lokalisieren, quantifizieren und in ihrem Verlauf beobachten. Frühzeitig kann der Reizzustand des Hüftgelenkes beurteilt werden und durch eine gezielte Punktion eine bakterielle Arthritis von einer Coxitis fugax, rheumatoiden Arthritis oder aktivierten Koxarthrose differenziert werden. Diese Punktion sollte unter sonographischer Steuerung durchgeführt werden, wenn nach Ortung des Ergusses mit Ultraschall die Punktion kein Punktat gewinnen kann. Durch die von uns beschriebene Methode können die bei Gelenkpunktionen üblichen Sterilitätskriterien eingehalten werden [1].

In der postoperativen Phase nach Eingriffen, die mit einer größeren Weichteiltraumatisierung verbunden sind, lassen sich Hämatome und Serome sicher nachweisen. Die Entlastung derartiger Flüssigkeitsansammlungen durch eine Punktion ist ein wichtiger Schritt der Infektionsprophylaxe sowie der Verminderung des Risikos heterotoper, periartikulärer Ossifikationen.

Weichteiltumoren imponieren sonographisch als Aufhebung der ansonsten homogenen Struktur. Die Binnenstruktur ist meist echoärmer, die Septierung der Muskulatur läßt sich nicht nachweisen; insbesondere bei infiltrativ wachsenden Prozessen können die natürlichen Grenzen wie Faszien durchbrochen sein. Bei der heutigen Geräteauflösung ist jedoch die Dignität eines Tumors sonographisch nicht zu beurteilen. Wir bevorzugen die operative Probengewinnung zur histologischen Untersuchung. Durch möglicherweise unzureichendes Material bei der Punktionsbiopsie sollte die Klassifizierung nicht unnötig erschwert werden. Die sonographische Darstellung der Wirbelsäule von dorsal ist durch die komplexe anatomische Struktur der hinteren knöchernen Anteile der Wirbelsäule erschwert. Dennoch lassen sich der Processus costarius, Processus spinosus sowie die Konvexität des dorsalen Processus articularis sonographisch erfassen. Die ultraschallgesteuerte Facetteninfiltration ist der unter Röntgenbildwandler durchgeführten unterlegen. Insbesondere gelingt keine Darstellung der Wirbelbogengelenke.

Zusammenfassung

Der Einsatz der Ultraschalltechnik in der Orthopädie ist dort gerechtfertigt, wo andere Untersuchungsmethoden versagen oder aufgrund der notwendigen apparativen Ausstattung zu aufwendig sind. Ergüsse des Hüftgelenkes sowie Weichteilhämatome oder Serome oder Weichteiltumoren sind für die sonographische Diagnostik prädestiniert. Die unter sonographischer Führung durchgeführte Punktion zur weiteren diagnostischen Abklärung hat gegenüber der blinden Punktion den Vorteil einer deutlich verbesserten Treffergenauigkeit.

Literatur

1. Vehr H-J, Casser H-R (1987) Die ultraschallgeführte Gelenkpunktion – Methode und erste Ergebnisse. In: H. R. Henche, W. Hey (Hrsg.) Sonographie in Orthopädie und Sportmedizin; ML-Verlag, Uelzen, 1987, S 113–120

Polyartikuläre Synovialzystenbildung bei entzündlich-rheumatischen Erkrankungen im Ultraschallbild

H. Sattler

Einleitung

Zystische Formationen sind im Ultraschallbild generell leicht und sicher zu erkennen. Besonders gut lassen sich solche Zystenbildungen im Bereich der Fossa poplitea darstellen, wie dies seit vielen Jahren bekannt ist.

Fragestellung

Wir wollten untersuchen, ob Synovialzysten bei entzündlich-rheumatischen Erkrankungen auch in anderen Gelenken arthrosonographisch gesehen werden können und welche sonographischen Merkmale sie dabei bieten.

Material und Methode

Verwendet wurden ein Sektor- und Linearscanner mit schnellem B-Bild-Aufbau, 5 MHz, in Verbindung mit einer geeigneten Vorlaufstrecke. Es wurden bei Patienten mit definitiver rheumatoider Arthritis (nach den Kriterien der ARA) im Zeitraum von Juni 1984 bis Mai 1986 insgesamt 188 Kniegelenke, 137 Ellenbogengelenke, 57 Sprunggelenke und 29 Schultergelenke daraufhin untersucht.

Ergebnis

Synovialzysten treten auch in anderen Gelenken bei definitiver rheumatoider Arthritis auf. Sie finden sich bei absteigender Häufigkeitsverteilung an folgenden Gelenken:
1. Kniegelenk,
2. Ellenbogengelenk,
3. Sprunggelenk.

Nur einmal konnte auch ein zystentypischer Befund am Schultergelenk in der Fossa axillaris entdeckt werden, der jedoch aufgrund der Punktionsverweigerung nicht gesichert werden konnte.

Besonders erwähnenswert ist das häufige Auftreten von Zysten im Humeroradialgelenk mit folgenden sonographischen Merkmalen:

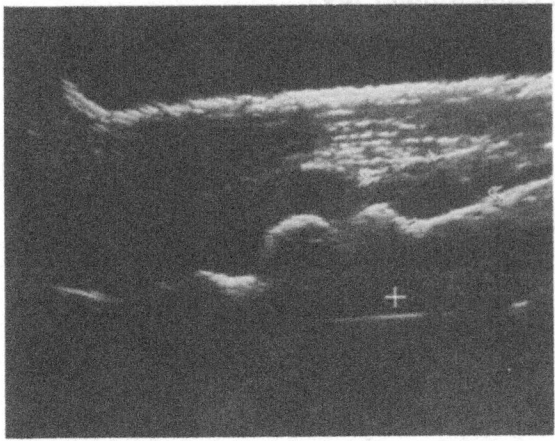
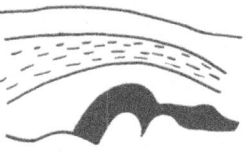

1. Die Zyste liegt stets distal des eigentlichen Gelenkraumes.
2. Sie bildet eine typische rund-ovale Form mit relativ glatter Begrenzung.
3. Sie zeigt eine unterschiedlich ausgeprägte Schallverstärkung, wie sie für Zysten charakteristisch ist.

Zusammenfassung und Diskussion

Auch an anderen der Sonographie gut zugänglichen Gelenken wie Ellenbogen- und Sprunggelenk lassen sich Synovialzysten leicht erfassen und durch Punktion sicher belegen. Besonders interessant waren die Beobachtungen am Ellenbogen-gelenk. Hier drängt sich der Verdacht auf, daß sich diese Zysten nach den Geset-zen der Schwerkraft am hängenden Arm nach distal entwickeln, wobei in vielen Fällen der Verbindungskanal mitabgebildet werden kann (siehe nachfolgende Abbildung).

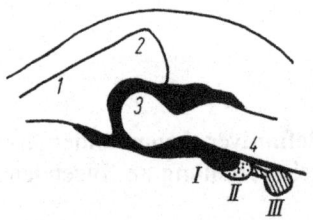

1 Humerusschaft
2 Olecranon
3 Radiusköpfchen
4 Radiusschaft

Literatur

1. Gerber NJ (1981) Popliteale Synovialzysten (Bakerzysten). Selbständiges Krankheitsbild oder Symptom. Verh Dtsch Ges Rheumatol 7:148
2. Kremer H, Schierl W, Schattenkirchner M, Baumann D, Metz I, Zollner N (1977) Sono-graphische Diagnostik von Kniegelenkszysten. Münch Medizin Wschr 119:1183–1186
3. Lukes PJ, Herberts P, Zachrisson BE (1980) Ultrasound in the diagnosis of popliteal cysts. Acta Radiologica Diagnosis 21:663

Sonographische Darstellung von Weichteilverletzungen am Bewegungsapparat des Leistungssportlers

K. Halbhübner und H. Mellerowicz

Die ständige Zunahme sportlicher Aktivitäten, unter anderem im Leistungssport, führt zu stetig steigenden akuten und chronischen Verletzungen des Bewegungsapparates. Insbesondere die Fehleinschätzung der eigenen körperlichen Leistungsfähigkeit und des Trainingszustandes führt bei hoher körperlicher Belastung zu Muskelverletzungen, vor allem in den Sportarten, in denen Schnellkraft erforderlich ist. Jeder dritte Patient, der heute eine Sportambulanz aufsucht, stellt sich wegen Beschwerden und Verletzungen der Muskulatur vor. Hier sind die geklagten Sehnenbeschwerden nicht einbezogen. Nach Franke erleiden 25% aller Sportler im Laufe eines Jahres Muskelverletzungen.

Zu den Verletzungen gehören:

1. Dehnung,
2. Zerrung,
3. partielle Ruptur (Faserriß),
4. Totalruptur,
5. Muskelkontusion mit evtl. nachfolgender Verknöcherung im Sinne einer Myositis ossificans posttraumatica.

Die Diagnose einer totalen Ruptur ist leicht zu stellen, aber bereits die Diagnose einer partiellen Ruptur und insbesondere die Kontusion, Zerrung und Dehnung kann erhebliche Schwierigkeiten bereiten. Ich erinnere an die Fußball-WM: Hat Völler nun eine Muskelzerrung oder einen Faserriß? Eine exakte Definition von Muskelverletzungen und Muskelschäden in Form von reversibelen Übertrainingszuständen oder bereits irreversibelen Schäden, setzte bislang meist eine invasive Untersuchung voraus – feingeweblich elektronmikroskopisch bzw. histochemisch. Veränderungen der Mitochondrienstruktur, der Enzyme sowie Störungen des Mineralhaushaltes und der Spurenelemente ließen sich so nachweisen. Neben diesen Untersuchungstechniken bietet sich heute die Ultraschalldiagnostik als nichtinvasive Untersuchungsmethode an, die insbesondere durch die Arbeiten von Graf und Fornage eine fast boomartige Entwicklung in Orthopädie und Traumatologie erlebte. Muskelverletzungen lassen sich exakter definieren und Heilverläufe können dokumentiert werden.

Im Sonogramm stellen sich Muskelfaserrisse in der Regel als reflexärmere Zonen unter Aufhebung der normalen Reflexstruktur dar. Bei ausgeprägteren Verletzungen mit entsprechender Hämatombildung zeigen sich echofreie Zonen mit Schallverstärkung der Rückwand. Bei älteren Verletzungen mit Serumbildung zeigen sich praktisch identische Befunde.

Ultraschalldiagnostik 86
Herausgegeben von M. Hansmann u. a.
© Springer-Verlag

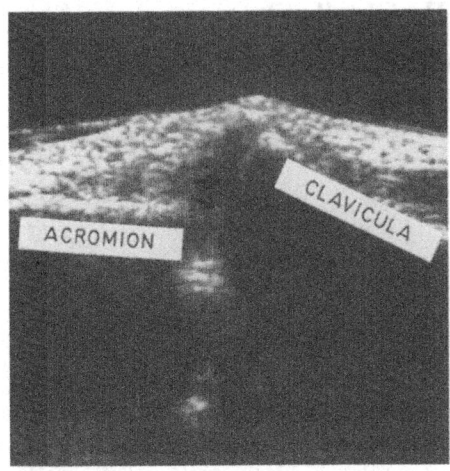 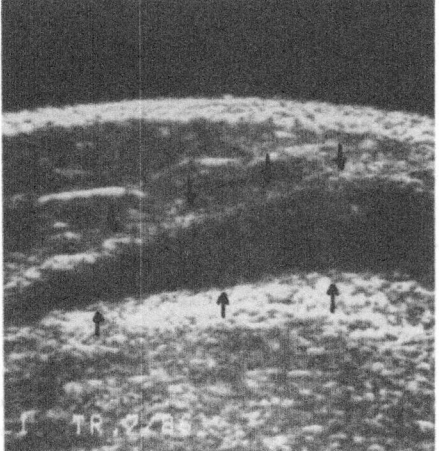

Abb. 1   **Abb. 2**

Abb. 1. Schultereckgelenksprengung eines 23jähr. Rugbyspielers mit hochstehender Clavicula und zerrissenem Lig. coracoacromiale und Kapsel

Abb. 2. Teilruptur des M. rectus femoris bei Langstreckenläuferin. Hämatom mit Schallverstärkung der Rückfläche

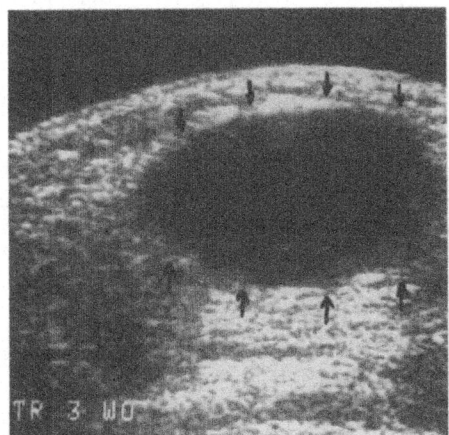 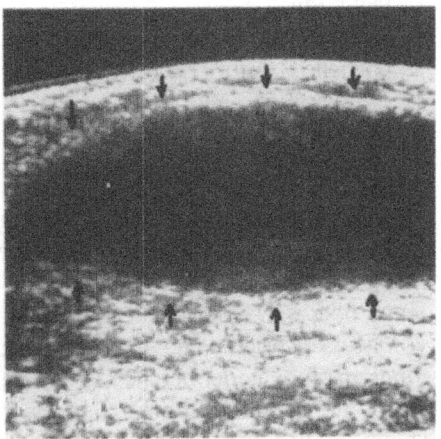

Abb. 3   **Abb. 4**

Abb. 3 u. 4. Teilruptur des M. soleus bei Tennisspielerin, ausgeprägtes Hämatom

Weisen zurückliegende Verletzungen Echodichtenzunahme auf, so kann dies auf eine Fibrosierung hinweisen.

Für den Sporttraumatologen ist es von eminenter Wichtigkeit, klar sagen zu können, es handelt sich um eine Muskelüberdehnung, eine Muskelzerrung, einen Faserriß, Muskelriß oder eine Muskelkontusion, denn davon ist abhängig, ob ein Leistungssportler weiter trainieren darf, welche Trainingseinheiten geändert werden müssen, wie lange der Athlet pausieren muß oder wann er wieder einsetzbar ist. Er muß die Information zur Behandlung des Sportverletzten liefern und die Indikation zur operativen Maßnahme stellen. Sein therapeutisches Bemühen richtet sich nach den Prinzipien 1. völlige Wiederherstellung der Leistungsfähigkeit, 2. Behandlung mit dem geringsten Risiko, 3. therapeutischer Erfolg in kürzester Zeit.

Anhand der Ultraschalldiagnostik gewinnt der Sporttraumatologe wesentliche Informationen, mit denen er ihm anvertraute Athleten optimal betreuen kann. Verlaufskontrollen ermöglichen exakt zu bestimmen, wann ein Sportler nach Sportkarenz erneut mit dem Training beginnen kann, ohne seine Gesundheit zu gefährden.

Falldemonstration (Abb. 1–4)

Die Sonographie stellt im Bereich der Sporttraumatologie eine Bereicherung des therapeutischen Spektrums dar. Sie erlaubt eine nichtinvasive, schmerzlose, nebenwirkungsfreie und zuverlässige Diagnostik und ist in der Hand des geübten Untersuchers heute ein unverzichtbarer Bestandteil der gängigen Untersuchungstechniken.

Physik

Computersonographie in der inneren Medizin

J. A. Bönhof und P. Linhart

Problem

Obwohl es kaum für möglich gehalten wurde, sind die Sonographie-Geräte in den letzten Jahren immer noch besser geworden. Vor allem die Auflösung [1] und damit die Bildqualität konnten immer weiter gesteigert werden.

Daß dies einen medizinisch relevanten Fortschritt darstellt, ist für die Geburtshilfe offensichtlich.

Gilt dies auch für die Echographie in der Inneren Medizin?

Anmerkung

Computer-Sonographie werden die Ultraschallverfahren genannt, bei denen ein Computer für den Bildaufbau benützt wird. Durch die Verwendung eines Computers für die B-Bild-Sonographie können mehrere unterschiedliche, z. T. sehr raffinierte technische Konzepte zur Verbesserung der Sonogramme realisiert werden, so daß die Bildqualität im Vergleich zu konventionellen Systemen deutlich besser ist [2].

Dies läßt sich sowohl an Phantomen als auch bei der Untersuchung von Patienten nachweisen.

Der Computer ermöglicht auch Duplex (B-Bild + Doppler) auf Knopfdruck und praktisch in Real-time.

Methodik

Die Ergebnisse resultieren aus ca. 1 Jahr sonographischer Arbeit mit dem ACUSON 128. Dabei konnten umfangreiche Erfahrungen mit diesem Computersonographiesystem auch auf dem Gebiet der Ultraschalldiagnostik in der Inneren Medizin gewonnen werden. Zusätzlich hatten wir die Möglichkeit zu Vergleichen mit konventionellen Geräten bzw. den Spitzenmodellen anderer Hersteller.

Ergebnisse

In der *Leber* werden noch kleinere fokale Läsionen sichtbar, dabei können auch geringe Unterschiede im Echomuster herausgearbeitet werden.

Winzige *Galle*nsteine lassen sich sicher erkennen. Die intra- und extrahepatischen Gallenwege sind gut darzustellen, so daß die radiologische Gallenwegsdiagnostik noch seltener gebraucht wird.

Das *Pankreas* kann man auch bei erschwerter Abgrenzbarkeit zuverlässig identifizieren; auch der normal weite Gang ist häufiger zu sehen. Winzige Verkalkungen werden erkennbar.

Lymphknoten, besonders perivasal und peripankreatisch gelegen, lassen sich – auch bei normaler Größe – in bisher nicht gekannter Weise darstellen. Damit ist es möglich, diskrete Größenzunahmen oder Veränderungen an Lymphknoten zu erkennen, wie es z. Z. mit keiner anderen indirekten bildgebenden Methode realisierbar ist.

Bei den *Nieren* sind noch mehr anatomische Details erkennbar, so z. B. kleine intrarenale Gefäße. Die Differenzierung von Zyste und Tumor bzw. Formvariante wird erleichtert. Bei der Unterscheidung von Nierenparenchymerkrankungen ergeben sich wahrscheinlich neue und zusätzliche sonographische Kriterien.

*Ureter*steine sind besser nachweisbar.

Die *Nebennieren* sind häufiger identifizierbar, auch kleine Tumoren lassen sich sicher nachweisen.

Die *Bauchgefäße* können noch besser beurteilt werden; Arterien, die in neueren Büchern als nicht sichtbar gelten, sind darstellbar.

Resumee

Die Qualität der Ultraschalldiagnostik in der Inneren Medizin wird durch die Computersonographie verbessert.

Zahlreiche klinische Beispiele zeigen, daß die Sonographie in der Inneren Medizin von der Computersonographie profitiert. Die hohe Bildqualität des ACUSON 128 bedeutet auch für die Diagnostik innerer Erkrankungen einen relevanten Fortschritt:

– Feine anatomische Strukturen und kleine Läsionen lassen sich eindeutig erkennen und identifizieren. Es können nun Befunde dargestellt werden, wie man es vor wenigen Jahren noch nicht für möglich hielt.
– Die Computersonographie eignet sich als Referenzverfahren für die konventionelle Sonographie und z. T. auch für die Computertomographie mit Röntgenstrahlen.
– Der wichtigste Aspekt aber ist, daß durch die Computersonographie Befunde mit noch größerer Sicherheit nachweisbar und interpretierbar sind, woraus noch zuverlässigere sonographische Diagnosen resultieren.

Literatur

1. Bönhof JA (1983) Auflösung bei Sonographiegeräten – was ist das? medwelt 34:1237–1239
2. Maslak SH (1985) Computed sonography. In: Sanders RC, Hill MC (Hrsg) Ultrasound Annual 1985. Raven Press, New York, S 1–16

Die Charakterisierung von Geweben durch Dämpfungs- und Streuparameter

P. Nauth, E.-G. Loch, P. Pfannenstiel und W. v. Seelen

Der derzeitige Entwicklungsstand der Sonographie basiert primär auf der B-Bild-Technik. In Schallbildern dieses Typs sind die Amplituden des zurückgestreuten Signals repräsentiert, zusätzliche Informationen können nur indirekt oder überhaupt nicht abgeleitet werden. Daher stößt die Sonographie häufig an Grenzen bei der Differenzierung von Geweben. Verbesserungen können erreicht werden durch eine erweiterte Nutzung der in den Schallsignalen enthaltenen Informationen.

Aus dem zurückgestreuten Signal kann zusätzlich zur Amplitude der Frequenzgehalt analysiert werden. Der Betrag des Frequenzspektrums erlaubt eine Berechnung des Dämpfungskoeffizienten α und der bevorzugt zurückgestreuten Frequenzen.

Unter der Voraussetzung einer linearen Frequenzabhängigkeit der Dämpfung kann der Dämpfungskoeffizient aus den Schwerpunkten der Frequenzbetragsspektren berechnet werden, da sich die Schwerpunktsfrequenz mit zunehmender Eindringtiefe hin zu niedrigeren Frequenzen verschiebt. Allerdings unterliegt dieses Verfahren einem großen Fehlereinfluß, der durch die Überlagerung benachbarter Scans reduziert werden kann. Damit reduziert sich aber die Ortsauflösung erheblich.

Wir haben daher ein Verfahren entwickelt, die Rückstreuung durch Verschiebung des Schallkopfs aus verschiedenen Richtungen zu messen und die Scans anschließend ortsrichtig im Frequenzbereich zu überlagern. Unsere Untersuchungen an Muskelgewebe ergaben, daß mit dieser Methode durch Interferenzen entstehende Störungen ohne Einbußen an der Ortsauflösung reduziert werden können.

Aus der Steigung der überlagerten und somit fehlerreduzierten Schwerpunktsverläufe läßt sich dann der Dämpfungskoeffizient berechnen, der als gewebecharakterisierender Parameter verwendet wird. Ein weiterer Parameter, die charakteristische Frequenz, läßt sich aus dem um die Dämpfung korrigierten Schwerpunktsverlauf durch Bildung des Mittelwerts herleiten. Die charakteristische Frequenz enthält Aussagen darüber, ob ein Gewebe bevorzugt hohe oder niedrige Frequenzen zurückstreut.

Unsere an bisher 6 In-vitro-Untersuchungen gewonnenen Ergebnisse zeigen, daß beide Parameter zusammen eine gute Differenzierung von Uterusgeweben erlauben (Abb. 1). Das Uterusmyom zeichnet sich gegenüber dem Normalgewebe durch eine niedrigere charakteristische Frequenz aus. Uterussarkome sind von gesundem Uterus sowie vom Myom durch den wesentlich geringeren Dämpfungskoeffizienten zu differenzieren.

Ultraschalldiagnostik 86
Herausgegeben von M. Hansmann u. a.
© Springer-Verlag

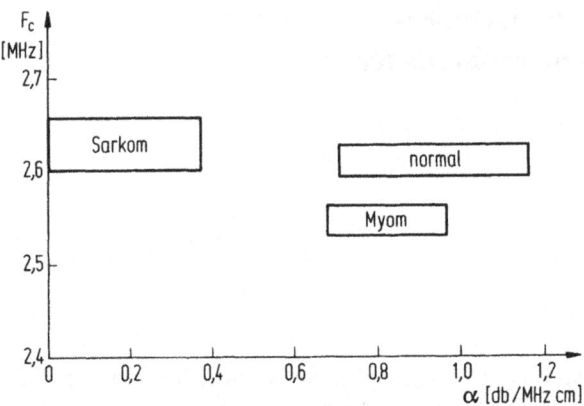

Abb. 1. Differenzierung von Uterusgewebe durch die Parameter Dämpfung α und charakteristische Frequenz F_c. Beide Parameter zusammen erlauben eine gute Unterscheidung von gesundem Uterus, Uterusmyom und -sarkom

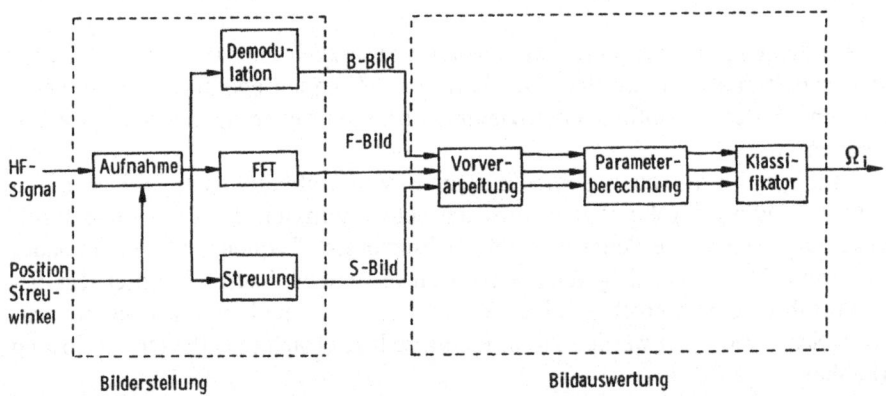

Abb. 2. System zur computergestützten quantitativen Analyse von Ultraschallsignalen: Aus den hochfrequenten Schallwellen werden durch Rekonstruktionsalgorithmen B-, Frequenz- und Streubilder erstellt, die dann kombiniert ausgewertet werden

Weitere Informationen können aus den gestreuten Schallwellen [4] gewonnen werden, wobei ein ortsvariabler Schallkopf zum Empfang der Streusignale dient. Eine Auswertung der Streuwellen nach ihrer Frequenz- und Winkelabhängigkeit ergibt zusätzliche Parameter zur Gewebecharakterisierung [1].

Um Dämpfungs- und Streuparameter in der klinischen Praxis nutzen zu können, wurde von uns ein Rekonstruktionsalgorithmus zur Erstellung von Frequenz- und Streubildern [2] implementiert. Aus den Frequenzbildern können in einem zweiten Schritt Dämpfungsbilder berechnet werden. Außerdem ist die Rekonstruktion von Bildern möglich, deren Pixelwerte die charakteristische Frequenz repräsentieren.

Nach unseren bisherigen Erfahrungen ist eine visuelle Auswertung von Schallbildern mit einem hohen Informationsverlust verbunden. Dies gilt insbesondere dann, wenn nicht nur ein Bildtyp, sondern mehrere Bilder ausgewertet werden sollen. Wir haben daher unser bisher auf B-Bilder [3] angewendetes Verfahren erweitert, um eine kombinierte Auswertung von B-, Frequenz- und Streubildern zu ermöglichen (Abb. 2).

Dieses System berechnet aus den auf der Basis von Ultraschall-HF-Signalen erstellten verschiedenen Bildtypen spezifische Parameter, die dann gemeinsam klassifiziert, d. h. einer Befundgruppe zugeordnet werden. Der Klassifikator ist adaptiv ausgelegt, um ihn an verschiedene Aufgabenstellungen anpassen zu können. Das Klassifikationsergebnis kann entweder ausgedruckt oder farbkodiert in das Monitorbild eingeblendet werden.

Literatur

1. Nauth P (1985) Entwicklung von Verfahren zur sonographischen Gewebedifferenzierung durch digitale Bildverarbeitung und Auswertung von Ultraschall-Streusignalen. Mainzer Dissertation
3. Nauth P, Loch E-G, Pfannenstiel P, Seelen W v, Improved tissue characterization using scattering images. In: Acoustical Imaging 15. Plenum Press, New York – London (im Druck)
3. Nauth P, Loch E-G, Pfannenstiel P, Seelen W v (1984) Computergestützte Auswertung von Ultraschallbildern der Prostata. In: Ultraschall 5. Thieme, Stuttgart New York
4. Sehgal CM, Greenleaf JF (1984) Scattering of ultrasound by tissues. In: Ultrasonic Imaging, Vol 6. Academic Press, New York London

Ultraschallsystem zur quantitativen Gewebebeschreibung

H. Grohs, H. J. Welsch, R. M. Schmitt und M. Biebinger

Einleitung

Die quantitative Beschreibung von Gewebe und dessen physiologischer und pathologischer Veränderungen Veränderungen mittels Ultraschall ist ein wichtiges Ziel gegenwärtiger Forschung.

Wir haben ein System entwickelt und aufgebaut, um die mit einem kommerziellen B-Bildgerät aufgenommenen US-Signale spektral zu analysieren.

Aufnahme von HF-US-Signalen aus einem medizinischen US-Gerät

Der Datenakquisitionsteil dieses Systems besteht aus einem Microcomputer (PDP 11/73), an dessen Datenbus über ein DMA-Interface ein Transientenrekorder (Tek. 7612 A) angeschlossen ist.

Die Verbindung mit dem medizinischen Phased-array-Scanner zur Digitalisierung von Teilen der aufgenommenen B-Bilder besteht in einem speziell entwickelten Interface, das das Ultraschallgerät, den Rechner und den Transientenrekorder miteinander koppelt, so wie es in Abb. 1 dargestellt ist.

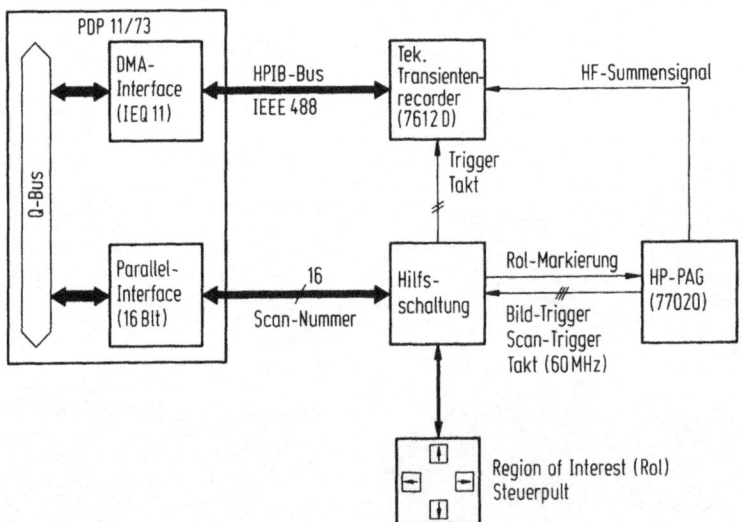

Abb. 1. ROI-Interface als Kopplungsglied zwischen US-Gerät, Transientenrekorder und Rechner

Ultraschalldiagnostik 86
Herausgegeben von M. Hansmann u. a.
© Springer-Verlag

Mit dieser Schaltung ist es möglich, über ein Steuerpult im gerade aufgenommenen Sektorbild des US-Gerätes einen interessierenden Bereich ("Region of Interest") zu markieren: Die Ränder der ausgewählten Region können heller oder dunkler dargestellt werden.

Die Hilfsschaltung selektiert und bestimmt aus den dem US-Gerät entnommenen Triggersignalen über die einzelnen A-Modelinien des B-Bildes sowie den Begrenzungswerten des ausgewählten Bereiches die Start- und Stoptrigger für den Transientenrekorder, die zum Digitalisieren der Region erforderlich sind.

Entscheidend ist, daß das Interface die A-Modelinien unmittelbar nach der Summensignalbildung – im Fall eines Phased-array-Gerätes – abgreift, so daß die US-Signale in Hochfrequenzform aufgenommen werden.

Die Software zum Betreiben des Transientenrekorders wurde soweit optimiert, daß der Datentransfer vom Speicher des Transientenrekorders zum Rechner mit ca. 130 kBytes/s erfolgt. Ein vollständiges 90°-Sektorbild z. B. kann in 5–6 s digitalisiert werden. Für viele medizinische Anwendungen ist diese Geschwindigkeit ausreichend, um störende Positionsänderungen des untersuchten Bereiches bzw. Organs während der Digitalisierung ausschließen zu können.

Das Interface kann an beliebige medizinische B-Bildgeräte angepaßt werden. Benötigt werden nur ein Zugang zum Bild- und Linientrigger sowie zum ungefilterten HF-Echosignal.

Spektrale Verteilung der Ultraschallschwächung

Die In-vivo-Messung der US-Schwächung ist für die Gewebecharakterisierung ein wichtiger Baustein. Dabei ist nicht nur der Schallschwächungswert in dB/cm bei einer bestimmten Untersuchungsfrequenz von Interesse, sondern in zunehmendem Maße auch die spektrale Verteilung der Schallschwächung und der daraus z. B. durch lineare Approximation aus dem Verlauf der US-Schwächung bestimmte Schallschwächungskoeffizient α_0 in dB/MHz/cm.

Um aus den digitalisierten A-Modelinien eines B-Bildes die Schwächung als Funktion der Frequenz zu bestimmen, wurde zunächst die Methode der logarithmierten spektralen Differenzen (LSD) [1] angewandt. Dabei werden die digitalisierten HF-A-Modelinien in überlappende, jeweils 6,4 μs lange Intervalle aufgeteilt. Von den Echosignalen in diesen Segmenten werden dann durch EFT und Multiplikation mit den konjugiert komplexen Frequenzkoeffizienten die Leistungsspektren berechnet. Die Differenz zweier logarithmierter Leistungsspektren ist dann bis auf Störterme, die den Einfluß der Streuung und der Impulsantwort der Meßanordnung in den Segmenten beschreiben, dem Abstand und der Schallschwächung α (f) direkt proportional.

Um mit dieser Methode eine aussagekräftige Bestimmung des Schwächungsverlaufs zu erreichen, muß innerhalb einer A-Modelinie über möglichst viele Differenzen logarithmierter Powerspektren sowie darüber hinaus über die Ergebnisse vieler benachbarter Linien gemittelt werden. Die Methode erlaubt also nur eine räumliche Auflösung der US-Schwächung im Rahmen dieser erforderlichen Mitteilung, d. h. mindestens eine Feldgröße von 4 cm².

Ein Vorteil dieser Methode ist ihre relative Unabhängigkeit von der Amplitudengröße der reflektierten Echos. Gerade für mit Tiefenausgleich verstärkte B-Bilder, wie sie in der medizinischen US-Diagnostik üblich sind, ist dies von Bedeutung.

Erste Ergebnisse

Um die Methode zu testen, wurde zunächst ein gewebesimulierendes Phantom mit bekannten Schallschwächungseigenschaften untersucht. Gemessen wurde mit einem breitbandigen 5-MHz-Einzelschallkopf und dem 64-Element-Schallkopf eines medizinischen US-Gerätes (3,5 MHz), das über das beschriebene Interface

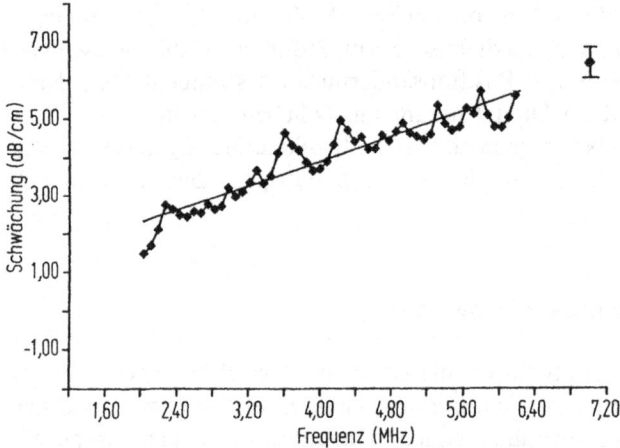

Abb. 2. US-Schwächung als Funktion der Frequenz, bestimmt an einem Gewebephantom mit einem 5-MHz-Einzelschallkopf: $\alpha_0 = 0.79$ dB/MHz/cm; Korrelationskoeffizient: 0.86

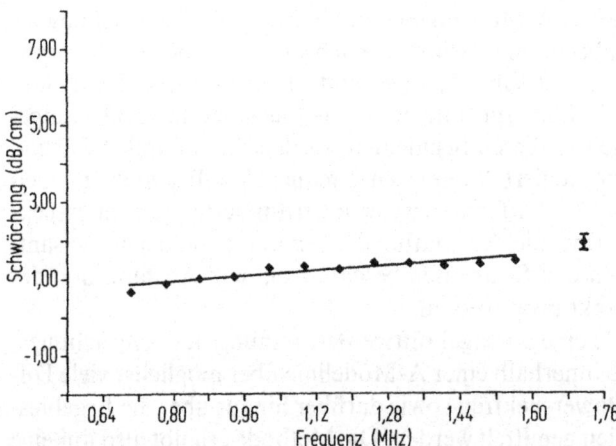

Abb. 3. US-Schwächung als Funktion der Frequenz, bestimmt am Gewebephantom mit einem 3.5-MHz-64-Elementschallkopf eines medizinischen US-Gerätes: $\alpha_0 = 0.81$ dB/MHz/cm; Korrelationskoeffizient: 0.81

mit Digitalisierer und Rechner verbunden wurde. Abbildung 2 und 3 zeigen exemplarisch die Ergebnisse für den Verlauf der Schallschwächung als Funktion der Frequenz, und zwar über die Bandbreite der beim jeweiligen Experiment eingeschalten Frequenzen. Die für das Gewebephantom berechneten Werte für den Schwächungskoeffizienten stimmen relativ gut mit dem angegebenen Wert von $0,70 \pm 0,05$ db/MHz/cm überein.

Schlußfolgerungen

Konzeption und Layout des vorgestellten Interfaces für medizinische US-Geräte erlauben eine breite Einsetzbarkeit bei der Gewinnung von Daten zur Bestimmung gewebebeschreibender Ultraschallparameter. Für einen flexibleren Einsatz des Systems aus ROI (Region of Interest)-Interface, Digitalisierer und Rechner ist allerdings eine kompaktere Hardware-Lösung, z. B. auf einem PC, wünschenswert. Darüber hinaus ist es sinnvoll, den Digitalisierungsmodul mit einem wesentlich größeren Zwischenspeicher – der vorhandene Transientenrekorder besitzt nur einen Speicher von 4 kBytes – auszurüsten, um auch eine Real-time-HF-Datenaufnahme ganzer B-Bilder und auch Bildsequenzen zu ermöglichen.

Als erster Schritt zur Gewinnung gewebebeschreibender US-Parameter wurde mit der beschriebenen Anordnung die Bestimmung der Schallschwächung als Funktion der Frequenz realisiert, und zwar zunächst an einfachen, d. h. relativ homogenen Gewebephantomen. Die dabei erzielten Ergebnisse für den Schallschwächungskoeffizienten stimmen mit den angegebenen Werten zufriedenstellend überein.

Zur Validisierung und Verfeinerung der Methode wird die Anordnung gegenwärtig bei verschiedenen klinischen Anwendungen eingesetzt, u. a. in der Myosonographie und der abdominellen Sonographie.

Literatur

1. Kuc R, Schwartz M (1979) Estimating the acoustic attenuation coefficient slope for liver from reflected ultrasound signals. IEEE Trans Sonics and Ultrason SU-26, 353–362

Diffraktion und ihre Bedeutung
für die computerunterstützte B-Bild-Analyse

A. Lorenz, J. Volk, I. Zuna, U. Räth, W. J. Lorenz und G. van Kaick

Die Parameter aus den Grauwerthistogrammen werden als sehr wichtige Parameter für die Gewebsdifferenzierung diffuser Parenchymveränderungen angesehen [1].

Diese Erfahrungen wurden mit einem Ultraschallsystem gesammelt, in dem ein Compoundscanner Echoview 80 LDI (Fa. Picker) mit Einkristall-Transducer zur Datenerfassung genutzt wurde. B-Bild-Aufbau, -Darstellung und -Analyse erfolgten off-line auf dem Rechner VAX-11/780 über das interaktive Farbdisplaysystem RAMTEK 9100.

In einer Studie mit diesem Compoundscannersystem wurden die Lebern von Normalpersonen sowie Patienten mit diffusem Leberparenchymschaden aufgenommen und insgesamt 272 Bilder analysiert (Tabelle 1).

Zur Klassifikation der beiden Krankheitsgruppen erwiesen sich 4 Parameter aus den Grauwertstatistiken der ersten und zweiten Ordnung als sehr geeignet:

1. Mittlerer Grauwert,
2. Exzeß der Grauwertverteilung,
3. zweites Moment aus der Grauwertabhängigkeitsmatrix,
4. Abschnittszuteilung aus der Grauwertverlaufsstatistik.

Mit Hilfe dieser 4 Parameter wurden 92% der Normalpersonen und 84% der Patienten mit diffusem Leberparenchymschaden richtig beurteilt. Die Treffsicherheit lag bei 87%.

Diese Erfahrungen wurden auf ein kommerziell erhältliches Bildverarbeitungssystem übertragen. Dieses besteht aus einem elektronischen Sektorscanner HP 77020A und einem Rechner HP 1000/A 600 (Fa. Hewlett Packard), der online die von unserer Arbeitsgruppe installierte B-Bild-Analyse ermöglicht.

Tabelle 1. Ergebnisse der Leberstudie mit dem Compoundscannersystem ($n = 272$)

Histolog. Befund	Ultraschallbefund	
	normal	diffus
Normal	84	7
Diffus	29	152

Ultraschalldiagnostik 86
Herausgegeben von M. Hansmann u. a.
© Springer-Verlag

Tabelle 2. Ergebnisse der Leberstudie mit dem elektronischen Sektorscanner ohne Diffraktionskorrektur ($n = 111$)

Histolog. Befund	Ultraschallbefund	
	normal	diffus
Normal	25	11
Diffus	11	64

In einer Leberstudie mit dem elektronischen Sektorscanner wurden insgesamt 111 Bilder analysiert (Tabelle 2). Die Gesamttreffsicherheit betrug nur 80%. Die Sensitivität des Verfahrens von 85% entsprach der des Compoundscannersystems. Jedoch stellte die extrem schlechte Spezifität des Verfahrens von nur 69% den klinischen Einsatz zunächst in Frage [2].

Da die Gerätekonzeption und -ausführung bereits etliche Systemkorrekturen vorsah, mußte eine für die Gewebsanalyse nicht als wesentlich erachtete Komponente diese geringe Spezifität hervorgerufen haben. Als Ursache wurden Diffraktionseffekte vermutet.

Die endliche Ausdehnung eines Schallkopfes ruft Beugung hervor. Dadurch tritt infolge der verschiedenen langen Schallwege bei der Summierung der von den Elementarwellen ausgehenden Einzelwirkungen eine Auslöschung der Energien dort auf, wo die Phasen paarweise entgegengesetzt sind. Dies ist immer dann der Fall, wenn die Projektion des Schallkopfdurchmessers in Beugungsrichtung dem Vielfachen der Wellenlänge ist. Deshalb entsteht eine durch Beugung hervorgerufene Schallfeldcharakteristik mit Hauptkeule und Nebenkeulen.

Compoundscanner, mechanischer Sektorscanner sowie elektronischer Parallelscanner strahlen senkrecht zur Kristallfläche ab; ihre Schallfeldcharakteristik mit Hauptkeule und Nebenkeule bleibt während der gesamten Gesichtsfeldabtastung konstant.

Anders hingegen verhält sich der elektronische Sektorscanner. Mit dem Abtastwinkel ändert sich

1. die effektive Schallfläche, so daß die Schallintensität nach den Bildrändern hin mit dem Cosinus des Abtastwinkels abnimmt und
2. das Verhältnis des richtungsabhängig effektiven Schallkopfdurchmessers zur Wellenlänge, so daß gleichzeitig eine Formänderung der Richtungscharakteristik auftritt.

Zum Nachweis und gleichzeitig für eine vergleichende Abschätzung der Diffraktionseffekte bei verschiedenen Abtastsystemen wurden Ultraschallbilder eines homogenen Gewebsphantoms durch elektronischen Parallelscanner, mechanischen und elektronischen Sektorscanner mit einem Videorecorder (National NV 9200; U-Matic) aufgenommen und auf den Rechner VAX-11/780 überspielt. In die Ultraschallbilder wurden Normregions von etwa $1 * 1$ cm^2 in einer definierten Tiefenfolge für jeweils 5 Winkelpositionen beim Sektorscanner bzw. 5 azimutale Positionen beim Parallelscanner eingezeichnet.

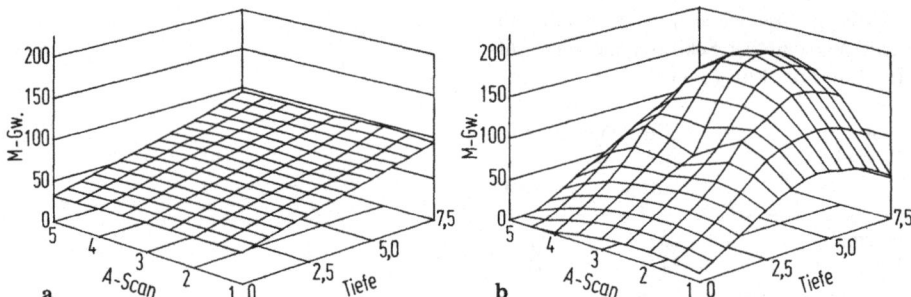

Abb. 1. Mittlerer Grauwert als Interpolationsfläche. **a** elektronischer Parallelscanner, **b** elektronischer Sektorscanner

In Abb. 1 ist der mittlere Grauwert als Interpolationsfläche für die jeweils 5 Meßpositionen als Funktion der Tiefe für den elektronischen Parallel- und elektronischen Sektorscanner aufgetragen.

Für den elektronischen Parallelscanner (Abb. 1. a) ergibt sich ein über die gesamte Bildbreite gleichhoher mittlerer Grauwert. Ein leichter Anstieg der Werte mit der Tiefe resultiert aus einer leicht überhöhten TGC-Einstellung bei der Ultraschallbildaufnahme. Aufnahmen mit Compoundscanner und mechanischem Sektorscanner bringen nahezu identische Ergebnisse.

Das Ergebnis für den elektronischen Sektorscanner unterscheidet sich wesentlich von dem der anderen Abtastsysteme (Abb. 1. b). Der mittlere Grauwert fällt beiderseits zu großen Abtastwinkeln hin stark ab. Die Kompensation des Intensitätsverlustes aufgrund der nach außen abnehmenden effektiven Schallfläche ist bereits im Gerät installiert. Somit muß diese seitliche Abnahme des mittleren Grauwertes durch die Formänderung der Richtcharakteristik verursacht werden.

Mit der inversen Funktion dieses zusätzlichen tiefen- und winkelabhängigen Diffraktionseffektes wurden nun alle Bilder der Leberstudie korrigiert und wiederum die "regions of interest" analysiert.

Tabelle 3 zeigt das Ergebnis der Leberstudie für den elektronischen Sektorscanner mit Diffraktionskorrektur. Besonderes Augenmerk verdient die Tatsache, daß von den 11 zuvor falsch klassifizierten Normallebern nun 8 weitere als normal eingeordnet werden. Die Spezifität wird dadurch von 69% auf 92% angehoben. Auch die Sensitivität steigt um 7% auf 92% an. Damit erhöht sich die

Tabelle 3. Ergebnisse der Leberstudie mit dem elektronischen Sektorscanner mit Diffraktionskorrektur ($n = 111$)

Histolog. Befund	Ultraschallbefund	
	normal	diffus
Normal	33	3
Diffus	6	69

Treffsicherheit in der Klassifizierung der Gruppen „normal" und „diffuse Parenchymveränderungen" um 12% auf 92%.

Somit ist ein Ultraschallgewebsdifferenzierungssystem mit elektronischem Sektorscanner bei Nutzung der Parameter aus den Grauwertstatistiken erster und zweiter Ordnung klinisch einsetzbar, wenn eine zusätzliche, die Diffraktionskomponente enthaltende Systemkorrektur eingeführt worden ist.

Literatur

1. Räth U, Zuna I, Schlaps D, Limberg B, Lorenz A, Kaick G van, Lorenz WJ, Kommerell B (1984) Der Beitrag der Grauwerthistogramm-Analyse zur sonographischen Diagnostik des diffusen Leberparenchymschadens. Ultraschall in der Medizin 5:94–97
2. Zuna I, Schlaps D, Räth U, Volk J, Lorenz A (1985) System dependency of B-mode parameters. In: Thijssen JM, Mazzeo V (Hrsg) Ultrasonic tissue characterization and echographic imaging. Universität of Nijmegen, Nijmegen, S 147–152

Echtzeitultraschalltransmissionsbilder von Extremitäten – eine neue Art der Darstellung

B. Granz und R. Oppelt

Einleitung

Die Bilderzeugung beim Transmissionsultraschall ist grundsätzlich verschieden zum Verfahren beim konventionellen Ultraschall-B-Bild. Beim B-Bild gibt ein Ultraschallsender (Sektor oder Linear) kurze Ultraschallpulse ab, die an Impedanzunterschieden im Gewebe reflektiert werden. Mit der Linearausdehnung des Senders als erste Dimension und der Laufzeit des Pulses als zweite Dimension wird ein zweidimensionales Schnittbild erzeugt.

Im Gegensatz dazu wird beim Transmissionsultraschall der Teil des ausgesandten Schalls benutzt, der vom Objekt (z. B. einem Finger) ganz oder teilweise nach vorn durchgelassen wird. Dieser Teil wird vom Objekt gestreut und mit einer akustischen Linse in eine Bildebene abgebildet und erscheint somit als Druckbild des Objektes. Absorbiert oder reflektiert das Objekt stark, so erscheint es im Bild dunkel.

Das Bild ist orthographisch, d. h. das Bild liegt senkrecht zur Richtung der Schallausbreitung. Es liegt somit in der gleichen Ebene, wie man es vom Röntgenbild her kennt.

Das Prinzip der Ultraschalltransmissionskamera ist seit langem bekannt [1]. Mit einem Prototyp einer mit teilweise mechanischer Bildabtastung arbeitenden Kamera wurden bereits ausführliche Untersuchungen durchgeführt [2].

Beschreibung des Verfahrens

Die hier vorgestellte Ultraschalltransmissionskamera arbeitet mit rein elektronischer Bildabtastung. Damit lassen sich Echtzeitbilder, also eine Bildfolgefrequenz von 25 Bildern pro Sekunde, darstellen. Eine schematische Übersicht zeigt Abb. 1.

Ein zweidimensionaler Ultraschallsender beschallt das Objekt, z. B. einen Finger, der sich in der Objektebene befindet. Der Teil des Ultraschalls, der vom Objekt nach vorn gestreut wird, wird mit der Linse gesammelt und in einer Bildebene als Ultraschalldruckbild dargestellt.

In der Bildebene befindet sich eine zweidimensionale Empfangsmatrix, die das Druckbild in ein Ladungsbild wandelt. Das Ladungsbild wird elektronisch abgetastet und verstärkt. Nach zweimaligem Multiplexen der elektrischen Signale

Ultraschalldiagnostik 86
Herausgegeben von M. Hansmann u. a.
© Springer-Verlag

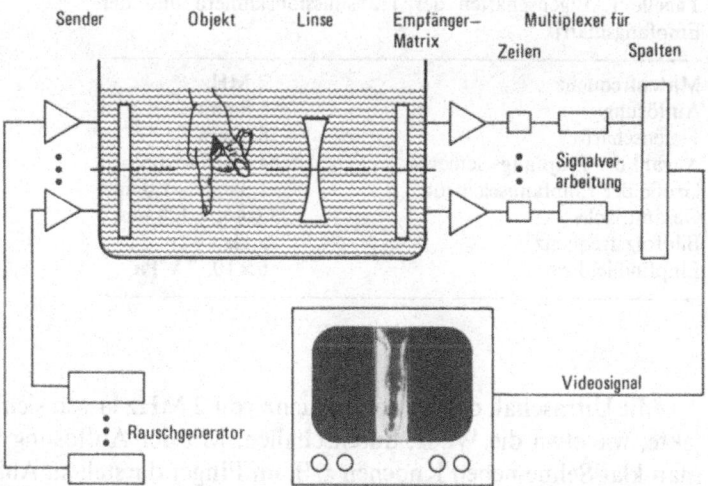

Abb. 1. Schematische Darstellung der Ultraschalltransmissionskamera

wird das Transmissionsbild als Helligkeitsbild in Echtzeit auf einem Monitor dargestellt.

Die Beschallung wird im Wasserbad mit Dauerschall durchgeführt, es werden keine Pulse verwendet und keine Zeitmessung durchgeführt. Durch die Bewegung der Linse relativ zum Objekt läßt sich das Objekt vergrößert oder verkleinert darstellen.

Eine ausführliche Beschreibung dieser Ultraschalltransmissionskamera findet man in [3].

Die zweidimensionale Empfangsmatrix

Das Herzstück dieser neuen Ultraschalltransmissionskamera ist eine zweidimensionale Ultraschallempfangsmatrix. Das Ultraschalldruckbild wird durch eine großflächige, breitbandige PVDF-Piezofolie in ein zweidimensionales Ladungsbild gewandelt.

Dieses Ladungsbild wird mit der Empfangsmatrix rein elektronisch abgetastet. Die Matrix enthält 64×128 Kontaktelemente und geometrisch dicht angeschlossen je einen schaltbaren Verstärker pro Kontaktelement. Die erste Multiplexung, von 2 Dimensionen zur ersten Dimension erfolgt in der Matrix. Durch die rein elektronische Auslese ist die Bildfolgefrequenz nun nicht mehr beschränkt, und 25 Bilder pro Sekunde können dargestellt werden.

Die Matrix ist kompakt. Ihre Größe einschließlich Stecker, weiterer Impendanzwandler und Stromversorgung entspricht etwa einer DIN A 4 Seite. Da sie modular (in Spalten) aufgebaut ist, lassen sich auch größere Matrizen, etwa mit 100×128 Elementen zusammensetzen. In Tabelle 1 sind die Eigenschaften von Kamera und Matrix zusammengefaßt.

Tabelle 1. Eigenschaften der Transmissionskamera und der Empfangsmatrix

Mittenfrequenz	2 MHz
Auflösung	1,8 mm
Tiefenschärfe	18 mm
Anzahl der Empfangselemente	$64 \times 128 = 8192$
Größe der Empfangselemente	1,3 mm × 1,0 mm
Gesamtfläche	83 mm × 128 mm
Bildfolgefrequenz	25 Hz
Empfindlichkeit	6×10^{-6} V/Pa

Mit Ultraschall der Mittenfrequenz von 2 MHz lassen sich auch dickere Objekte, wie etwa die Wade, durchschallen. Mit der Auflösung von 1,8 mm kann man klar Sehne neben Knochen z. B. im Finger darstellen. Abbildung 2 zeigt als Beispiel Transmissionsbilder der Ferse mit der hell dargestellten Achillessehne mit einer kleineren Version der Empfangsmatrix.

Die 8129 Empfangselemente, die eine Gesamtfläche von 83 mm × 128 mm bedecken, ermöglichen auch ein kleines Objekt in einem größeren Objektbereich herauszufinden.

Durch die Darstellung mit 25 Hz (Echtzeit) kann man biologische Objekte nicht nur in ihrer Struktur, sondern auch in ihrer Funktion bei ihrer natürlichen Bewegung darstellen.

Der Anwendungsbereich dieser Ultraschalltransmissionskamera wird dort liegen, wo kein Lufteinschluß im Körper die Transmission verhindert, und wo neben der klaren Darstellung von Sehnen und Bändern auch die Echtzeitdarstellung der Funktion im natürlichen Bewegungsablauf zur Kontrolle benötigt wird.

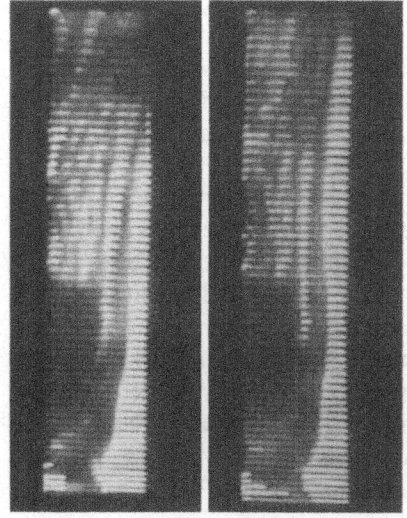

Abb. 2. Ultraschalltransmissionsbilder der Ferse mit hell dargestellter Achillessehne

Videofilm mit Ergebnissen

Ein ca. 5 min Videofilm wurde gezeigt. Dieser Film zeigt einen kurzen Überblick über den mechanischen Aufbau der Ultraschalltransmissionskamera mit der Empfangsmatrix und der elektronischen Nachverarbeitung. Ein Test mit einer 2 mm-Lochrasterplatte zeigt das Ultraschallbild mit seiner hohen Auflösung sowie die Bewegung in Echtzeit.

Transmissionsbilder von Fingern und Händen zeigen das deutliche funktionale Zusammenspiel von Knochen, Sehnen und Bändern während der Bewegung. Im Unterarm lassen sich durch die relative Bewegung des Arms zur Linse verschiedene Zonen nacheinander scharf abbilden. Bei ca. 30% Vergrößerung werden die Fingersehnen noch deutlicher dargestellt.

Auch bei der lateralen Abbildung der Achillessehne mit ihrem Ansatz an das Fersenbein, umrahmt von klaren Umrissen der Ferse, wird eine Funktionskontrolle möglich durch die orthographische Darstellung mit hoher Auflösung in Echtzeit.

Literatur

1. Green PS, Schäfer LF, Jones ED, Suarez JR (1973) A new high performance ultrasonic camera. In: Acoustical imaging, vol 5. Plenum Press, NY, p 493
2. Woltering H, Matthiass HH, Green PS, Klein D (1984) Ultraschalltransmission, Münch Med Wochenschr 126:1431
3. Granz B, Oppelt R (1987) A two dimensional PVDF transducer matrix as a receiver in an ultrasonic transmission camera. In: Acoustical imaging, vol 15, Plenum Press, NY

Artefakte und Störfaktoren – methodische Probleme des Ultraschalls

W. Fiegler, B. Feßler, C. Zwicker, H. Huben und R. Felix

Es sollen die Artefakte und Störfaktoren, d. h. die methodischen Probleme des Ultraschalls anhand eines Patientengutes von 5000 Sonogrammen analysiert werden. Bei den Untersuchungen waren folgende Artefakte erkennbar: Laufzeitunterschiede, Brechung, Fehljustierung, falsche Ortsregistrierung, Schallschatten, Schallverstärkung, akustische Spiegelbildungen, laterale Schallschatten hinter Zysten, Rauschen, schlechte Einstellung des Tiefenausgleiches, Schichtdickenartefakt, Mangel an Kontakt Schallkopf/Haut des Patienten, unregelmäßige Führung des Schallkopfes, Artefakte in Zysten, Wiederholungsechos, Tiefenartefakte, Bogenartefakte.

Diese Artefakte müssen während der Ultraschalluntersuchung als Kunstprodukt erkannt werden, damit sie nicht als pathologischer Befund fehlgedeutet werden. Durch die physikalischen Eigenschaften des Ultraschalls sind bedingt: Laufzeitfehler, Brechung, Schallschatten nach Luft und Verkalkungen, laterale Schallschatten nach Zysten sowie akustische Spiegelbilder. Diese Artefakte können nicht vermieden werden, da sie durch die physikalischen Eigenschaften des Ultraschalls bedingt sind. Sie stellen somit eine wesentliche Einschränkung der Ultraschalldiagnostik dar und müssen auch auf dem Ultraschallbild als Artefakte erkannt werden.

Schichtdickenartefakte, axiale sowie nicht axiale Widerholungsechos, Bogenartefakte und andere können durch die Änderung des Schallwinkels bzw. durch eine unterschiedliche Scan-Richtung umgangen werden. Bei diesen Artefakten ist es wichtig, daß sie während der Untersuchung erkannt werden, so daß der Untersucher, wie eben erwähnt, durch unterschiedliche Schallkopfrichtung diese Artefakte verhindern kann [1].

Anhand von 3000 Sonographien des Mittel- und Unterbauches wurden die Störfaktoren analysiert. In 10% der Untersuchungen konnte das Retroperitoneum nicht dargestellt werden. Die Abdomenübersichtsaufnahme und die Computertomographie zeigten in 66% der Untersuchungen subkutanes, omentales Fett und mesenteriales Fett, in 36% der Untersuchungen Luft als die wesentlichen Störfaktoren. Daneben sind noch stark ausgeprägte Muskulatur sowie übermäßige Stammbehaarungen weitere Störfaktoren des Ultraschalls [3].

In einer experimentellen Studie wurde die Verschlechterung des lateralen und axialen Auflösungsvermögens nach überlagernden Fettschichten experimentell untersucht [2]. Hierbei wurden folgende Parameter verändert [2]: Schallkopfgröße, Compoundeffekt, Kompression des Fettgewebes, unterschiedliche Lage des Fettgewebes im Schallfeld.

Ultraschalldiagnostik 86
Herausgegeben von M. Hansmann u. a.
© Springer-Verlag

Fettgewebe führt zu einer Defokussierung und Absorption des Schallstrahls. Experimentell war eine Verschlechterung des lateralen und axialen Auflösungsvermögens mit Zunahme der überlagernden Fettschichten nachweisbar. Als Ergebnis der experimentellen Studie konnte durch folgende Faktoren das Auflösungsvermögen hinter Fettgewebe verbessert werden [2]:

Großflächigere Schallköpfe, Compoundtechnik, Kompression des Fettgewebes, Lage des Fettgewebes im Fokus sowie große Frequenzbreite des Ultraschallimpulses.

In einer klinischen Studie wurde an 663 Patienten der Einfluß der Kompression und der Compoundtechnik auf die Darstellbarkeit des Abdomens verglichen [4]. Bei 66 von 663 Patienten (10%) konnte das Retropetritoneum nicht befriedigend dargestellt werden. Durch die Kompression war in 50%, mit der Compoundtechnik dagegen nur in 20% eine bessere Darstellbarkeit gegeben. In 30% war mit der Compoundtechnik durch Laufzeitfehler und Brechung eine Verschlechterung der Strukturdarstellung erkennbar.

Schlußfolgerungen

Durch die physikalischen Eigenschaften des Ultraschalls ergeben sich wesentliche Artefakte und Störfaktoren, die während der Untersuchung berücksichtigt werden müssen und die eine wesentliche Einschränkung der Ultraschalldiagnostik darstellen. Ziel war es, diese Artefakte und Störfaktoren darzustellen. Artefakte sind auf jedem Ultraschallbild erkennbar.

Bis zu 50% der Echos auf einem Ultraschallbild entsprechen Artefakten. Durch Kenntnis der Entstehung sowie durch Analyse des Bildes können diese Artefakte jedoch erkannt werden und wie beschrieben zum Teil durch Änderung des Schallwinkels und der Scan-Richtung vermieden werden.

Fett, Luft, Stammbehaarung sowie ausgeprägte Muskulatur sind wesentliche Störfaktoren des Ultraschalls. Luft führt zur Reflexion der Schallwellen, Fett führt zu einer Defokussierung und Absorption des Schallstrahls. In der klinischen Routine erwies sich die Kompression als beste Untersuchungstechnik bei Fett- und Luftüberlagerung. Durch die Kompression können lufthaltige Darmschlingen aus dem Schallweg zur Seite gedrängt werden, außerdem wird die Dicke des Fettgewebes vermindert. Außerdem sollte bei Luft- und Fettüberlagerung das optimale Schallfenster für das zu untersuchende Organ aufgesucht werden.

Literatur

1. Fiegler W (1983) Artefakte in der Ultraschalldiagnostik. Fortschr Röntgenstr 138:340–347
2. Fiegler W (1983) Einfluß verschiedener Parameter auf das Auflösungsvermögen hinter dem Störfaktor Fett in der Sonographie. Fortschr Röntgenstr 139, 1:85–90
3. Fiegler W, Langer M, Weiss T (1983) Störfaktoren der Sonographie des Mittel- und Unterbauches. Radiologe 24:516–519
4. Fiegler W, Langer M, Felix R (1985) Verbesserung der Darstellbarkeit des Abdomens in der Sonographie durch Kompression und Compoundtechnik. Fortschr Röntgenstr 142, 1:87–89

Qualitätssicherung bei A- und B-Bildgeräten mittels elektrischer Testsignale

H. G. Trier und R. Reuter

In der Unterhaltungselektronik sind z. B. bei Schallplattenspielern, Magnetbandgeräten, Rundfunkgeräten, von Anbeginn an elektrische Prüftechniken selbstverständlich. Die Charakterisierung von Komponenten und Anlagen wird durch anerkannte Normen (z. B. High-Fidelity-Norm) geregelt und erleichtert. Bei Geräten zur Ultraschalldiagnostik setzen sich derartige, anwenderfreundliche Testverfahren für die Übertragungsqualität der Anlagen nur langsam durch. Wir haben über die Eignung elektrischer Testsignale und -programme für die Ziele der Qualitätssicherung bei A-, B- und Doppler-Verfahren verschiedener Fachgebiete in mehreren Beiträgen berichtet. Wie wir zeigen konnten, genügen Phantome und Testreflektoren nicht, um alle diagnostischen Einflüsse der Geräteeigenschaften auf die Wiedergabetreue von Ultraschalldiagnostikgeräten genau zu erfassen.

Im Folgenden möchten wir weitere Beispiele für die Nützlichkeit elektrischer Testsignale geben.

a) *Die Bedeutung der Bandbreite auf die resultierenden Graustufen in B-Bild-Darstellung und das Amplitudenverhalten im A-Bild*

Ein bestimmter Grauwert im B-Bild ist nicht allein der Ausdruck der Echoamplitude des Objektes. Vielmehr trägt, meist unerkannt, auch die Frequenzabhängigkeit des Gerätes zur Entstehungsgeschichte bei. Die Bandbreite des Gerätes bestimmt, wo das spektrale Informationsangebot in die uns erkennbare Form, nämlich Amplitudenänderungen, übergeht. In der Gewebsfeinstruktur entstehen spektrale Veränderungen der eingestrahlten Schallwelle, die man beginnt, diagnostisch zu nutzen, so die spektrale Dämpfung und Streuparameter.

Das Schema zeigt diese Abhängigkeit der Frequenzumsetzung in Grautöne für die Komponenten: Empfänger, Verstärker und Sichtgerät an einem kommerziellen Gerät. In Abb. 1 triggert ein Array (mit einem wählbaren Teil seiner Elemente) ein elektrisches Testsignal. Dargestellt ist eine Frequenztreppe von 2–8 MHz. Jede Prüffrequenz wurde mit gleicher Amplitude und mit einer Stufung von 0 und −6 dB Abschwächung angeboten. Die Wahl der Kennlinie für die Amplitudenwiedergabe entscheidet indirekt darüber, welche Frequenzanteile der Echos sichtbar werden (lineare, spezielle Kennlinie).

b) Diagnostisch relevant ist auch die spezifische *Dynamik des Geräteteils „Empfänger–Verstärker mit Sichtgerät"*. Die Summe aus vorgesehener Verstärkungsvariation plus Sichtgerätedynamik ergibt die zur Verfügung stehende „Gesamtdynamik" in dB. Die Sichtgerätedynamik kommerzieller Geräte liegt etwa bei 8–20 dB. Die Gerätedynamik wird für große Echoamplituden durch die Übersteuerungsgrenze der Geräte, für kleine Amplituden durch *Rauschen* begrenzt.

Ultraschalldiagnostik 86
Herausgegeben von M. Hansmann u. a.
© Springer-Verlag

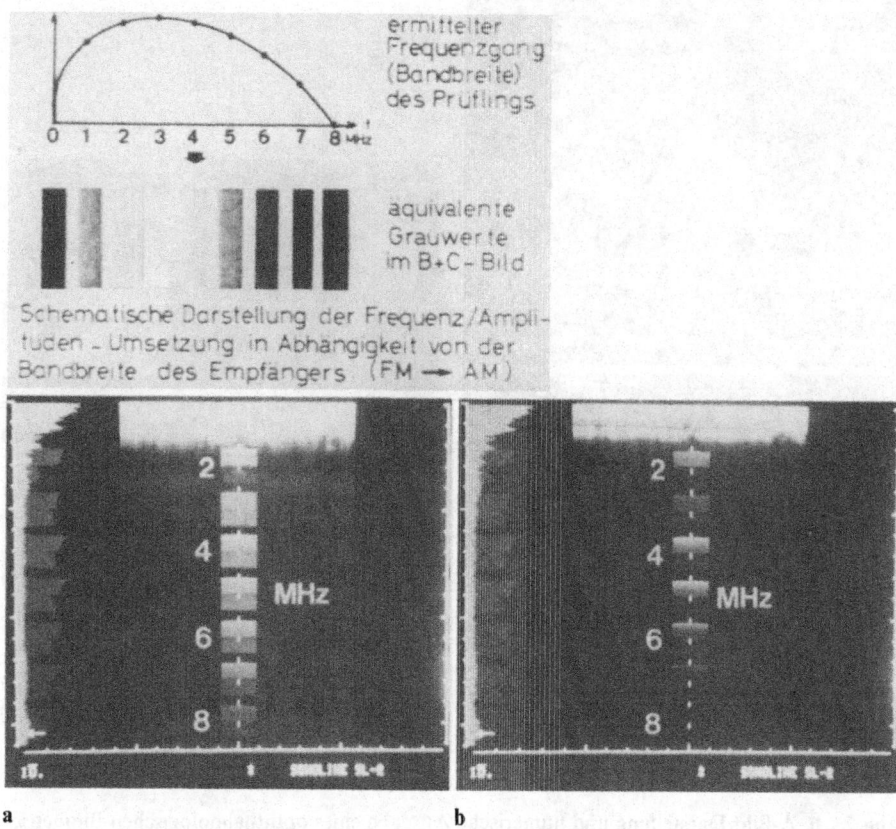

Abb. 1 a, b. Frequenzabhängigkeit der Grauwerte bei B-Bild-Geräten. *Oben* Schematische Darstellung, **a** Originalaufnahme bei linearer Kennlinie (Grauwerte proportional zur Echoamplitude erzeugt). **b** Wiedergabe bei „S-förmiger" Kennlinie

Früher standen thermisches und sogenanntes „Schrotrauschen" im Vordergrund dieser Störungen. Bei modernen, digital aufgebauten Geräten treten weitere Rauschquellen hinzu (statistische Störfelder von Mikroprozessoren und Quantisierungsrauschen, das besonders bei Ultraschallfrequenzen über ca. 5 MHz heute noch ein echtes Problem darstellt).

Abb. 2 a zeigt Momentaufnahmen dieses Rauschens bei einem Laufzeitmeßgerät, aufgeklärt mittels elektrischem Testsignal. Die senkrechten Linien markieren den Beginn des elektrischen Tors (gate), das erste überschwellige Echo danach startet bzw. beendet die automatische Laufzeitmessung der Augenlänge. Der Triggerzeitpunkt wird je nach Momentsituation des Rauschens nach rechts oder links verschoben.

Abb. 2 b zeigt die Rauschauswirkung im biometrischen Resultat. Bei der hohen geforderten Genauigkeit am Auge ist ein so großer Teilfehler allein schon für den elektrischen Geräteteil nicht hinzunehmen und verlangt wiederum nach weiterem Aufwand für die Ergebnisvalidierung, z. B. in Form eines eingebauten Meß-

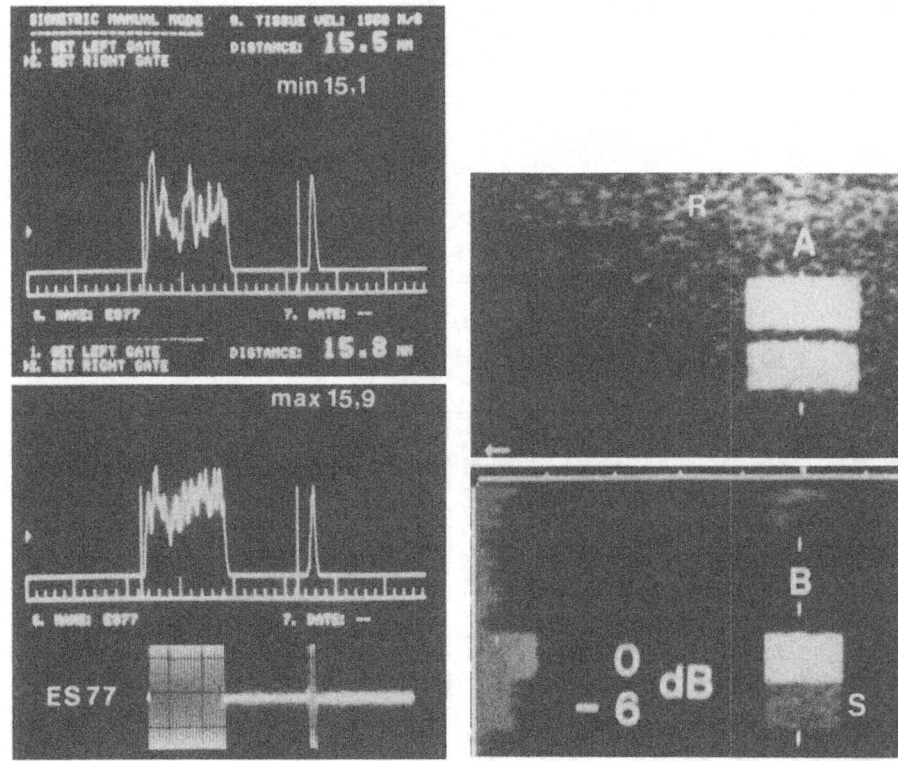

Abb. 2 a, b   **Abb. 3 a, b**

Abb. 2 a, b. A-Bild-Darstellung und numerische Ausgabe eines opththalmologischen Biometrie-gerätes. **a** Registrierung zum Zeitpunkt t_0, **b** Registrierung 3 s später. Die Dauer des 1. Echos betrug 10 µs, die des 2. Echos 1 µs (aphaker Betrieb des Ultraschallgerätes). Im 1. Echo massive Rauschüberlagerung deutlich erkennbar, im 2. kurzen Echo nicht ohne weiteres zu sehen, da durch die Registrierung ein statistischer Momentanwert erfaßt wird (s. Schwankungsbreite der numerischen Ausgabe)

Abb. 3 a, b. Rauschen und Pseudo-speckle bei einer A/B-Bild-Darstellung. **a** Aufnahme bei mitt-lerer Grundhelligkeit des Sichtgerätes. Frequenz beider Simulatorechos 3,5 MHz, Dauer je 10 µs, Amplitude des 2. Echos um 6 dB reduziert. Die rauschbedingten Geräuschmuster „R" er-scheinen, statistisch verteilt, kinetisch im Bild. Beide Echos relativ uniform. **b** Aufnahme wie un-ter (a), Grundhelligkeit reduziert. Im Echo 2 (halbe Amplitude gegenüber Echo 1) treten deutlich quasi ortsabhängige, stationäre Muster „S" auf, die als speckle gedeutet werden könnten, obwohl bei den Messungen kein Schallfeld existierte

statistikcomputers. Ähnliche Probleme gelten für Kaliper an Geräten in anderen Fachgebieten.

Abb. 3a zeigt die Begrenzung der Dynamik durch Rauschen bei einem Body-scanner mit relativ breitem Frequenzgang. Die Darstellung der Testsignale leidet bei dieser Einstellung unter dem Rauschen der elektrischen Komponenten. Es ist zu beachten, daß solche Rauschanteile auch bei echter Anwendung des Gerätes latent in dem Echogramm enthalten sind.

In Abb. 3b ist ein Testprogramm so gewählt, daß die definiert um 6 dB abgesenkte 2. Stufe demonstriert, wie ein Teil der Echoinformation in Artefakten verschwindet. Diese täuschen in der apparatetypischen Dokumentation, dem getriggerten Polaroidfoto, eine gar nicht vorhandene Gewebsstruktur vor. Solche Zusammenhänge an den Geräten müssen dem Anwender klargelegt werden, wenn eine Gewebsdiagnostik diffuser Parenchymerkrankungen aus dem B-Bild visuell oder rechnergestützt mit Signal- oder Texturanalyse angestrebt wird.

Es ist anzunehmen, daß diagnostisch derartige Rauschanteile mit speckle, d. h. Strukturinformation über das Gewebe, heute vielfach noch in einen Topf geworfen werden. Zur Ausschaltung des statistischen Rauschens ist wiederum zusätzlicher Aufwand an Signalmittelung und -statistik erforderlich.

c) Abb. 4 demonstriert eine andere Auswirkung von *nichtlinearem Übertragungsverhalten* an einem kommerziellen Gerät mit linearem Array (von 3,0 MHz Arbeitsfrequenz). Das elektrische Testsignal wird nicht gleichmäßig in den einzelnen Bildzeilen wiedergegeben. Aus einer ebenen Echokante wird durch Eigenschaften des elektrischen Geräteteils eine wellenförmige Kante verschiedener Echoamplitude. Auch hiermit wird eine nicht vorhandene Struktur im Schallfeld vorgetäuscht.

d) Abb. 5 stellt *Latenzzeiten zwischen Echovariationen und Darstellung am Bildschirm* des Gerätes dar, wodurch Bewegungen verzerrt und ihre Erkennung erschwert werden. Am Auge führt dies zu Problemen bei der diagnostisch wichtigen kinetischen Differenzierung von Membranen; bei Kleinbewegungen entsteht eine künstliche Entstellung von fließenden Bewegungsvorgängen (Abb. 4 und 5 sind nicht wiedergegeben).

Literatur

1. Reuter R, Trier HG (1984) Qualitätssicherung bei Ultraschalldiagnostik-Geräten zur Funktionssicherheit. Medizintechnik 104:229–238
2. Trier HG (1985) Zur Qualitätssicherung bei Ultraschalldiagnostik-Geräten in der BRD. Erfahrungen mit den heutigen Regelungen. Ultraschall 6:255–264

Schriftliche Befunddokumentation in der Sonographie

J. Riehl und H. Kierdorf

Einleitung

Sonographische Befunde müssen exakt dokumentiert werden, um den informativen Wert der Untersuchung unabhängig von Zeitpunkt und Untersucher sicherzustellen. In der täglichen Praxis sind photographische und deskriptive Dokumentation der sonographischen Befunde erforderlich.

Es gibt zahlreiche Bemühungen, die Befundbeschreibungen zu standardisieren: Vorrangiges Interesse besteht an einer effektiven Methode, die bei einem Minimum an aufzuwendender Zeit eine umfassende Informationsweitergabe erlaubt. Als Nachteil standardisierter Befunddokumentation zeigt sich oft ein erheblicher Verlust an Befundindividualität, der den Wert solcher Standardisierung sehr in Frage stellt.

Der Einsatz von Computern bei der Befunddokumentation ist naheliegend und kann auch im Arbeitsbereich der Sonographie erfolgen. Als Hilfsinstrument bei der sonographischen Befundbeschreibung, bei Erstellung und Verwaltung von Befunddateien sind Kleincomputer sinnvoll einsetzbar.

Wir stellen ein Programm vor, das die schriftliche Befunddokumentation in der Sonographie unterstützt und bei der Einrichtung einer Befunddatei zeitsparend angewendet werden kann.

Zielsetzung und Realisation

Für die schriftliche Befunddokumentation in der Sonographie des Abdomens sollte ein Programmsystem erstellt werden, das folgenden Zielsetzungen (Tabelle 1) gerecht wird.

Tabelle 1. Zielsetzungen eines Programmsystems

---

1. Unkomplizierte, interaktive Befundeingabe, die keine Programmierkenntnisse erfordert. Das System sollte gegebenenfalls durch Hilfspersonen bedienbar sein.
2. Rasche und eindeutige Befundeingabe, auch bei ungewöhnlichen sonographischen Befunden.
3. Schnelle, individuelle Befundausgabe mit grammatikalisch und phraseologisch korrektem, gut lesbarem Text.
4. Übersichtliche, interpretative Zusammenfassung der entscheidenden Befunde.
5. Optisch ansprechende Befundausgabe.
6. Erstellung einer Befunddatei: Ausgabe von Tageslisten mit Befundkurzfassungen, Leistungsstatistiken, Möglichkeit zur einfachen statistischen Auswertung für wissenschaftliche Zwecke.

Ultraschalldiagnostik 86
Herausgegeben von M. Hansmann u. a.
© Springer-Verlag

Das Programm wurde in der Programmiersprache BASIC geschrieben und auf dem Kleincomputersystem APPLE II Plus implementiert. Zur externen Programm- und Datenspeicherung dienten 2 Diskettenstationen. Die schriftliche Befundausgabe erfolgte über einen Matrixdrucker.

Der Programmablauf beginnt mit der Eingabe der Patientendaten, die in unmittelbaren Anschluß an die durchgeführte sonographische Untersuchung vorgenommen wird. Die Eingaben erfolgen durch den Untersucher im interaktiven Modus. Der Adressat des zu erstellenden schriftlichen Befunds wird durch Eingabe eines diesbezüglichen Zifferncodes aus einer Bibliothek selektiert. Zur Erfassung der Sonographieindikation wird in 3 Schritten sukzessiv ein 3stelliger Diagnosecode erstellt.

Die Charakterisierung des sonographischen Befundes beginnt mit der Auswahl der Untermenüs aus dem abgebildeten Hauptmenü (Abb. 1). Wird das Hauptmenü mit Eingabe einer „1" quittiert, so werden für alle in der Befundbeschreibung zu berücksichtigenden Organe gespeicherte Standardphasen einer Textschablone zugeordnet. Soll jedoch ein pathologischer Befund an einem der bezeichneten Organe beschrieben werden, so wird durch die betreffenden Ziffer ein „organspezifisches Submenü" angewählt. Aus diesem Submenü sind typische sonographische Befunde aus überschaubaren Listen selektierbar. Durch die Rückkehr zum Hauptmenü besteht die Möglichkeit, verschiedene pathologische Organbefunde als Codesequenz darzustellen.

Für problematische oder nicht berücksichtigte Organbefunde besteht die Möglichkeit zur Eingabe eines freien Textes, der durch das Programm in die Textschablone eingefügt werden kann.

Der Befundtext besteht im einfachsten Fall aus einer Folge von Standardsätzen, die den Normalbefund einer sonographischen Untersuchung wiedergeben. Wurden pathologische Organbefunde durch eine entsprechende Codesequenz charakterisiert, so wird über diesen Code aus einer Bibliothek typischer Phrasen eine befundtypische Beschreibung erzeugt. Anstelle der Standardphrase für den Normalbefund wird die ausgewählte Beschreibung in die Textschablone eingesetzt.

Die zusammengefügte Satzsequenz wird als Brief formatiert und schließlich über einen angeschlossenen Drucker ausgegeben. Der Code wird als Kurzform des Textes auf einer Diskette abgespeichert und steht für den späteren Zugriff zur Verfügung.

Abbildung 2 zeigt den Standardtext für einen sonographischen Normalbefund. In einem weiteren Beispiel (Abb. 3) ist die Befundbeschreibung eines

(1) Normalbefund	(2) freie Befundeingabe
PATHOLOGISCHE ORGANBEFUNDE	
(2) Aorta, Gefäße	(7) Pankreas
(3) Lymphknoten	(8) Milz
(4) Leber	(9) Beckenorgane
(5) Gallenblase	(10) Prostata
(6) Gallenwege	(11) Niere

Abb. 1. Hauptmenü

BEFUND:

DIE AORTA IST GLATT BEGRENZT UND ZEIGT KEINEN HINWEIS AUF EINE
ANEURYMATISCHE ERWEITERUNG. KEIN NACHWEIS ABDOMINELLER
LYMPHOME. DIE LEBER IST NORMAL GROSS, IHR PARENCHYM IST
HOMOGEN. ZYSTISCHE GALLENBLASE OHNE KONKREMENTHINWEIS. DIE
GALLENWEGE SIND NICHT ERWEITERT, BEIDE NIEREN VON NORMALER
FORM, LAGE UND GRÖSSE OHNE HINWEIS AUF STAU, KONKREMENTE
ODER RAUMFORDERUNG. (LÄNGSDURCHMESSER RECHTE NIERE: 12.5 CM
– LINKE NIERE: 12,0 CM). NORMAL GROSSE MILZ. UNAUFFÄLLIGES
PANKREAS.

DIAGNOSE:

SONOGRAPHISCHER NORMALBEFUND

Abb. 2. Standardtext eines sonographischen Normalbefundes

BEFUND:

DIE AORTA IST IN IHREM KAUDALEN ABSCHNITT ANEURYSMATISCH
ERWEITERT (MAX. DURCHMESSER 6.3 CM). DAS LUMEN IST PARTIELL
THROMBOSIERT, KEIN NACHWEIS ABDOMINELLER LYMPHOME. DIE
LEBER IST NORMAL GROSS, IHR PARENCHYM IST HOMOGEN VERDICHTET.
NACHWEIS MULTIPLER KONKREMENTE IN DER GALLENBLASE. DIE
GALLENWEGE SIND NICHT ERWEITERT. BEIDE NIEREN VON NORMALER
FORM, LAGE UND GRÖSSE OHNE HINWEIS AUF STAU, KONKREMENTE
ODER RAUMFORDERUNG (LÄNGSDURCHMESSER RECHTE NIERE:
11.0 CM – LINKE NIERE: 11.5 CM). NORMAL GROSSE MILZ. DAS PANKREAS
IST DURCH LUFT ÜBERLAGERT UND KANN NICHT DARGESTELLT
WERDEN.

DIAGNOSE (N):

1. AORTENANEURYSMA
2. VERD. AUF DIFFUSE LEBERPARENCHYMSCHÄDIGUNG
3. CHOLEZYSTOLITHIASIS

Abb. 3. Befundbeschreibungen

Bauchaortenaneurysmas, einer Cholecystolithiasis und einer Fettleber dargestellt.

Eingabe, Speicherung der Informationen für Tagesliste und Befunddatei sowie die schriftliche Befundausgabe nehmen ca. 3 min in Anspruch. Dem untersuchten Patienten wird ohne wesentliche Verzögerung der definitive Befundbericht zur Weitergabe an den die Untersuchung veranlassenden Arzt übergeben.

Das Programm wurde bisher zur Erstellung von ca. 3000 Sonographiebefunden eingesetzt und von allen Anwendern gegenüber den bisher praktizierten Befunddokumentationen als zeitsparend und anwenderfreundlich akzeptiert. Durch die Möglichkeit der Kombination von Standardphrasen und freier Texteingabe ist auch höchsten Anforderungen an eine individuelle Befundbeschreibung Rechnung getragen.

Poster

Fokale Leberveränderungen nach mehrjähriger Einnahme von Ovulationshemmern

R. Büchsel, G. Hagmann, H. Brambs, H. Wietholtz und S. Matern

Einleitung

Seit Einführung der Pille im Jahre 1961 gibt es in zunehmendem Maße Berichte über die Entstehung benigner Leberveränderungen nach Einnahme oraler Kontrazeptiva. Dieser Zusammenhang ist inzwischen erwiesen; es wurden jedoch unterschiedliche Zahlen über die Häufigkeit des Vorkommens gutartiger Lebertumoren wie Leberzelladenom und fokal noduläre Hyperplasie (FNH) publiziert: Inzidenz des Leberzelladenoms 3:100000, der FNH 1:10000 (WHO Technical Report Series: Steroid Contraception and the Risk of Neoplasia. No. 619, 1978); 6:259 bzw. 10:4250 (Reichenbach et al., Zentralblatt für Chirurgie 108, 947–966, 1983).

Fragestellung

Art und Häufigkeit von fokalen Leberveränderungen, die sich bei beschwerdefreien Frauen nach Einnahme oraler Kontrazeptiva durch Screening-Sonographie nachweisen lassen.

Methode

Untersucht wurden 2 Gruppen von Probandinnen:
- Frauen, die seit mindestens 2 Jahren Ovulationshemmer nehmen,
- Frauen ohne Pille als Kontrollgruppe.
Herdförmige Läsionen wurden durch CT und ultraschallgezielte Feinnadelstanzbiopsie weiter diagnostiziert.

Bisherige Ergebnisse

Tabelle 1

	FNH	Adenom	Hämangiom	Noch nicht klassifiziert
Probandinnen mit oralen Kontrazeptiva $n = 120$	3	2	1	2
Probandinnen ohne orale Kontrazeptiva $n = 88$	–	–	1	–

Ultraschalldiagnostik 86
Herausgegeben von M. Hansmann u. a.
© Springer-Verlag

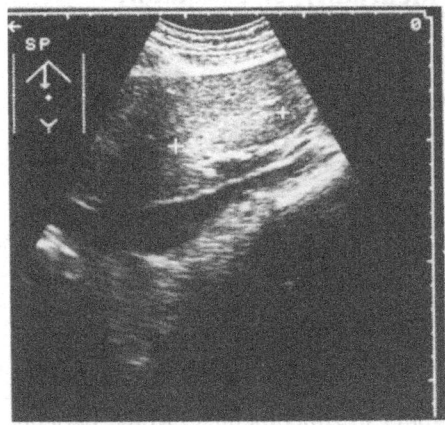 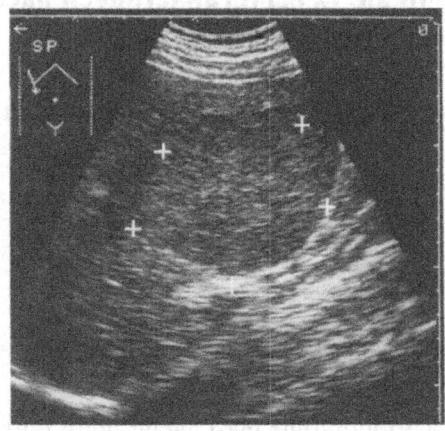

Abb. 1. 25jährige Patientin mit Leberzelladenom

Abb. 2. 18jährige Patientin mit Leberzelladenom

Fall 1 (Abb. 1)

25jährige Patientin mit Leberzelladenom:
  ab 18. Lj.: 1 Jahr „Diane",
  19.–23. Lj.: keine Pille,
  ab 23. Lj.: 2 Jahre „Triquilar",
  seit einigen Monaten: „Oviol 22".
Ultraschall:
– echodichte, nicht ganz scharf abgrenzbare Raumforderung (RF) ventral der Pfortader, Längsdurchmesser ca. 5 cm.
CT:
– dichte, rundliche RF,
– nimmt nicht am Kontrastmittel (KM)-Enhancement teil.
Histologie:
– trabekulär angeordnete, regelrechte Hepatozyten ohne Atypien,
– retikuläres Fasernetz regelrecht,
– keine Zentralvenen oder Portalfelder,
– keine entzündlichen Infiltrate.

Fall 4 (Abb. 2)

18jährige Patientin mit Leberzelladenom:
  seit 15. Lj.: Einnahme von „Primolut Nor",
  seit August 1985 Dialysepatientin,
  weitere Medikamente: „Lasix", „Rocaltrol".
Ultraschall:
– RF am rechten kaudalen Leberrand,
– homogen,
– gering echoarmes Halo.
CT:
– Nachweis einer minimal hypodensen Zone, ca. 5–6 cm Durchmesser,

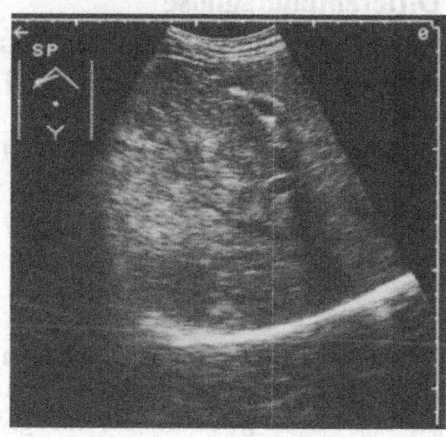

Abb. 3. 19jährige Patientin mit FNH

- nach KM-Applikation vorzeitiges Enhancement in allen Abschnitten mit inhomogenem Dichtemuster.
Histologie:
- trabekulär angeordnete Zellverbände,
- keine Gallengänge,
- keine Portalfelder.

Fall 6 (Abb. 3)

19jährige Patientin mit FNH:
  seit 17. Lj.: Einnahme von „Diane".
Ultraschall:
- zwerchfellnahe RF im rechten Leberlappen, 6 cm ∅,
- inhomogene Formation, überwiegend echoreich.
CT:
- unregelmäßig begrenzte, hypodense RF im kaudodorsalen Anteil des rechten Leberlappens,
- innerhalb der RF dilatierte Gallenwege,
- unregelmäßig enhancend.
Histologie:
- gleichförmige Hepatozyten,
- Läppchenstruktur ist nicht erkennbar,
- kleine, zentral gelegene Narbe mit 2 leeren Gefäßlichtungen,
- Gallengänge sind nicht nachweisbar.

Schlußfolgerung

Die vorläufigen Ergebnisse der Studie lassen den Schluß zu, daß die Inzidenz benigner Lebertumoren nach Einnahme oraler Kontrazeptiva weit höher liegt als bislang vermutet. Eine Häufigkeit im Prozentbereich kann angenommen werden.

Differentialdiagnose sonographisch festgestellter fokaler Leberbefunde – Beitrag zur Vereinfachung der Diagnostik

M. G. Willems, H. Ebinger und G. Wolf

Durch die erweiterte Indikationsstellung zur Ultraschalluntersuchung werden in etwa 3% aller Untersuchungen bei nicht ausgewählten Patienten Raumforderungen in der Leber gefunden. Bei einer großen Zahl solcher Befunde liegen fakultativ reversible, zum Teil hormoninduzierte, gutartige Veränderungen vor, die keine therapeutischen Konsequenzen erfordern. Diese sind abzugrenzen von Leberma-

Tabelle 1. Aussagekraft und Wertigkeit verschiedener Methoden bei der Differentialdiagnostik von fokalen Veränderungen der Leber

	Sonogramm	Bloodpool-Szintigramm	Hida Sequenz-Szintigramm	Angio-CT	Angiographie
Fokalnoduläre Hyperplasie	Echoreich >5 cm, 1–2 Herde	Nicht verändert	"Hot spots" trapping-Zeichen	Nativ: $n/\downarrow$ Kontrastanhebung	Radspeichen Hypervaskul.
Kavernöses Hämangiom	Echoreich, Kalk, 1–2 Herde	Starke Mehrspeicherung	Speicherdefekt	Irisblendenzeichen Hypodensität	Hypovask. Angiome
Fokale Steatose	Echoreich multiple Foci	Nicht verändert	Normal/vermindert. Aktivität	Weniger dicht als Milz	Normal
Leberadenom	Echoarm, evtl. Kapsel, solitär	$n/\downarrow$ Speicherung	Normal/vermindert. Aktivität	Nekrosen Einblutungen	Kapsel, Hypervask.
Leberzyste	Echofrei, evtl. zahlreich	Speicherdefekt/unverändert	Speicherdefekt	Randlos hypodens	Keine Indikation
Leberabszeß	Echoarm, Gasbildung, Randsaum	Speicherdefekt/unverändert	Normal/evtl. kleiner Defekt	Echoarm, Gasbildung, Randwall	Keine Indikation
Leberzellkarzinom	Variabel, multizentr. Entstehung?	Nicht typisch verändert	Speicherdefekt	Inhomogen, variabel infiltrativ	Verdrängung path. Gefäße
Peliosis hepatis	Normal? Zahlreiche kleine Defekte?	Diffuse Mehranreicherung	Ungeeignet	Ungeeignet	Ungeeignet
Zystadenom Zystadeno-Ca.	Echofrei, Septen Randsaum	Speicherdefekt	Ungeeignet	Hypodens, Wand, Septen	Ungeeignet

Ultraschalldiagnostik 86
Herausgegeben von M. Hansmann u. a.
© Springer-Verlag

lignomen und -metastasen oder intrahepatischen Abszeßbildungen sowie benignen Tumoren, die weiterer Maßnahmen bedürfen. In der Regel erfordert die Sonographie wegen des Fehlens sicherer typischer Strukturkriterien der Herde eine Ergänzung durch weitere radiologische, nuklearmedizinische oder interventionelle Untersuchungsmethoden (Tabelle 1).

Fallberichte, Übersichtsarbeiten und Sektionsstatistiken der letzten Jahre zeigen im Vergleich zur älteren Literatur, daß die wachsende Zahl gutartiger Lebertumoren Ausdruck einer echten Häufigkeitszunahme ist. Ein Zusammenhang beim Auftreten verschiedener Lebertumoren mit der Einnahme oraler Kontrazeptiva wurde erstmals 1973 vermutet. Heute gilt die dosisabhängige Induktion von Zellproliferationen durch die Östrogenkomponente als gesichert: Tamoxifen als Östrogenrezeptorblocker verhindert im Tierexperiment die Entwicklung induzierter Lebertumore.

Eine Kausalität wird allgemein angenommen für das Leberadenom, beim Leberzellkarzinom ist diese noch nicht abschließend geklärt. Auch bei der FNH (fokal noduläre Hyperplasie) ist die Substanz-Wirkungsbeziehung fraglich: Mit 58% entspricht die Häufigkeit einer Östrogeneinnahme bei Frauen mit FNH der Prävalenz der Einnahme in der Frauenpopulation, gesichert ist ein Hormoneinfluß auf die Gefäßproliferation des Tumors.

Sonographisch lassen sich zystische von soliden, fokale von diffusen Strukturdefekten trennen. Anamnese, Anzahl der Läsionen, Echodichte, Lokalisation, retrofokale Schallcharakteristik und Beziehungen zur Umgebung lassen bei Zysten, Hämangiomen, Hämatomen, Abszessen und fokaler Steatose sowie bei Metastasen häufig eine weitgehende Abgrenzung zu.

Bei der Diagnostik der in der Regel über 5 cm $\varnothing$ großen fokalnodulären Hyperplasie ist im Angio-CT die typische frühe homogene Kontrastanhebung und bei der konventionellen Angiographie die Radspeichenstruktur wegweisend. Die HIDA-Sequenzszintigraphie zeigt hier eine pathologisch verlängerte Speicherung über der Region der FNH als Ausdruck fehlender Gallengänge (trapping-Zeichen; "hot spot").

Das zumeist solitäre kavernöse Hämangiom ist wegen der bunten Gefäßstruktur im Ultraschall nicht immer sicher abzugrenzen, es zeigt in postnekrotischen Anteilen häufig Verkalkungen sowie Fibrosierungen. In der Bloodpoolszintigraphie findet sich eine deutliche Aktivitätserhöhung, die HIDA-Sequenzszintigraphie offenbart einen Speicherdefekt. Die Angiocomputertomographie zeigt im Nativbild hypodense (!) Bezirke mit nach Kontrastmittelgabe deutlicher Dichtesteigerung. Diese erfolgt von der Peripherie zum Zentrum hin (Irisblendenzeichen).

Sehr schwierig ist es, die seltene Peliosis hepatis diagnostisch zu sichern. Hilfreich können die Bloodpoolszintigraphie (diffuse Mehranreicherung) oder die Angiographie sein. Die rare fokale Steatose mit ihrem echoreichen, formvariablen Bild ist durch den normalen Befund in der HIDA-Szintigraphie sicher vom Hepatom mit den dort typischen Speicherdefekten abzugrenzen. Im Nativ-CT sind die Herde im Gegensatz zum Angio-CT hypodens.

Echoarm und gelegentlich mit Kapsel als isolierter Herd im Sonogramm erscheint das potentiell rupturgefährdete Leberadenom, das durch den Vergleich von Angio- und Nativ-CT sowie Bloodpoolszintigraphie sicher als hypervaskularisierter, evtl. teilnekrotischer und gut abgrenzbarer Tumor identifiziert werden kann.

Leberzysten und -abszesse sind ebenso wie die echoreichen, in der Regel unter 2 cm $\emptyset$ aufweisenden Hämangiome keine diagnostischen Probleme. Abszesse zeigen häufig im CT wie auch im Sonogramm Einschmelzungen und Gasansammlungen. Septierte echofreie Herde sind das sonographische Bild des Zystadenoms und Zystadenokarzinoms. Serologische Bestimmungen müssen zur sicheren Unterscheidung der Echinokokkose herangezogen werden. Inhomogene Strukturen und infiltratives Wachstum des Leberzellkarzinoms sowie pathologische Gefäße im Angiogramm und Gefäßverdrängungen im Sonogramm sichern die Diagnose des Hepatoms.

Methoden zur Differentialdiagnostik eines sonographisch zufällig erkannten fokalen Leberstrukturdefektes reichen von der Nuklidszintigraphie und (Angio-) Computertomographie bis zur konventionellen Angiographie. Im Einzelfall haben invasive Methoden wie die Laparoskopie oder die Feinnadelpunktionstechnik zur Gewinnung histologischen Materials weiter ihren Platz ebenso wie auch neuerdings die breite Anwendung von Tumormarkern (α-Fetoprotein, CA 19/9, CA 12/5, Karzinoembryonales Antigen, Ferritin). Mit Hilfe eines abgestuften Vorgehens ist es möglich, mit gesicherter Diagnose die angemessene Therapie zu bewirken.

Diagnostik und Therapie zentraler Gallengangskarzinome

C. K. Früh, A. Guthoff, H. Bützow und B. Rothe

Einleitung

Zentrale Gallengangskarzinome im Bereich der Hepatikusgabel werden nach dem Erstbeschreiber Klatskin-Tumoren [3] genannt. Sie stellen unter den Cholangiokarzinomen eine Sondergruppe dar, da aufgrund ihrer Lage palliative und kurative chirurgische Maßnahmen schwierig sind. Histologisch handelt es sich in 85–95% um Adenokarzinome, es finden sich in diesem proximalen Gangabschnitt aber auch szirrhöse Karzinome. Die Tumoren zeichnen sich durch ein langsam infiltratives Wachstum aus. Die seltene hämatogene Metastasierung erfolgt spät.

Trotz häufig relativ kleiner Primärtumoren versterben die meisten Patienten an rezidivierenden Cholangitiden und einer Leberinsuffizienz in Folge der mechanischen Cholestase. Das Risiko einer Cholangitis ist bei der palliativen Versorgung durch Drainagen jedoch auch gegeben, so daß dieses Verfahren Patienten mit fortgeschrittenem Tumorleiden vorbehalten bleiben sollte.

Bisher konnte die Diagnose oft erst spät und häufig nicht einmal intra operationem sicher gestellt werden. Wir fragten nach dem Stellenwert von Ultraschall (US), Computertomographie (CT) und Angiographie im Vergleich zu den in der Diagnostik dieser Tumoren bewährten, aber invasiven Methoden, endoskopische retrograde Cholangiographie (ERC) und perkutane transhepatische Cholangiographie (PTC).

Patienten und Befunde

Wir sahen in den letzten 12 Monaten 6 Patienten mit Klatskin-Tumoren, von denen 5 vergleichbar waren. Das Durchschnittsalter lag bei 54 Jahren (41–63 Jahre). Die Patienten hatten folgende Symptome: Zu Beginn standen Leistungsminderung, Schweißneigung, epigastrisches Druckgefühl und Arthralgien im Vordergrund. Im weiteren Verlauf kam es bei allen Patienten zu einem Ikterus und in dessen Folge zu Pruritus, Diarrhö und Gewichtsverlust. Diese Symptomfolge entspricht der in der Literatur angegebenen und führt, zusammen mit der Laborwertekonstellation einer Erhöhung von Transaminasen, γ-GT und alkalischer Phosphatase, zur häufigen Einweisungsdiagnose einer Hepatitis, dies insbesondere bei jüngeren Patienten und bei bestehender oder vermuteter Alkoholanamnese.

Ultraschalldiagnostik 86
Herausgegeben von M. Hansmann u. a.
© Springer-Verlag

Tabelle 1. Methodenvergleich

	n	ERC	US	CT	PTC*	Angio
Klatskin-Tumor erkannt	5	5	3	–	2	–
Intrahepatische Gallengangserweiterung	5	–	5	5	2	%
Enge extrahepatische Gallengänge	5	5	3	–	%	%
Lymphome	3	–	1	1	%	%
Infiltration der Pfortader	1	%	–	–	%	–
Beginnende Peritonealkarzinose	1	%	–	–	%	%

* $n = 2$; – mit der Methode nicht dargestellt; % mit der Methode nicht darstellbar

Ergebnisse

Wir verglichen die Ergebnisse der präoperativen Untersuchungen mit dem Operationssitus und dem pathohistologischen Befund (Tabelle 1).

Diskussion

Bisher galten ERC und PTC als die Methode der Wahl für die Diagnose des zentralen Gallengangskarzinoms. In Kombination ermöglichen sie in den meisten Fällen eine annähernd exakte Bestimmung der Tumorausdehnung. Diese Untersuchungsmethoden belasten und gefährden jedoch die Patienten durch das Risiko einer Cholangitis. Durch US besteht heute die Möglichkeit, das Gallengangssystem in seiner ganzen Ausdehnung nahezu vollständig darzustellen. Das CT hat demgegenüber 2 Nachteile: Wegen der festgelegten transversalen Schnittebenen ist der extrahepatische Abschnitt des Gangsystems schlechter zu beurteilen; da Klatskin-Tumoren außerdem isodens zu den Strukturen der Leberpforte sind, entgehen kleinere Tumoren dem Nachweis.

Die Angiographie trug bei keinem unserer Patienten zur Diagnosestellung bei und half auch bei der Frage nach der Tumorausdehnung nicht weiter, da selbst eine Tumorinfiltration der Pfortader nicht zur Darstellung kam.

Nach unseren Ergebnissen ist die Sonographie die einzige nichtinvasive Methode, das zentrale Gallengangskarzinom zu diagnostizieren und in seiner Ausdehnung zu beschreiben.

Typische Sonographiebefunde bei Klatskin-Tumoren [4]:
– Intrahepatische Gallenwegsdilatation;
– fehlende Vereinigung von rechtem und linkem Gallengang;
– normal weite oder enge extrahepatische Gallenwege;
– direkter Nachweis einer hilären echogenen Raumforderung;
– Infiltration des Tumors in das periportale Bindegewebe und in die Leber.

Therapie der Klatskin-Tumoren

Nur 20% der Klatskin-Tumoren können reseziert werden. Als resezierende Verfahren stehen zur Verfügung: 1. die zentrale Leberresektion, 2. die Lobektomie mit nachfolgender biliodigestiver Anastomose und 3. die Lebertransplantation. Die Operationsart wird durch die Tumorausdehnung bestimmt. Ist die Resektion technisch nicht möglich oder aufgrund des fortgeschrittenen Stadiums nicht sinnvoll, können Drainagen eingesetzt werden: Perkutane transhepatische Endlosdrainage, γ- oder T-Drainagen und verlorenes Drain. Am wenigsten belastend ist die endoskopische transpapilläre Drainage [6], die sich auch problemlos wechseln läßt. Die mittlere Überlebenszeit nach Resektion beträgt 17 Monate und reduziert sich auf 8,5 Monate bei alleiniger Drainageversorgung [1]. Die Einlage von Iridium-192-Nadeln mit oder ohne transkorporaler Zusatzbestrahlung stellt eine weitere palliative Therapiemöglichkeit dar.

Alle unsere Patienten wurden einer operativen Therapie zugeführt.

Ein 63jähriger Patient mit einem T4N1M0-Tumor wurde präoperativ mit 2 Pigtail-Drainagen versorgt. Anschließend erfolgte eine partielle Tumorresektion mit biliodigestiver Anastomose nach Rodney-Smith, da der Tumor bereits intramural bis zur Papillavateri vorgewachsen war. Der postoperative Verlauf war durch schwere Cholangitiden kompliziert.

Ein 60jähriger Patient mit T4N1M1-Tumor erhielt eine palliative Hepaticojejunostomie mit der Hepatikusgabel nach Resektion des Ductus choledochus. Eine Tumorresektion war bei bereits bestehender Peritonealkarzinose nicht indiziert.

Bei einem 52jährigen Patienten mit kleinen T4N0M0-Tumor (Abb. 1 u. 2) wurde eine Hemihepatektomie links mit Resektion der Heptaikusgabel und anschließender Hepaticojejunostomie durchgeführt. Nach einem komplikationslosen Verlauf von 3 Wochen kam es zu einer massiven gastrointestinalen Blutung

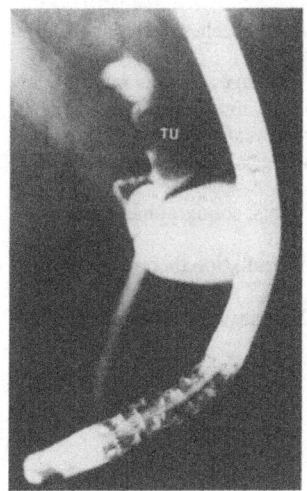
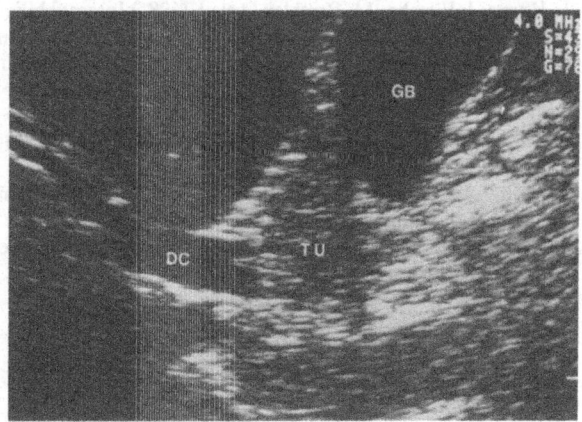

Abb. 1   **Abb. 2**

Abb. 1. ERCP: Regelrechter D. choledochus, unauffälliger D. cysticus mit Gallenblase, subtotaler Gangabbruch proximal der Gallenblase durch eine Raumforderung (*TU*), Dilatation des prästenotischen Gallenwegs

Abb. 2. Gleicher Patient, US: Echogener Tumor (*TU*) im Leberhilus, der zwischen Gallenblase und Leber infiltriert

mit 2maliger Relaparotomie. Der Patient verstarb schließlich an den Folgen einer von einer enterokutanen Fistel ausgehenden Sepsis.

Bei einem 44jährigen Patienten mit einem sehr zentral sitzenden kleinen T2N1M0-Tumor, der aber bereits in den rechten Ductus hepaticus infiltriert war, entschloß man sich zu einer Lebertransplantation. Der Patient verstarb im Leberausfallskoma bei primärem Transplantatversagen.

Bei einem 41jährigen Patienten mit T4N1M0-Tumor wurde eine zentrale Leberresektion mit linksseitiger Hemihepatektomie und Pfortaderresektion durchgeführt.

Zusammenfassung

Die Patienten mit Klatskin-Tumoren sterben nicht am Tumor, sondern an dessen Lage. Eine frühe Diagnose ist deshalb entscheidend für die Prognose dieser Patienten, die dadurch einer noch rechtzeitigen und somit kurativen Resektion zugeführt werden können. Unsere Ergebnisse zeigen, daß Angiographie und CT der Sonographie und ERC so deutlich unterlegen sind, daß auf sie verzichtet werden kann. Die Sonographie als wenig belastende Routinemethode kann die richtige Diagnose bereits zu einem frühen Zeitpunkt stellen. Bei eindeutigen Befunden werden bereits Operationen nur aufgrund des sonographischen Befundes durchgeführt [4].

Literatur

1. Blumgart LH, Hadhis NS, Bemjamin JS et al. (1984) Surgical approaches to cholangiocarcinoma at confluens of hepatic ducts. Lancet 1:66
2. Karani J, Fletcher M, Brinkley D et al. (1985) Internal biliary drainage and local radiotherapy with Iridium 192 wire in treatment of hilar cholangiocarcinoma. Clinical Radiology 36:603
3. Klatskin G (1965) Adenocarcinoma of the heaptic duct at its bifurcation within the porta hepatis. An unusual tumor with distinctive clinical and pathological features. Amer J Med 38:241
4. Meyer DG, Weinstein B (1983) Klatskin tumors of the bile ducts: sonographic appearance. Radiology 148:803
5. Molt P, Hogen S, Watson R, Botet JF et al. (1986) Intraluminal radiation therapy in the management of malignant biliary obstruction. Cancer 57:536
6. Schriefers K-H, Smargue E (1984) Operationstechniken bei Neoplasien der proximalen Gallenwege. Chirurg 55:787

Akute Dünndarmwandeinblutung bei Hämophilie A

W. Habscheid und S. Marcin

Akute Darmwandeinblutungen sind seltene Komplikationen bei stumpfen Bauchtraumen, Antikoagulantientherapie, Blutungsneigung und Pankreatitis [8]. Wir berichten über einen Patienten mit Dünndarmwandeinblutung bei Hämophilie A.

Kasuistik

Bei dem 44jährigen Patienten ist eine Hämophilie A seit Kindheit bekannt und hat bereits mehrfach zu Blutungskomplikationen geführt. Seit 1982 sind Antikörper gegen Faktor VIII nachweisbar. Fünf Tage vor der im Februar 1986 bei uns erfolgten stationären Aufnahme traten erstmalig dumpfe Oberbauchschmerzen auf, die im weiteren zunahmen und sich über das gesamte Abdomen ausdehnten. Ein Trauma (auch banaler Natur) war anamnestisch nicht zu eruieren.

Bei der *körperlichen Untersuchung* imponierte bei dem kreislaufstabilen Patienten das gesamte Abdomen druckempfindlich. Es bestand eine lokale Abwehrspannung im rechten Mittelbauch. Eine Resistenz war nicht tastbar. Die Darmgeräusche waren spärlich. Bei der rektalen Untersuchung zeigte sich kein Blut am Fingerling.

Bei den *Laboruntersuchungen* fiel ein Abfall des Hämoglobins vom zunächst gemessenen Wert 14,4 g% auf 9,0 g% während eines Tages auf. Der Faktor VIII war bei Aufnahme kleiner 0,1%, die Faktor-VIII-Inhibitionsaktivität lag bei 36 BE/ml.

Sonographischer Befund. Bei der unmittelbar bei Aufnahme durchgeführten Ultraschalluntersuchung des Abdomens zeigte sich eine dicke, symmetrische, langstreckige, deutlich druckempfindliche Darmkokarde (Abb. 1), welche aufgrund der Lage dem Dünndarm zugeordnet werden konnte.

Weiterhin war eine geringe Menge freier Flüssigkeit im Recessus splenorenalis und in Nachbarschaft des verdickten Darmabschnittes nachweisbar (Abb. 2).

Der Befund wurde im Sinne einer breitflächigen Dünndarmwandeinblutung mit Übertritt von Blut in die freie Bauchhöhle gedeutet.

Verlauf

Unter Substitution von FEIBA und Faktor VIII konnte ein Fortschreiten der Blutung verhindert werden. Die Gerinnungssituation stabilisierte sich nur lang-

Ultraschalldiagnostik 86
Herausgegeben von M. Hansmann u. a.
© Springer-Verlag

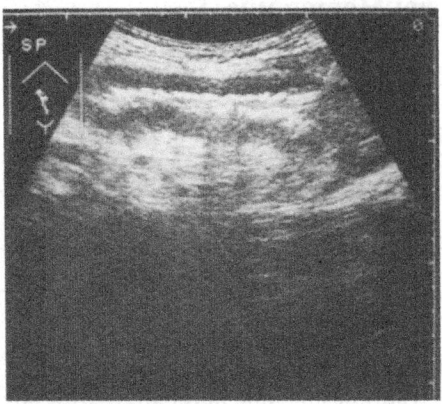

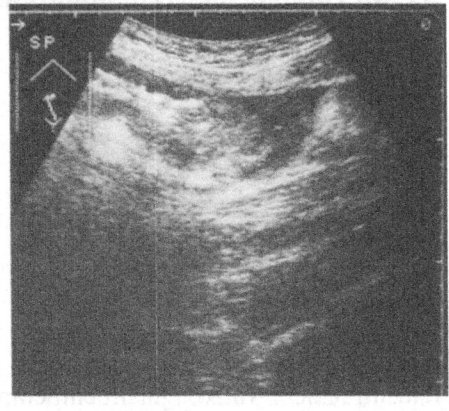

Abb. 1. Befund bei Aufnahme: Große Dünn-
darmkokarde

Abb. 2. Befund bei Aufnahme: geringe Menge
freier Flüssigkeit in Nachbarschaft der
Kokarde

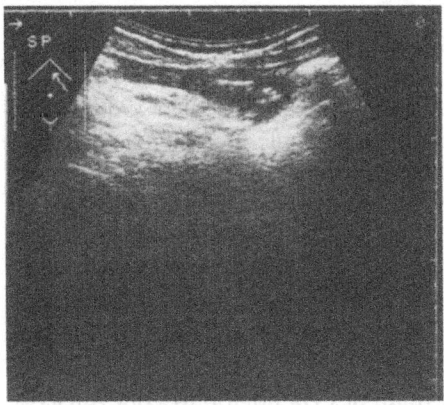

Abb. 3. Verlaufskontrolle: deutliche Rückbildung der nun lageveränderten Dünn-
darmkokarde

sam. Bei parenteraler Ernährung bildete sich der zunächst bestehende Subileus
zurück. Unter konservativer Therapie war bei mehrfach durchgeführten Kontrollsonographien eine stetige Abnahme der Kokardenformation nachweisbar
(Abb. 3). Eine 3 Wochen nach dem akuten Ereignis bei Beschwerdefreiheit vor
Entlassung durchgeführte MDP zeigte im distalen Jejunum und im mittleren
Ileum aufgestellte Darmschlingen, Distanzzeichen sowie ein angedeutet gezähnelt
imponierendes Schleimhautrelief.

Diskussion

Die pathologische Darmkokarde ist ein mehrdeutiger sonographischer Befund.
Neben entzündlichen Darmerkrankungen, tumorösen Wandinfiltrationen und
Gefäßverschlüssen müssen auch intramurale Darmeinblutungen differentialdia-

gnostisch mit in Erwägung gezogen werden [6]. Bei bestehender Blutungsneigung ist meist der Dünndarm Ort der Wandeinblutung. Die Ursache der Blutungsneigung kann iatrogen (Antikoagulantientherapie [10]), krankheitsbedingt (Purpura Schönlein Hennoch [2, 3, 9]), Periareteriitis nodosa [5] oder ein kongenitaler Gerinnungsdefekt (Haemophilie [4, 7]) sein. Während das Bild der Darmwandeinblutung bei Antikoagulation mit Kumarinderivaten in größerer Fallzahl beobachtet worden ist und nach einer Untersuchung von Bettler mit 1 Fall auf 2 500 Patienten pro Jahr gerechnet werden muß [1], sind Einblutungen aufgrund einer krankheitsbedingten oder kongenitalen Blutungsneigung nicht zuletzt wegen der Seltenheit der vorliegenden Störungen nur in einzelnen Kasuistiken beschrieben.

Das bei akuter Darmwandeinblutung klinisch häufig vorliegende Bild des akuten Abdomens zwingt zur schnellen diagnostischen Klärung. Zwar sind für die Kontrastmittelpassage relativ charakteristische Zeichen bei Darmwandeinblutung beschrieben [1] (z. B. Spiralfederzeichen, rigides Darmlumen, segmentale Motilitätsstörung), doch ist diese Methode wegen des häufig vorliegenden Subileus oder Ileus nur begrenzt einsetzbar. Als bildgebendes Verfahren der Wahl bietet sich die Sonographie an, welche gegenüber der Computertomographie [8] den Vorteil der flexiblen Handbarkeit und Möglichkeit der problemlosen Verlaufskontrolle besitzt.

Der hier geschilderte Fall unterstreicht die Bedeutung der Sonographie bei der Beurteilung des akuten Abdomens. Bei gegebener Blutungsneigung sollte beim Nachweis einer pathologischen Darmkokarde an die Möglichkeit einer Darmwandeinblutung gedacht werden, welche bei typischem sonographischem Bild als gesichert angesehen werden kann und keiner weiteren Diagnostik bedarf.

Literatur

1. Bettler S, Montani M (1983) Fréquence de l'hematome digestif au cours de l'anticoagulation. Schweiz Med Wschr 1113:630–636
2. Bretagne MC, Mabille JP, Adolphe J, Hoeffel JC (1981) Deux cas dátteinte pariétale extra-muıqueuse du sigmoide détiologie differente chez l'entfant. J Radiol 62:629–633
3. Raum R, Roht H, Bolhenius (1982) Beitrag zur Problematik der intramuralen Darmhämatome im Kindesalter. Z Kinderchir 36:53–57
4. McDonald GSA, Kalapesi (1975) Intramural duodenal hematoma in a hemophiliac. Ir J Med Sci 144:72–74
5. Fingerhut A, Rouffert F (1982) Nontraumatic intramural hematoma of the duodenum. Digestion 26:231–235
6. Hughes CE, Conn S, Shermann IO (1977) Intramural hematoma of the gastrointestinal tract. Am J Surg 133:276–279
7. Kahn A, Vaudenbogaert N (1976) Intramural hematoma of the alimentary tract in two hemophiliac children. Helv Paediatr Acta 31:503–507
8. Rupprecht HJ, Braun B (1984) Dünndarmwandeinblutung während Antikoagulantientherapie. DMW 109:1686–1688
9. Sallière D, Segond P (1982) Manifestation digestives sevères du purpura rhumatoide de l'adulte. Sem Hop, Paris 52:69–72
10. Varney M, Pfötner P (1983) Mechanischer Ileus durch submuköse Hämatome der Dünndarmwand unter Antikoagulation. Chirurg 54:114–117

Tuberkulose der Pankreasregion

W. Habscheid

Die abdominelle Tuberkulose stellt in unseren Breiten eine große Seltenheit dar [5]. Neben Darm, Peritoneum und Lymphknoten kann in seltenen Fällen auch das Pankreas mitbetroffen sein.

Kasuistik

Im April 1986 wurde uns ein 36jähriger pakistanischer Emigrant zur Abklärung einer tumorverdächtigen Raumforderung der Pankreasregion überwiesen. Er klagte über eine seit einem halben Jahr bestehende Leistungsminderung sowie über eine Gewichtsabnahme von 10 kg im gleichen Zeitraum. Seit einem Monat bestanden febrile Temperaturen und eine zunehmende im Mittelbauch lokalisierte in den Rücken ausstrahlende abdominelle Schmerzsymptomatik. Aus der Anamnese war eine Lymphknotentuberkulose des Halses mit Operation und medikamentöser Therapie im Jahr 1983 eruierbar.

Bei der *körperlichen Untersuchung* fielen ein reduzierter Ernährungszustand, zwei reizlose Narben an der rechten Halsseite sowie eine deutliche Druckempfindlichkeit des Epigastriums auf. Eine Resistenz war nicht palpabel.

Die *Laboruntersuchungen* zeigten eine BKS von 25/56 mm n.W., das Blutbild war bis auf eine Hypochromie der Erythrozyten unauffällig. Bei den Leberfermenten bestand eine cholestatische Konstellation (aP 450 U/l, γ-GT 103 U/l, GLDH 13,8 U/l). Des weiteren lag eine Fe/Cu-Dissoziation (Fe 25 µg/dl, Cu 150 µg/dl) bei unauffälliger Eiweißelektrophorese vor. CEA und CA 19.9 waren unauffällig. Die Serumamylase und -lipase lagen im Normbereich. Der Tuberkulintest war positiv.

Bei den *apparativen Untersuchungen* zeigten die Rö.-Aufnahmen des Thorax, die Gastroduodenoskopie und der Kolonkontrasteinlauf keinen pathologischen Befund. Bei der Laparoskopie imponierte die Leber unauffällig. Hinweise für eine Peritonealtuberkulose waren nicht auffindbar. Das Leberpunktat zeigte das Bild einer unspezifisch gesteigerten Mesenchymaktivität.

Sonographischer Befund

Es lag das Bild eines großen polyzyklisch begrenzten, z. T. inhomogen imponierenden tumorösen Prozesses der Pankreasregion mit Auftreibung des Pankreas-

Ultraschalldiagnostik 86
Herausgegeben von M. Hansmann u. a.
© Springer-Verlag

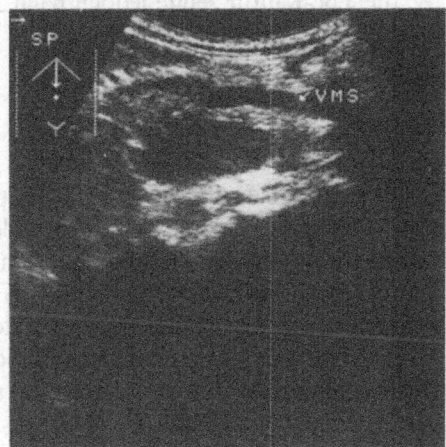

Abb. 1. Paraaortaler Längsschnitt: Tumormassen im Processus uncinatus des Pankreas

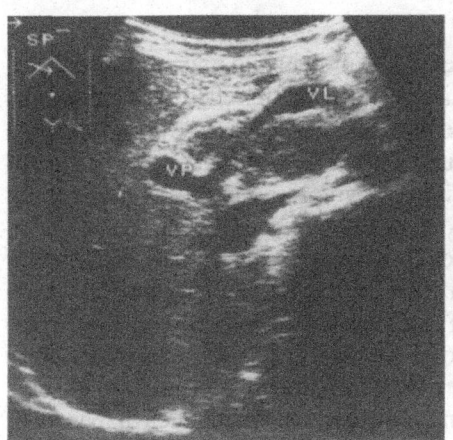

Abb. 2

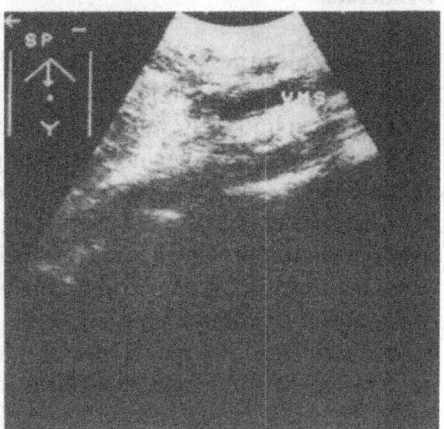

Abb. 3

Abb. 2. Ummauerung der Vena porta durch tumoröse Formationen

Abb. 3. Paraaortaler Längsschnitt: 3½ Monate nach tuberkulostatischer Therapie ist eine tumoröse Formation im Pankreaskopfbereich nicht mehr nachweisbar (vgl. Abb. 1)

kopfes, insbesondere des Prozessus uncinatus vor (Abb. 1). Die Tumormassen
dehnten sich nach kranial sowie zum Leberhilus zu aus und führten zu einer Verdrängung des Truncus coeliacus und einer Ummauerung der V. porta (Abb. 2).
Der Ductus choledochus war ebenso wie die intraheptischen Gallenwege nicht erweitert. Das sonographische Bild der Leber imponierte unauffällig.

Die *ultraschallgezielte Feinnadelpunktion* erbrachte zytologisch das Bild einer
mit epitheloid- und mehrkernigen Riesenzellen einhergehenden von polymorph-
kernigen Leukozyten und Lymphozyten durchsetzten nekrotisierende Entzündung. Gewebsfragmente des Pankreas waren nachweisbar. Tumorzellen fanden
sich keine. In der Auraminfärbung waren keine Mykobakterien nachweisbar. Die
vom Punktionsmaterial angelegte konventionelle bakterielle Kultur blieb nega-

tiv; die Tbc-Kultur zeigte jedoch nach 3 Wochen Bebrütung einen positiven Befund.

Verlauf

Unter einer tuberkulostatischen Therapie mit Rifa (450 mg) Tebesium (300 mg) und Myambutol (800 mg) entfieberte der Patient prompt. Es kam zu einer langsamen Besserung der geklagten abdominellen Beschwerden. Die tumoröse Formation zeigte während der ersten 1½ Monate der Therapie nur eine geringe Rückbildungstendenz. Bei Wiedervorstellung des Patienten im August 1986 (3½ Monate Therapie) war der Tumor im Sonogramm nicht mehr nachzuweisen. Die Ultraschalluntersuchung zeigte eine bis auf eine Parenchymverdichtung unauffällige Pankreasregion (Abb. 3).

Diskussion

Die Tuberkulose des Pankreas ist ein seltenes Krankheitsbild und nur in einzelnen Kasuistiken beschrieben [4, 3, 1]. Eine direkte mykobakterielle Invasion des Organs ist selten und meist nur im Rahmen einer massiven miliaren Aussaat möglich [1]. Häufiger findet sich eine Mitbeteiligung des Pankras durch eine penetrierende, sich im Oberbauch abspielende verkäsende Lymphknotentuberkulose [2]. Im hier beschriebenen Fall fand sich eine große das Pankreas mit umfassende tumoröse Formation im Epigastrium, wobei der sonographische Befund zunächst an einen malignen Pankreasprozeß denken ließ. Durch Feinnadelpunktion wurde durch positiven kulturellen Nachweis auf einfache Weise eine abdominelle Tuberkulose gesichert. Bei entsprechender Vorgeschichte (Lymphknotentuberkulose der Halsregion vor 3 Jahren) dürfte es sich bei dem Patienten am ehesten um eine in das Pankreas penetrierende Lymphknotentuberkulose gehandelt haben. Auf eine invasive Diagnostik zur Klärung des Pankreasbefalls (ERP) haben wir wegen der fehlenden therapeutischen Konsequenz verzichtet. Unter einer tuberkulostatischen Therapie zeigte der Tumor zunächst nur eine zögernde Rückbildung. Bei einer ambulanten Kontrolle nach 3½ Monaten Therapie war er jedoch nicht mehr sonographisch nachzuweisen.

Literatur

1. Chandrasekkava KL, Lyer SK, Stanek AE, Herbstbaum H (1985) Pancreatic tuberculosis mimicking carcinoma. Gastroint Endosc 31:386–388
2. Doerr W, Seifert, Uehlinger (1973) Spezielle pathologische Anatomie. Springer 6:255–257
3. Rushing JL, Hanna CJ, Selecky PD (1978) Pancreatitis as the manifestation of miliary tuberculosis. West J Med 129:432–436
4. Stock KP, Riemann JF, Stadler W, Rösch W (1981) Tuberculosis of the pancreas. Endoscopy 131:178–180
5. Wells AD, Northover JMA, Howards ER (1986) Abdominal tuberculoses: still a problem today. J Roayl soc Med 79:149–153

Das komplizierte peptische Ulkus als Ursache eines akuten Abdomens – sonographische Befunde und Diagnostik

G. Meiser, K. Meissner und P. Sattlegger

Einleitung

Diagnose und Therapiekonzept von komplizierten peptischen Ulzera basieren traditionsgemäß auf den Befunden der Ösophagogastroduodenoskopie und/oder der einfachen Thoraxübersichtsaufnahme. Da sich einerseits freie Ulkusperforationen dem radiologischen Nachweis entziehen können, andererseits die Endoskopie im Falle einer Ulkuspenetration nur ungenügende Information über das Gesamtausmaß sowie deren topographische Zuordnung liefert, gewinnt die Sonographie mit akutellen Erkenntnissen über faßbare Veränderungen zunehmend an Bedeutung.

Methode und Patientengut

Die abdominale Sonographie wird im Anschluß an die körperliche Untersuchung und vor weiterführenden diagnostischen Maßnahmen von speziell ausgebildeten Chirurgen durchgeführt. Zur Verfügung stehen 2 Ultraschallgeräte 3,5 bzw. 5 MHz, wahlweise mit Linear- oder Sektorscanner. Die objektivierten Ultraschallbefunde werden prospektiv dokumentiert und konkludent in Abwägung klinischer, laborchemischer, radiologischer und endoskopischer Daten hinsichtlich ihrer diagnostischen Beweiskraft analysiert.

Den angeführten Modalitäten entsprechend wurden von unserer Abteilung im Zeitraum 1.1.82 bis 1.7.86 56 Patienten mit kompliziertem peptischen Ulcus duodeni (36) respektive ventriculi (20) einer Ultraschalluntersuchung unterzogen. Es handelte sich um 23 Männer und 33 Frauen zwischen 20 und 83 Jahren mit einem Durchschnittsalter von 62 ± 16 Jahren. Alle Patienten boten bei der klinischen Aufnahmeuntersuchung ein mehr oder weniger stark ausgeprägtes akutes abdominales Zustandsbild. Bei 41 Patienten ließ sich eine einschlägige Ulkusanamnese eruieren.

Sonographische Befunde und Diagnose

Mittels Ultraschall dokumentierten wir bei 42 Patienten magenduodenalspezifische (Tabelle 1) sowie uncharakteristische sonographische Kriterien (Tabelle 2). Aufgrund der sonographisch gewonnenen Gesamtinformation resultierte unter

Tabelle 1. Sonographisch faßbare Veränderung im Magen-Duodenalbereich

Spezifische Magen-Duodenal-Kriterien	n
Konzentrische path. Kokarde	28
Magendistension	28
Magenwandoedem	21
Exzentrische path. Kokarde	14

Tabelle 2. Sonographisch objektivierte Zusatzbefunde

Unspezifische Ultraschallkriterien	n
Freie Ingestaflüssigkeit	17
Echolose Transsudatflüssigkeit	12
Pneumoperitoneum	11
Paralytischer Ileus	4
Abszeßbildung	4
Pleuraerguß	3

Tabelle 3. Vergleich von Ultraschall, Röntgen und Kombination beider Methoden bezüglich einer Perforationsdiagnostik

Perforationsnachweis	n
Sonographie	20
Röntgen (Übersichtsaufnahme)	18
Sonographie + Röntgen	24
Probatoria	2

Berücksichtigung der klinischen Symptomatik bei diesen Patienten eine operativ oder endoskopisch bestätigte korrekte Diagnose: Ulkusperforation (20) Tabelle 3, Ulkuspenetration (14) Abb. 1, chronisch kallöses Ulcus ventriculi (5), Magenausgangsstenose (3) Abb. 2. Insgesamt 14 Patienten konnten anhand sonographischer Daten allein nicht abgeklärt werden: perforiertes Ulcus ventriculi (3), perforiertes Ulcus duodeni (3), Ulkuspenetration ins Pankreas (3), Magenausgangsstenose (3), chronisch kallöses Ulcus ventriculi (2). Zwei dieser Ulkusperforationen (duodeni) erwiesen sich auch radiologisch als unauffällig.

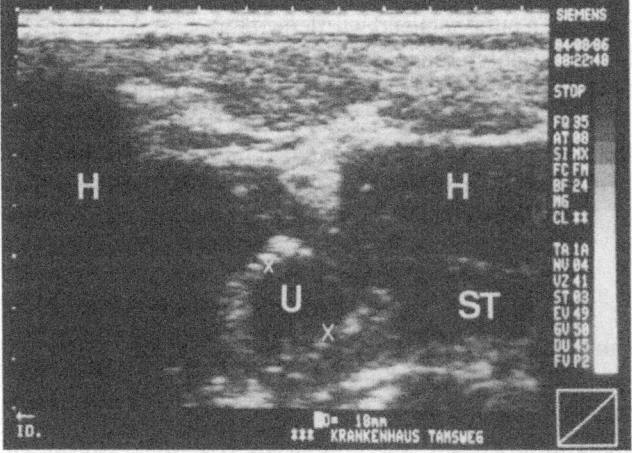

Abb. 1. Ulkuspenetration *U* ins Ligament. *H* Leber, *ST* Magenlumen

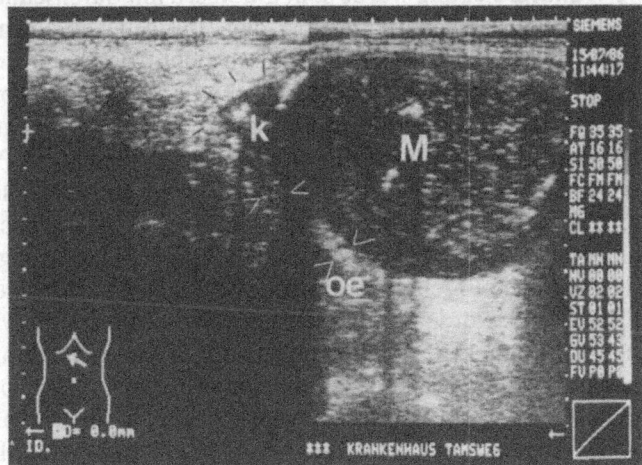

Abb. 2. Magenausgangsstenose. Pathologische Ulkuskokarde *K*, *oe* Wandoedem, *M* distendierter, ingestagefüllter Magen

Röntgen- und Endoskopiebefunde

Mittels routinemäßig angefertigter Thorax- bzw. Abdomenübersichtsaufnahme im Stehen konnte bei 18 Patienten eine subphrenische Luftsichel festgestellt werden. 8 Ulkusperforationen erwiesen sich als röntgennegativ (Tabelle 3). Bei 38 Patienten – darunter 8 Patienten mit freier Perforation – wurde eine obere Endoskopie durchgeführt. Lediglich in 2 Fällen mit sonographisch bereits festgestellter Ulkusperforation konnte auch endoskopisch eine entsprechende Komplikation bestätigt werden. Angaben über Ausmaß und topographische Zugehörigkeit von Ulkuspenetrationen waren nur bedingt möglich.

Diskussion

Bis zu 40% aller Ulkusperforationen entziehen sich dem radiologischen Nachweis durch die einfache Übersichtsaufnahme im Stehen [4, 5]. Im vorgelegten Krankengut belief sich die Anzahl röntgennegativer Perforationen auf 31%, welche wiederum in 75% der Fälle sonographisch korrekt diagnostiziert werden konnten. Die verbliebenen Patienten wurden aufgrund einer dramatischen Klinik bei endoskopischem Ulkusnachweis – bis auf 2 Patienten – ohne Angaben über das Vorliegen einer Perforation oder gar Penetration laparotomiert. Als sonographisch faßbare, absolut pathognomonische Kriterien werteten wir hierbei die Objektivierung freier Ingesta und/oder echolose Flüssigkeit in der Peritonealhöhle in Kombination mit einer pathologischen Kokarden- bzw. Pseudokidneyformation. Als pathologisch gelten Magenwandverdickungen von mehr als 6 mm [2, 3, 5].

Der Nachweis freier Ingestaflüssigkeit – charakterisiert durch in Flüssigkeit schwimmende flockig-fleckige Binnenstrukturen [1, 5] – gelang uns in 65%, freier reflexloser Transsudatflüssigkeit in 46% aller Ulkusperforationen. Die infiltrative Wandverdickung wurde sonographisch mit durchschnittlich 13 ± 4 mm ausgemessen und lag signifikant über dem angegebenen Normwert [2, 3]. Auch freie Luft läßt sich mühelos sonographisch identifizieren und von Darmgasen differenzieren [5, 6], wobei ihr alleiniger Nachweis bereits als absolutes Indiz auf das Vorliegen einer Perforation die Akutlaparotomie rechtfertigt. Wir konnten in 61% aller radiologisch positiven Perforationen eindeutig ein Pneumoperitoneum diagnostizieren, wobei unsere diesbezüglichen augenscheinlichen Mißerfolge in unsere anfängliche Lehrzeit fielen [5]. Insgesamt gelang uns die korrekte Diagnose einer Ulkusperforation in 77% einschlägiger Fälle. Sonographische Befunde und diagnostische Ergebnisse bei penetrierenden, obstruierenden oder chronisch kallösen Ulzera wurden bis auf die Arbeit von Madrazo sowie die eigene Studie bisher nicht publiziert. Als sonographisch faßbares Substrat von Ulkuspenetrationen beschreiben wir in Anlehnung an die Erkenntnisse von Madrazo unregelmäßige Kokardenformationen als unspezifische Tumormassen mit exzentrischen Ausläufern in Leber, Pankreas oder Ligament. Verständlicherweise erlaubte der sonographische Eindruck keinerlei Rückschlüsse über eine Stratifizierung in maligne oder benigne Kokardenformen [2, 4, 5].

In 82% einschlägiger Fälle gelang uns die exakte sonographische Beurteilung einer Ulkuspenetration, wobei zur histologischen Befundsicherung und -differenzierung in keinem Fall auf die Ösophagogastroduodenoskopie verzichtet wurde. In 71% der Fälle dokumentierten wir eine konzentrische pathologische Kokarde ohne Begleitzeichen einer Perforation oder Penetration, so daß – je nach sonographischem Zusatzbefund, wie Magendistension oder Magenwandödem als reaktive Veränderung auf eine aboral lokalisierte Passagebehinderung die wiederum endoskopisch überprüfte Verdachtsdiagnose „Magenausgangsstenose" oder „chronisch kallöses Ulkus" resultierte.

Zusammenfassung

Aufgrund sonographischer Kriterien konnten wir bei 75% der Patienten mit komplizierten peptischen Ulzera unmittelbar eine korrekte Diagnose erstellen. Der Stellenwert dieser aktuellen diagnostischen Methode wird vor allem durch die Möglichkeit einer Befundobjektivierung radiologisch negativer Perforationen – im vorgestellten Krankengut mit 31% präsent – sowie der Definierung von Penetrationsausmaß und -lokalisation untermauert. Dabei soll und darf die Ultraschalluntersuchung kein Ersatz für die Endoskopie sein, deren Position in der histologischen Befundsicherung nach wie vor unangetastet bleibt.

Literatur

1. Aufschnaiter M (1984) Sonographie beim chirurgischen Akutfall. Intensivbehandlung 9:149–153
2. Bluth EJ, Merrit CRB, Sullivan MA (1979) Ultrasonic evaluation of the stomach, small bowel and colon. Radiology 133:677–680
3. Lutz H, Rettenmaier G (1973) Sonographic pattern of tumors of the stomach and the intestine. 2nd World congress on ultrasonics in medicine. Experta med, Amsterdam, 277

4. Madrazo BL, Hricak H, Sandler MA, Eyler WR (1981) Sonographic findings in complicated peptic ulcer. Radiology 140:457–461
5. Meiser G, Meissner K (1986) Die klinische Relevanz der Sonographie in der Akutdiagnostik perforierter Gastro-Duodenal-Ulcera. Langenbecks Arch Chir 368:197–207
6. Seitz K, Reising KD (1982) Sonographischer Nachweis freier Luft in der Bauchhöhle. Ultraschall 3:4–6

Nierensonogramm und anatomisches Schnittbild – eine Hilfe zur Detailbeurteilung

H. G. Zilch, F. W. Baumgartl und P. Posel

Einführung

Mit den hochauflösenden Sonographiegeräten ist es heute möglich, organspezifische Detailstrukturen darzustellen. Gelegentlich ist eine Zuordnung allein vom Sonogramm schwierig, so daß eine anatomisch-morphologische Orientierung zum besseren Verständnis beiträgt. Besonders der Nachweis diskreter pathologischer Veränderungen erfordert die Kenntnis des normalen anatomischen Aufbaus und der möglichen Varianten. Dies trifft auch für die Nierensonographie zu.

Methode

Es wurden 40 formolfixierte Nierenpräparate (Altersmittel 67 Jahre) in einem Wasserbad mit 3-, 3,5-, 7,5-MHz-Schallapplikatoren untersucht. Die longitudinalen und transversalen Tomogramme wurden auf Röntgenfilm dokumentiert und für die makroskopische Schnittführung markiert. Auf diese Weise konnten die sonographischen Bildstrukturen dem entsprechenden anatomischen Schnitt zugeordnet werden.

Resultate

Die Niere gliedert sich in das echoarme Parenchym und den echoreichen, zentralen Sinus renalis. In den entsprechenden sonographischen und anatomischen Schnittebenen läßt sich das Nierenparenchym genauer in Kortex und Medulla differenzieren. Der Kortex erstreckt sich als Columnae renales („Bertini-Säulen") in Richtung Nierenbecken. Die Medulla besteht aus Pyramides renales, die im Vergleich zu den Columnae ein deutlich echoärmeres Strukturmuster besitzen. Analog dem anatomischen Präparat können die Markpyramiden im sonographischen Schnittbild variable Formen zeigen. Bei günstigen Schallbedingungen lassen sich die Basis pyramidis und die Papilla renalis darstellen. Typisch für die Markpyramiden ist ihre perlschnurartige Anordnung. Das in seiner Gesamtheit als echoreich imponierende Areal des Nierensinus besteht anatomisch aus dem Nierenbecken, Gefäßen sowie Binde- und Fettgewebe. Das Pelvis renalis („Pyelon") mit seinen Calices erkennt man sonographisch an feinstrukturierten Aufzweigungen. Die Kelchhälse sind als langgestreckte, echofreie Gebilde zu identifizieren. Die vereinzelt nachweisbaren tubulären Reflexstrukturen innerhalb des Sinusechokomplexes lassen sich intrarenalen Gefäßen zuordnen. Die Weite des Lumens und die Intensitätsstärke der Gefäßwand geben Hinweise auf den arteriellen und venösen Ursprung. Aufgrund der geringen Größe und dem gegebenen Auflösungsvermögen entziehen sich Lymphgefäße dem sonographischen Nachweis.

Literatur

Beim Verfasser

Renale und perirenale Detailstrukturen im Sonogramm und Kernspintomogramm

H. G. Zilch, P. Held, F. W. Baumgartl und F. Weigert

Einführung

Die Effizienz einer bildgebenden Methode hat sich primär im Darstellungsvermögen normaler Organstrukturen zu zeigen. Die Sonographie hat durch die technische Weiterentwicklung ein sehr hohes Auflösungsvermögen und damit Detailerkennbarkeit erreicht. Mit der Kernspintomographie steht ein neues Schnittbildverfahren zur Verfügung, dessen Darstellungsmöglichkeiten noch zu analysieren sind.

Material und Methode

Auf der Basis von über 100 Nierenuntersuchungen (Sonographie und Kernspintomographie) wird das Darstellungsvermögen inform einer retrospektiven Studie bezüglich renaler und perirenaler Feinstrukturen überprüft. Die Sonographien werden mit einem 3–3,5-MHz-Schallkopf durchgeführt. Bei der Kernspintomographie stand ein supraleitendes Magnetsystem mit einer Feldstärke von 1,0 Tesla zur Verfügung.

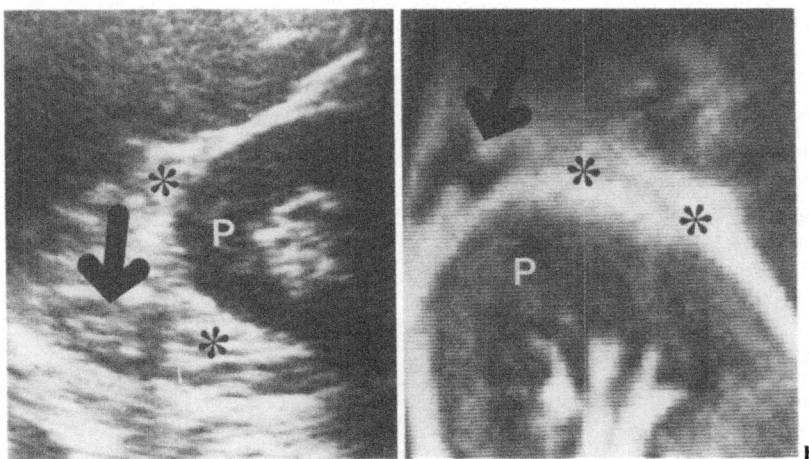

a   b

Abb. 1. Darstellung des oberen Nierenpols P mit perirenalem Fettgewebe * und Nebenniere →. **a** Sonogramm, **b** Kernspintomogramm

Ultraschalldiagnostik 86
Herausgegeben von M. Hansmann u. a.
© Springer-Verlag

Ergebnisse

Als Resümee läßt sich festhalten, daß beide Verfahren bei optimalen Untersuchungsbedingungen in der Lage sind, Feinstrukturen – renal und perirenal (Abb. 1) – darzustellen. Das Darstellungsvermögen der Sonographie wird eingeschränkt vor allem durch Adipositas sowie insuffizienter Atemtechnik. Die Kernspintomogramme werden in ihrer Bildgüte hauptsächlich durch Bewegungsartefakte beeinträchtigt. Diesbezüglich hat sich der Einsatz des sogenannten Atemgatings als vorteilhaft erwiesen. Unter Berücksichtigung des Kostenfaktors wird man im klinischen Routinebetrieb auch bei Fragen diskreter morphologischer Veränderungen primär die Sonographie einsetzen. Bei eingeschränkter Aussagefähigkeit ist sekundär insbesondere bei Patienten im generationsfähigem Alter die Kernspintomographie indiziert.

Literatur

Beim Verfasser

T-Staging des Prostatakarzinoms; Sonographie vs. MRI

A. Bockisch, N. Jaeger, H. G. Schmitz, B. Hünermann, H. J. Biersack,
W. Vahlensiek und C. Winkler

Eine exakte T-Klassifikation ist auch beim Prostatakarzinom Basis der optimalen Behandlung des Tumorleidens.

In einer prospektiven Studie verglichen wir seit 1984 die Ergebnisse der transrektalen Sonographie (TRS) mit kernspintomographisch erhobenen Befunden. Die TRS wurde mit einem Real-time-Sonographen Typ 3406 (Brüel & Kjaer) unter Verwendung eines 5,5-MHz-Schallkopfes durchgeführt. Die Kernspinresonanztomographie (MRI) erfolgte mit einem supraleitenden NMR-2000-Tomographen (Picker International), der mit einer Feldstärke von 0,15 T betrieben wurde. Für die T-1-betonten Inversion-Recovery-(IR)-Sequenzen wurden die Parameter TI 500 ms und TR 1 860 bis 3 000 ms, für die T-2-betonten Spin-Echo-(SE)-Sequenzen TE 40 bis 120 ms und TR 1 040 bis 2 160 ms gewählt. Es wurden multiplanare Sequenzen verwendet, die gleichzeitig 8 parallele Schichten von 1 cm Dicke untersuchten. Die räumliche Auflösung in der Schicht betrug ca. $1,5 \times 1,5$ mm^2.

Für 15 unbehandelte Patienten mit bioptisch gesichertem Karzinom wurden die TRS- und MRI-Untersuchungen unabhängig voneinander beurteilt. Palpatorisch ergab sich bei 12 der 15 Patienten ein Karzinomverdacht. Sonographisch wurden alle 15 Karzinome erkannt, wobei sich das Malignom in 11 Fällen echoarm darstellte. Die T-Klassifizierung ergab: T1: 2, T2: 4, T3: 8, T4: 1.

In den MRI-Untersuchungen, bei denen sich die SE-Sequenzen mit langen Echozeiten (120 ms) als besonders aussagekräftig erwiesen, ergab sich fast das gleiche Bild. Lediglich eines der sonographisch als T1 eingestuften Karzinome mußte nach T2 umgestuft werden. Da sich dieser Patient nicht zu einer operativen Therapie entschließen konnte, liegt in diesem Fall kein histopathologischer Befund vor. Bei 5 Patienten, die sich einer radikalen Prostatektomie unterzogen, ließ sich palpatorisch nur in 3 Fällen ein positiver Befund erheben. TRS und MRI ergaben gleichermaßen 2mal ein T1- und 3mal ein T2-Stadium (Tabelle 1). Histopathologisch wurde der Befund in 4 Fällen uneingeschränkt bestätigt. Im fünften Fall wurde eine minimale Kapselinfiltration beschrieben, also ein Befund auf der Grenze zwischen T2 und T3.

Abbildung 1 demonstriert eindrucksvoll den Fall eines T3-Prostatakarzinoms. Sowohl die TRS als auch das MRI weisen das kapselüberschreitende Wachstum eindeutig nach.

Die topographische Anatomie der Prostata macht es verständlich, daß die T-Klassifikation mit Hilfe der transrektalen Palpation (Erfassung nur der dorsalen Anteile) keine ausreichende Sicherheit gibt. Aufgrund des geringen Weichteilkon-

Ultraschalldiagnostik 86
Herausgegeben von M. Hansmann u. a.
© Springer-Verlag

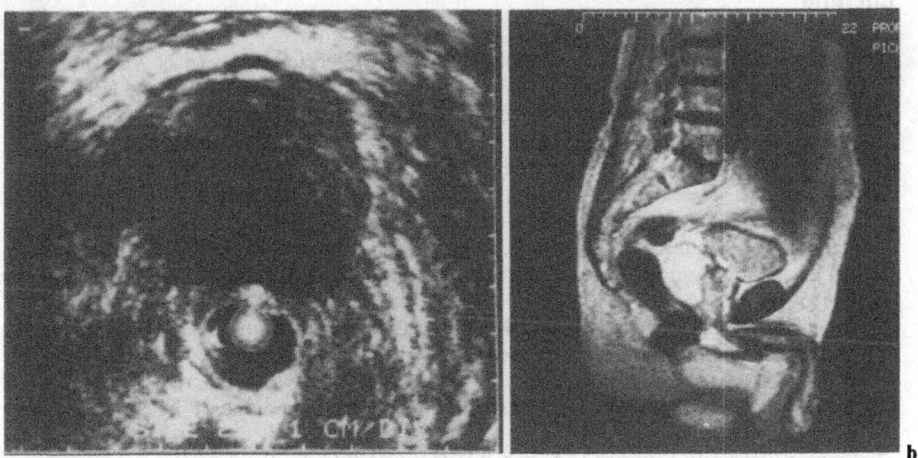

a b

Abb. 1 a, b. Kapselüberschreitendes Prostatakarzinom (Stadium T3). In der TRS **a**, echoarme Darstellung, aufgehobene Abgrenzbarkeit der Prostata gegenüber der Umgebung. Das MRI **b**, SE-Sequenz TR 1500 ms, TE 120 ms, ermöglicht die Auflösung intraprostatischer Strukturen. Das Karzinom ist kraniodorsal gelegen, das vermutlich vorbestehende Adenom kaudoventral

Tabelle 1. Vergleich des präoperativen Stagings mit dem postoperativen histopathologischen Befund von den 5 Patienten mit radikaler Prostatektomie

Fall 1	T1	T1	pT1 N0
Fall 2	T1	T1	pT1 N0
Fall 3	T2	T2	pT2 N0
Fall 4	T2	T2	pT3 N0
Fall 5	T2	T2	pT2 N0

trastes ist die Röntgen-CT-Untersuchung bekanntermaßen für die Frühdiagnostik des Prostatakarzinoms nicht geeignet [9, 13]. Nur mit Hilfe der bildgebenden Verfahren TRS [4–7, 10] und MRI kann das Organ vollständig untersucht und bezüglich eines karzinomatösen Wachstums beurteilt werden. Im Rahmen der beschränkten Fallzahl unserer Studie erwies sich keine der beiden Methoden, TRS oder MRI, als offensichtlich überlegen. Die Vorteile der TRS liegen im geringeren Aufwand und der schnelleren Durchführbarkeit der Untersuchung. MRI-Untersuchungen versprechen – unter Berücksichtigung der Literatur [1–3, 8, 11, 12] – eine geringe Rate an falsch-negativen Befunden. Das Staging erreicht durch die Schnittführung in den 3 orthogonalen Ebenen ein hohes Maß an Zuverlässigkeit. Zur Zeit muß jedoch die Diagnose eines Prostatakarzinoms nach wie vor histopathologisch gesichert werden, da weder TRS noch MRI eine ausreichend sichere Differenzierung zwischen benignen Prostataerkrankungen und Prostatakarzinom erlauben.

Literatur

1. Bockisch A, Schmitz HG, Hünermann B, Knopp R, Biersack HJ, Jäger N, Vahlensieck W, Winkler C (1985) Examination of the prostatic gland: MR-Imaging vs CT and US. Conf on Recent developments in medical nuclear magnetic resonance, Antwerp Dec
2. Bryan PJ, Butler HE, Nelson AD, LiPuma JP, Kopiwoda SY, Resnick MI, Cohen AM, Haaga JR (1986) Magnetic resonance imaging of the prostate. AJR 146:543–548
3. Buonocore E, Hesemann C, Pavlicek W, Montie JE (1984) Clinical and in vitro magnetic resonance imaging of prostatic carcinoma. AJR 143:1267–1272
4. Dähnert WF, Hamper UM, Walsh PC, Eggelston JC, Sanders RC (1986) The echogenic focus in prostatic sonograms, with xerographic and histopathologic correlation. Radiology 159:95–100
5. Egender G, Rapf C, Feichtinger I, Mikuz G, Bartsch G, Frommhold H (1984) Vergleichende histopathologische und sonomorphologische Prostatauntersuchungen. Fortschr Röntgenstr 140:60–66
6. Frentzel-Beyme B (1985) Die transrektale Prostatasonographie. Fortschr Röntgenstr 142:298–303
7. Frentzel-Beyme B, Schwarz J, Aurich B (1982) Das Bild des Prostataadenoms und -karzinoms bei der transrektalen Sonographie. Fortschr Röntgenstr 137:261–268
8. Küper K, Hess CF, Greibel J, Peter K (1986) Die Darstellung des Prostatakarzinoms in der Kernspintomographie bei 1,5 Tesla. Fortschr Röntgenstr 144:428–434
9. Lütgemeier J, Wunschik F, Hörst M (1981) Computertomographisches Staging des Prostatakarzinoms. Fortschr Röntgenstr 134:503–506
10. Peeling WB, Griffiths GJ (1984) Imaging of the prostate by ultrasound. J Urol 1332:217–224
11. Poon PY, McCallum RW, Henkelman MM, Bronskill MJ, Sutcliffe SB, Jewett MAS, Rider WD, Bruce AW (1985) Magnetic resonance imaging of the prostate. Radiology 154:143–149
12. Steyn JH, Smith FW (1982) Nuclear magnetic resonance imaging of the prostate. Brit J Urol 54:726–728
13. Triller J, Fuchs WA (1982) Die computertomographische Stadieneinteilung beim Prostatakarzinom. Fortschr Röntgenstr 137:669–674

Der Sonographiebefund nach Orchidoepididymitis in Korrelation zu Hormonstatus und Spermiogramm

A. Eggerath, C. Julier und R. Friedrichs

In der Diagnostik des Skrotalinhaltes hat sich die hochauflösende Real-time-Sonographie als nichtinvasive und einfach durchführbare Methode zur wichtigsten Zusatzuntersuchung nach Inspektion und Palpation entwickelt, insbesondere zum Ausschluß eines Hodentumors und bei der Verlaufskontrolle entzündlicher Veränderungen. Dabei zeigten bisherige sonographische Untersuchungen, daß bei Epididymitis mit 36% eine weit häufigere entzündliche Beteiligung des Hodens als klinisch erwartet besteht [2]. In der vorliegenden Untersuchung werden die Spätergebnisse nach klinisch ausgeheilter Epididymitis bzw. Orchidoepididymitis ausgewertet.

Patienten und Methodik

Bei 30 Patienten mit konservativ behandelter und klinisch ausgeheilter Entzündung des Nebenhodens und/oder Hodens (17 Patienten mit Epidiymitis, 9 Patienten mit Orchidoepididymitis, 2 Patienten mit Orchitis) wurde 1 bis 14 Jahre ($\bar{m}=$ 5,8 Jahre) nach Erkrankung eine Hodensonographie (Real-time-Verfahren; Gerät: LSC 7000, Fa. Picker) durchgeführt, der Hormonstatus (Testosteron, LH, FSH) bestimmt und ein Spermiogramm erstellt. Das Alter der Patienten bei Erkrankung betrug 12 bis 54 Jahre ($\bar{m}=34$ Jahre).

Ergebnisse und Wertung

Bei lediglich 43% der Patienten wurde ein unauffälliger Sonographiebefund, bei 83% ein normaler Hormonstatus erhoben. Bis zu 37% der Patienten wiesen im erkrankten Hoden eine Echominderung, Echoinhomogenitäten, Kapselverdickungen, Verkalkungen und/oder zystische Strukturen auf, die auf eine narbige Abheilung und/oder Atrophie des Hodens hinweisen (Abb. 1). Bei unilateraler Epididymitis bzw. Orchidoepididymitis war der betroffene Hoden in 75% kleiner als der kontralaterale Hoden. Bei allen Patienten mit sonographisch unauffälligem Hoden ergab sich ein normaler Hormonstatus und ein normales Spermiogramm.

Die Untersuchung ergab, daß nach klinisch ausgeheilter Epididymitis bzw. Orchidoepididymitis in einem hohen Prozentsatz sonomorphologische Befunde erhoben werden, die – wie ergänzende Fertilitätsuntersuchungen zeigen – einer

Ultraschalldiagnostik 86
Herausgegeben von M. Hansmann u. a.
© Springer-Verlag

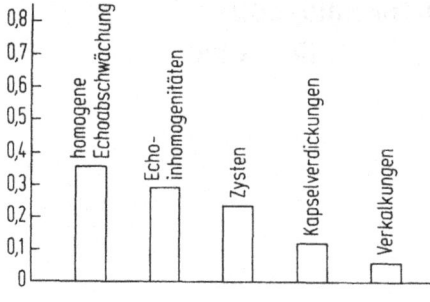

Abb. 1. Erläuterungen siehe Text

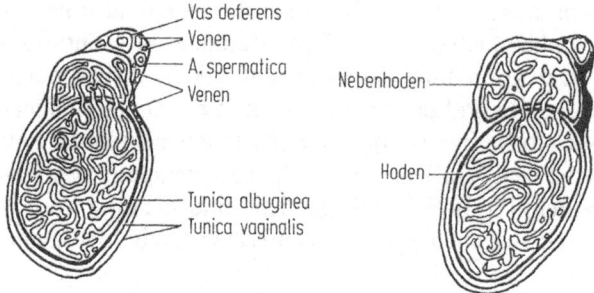

Abb. 2. Schematische Longitudinalschnitte durch Hoden und Nebenhoden (*links*). Die gefäß-komprimierende Ödembildung bei Epididymitis (*rechts*) kann eine Infarzierung des Hodens verursachen [1]

Hypo- oder Atrophie des Hodens entsprechen. Als Ursache der Hodenatrophie werden, insbesondere bei klinisch und sonographisch primär gesicherter Epididymitis ohne Beteiligung des Hodens, eine Hodeninfarzierung aufgrund einer gefäß-komprimierenden Ödembildung [1] (Abb. 2) und enzymhistochemisch nachgewiesene postinflammatorische Veränderungen des Hodens [3] angesehen.

Bei Kenntnis der Anamnese, homogener Echominderung des betroffenen Hodens, Organschrumpfung und indurativen Kapselveränderungen ermöglicht die Sonographie eine differentialdiagnostische Abgrenzung gegenüber einer Neoplasie. Bei den selteneren fokalen Veränderungen (umschriebene Echominderung oder Strukturunregelmäßigkeit) ist allerdings eine sonographische Differenzierung gegenüber einem Hodentumor oder Hodenabszeß nicht möglich.

Literatur

1. Bird K, Rosenfield AT (1984) Testicular infarction secondary to acute inflammatory disease: demonstration by B-Scan ultrasound. Radiology 152:785–788
2. Hamm B, Fobbe F, Kramer W (1986) Sonographische Diagnostik des Skrotalinhaltes. In: Vogler E, Schneider GH (Hrsg) Digitale bildgebende Verfahren. Integrierte digitale Radiologie 725–730
3. Hilscher B, Passia D, Hofmann N, Hilscher W (1980) Enzymhistochemische Untersuchungen menschlichen Testisgewebes fertilitätsgestörter Patienten. Fortschr Fertilitätsforsch 8:128–129

Ultraschalldiagnostik des Penis

B. Hamm

Einleitung

Das Krankheitsbild der Penisdeviation setzt sich im wesentlichen aus der Einschränkung des Koitusvermögens und der Schmerzsymptomatik zusammen und wird somit durch subjektive Beschwerden des Patienten geprägt. Die Autofotografie ermöglicht eine Objektivierung des Grades der Penisdeviation und der erektilen Impotenz [5]. Einen Einblick in die morphologischen Veränderungen des Penis gibt die Sonographie [1, 3, 4]. Die Differentialdiagnose der Penisdeviation schließt die Induratio penis plastica, kongenitale Penisdeviation, Penistrauma und das urethrale Manipulationssyndrom ein, während die erektile Impotenz bei Zustand nach Priapismus eine Sonderstellung unter den mannigfachen Ursachen der Erektionsstörungen einnimmt.

Patienten und Methoden

112 Patienten mit erektiler Dysfunktion wurden untersucht. Die Sonographie erfolgte mit einem 5-MHz-Real-time-Gerät (Picker LS 3 000) unter Verwendung einer Wasservorlaufstrecke; diese ermöglichte eine gute Ankopplung des Organs an den Schallkopf sowie eine Fokussierung bereits in kutanen und subkutanen Schichten. Die jeweilige Untersuchungsdauer betrug 10 bis 15 min.

Ergebnisse

Anatomie

Die Corpora cavernosa und das Corpus spongiosum lassen sich gut abgrenzen. Die Tunica albuginea ist durch ein hyperreflexives dünnes Band gekennzeichnet. Ein Punktecho in beiden Corpora cavernosa wird durch die A. profunda penis hervorgerufen.

Induratio penis plastica

94 Patienten hatten eine Induratio penis plastica. Fibrotische Plaques besitzen eine mittel- bis hyperreflexive Echotextur und liegen im Bereich der Tunica albugi-

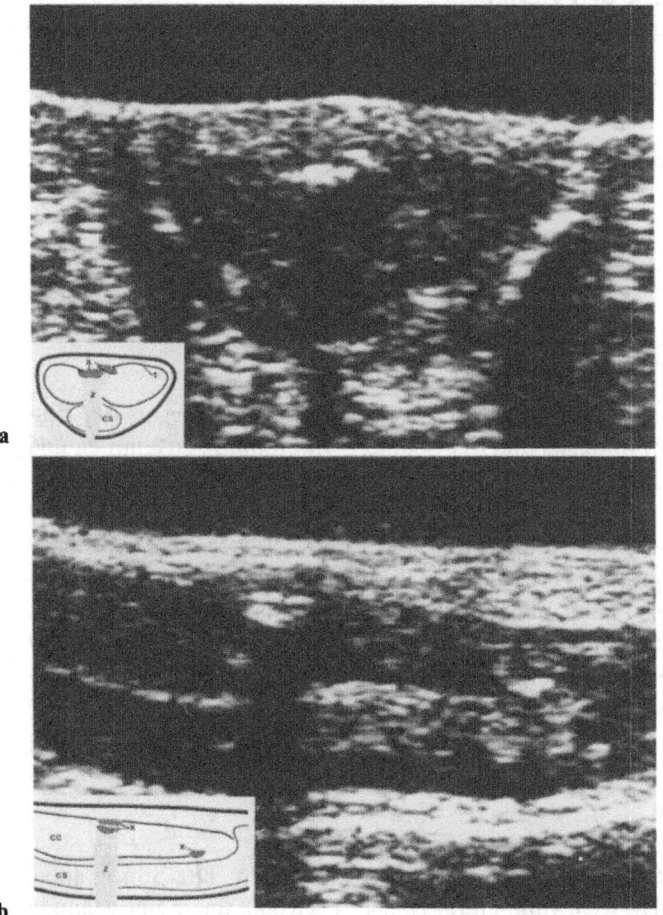

Abb. 1 a, b. Induratio penis plastica mit 2 Verkalkungen *x* des Dorsum penis sowie einer klinisch nicht palpablen Verkalkung des Septum penis. Schallschatten *z*; Corpus cavernosum *cc*; Corpus spongiosum *cs*; Tunica albuginea *t*. **a** Querschnitt, **b** Längsschnitt

Tabelle 1. Lokalisation der Plaques bei Induratio penis plastica (*n*=95)

Penisbasis	13	(14%)
Mittleres Drittel	55	(58%)
Distales Drittel	27	(28%)
	95	(100%)
Dorsal	62	(65%)
Lateral	6	(6%)
Ventral	10	(11%)
Septum	17	(18%)
	95	(100%)

nea. Verkalkungen sind leicht an der starken Hyperreflexivität zu erkennen (Abb. 1). Von insgesamt 104 Indurationen des Penis konnten 73,6% dreidimensional und 17,7% zweidimensional ausgemessen werden. Bei 8,7% ergab sich trotz klinisch palpabler Resistenz kein pathologischer sonographischer Befund. 46% der sonographisch nachweisbaren Plaques waren verkalkt; die Größe der Plaques korrelierte nicht mit der Häufigkeit einer Verkalkung. Tabelle 1 informiert über die Lokalisation der Plaques bei Induratio penis plastica.

Zustand nach Priapismus

6 Patienten mit erektiler Impotenz nach Priapismus zeigten eine nach distal zunehmende Fibrose beider Corpora cavernosa. Das sonographische Ausmaß der Fibrose ging über die palpatorisch feststellbare Induration hinaus.

Penistrauma

Von 3 Patienten mit erektiler Dysfunktion nach älterem Trauma ließ sich in 2 Fällen eine unterschiedlich ausgeprägte Fibrose der Corpora cavernosa nachweisen (Abb. 2). Bei 1 Patienten mit frischem Trauma zeigte sich ein Schwellkörperhämatom.

Urethrales Manipulationssyndrom

7 Patienten mit einer erworbenen ventralen Penisdeviation nach urethralem Eingriff (Zystoskopie, Blasenkatheter etc.) boten sonographisch einen unauffälligen Befund, insbesondere zeigte sich keine Fibrosierung des Corpus spongiosum.

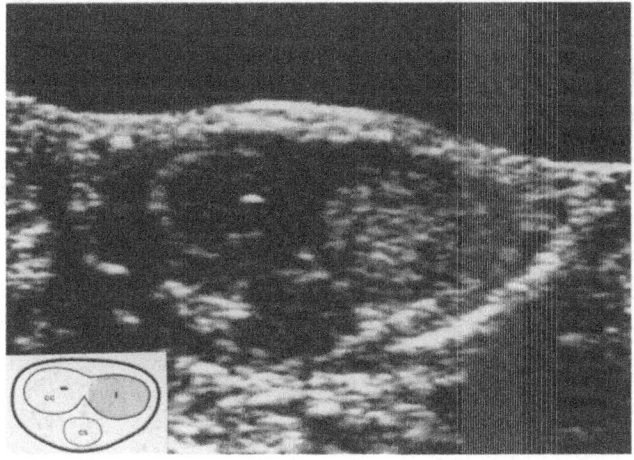

Abb. 2. Fibrose *f* des linken Corpus cavernosum nach älterem Penistrauma. (Querschnitt)

Diskussion

Die Sonographie des Penis eignet sich zur Diagnostik der erektilen Dysfunktion infolge morphologischer Veränderungen, während beispielsweise vaskuläre und neurologische Ursachen der Erektionsstörung hierfür keine Indikation bieten. In der Diagnostik der Induratio penis plastica ist die Sonographie der Röntgennativaufnahme vorzuziehen, da sowohl verkalkte als auch fibrotische Plaques dargestellt und die Lokalisation exakt bestimmt werden kann. Die Lokalisation der Plaques mit Schwerpunkt auf dem Dorsum penis deckt sich mit den Angaben in der Literatur [2]; hervorzuheben ist jedoch die häufige Beteiligung des Septum penis. Auffallend ist ebenfalls, daß keine Korrelation zwischen der Größe der Plaques und der Häufigkeit einer Verkalkung besteht. Gegenüber der Cavernosographie bietet die Sonographie einen besseren morhologischen Einblick, sie ist nicht invasiv, kostengünstig und ohne Strahlenbelastung.

Die mit der Sonographie erfaßten pathologischen Veränderungen des Penis können bei der Therapieplanung berücksichtigt werden und stellen insbesondere bei operativen Eingriffen eine sinnvolle zusätzliche Information dar.

Literatur

1. Altaffer LF, Jordan GH (1981) Sonographic demonstration of Peyronie plaques. Urology 17:292–295
2. Blandy JP (1976) Penis and scrotum. In: Blandy JP (ed) Urology 2. Blackwell, Oxford 1049–1095
3. Fleischer AC, Rhamy RK (1981) Sonographic evaluation of Peyronie disease. Urology 17:290–291
4. Hamm B, Friedrich M, Kelami A (1986) Ultrasound imaging in Peyronie's disease. Urology 28:540–545
5. Kelami A (1983) Autophotography in evuluation of functional penile disorders. Urology 21:629–631

Ein neues Verfahren zur Formbewertung von Strömungskurven in der Geburtshilfe – Mathematische Herleitung und pathophysiologische Bedeutung

M. Gonser

Die dopplersonographische Flowmessung in der Arteria uterina/arcuata und in der Arteria umbilicalis liefert typische, vom Gestationsalter abhängige Flowmuster. Durch Analyse und Bewertung der Form dieser Flowmuster (= Strömungskurve) wird versucht, Information über die plazentare Hämodynamik zu gewinnen [1, 2, 3]. Zu diesem Zweck wurden verschiedene Formbewertungsindizes vorgeschlagen (Abb. 1):

a) systolisch-enddiastolische Flow-Ratio A/B [4],
b) Resistance-Index RI [5] und
c) Pulsatilitäts-Index PI [6].

In Analogie zur Pharmakokinetik, wo die Schwerelinie der Konzentrations-Zeit-Kurve die mittlere Verweildauer der Pharmakonmoleküle im Organismus angibt [7, 8], soll die Schwerlinie der Strömungskurven zur Formbewertung herangezogen werden.

Infolge der pulsatilen Strömung wandert die Blutsäule in den Arterien etappenweise, d. h. mit jedem Pulsschlag rückt die Blutsäule von einem Gefäßabschnitt zum nächsten (Abb. 2). Mathematisch kann man zeigen, daß die Schwerelinie der Strömungskurven den Herzzyklus in die folgenden Abschnitte unterteilt (Abb. 1 und 2 sowie Anhang):

– die mittlere Verweildauer MRT (mean residence time) der axialen Blutsäule im betrachteten Gefäßabschnitt und
– die mittlere Einstromzeit MIT (mean inflow time) in den nächsten.

Damit können 2 weitere Formbewertungsindizes konstruiert werden (Abb. 1): (iv) die relative mittlere Einstormzeit rMIT und (v) der zeitgewichtete Pulsatilitätsindex twPI (time-weighted-Pulsatility-Index).

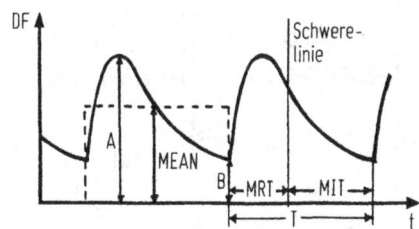

Abb. 1. Formbewertungsindizes für Strömungskurven. A/B: systol.-enddiastol. Flow-Ratio (3.43), $RI = (A-B)/A$; Resistance-Index (0.71), $PI = (A-B)/MEAN$; Pulsalitäts-Index (1.11), $rMIT = MIT/T$; relat. mittl. Einstrom-Zeit (0.59), $twPI = MIT/MRT$; zeitgewichteter (time-weighed) Pulsatilitäts-Index (1.46). (Indexwerte der abgebildeten Kurvenform)

Ultraschalldiagnostik 86
Herausgegeben von M. Hansmann u. a.
© Springer-Verlag

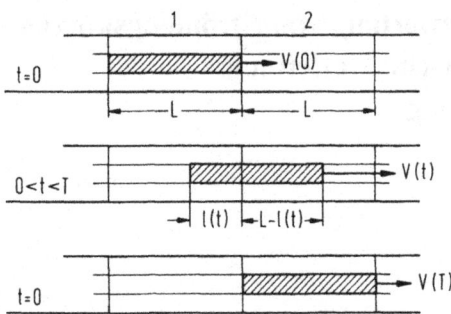

Abb. 2. Wandern die Blutzellen der Gefäßachse mit der Strömungsgeschwindigkeit $V(t)$, so legen sie während einer Herzzyklusdauer T die Strecke L zurück. Damit folgt für eine axiale Blutsäule der Länge L: a) Sie rückt während einer Herzaktion vollständig vom Gefäßabschnitt 1 zum Gefäßabschnitt 2. b) Zur Zeit $0 < t < T$ befindet sich noch ein Teil der Länge $l(t)$ im Gefäßabschnitt 1

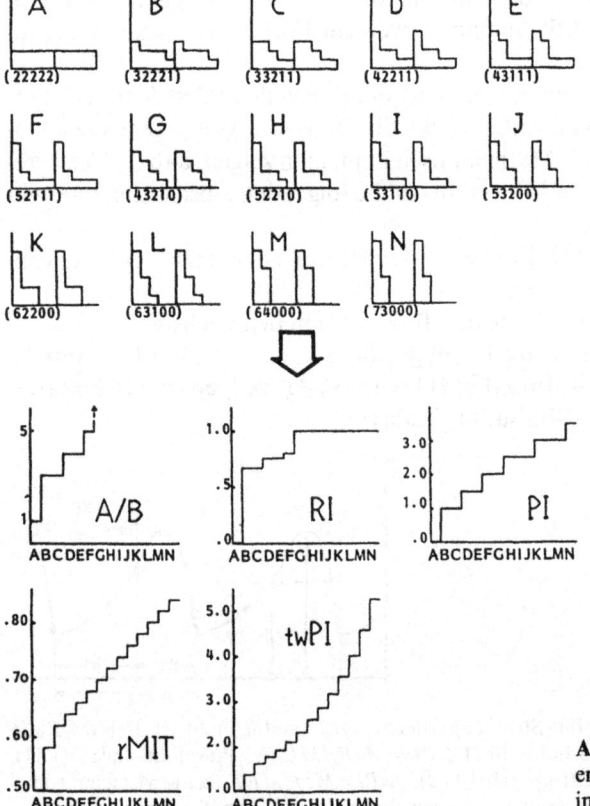

Abb. 3. Flowmuster (*oben*) und die entsprechenden Formbewertungsindizes (*unten*)

Mit einem kürzlich vorgestellten Indextestverfahren [9] können die genannten Formbewertungs-Indizes hinsichtlich Flowmustererkennung und -unterscheidung verglichen werden: Nimmt man eine Folge wohldefinierter und verschiedener Flowmuster, die als Testsignale dienen (Abb. 3 oben), so resultiert bei der anschließenden Formbewertung eine Folge von Indexwerten – die Testantwortfunktion (Abb. 3 unten; für jeden Formbewertungsindex ist die Folge der resultierenden Indexwerte gegen die Folge der Testsignale aufgetragen).

Ergebnis (Abb. 3)

Die Testsignale F und G können mit dem Pulsatilitäts-Index PI nicht unterschieden werden, obwohl G sich pathophysiologisch durch den Verlust der enddiastolischen Strömung auszeichnet.

Die Testsignale ohne enddiastolischen Flow G bis N können weder mit der A/B-Ratio noch mit dem Resistance-Index RI unterschieden werden; d. h. diesen Indizes fehlt das Auflösungsvermögen im Bereich sehr hoher Pulsatilität.

Lediglich die auf der Schwerlinie der Strömungskurve beruhenden Formbewertungs-Indizes: relative mittlere Einstromzeit rMIT und zeitgewichteter Pulsatilitäts-Index twPI führen zur vollständigen Unterscheidung sämtlicher Flowmuster des Indextestverfahrens. Der kontinuierliche, treppenförmige Anstieg der zugehörigen Testanwortfunktionen läßt dies erkennen.

1	$DF(t) = V(t) \cdot konst.$
2	$L = \int_0^T V(t)\ dt$
3	$MRT = \int_0^T I(t)\ dt/L$
4	$V(t) = -dI(t)/dt$
5	$\int_0^T I(t)\ dt = t \cdot I(t)\Big|_0^T - \int_0^T t \cdot (dI(t)/dt)\ dt$ $= 0 + \int_0^T t \cdot V(t)\ dt$
6	$MRT = \int_0^T t \cdot V(t)\ dt\ /\!\int_0^T V(t)\ dt$
7	$MRT = \int_0^T t \cdot DF(t)\ dt\ /\!\int_0^T DF(t)\ dt$

Abb. 4. Lösungsgleichungen

Anhang

Behauptung: Die Schwerelinie der dopplersonographisch registrierten Strömungskurve DF bestimmt die mittlere Verweildauer MRT der axialen Zellpopulation in einem Gefäßabschnitt während einer Herzaktion.

Beweis (Abb. 2 und 4): Nach der Doppler-Formel [10] sind bei laminarer Strömung maximale Doppler-Frequenz (DF(t) und maximale (=axiale) Strömungsgeschwindigkeit V(t) proportional (Gl. 1) und die axialen Blutzellen legen während einer Herzzyklusdauer T die Strecke L zurück (Gl. 2).

Betrachtet man eine axiale Blutsäule der Länge L zur Zeit 0, so befindet sich zur Zeit t noch die Teillänge l(t) im ursprünglichen Gefäßabschnitt. Damit ist die mittlere Verweildauer MRT [8] der zugehörigen Zellpopulation in diesem Gefäßabschnitt definiert (Gl. 3) und die aktuelle Strömungsgeschwindigkeit V(t) kann angegeben werden (Gl. 4).

Partielle Integration des Nenners von Gl. 3 mit Hilfe von Gl. 4 liefert Gl. 5. Einsetzen von Gl. 2 und Gl. 5 in Gl. 3 liefert Gl. 6 und mit Gl. 1 folgt Gl. 7. Dies ist die Definition der Schwerelinie einer Kurve DF(t) [11] q.e.d.

Literatur

1. Fitzgerald DE, Drumm JE (1977) Non-invasive measurement of human fetal circulation using ultrasound: a new method. Brit Med J 2:1450–1451
2. Campbell S, Diaz-Recasens J, Griffin DR et al. (1983) New Doppler technique for assessing uteroplacental blood flow. Lancet 1:675–677
3. Trudinger BJ, Giles WB, Cook CM et al. (1985) Fetal umbilical artery flow velocity waveforms and placental resistance: clinical significance. Br J Obstet Gynaecol 92:23–30
4. Stuart B, Drumm J, Fitzgerald DE et al. (1980) Fetal blood velocity waveforms in normal pregnancy. Br J Obstet Gynaecol 87:780–785
5. Pourcelot L (1974) Applications cliniques de l'examen Doppler trancutane. In: Peronneau P (ed) Velocimetrie ultrasonore Doppler. Iserm 7–11 Octobre, 34:213–240
6. Gosling RC, King DH (1975) Ultrasonic angiology. In: Harcus AW, Adamson L (eds) Arteries and veins. Churchill Livingstone, London, pp 61–98
7. Maier J, Nüesch E, Schmidt R (1974) Pharmacokinetic criteria for the evaluation of retard formulations. Eur J Clin Pharmacol 7:429–432
8. Carson ER, Cobelli C, Finkelstein L (1983) The mathematical modeling of metabolic and endocrine systems. Wiley, New York
9. Gonser M, Roemer VM, Pfeiffer KH (1986) Die Formanalyse von Flowmustern – Ein Verfahren zur Flowmustererkennung und -unterscheidung. Dt Ges Gyn Geb, 46. Tagung, Düsseldorf 22.–26. September
10. Satomura S (1959) Study of the flow pattern in peripheral arteries by ultrasonics. J Acoust Soc Jap 15:151–158
11. Korn GA (1961) Mathematical handbook for scientists and engineers. McGraw Hill, New York

Ultraschalldiagnostik eines Lymphangioma colli congenitum

W. Scheck, D. Weisner, U. Krieg, W. Grote

Hygrome (Lymphangiome) sind angeborene, tumorartige Wucherungen des lymphatischen Gewebes, die am ganzen Körper auftreten können, bevorzugt jedoch am Hals, den oberen Extremitäten und Mundboden. Es handelt sich um Relikte des ursprünglichen embryonalen Lymphsystems, die postnatal keine Verbindung mehr mit den Lymphbahnen haben. Der Manifestationszeitpunkt des Lymphangioma colli dürfte zu Beginn des II. Trimenons liegen.

Die pränatale Ultraschalldiagnostik ermöglicht heute in der Regel die frühzeitige Erkennung einer solchen Fehlbildung.

Im folgenden wird anhand einer Kasuistik aus unserem Krankengut die intrauterine Diagnostik, insbesondere die Ultraschalluntersuchung als nichtinvasives Verfahren, dargestellt.

Die 22jährige I.-Gravida wurde uns in der rechnerisch 17. SSW zur Ultraschalldiagnostik bei Verdacht auf fetale Mißbildung überwiesen, Familien- und Eigenanamnese unauffällig. Keine Erkrankungen in graviditate. Der sonographische Befund zeigte von den Größenparametern her einen dem rechnerischen Schwangerschaftsalter entsprechenden Feten mit teils zystischen, teils soliden Strukturen um Schädel, Hals, bis zum Thorax reichend, ausgeprägte, generalisierte, subkutane Ödembildung. Fetale Leber erscheint vergrößert, Aszitesbildung, beginnender Pleuraerguß. Kein Hinweis auf kardiale Mißbildung (Abb. 1 und 2).

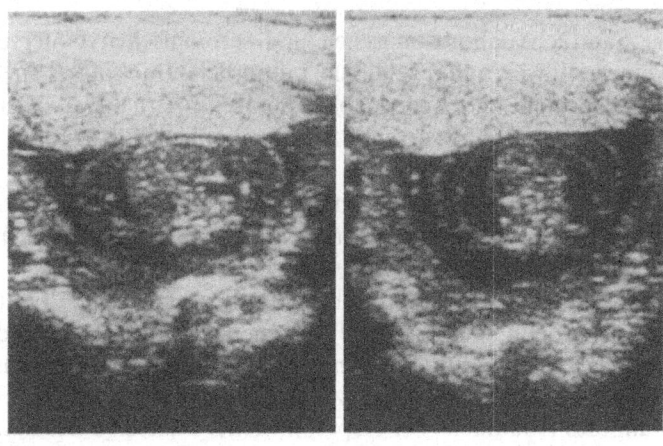

Abb. 1. Querschnitt im Thorax- bzw. Abdominalbereich, Hautödem, Pleuraerguß

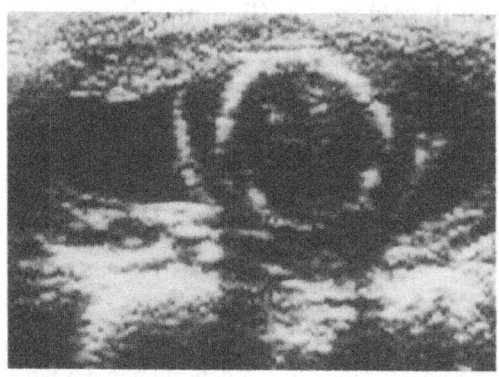

Abb. 2. Querschnitt durch den Schädel mit umgebener Struktur

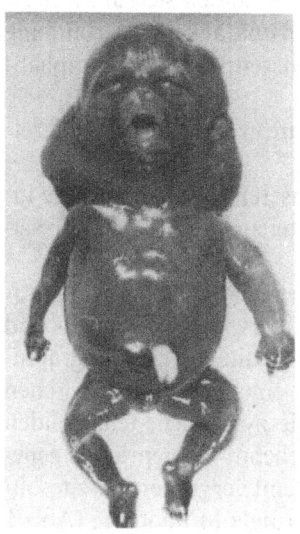

Abb. 3. Fetus mit Hygroma colli, aufgetriebenem Abdomen, Hautödeme

Sämtliche laborchemischen und serologischen Untersuchungen erbrachten keinen Hinweis auf abgelaufene mütterliche Infektionen in der Schwangerschaft, α-Fetoprotein und Acetylcholinesterase im Fruchtwasser im Normbereich. Die Chromosomenanalyse zeigte einen männlichen Karyotyp ohne Nachweis von Chromosomenaberration.

Aufgrund der ungünstigen postpartalen Überlebenschancen entschlossen wir uns nach ausführlichem Gespräch mit den Eltern zur Unterbrechung der Schwangerschaft.

Der pathologische Befund zeigte einen männlichen Fetus von 310 g Gewicht mit ausgedehnten zystischen Hygromen des Nackens re. und li. dorsolateral. Generalisiertes Subkutanödem mit Ausbildung deutlicher Hand- und Fußrückenpolster (Abb. 3). Blutiger Aszites, geringe Pleuraergüsse. Hochgradige Auftreibung des Abdomens bei Hepatomegalie. Exzessive Blutstauung sowie übersteigerte Blutbildung der Leber. Männliches inneres und äußeres Genitale. Doppelte

Nierenanlage rechts mit 2 getrennt verlaufenden Ureteren und einzelnen tubulären Mikrozysten. Deutliche Erweiterung beider Nierenbecken. Malrotation des Darms mit im linken Oberbauch gelegenem Coecum mobile. Im übrigen regelhafte Form und Lage der inneren Organe, insbesondere normale anatomische Verhältnisse im Bereich des Herzens und des Gefäßsystems. Plazentamaße im Normbereich, chronisches Zottenödem und Reiferetardierung.

Der zytogenetische Befund erbrachte auch jetzt weder numerische noch strukturelle Chromosomenanomalien. Der Befund eines männlichen Nackenblasenfetus mit begleitenden Anomalien, besonders des Urogenitaltraktes läßt an ein syndromales Krankheitsbild denken, jedoch ohne Nachweis chromosomaler Anomalien.

Literatur

Hansmann M, Hackeloer HJ, Staudach A (1985) Ultraschalldiagnostik in Geburtshilfe und Gynäkologie. Springer, S 281–290

Leiber B, Olbrich G (1981) Die klinischen Syndrome. Urban & Schwarzenberg, S 995

Garden AS, Benzie RJ, Miskin M, Gardner HA (1986) Fetal cystic hygroma colli: Antenal diagnosis, significance and management. Am J Obstet Gynecol 154, 221–225, number 2

Ultraschalldiagnostizierte Urethralstenose

A. Fiestas-Hummler und D. Weisner

Die intrauterine Diagnostik von Erkrankungen von Nieren und ableitenden Harnwegen sind sonographisch möglich (Globus, M. S.; Harrison, Filly, R. A., et al. 1982).

Die Bedeutung dieser Diagnostik ist darin zu sehen, daß diese Erkrankungen in der Phase der Entstehung und möglichst vor Ausbildung von Spätfolgen erkannt werden können (Berkowitz, R. A., Glickmann, M. G., Smith, G. J. W., et al. 1982).

Wir berichten beispielhaft über einen Fall von pränataldiagnostizierter Urethralstenose, um die in diesem Zusammenhang auftretenden Probleme darzustellen und zu diskutieren.

Es handelt sich um eine 23jährige III.-Gravida, II.-Para mit unauffälliger Familien- und Eigenanamnese. Die Schwangerschaft trat unter liegendem IUD ein; es wurde in der 5. SSW entfernt. Wegen drohender Zervixinsuffizienz trug die Patientin von der 22. bis zur 30. SSW ein Ringpessar.

Die stationäre Aufnahme erfolgte in der 31. SSW wegen sonographisch geäußertem Verdacht auf fetale Hydronephrose bds. Der Ultraschallbefund bei der Aufnahme ergab: Biparietaler Kopfdurchmesser 8,2 cm, Thorax quer Durchmesser 7,5 cm entsprechend der 31. SSW. Beide fetalen Nierenbecken (Abb. 1) sowie die Blase erweitert (Abb. 2), fingerförmige Erweiterung des Blasenbodens; aus

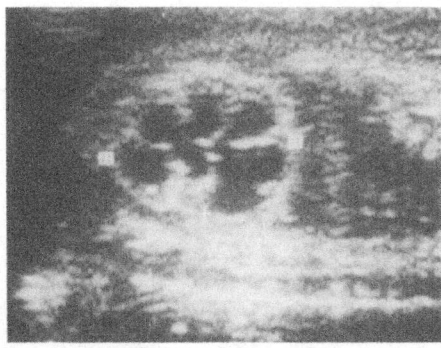

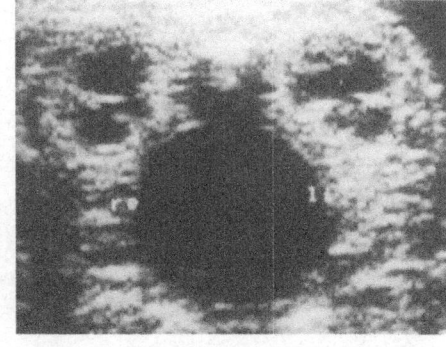

Abb. 1. Nierenbeckenerweiterung. Verschmälerung des Parenchymsaumes

Abb. 2. Unterbauch quer; Blase mit beiden erweiterten Nierenbecken

Ultraschalldiagnostik 86
Herausgegeben von M. Hansmann u. a.
© Springer-Verlag

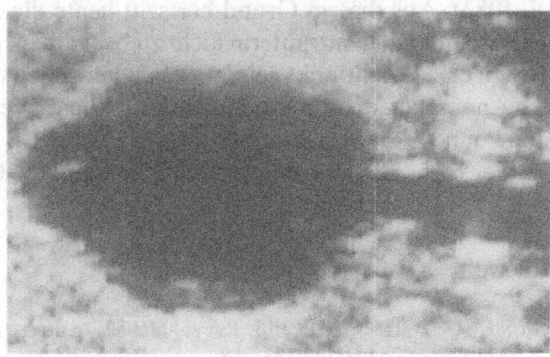

Abb. 3. Längsschnitt durch die Harnblase mit erweiterter Urethra

diesem Grund Verdacht auf Urethralstenose (Abb. 3), sehr kleiner Penis, nur ein Hoden darstellbar. Plazenta an der linken Seitenhinterwand mit einem Durchmesser von 7 cm.

Die ausreichende Fruchtwassermenge sowie die Maximalgröße der Blase von 5 cm Durchmesser sprachen für die Verdachtsdiagnose Urethralstenose bzw. Urethralklappe, da die Miktion auf dem Überlaufprinzip zu funktionieren schien. Eine Amniozentese ergab einen regelrechten männlichen Karyotyp 46 XY. Die α-1-Fetoproteinkonzentration des Fruchtwassers lag im Normbereich für die 33. SSW. Die Acetylcholinesterase ließ sich im Fruchtwasser nicht nachweisen. Die Diabetesabklärung ergab keinen auffälligen Befund.

Eine Entlastungspunktion der fetalen Blase ergab 90 ml klaren Urins. Die biochemischen Untersuchungen des Urins zeigten noch eine uneingeschränkte Nierenfunktion. Die 2stündliche sonographische Kontrolle der Blase ergab nach 2 Stunden den alten Füllungszustand. Es zeigten sich keine Entlastungszeichen im fetalen Nierenbecken bds.

Im weiteren Verlauf zeigte sich eine zunehmende Nierenbeckenerweiterung mit Abnahme des Nierenparenchyms, so daß sich die Notwendigkeit zum Handeln ergab. Die Plazierung eines Nierenbeckenkatheters (Pigtail) erschien aufgrund der Lage des Kindes nicht möglich. Eine Kontrollamniozentese ergab auch in der 35. SSW trotz mehrfacher Atemnotsyndromprophylaxe eine nicht ausreichende Lungenreife. In Anwägung der Risiken und der postpartalen Möglichkeiten entschlossen wir uns zur Schwangerschaftsbeendigung und leiteten die Geburt mit Prostaglandin-E_2-Vaginaltabletten ein und entbanden ein 2 500 g schweres, 44 cm langes, männliches Frühgeborenes.

Die postpartalen Untersuchungen bestätigten unsere Befunde und die Verdachtsdiagnose Urethralklappe. Die retrograde Aufstauung im Ureter und Nierenbecken bds. war durch die Einengung der Ureteren im Bereich der hypertrophierten Blasenwand bedingt. Die intrauterine Therapie hätte aus diesem Grund allein im Legen einer oder zweier Nierenbeckenkatheter bestanden. Die Katheterisierung der Blase wäre nicht ausreichend gewesen. Dies war in diesem Falle nicht möglich. So bestand trotz nicht ausreichender Lungenreife, zur Erhaltung beider Nieren, nur die Möglichkeit der vorzeitigen Entbindung.

Ähnliche Mißerfolge der intrauterinen Therapie sind in der Literatur beschrieben (Klug, P. W., Lipsky, H., Prevedel, H., 1984) und (Diament, J., Michael et al. 1983). Aus diesem Grund herrscht heute die Auffassung, die meisten fetalen Nierenanomalien intrauterin nicht zu behandeln, da häufig eine Diagnosestellung erst zu einem Zeitpunkt gelingt, wenn die Nieren irreversibel geschädigt sind bzw. die Anomalien extrauterin auf herkömmliche Weise erfolgreicher behandelt werden können.

Bei vorhandener Lungenreife sollte dann die Geburt angestrebt werden.

Literatur

Globus MS, Harrison MR, Filly RA et al (1982) In utero treatment of urinary tract obstruction. Am J Obst Gynec 142:383–388

Berkowitz RL, Glickmann MG, Smith GJW et al. (1982) Fetal urinary tract obstruktion: What is the role of surgical intervention in utero? Am J Obst Gynecol 144:367–375

Diament JM, Fine NR et al. (1983) The Journal of Pediatrics 103:435

Klug PW, Lipsky H, Prevedel H (1984) Z Geburtshilfe u Perinat 188:148–149

Pränataldiagnostik einer Enzephalozele mit einem großen Defekt in der frontalen Kalotte

R.-P. Stein, D. Weisner und M. Brück

Die fetale Mißbildungsdiagnostik hat in den letzten Jahren große Fortschritte gemacht (Hansmann, M., Gembruch, U., 1984; Garrett, W. J., et al. 1975). Verantwortlich dafür ist die verbesserte Auflösung und Grautondarstellung moderner Geräte, die eine zunehmend deutlichere Darstellung zuläßt. Somit ist es möglich geworden, bei routinemäßig durchgeführten echographischen Untersuchungen der Graviden bereits im II. Trimenon oder noch früher Fehlbildungen zu diagnostizieren (Bernaschek, G., et al. 1980).

Die diagnostischen Möglichkeiten sollen anhand eines Falles von Schädelknochendefekt mit Enzephalocele und Amnionstrangsyndrom dargestellt werden.

Fallbericht

23jährige II.-Gravida, I.-Para, Zustand nach Spontangeburt 10/81. Stationäre Aufnahme in der rechnerisch 27. SSW wegen Sturzes beim Aussteigen aus dem Auto.

Ultraschall

I. BEL, bip. 7,9 cm = 27. SSW, frod. 7,9 cm = 26. SSW, thq. 6,2 cm = 26. SSW, KHT mit Bradyarrhythmie und normfrequenten Phasen, Hirnventrikel erscheinen erweitert, Plazentahinterwand, keine Zeichen für vorzeitige Plazentalösung.

Schädelknochendefekt mit Enzephalozele, fetalem Pleuraerguß, Aszites, Amnionstränge (Abb. 1).

Die daraufhin durchgeführte Amniozentese erbrachte eine erhöhte α-Fetoproteinkonzentration des Fruchtwassers von 37,0 µg/ml sowie den Nachweis nervengewebsspezifischer Acetylcholinesterase.

Die Befunde bestätigten den sonographischen Verdacht. Die Computertomographie des Abdomens der Schwangeren bestätigte eine knöcherne kindliche Schädeldefektbildung und Enzephalozele im Bereich der frontoparietalen Region (Abb. 2).

Aufgrund der nicht lebensfähigen Fehlbildung wurde nach Aufklärung der Eheleute gemeinsam der Entschluß zur Beendigung der Gravidität gefaßt und eine Prostaglandin-Abortinduktion durchgeführt.

Ultraschalldiagnostik 86
Herausgegeben von M. Hansmann u. a.
© Springer-Verlag

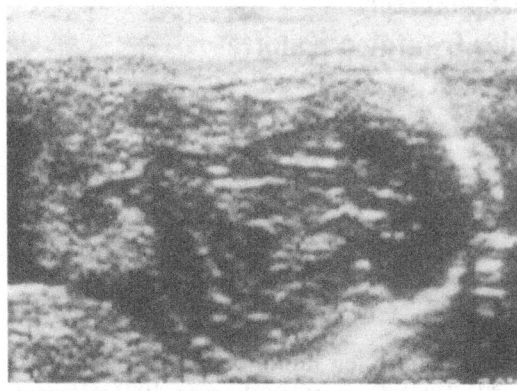

Abb. 1. Ultraschall des Schädel: Frontaler Knochendefekt mit Enzephalozele

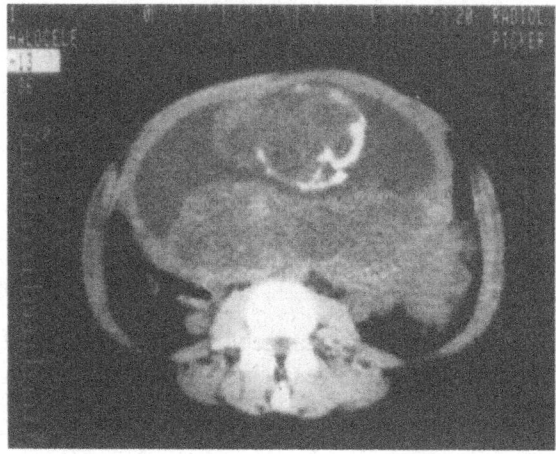

Abb. 2. Computertomographie des Abdomens: Intrauterine Schädeldarstellung mit frontalem Knochendefekt und Enzephalozele

Es kam zur Spontanausstoßung eines weiblichen, 710 g schweren, toten, 30 cm langen Feten.

Der Sektionsbefund stellte folgende pathologisch-anatomische Diagnose:

Enzephalozele des Großhirns mit einem 43 cm großen Defekt in der frontalen Kalotte mit ausgedehnter Area cerebrovasculosa. Perimelie aller 4 Extremitäten bei transversaler Reduktionsanomalie der Extremitäten mit Stumpfbildung an Händen und Füßen. An Händen bzw. Zehen Regression mit Verkalkung. Hamartomatose, variköse Gefäßanomalien im subkutanen Fettgewebe von Extremitäten und Stamm. Offene fetale Blutwege.

Zusammenfassung

Es wird über die pränatale Ultraschalldiagnose eines Defektes der frontalen Kalotte, Enzephalozele, Aszites und Amnionstrangsyndrom berichtet. Zur zusätzlichen Absicherung des Ultraschallbefundes wurde eine diagnostische Amniozentese mit Chromosomenanalyse, AFP- und Acetylcholinesterasebestimmung sowie eine Röntgendarstellung des Knochendefektes mit Enzephalozele durchgeführt. Sie bestätigten die Ultraschallbefunde.

Auf der Basis dieser Diagnostik war es möglich, mit niedrigster Irrtumswahrscheinlichkeit aus der nicht lebensfähigen Erkrankung des Feten therapeutische Maßnahmen abzuleiten.

Literatur

Hansmann M, Gembruch U (1984) Gezielte sonographische Ausschlußdiagnostik fetaler Fehlbildungen in Risikogruppen. Gynäkologe 17:19

Garret WJ, Fisher C, Kossoff G (1985) Hydrocephaly, mikrocephaly and anencephaly diagnosed in pregnancy by ultrasonic echography. Med J Aust 2:587

Miskin M, Rudd N, Dische M, Benzie R, Pirani B (1978) Prenatal ultrasonic diagnosis of occipital encephalocele. Amer J Obest Gynec 130:585

Bernaschek G, Dadak C, Kratochwill A (1980) Frühzeitige Diagnose fetaler Mißbildungen durch Ultraschall. Geburtsh u Frauenheilk 40:868–875

Ultraschalldiagnostizierte Osteogenesis imperfecta

A. Fiestas-Hummler und D. Weisner

Die Osteogenesis imperfecta ist eine angeborene Störung der Osteoblastentätigkeit mit der Folge einer mangelhaften Osteoidbildung. Dieses führt zu einer abnormen Brüchigkeit des Knochens, wobei die schwerste Form, das Vröhlich-Syndrom, meistens letal ist.

Verschiedene Kriterien für die Diagnose der Osteogenesis imperfecta mittels Ultraschall wurden schon von Elejalde und Elejalde 1983 erwähnt.

Unter anderem sind Eigenschaften dieses Syndroms zahlreiche mobile, aber auch abgeheilte Frakturen der Extremitäten und Rippen. Die Gliedmaßen erscheinen abnorm kurz und deformiert. Die Haut ist quer gefaltet (Pseudomikromelie). Es besteht Minderwuchs, blaue Skleren, übermäßige Lagunobehaarung und Caput membranaceum. Deformität und Kleinigkeit des Femurs wurden schon in der 16. SSW erkannt (Ghosh, Woo et al. 1982).

Die biochemischen Methoden zur Erkennung dieses Syndroms sind schwierig und arbeitsaufwendig.

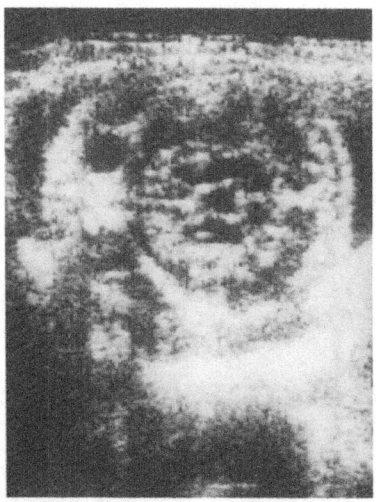

Abb. 1. Hydrozephalus internus, Schädelkalotte ohne Knochenecho

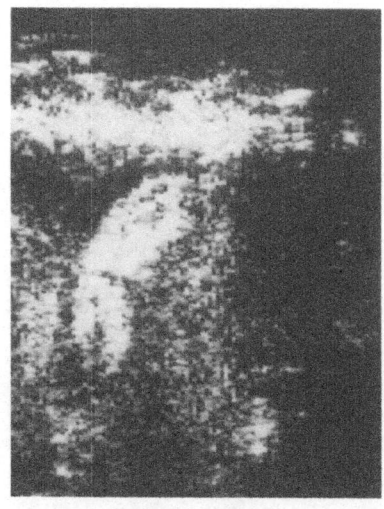

Abb. 2. Verkürzte obere Extremität

Ultraschalldiagnostik 86
Herausgegeben von M. Hansmann u. a.
© Springer-Verlag

Wir berichten von einem Fall in der 32. SSW mit Ultraschall pränatal diagnostizierter Osteogenesis imperfecta. Es handelt sich um eine 24jährige Patientin, II.-Gravida, I.-Para mit einer unauffälligen Familien- und Eigenanamnese. Sie hat ein gesundes Kind. Der Schwangerschaftsverlauf ist bis auf eine Pyelitis gravidarum in der 31. SSW komplikationslos. Die Aufnahme erfolgte in der 32. SSW wegen Verdachts auf fetale Mißbildung. Bei der Aufnahme-Ultraschalluntersuchung fällt auf: Hydrozephalus internus, Schädelkalotte ohne Knochenecho (Abb. 1), fetaler Aszites, Flüssigkeitseinlagerungen im Gesichtsbereich Extremitäten nur stummelförmig darstellbar (Abb. 2), ohne nachweisbare knöcherne Strukturen, die rechte Niere im Normbereich, die linke nicht dargestellt. Magen und Blase fraglich dargestellt, im Herzen 4 Kammern. Es besteht ein Hydramnion.

Aufgrund des Verdachtes auf multiple Mißbildungen wird eine Amnioradiographie durchgeführt. Damit lassen sich keine sicheren Hinweise auf kalzifizierte Knochen darstellen. Die Untersuchung auf pränatale Infektionen (Listeriose, Morbus Bang, Cystomegalie und Toxoplasmose) waren negativ. Die Amniozentese ergab einen normalen, männlichen Karyotyp 46 XY. Das α-1-Fetoprotein war im Normbereich. Wegen des Verdachtes auf schwere, nicht lebensfähige Mißbildungen, wurde nach Diskussion des Befundes mit der Patientin, auf eine Behandlung der vorzeitigen Wehentätigkeit verzichtet. So kommt es in der 32. SSW zur Spontangeburt. Unter der Geburt rupturiert der Schädel.

Bei der post partum erhobenen Röntgenaufnahme (Abb. 3) war bis auf die Schädelkalotte das Skelett ohne Ossifikation dargestellt, es zeigten sich multiple Frakturen der Extremitäten.

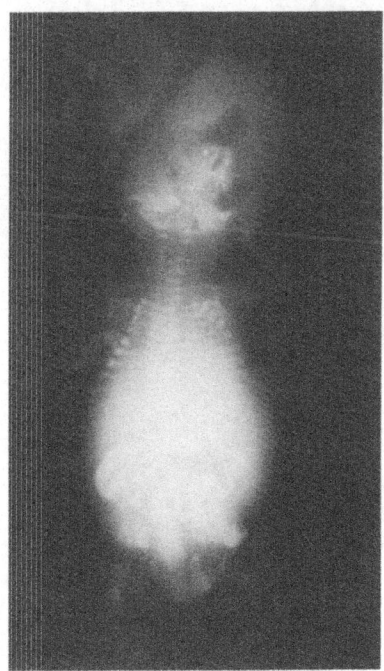

Abb. 3. Röntgenübersicht post partum

Der anatomisch-histologische Befund lautete: Die genannten röntgenologischen und histologischen Veränderungen des Knochens beruhen auf einer mangelhaften Osteoidbildung mit Ausbildung zahlreicher Frakturen und entsprechend so dem Bild einer Osteogenesis imperfecta (Typ Vröhlich). Auch der Hydrocephalus internus läßt sich diesem Krankheitsbild zuordnen.

Eine sorgfältige Ultraschalluntersuchung kann zur Pränataldiagnostik einer Osteogenesis imperfecta Typ Vröhlich führen und die Schwere der Erkrankung erkennen lassen. In Abhängigkeit der Symptome und des Schwangerschaftsalters kann die weitere Betreuung und Geburtsleitung entschieden werden.

Literatur

Ghosh A, Woo JSK, Wan CW, Wong VCW (1983) Simple ultrasonic diagnosis of osteogenesis imperfecta Type II in early second trimester. Am J Obstet Gynecol
Elejalde BR, Elejalde MM (1983) Prenatal diagnosis of perinatally lethal osteogenesis imperfecta. Am J Med Genet 14:353–359

Grundbegriffe zur Beschreibung von B-Bild-Sonogrammen

J. A. Bönhof

Warum eine Terminologie der Sonogrammbeschreibung?

a) Die Aufgabe

Die korrekte Dokumentation einer sonographischen Untersuchung besteht aus Wort und Bild.

Bei der schriftlichen Dokumentation kommt es besonders auf eine exakte Beschreibung der Befunde an, da dies die Basis der wichtigsten Informationen ist.

b) Vorschlag

Es wäre sinnvoll und nützlich, eine einfache, korrekte und allgemein verständliche, weil logische Terminologie zu verwenden.

c) Die Basis

Um eine differenzierte Beschreibung auch komplizierter und mit den modernsten Geräten erhobener Befunde zu ermöglichen, ohne damit andere Termini gebrauchen zu müssen, als auch bei simplen Befunden und einfachen Geräten möglich ist, greift man am besten auf die Basis der sonographischen Verfahren zurück.

d) Konsequenz

Im folgenden sollen dazu Vorschläge unterbreitet werden (vgl. [1]). Diese Vorschläge haben im Arbeitskreis Innere Medizin der DEGUM (Deutsche Gesellschaft für Ultraschall in der Medizin) und darüber hinaus bei Experten Zustimmung gefunden. Sie basieren auf Termini, die z. T. bereits vor vielen Jahren eingeführt wurden (z. B. [2]).

Beschreibung der Echos

Die wichtigste Voraussetzung für echographische Verfahren mit Ultraschall ist, daß in physikalischen Körpern Echos entstehen können. Die Eigenschaft der Gewebe, Echos entstehen zu lassen, wird als Echogenität bezeichnet.

Beschreibung eines Echos

Zur Beschreibung eines einzelnen Echos können 2 Parameter dienen:

1. Stärke eines Echos
   Echos können sich voneinander durch ihre unterschiedlichen Echoamplituden unterscheiden.
   Ein Echo mit hoher Amplitude bezeichnet man als starkes Echo. Echos mit mittlerer Amplitude sind mittelstarke und die mit kleiner Amplitude sind schwache Echos [2]. Wenn kein Echo nachweisbar ist, beschreibt dies der Ausdruck echofrei.
2. Größe eines Echos
   In Sonogrammen kann man Echos auch durch ihre „Größe" charakterisieren.
   Im A-mode zeigt sich dies an der zeitlichen Dauer, im B-mode an der Flächengröße der dargestellten Echos.
   Die Größe der Echos läßt sich durch die Begriffe grob für „große" und fein für „kleine" Echos beschreiben. Diese Skala endet ebenfalls bei echofrei.

Beschreibung eines Echomusters

Zur Beschreibung einiger, mehrerer bzw. vieler Echos, die ein Echomuster bilden, eignen sich die gleichen Termini, die zur Beschreibung eines einzelnen Echos benützt werden. So kann man ein Echomuster durch die Stärke und Größe der darin enthaltenen Echos beschreiben.
Hinzu kommt noch die Möglichkeit, auch über die Anordnung bzw. Verteilung der Echos etwas auszusagen.
Bei der Anordnung der Echos spielt zunächst der folgende Parameter eine Rolle:

1. Abstand der Echos voneinander
   Der Abstand der Echos voneinander läßt sich am besten durch die „Anzahl pro Fläche" und somit durch dicht, mitteldicht, locker und vereinzelt angeordnet ausdrücken.

Da auch die Skala der Abstände der Echos voneinander bei echofrei endet, ergibt sich zusammenfassend für die Beschreibung von Echos bzw. eines Echomusters mit diesen Parametern ein dreidimensionaler Sprachraum, der in Abb. 1 dargestellt ist.

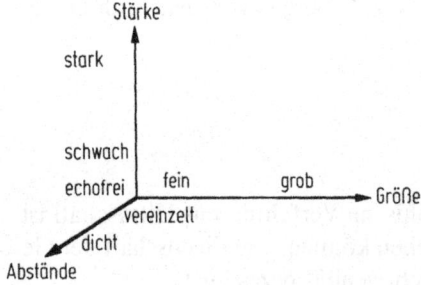

Abb. 1. Für die Beschreibung eines oder mehrerer Echos kann man mit den Parametern Stärke, Größe und Abstände einen dreidimensionalen Sprachraum definieren

Bekanntlich sind die Dimensionen Stärke und Größe der Echos sowie der Abstand der Echos voneinander nicht absolut. Dies ist einfach erkennbar beim Vergleich verschiedener Geräte am gleichen Objekt; und auch, wenn man Echogramme, die bei verschiedenen Geräteeinstellungen vom gleichen Objekt gewonnen wurden, ansieht; oder auch, wenn man die Echos aus einem akustisch überall gleichartigen Phantom in verschiedenen Tiefen betrachtet. Die genannten Parameter verhalten sich abhängig von verschiedenen Faktoren wie Schallabschwächung im Objekt, Streuung, Schallkeulenabmessungen, Zeilendichte, Tiefenausgleich, Pre- und Postprocessing, Nennfrequenz bzw. Frequenzspektrum und Dauer des transmittierten Impulses. Es besteht vielfach, aber nicht immer, die Beziehung, daß starke Echos grob sind und schwache Echos fein (bei gleicher Signalform sind starke Echos gröber als schwache Echos).

Ein weiterer Parameter zur Beschreibung eines Echomusters ist der folgende:

2. Gleichmäßigkeit der Verteilung / Uniformität eines Echomusters
   Man unterscheidet zwischen gleichmäßiger und ungleichmäßiger Verteilung
   (Abb. 2).

Abb. 2. Bei der Beschreibung mehrerer Echos oder eines Echomusters kann auch die Uniformität bzw. Gleichmäßigkeit der Verteilung berücksichtigt werden

Uniformität

gleichmäßig ◄———► ungleichmäßig

Gleichmäßig oder ungleichmäßig bezieht sich sowohl auf die Stärke und Größe der Echos, als auch auf deren Abstände voneinander. Dabei kann jeder der 3 Parameter (Stärke, Größe, Abstände) einzeln oder aber eine beliebige Kombination daraus betroffen sein.

Beschreibung der Lage eines / mehrerer / vieler Echos

Zur Beschreibung von Echos gehört auch die Angabe, wo diese zu finden sind. Es ist sinnvoll, sich dabei ausschließlich anatomischer Bezeichnungen zu bedienen.

Zu einer eindeutigen Beschreibung eines Echomusters müssen neben der anatomischen Lagebeziehung manchmal alle Parameter wie Stärke, Größe, Abstände der Echos voneinander und Gleichmäßigkeit der Verteilung verwendet werden.

Vereinfachend reicht es aber oft, den augenfälligsten Aspekt hervorzuheben (z. B.: starke Echos) bzw. die wichtigsten Parameter zu erwähnen (z. B.: schwache bis starke ungleichmäßig angeordnete Echos).

Zusammenfassung

Die empfohlene Terminologie hat sich sowohl bei der Beschreibung einfacher als auch komplizierter Befunde, in der täglichen Routine und für wissenschaftliche Zwecke bewährt.

Die aufgeführten Parameter und Termini können als allgemeine Grundlage für die Beschreibung von Sonographiebefunden dienen.

Literatur

1. Bönhof JA (1986) Beschreibung von B-Bild-Sonogrammen – Diskussionsbeitrag. Ultraschall Klin Prax Suppl 1:97
2. Rettenmaier G (1976) Sonographischer Oberbauchstatus. Internist 17:549–564

Befunddokumentation per Computer

S. Ph. Meairs und J. A. Bönhof

Problem

In der Medizin hat sich der Einsatz von Computern zur Befunderstellung bisher kaum durchgesetzt. Der Hauptgrund dafür ist, daß die hohen Ansprüche der medizinischen Dokumentation kaum durch konventionelle Programme realisiert werden können.

Sicherlich lassen sich viele Aufgaben mit Textverarbeitungssystemen schnell und effizient erledigen, denn handelt es sich nur um Normalbefunde, können fest formulierte Textbausteine in den Befundbericht ohne Schwierigkeiten eingebaut werden. Probleme treten erst dann auf, wenn pathologische Befunde dokumentiert werden müssen. In diesem Fall kann die Textverarbeitung wenig anbieten, weil die hohe Zahl der benötigten vorgefertigten Texte das Maß von Vernunft und Möglichkeit überschreiten würde.

Andere Lösungen zum Problem einer adäquaten Befunderstellung per Computer haben ebenfalls einige entscheidende Nachteile. Als Alternative zur Textverarbeitung versuchen einige Programme, mit sogenannten „Kürzeln" eine differenziertere Befunddokumentation zu erreichen. So könnte mit der Terminaleingabe „h1" ein kurzer Satz wie „Hydronephrose Grad I" in den Befund eingebaut werden. Kürzel werden auch für baumartige Verzweigungen im Programm benutzt; mit der Eingabe „g" würde eine Auflistung der verschiedenen Befunde und ihrer entsprechenden Kürzel für die Gallenblase erzeugt. Diese Methode ist jedoch nur begrenzt einsetzbar, denn mit wachsender Komplexität der Dokumentation wird die hohe Zahl der Kürzel unerträglich. Es handelt sich dabei um mehr als verlorene Bedienerfreundlichkeit. Um z. B. ein Echomuster zu beschreiben, müßte man eine Kombination aus ca. 20 verschiedenen Parametern erstellen können. Hier stößt die Kürzelmethode an ihre Grenzen. Ein vernünftiger Satz aus 20 verschiedenen Begriffen kann nur durch ein eigens für diesen Zweck programmiertes System erstellt werden.

Die Mindestanforderung an eine Befunddokumentation per Computer ist die Gewährleistung der Befundqualität. Wenn diese nicht zu erreichen ist, muß man zum gewohnten Befunddiktat zurückkehren.

Vorteile einer Computerdokumentation

Auf der anderen Seite sind einige Vorteile mit einer computerunterstützten Befunderstellung zu erzielen, die dennoch die Entwicklung eines Dokumentationssy-

Ultraschalldiagnostik 86
Herausgegeben von M. Hansmann u. a.
© Springer-Verlag

stems erstrebenswert machen. Rationalisierungsmaßnahmen z. B. Arbeitseinsparungen für das Schreibdiktat und sekundäre Befundkontrolle können verwirklicht werden. Ein Computersystem sorgt für so entscheidende Vorteile gegenüber dem Diktatverfahren wie Konstanz der Befundqualität und einheitliche Terminologie. Die für den Arztbericht eingegebene Information kann auch für wissenschaftliche Zwecke in einer Datenbank gespeichert werden. Die Integration eines Befundsystems in eine Krankenhaus-EDV würde die sofortige Übertragung der Befunde an andere Abteilungen ermöglichen. Nicht zuletzt könnte die Entwicklung der Befunddokumentation in ein Expertensystem münden, wodurch eine Hilfestellung zur Diagnose angeboten würde.

Es sind im wesentlichen 3 Voraussetzungen für die Befunddokumentation per Computer zu fordern:
1. Bedienerfreundlichkeit und Zeitersparnis,
2. Logische und lexikalische Flexibilität,
3. professionelle Qualität.

Realisierung

Im folgenden möchten wir ein Dokumentationsprogramm vorstellen, das am Beispiel der abdominellen Ultraschalluntersuchung versucht, diese 3 genannten Kriterien zu verwirklichen. Das Programm wurde in enger Zusammenarbeit mit der Ultraschallabteilung an der Deutschen Klinik für Diagnostik entwickelt und klinisch erprobt.

Um eine optimale Bedienerfreundlichkeit zu ermöglichen, wurde das bekannte Graphics Environment Manager (GEM) von Digital Research als Ausgangspunkt gewählt. Diese sogenannte graphische Oberfläche wurde zunächst am Apple-MacIntosh-Computer entwickelt und später für andere Betriebssysteme zur Verfügung gestellt. Es handelt sich um ein objektorientiertes Programmiersystem, mit dem der Bediener mittels einer Maus dargestellte Objekte am Bildschirm einfach auswählt, ohne daß eine Eingabe über das Terminal notwendig wäre. Diese Methode spart Zeit, erfordert kein Training und ermöglicht eine einfache Handhabung des Betriebssystems. Schnelligkeit des Programmablaufes wurde durch den Einsatz der Computersprache „C" gewährleistet. Da diese Sprache universell ist, macht die Übertragung des Programms auf andere Rechner, die GEM-Fähigkeit besitzen, keine Probleme. Wir haben zunächst einen Atari-Rechner für die Ausführung benutzt, nicht zuletzt weil das Gerät über ein hervorragendes Preis-Leistungs-Verhältnis verfügt.

Nach dem Start des Ultraschallprogramms meldet sich eine Menüleiste am oberen Bildschirmrand. Durch Betätigung der Maus wird der Cursor (durch einen Pfeil gekennzeichnet) über die Menüleiste bewegt. Sobald der Cursor mit einem Menübereich in Berührung kommt, werden Befehle unterhalb dieses Menübereiches angezeigt. Um einen Befehl zu aktivieren, muß lediglich der Cursor darauf plaziert und der linke Mausknopf gedrückt werden. Nach Aktivierung des Befehls erscheint ein Formular. Nach demselben Prinzip werden z. B. Indikationen, Fragestellungen und Befundbeschreibungen mit der Maus ausgewählt. Für einige allgemeine Befundkriterien wie Darstellbarkeit, Beurteilbarkeit und Echomuster werden Symbole in Form von Kisten oder Balken statt Text angeboten. Dies führt zu besserer Übersichtlichkeit. Da kein Befundsystem die Gesamtheit aller pathologischen Gegebenheiten in einem vertretbaren Rahmen abdecken kann, besteht immer die Möglichkeit, über Textverarbeitung seltene Befunde einzugeben. Nach Verlassen des Formulars werden die „angeklickten" Begriffe ausgewertet und in einen umfassenden Bericht eingebaut.

Das Ultraschallprogramm kann von jedem Untersucher innerhalb weniger Minuten beherrscht werden. Besonderes Training ist nicht erforderlich. Im allgemeinen kann ein ausführlicher Bericht in ca. 3 min erstellt werden. Komplexe Befunde dauern etwas länger.

Zusammenfassung

Zusammenfassend ist festzustellen, daß durch Benutzung einer graphischen Oberfläche zur Befunddokumentation eine optimale Bedienerfreundlichkeit erreicht werden kann. Logische und lexikalische Flexibilität sind sowohl durch vorprogrammierte Einzelbegriffe als auch durch freie Texteingabe gewährleistet. Das Ultraschallprogramm wird als Grundlage für die zukünftige Entwicklung eines Expertensystems in unserer Ultraschallabteilung eingesetzt.

Made in United States
Orlando, FL
22 March 2026